ER・救急 999の謎

999 Wonders of Emergency Medicine

監修
志賀 隆
国際医療福祉大学三田病院救急部部長／国際医療福祉大学医学部救急医学講座

編集
山上 浩
湘南鎌倉総合病院救急総合診療科部長

編集
舩越 拓
東京ベイ・浦安市川医療センター救急集中治療科部長／IVR科

編集
佐藤信宏
新潟市民病院救急科医長
新潟大学大学院医歯学総合研究科地域疾病制御医学専攻総合医療評価学情報科学・統計学

From EM Alliance

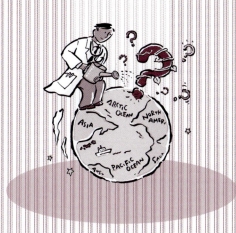

メディカル・サイエンス・インターナショナル

999 Wonders of Emergency Medicine
First Edition
Edited by Takashi Shiga, Hiroshi Yamagami,
Nobuhiro Sato, and Hiraku Funakoshi

© 2017 by Medical Sciences International, Ltd., Tokyo
All rights reserved.
ISBN 978-4-89592-902-8

Printed and Bound in Japan

監修者序文

救急は面白いし，やりがいがある！

「困っている人を助ける！」という医療の根本に正面から向き合う救急医療は医の原点です．ただ，実際の現場で救急医として働くのは簡単ではありません．すべての患者さんが「ありがとう」の言葉をくれるわけではなく，「俺は帰るっていっているだろ！」，「どうしてこんなに待たせるんですか？」，「先生どうにかならないんですか？」など救急現場の医療者が盛り下がってしまう発言を受けることも多くあります．また，救急医は他の専門科から「素人集団」，「研修医の延長」，「便利屋」，「夜や週末だけいてくれればいい」などいろいろな見方をされることもあります．

やっぱり「キツイ，汚い，危険」な3K職場である救急外来は，医学生・若手医師に避けられてしまうのでしょうか？　実際はそうではありません．救急科専門医は毎年増えています．ただ，まだまだ社会の需要に応えられるほどではないのが現状です．このような状況を打破するため，我々は2009年に「夢と，若さと，情熱で日本の救急医療を変える！」を合言葉にEM Alliance（NPO法人総合救急医学研究会）を発足させました．以来，ER型救急を目指す仲間を募り，現在は約2,500名の医師・医学生の会員を擁する団体になりました．そして，今回の本書の執筆はこのEM Allianceのメンバーを中心に我が国の将来を担う歴戦の勇者の救急医たちや救急医を信頼してくれる医師たちによって行われました．

本書では，忙しい救急外来で役立つようにいくつかの工夫がしてあります．感染症に始まり，集中治療，総合内科と続く他の999の謎シリーズの既刊本と同様に，本書の謎はA，B，Cにランク分けしてあります．はじめに，Aで基本知識を身に着け，少し自信がついてくればBでさらに理解を深めてください．そして，研修医や看護師さんをへぇ〜といわせられるようなトリビア的な知識を身に着けたい人はCまで読む，という使い方をすることが可能です．

カバーした内容は多岐にわたっています．もちろん，蘇生，外傷，中毒，呼吸，循環，消化器，神経などの救急医療の柱となる領域はもちろんのこと，ERでとても大事な分野にも幅広くアプローチしています．

「マルチタスクのコツは何か？」（1章　総論）
「開放骨折には高圧洗浄が推奨されるか？」（13章　外傷）
「顔面の創傷での気をつけるべきポイントを述べよ」（13章　創傷管理）
「腰痛の"red flag"とは何か？」（14章　外傷以外の筋骨格の障害）
「救急外来で超音波が活用できる局面を挙げよ」（18章　検査とクリニカルプレディクションルール）

　同じ謎を別々の執筆者が扱っているところもありますが，それぞれの考えを対比さ

せるため監修者の判断であえて残しています．1つの問いに対して，個々の医療者がどのようなエビデンスをもって臨むか，同じエビデンスをどのように解釈するか，を読み比べると，さらに理解が広がると思います．そして，それぞれの謎に対する答えは簡潔になっています．夜勤や当直の間にさっと読んで理解できるようになっています．さらに理解を深めたい人には参考文献があり，より深い学習が可能になっています．

　このように素晴らしい執筆陣によって，情熱と工夫満載に企画された本書を読んでいただくことで「キツイ，汚い，危険」な3K職場であったはずの救急外来が，「実は肥沃な大地である」ことをぜひみなさんに知っていただければと思います．そして，米国のように，救急医学が単なる「便利屋」をはるかに通り越し，「最も人気のある専門科」の1つになることを願っています．そして，ますます卒前卒後の医学教育で最も深みのある研究や教育が提供される豊かな農場となることも……

　本書は1冊の書籍であり，「たかが救急医」の書いた本かもしれません．しかし，「この人・この家族のために」と限られた社会資源のなかで，最大の治療効果のある方針を検討する「医学の原点」である救急医療の醍醐味が詰まった熱い本であることも確かです．本書を多くの医師・医学生・医療者に手にとっていただき，救急医学の魅力がさらに多くの方に伝わり，我が国の救急医療がさらに充実することを願ってやみません．

　我々を支えてくれた家族・国内外の仲間／友人・素晴らしい教師となってくれた患者さん・ご家族に本書を捧げます．

救急医　志賀　隆

執筆者一覧 (執筆順)

志賀 隆	国際医療福祉大学三田病院救急部部長 / 国際医療福祉大学医学部救急医学講座
岡野 恵	東京ベイ・浦安市川医療センター救急集中治療科
本間洋輔	東京ベイ・浦安市川医療センター救急集中治療科 / 聖路加国際大学大学院公衆衛生学研究科
児玉貴光	愛知医科大学災害医療研究センター / 愛知医科大学病院医療安全管理室准教授
福家顕宏	大阪市立総合医療センター救命救急センター
大西光雄	大阪大学大学院医学系研究科救急医学講師 / 大阪大学医学部附属病院高度救命救急センター
佐藤信宏	新潟市民病院救急科医長 / 新潟大学大学院医歯学総合研究科地域疾病制御医学専攻総合医療評価学情報科学・統計学
瀬田宏哉	東京ベイ・浦安市川医療センター救急集中治療科
三反田拓志	東京ベイ・浦安市川医療センター救急集中治療科
福井 悠	東京ベイ・浦安市川医療センター循環器科
大屋聖郎	横浜労災病院救命救急センター副部長 / 横浜労災病院総合診療部副部長
竹内慎哉	帝京大学医学部救急医学講座
福山唯太	東京ベイ・浦安市川医療センター救急集中治療科
溝辺倫子	東京ベイ・浦安市川医療センター救急集中治療科
小網博之	佐賀大学医学部救急医学講座講師
三池 徹	佐賀大学医学部附属病院高度救命救急センター
阪本雄一郎	佐賀大学医学部救急医学講座教授 / 佐賀大学医学部附属病院高度救命救急センター長
石丸忠賢	東京ベイ・浦安市川医療センター救急集中治療科
中島義之	東京ベイ・浦安市川医療センター救急集中治療科
沼田賢治	東京ベイ・浦安市川医療センター救急集中治療科
高橋雄治	湘南鎌倉総合病院救急総合診療科
山上 浩	湘南鎌倉総合病院救急総合診療科部長
関根一朗	湘南鎌倉総合病院救急総合診療科
久保健児	日本赤十字社和歌山医療センター感染症内科部・救急科部
舩越 拓	東京ベイ・浦安市川医療センター救急集中治療科部長 / IVR科
関 藍	湘南藤沢徳洲会病院救急総合診療部

執筆者一覧

木村信彦	東京ベイ・浦安市川医療センター救急集中治療科
横山和久	東京ベイ・浦安市川医療センター救急集中治療科
石上雄一郎	東京ベイ・浦安市川医療センター救急集中治療科
菅原誠太郎	東京ベイ・浦安市川医療センター救急集中治療科
國谷有里	東京ベイ・浦安市川医療センター救急集中治療科
高橋 仁	東京ベイ・浦安市川医療センター救急集中治療科
武部弘太郎	京都府立医科大学救急医療学
林 実	福井県立病院救命救急センター
上條吉人	埼玉医科大学病院ER・中毒センター/埼玉医科大学救急科教授
中谷宣章	埼玉医科大学病院ER・中毒センター/埼玉医科大学救急科講師
北元 健	埼玉医科大学病院ER・中毒センター/埼玉医科大学救急科
小林靖孟	広島大学病院救急科
花木奈央	大阪大学大学院医学研究科公衆衛生学/京都大学大学院医学研究科医療経済学分野/洛和会音羽病院救命救急センター
植松悟子	国立成育医療研究センター総合診療部救急診療科
多賀谷貴史	国立成育医療研究センター総合診療部救急診療科
東 秀律	日本赤十字社和歌山医療センター第一救急科部
青木信也	長崎県上五島病院
久村正樹	埼玉医科大学総合医療センター救急科
内御堂亮	Department of Emergency Medicine, Beth Israel Deaconess Medical Center / Candidate for Master of Public Health, Harvard T.H. Chan School of Public Health
有野 聡	公立昭和病院救命救急センター
今長谷尚史	東京大学大学院医学系研究科公共健康医学専攻
大高俊一	熊本赤十字病院救急科

目次

1	総論	1
2	プレホスピタルケア	25
3	災害医療	35
4	蘇生	75
5	循環系	113
6	呼吸器系	169
7	消化器	215
8	腎・泌尿器系	259
9	神経系	293
10	感染症	319
11	内分泌	361
12	血液	389
13	外傷	413
14	外傷以外の筋骨格の障害	443
15	中毒	471
16	環境による障害	497
17	特殊領域	529
18	検査とクリニカルプレディクションルール	553
19	その他	573
索引	和文索引	597
	欧文索引	633

本書を読むにあたって

1. 本書では，監修者および編者，著者が，問題の難易度によって，以下のように，A，B，Cの3つのランクに分類した．
   A：誰もが知っていなければならない質問
   B：専門医向け
   C：トリビア的な内容の質問
2. 設問のABCランクの横に，志マークが付記されている設問は，監修のDr.志賀から提示された設問である．
3. 本文に下線が付記されている箇所は，監修のDr.志賀が選んだ重要ポイントである．
4. 本書の専門用語は，原則として編者が検討し決定した用語に従った．適宜，日本医学会 医学用語辞典を参照した．
5. 本書では，原則として，薬剤名のカナ表記は独立行政法人 医薬品医療機器総合機構の医薬品医療機器情報提供ホームページに従い記述し，日本で未承認の薬剤については例外を除き，原語表記とした．

注意

本書に記載した情報に関しては，正確を期し，一般臨床で広く受け入れられている方法を記載するよう注意を払った．しかしながら，監修者・編者・著者ならびに出版社は，本書の情報を用いた結果生じたいかなる不都合に対しても責任を負うものではない．本書の内容の特定な状況への適用に関しての責任は，医師各自のうちにある．

監修者・編者・著者ならびに出版社は，本書に記載した薬物の選択，用量については，出版時の最新の推奨，および臨床状況に基づいていることを確認するよう努力を払っている．しかし，医学は日進月歩で進んでおり，政府の規制は変わり，薬物療法や薬物反応に関する情報は常に変化している．読者は，薬物の使用にあたっては個々の薬物の添付文書を参照し，適応，用量，付加された注意・警告に関する変化を常に確認することを怠ってはならない．これは，推奨された薬物が新しいものであったり，汎用されるものではない場合に，特に重要である．

1 総論

志賀 隆

A 救急医療は面白いのか？

もちろん，救急医療はとても面白い医療であり学問である．救急医療の「困っている人を助ける」という点は医療の原点であり，そのため，医師にとって，最もやりがいのある仕事の1つである．

学問的には，疾患・病態がダイナミックである点，多彩な疾患・病態がある点，日進月歩のエビデンスが集積されている点，などが救急医療の魅力となると考えられる．救急医は医療チームのリーダーとして働くことが多く，求められるその判断力や統率力・コミュニケーション力は特筆すべきところがある．そのため，救急医療はプロフェッショナリズムやコミュニケーション能力をはじめとする医師の基本的で必須な能力を学ぶ場を提供することができる．

また，複数の患者を診療し複数のタスクを優先順位に沿ってこなすことが求められる救急医療のトレーニングは，どの科に進んでも有用であるし，将来，管理職の医師になったときにも役立つことは間違いない．

Scott IM, Abu-Laban RB, Gowans MC, et al. Emergency medicine as a career choice : a descriptive study of Canadian medical students. CJEM 2009 ; 11 : 196-206. PMID : 19523268

A 救急医にとって，最も大事な能力は何か？

知識・技術が重要であることは間違いない．しかし，それは新しい専門医制度のもとでの専門研修で行われているように標準化されたエビデンスに則った教育を受けることによって達成されることが多い．まず，キャリアのはじめに大事なことは観察力と解釈力であろう．情報を正確に捉えることができるか，十分情報を得ることができるか，をなしにして，医師のキャリアは始まらない．次に，正確に，批判的に情報を吟味して取捨選択することが求められている．

では，さらにキャリアが進んだ際に大事なことは何だろうか？　それは，患者・社会のために情熱をもち，仕事に前向きに向かう態度・日々の自己研鑽を怠らないことであろう．救急医は日常的に複雑な状況に対処しストレスも多い．そのなかで自身の原点を見失いかけることもあるだろう．そんななか，この素晴らしい仕事のよさを思い出し，リフレッシュして明日に備えることが必要になる．

究極的には日々の研鑽と自己管理によって自身を前向きでオスラー〔William Osler（1849〜1919年）〕のいう「平静の心」におくことが，多くの救急医にとって理想であろう．前向きさと「平静の心」を持ち合わせた救急医のもとには人が集まり，教育や研究が進むであろう．

Pangaro L. A new vocabulary and other innovations for improving descriptive in-training evaluations. Acad Med 1999 ; 74 : 1203-7. PMID : 10587681
Rodin AE, Key JD. William Osler and Aequanimitas : an appraisal of his reactions to adversity. J R

Soc Med 1994;87:758–63. PMID:7853305

A ER*とはどのようなところか？

ER・救急外来は「現代の駆け込み寺」ではないであろうか？ 親子げんかによる外傷，子どもの発熱，インフルエンザのサラリーマン，リストカットの女性，敗血症の高齢者，急性心筋梗塞の高齢者，交通事故による多発外傷，それぞれがそれぞれのやむをえない理由で来院する。救急医はそんな「現代の駆け込み寺」にて「病気」だけを相手にするのではなく，「病気をもつ患者・家族」を相手にする問題解決の専門家である。救急医は他科の医師からすれば，どの分野においてもスペシャリストにかなわないようにみえるかもしれない。しかし，急性期疾患の診断能力，管理能力においてはスペシャリストと同等の能力を有するし，救急医がスペシャリストを凌ぐことも多い。そして，資源が限られるなかでタスクの優先順位をつけながら「困っている人を助ける」専門家として活躍する。

ER・救急外来とは，そんな救急医がチームとともにその能力を最大に発揮して活躍する場なのである。

Gordon JA. The hospital emergency department as a social welfare institution. Ann Emerg Med 1999;33:321–5. PMID:10036347

★— ER 救急室(emergency room)

C 一次〜三次体制が成立した経緯は何か？

日本救急医学会は1973年に設立され，以来，日本の救急医療の中心としてたゆまない前進を続けている。その背景の1つには，1970年代のモータリゼーションによる交通事故，そして，それによる多発外傷の急増があった。当時，多発外傷患者・重症熱傷患者・急性中毒患者などに横断的に対応できる専門家は限られていた。そのため，救急搬送患者の受け入れ先の選定困難な事例が複数あり，問題となっていた。このような状況に対応すべく，大阪大学，日本医科大学を中心に政府と対策が練られ，1977年に日本で初めての救命救急センターが日本医科大学に認可された。その後，救命救急センターは救急医療の中心として発展し現在では全国に266箇所設置されている。

Shiga T, Sato T. Current emergency medical systems in Japan. Jpn Hosp 2008;27:71–3. PMID:19195153

A ER型救急体制とは何か？

日本の救急医療は，日本救急医学会のリーダーシップによって目覚ましい発展を遂げた。その中心が全国に配備された救命救急センターである。前問にて触れているように，多発外傷患者・重症熱傷患者・急性中毒患者などに対処するためにスタートした救命救急センターはその後，脳卒中，急性心筋梗塞，敗血症診療などにも対応するようになった。しかし，人口の高齢化によって増える救急搬送数，進む疾患の複雑性，医療の高度化による1人ひとりの医師の専門領域の限定などの変化が起きた。結果，本来は一次〜二次医療機関にて対応する想定となっていた疾患・病態や一部の重症患者の受け入れが困難となり，搬送受け入れまでに長時間を要する事例が増加した。そんななか，米国や英国圏にて採用されている徒歩来院から救急搬送患者まで，「いつ

でも誰でも」の体制で診療する救急診療体制にて救急医療を提供する医療機関が増えた．この患者の年齢・性別，疾患・病態，重症度に関係なく診療する体制のことをER型救急体制という．

Dick WF. Anglo-American vs. Franco-German emergency medical services system. Prehosp Disaster Med 2003 ; 18 : 29–35 ; discussion 35–7.　PMID：14694898

B　トリアージの語源は何か？

フランス語の選別という言葉を訳したものである．特に，災害や事故などで発生した複数の負傷者を治療する際，負傷者の診療の優先順位を設定すること．災害や救急では医療資源が限られるため，最大限の救命効果をもたらそうとするものである．

現在は救急外来での緊急度判定にも使用される用語でもある．511ページの「『トリアージ』発祥の国はどこか？」も参照．

日本救急医学会のホームページ トリアージ（www.jaam.jp/html/dictionary/dictionary/word/1022.htm）．閲覧日：2017/06/15

A　救急科専門医とは何か？

救急科専門医とは，2年間の初期臨床研修修了後，日本救急医学会の定めるカリキュラムに従い，3年以上の専門研修を修め，資格試験に合格した医師のことである．

救急科専門医は，病気，けが，やけどや中毒などによる急病患者を，診療科に関係なく診療し，特に重症な場合に救命救急処置，集中治療を行うことを専門とする．病気やけがの種類，治療の経過に応じて，適切な診療科と連携して診療にあたる急性期医療の専門家である．救急外来やICU★，プレホスピタルケア，手術加療など，さまざまな場面で活躍をしている．さらに，救急医療の知識と技能を生かし，救急医療制度，メディカルコントロール体制や災害医療に指導的立場を発揮する．

救急医は，上述のように急性期医療の専門家として各種の蘇生にかかわる．特に，ER型救急外来では，現代の駆け込み寺ともいえる救急外来で，さまざまな問題に対応する，「問題解決者」としての側面ももつ．

日本救急医学会のホームページ 専門医制度（www.jaam.jp/html/senmoni/ideal.htm）．閲覧日：2017/06/14

★── ICU　集中治療室（intensive care unit）

A　救急医の進路には，どのようなものがあるか？

救急の専門研修後には，さまざまな働き方がある．日本では，救急科専門医に加えて，もう1つの専門医を取得する救急医が多い．そのため，外傷管理や集中治療管理などに直結する一般外科医・脳外科医・整形外科医・麻酔科医などの専門医を取得し，ダブルボードの救急医として活躍する医師が多い．また，消化器内科医・循環器内科医・小児科医などの専門医を取得する医師も多くみられる．

米国では，救急の専門研修後には，6割前後の救急医は一般病院のERで専門医として働き始める．1～2割の救急医がフェローシップに進む．フェローシップの内容は，小児救急・中毒・スポーツ医学・集中治療・潜水医学・研究・教育・管理運営・国際保健など多岐にわたる．

救急医学の発展と業績の形成も役立ってか，日本でも，最近はもう1つの専門医

を取得せず，救急医としてキャリアを始め，そのまま救急医としてキャリアを終える医師もみられるようになった。

また，救急医の専門性として臨床医学でのものだけでなく，臨床研究，教育，部門管理などを深める医師も増えてきている。背景には，問題解決能力，コミュニケーション能力の高い救急の性質，シフト制やチーム制にて救急外来やICUを管理することが多い柔軟な働き方があると考えられる。

Burkhardt J, Kowalenko T, Meurer W. Academic career selection in American emergency medicine residents. Acad Emerg Med 2011；18：S48–53． PMID：21999558

B 日本の救急医は足りているのか？

現在は足りておらず，救急科専門医1万人を目指している，のが現状である。

2017年の段階で日本の指導医・専門医は以下のような実情となっている。
- 指導医(2017年1月1日現在 644人)
- 救急科専門医(2017年6月8日現在 4,584人)

2005年には，救急科専門医は2,500人程度であったため，確実に増加している。では，現在の専門医数に鑑みつつ，日本の救急医は足りているのか，という疑問について考察していきたい。

そのなかで，救急に関する施設の状況を知る必要があるため以下を紹介する。
- 指導医指定施設(2017年1月30日現在 113施設)
- 救急科専門医指定施設(2017年1月30日現在 529施設)
- 全国救命救急センター設置状況(2017年1月12日現在 284施設)

救命救急センターは当初，人口100万人につき1つのセンターをという計画にて認可が始まった。現在では，人口50万人に1つの，センターの配置まで充実している。

救急医療の提供は，専門医指定施設＞救命救急センター数となっていることからわかるように，三次の救命救急センターのみならず，ER型救急医療などの二次救急医療機関でも提供されている。その二次救急医療機関の総数は全国に，2,733箇所(2016年度末現在)となっている。

24時間体制で救急科専門医を各施設に配置するには，最低5人の救急科専門医が各施設に必要と考えられる。そのため，日本救急医学会では，二次救急医療機関まで救急医を配置するために，全国で救急科専門医を1万人とすることを目標としている。この数字は，米国で診療している救急医が4万人を超えていることを考えると，決して非現実的な数字ではない。

厚生労働省のホームページ 医師の需給に関する検討会第3回資料 救急医療に関する「医師の需給」について(www.mhlw.go.jp/shingi/2005/04/s0406-6d.html)． 閲覧日：2017/06/27
日本救急医学会のホームページ 名簿・施設一覧(www.jaam.jp/html/shisetsu/shisetsu.htm)． 閲覧日：2017/06/27
American Collefe of Emergency Physiciansのホームページ Emergency Medicine Statistical Profile (www.acep.org/content.aspx?id=25234)． 閲覧日：2017/06/27

A dispositionとは何か？

短くいうと，救急外来で診療を受ける患者の入院や帰宅，外来通院などの患者の転帰を決めることである。

救急医は，次に診る患者の予診票をみて，「64歳男性，既往に糖尿病・高血圧があり，胸痛・呼吸困難で来院」という情報を得た時点から診療計画を考え始める。まず，鑑別診断，検査，治療について思考する。優秀な救急医は，上記に加えて，dispositionを患者に会う前から考え始めることができる。検査や治療の終了のタイミングで，dispositionを考えるのでは遅いのである。

以下は，一般的にdispositionを決めるうえで大きな要素となるものである。
- 外来通院へのアクセス
- 処方薬を手に入れられるか
- ADL[★1]の自立の程度
- 家族や社会的サポート
- 小児や高齢者の虐待の可能性

年齢，性別，既往歴，最終診断に加えて上記を加味し，診療の最初からdispositionを考えることが，忙しい救急外来では望まれる。

また，昨今では入院となったときに患者が，
- どこの科に入院するか？
- 大部屋か，個室か？
- どこの病棟が適しているか？　HCU[★2]か，ICUか？

についても考えるのが救急医の仕事となってきている。

前述のように，患者の診療の始まりからdispositionについて考え始めることは，救急外来の混雑の解消・患者のアウトカムの改善につながる。救急医学の指導医は，dispositionの重要性を常にレジデントに教育していかなければならない。

Pourmand A, Lucas R, Pines JM, et al. Bedside Teaching on Time to Disposition Improves Length of Stay for Critically-ill Emergency Departments Patients. West J Emerg Med 2013；14：137-40. PMID：23599849

Hoot NR, Aronsky D. Systematic review of emergency department crowding：causes, effects, and solutions.　PMID：18433933

★1 ─ ADL　日常生活動作（activity of daily living）
★2 ─ HCU　高度治療室（high care unit）

A　救急医にとってのチーム医療とは何か？

救急に限らず，すべての医療はチームで行うものである。そして，救急の領域では，よりチーム医療が求められる。その理由は，以下のような救急の特徴にある。
- 複数の患者を同時に診療することが多い
- 迅速な対応が求められる
- 診断と治療を同時に進める必要がある
- 複数の問題をもつ患者が多い
- 変化することのある病状の患者が多い
- 夜間や時間外など，限られた医療資源で臨まなければならない場合が多い

このようななかで，救急医は医療チームのリーダーとしてチームをまとめていく必要がある。参考になるのは，Team STEPPS[★1]である。これは，米国国防省（United States Department of Defense）がAHRQ[★2]と協力し，医療におけるチームパフォーマンスを向上するために，エビデンスに基づいて開発したコースである。

Team STEPPSでは，以下の4つの主要な能力をチームが獲得することを目標にし

ている。
(1) リーダーシップ
(2) 状況モニタリング
(3) 相互支援
(4) コミュニケーション

　救急外来，ICUなどの臨床現場でも，救急医がリーダーとなり，有効なコミュニケーションをしながら，目標や状況をチームで共有し，互いに支援をしながら患者ケアに臨むことが重要である。

Team STEPPS Japan Allianceのホームページ　チームステップスとは（www.mdbj.co.jp/tsja/index.php）．閲覧日：2017/7/14
種田憲一郎．シリーズ：指導医のために：プロフェッショナリズム　診療の安全と質を向上させるツール．日内会誌 2011；100：226-35．

★1 ─ Team STEPPS　医療のパフォーマンスと患者安全を高めるためにチームで取り組む戦略と方法（Team Strategies and Tools to Enhance Performance and Patient Safety）
★2 ─ AHRQ　医療品質研究調査機構（Agency for Healthcare Research and Quality）

A　マルチタスクとは何か？

一般に，同時並行で2つ以上のタスクを行うことをマルチタスクという。
　救急医は複数の患者の複数のタスクを同時に進めねばならない環境にある医師である。今，米国の救急医の養成プログラムでは，マルチタスクが救急医の必須の能力として挙げられている。
　コンピュータなどでは，演算素子を分割使用して同時並行で複数のタスク処理を進めることが可能である。しかしヒトでは，同時並行でタスクを進行させているようにみえても，実は1つのことにしか集中できないものである。そのため，マルチタスクという用語より「タスクスイッチ」という言葉のほうが適しているという指摘もある。

Chisholm CD, Dornfeld AM, Nelson DR, et al. Work interrupted : a comparison of workplace interruptions in emergency departments and primary care offices. Ann Emerg Med 2001；38：146-51．PMID：11468609

A　マルチタスクの落とし穴は何か？

前述のように，同時並行でタスクを進めることができているようにみえて，実は細切れのシングルタスクを行ったり来たりしている「タスクスイッチ」をしているのがヒトの現状である。救急では，どうしても複数の患者が来院するため，シングルタスクを直列して仕事をすることができない。結果として，タスクの中断が頻繁に起きる。タスクAの最中にタスクBの依頼をすると，タスクAを完了できないことがあることは知られている。そのため，飛行機のパイロットの離・着陸時には，sterile cockpitといって，必要な会話しか認められない規則となっている。また，看護師も薬剤のミキシング中には声をかけないというのもルールになっていることが多い。
　タスクスイッチをすることで，タスクの完了に問題があることに加えて他の問題もある。タスクAからBにスイッチし，タスクAに戻った場合には，タスクAの内容を再度想起する必要がある。この再度想起する際の時間や精度の低下が，タスクスイッチによる非効率性を生み出すことになっている。

Chisholm CD, Dornfeld AM, Nelson DR, et al. Work interrupted : a comparison of workplace interruptions in emergency departments and primary care offices. Ann Emerg Med 2001 ; 38 : 146–51.　PMID : 11468609
Skaugset LM, Farrell S, Carney M, et al. Can You Multitask? Evidence and Limitations of Task Switching and Multitasking in Emergency Medicine. Ann Emerg Med 2016 ; 68 : 189–95.　PMID : 26585046

Ⓑ マルチタスクのコツは何か？

タスクの中断の多い救急の現場で，どのように対応をしていくべきなのであろうか？
　ヒトの記憶には，長期記憶，短期記憶がある．短期記憶は作業記憶とも呼ばれ，個々の違いはあるものの限られた能力である．一般にタスクスイッチでは，短期記憶が最も重要になる．しかし，個々に限界のある短期記憶では，一定の時間内に処理できるタスクの量が決まっている．一方，長期記憶は無限ともいわれる．そのため，医師個人としては，短期記憶の限界を知りつつ，自らの長期記憶を育て，タスクスイッチに利用をしていく必要がある．
　具体的に個人レベルでできるタスクスイッチの効率化のための対策は以下の5つになる．

1. 優先度を決める
重要度・緊急度から現在のタスクを一時中断して次のタスクに行くべきなのか，そうではないのか，を判断することが望まれる．

2. 練習・学習する
手技，診断，医学知識などを練習・学習することによって，それらのタスクがあまり負担とならなくなる．たとえば，イルネススクリプトが増えることによって診断にかかる労力が飛躍的に減少すること，などはこの1例である．究極的には，タスクは自転車に乗るのと同じように自動化される．

3. 思考過程を確立する
よくある主訴や問題の病歴聴取・鑑別・診断戦略などの思考過程・よく行う手技のピットフォールなどを自分なりにまとめて法則化することで，診療が効率化できる．

4. 必要な物品は手元に揃えておく
はさみ，ペンライト，スマートフォンなど必要な物品が手元にあると，タスクの中断が少なくなることは想像に難くないであろう．逆に，これらが手元にないと，診察や診療の際に何度も席を立つことになる．

5. タスクのバンドリング
強い腹痛の高齢者が搬送された際には，診療の開始時点から入院となる，CT★を撮影する，外科医にコンサルトする，という前提で診療をすることが望ましい．後から追加の検査や治療が次々に加わると，診療チームのエラーの原因となる．また，必要な検査・治療が抜けてしまう可能性がある．

　これらに加えて，部門として環境整備をすることで，タスクスイッチの対策を行うことができる．それらは以下のようなものである．
● 中断や雑音を最小限にする
● ストレスや不安に対応するための戦略を教える
● 互いの状況を共有し，重要でない中断はタイミングをずらすように教える

- 部門の患者数などが増えてきた場合に，その負担を軽減するシステムを構築する
- 電子カルテの標準化オーダーセットなどの確立，冗長でない標準化された記載フォーム，電子カルテ患者マップや付箋機能の活用
- 設計にて静かな場所を用意し集中できる環境をつくる

　本来避けるべきマルチタスクが不可避な救急では，正確さと迅速さを兼ね備えるための部門としての取り組み，そして，研修・教育を組織的に行う必要がある。

Skaugset LM, Farrell S, Carney M, et al. Can You Multitask? Evidence and Limitations of Task Switching and Multitasking in Emergency Medicine. Ann Emerg Med 2016；68：189–95． PMID：26585046

Campbell SG, Sinclair DE, Canadian Association of Emergency Physicians Flow Management contributors. Strategies for managing a busy emergency department. CJEM 2004；6：271–6． PMID：17382005

★― CT　コンピュータ断層撮影（computed tomography）

料理と救急医学の共通点は何か？

料理と医療の共通点については，ヒポクラテス（紀元前460〜紀元前370年）が指摘しており，起源前から指摘されていることである。
　救急医学と料理の共通点は，下記に挙げる3点である。

1. 一度時間が経過した場合には味・量（診療結果など）は変えることができない

時事刻々と変わる状況をモニターして，結果を考えながらチームで対応することが，料理と救急医学の共通点である。一度出た結果は，変えることは困難である。時間を常に意識した診療が求められる。

2. 工程（手技などの）をあらかじめ把握して，事前準備をすることが必要である

スムーズな診療のためには，行うべきタスクに必要な物品を手順に沿って正確に準備することが必要である。たとえば，中心静脈カテーテル挿入には超音波が不可欠であり，その位置や向きも決まっている。あらかじめ，超音波をセッティングすること，必要な物品を揃えることが第一歩となる。

3. 特に塩（薬剤投与量）加減は，足すことはいつでも可能だが引くことはできない

薬剤投与量に関しては，特に，慣れないもの・まれに使用するもの・作用の強いもの・副作用の強いものなどにおいて，控え目な投与量からスタートすることが望ましい。心不全の患者の降圧にニトログリセリンを使用する際に，患者の血圧ばかりをみてしまい，過量投与してしまうなどが例である。実際，患者の呼吸は落ち着いているにもかかわらず多量の降圧薬を投与してしまった結果，ショックとなり，心不全の患者に大量輸液を行う。このような対応は経験の浅い医師によくみられる。
　これらを避けるために，医療安全の観点から，抗菌薬，鎮静薬，筋弛緩薬などに投与量制限を設ける動きが米国では広がっている。
　であるが，一度投与してしまった際には，過去に戻って回収することができない。

小川政恭（訳）. ヒポクラテス. 古い医術について. 東京：岩波書店, 1963；65.
San Diego Patient Safety Council High-Risk Ⅳ Medications Dosing Limits Guidelines of Care Tool Kit 2012（www.calhospital.org/sites/main/files/file-attachments/2012_high-risk_iv_med_tool_kit_14feb2013.pdf）. 閲覧日：2014/07/15

A　ERでの電子カルテの活用法はあるか？

救急外来における電子カルテの利点は多数ある。

救急外来では，電子カルテは敬遠される場合がある。しかし，電子化が進む昨今，救急のみ紙カルテ運用が残るのも好ましくない。実際の5つの利用法を以下に紹介する。

1．文書のセット登録，単語登録を利用したカルテの標準化，効率化
多くの電子カルテにおいて，文書のセット登録という項目がある。病歴などのテンプレートやROS★，帰宅時の説明内容など，ルーチンで使用する文章に関してはセット登録を行い，標準化につなげることができる。また，PCの単語登録機能を利用して，たとえば，「きょうぶ」と入力すると「胸部呼吸音清，心雑音なし」など入力の効率化を図ることができる。

セット登録，単語登録のメリットとして，必ずチェックすべき項目が展開されるため，漏れがなくなる点が挙げられる。逆にデメリットとしては，効率化しすぎることで，診察していない所見やROSまで展開してしまうことである。

2．ワイヤレスPCを用いた各人の電子カルテの使用
救急外来で電子カルテシステムが敬遠される原因の1つに，入力デバイスである電子カルテの端末数が足りない，または患者の近くにないためリアルタイムに入力できない，というものが挙げられる。この問題は，時間ごとの看護師数，医師数を調査し，十分足りるよう数の電子カルテを導入することで解決できる。特に看護師には，勤務中各人1台ずつノートパソコン型電子カルテを割り当てるようにし，ベッドサイドまで持ち歩きつつ入力ができるような環境を整えることが重要である。

3．オーダーセット展開を利用した標準化，効率化
電子カルテの多くでは，カルテや検査オーダーなどを一緒にセットとして登録することができるシステムがある。また，救急外来において，各専門科に入院を依頼する場合に，それぞれの科で入院前にルーチンで検査を行うことがある。各科独自のことが多いため，複数科で異なる決まりごとがあると，オーダー漏れ，間違いが発生しやすく，その結果，各専門科との関係性がスムーズにいかなくなることがある。オーダーセットを各科と合議事項として事前にセット登録をしておき，入院が決まった際にはそれを展開することで，診療の標準化が可能になる。

4．コスト漏れの防止
救急外来のように，さまざまな疾患の患者が同時に複数来院する場では，コストの請求が漏れやすくなる。特に，医師がすべて電子カルテでオーダーする場合，点滴処方などはともかくとして，処置加算のとり漏れが多くなる。このような場合に，電子カルテでセット化を利用することによってコスト漏れを防ぐことができる。

5．有効なデータの出力
多くの救急施設においては，自施設の来院患者の台帳を作成している。経営上必要な場合もあれば，専門医申請，施設認定，カンファレンスなど部門での振り返り，臨床研究，自分たちの勉強のためなどに必要となる場合もある。多くの電子カルテの救急患者一覧画面があるため，それらを毎日，Excelファイル形式にて出力し，それを救急台帳とすることができる。

有効な台帳があれば，研究テーマごとにデータを抽出し，臨床研究を行うことがで

きる。

志賀 隆．考えるER ― サムライ・プラクティス，東京：シービーアール，2014；80．
Skaugset LM, Farrell S, Carney M, et al. Can You Multitask? Evidence and Limitations of Task Switching and Multitasking in Emergency Medicine. Ann Emerg Med 2016；68：189-95． PMID：26585046

★― ROS　review of system

A　帰宅指示書とは何か？

救急外来での診療が終了し，患者が帰宅するときに渡す説明書のことである。

　米国において，救急外来を受診し帰宅した患者のうち3％は，48〜72時間以内に再診し，そのうち20〜50％は初診時の説明を十分に行うことで回避可能であった，といわれている。救急外来において，確定診断がつかず帰宅となる場合は多い。また，確定診断がついたときでも，帰宅後の治療や再来，どのようなときに再診すべきかなどについて説明する必要がある。患者は帰宅となると，えてして「問題ないから帰宅となった」と考えることがある。

　例として，心窩部痛と嘔気で受診，虫垂炎初期の説明のうえ帰宅した後に，右下腹部痛が出現し，再診の結果，虫垂炎の診断となると，「初診では問題ないといわれたのに！」と患者が思うことがある。

　帰宅指示は口頭でだけでも文書だけでも不十分である。患者または患者が理解できない場合（小児，意識障害など）は，責任がとれる者に疾患に対する説明を行ったうえで，理解しているかの確認，理解不十分または間違っている点について再度の説明が必要といわれている。説明に加え，口頭での患者それぞれに合わせた説明および疑問点の解消が必要である。

　帰宅指示書を渡したという事実，説明した内容については，具体的にカルテに記載しておくことが必要である。カルテは準公文書であり，また開示される場合もある。記載がないものはやっていないとみなされるので，行ったこと，説明した内容は記載する。

　米国においてより理解を得やすい帰宅指示書についての検討が行われた結果，以下のような項目が挙げられた。

- 文章は短く，簡潔に
- 効果的なイラストの使用
- 患者の視点に立つ，患者からのフィードバックをもとにする

Lerman B, Kobernick MS. Return visits to the emergency department. J Emerg Med 1987；5：359-62． PMID：3668198
Yu KT, Green RA. Critical aspects of emergency department documentation and communication. Emerg Med Clin North Am 2009；27：641-54． PMID：19932398
Vashi A, Rhodes KV. "Sign right here and you're good to go"：a content analysis of audiotaped emergency department discharge instructions. Ann Emerg Med 2011；57：315-22． PMID：21035906
Samuels-Kalow ME, Stack AM, Porter SC. Effective discharge communication in the emergency department. Ann Emerg Med 2012；60：152-9． PMID：22221840
Roberts J. ED discharge instructions：another chance to help patients and prove your worth. Emerg Med News 2006；28：17-20．

A 救急医に必要なプロフェッショナリズムとは何か？

プロフェッショナリズムの教育は難しい。その理由はプロフェッショナリズムの定義が定まらないところにある。ただ，とはいっても議論が始まらない。医師のプロフェッショナリズムを考えるうえで端緒になるのは，医師の歴史であろう。医師は，科学者として科学を応用し，生物学的な側面で患者の治療にあたることが最も重要な能力と考えられる。実際，医学部での教育は洋の東西を問わず，生物学的な側面に偏る。ただ，心理・社会的な側面で患者の治療に臨むことも同様に重要である。ヒトを治療する職業である医師には，癒し人としての歴史もある。患者も医師に心理・生物学的な側面を強く望んでいる。

では，実際に過酷な研修生活を送るレジデントに，どのようにプロフェッショナリズムを教えたらいいのであろうか？　以下に10のポイントを紹介する。

1. 人間性を大事にする
レジデント生活は非常に多くのことを求められ，かつ多忙である。そして，常にさまざまな角度から評価を受ける。そのなかで非常に強いストレスにさらされている。彼らが一番多くのことを学ぶのは身近な指導医であり，先輩のレジデントである。プロフェッショナリズムの教育はロールモデルとなる指導医や先輩のレジデントによるところが多い。

2. 省察的実践を促す
レジデントが自らの行動や思考を振り返り学習することが，プロフェッショナリズムの肝要に必要である。そのためには，臨床の体験（難しい患者，終末期医療，多職種とのコミュニケーション，インシデントなど）を記録し，グループや指導医と議論することが必要になる。そこで有用な方法としてポートフォリオがある。

3. コミュニティ単位の省察
プロフェッショナリズムは，前述のように定義を定めることが難しい能力である。他のメンバーとの議論がなければ，独りよがりになってしまう可能性が高い。そのため，見逃し症例やエラーについて検討するM&M[★1]カンファレンスに参加し，事実を客観的に検証し，次への改善につなげることがプロフェッショナリズムの涵養に必要である。

4. レジデントの主観，感情を肯定する
医学は科学であるが，客観的な細部に注目しているだけでは，レジデントのプロフェッショナリズムの涵養にはつながらない。実際，プロフェッショナリズムのなかで重要である，思いやり，敬意，共感はそれぞれの主観から生まれるのである。レジデントにプロフェッショナリズムがあり，学ぶ姿勢があることを前提に，彼らの主体的成長を促すことが必要である。

5. 個々の成長のみならず，グループの成長へ注意を向ける
実際の患者ケアは1対1ではなく，複数の医療職によってなされるものである。医療従事者は，チームケアにおける自身の役割，機能について理解し，チームの一員として協同する必要がある。そのため，プロフェッショナリズムの習得にも，グループでの学習が不可欠である。

6. 裁量と規律を保つ
医師にとって最も大事なのは裁量，とよくいわれる。しかし，裁量を保つためには自

律性があることが不可欠である．過去の医療と比べ現代の医療では，エビデンスの集積によって医師の裁量が科学的根拠にあらがって許されることはない．しっかりとしたエビデンスに基づいたプロトコールを作成し，遵守することが求められている．一方で，確固としたエビデンスが確立している分野がすべてではないし，医療の実行においては，患者の価値観なども非常に大きな要素となる．このように，複数の制約のなかで正しい判断をするよう，指導医はレジデントに教育せねばならない．

7．シミュレーション
シミュレーション教育は，医学教育において実地的，参加的な学びを提供することを可能にするという革命を起こした．プロフェッショナリズム教育においてもこれは例外ではない．経験の少ないレジデントにとって，難しい場面，患者，コミュニケーションを実際の臨床現場で体験することは大きなストレスである．安全な環境で何度も学ぶことができるシミュレーション教育を活用すべきである．経験の少ないレジデントは，臨床現場での判断の基準が画一的になってしまう傾向がある．これに対して，優れた臨床医は複数の意思決定パターンを体得しており，それを状況によって使い分けている．シミュレーション教育にて指導医の経験を実地的に学ぶべきである．

8．社会正義
レジデントは研修期間中に，富める患者を診療することも，貧しい患者を診療することもある．このなかで，必然的に社会における格差を実感する．そして，社会的弱者に対して社会資源・システムを利用して診療にあたる．診療を通じて社会のシステムを学ぶことが，レジデントのプロフェッショナリズム教育にとって不可欠である．

9．評価とシステム改善をリンクさせる
教育と診療を区別したシステムは万能ではない．診療アウトカムの改善を実際に質改善プログラムとしてレジデントが主体的に行うことは，米国の卒後研修プログラムで求められている．このように，実際にシステム改善に参加をして診療アウトカムの改善につなげることは，「単なる愚痴をこぼすだけの臨床家」から，プロとしてチームに貢献する臨床家へレジデントを育てることになる．

10．将来のプロフェッショナリズム管理者としてのレジデント
時代は変わっていく．レジデントの生きる世界はAI[★2]やロボットなどがより主流になっていくかもしれない．しかし，そのなかでも人間的な道徳，共感などが忘れられてはならない．新しい時代のリーダーとなる彼らをどう育てるかを考えて，プロフェッショナリズムを教育していくことが求められる．

Kinoshita K, Tsugawa Y, Barnett PB, et al. Challenging cases of professionalism in Japan：improvement in understanding of professional behaviors among Japanese residents between 2005 and 2013. BMC Med Educ 2015；15：42． PMID：25889341
日本医学教育学会 倫理・プロフェッショナリズム委員会(監訳)．医療プロフェッショナリズム教育．東京：日本評論社，2012；104．

★1 ─ M＆M　mortality & morbidity
★2 ─ AI　人工知能(artificial intelligence)

Ⓑ 救急医にとっての接遇のコツは何か？

目の前に積み重なる受付用紙，泣き叫ぶ子ども，鳴り響くホットラインに怖い顔をしている看護師，なんて状況は救急外来では日常茶飯事である．そんななか，「夜中の3時に咽頭痛で受診した若い女性にプロとしての接遇を発揮できるか？」は簡単な問

いではない。

　接遇というと，患者様と呼ぶ，お辞儀の角度や身だしなみなどマニュアル化されているものを思い浮かべ，接遇の講義は臨床に役立つとは思えないという医師は多いのではないだろうか．しかし，接遇の必要性を考えると，その重要性がみえてくる．患者を安心させることができる，患者のコンプライアンスが上がる，患者が病院を気に入ってくれる，訴訟を防ぐことができる，楽しく働くことができる．これらはすべて，接遇によってもたらされるところなのである．では，実際にどうやって救急外来の接遇を改善するのか？　米国で人気があり，患者満足度スコアを改善するコンテンツである AIDET® を紹介する．

　AIDET® とは，acknowledge, introduce, duration, explanation, Thank you の頭文字を並べたものである．表 1-1 にそれぞれの項目を解説する．

表 1-1　AIDET®

A＝acknowledge	笑顔で診察室の外まで迎えに行く（患者の状態の把握にも役立つ）．お待たせしましたという．そして，診察室に入ってきた人すべてに目線を合わせて挨拶をする
I＝introduce	名前，所属を伝える．または，チームとして自己紹介する．名前のバッジをしっかりつける
D＝duration	診察までの時間，検査や手技の時間，結果が出るまでの時間や次回の予約や入院の期間を伝える
E＝explanation	結果説明や治療などの今後のプランを説明する．患者にわかりやすい言葉を使用することを心掛け，説明後には，質問ありませんか，と必ず聞く
T＝Thank you	待ってくれたことや検査に協力してくれたことなどに対して感謝を述べる

ACEP（American College of Emergency Physicians）NOW のホームページ AIDET：A Popular Way of Improving Patients' Care Experience（www.acepnow.com/article/aidet-a-popular-way-of-improving-patients-care-experience/）．閲覧日：2017/07/15

B　継続的な学習のためのコツは何か？

すべての医師にとって生涯学習が必須である．しかし，多様，そして増大する医療の情報の洪水のなか，どのように勉強したらいいかは簡単ではない．

　ここでは，3 つの勉強法を紹介する．

1．基本的な勉強

救急医としてキャリアをスタートするなかで，後述する Push 型，Pull 型の勉強に加えて網羅的な勉強が必要である．米国では，3 年もしくは 4 年のカリキュラムのなかで，週に一度，4～5 時間の講義が設けられている．このなかで，ACGME[★1] の定める救急医としての必須知識を網羅的に学ぶ．また，毎年，専門医試験準備のための模

擬試験があり，すべてのレジデントが受験する．日本でも，新専門医制度が始まり，定期的な教育の必要性が認められた．今後，専門医プログラムのなかでの教育のノウハウが蓄積されていくと予想される．

ただ実際には，レジデント自身の主体性が最も重要である．そのために，自分なりのまとめをEvernoteなどを使用して作成することが知識の定着に必要となる．

2. Push型
受動的な学習法である．ウェブ，SNS[★2]や電子メールにて送られてくる情報を受け取り，都度勉強をしていく．救急領域では，英語ではあるが，Medscape，EvidenceAlert（いずれも無料）などが最新の論文の要約を送信してくれる．特にEvidenceAlertは，EBM[★3]で有名なカナダのマクマスター大学（McMaster University）の運営するサービスで有用である．自身の専門領域を登録すると，定期的に，自身の専門領域に関する最新のエビデンスが送られてくる．PubMedのリンクやAbstractはもちろんのこと，専門医による書評や自身の専門領域との関連性の5段階評価医が簡潔にまとまっている．実に臨床医にとってうれしいサービスである．

3. Pull型
日々の臨床の現場で生じた疑問を都度解決していく勉強法である．PECO[★4]形式で疑問を解決することが理想である．実際には，解決できない疑問が溜まっていくよりは，その場その場で短く解決することが望ましい．そのために二次文献であるUpToDateやDynaMedを利用する臨床医が多い．ただ，自身の専門領域に深く関連するところでは，原著を読むことが必要である．二次文献もあくまで著者によって編集されており，主観的な意見や文献網羅の穴が生じうる．そして，論文における対象患者の基準や実施されている施設などの実臨床における応用は原著を読むことでしかわからない．

志賀 隆．医師人生は初期研修で決まる！って，知ってた？ 東京：メディカルサイエンス社，2016；22．
EvidenceAlertのホームページ（https://plus.mcmaster.ca/EvidenceAlerts/）．閲覧日：2017/07/15

[★1] ― ACGME 米国卒後医学教育認定評議会（Accreditation Council for Graduate Medical Education）
[★2] ― SNS ソーシャル・ネットワーキング・サービス（social networking service）
[★3] ― EBM evidence based medicine
[★4] ― PECO patient, exposure, comparison, outcome（どのような患者が，どのような治療を行った場合，どのような治療を行った場合と比べて，結果はどうなるか）

A 救急医にとって一番大事な技術は何か？

バッグ換気の技術である．

気道管理を制するものは救急を制するといわれる．そして，気道管理のなかでも，バッグ換気が重要である．特に，換気によって酸素化を保つことが最も重要である．

上記の理由から基本であるが，バッグ換気の際の下顎挙上法について下記に記す．

● EC法（図1–1）
最もよく知られている換気法で，5本の指すべてを使って行う．母指および示指はマスクを「Cの字」になるようにマスクをフィットさせ，残りの指で「Eの字」になるように下顎をひっかけて挙上する．「Cの字」はフィットさせるために下方向に力を加え，「Eの字」は挙上のため上方向に力を持ち上げるため，見た目より力が必要で，練習が必要である．特に，「Cの字」のマスクフィットが難しく，マスクの保持してないほうからリークすることがよく認められる．そのため，リークのある側をバッグで抑えて

リーク減らすなどの工夫をすることもある．こうしたことから，換気は初学者にとって実は難しい手技だと広くいわれている．

● **2人法**（図1-2）

1人で行う換気では，どうしても難しいケースがあり，2人での換気が必要な患者は2.2％いるといわれる．そのため，1人が両手でEC法を行い，もう1人がバッグで換気をする方法が，2人法（ダブルEC法）である．この方法での換気は初学者や女性でもやりやすい．また，1回換気量もEC法より多いため優れている．

● **母指球圧迫法**

2人法の変法で，両手の母指球で圧迫しつつ，下顎を指で挙上する方法である．こちらもEC法よりは優れており，2人法と比べても遜色ないといわれている．2人法よりもマスクの保持が楽であるため，可能であれば，マスク換気はこの方法で行ったほうがよい．

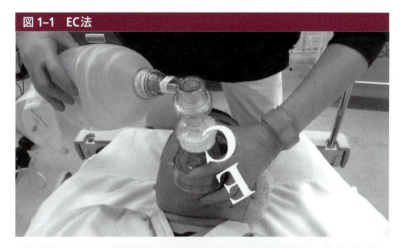

図1-1　EC法

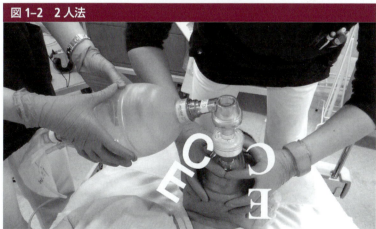

図1-2　2人法

Gerstein NS, Carey MC, Braude DA, et al. Efficacy of facemask ventilation techniques in novice providers. J Clin Anesth 2013 ; 25 : 193-7.　PMID : 23523573
Kheterpal S, Martin L, Shanks AM, et al. Prediction and outcomes of impossible mask ventilation : a

review of 50,000 anesthetics. Anesthesiology 2009 ; 110 : 891–7.　PMID : 19293691
Hart D, Reardon R, Ward C, et al. Face mask ventilation : a comparison of three techniques. J Emerg Med 2013 ; 44 : 1028–33.　PMID : 23473817

B　value based approach とは何か？

ヨーロッパや米国も，日本と同様に急速な高齢化による疾病構造の変化から，医療費増加に対して苦悩している．このなかで，出来高払いの支払い方法に疑問符がつけられるようになった．入院医療では DRG[★1]（急性期入院医療の定額払い方式）が，外来医療では人頭払い方式（capitation）が採用されている国が多い．日本においても，入院医療では DRG をもとに DPC[★2] が始まっている．

　このような流れのなか，米国では，value based approach が始まっている．ここでいう value とは，患者の個人のアウトカムをその個人にかかった医療費のコストで割ったもの，である．背景には，質の高い医療は低コストで実現できるという考え方がある．現状の高齢化による医療費の増大に対して，今までどおりの出来高払いの支払いを続けた場合は，どの国においても医療費の急速な増大に対応不可能である．

　そのため，保険者は医療機関への支払い方法を value に基づいて行うことによって，より経済的な観点から医療機関のあり方に介入するようになっているのである．具体的には，この流れのなかで，
(1) 統合された（integrated）予防・ケアを各医療機関が提供する
(2) 一定の患者数がいることで予防・ケアの質を向上させる
(3) 医療機関の統合（合併）の必要性
が米国では検討されつつある．

　一見，これらの事情は救急とはあまり関係のないように聞こえるが，救急外来も外来診療である以上，費用対効果の高いものでなくてはならないのである．具体的には，救急外来も他の医療期間との連携によって，
● 診療の質を上げる
● 検査や治療の重複を最小限にする
● 地域の健康に貢献する
などが求められている．

　このような状況のなか，米国の救急医は，
● 医療の質
● 医療資源の使い方
● 質改善活動
● ICT[★3] の利用
などをモニターされ，医師単位でインセンティブが支払われる方向となっている（MIPS[★4]）．

　これは，一見，日本の救急医とは関係のない事柄にも思えるかもしれない．しかし，先進諸国が直面している共通課題への対処法は DPC でみられているように，日本国に導入される可能性が高い．長い救急医のキャリアのなかで，MIPS の各項目を意識して，診療に臨むことは無駄ではないだろう．

Porter ME. What is value in health care? N Engl J Med 2010 ; 363 : 2477–81.　PMID : 21142528
Medford-Davis L, Marcozzi D, Agrawal S, et al. Value-Based Approaches for Emergency Care in a New Era. Ann Emerg Med 2017 ; 69 : 675–83.　PMID : 28065452

★1 ─ DRG　diagnosis related group
★2 ─ DPC　包括医療費支払い制度(Diagnosis Procedure Combination)
★3 ─ ICT　情報通信技術(information communication technology)
★4 ─ MIPS　Merit-based Incentive Payment System

B 救急でのM＆Mカンファレンスのコツとは何か？

- イベントが起きてから開催までの時間を短くする
- スタッフの医師も自分がかかわったエラーを話し合う
- 「何がどのように行われた」という話し方をする
- No name, No shame, No blame（名指ししない，隠蔽しない，責めない）
- よい（知識，経験豊富な）コメンテーターがいる
- 司会進行者，発表者，コメンテーターがよく下調べをして打ち合わせを行う
- できるだけ文献ベースに語る（経験論だけでなく）
- 司会進行者がコントロールする（話をそらす，個人攻撃，年長者などの「大きな声」をコントロールする）
- take-home messages（覚えておいてほしいこと）をまとめる
- プロトコール作成・システム改善を行い，それを周知徹底する

　M＆Mカンファレンスは，MGH★のCodmanが症例検討を推奨したことが始まりといわれている．1つの有害事象が生じるまでには，いくつかの誤りが重なり，事故につながる．そのため，1つの有害事象に対して，個人が気をつけようと思うだけでは再発防止を達成できない可能性が高い．そこで，誤りや合併症を同僚同士で振り返り，経験に基づく行動・判断を修正し，同じ誤りを繰り返さないようにする．最終的には，システムの改善や知識・技術の修正を行い，最善の医療を提供できるようにすることが，M＆Mカンファレンス最大の目的である．とかく有害事象を振り返るときには，犯人探しなどを懲罰的なものと捉えられがちではあるが，あくまでも医療の質管理のためのシステムの1つとして認識する必要がある．現在，医療安全と医療教育を両立する場として，全米の救急研修プログラムのうち94％がM＆Mを行っている．

　症例を検討するときに，3つの疑問を明らかにする．(1)何が起きたか，(2)なぜ起きたか，(3)どうすべきだったか，今後どのようにすべきかである．

　まずは，有害事象がどのような行動（いくつのステップ）の結果起こったかを明らかにする．それぞれどのような問題であったのかを次のように分類していく．臨床上の問題は，患者ケアに関連した問題として，診断，治療，診療録の記載，医療スタッフ関連，コミュニケーション，チームワーク，サポートサービス，人的因子，環境因子，患者因子，備品・技術関連と11の領域に分けられる．

　また，個々の認知エラーは，知識不足，手技の未熟性，判断の誤りに分類する．結果的に，複数該当することがほとんどである．そのほか，診断プロセスのバイアス（アンカリングバイアス，確認バイアスなど）も検討する．

　最後に，個人のレベルアップ，チームのレベルアップ，プロトコールの作成・改変，システムの改善などを具体的に検討する．

讃井將満, 志賀 隆. エラーを防ごう！救急M&Mカンファレンス：成功するM&M導入のためのStep by Step. 東京：学研メディカル秀潤社, 2013.
Leape LL, Brennan TA, Laird N, et al. The nature of adverse events in hospitalized patients. Results of

the Harvard Medical Practice Study Ⅱ. N Engl J Med 1991；324：377–84. PMID：1824793
Institute of Medicine（US）Committee on Quality of Health Care in America, Kohn LT, Corrigan JM, et al. To Err is Human：Building a Safer Health System. Washington：National Academies Press, 2000.
Hobgood CD, Ma OJ, Swart GL. Emergency medicine resident errors：identification and educational utilization. Acad Emerg Med 2000；7：1317–20. PMID：11073485

★— MGH　Massachusetts General Hospital

Ⓑ 救急での質改善のコツとは何か？

救急外来はチーム医療を行う場である．病院の玄関として，機能するためにシステムに基づいたアプローチが必要となる．このような環境のなかで，救急医はチームのリーダーとして質改善を行っていく必要がある．たとえば，「救急外来の手洗いの回数が少ない」という問題について質改善プロジェクトを行うことになったとしよう．おそらく，ほとんどの救急外来で小グループインタビューをすると，以下のような意見が出ると思われる．

- 救急外来は忙しい
- 緊急性が手洗いよりも優先する
- 私は洗っている
- 医師（看護師）が洗っていない
- 十分に手指衛生のためのキットがない

　これらは，どれも一理あるかもしれない．しかし，それに対して「そうだね．そうだね」と共感をするだけでは問題は解決しない．
　そのため，PDCAサイクルを回ることによって問題解決に挑むことが必要である．PDCAサイクルとは，ある業務を行うにあたり計画を立て（P：Plan），計画に沿って業務を行い（D：Do），業務の実施や結果が計画どおりかどうか確認し（C：Check），計画どおりでない部分について改善する（A：Act），という手順を繰り返していくことをいう．
　具体的には
P：他の部門と比べた際の救急外来の数値目標を設定し，毎週のデータをモニターする
D：数値を毎週公表する
C：数値を毎週確認する
A：数値が改善しない原因を分析し，修正または次のサイクルに挑む
という過程を経ることになる．
　質改善のなかで重要な点としては，重視するわかりやすい数値目標を設定することである．そして，それを折れ線グラフで公開するなかで，以下のような効果を期待することができる．

(1) **ホーソン効果**：人は他人に見られている，監視されていると思うだけで，パフォーマンスが向上する．もともとは，工場で職場の明るさが生産性に与える影響の調査からきている．調査では，どの明るさのグループも「生産性について観察されている」ことが知らされた結果，生産性が向上したことがわかった
(2) **自身のパフォーマンスを比較することによる向上心の鼓舞**：エビデンスや他のグループと比較して，自身のパフォーマンスに改善の余地があることを知ることで

向上心が鼓舞される
(3) 他の医師あるいは他の医療施設と比較(ベンチマーキング)して，追いつきたいと思うことでの向上心が鼓舞される

　また，加えて
- 情報共有(勉強会や研修会)
- 設備・機器の見直し(手指衛生キットを増やしたり設置場所を変える)
- プロトコールやガイドラインの見直し

などを組織的に行い，目標に向かってPDCAを続けていくことが肝要である．救急医は専門研修のなかで質改善プログラムの経験を積むことが望ましい．

福井次矢, 嶋田 元, 脇田紀子ほか. 医療の質改善：一病院の経験. 日内会誌 2012；101：3432–9.

B レジリエンス(精神的回復力)を身につけるための方法は何か？

筑波大学の前野哲博教授らによる日本の研究では，「研修医の4人に1人が研修開始後2か月で抑うつ状態になる」という報告がある．このように，医師として社会人として働く際の，学生時代とのギャップはかなりのものである．ギャップは少なくなるとはいえ，初期研修と後期研修の間にもギャップがある．そのため，自身の状態をモニターしたり，抑うつ状態から研修離脱という最悪のシナリオを防ぐことが重要である．

　ここでは，医師としてのキャリアを送るうえで重要なレジリエンスについて触れていく．医師のキャリアでは，冒頭のエピソードのように，診療でのストレスのみならず，自分の所属する組織の方向転換，キャリアでの停滞，家庭の事情など，さまざまなストレスと向き合う場面がある．そんな山あり谷ありの医師人生において重要なのが，レジリエンスになる．どの研修病院でも，大切な研修医の健全な成長のために，いろいろな方策をとっている．さて，卒後研修においてレジリエンスを身につけるための方法について，エビデンスはあるのであろうか？

　Rogersはレジリエンスを身につけるために，
- ワークショップ
- 小グループでの問題解決
- 振り返り
- 認知行動療法
- マインドフルネスとリラクゼーションのトレーニング
- メンタリング

が重要であるという結果を報告している．実際，忙しい研修病院でこれらの方策をすべて行うことは，たいへん難しいところである．ただ，以下のような点が研修プログラムに認められる場合には，研修医のレジリエンスやウェルネスに配慮をしている病院であると考えられるため，見学時に観察することが望まれる．
- 定期的なプログラム責任者とのミーティングがある
- 定期的に各自の研修の内容が振り返られる
- 研修プログラムの改善点についてグループで話し合う場がある
- ウェルネスや睡眠などについて情報提供や学ぶ機会が設けられている
- メンタリング制度があり，メンターと研修医が実際に面談を行っている

瀬尾恵美子, 前野哲博, 小川良子. 文科省科研費助成研究 初期臨床研修における研修医のストレスに関する多施設研究(2010–12), 2013.
Rogers D. Which educational interventions improve healthcare professionals' resilience? Med Teach 2016；38：1236–41. PMID：27573430

Ⓑ 救急医にとっての睡眠のコツとは何か？

救急医として働くうえで，当直やシフトで働くことは不可避である．通常なら睡眠にあてられる時間に覚醒して仕事をするため，当直や夜勤は睡眠サイクルに悪影響を与える．とはいえ，仕事の性格上避けられないため，その対策を考える必要がある．

　日勤のなかに夜勤が混じっている際には，生活ギャップを最小限にする必要がある．読者のなかには，徹夜が得意だと豪語される方もいるだろう．実際には，漫然と1か月の間，日勤や夜勤を繰り返すことはボディーブローのように疲労が蓄積するものである．また，夜勤の終わりは誰でも集中力が散漫で，ミスが起こりやすい．そこで，普段どおりの診療のパフォーマンスや採血などの手技を普段と同じようにできる，日中とのプロフェッションギャップをつくらないようにすることが重要である．具体的な対策を以下に紹介する．

- **分割睡眠**：1つは分割睡眠という方法である．シフトの前に3〜4時間の睡眠をとり，シフトの後にも3〜4時間の睡眠をとるという方法である
- **アンカースリープ**：こちらは日々変わるシフトのローテーションで，毎日，一定時間の睡眠を同じ時刻にとる，というものである．たとえば，夜勤明けは8〜16時まで就寝，休みの日には4〜12時まで睡眠をとれば，8〜12時の4時間重複している時間があることになる．また，最も望ましいアンカースリープの時間は0〜4時とされる
- **夜勤中の睡眠**：前述のアンカースリープにも関連するが，サーカディアンリズムの観点から夜勤中に仮眠をとることの有用性が強調されている．看護師の研究では，夜勤中の睡眠は，夜勤前の睡眠と比べてより短い睡眠時間で回復が得られることがわかっている
- **夜勤後の睡眠**：夜勤が終わり，その後，日勤のサイクルに戻る必要がある場合が多い．そのようなときには，夜勤後なるべく早く睡眠をとる．そして，その睡眠時間は4時間が望ましい．それ以上寝てしまうと，通常の夜の睡眠サイクルに大きな影響を与えてしまうからである
- **その他**：アルコールを控える，就寝前のカフェインを控えることも勧められている．就寝前のブルーライトへの曝露は睡眠の質を下げるともいわれている

Takeyama H, Kubo T, Itani T. The Nighttime Nap Strategies for Improving Night Shift Work in Workplace. Industrial Health 2005；43：24–9.
How to Design the Optimal Schedule for Working Shifts(www.acep.org/content.aspx?id=22728). 閲覧日：2017/07/25
SCCM(Society of Critical Care Medicine)のホームページ Lombardozzi KAK. Physician Burnout–A Threat to Quality and Integrity(www.sccm.org/Communications/Critical-Connections/Archives/Pages/Physician-Burnout---A-Threat-to-Quality-and-Integrity.aspx). 閲覧日：2017/7/25

Ⓑ シフトづくりに大切なことは何か？

前の設問とつながるが，日内リズムとシフトワークをうまく両立することが望まし

い．そのため，日勤⇒準夜⇒深夜と徐々にシフトの開始が遅くなることが推奨される．

また，同じ週40時間だとしても，8時間シフト5回と，10時間シフト4回とでは，前者のほうが負担が多い可能性が高い．その理由は，前者のほうが出勤回数が多いためである．出勤回数が多いと，
- 出勤準備
- 通勤
- 勤務後の残務処理

などが増えるため，労働者にとって負担が大きい．ただ，ある程度の患者数がある救急外来では，シフトの時間は12時間を限度としたほうがよい．日勤の連続が数日あった場合に負担になることはそれほどないが，夜勤の連続は2回までにしたほうがよい．

同じ救急医でも，年齢や役割によって業務内容は変わってくる．そのため，会議や他部門との折衝・教育・研究など日中の業務の多い医師の夜間の勤務には配慮が必要である．

若い医師が夜勤を多くする傾向にあるため，夜勤手当などのインセンティブを考慮すべきである．夜勤が避けられない救急では，シフトの前後に仮眠できる部屋があったほうがいい．

ACEP（American College of Emergency Physicians）NOWのホームページ How to Design the Optimal Schedule for Working Shifts（www.acep.org/content.aspx?id=22728）．閲覧日：2017/07/25

Ⓑ 救急外来の設計で大事なことは何か？

救急部門は時代とともにその機能が変わることが多い．多くの救急医が自身のキャリアのなかで，一度は新しく救急外来を設計する機会に直接的，間接的に関与することがあるだろう．ただ，ほとんどの救急医が設計についての知識をもっていない．そして，設計のために与えられた期間も短くなってしまうことが多い．以下に，5つのポイントを挙げる．

1. 設計の前に，病院ならびに部門運営の指針・目標設定が必須である

どのような部門にしたいのか，どのような診療を目標とするのか，によって，設計の内容が変わってくることは自明である．たとえば，三次救急に特化した救命救急センターであれば，徒歩来院のための設備はそれほど充実する必要はないだろう．ER型であったとしても年間3,000件台を想定しているのか，10,000件台を想定しているのか，によって全く違った設計の条件となる．

2. 他施設の救急部門の模倣に満足しないこと

もちろん，設計にあたり，他の部門を視察することが勧められる．しかし，完全に模倣することは避けたほうがいい．病院ごとに救急部門や各科の診療体制も異なるし，人口構成や患者のもつ文化的背景も異なる．そのため，自身の病院に合わせた微調整を行うことが望ましい．多くの場合，一見充実した救急部門であっても，働いているスタッフにヒアリングを行うと，不都合な点が挙がってくる．この実際のコメントこそが，動線などを考えた設計に不可欠となる．

3. 将来の地域の需要と病院の体制について検討し反映させること

多くの部門において，現在の実績や診療内容と部門の大きさや動線が合致しないため

に，新しく部門を設計することが必要になっている。であるからには，5年後の診療予想に基づいて設計をするのではなく，10年，20年経った際にも対応できる部門の設計を行っていくべきである。

4．現場で働くであろう若手医師，看護師，コメディカル，事務の動線を考える

よい設計者とは想像力の豊かな設計者である。そのため，実際の病院・部門の運営を予想して設計できるかが設計の肝となる。設計にかかわる医師は往々にしてベテランの医師が多い。そうなると，第一線で働く医師や看護師の業務をもはや自身が行うことがなくなっている可能性がある。たとえば，採血後の検体の検査部への運搬方法にエアシューターが必要か？（もちろんである）　X線撮影に患者が搬送されるまでの動線は問題ないか？　救急搬送の患者の診察後の記録スペースは近傍に十分に確保されているか？　これらは現場のスタッフならすぐに気になるところである。

5．他部門とよく話し合い，互いに納得した設計をすることが望ましい

医師だけが中心に部門の設計をしてしまった場合には，看護部の視点が欠けている可能性がある。筆者も以前の部門設計で，看護部から保管スペースの不足や洗い場などの設置の必要性を指摘され，非常に助かったことがあった。時間が許す限り，看護部はじめ他部門と話し合うことが望ましい。

鈴木進一郎, 鹿倉康弘. 飲食店設計マニュアル. 東京：六耀社, 2009；14.
Emergency Department Design : A Practical Guide to Planning for the Future, 2nd ed. Dallas : American College of Emergency Physicians, 2016.

Ⓑ 問題患者対応のコツは何か？

問題患者の対応は常に難しく，どの職種にとっても労力を要するタスクである。しかし，戦略的に臨むことによって，対応が円滑にいく可能性がある。

　多くの場合は，病院スタッフや病院に対するクレーム・要求・希望であるため，その対応を前提に以下に記載する。

1．事実を確認する

病院もしくはスタッフに対する意見があった場合には，複数のスタッフに聞き取りを迅速に行う。また，診療録，看護記録などの各種記録を確認する。当直の看護師長や院長（夜間であれば，院長もしくは院長代行者に電話）と短い協議をして病院の方針を明らかにする。

2．共感すべきところには共感する

多くの場合に問題になるのは，患者や家族の感情が高ぶっている場合である。特に怒りの場合には，怒りが二次感情であることに注目すべきである。怒りの原因となる不安であったり落胆や悲しみに共感することが，信頼関係の構築につながることがある。「……については残念です」，「お気持ちお察しします」と共感を示すことは無駄ではない。

3．毅然とした対応する

対応する医師は，患者や家族から病院やスタッフに対するコメント・要望を受け取る。客観的な記録のために一対一となることは避ける。その後，上記 **1** で確認した事実に基づいてコメントや要望に対する返事をする。患者や家族との主張も記録するが，原則としては，病院として確認できた事実を一貫して伝える。誹謗中傷があった場合には「そのようなご発言は残念です」などとコメントをする。不適当と思われる謝罪，

実行不可能な要望があった場合には「残念ですがご要望にはお応えできません」とはっきりとした態度をとる。「責任者（院長）を出せ」という主張については，「私が責任者です。院長とも方針を確認しています」と伝える。

一連のやりとりが終わった際には，同席者と内容を確認し記録する。複数で記録する場合には事実の共通認識ができたうえで行うことが肝要である。

Lateef F. Patient expectations and the paradigm shift of care in emergency medicine. J Emerg Trauma Shock 2011；4：163–7． PMID：21769199
Medsafe.Netのホームページ「病院における悪質クレーマー対策」（www.medsafe.net/contents/hot/164claim.html）．閲覧日：2017/07/25

A 気道管理の ABC とは何か？

assessment, **b**ack up plan, **c**oordinate as at team / **c**all for help のことである。

気道管理は救急医にとって最も重要なスキルである。救命のためになんとしても成功させたい。しかし，実際には準備が不十分であったり，事前の評価と計画が十分でないことが多い。救急医にとっても最も重要なスキルであるため，迅速かつ正確な判断が求められる。

そのため，筆者は以下の順に手技を進めることを提案する。

1. A＝**a**ssessment
気道の評価では RSI★を行ってよいか？　挿管のルートは，経口，経鼻，外科的か，を検討する。

その際には，下記の MOANS，LEMON，HOP に沿って評価をしていく。MOANS，LEMON，HOP については，4章の 82～83 ページを参照のこと。

2. B＝**B**ack up plan
解剖学的異常があった場合にどうするか，挿管中に低酸素が出てきた場合にはどうするか，という視点でバックアップとなるプランを用意する。挿管困難時にはビデオ喉頭鏡や外科的気道確保，低酸素の場合には声門上デバイスを用意することが一般的である。

3. C＝**c**oordinate as at team / **c**all for help
気道管理の失敗は致死的になる。解剖学的もしくは生理学的に難しいことが予想される場合には，十分な物品薬剤の準備を行う。そして，チームで気道管理に臨むことが必須である。たとえば，double prep といわれるように，経口気管挿管の準備とともに，輪状甲状靭帯切開のために，もう1人の術者が消毒，ドレープ，器具展開をして，輪状甲状間膜に手を置いて，すぐに外科的気道確保に移れるようにする。チームで対応すべき理由は，急変時にはいかに熟練の救急医とはいえ，判断能力が大幅に低下するからである。

このように，気道管理は危機管理であるため，チームとしてプランを練り，情報を共有し，実行する。必ずバックアップの方策を考える。これらを重視して，毎回必勝の気道管理を目指していただきたい。86 ページの「挿管の準備で必要なものは何か？」も参照。

志賀 隆, 林 寛之（監修）. 必勝！気道管理術：ABC ははずさない. 東京：学研メディカル秀潤社, 2015；70–9.

★── RSI　迅速気管挿管(rapid sequence intubation)

B シミュレーション教育はなぜ重要か？

医学の進歩に合わせて出版される論文数は 10 年で倍増している．さらに，学習者は確実に変化している．そんななか，臨床家・医学教育者はこれまでどおりいたずらに長時間のトレーニングを提供する，もしくは延ばすということは許されるであろうか？　臨床医が質の高い医療を提供できるのは，卒後 10～30 年目程度(20 年間)といわれる．そのため，臨床家・医学教育者は患者の安全を保ち，より高度・実践的な内容を，卒前・卒後を問わず効率よく提供していく必要がある．その手段の 1 つが，シミュレーション教育である．

　学生・研修医が，ベッドサイドではパフォーマンスを発揮できないという状況に遭遇したことはないだろうか？　シミュレーション教育では，座学では経験できない教育内容(手技・コミュニケーション・知識/判断などもしくはそれらの混合)を，現場と似た「状況」のなかで提供することが可能である．その教育内容が，より効率的に効果を出すことも文献にて確認されている．

　シミュレーション教育では，模擬患者，簡単なシミュレータ，高忠実度マネキンなど多くの教育の提供手法がある．しかし，重要になるのは，どのような学習者に，どのような学習目標に基づいて学習してもらうか，である．学習者中心の実践的な教育は，シミュレーションセンターでの提供も可能だし，外来や病棟にて出張し提供することもある．一見，高価なシミュレータが不可欠に思われるが，学習者中心で行えば，それほど準備なく可能である．読者の方々にもぜひ，シミュレーション教育に参加していただきたい．

志賀 隆(監修). 実践シミュレーション教育：医学教育における原理と応用. 東京：メディカル・サイエンス・インターナショナル, 2014；2.

Gordon JA, Brown DF, Armstrong EG. Can a simulated critical care encounter accelerate basic science learning among preclinical medical students? A pilot study. Simul Healthc 2006；1 Spec no.：13-7.　PMID：19088567

Peltan ID, Shiga T, Gordon JA, et al. Simulation Improves Procedural Protocol Adherence During Central Venous Catheter Placement：A Randomized Controlled Trial. Simul Healthc 2015；10：270-6.　PMID：26154250

2 プレホスピタルケア

岡野 恵, 本間洋輔

救急搬送体制

岡野 恵

A Load and Go とは何か？

重症外傷患者では，受傷後早期に止血手術など根治的治療が行われる必要がある。"Load and Go"とは，生命にかかわる観察・処置のみを行い，他の観察・処置はすべて省略し，一刻も早く外傷治療専門の医療機関へ搬送するための判断と行為の総体についての概念である。

具体的には，(1) 生理学的異常，(2) 解剖学的異常，(3) 受傷機転のいずれかに異常があれば，"Load and Go"が適用される（表2-1）。

表2-1 Load and Goの適用となる生理学的異常，解剖学的異常，受傷機転

生理学的異常	解剖学的異常	受傷機転
気道の異常 呼吸の異常 循環の異常 意識の異常	頭頸部・顔面の高度な損傷 頸静脈怒張・気管偏位 頭部・胸部の皮下気腫 胸郭動揺・呼吸音左右差 開放性気胸 腹部膨隆・腹壁緊張 骨盤動揺 両側大腿骨骨折 頭頸部・体幹および上腕・大腿にある穿通創	受傷機転から重症度・緊急度の高い外傷であることが予想される

第1章第3節, 第2章第1節. In：JPTEC協議会. 改訂第2版 JPTECガイドブック, 東京：へるす出版, 2016.

B PA連携とは何か？

PA連携とは，ポンプ車(**p**umper)と救急車(**a**mbulance)の双方の頭文字から"PA"と名前をつけたものである。心肺停止傷病者に対応する場合や，階段・通路などが狭いために傷病者の搬送が難しい場合など，救急隊員のみでは対応が困難な場合，救急隊と消防隊が同時に出場し連携した救急活動を行う。

東京消防庁 消防雑学事典：PA連携とは？（www.tfd.metro.tokyo.jp/libr/qa/qa_73.htm）．閲覧日：2016/10/31

救急搬送トリアージとは何か？

トリアージとは一般的には，災害時に治療や搬送の優先順位を決定することとされている。

「救急搬送トリアージ」とは，平常時における個別の傷病者に対する緊急度，重症度を評価し，消防救急による搬送要否を含め，評価結果に応じた搬送体制を提供することを意味する。

東京消防庁では 2007 年 6 月 1 日から，救急現場において明らかに緊急性が認められない傷病者に対して，本人の同意を得たうえで自己受診を促す「救急搬送トリアージ制度」を開始した。

東京消防庁 救急搬送トリアージについて（www.tfd.metro.tokyo.jp/lfe/kyuu-adv/triage.htm）．閲覧日：2016/10/31

 たらい回しとは何か？

いわゆる「たらい回し」という表現には，以下の 2 つの状況が含まれる。(1) 救急車が，患者を搬送して救急病院に到着するも，何らかの原因でその病院では診療できないため，改めて別の救急病院に転送するもの。(2) 救急隊員が，救急車内などから電話で救急病院に患者の受け入れを依頼するも，受け入れが決まるまでに多数の病院に照会を必要とし，結果的に時間を要するもの。昨今問題となっているのは (2) の事案が多い。

厚生労働省 第 2 回「救急医療の今後のあり方に関する検討会」（救命救急医療について）（www.mhlw.go.jp/shingi/2008/01/s0130-17.html）．閲覧日：2016/10/31

 たらい回しで訴訟になったことはあるのか？

2006 年 8 月，奈良県で 32 歳女性が分娩のため入院中に脳内出血を生じ，転送先で開頭血腫除去術および帝王切開術が施行されたが，その後死亡した。担当医師が転送の受け入れ先病院を探し始めてから転送先に搬送されるまで 4 時間を要した。この一件について新聞社などが報道し，社会的議論を巻き起こした。のちに民事訴訟となった。

その後も受け入れまで時間を要する事案が複数発生した。厚生労働省は 2008 年から救急患者受け入れコーディネータ確保事業を展開し，地域ごとに救急患者の受け入れ調整を実施する仕組みを構築している。

裁判所 COURTS IN JAPAN. 平成 19（ワ）5886　損害賠償請求事件. 平成 22 年 3 月 1 日 大阪地方裁判所（www.courts.go.jp/app/hanrei_jp/list1?page=5&sort=2&filter%5BcourtName%5D=大阪&filter%5BcourtType%5D=地方&filter%5BjikenGengo%5D=平成&filter%5BjikenYear%5D=19&filter%5BjikenCode%5D=%28ワ%29）．閲覧日：2016/06/06
厚生労働省 第 2 回「救急医療の今後のあり方に関する検討会」（救命救急医療について）（www.mhlw.go.jp/shingi/2008/01/s0130-17.html）．閲覧日：2016/10/31
厚生労働省 第 3 回「救急医療の今後のあり方に関する検討会」（www.mhlw.go.jp/shingi/2008/03/s0307-8.html）．閲覧日：2016/10/31

 救急隊と救急救命士は違うのか？

救急隊員全員が救急救命士ではない。救急隊員とは，救急車に乗って傷病者のところに行き，病院までの搬送を行う消防組織に属する人を指す。救急救命士とは，厚生労

働省認定の国家資格を有している人を指す。
　（1）消防吏員(消防士)になり，救急隊員として消防法に規定する救急業務に関する講習の過程を修了し，5年以上救急業務に従事し，1年以上救急救命士として必要な知識および技術を修得した者，(2)救急救命士養成所において2年以上救急救命士として必要な知識および技能を修得した者，(3)大学において厚生労働大臣の指定する科目を修めて卒業した者が，国家試験に合格すれば，救急救命士の名称を使用することができる。
　救急救命士は約半数が消防機関に属しているが，あとの半数は消防機関に属しておらず，病院や警察，自衛隊，海上保安庁，民間企業などに所属している。

総務省 救急救命士法(http://law.e-gov.go.jp/cgi-bin/strsearch.cgi)．閲覧日：2016/10/31
厚生労働省 第3回救急救命士の業務のあり方等に関する検討会(www.mhlw.go.jp/shingi/2010/03/s0317-4.html)．閲覧日：2016/10/31

病院前救護体制

岡野 恵

A メディカルコントロールとは何か？

救急現場から医療機関へ搬送されるまでの間において，救急救命士等が救急救命処置を実施する場合，それらの処置を医師が事前もしくは直接指示または指導・助言および検証してそれらの処置の質を担保することを意味するものである。
　都道府県および地域ごとにメディカルコントロール協議会が設置されており，メディカルコントロール協議会によって事前に決められたルールのことをプロトコールという。消防機関，医師会，救急医療に精通した医師等有識者によってつくられており，救急隊や救急救命士はそれらに則って活動する。地域によってプロトコールは微妙に異なる。

病院前救護体制のあり方に関する検討会報告書(平成12年5月)(http://plaza.umin.ac.jp/GHDNet/00/k5prehos.htm#20)．閲覧日：2016/10/31
総務省消防庁．メディカルコントロール体制の充実強化について(www.fdma.go.jp/html/data/tuchi1503/150328kyu73.html)．閲覧日：2016/10/31

A 特定行為とは何か？

救急救命士が医師の具体的な指示を受けて行う救急救命処置を，特定行為と呼ぶ。特定行為が必要と判断した場合に，メディカルコントロールにて定められた病院の医師に指示をもらう必要があり，これを特定行為の指示要請と呼ぶ。医師には適応や経過を監督する責任がある。
　「心臓機能停止または呼吸機能停止状態の傷病者に対する乳酸リンゲル液を用いた静脈路確保のための輸液」，「食道閉鎖式エアウェイ，ラリンジアルマスクを用いた気道確保」，「気管挿管(認定取得者)」，「アドレナリン投与(認定取得者)」などがある。2014年4月1日から，「心肺機能停止前の重度傷病者に対する静脈路確保および輸液」，「血糖測定並びに低血糖発作症例へのブドウ糖溶液の投与」が認められた。
　静脈路確保は原則2回まで試みることができる。血糖測定は原則1回までだが，医師の指示のもと追加で測定することができる。各地域のメディカルコントロールに

よって異なる。

総務省 救急救命士法（http://law.e-gov.go.jp/cgi-bin/strsearch.cgi）．閲覧日：2016/10/31
総務省 救急救命士法施行規則（http://law.e-gov.go.jp/cgi-bin/idxsearch.cgi）．閲覧日：2016/10/31
厚生労働省 救急救命士法施行規則の一部を改正する省令等の施行について（平成26年2月5日）（www.mhlw.go.jp/seisakunitsuite/bunya/kenkou_iryou/iryou/topics/tp140204-1.html）．閲覧日：2016/10/31

A ネックカラーはどのようなときにつけるのか？

病院前救護におけるネックカラーやバックボードによる固定は，SMR[★1] と呼ばれる。SMRは，受傷機転や全身観察の所見より脊椎・脊髄損傷を疑う傷病者や，適切に評価ができない傷病者に行う（表2–2）。

院内では，NEXUS[★2] やCCR[★3] を考慮し，頸部痛，神経学的異常所見，意識障害，アルコール，中毒，注意をそらすような他部位の激痛（distracting painful injury），鎖骨より頭側の外傷がある場合や，危険な受傷機転（急速な加減速による外傷，追突，墜落，ダイビング）である場合に行う。

表2–2　SMRの適応

脊椎・脊髄損傷を疑う受傷機転	脊椎・脊髄損傷を疑う所見	適切に評価ができない傷病者
高速の自動車事故	頸部・背部の疼痛や圧痛	意識障害
高所からの墜落事故	対麻痺・四肢麻痺などの神経学的異常	飲酒
飛び込みによる損傷		薬物摂取
脊椎周囲の穿通創	頸部・顔面の高度な損傷	中毒
頭頸部へのスポーツ外傷	意識消失の病歴	他部位に強い痛みがある

第2章第8節．In：JPTEC協議会．改訂第2版 JPTECガイドブック，東京：へるす出版，2016．
第10章Ⅶ．In：日本外傷学会，日本救急医学会．改訂第5版 外傷初期診療ガイドライン JATEC，東京：へるす出版，2016．
Hoffman JR, Mower WR, Wolfson AB, et al. Validity of a set of clinical criteria to rule out injury to the cervical spine in patients with blunt trauma. N Engl J Med 2000 ; 343 : 94–9.　PMID：10891516
Stiell IG, Wells GA, Vandemheen KL, et al. The Canadian C–spine rule for radiography in alert and stable trauma patients. JAMA 2001 ; 286 : 1841–8.　PMID：11597285

★1 — SMR　脊椎運動制限（spinal motion restriction）
★2 — NEXUS　National Emergency X–Radiography Utilization Study Low–Risk Criteria
★3 — CCR　カナダ頸椎ルール（Canadian C–Spine Rules）

A ネックカラーはいつ外せばよいか？

まず，正確な自覚所見，他覚所見，神経学的所見を診察する。

正確な所見がとれる場合は，頸椎・頸髄損傷を疑わせる自覚所見，他覚所見，神経学的所見，または受傷機転のいずれか1つがあれば，CT検査またはX線単純検査を行う。所見の有無にかかわらず，頸椎カラーを継続する。

いずれも当てはまらない場合は，まず，患者に能動的に頸椎を45度ゆっくり動かしてもらい，痛みがあれば，中止して頸椎カラーを再装着する。痛みがなければ，可能であれば座位で前後屈をしてもらう。本人が首を動かしても痛みがなければ，頸椎

カラーを除去する。

意識障害，アルコール，薬物，注意をそらすような他部位の激痛を伴う外傷，高齢者，乳幼児，精神疾患などがあり正確な所見がとれない場合は，CT検査またはX線単純検査を実施し，所見の有無にかかわらず頸椎カラーを継続する。

第10章Ⅷ. In：日本外傷学会，日本救急医学会. 改訂第5版 外傷初期診療ガイドラインJATEC，東京：へるす出版，2016.

A 救急車内のAED*パッドは院内でも使えるか？

メーカーとコネクター部分の形が合えば使うことができる。近隣の救急隊にどの企業のAEDパッドを使っているか聞いておくとよい。ジェルよりも速い除細動ができる。

★── AED　自動体外式除細動器（automated external defibrillator）

B なぜ，救急隊は重症外傷患者に10Lリザーバーマスクで酸素投与してくるのか？

外傷病院前救護の主な活動指針であるJPTEC*のなかで，「気道の問題や胸部外傷，ショックあるいは頭部外傷に起因する低換気などによって，すべての重症の外傷傷病者は，程度の差こそあれ低酸素症をきたしている可能性がある。したがって，組織への酸素運搬を改善するために，全例に高濃度酸素投与を実施することを原則とする」と明記されているためである。

特に，Load and Goと判断された傷病者には，全例，高濃度酸素を投与することになっている。

第2章第3節，第3章第2節. In：JPTEC協議会. 改訂第2版 JPTECガイドブック，東京：へるす出版，2016.

★── JPTEC　Japan Prehospital Trauma Evaluation and Care

C 海外と日本の病院前救護の違いは何か？

プレホスピタルケアの考え方としては，米国の「パラメディック型」とフランスの「ドクターカー型」がある。「パラメディック型」とは，救急隊員が現場で薬剤投与など必要な医療行為を行い，症状を安定化させたうえで病院へ搬送するタイプであり，米国や英国で採用されている。他方「ドクターカー型」とは，緊急度・重症度が高い事案に対して医師を乗せたドクターカーが現場に出向き，医療行為を行ったうえで病院へ搬送するタイプであり，フランスなどで採用されている。日本では「パラメディック型」が導入されている。

パラメディックとは救急救命士のことだが，海外のパラメディックは日本の救急救命士と比べできる処置が多い。たとえば，米国シアトルでは，甲状輪状軟骨間膜切開，非心肺停止患者に対しての気管挿管，胸腔穿刺，50剤の薬剤投与が可能である。その代わり，毎月，講義，実技試験，筆記試験が必ず実施される。

日本でもさらなる救急救命士の業務拡大が検討されている。

厚生労働省 第2回救急救命士の業務のあり方等に関する検討会（www.mhlw.go.jp/shingi/2010/02/s0201-4.html）．閲覧日：2016/10/31

平成17年度 専門家海外派遣調査報告書 救急要請時における緊急度・重症度の選別方法について（調

査国：ドイツ，スイス，イギリス）（http://www.clair.or.jp/j/forum/pub/docs/32.pdf）．閲覧日：2016/10/31

固定具にはどのような種類があるか？

よくみかけるものが，ロングバックボードとスクープストレッチャーである（図2-1，表2-3）。いずれも傷病者を全身固定する資機材である。

ほかにも，狭い場所でも使用することができる布担架をはじめ，身体や四肢の形状に合わせて全身を固定することができる陰圧式全身固定具（バキュームスプリント），長さが短く車両からの救出や狭い所で活躍するショートバックボード，傷病者を釣り上げることができるKED★など，さまざまな固定具が存在する。

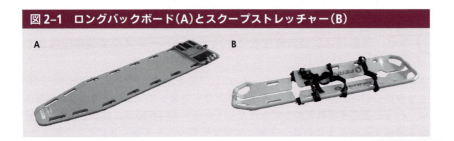

図2-1　ロングバックボード（A）とスクープストレッチャー（B）

表2-3　ロングバックボードとスクープストレッチャーの比較

	ロングバックボード	スクープストレッチャー
メリット	● 使う際のログロールやログリフト時に背面観察が可能 ● 不安定な地面でも使用可能	● 2つに分割し傷病者の両側から挟み込み固定することができる ● ログロールやログリフトなどを必要としないため，傷病者を動かさずに乗せることができる ● 伸縮，2つに折ることが可能であり一般住宅などで使用しやすい
デメリット	● 傷病者を動かさないと乗せることができない	● 背面観察がほぼ不可能 ● 地面が凸凹だったり軟らかいと差し込むことが難しい ● 衣服や臀部を挟む可能性がある

第2章第2節．In：JPTEC協議会．改訂第2版 JPTECガイドブック，東京：へるす出版，2016．

★― KED　Kendrick Extrication Device

病院前診療体制（ドクターカー，ドクターヘリ） 本間洋輔

Ⓐ ドクターカーとドクターヘリの役割と効果は何か？

ドクターカー，ドクターヘリの役割は，
- 医師と看護師を現場へ投入し，限られた医療資源ですみやかに現場からの救急医療を行う
- 地域の適切な病院を選択し継続的治療を行いながら搬送を行う

ことである。救急救命士の行える処置は限定されており，医師が救急現場で迅速かつ適切な診断，治療が行えれば，救命率の向上や後遺症の軽減に貢献できると考えられている。また，適切な医療機関を決定しながら病着後の検査や処置に関して事前の準備を指示することができ，ドクターヘリにおいては，適切な医療機関が遠方であったとしても迅速に搬送でき，結果的に根本的治療までの時間が短縮できると考えられている。ドクターヘリは日本国内では日中のみの運用であり，ドクターカーは夜間でも運用可能である。

JPTEC協議会. 改訂第2版 JPTECガイドブック, 東京：へるす出版, 2016；212.
Galvagno SM Jr, Haut ER, Zafar SN, et al. Association between helicopter vs ground emergency medical services and survival for adults with major trauma. JAMA 2012；307：1602–10. PMID：22511688

Ⓐ ドクターカーとドクターヘリの出動の適応について述べよ。

現場での医療行為が最大に発揮されるのは，気道，呼吸，循環に異常がある場合である。そのため，ショック患者，重症外傷傷者等が適応となる。また，脳卒中や急性冠症候群など早期治療が有用である疾患や特殊救急疾患（重症熱傷，四肢切断，周産期救急など）も適応となる。

JPTEC協議会. 改訂第2版 JPTECガイドブック, 東京：へるす出版, 2016；212.
Brown BS, Pogue KA, Williams E, et al. Helicopter EMS Transport Outcomes Literature：Annotated Review of Articles Published 2007–2011. Emerg Med Int 2012；2012：876703. PMID：22288016

Ⓑ 1機のヘリコプターでカバーできる医療範囲はどれくらいか？

患者を載せた際の総重量や医学的見地より，およそ半径 50～70 km が医療範囲となる。ドクターヘリはおよそ時速 200～250 km で走行可能である。そのため，70 km 離れた現場に約15分で到着する計算となる。日本と地理，システム等の違いがあり一概に比較はできないが，およそ70 kmを超える距離となると，ドクターヘリのほうが救急車より速く搬送されるという米国の報告もある。

救急ヘリ病院ネットワーク（HEM-Net）のホームページ（www.hemnet.jp/）. 閲覧日：2017/05/24
Diaz MA, Hendey GW, Bivins HG. When is the helicopter faster? A comparison of helicopter and ground ambulance transport times. J Trauma 2005；58：148–53. PMID：15674165

Ⓑ ヘリコプター内で行える医療行為について述べよ。

ヘリコプター内での医療行為は狭く，資機材も限られたなかで行う必要がある。また，騒音で聴診は不可能である。そのため，急を要さない医療行為は移動後行えばよく，行わなければいけない医療は緊急性の高いものとなる。具体的には，バイタルサ

インのモニタリングと気道，呼吸，循環の評価と改善がメインとなる。

気管挿管，点滴，胸腔穿刺やドレナージ，外傷の外出血の止血処置などは現場で行ったのちに収容し，搬送することが望ましい。また，ヘリコプター内では現場で行った処置の継続観察およびモニタリングにとどめるようにする。超音波でのFAST★などの評価も可能である。また，移動の際にはチューブ類が抜けないよう注意が必要である。

早川達也．ドクターヘリのリスクマネージメント．ICUとCCU 2012；36：59．
SECTION I: Prehospital Care CHAPTER 3: Air Medical Transport. In : Tintinalli's Emergency Medicine : a comprehensive study guide, 7th ed. New York : McGraw–Hill Medical, 2011.

★── FAST　外傷検索のための超音波検査(focused assessment sonography for trauma)

Ⓑ ドクターヘリの運用可能な時間帯はいつか？

地域，都道府県おのおので規定しているが，離着陸場所に十分な夜間照明施設が整っているわけではなく，離着陸場所すべてで計器飛行の設備が整っているわけでもない。したがって，安全担保の理由から夜間は飛行をしておらず，朝8：30から日没までとしていることが多い。防災ヘリで夜間照明の整った離着陸場所を確保し，運用を可能としている所もある。米国などでは，上記の条件をクリアしたうえで夜間運用を行っている。

松本　尚．病院前救急診療からみる救急・災害医療体制の将来像．日本医科大学医学会雑誌 2009；5：187–92．
Aherne BB, Zhang C, Newman DG. Pilot Domain Task Experience in Night Fatal Helicopter Emergency Medical Service Accidents. Aerosp Med Hum Perform 2016；87：550–6．PMID：27208678

Ⓑ ドクターカーの種類を述べよ

ドクターカーにはいくつか種類がある。

1．ワークステーション方式
消防の救急出張所を病院敷地内におき，平時は待機中の救急救命士は病院内で研修等を行い，出動時は病院医師とともに出動するものである。活動範囲は消防管轄内であり出動範囲が限られる。

2．ピックアップ方式
医師出動要請と同時に消防車両が病院に向かって，そこで医師や資機材をピックアップして現場に向かい，現場で救急車とドッキングする方式である。病院は車両や運転手を確保する必要がなく，ピックアップする車両も緊急走行が可能であれば救急車である必要もないため，体制がつくりやすい。しかし，ピックアップする分現場到着が遅れる欠点がある。

3．病院救急車型
病院で医療用資機材や薬剤を多く搭載できる高規格救急車を所持し，病院事務員，病院所属救命士などが運転手となり，現場に出動する方式である。運営母体が病院であるため，出動範囲が広くとれるが，病院が運営するがゆえに車と資機材の維持管理が必要で，また，医師や看護師のほか，運転手まで常時確保する必要がある。

4．ラピッドレスポンスカー型

日本でも2008年の法改正により，救急車型ではない乗用車型の車両が緊急車両として承認され，運用が始まった。普通乗用車に赤色灯とサイレンを装備するのみのため車両が安価であり，導入しやすく普及してきている。

JPTEC協議会. 改訂第2版 JPTECガイドブック, 東京：へるす出版, 2016；212.

Ⓑ ドクターカー，ドクターヘリの課題について述べよ。

ドクターカー，ドクターヘリ共通の課題は，採算性である。どちらも出動に対し請求できるのは，初診料，往診料，救急搬送診療料のみで採算はとれない。現在，国や自治体からの補助金で賄っており，今後，法整備が期待される。また，同乗する医師，看護師の養成も課題である。

　ドクターヘリの課題は，出動が天候と時間帯に左右されることである。ヘリコプターは視界が保たれない限り出動ができない。千葉県の調査では，負傷者が死亡した交通事故のうち，ドクターヘリが運行していた時間帯内に発生したのは3割のみであった。また，消防，防災ヘリとの連携，安全対策も課題として挙げられる。

JPTEC協議会. 改訂第2版 JPTECガイドブック, 東京：へるす出版, 2016；212.
益子邦洋. ドクターヘリの現状と課題. 予防時報 2008；233：14–21.
Abe T, Takahashi O, Saitoh D, et al. Association between helicopter with physician versus ground emergency medical services and survival of adults with major trauma in Japan. Crit Care 2014；18：R146.　PMID：25008159

Ⓑ ドクターカーで必要な物品は何か？

ドクターカーで必要な物品は，現場で医療行為を行うため，すなわち緊急性の高い処置を行うための物品である。施設や活動様式によるが，1例を表2–4に示す。車内に常に置いておけない場合はバッグなどにまとめてすみやかに動けるようにすべきである。

表2-4　ドクターカーで必要な物品	
気道確保具	挿管チューブ，固定具，喉頭鏡，バイトブロック，バックバルブマスクなど
外傷処置器具	輪状甲状靱帯切開セット，胸腔ドレナージセット，骨盤固定具，縫合セット，ガーゼ類など
検査器具	モニター類，ポータブル超音波画像診断装置など
その他	点滴セット，骨髄針セット，緊急薬剤類

林 靖之. 6. 現場にERを持ち込め ドクターカー. ERマガジン 2014；11；165-71.

Ⓑ ヘリコプター搬送中の患者の生理的変化について述べよ。

ヘリコプター搬送中は，そのヘリコプター内は地面と比較し低気圧となる。一般的に，低圧環境となると，酸素分圧の低下，体腔の気体の膨張が起こりやすくなる。通

常，高度を2,000フィートとすると，およそ700 mmHg気圧の環境下となり，通常は人体に対する生理学的影響は大きくない。しかし，重症患者においては，もともとある低酸素の増悪，気胸の増悪，減圧症の増悪などが起こりうる。また，挿管チューブのカフ圧が上昇するという報告もある。

金谷庄蔵, 植田典浩, 車 忠雄ほか. 民間航空機搭乗中の機内圧変化と乗客の病態生理学的変化に関する研究：(第5報)動脈血酸素飽和度と自律神経系の変動. 健康科学 1999；21：121–5.
大川元久, 多田圭太郎, 氏家良人. 特集●現場からはじまる集中治療：ドクターヘリ搭載各種医療機器の機能評価. ICUとCCU 2012；36：593–6.
Henning J, Sharley P, Young R. Pressures within air-filled tracheal cuffs at altitude—an in vivo study. Anaesthesia 2004；59：252–4. PMID：14984523

C ヘリコプター1回の出動で，どれくらいの費用が発生するか？

2017年8月現在，ヘリコプター1台の運営費が年間約2億円である。そのため，年間400回飛行出動すると，1回あたりの出動で概ね50万円かかる計算となる。

救急ヘリ病院ネットワーク（HEM-Net）のホームページ（www.hemnet.jp/）　閲覧日：2017/05/24

3 災害医療

児玉貴光，福家顕宏，大西光雄

■ 事前準備

A all–hazards preparedness とは何か？

災害や緊急事態には，自然災害や人為的事故などさまざまな種類が存在する。それぞれに別々の対応策を構築することは困難であるため，あらゆる事象にも対応できるように共通化した項目を基礎として準備をするアプローチ法が all–hazards preparedness であり，その目的は公衆衛生上の脅威から国民の健康を守ることにある。このために，(1) 資器材・資源を確保する(Get a kit)，(2) 計画を立てる(Make a plan)，(3) 情報伝達網を確立する(Be informed)，という3段階で準備をすることが推奨されている。米国では「公衆衛生と人為的・偶発的にかかわらず緊急事態に対する医療準備と対応の能力を改善する」ことを目的に2006年に Pandemic and All Hazards Preparedness Act が制定されている。　　　　　　　　　　　　　　　　＜児玉貴光＞

CDC(Center for Disease Control and Prevention). All–Hazards Preparedness Guide, 2013(www.cdc.gov/phpr/documents/ahpg_final_march_2013.pdf). 閲覧日：2017/08/01

A surge capability を規定する因子は何か？

surge capability とは，災害発生時に特定の医療ニーズに対する医療施設のもつ対応能力を指し，規定因子は **s**pace(空間)，**s**taff(医療スタッフ)，**s**upplies(医薬品・医療機器)，**s**ystem(体制)の **4S** といわれている。具体的には，専門性のあるスタッフの人数，人工呼吸器の数，熱傷ユニットの数，それらを効率的に機能させる指揮命令系統などが挙げられる。こうした対応能力を十分に利用可能とするには，多数傷病者の流入に耐えうるだけの空間の拡張が必要であり，これを surge capacity の拡張という。surge capacity は surge capability に含まれる。

医療機関においては，平時より患者数が多い状態であり，災害時にさらに多数傷病者の流入が予想された場合には，スタッフを招集し，必要な医薬品や医療機器を準備しなければいけない。しかし，それら施設の対応能力を拡張しても，傷病者，スタッフ，医療資器材を配置できる十分な病床や空間がなければ，対応能力そのものの可用性に欠ける。そのため，優先すべきは surge capacity の拡張ということになる。

＜福家顕宏＞

Chapter 3 Health System Surge Capacity for Disasters and Public Health Emergencies. In : Armstrong JH, Schwartz RB. Advanced Disaster Life Support version 3.0. Chicago : American Medical Association, 2012 ; 3–3–12.

A 日本における災害医療教育にはどのようなものが存在するか？

日本の災害医療教育は，1995年の阪神・淡路大震災後の厚生省(現厚生労働省)医政局長通知「災害時における医療体制の充実強化について」を受けて大きく発展した。DMAT[*1]の創設が決まると，2004年から東京DMAT研修，2005年から日本DMAT研修が始まった。現在では，放射線医学総合研究所の緊急被ばく医療関連セミナーなど専門分野に特化した教育課程や，JICA[*2]の国際緊急援助隊医療チーム研修などの国際協力のための教育も盛んに行われている。また，海外から輸入されたものとして，英国のMIMMS[*3]，米国のNDLS[*4]やFDM[*5]，スウェーデンのEmergo Train Systemなどがある。当初は発災直後の急性期をターゲットにしたコースがほとんどであったが，現在では，亜急性期から慢性期にかけての公衆衛生DHEAT[*6]や精神保健(DPAT[*7]やPFA[*8])，災害死亡者家族支援(DMORT[*9])に関連した教育コースも盛んに開催されている。　　　　　　　　　　　　　　　　　　　　　　〈児玉貴光〉

阿南英明．シリーズ：内科医と災害医療 第3期「災害時におけるマネージメントおよび災害医療教育」災害医療教育とは何か，そしてどう学ぶのか．日内会誌 2014；103：1433-7．

- ★1 — DMAT　災害派遣医療チーム(Disaster Medical Assistance Team)
- ★2 — JICA　国際協力機構(Japan International Cooperation Agency)
- ★3 — MIMMS　Major Incident Medical Management and Support
- ★4 — NDLS　National Disaster Life Support
- ★5 — FDM　Fundamental Disaster Management
- ★6 — DHEAT　Disaster Health Emergency Assistance Team
- ★7 — DPAT　Disaster Phychiatric Assistance Team
- ★8 — PFA　Psychological First Aid
- ★9 — DMORT　災害死亡者家族支援(Disaster Mortuary Operational Response Team)

A 災害サイクルとはどのようなものか？

大規模災害の進展は一定のパターンで繰り返され，その時間的経過を災害サイクルという。発災直後からの災害サイクルを規定することで各時相における事前対応計画に役立てることが可能となる。一般に災害サイクルは，発災を起点として対応期(response)，復興期(recover)，緩和期(mitigation)，準備期(preparedness)の4相からなる。

この概念を日本の大規模災害時の医療活動の流れにあてはめると，図3-1のごとくになる。

- 超急性期(発災から概ね3日間)：傷病者の救出・避難，特に外傷例に対する救命救急のニーズがある。多数傷病者に対してトリアージ，応急処置，災害現場から医療施設への搬送が行われる時期
- 急性期(発災から概ね1週間)：救命救急の治療と並行して医療救護活動チームが派遣され，応援チームが参集する。救護所が立ち上がり，診療が開始される時期
- 亜急性期(発災から概ね1か月)：避難者の慢性疾患が増悪し，感染や栄養障害といった公衆衛生学的な対応が求められる時期
- 慢性期(発災から概ね数か月)：インフラ整備も始まり，通常診療が再開される時期だが，長期化した避難生活に対するメンタルヘルスケアが求められる時期
- 平穏期：過去の災害事案を検証し，今後起こりうる災害に対する事前計画や教育・訓練を行う時期

〈福家顕宏〉

図 3-1　災害サイクルのパターン

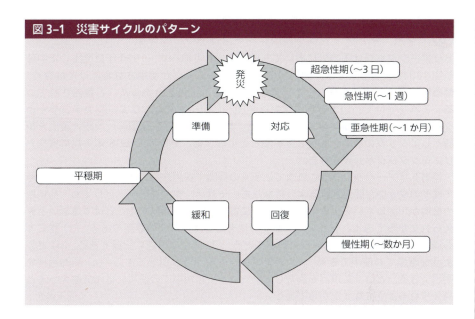

原田知幸. 災害医療の基礎知識 2. 災害のサイクル. Modern Physician 2012；32：536–7.

A　EMIS*はどのように運用されているか？

EMISは災害時に有効な医療支援を行うために，関係機関および医療チーム間で正確な情報の共有を図るべく，開発されたインターネット上のシステムである。システムの目的は主に，(1) 被災地域にある医療機関の稼働状況や被災状況の情報共有と，(2) DMATチームの活動状況のモニタリングと情報の集約である。

　大規模災害時には，厚生労働省あるいは都道府県が災害運用にモード切り替えを行う。各種情報はEMISに登録された関係機関およびDMAT隊員のメールアドレスに一斉送信がなされる。被災地内の医療機関は，それぞれの建築・医療施設の損傷程度，患者受入のキャパシティ，ライフラインの状況を最低限入力する。受け入れ患者数などのさらに詳細な情報を入力することも可能となっている。これらをモニタリングすることで，被災地内の医療ニーズを包括的に把握することができる。また，災害拠点病院に配備されたDMATは出動チームメンバーを登録し，どこに参集し，どこで活動するかという活動状況を入力する。

　EMISはその他のさまざまな機能も有する。掲示板機能では，複数のDMATが被災地内の状況を情報共有することが可能である。航空機搭乗者名簿を作成する機能では，被災地内の傷病者を航空機で被災地外に搬送するために，患者情報・搬送手段・人数・行き先・搭乗航空機・時間経過などを入力することで傷病者搬送をスムーズに行うことを実現している。　　　　　　　　　　　　　　　　　　　　　＜福家顕宏＞

日本集団災害医学会(監修). 増補版DMAT標準テキスト. 東京：へるす出版, 2012；123–32.

★― EMIS　広域災害救急医療情報システム(Emergency Medical Information System)

B トリアージタッグの種類にはどのようなものがあるか？

トリアージタッグは国内外においても統一はされておらず，1994 年に発生した中華航空 140 便墜落事故では，数種類のトリアージタッグが使用されただけではなく，緊急度を示す色までも異なっていたことで大きな混乱をきたした，と報告されている。これを受けて，日本救急医学会は全国的に統一されたトリアージカテゴリーとタッグを用いることが理想であると提唱，また，1995 年には阪神・淡路大震災を契機としてタッグの標準化を推し進めることになった。そして，1996 年 2 月に標準トリアージタッグが公表された。

標準トリアージタッグはこれまでに多くの機関で採用されてきたが，近年では改めて種々のタッグが開発されるようになった。それは，タッグを統一化しても，各地域や機関が想定している災害の種類や場面において欠点を無にすることはできないと考えられたからである。トリアージをするにあたって不可欠の要素である，(1) 誰にでも適応できる，(2) 複数傷病者に対応できる，(3) 簡便で迅速に記録できる，(4) どのような環境でも使用できる，(5) カテゴリーの視認性が良好である，(6) 動的過程を明示できる，といった項目を満たしていれば，災害現場での使用には十分耐えうると考えられるようになったからである。　　　　　　　　　　　　　　　　　〈児玉貴光〉

山本光昭, 山本保博. トリアージ・タッグの標準化への取組み ― その考察と今後の展開 ―. 日救急医会誌 1996；7：208-12.
American Academy of Pediatrics, American College of Emergency Physicians, American College of Surgeons-Committee on Trauma, et al. Model uniform core criteria for mass casualty triage. Disaster Med Public Health Prep 2011；5：125-8.　PMID：21685308

A トリアージタッグの記載はどのように行うべきか？

トリアージタッグを記載する場合，原則として判定者と記載者の 2 人 1 組で行うことが望ましい。事前に記載できる箇所についてはあらかじめ埋めておくことが推奨されている。タッグの目的は，(1) トリアージ区分を明確化すること，(2) 災害医療現場におけるカルテとして使用することにある。

トリアージを迅速に行うために，トリアージポストでは必要事項のみを記載して，救護所での完成を目指すべきである。また，訂正をする場合は二重線で消さなければいけない。トリアージ区分を変更する際には，重症化した場合は新しい区分までもぎりを切り離し，軽症化した場合は古いタッグに大きな×印をつけて新しい区分のタッグを追加で装着しなければいけない（図 3-2）。　　　　　　　　　　〈児玉貴光〉

B HVA[*1] による防災診断はどのように行うか？

HVA は，災害に対する地域あるいは組織の脆弱性を定量的に評価する手法あるいはツールを指す。運用されているツールはさまざまであるが，米国の各医療機関は毎年，HVA での評価を行うことが推奨されている。

多くの HVA においても共通する 2 つの重要な要素が可能性（probability）とインパクト（impact）である。まず，過去の事案からの評価もしくはリスク因子の特定を予測することにより，災害事象が生じる可能性を算出する。そして，災害が人命，事業継続性，インフラ，環境にもたらす影響を含めた損害の程度をインパクトとして算出する。この可能性とインパクトをかけ合わせたものがリスクとなる。医療機関が事前

図3-2 トリアージタッグの記載方法

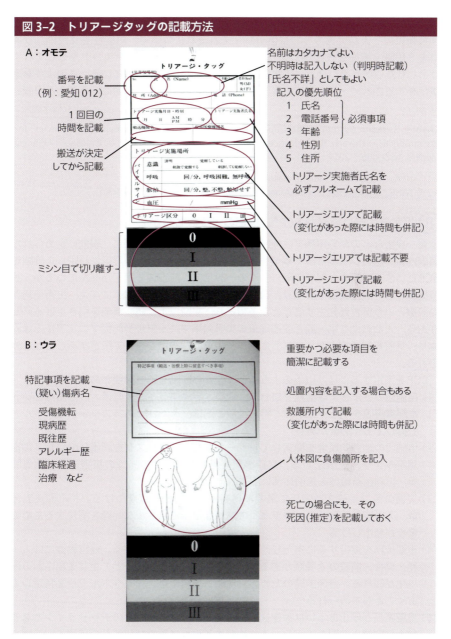

溝端康光, 横田順一朗, 東平日出夫ほか. 訓練での使用経験からみた本邦のトリアージタッグの問題点. 日集団災医会誌 2001；6：17-23.

計画に適切な減災・防災対策を盛り込んでいれば，リスクを減じることができる。実災害あるいは災害訓練後にHVAを再評価し，事前計画を定期的に見直していくことで，医療機関の災害対応能力は高まっていく。

ASHE[*2]は医療機関向けにHVAの例を提供している。災害の種類を自然災害，科学技術災害，人為災害の3つに区分し，それぞれについて，可能性を4段階，リスクを5段階，準備を3段階にスコアリングする。この3種類のスコアをそれぞれ掛け合わせた点数が高いほど，災害に対する脆弱性が高いとされている。このような定量化をすることで，災害対策の優先度や災害の被害想定を効率的に行うことが可能となる。　　　　　　　　　　　　　　　　　　　　　　　　　　　　　　　　＜福家顕宏＞

Chapter 3 Health System Surge Capacity for Disasters and Public Health Emergencies. In : Armstrong JH, Schwartz RB. Advanced Disaster Life Support version 3.0. Chicago : American Medical Association, 2012 ; 3–19–20.

[*1] ─ HVA　Hazard Vulnerability Analysis
[*2] ─ ASHE　米国保健衛生工学会(American Society for Healthcare Engineering)

B 災害発生時に重要なBCP[*]とはどのようなものか？

地震，災害などの緊急事態で医療機関の事業活動が中断した際に，事前に定められた時間内に一定のレベルにまで事業を復旧または維持する方法を詳細に規定した計画をBCPという。東日本大震災以降，多くの一般企業，自治体で策定が進んでいるが，医療機関では一般企業とは異なり，自施設の患者の安全確保・診療に加え，災害傷病者の診療という業務が発生することが予想され，平時以上に病院機能を引き上げる必要がある。人命救助を第一義とする従来の災害対策マニュアルや防災マニュアルとは異なり，病院経営の観点からコストに基づく定量的な視点をもって策定することが求められる。

BCPを策定するには，以下のようないくつかの段階を踏む必要がある。

(1) 自施設のさまざまな業務プロセス，建築・ライフライン・職員・内部留保といった経営資源を明らかにする。特に医療機関は，専門性のあるスタッフのスキルを把握しておく必要がある
(2) 自施設の地理的環境を勘案してハザードがもたらすリスクを評価(HVA)し，被害想定シナリオを策定する。交通機関を含めたライフラインの被害や帰宅困難職員，出勤困難職員を事前に洗い出す
(3) 災害の各フェーズに応じた重要業務を抽出し，優先度をつける。特に発災直後は，人員確保困難やライフラインの途絶など，さまざまな問題を解決するための業務が発生しうる
(4) 重要業務を遂行するにあたり，不可欠な経営資源を特定する。経営資源には人・物・資金・情報の4種類があるが，これらを細分化することで重要業務中断の最小化が図れる。資源調達のための外部業者を含めたステークホルダーを特定しておくことも求められる
(5) 重要業務が停止あるいは大きな遅れが生じた際に，経営上のデッドラインとなる最大許容停止時間を設定し，それに収まるように正常な状態への目標復旧時間を設定する　　　　　　　　　　　　　　　　　　　　　　　　　　　　　　　＜福家顕宏＞

インターリスク総研, MS&D基礎研究所(編). BCP 病院の事業継続計画. 東京：ピラールプレス, 2013；34–45.

[*] ─ BCP　事業継続計画(business continuity plan)

B 災害時要配慮者とは誰か？

災害時要配慮者とは，災害対策基本法(平成25年6月改正)に記載されており，<u>高齢者，障害者，乳幼児その他の特に配慮を要する人たち</u>を指す。そのうち，災害発生時に自ら避難することが困難な者で，その迅速な避難の確保を図るため，特に支援を要する者を避難行動要支援者としている。大規模災害時には，傷病者のトリアージや診療の場面であれ，避難所での医療活動であれ，必ず災害時要配慮者の存在を考慮すべきである。

高齢者は，慢性疾患を有している者が多く，医療インフラ(医療施設，透析施設，薬局など)へのアクセスが困難となるため，現疾患が増悪しやすい。障害者は，避難時に日常生活に必要な物品(車椅子，酸素，特別な食品など)を失ってしまうことがある。乳幼児は，生理学的には脳神経系が未熟で，呼吸数が多いなどの特徴のため，さまざまな外的因子の影響を受けやすい。発達学や行動学的には，状況や大人からの忠告を理解できないため，外傷を負いやすい。そのため，家族のサポートがないと健康被害あるいは死に至ることもある。また，重症乳幼児を診療可能な医療施設は限られているため，どこへ迅速に転送すべきかがしばしば課題となる。女性は，生理学的特性を踏まえたアメニティの確保が重要となるほか，妊婦への特殊対応を考慮せねばならない。

コミュニティにおいて防災計画や医療支援計画を立てるときは，女性を参画させたり，小児のニーズに関する教育を施したりすることも求められる。また，地域住民が自身の医療情報が把握できるように平時より教育を行っていく必要がある。

<福家顕宏>

内閣府 防災情報のページ 避難行動要支援者の避難行動支援に関する取組指針(平成25年8月)(www.bousai.go.jp/taisaku/hisaisyagyousei/youengosya/h25/hinansien.html)．閲覧日：2016/12/14

C ICS[*1] が重要とされるのはなぜか？

ICSとは，災害時・緊急事態発生時における，(1)指揮，(2)作戦実行，(3)計画，(4)兵站，(5)財政・管理の5つの機能を標準化したシステムのことである。1970年代に連続発生したカリフォルニア州の大規模火災対応の反省を踏まえて開発された。米国では，2004年からICSを根幹として一元的な危機管理システムであるNIMS[*2]の確立を，すべての連邦機関，州政府，地方政府に義務づけている。

その基本理念を以下に記す。
(1) 専門用語の共通化
(2) 組織のモジュール化
(3) 目標管理
(4) 行動計画
(5) 管理可能な責任範囲の設定
(6) 施設の設置
(7) 資源の総括
(8) 情報伝達手段の統括
(9) 指揮命令系統の確立と委譲
(10) 指揮系統の一本化
(11) 指揮系統の統合

(12) 説明責任
(13) 資源の供給と配置
(14) 情報管理 　　　　　　　　　　　　　　　　　　　　　　　　　　　　＜児玉貴光＞

Firescope California. Firefighting Resources of California Organized for Potential Emergencies, 1988 (www.firescope.org/firescope-history/past%20present%20future.pdf). 閲覧日：2017/08/01
Federal Emergency Management Agency(FEMA). Incident Command System(ICS), 2008(https://training.fema.gov/emiweb/is/icsresource/assets/reviewmaterials.pdf). 閲覧日：2017/08/01

★1 ─ ICS　インシデント コマンド システム(Incident Command System)
★2 ─ NIMS　National Incident Manage System

自然災害

A 広域医療搬送の利点はどのようなものか？

大規模災害が発生した場合，被災地内の医療機能が大きく低下して，十分な緊急医療が提供できなくなる。実際，1995年に発生した阪神・淡路大震災において，迅速に被災地外に搬送して治療を行えば救命できたと考えられた傷病者(preventable disaster death)は約500人と推計されている。こうした反省を踏まえて，日本では，1998年から広域医療搬送アクションプランが策定されるようになった。その後の研究で，阪神・淡路大震災モデルにおける急性期(発災後24時間以内)に広域医療搬送の適応となるのは，重症体幹四肢外傷，頭部外傷，クラッシュ症候群，広範囲熱傷などの380症例，24時間以降には120症例と推計されている。訓練と検討を重ねた結果，2011年の東日本大震災においては，自衛隊機による広域医療搬送が行われ，5便で合計19症例が被災地外に搬送された。

広域医療搬送を行う際，広域搬送拠点内にSCU★を設置して，DMATなどが搬送前後の医療管理を行う。自衛隊のC-1，C-130輸送機は最大8人，CH-47型回転翼機は最大4人の患者を同時搬送することが可能となっており，今後起きうる南海トラフ巨大地震の際の活用が期待されている。　　　　　　　　　　　　　　＜児玉貴光＞

内閣府. 広域医療搬送の概要(www.bousai.go.jp/oukyu/pdf/kouiki_gaiyou.pdf). 閲覧日：2017/08/01
中田敬司. 日本における災害医療の新たな課題とその対策について. 現代社会研究 2015；1：20-42 (http://kobegakuin-css.jp/wp-content/uploads/2015/12/JCSS01_5.pdf). 閲覧日：2017/08/01

★ ─ SCU　広域搬送拠点臨時医療施設(staging care unit)

A 広域自然災害時に特殊な支援が必要なのはどのような人々がいるか？

広域自然災害時，一般的な支援に加えてさらなる支援の必要な被災者に関して，次の観点から考える必要がある。広域自然災害では，発災直後から災害関連死(災害が直接原因ではないが災害との因果関係が認められる死：disaster related death)が発生してくる。<u>災害関連死が発生する原因は主として2つに分類され，1つは被災地域の病院が機能停止に陥ることによって初期治療が遅れる，あるいは既往症が増悪すること，もう1つは避難所への移動や避難所における生活がもたらす肉体・精神的疲労が原因となるものである。</u>

以下に，特殊な支援に関して，「(薬が手に入らない等の病院機能停止により)既往症が増悪することを認識しなければならない」という例を示す．

　特に配慮が必要な疾患として，1型糖尿病が挙げられる．インスリンが失われた状況では，発災直後より生命の危機に直結する可能性が出てくる．その他，注意すべき疾患としては，高血圧や2型糖尿病，心血管疾患，気管支喘息，慢性閉塞性肺疾患，てんかん，抗がん剤治療中の患者などが挙げられる．また，薬を所有している場合でも，食事が手に入らない状況で糖尿病薬を継続することによる低血糖や，水分が不足することやトイレの回数を減らすために水分を摂らなくなることによる薬物血中濃度上昇にも留意しなければならない．

　透析患者や在宅酸素療法患者に対しても配慮が必要である．透析可能な医療施設は「日本透析医会災害時情報ネットワーク」が情報発信を行い，在宅酸素療法に関しては酸素濃縮装置などの酸素供給業者が患者の所在地を把握して災害時の準備がなされており，過去の災害においても機能した．

　妊婦においては，うつ傾向を有する者が増えることが2013年の福島県での調査により判明している．不安の増大が一因であり，一方的な情報でなくリスクコミュニケーションが必要になる．また，分娩中に災害が発生した場合への対応は日本看護協会による「分娩施設における災害発生時の対応マニュアル作成ガイド」が参考になる．

<大西光雄>

WHO. Noncommunicable diseases in emergencies, 2016(www.who.int/ncds/publications/ncds-in-emergencies/en/). 閲覧日：2017/07/07
日本透析医会. 災害時情報ネットワーク(www.saigai-touseki.net). 閲覧日：2017/07/07
日本看護協会. 分娩施設における災害発生時の対応マニュアル作成ガイド. 東京：メディカ出版, 2013.

Ⓑ 避難所運営において注意すべきことを挙げよ．

　自然災害発生後には，多くの避難民が地域の避難所で共同生活を送ることが予想される．そこには，さまざまな生活背景をもつ者が集うため，おのおのがストレスフルな環境におかれることとなる．また，非災害時に比べ，さまざまな疾病，特に，消化器疾患・呼吸器疾患・感染症の発生するリスクが高まる．さらに，医薬品不足がまねく慢性疾患や精神的疾患の増悪も考慮せねばならない．

　FEMA★では，避難所運営についてガイダンスを策定している．避難所設営にあたっては施設の建築基準，必要な設備，避難者1人あたりの必要面積を記しているのが特徴である．災害時要配慮者とともに，身体障害者への対応も述べられており，そのポリシーは各個人の自立性を維持することにある．避難所の集団への身体的・心理的な対応についても一定の基準が設けられており，プライバシーの確保，ストレスケア，衛生環境，感染症のアウトブレイクに対するプロトコールなどが挙げられている．

　日本では，避難所の場所は地域の防災計画に盛り込まれており，避難所運営については地域の保健センターが把握し，各避難所に保健師を配置し，身体的・精神的疾患の予防と監視を行い，巡回医療チーム(医療救護班)が適宜介入する手法がとられることが多い．ただし，式調整機能が十分に発揮されないこともあるため，近年ではDHEATによる補佐が期待されている．

<福家顕宏>

FEMA. Guidance on Planning for Integration of Functional Needs Support Services in General Population Shelters, November 2010(www.fema.gov/pdf/about/odic/fnss_guidance.pdf). 閲覧日：

2016/12/12
厚生労働省健康局健康課地域保健室．災害時健康危機管理支援チームについて DHEATとは？（www.mhlw.go.jp/file/05-Shingikai-10901000-Kenkoukyoku-Soumuka/0000131931.pdf）．閲覧日：2016/12/12

★―― FEMA　米国連邦緊急事態管理庁（Federal Emergency Management Agency）

Ⓑ 自然災害後に増悪する慢性疾患にはどのようなものがあるか？

自然災害後に避難生活を余儀なくされた市民のなかには慢性疾患を有する人々がおり，生活環境の変化，医療資源へのアクセス制限，環境障害などのさまざまな因子により疾患が増悪するリスクが高まる．また，慢性疾患をベースとした急性疾患の発症も増加しやすくなる（表3–1）．避難所で生活する集団に対して，公衆衛生学的アプローチによる疾患サーベイランスや予防を強化する必要がある．

表3–1　自然災害後に増悪する慢性疾患の例

要因	疾患・病態例
寒冷・温熱刺激	感冒，肺炎，熱中症
脱水	気管支喘息，糖尿病
口腔内衛生状態悪化	誤嚥性肺炎，う歯
集団避難所	伝染性疾患（インフルエンザ・感染性胃腸炎）
車内生活・狭い住環境	下肢静脈血栓症，肺血栓塞栓症，廃用症候群（筋力低下）
疲労・ストレス	高血圧，心不全，急性冠症候群，糖尿病，気管支喘息，認知症，精神疾患
食生活の変化	高血圧，心不全，糖尿病
医薬品の不足・紛失	高血圧，糖尿病，高脂血症，甲状腺疾患，悪性腫瘍，精神疾患
在宅医療機器の不足・紛失	肺気腫，気管支喘息，栄養障害
医療インフラへのアクセス困難	慢性腎臓病
医療情報の紛失	高血圧，糖尿病，高脂血症

＜福家顕宏＞

合同研究班参加学会（日本循環器学会，日本高血圧学会，日本心臓病学会）．【ダイジェスト版】2014年版災害時循環器疾患の予防・管理に関するガイドライン（www.j-circ.or.jp/guideline/pdf/JCS2014_shimokawa_d.pdf）：7–21．閲覧日：2016/12/14

C 洪水後には感電に注意をしなければいけないのはなぜか？

2011年のタイで生じた洪水では919人の犠牲者を出したが，そのうち14.9％は感電死であったとされる．日本ではブレーカーが適切に作動し，電気が遮断されるためにこのような事故は生じにくいと考えられるが，切断された電線が地面（水面）に垂れ下がっているような場合には，注意が必要かもしれない．実際に2015年に国内で，漏電対策など適切に設置されていない獣害対策の電気柵によって，川の中で感電し2人が亡くなった事故が発生している．水中で感電する場合，体表の広い面積で体が通電するため，電撃傷や熱傷のような皮膚の変化は認めない．そのため，感電によって筋肉を自由に動かすことができずに溺水したのか，感電と関係なく溺水したのか見分けることは難しいかもしれない．

　近年，電気自動車やハイブリッド車が増えているが，これらの車は水没した場合でも安全には十分な配慮がなされている．しかし，川に上下逆さまに転落するような車輛の状況によっては，電気システムを停止させることが困難な場合があるほか，電池が高度に損傷するような事故においては漏電しているリスクがあることから，救助隊は感電の可能性を判断してから救助する訓練を受けている．　　　　　＜大西光雄＞

Menne B, Murray V. Floods in the WHO European region : health effects and their prevention. World Health Organization regional office for Europe, 2013 (www.euro.who.int/_data/assets/pdf_file/0020/189020/e96853.pdf). 閲覧日：2017/07/07

原田秀平. ハイブリッド車の小河川への転落事故で，感電による二次被害が疑われた事例. In：消防庁. 第16回全国消防救助シンポジウム記録集 複雑・多様化する救助事案への対応能力の向上を目指して，平成25年(www.fdma.go.jp/neuter/topics/kyukyu_kyujyo_kokusaikyouryoku/symposium16.pdf). 閲覧日：2017/07/07

爆発物

A 気道熱傷と有毒ガス吸入による気道傷害にはどのようなものがあるか？

- **気道熱傷**：爆発の際，1次〜3次爆傷以外の4次爆傷に分類される損傷のなかに気道熱傷がある．爆発時の熱エネルギー放出による，高温熱風を吸引することで発生する．温度と曝露時間により上気道損傷型，下気道損傷型に分けられる
- **気道傷害**：びらん剤（マスタードガス，ルイサイト，ホスゲンオキシム）の蒸気曝露では，上気道粘膜に偽膜を形成し，気管支閉塞を起こしうる．大量曝露時には下気道型の粘膜傷害を起こし，肺水腫に至ることがある
  　水溶性が低い窒息剤（ホスゲン）の曝露では，気道粘膜水分とは反応せず高濃度で肺胞内の水分と反応することで肺水腫を起こしうる．塩素は水溶性の程度は中等度であり，5 ppm以上で上気道粘膜刺激症状を起こしうる．一方で水溶性が高いアンモニアは，気体の吸入で上気道の粘膜刺激症状を起こしうる　　　＜福家顕宏＞

Kluger Y, Nimrod A, Biderman P, et al. The quinary pattern of blast injury. Am J Disaster Med 2007 ; 2 : 21-5. PMID : 18268871

A 重症熱傷患者のトリアージをどのように行うべきか？

重症熱傷患者が多数発生した場合，予後を勘案したトリアージの実施が必須となる。この際，(1) 救命のための医療資源と(2) 治療後の生活の質を考慮しなければいけない。

トリアージにおいては，(1) 熱傷面積の大きさ，(2) 気道熱傷の有無，(3) 年齢/生理学的予備能の3要素を確認する必要がある。それぞれのカットオフ値を(1) 40%以上，(2) あり，(3) 60歳以上とすると，これら高リスク因子の数と死亡率は，(a) リスクなし：0.3％，(b) リスク1つ：3％，(c) リスク2つ：33％，(d) リスク3つ：87％となることを理解しておく。

また，多数熱傷患者が発生した際，多くが外傷を合併していることがある。この場合でも急性期の死亡原因は，気道熱傷を除けば通常の外傷と変わりないことを念頭においてトリアージを行うべきである。　　　　　　　　　　　　　　　　＜児玉貴光＞

Ryan CM, Schoenfeld DA, Thorpe WP, et al. Objective estimates of the probability of death from burn injuries. N Engl J Med 1998；338：362–6.　PMID：9449729

B 爆発外傷における診療手順（プロトコール）について述べよ。

爆発とは化学反応による熱エネルギーの急速な放出であり，大きな熱と圧を生み出す。この際，衝撃波，爆風，熱，飛散物などによって周囲に被害をもたらす。特に爆発直後の現場（開放空間）では，急激な陽圧と引き続く陰圧が発生する。このため，人体では一次的損傷として，気体を含有する器官（中耳，肺，消化管など）が傷害される。これらの傷病者をトリアージする場合，聴力障害によるコミュニケーションの障壁，見当識障害などの精神神経症状を心因反応と見誤らないこと，遅発性消化管損傷を見逃さないことが重要とされる。

診察においては，明らかな外表上の損傷がない場合でも耳鏡により鼓膜を観察し，損傷があれば6～8時間は動脈血酸素飽和度をモニタリングしてから，問題がない傷病者のみを帰宅させる。低下が認められた場合は入院による経過観察が推奨されていた。ただし，近年では鼓膜損傷は一次損傷の予後予測因子とはならない，とする報告もある。　　　　　　　　　　　　　　　　　　　　　　　　　　　　　　＜児玉貴光＞

DePalma RG, Burris DG, Champion HR, et al. Balast injuries. N Engl J Med 2005；352：1335–42. PMID：15800229

Harrison CD, Bebarta VS, Grant GA. Tympanic membrane perforation after combat blast exposure in Iraq：a poor biomarker of primary blast injury. J Trauma 2009；67：210–1.　PMID：19590337

B 爆発外傷は体表に外傷がなくとも死亡することがあるのはなぜか？

爆発による損傷は，その発生環境により大きく異なる。閉鎖空間では反射により体内を何度も衝撃波が通過することや，爆発によって生じた高圧・高温のガスが逃げにくいため重症化しやすい。

また，衝撃波は反射しながら離れた場所にまで届くため，体に破片などが衝突しない場所にいたとしても損傷（第一次爆傷）を受傷する可能性がある。爆発による衝撃波は爆風とは異なり，体を大きく動かすことはなく微小な動きを発生し，体内通過する際に液体と気体の境界で大きな損傷を引き起こす。主な受傷部位は肺・腸管・鼓膜である。肺であれば肺挫傷様の変化（爆傷肺），腸管であれば含気のある部分での穿孔，

そして鼓膜損傷を引き起こす。このように空気を含有する臓器に特に損傷が生じやすい。これは水中と空気中で衝撃波のエネルギーの伝わり方が異なることから，液体と気体の境目で大きな損傷が生じると考えると理解しやすい。

　水中であれば衝撃波は大気中と異なる波形で体内を通過する。海中で衝撃波を受けた場合に大腸穿孔や肺損傷が生じることが報告されている。

　地上・水中のいずれにしても肺の酸素化能の低下が致命的となり，体表に損傷を認めなくても死亡することがある。また，胸部に衝撃波を受けた場合には，迷走神経を介した反射によって，しばらくの間，呼吸停止や血圧低下，徐脈が生じることが知られており，低酸素血症の病態をさらに悪化させることが考えられている。

<大西光雄>

Lance RM, Capehart B, Kadro O, et al. Human Injury Criteria for Underwater Blasts. PLoS One 2015 ; 10 : e0143485.　PMID : 26606655
Ohnishi M, Kirkman E, Guy RJ, et al. Reflex nature of the cardiorespiratory response to primary thoracic blast injury in the anaesthetised rat. Exp Physiol 2001 ; 86 : 357–64.　PMID : 11429653

Ⓑ second device とは何か？

second device（二次爆発装置）とは，最初の爆発や何らかの事件に対応するために現場に派遣された警察・消防・救急業務に従事する職員を狙って，意図的に時間差で爆発を起こすように設定された装置を指す。

　現在，second deviceは世界中の災害対応関係者の懸念となっているが，その実態は明らかにされていない。なぜならば，primary device（一次爆発装置）に関する報告が多く存在するにもかかわらず，本件に関する医学論文がほとんど存在しないからである。米国で1983〜2002年の間に36,110件の爆破事故が起きているが，second deviceが存在したのは4，5件しか報告されていない。しかし，2002年のバリ島爆弾テロ事件などでも，時間差の爆発により被害を拡大させたことが明らかになっており，戦場では頻繁に使用されていると推測されているため，今後はテロリストによって利用される頻度が格段に増加すると考えられている。

<児玉貴光>

Thompson J, Rehn M, Lossius HM, et al. Risk to emergency medical responders at terrorist incidents : a narrative review of the medical literature. Crit Care 2014 ; 18 : 521.　PMID : 25323086

クラッシュ症候群

Ⓐ 災害現場におけるクラッシュ症候群の初期医療について述べよ。

地震や爆発により建築物が破壊される「瓦礫災害」で特異的にみられるクラッシュ症候群は，血液循環量減少性ショックと高カリウム血症が致死的不整脈を起こしうる病態である。災害現場では，救出直後の急変を防ぐための治療が鍵となる。ショックの離脱のために生理食塩液を1,500 mL/時で輸液する。高カリウム血症に対してはブドウ糖−インスリン療法を考慮する。また，利尿と尿のアルカリ化で急性腎障害の進展を回避するために炭酸水素ナトリウム（メイロン®）と浸透圧利尿薬（マンニトール®）を追加することも考慮する。欧米ではこの輸液処方は"crush injury cocktail"と呼ばれている。

なお，クラッシュ症候群の予防を目的としたターニケットによる挟圧四肢の中枢側緊縛は推奨されておらず，現場での挟圧四肢に対する切断術の適応はない。

<福家顕宏>

Rajagopalan S. Crush injuries and crush syndrome. Med J Forces India 2010 ; 66 : 317-20. PMID : 27365733

Ⓑ クラッシュ症候群の予測や診断をどのように行うべきか？

長時間にわたって重量物に挟まれていたことで発症するクラッシュ症候群は，1995年に発生した阪神・淡路大震災で注目されるようになった。発災から15日間の間に95の病院を受診してクラッシュ症候群と診断された傷病者は372人（全外傷患者2,718人）であり，死亡者は50人（13.4％）と他の外傷の5.5％よりも高かったと報告されている。

診断基準としては，(1) 筋肉の圧挫，(2) 長時間の圧迫（たいていは4～6時間だが，1時間未満でも発症しうる），(3) 局所循環障害の3項目を満たすもの，となる。治療としては，血液浄化療法やコンパートメント症候群を発症していた際の減張切開などを考慮する必要がある。

早期に輸液や血液浄化療法を行ったほうが予後を改善することは間違いなく，救出中からの積極的な細胞外液の補充や広域医療搬送による被災地外での透析が推奨されている。その一方で，減張切開については，感染や出血のリスクがあるため，災害現場で行うことは推奨されておらず，予後を改善しないことが判明している。

<児玉貴光>

Tanaka H, Oda J, Iwai A, et al. Morbidity and mortality of hospitalized patients after the 1995 Hanshin-Awaji earthquake. Am J Emerg Med 1999 ; 17 : 186-91. PMID : 10102325
Gonzalez D. Crush syndrome. Crit Care Med 2005 ; 33 : S34-41. PMID : 15640677
Sever MS, Erek E, Vanholder R, et al. Renal replacement therapies in the aftermath of the catastrophic Marmara earthquake. Kidney Int 2002 ; 62 : 2264-71. PMID : 12427155
Michaelson M. Crush injury and crush syndrome. World J Surg 1992 ; 16 : 899-903. PMID : 1462627
Matsuoka T, Yoshioka T, Tanaka H, et al. Long-term physical outcome of patients who suffered crush syndrome after the 1995 Hanshin-Awaji earthquake : prognostic indicators in retrospect. J Trauma 2002 ; 52 : 33-9. PMID : 11791049

化学物質

乾的除染と水的除染の適応について述べよ。

除染の目的は傷病者に付着している有害物質を除去することであり，これによってさらなる健康障害を起こさせないことと医療機関や医療従事者に対する二次汚染を防ぐことにある。除染には乾的除染と水的除染があり，一般的には，肉眼的汚染と皮膚刺激症状の有無によって使い分けられる。すなわち，これらのうちどちらかが存在する場合に，水的除染の必要性を考慮することになる。

ただし，乾的除染における脱衣だけでも90％の除染が可能であることから，いずれにしても，まず実施すべき除染は乾的除染ということになる。一般的に水的除染に

はぬるま湯の石鹸水によるシャワーが用いられるが，石鹸の準備で時間を浪費することは回避しなければならない。 <児玉貴光>

Okumura S, Okumura T, Ishimatsu S, et al. Clinical review : Tokyo–protecting the health care worker during a chemical mass casualty : an important issue of continuing relevance. Crit Care 2005 ; 9 : 397–400. PMID : 16137390

A 除染前後のトリアージの実施方法について述べよ。

化学災害や放射線事故・災害などで多数傷病者が発生した場合，除染の必要性について考慮しなければいけない。この際，除染の前後でもトリアージを実施することが求められる。

　除染前に行われるトリアージは，PreDECON triage や decontamination triage と呼ばれる。主たる目的は除染が不要な傷病者をふるい分けることであり，これによって除染が必要な傷病者が除染を受けるまでの時間を大幅に短縮することが可能になる。この段階で，(1) 除染以前に救命処置が必要な傷病者，(2) 乾的除染のみで十分な傷病者，(3) 水的除染が必要な傷病者，(4) 除染が必要ない傷病者に分ける。

　除染後には改めて通常のトリアージを行うが，これは postDECON triage と呼ばれる。この際に取り付けるトリアージタッグには「除染済み」であることを明示しておくと混乱を予防できる。

　なお，原因不明の事案やテロリズムの際には，放射性物質を拡散させるための爆弾〔dirty bomb，もしくは RDD★(71 ページの「dirty bomb とは何か？」を参照)〕が使用されたことを想定して，最初の数人の傷病者に対して放射線測定をすることが勧められている。もし，放射性物質による汚染が疑われる場合，空間線量率を測定して診療方針を再確認する必要がある。 <児玉貴光>

U.S. Department of Health & Human Service のホームページ Decontamination procedures, 2014 (https://chemm.nlm.nih.gov/decontamination.htm). 閲覧日：2017/08/01

★── RDD　放射能兵器(radiological dispersion device)

A PPK★とは何か？

除染を行う際には，傷病者の汚染された衣服を脱衣しなければならないため，災害の種類や規模によっては除染前後に大量の衣服が必要となる。しかし，傷病者の年齢や性別，体格を考慮して準備することは効率が悪く不経済である。

　そのため，傷病者の性別や体格などの背景にとらわれることなく，しかも安価で購入できる PPK の備蓄が勧められている。一般的な PPK はポンチョ（ホールガーメント）様の貫頭衣，ブーツカバー，貴重品を保管するための透明のジッパーバッグ，汚染された衣服などを入れるナイロン袋，ペン，タオルと濡れタオルなどで 1 セットとなっている。

　より無駄を省き，傷病者が除染を受けたかどうかを明確にするために，水的除染前に一時的に着用する Doff–it®と除染後に着用する Don–it®のキットを使い分けることがある。両者のポンチョは色違いとなっており，後者には整髪用の櫛が含まれているなどの工夫がなされている。 <児玉貴光>

DQE. Don–it and Doff–it Instructions(www.dqeready.com/Documents/Products/Instructions-Doff-it-and-Don-it.aspx). 閲覧日：2017/08/01

★— PPK　Personal Privacy Kit

A PPE★にはどのような種類があるか？　また，そのスペックを規定するものは何か？

PPEとは，人体や環境に有害な物質に曝露することを最小限に抑えるために用いられる器具の総称である。一般的には，つなぎ服，グローブ，ブーツ，帽子，保護眼鏡，呼吸器などが含まれる。それぞれの器具の防護力と組み合わせによって，**PPEのレベル**はA～Dまでの4段階に分類される。

- **レベルA**：有害物質が不明か定量不能のために，眼・呼吸器・皮膚に最大限の防護が必要な際に選択される
- **レベルB**：最高レベルの呼吸器の防護（レベルAと同等）だが，皮膚の防護レベルがレベルAよりも劣る
- **レベルC**：空気中に存在する有害物質の種類や濃度が確認されており，空気清浄呼吸器（吸収缶）の使用条件に適応した際に選択される
- **レベルD**：呼吸器の防護は必要とされないが，最小限の皮膚防護が必要とされる際に選択される　　　　　　　　　　　　　　　　　　　　　　　＜児玉貴光＞

Department of Health and Human Service. Attention Emergency Responders. Guidance on Emergency Responder Personal Protective Equipment (PPE) for Response to CBRNE Terrorism Incidents, 2008 (www.cdc.gov/niosh/programs/ppt/pdfs/PPE_Interim_Guidance_6-10-08.pdf). 閲覧日：2017/08/01

★— PPE　個人用防護具（personal protective equipment）

B 化学災害に対するprimary surveyとsecondary surveyについて述べよ。

化学災害における傷病者の初期診療においても，系統的なアプローチが重要となる。ただし，通常の診療ではABCDE★1 アプローチであるところが，**DDABCDE**アプローチとなることを銘記しなければいけない。すなわち，**d**econtamination（除染）実施，**d**rug（薬剤）投与について考慮をしてから，**ABCDE**の評価と安定化を行うことになる。

　明らかな生命危機にない傷病者に対するprimary surveyでは，ABCDEの評価の前に，健康状態の増悪を防ぐための除染を考慮する。また，神経剤に曝露した場合，大量の気道分泌物と気管支れん縮によって気道内圧が50～70 cmH$_2$Oにも達することがあり，通常の気道確保や呼吸補助が不可能なことがあるため，迅速に硫酸アトロピンを投与することを検討しなければいけない。ほかにも，けいれんを呈していた場合にはジアゼパムの投与が必要かもしれない。

　secondary surveyにおいては，はじめに血液剤による曝露〔切迫するCN（シアン中毒）〕がないかどうかを確認し，必要があれば解毒剤の投与を行う。また，情報の収集はISAMPLE（Information＋SAMPLE★2）と称され，現場の情報収集をするとともに，消防・警察機関との情報共有，日本中毒情報センターとの連携，現地関係機関連携モデルを参考とした初動体制の確立をしなければいけない。　　　　　　＜児玉貴光＞

Moshiri M, Darchini-Maragheh E, Balali-Mood M. Advances in toxicology and medical treatment of chemical warfare nerve agents. Daru 2012；20：81.　PMID：23351280
NBCテロ対策会議幹事会. NBCテロその他大量殺傷型テロ対処現地関係機関連携モデル, 2016 (www.j-poison-ic.or.jp/C-terro.nsf/7bf3955830f37ccf49256502001b614f/3d5b7ac52df25e8c49257d0f00

2b5066/$FILE/NBCテロその他大量殺傷型テロ対処現地関係機関連携モデル.pdf)．閲覧日：2017/08/01

★1 — ABCDE　気道・呼吸・循環・神経・体温（airway, breathing, circulation, dysfunction of CNS disability, exposure & environmental control）
★2 — SAMPLE　signs and symptoms（What hurts?）, allergies, medications, past illnesses, last meal, events preceding the injury（What happned?）

Ⓑ 化学物質の危険性を判断する方法について述べよ．

工業で使用される化学物質に汚染された傷病者に対応する場合，その物質のもつ危険性をどのように判断するかについては中毒情報センターを積極的に活用することが望ましい．また，眼・呼吸器に対する刺激性・毒性など防護具の選択・適応・有効性，さらには爆発・引火性・水反応可燃性・腐食性など物理科学的特性をアセスメントするために，SDS★1が有用である．SDSは化学物質排出把握管理促進法（化管法）によって事業者が所持していると思われるが，下記サイトなどからでも検索可能である．SDSは国連のGHS★2を基本としており，フォーマットは世界的に統一されている．

また，別の判断方法として，米国労働省のOSHA★3のサイトから閲覧可能なToxic Industrial Chemicals Guideも参考となる．代表的化学物質の毒性を強い（21物質）・中程度（38物質）・弱い（39物質）の3つに分類しているため危険性がすぐにわかり，救急患者収容までの短時間でもリスクアセスメントがしやすい．

余談ではあるが，吸収缶には破過時間が設定されている．初療空間などでの化学物質濃度測定は空間内に均一に化学物質が撹拌されているわけではないため，吸収缶使用下に汚染傷病者に対応する際には，対応可能時間をどのように設定するのかのアセスメントが必須である．　　　　　　　　　　　　　　　　　　　　　　　　＜大西光雄＞

厚生労働省のホームページ　職場のあんぜんサイト（http://anzeninfo.mhlw.go.jp/anzen_pg/GHS_MSD_FND.aspx）．閲覧日：2017/07/10
United States Department of Laborのホームページ Occupational Safety and Health Administration. Toxic Industrial Chemicals（TICs）Guide（www.osha.gov/SLTC/emergencypreparedness/guides/chemical.html）．閲覧日：2017/07/10

★1 — SDS　安全データシート（safety data sheet）
★2 — GHS　化学品の分類および表示に関する世界調和システム（Globally Harmonized System of Classification and Labelling of Chemicals）
★3 — OSHA　労働安全衛生管理局（Occupational Safety and Health Administration）

Ⓑ 化学剤にはどのようなものがあるか？

現在，化学剤は7つのカテゴリー（類型）に分類されている．
(1) 神経剤：GB（サリン），GD（ソマン），GA（タブン），GF（シクロサリン），VX，ロシアVX
(2) 血液剤：シアン化水素，塩化シアン，アルシン
(3) 窒息剤：ホスゲン，ジホスゲン，塩素，クロルピクリン
(4) びらん剤：マスタードガス，ナイトロジェンマスタード，ルイサイト，ホスゲンオキシム
(5) 催涙剤：CN（クロロアセトフェノン），CS（クロロベンジリデンマロノニトリル），CR（ジベンゾオキサゼピン），CA（ブロモベンジルシアニド），OC（オレオレジン

カプシカム），マスタードオイル
(6) 催吐剤：アダムサイト
(7) 無力化剤：BZ（キヌクリジニルベンジラート）

　化学剤が使用された場合，その種類，気体か液体か，持久性，発災場所が閉鎖空間か開放空間か，発災後の経過時間などが二次汚染や除染を考慮するための重要な情報となる。持久性に関しては，一時性化学剤（nonpersistent chemicals）と持久性化学剤（persistent chemicals）のどちらに属するかが重要であり，前者は散布された地域を24時間以上汚染しない化学剤とされ，VXやロシアVX以外の神経剤（サリン，ソマン，タブン，シクロサリン）や血液剤，窒息剤，催涙剤，催吐剤，無力化剤がある。後者は散布された地域を24時間以上汚染し続ける化学剤であり，VX，ロシアVX，びらん剤（マスタード，ルイサイト）が挙げられる。神経剤の揮発性はサリン（22,000 mg/m^3）≫ソマン（3,900 mg/m^3）およびシクロサリン（〜3,500 mg/m^3）＞タブン（610 mg/m^3）＞ロシアVX（75 mg/m^3）＞VX（10.5 mg/m^3）であり，後2者は液体で地域を長時間汚染することがわかる。　　　　　　　　　　　　　　　　　　　　　　　　　　　　＜大西光雄＞

吉岡敏治. 化学テロ対策の現状と課題：化学テロから人命を守るために. 自治体危機管理研究 2017；19：49–65.
国立医薬品食品衛生研究所安全情報部 健康危機管理関連情報 化学剤について（www.nihs.go.jp/hse/c-hazard/bc-info/cagent/index.html）．閲覧日：2017/07/10

Ⓑ 化学剤の解毒剤にはどのようなものがあるか？

化学剤のうち，特異的な解毒剤が存在するものは，化学剤7類型（神経剤・血液剤・窒息剤・びらん剤・催涙剤・催吐剤・無力化剤）のうち，神経剤であるサリンとVX，血液剤であるシアン化水素，びらん剤であるルイサイトである。

　サリンやVXに対しては，オキシムであるPAM[★1]が有効であるが，エージング半減期を考慮すると，120分以内に投与する必要がある。エージングがさらに長いVXはPAMの絶対適応とされている。ロシアVXはPAMの効果が低いと考えられている。ソマンのエージング半減期は2分ときわめて短いため，PAMは無効である。化学剤に対する他の拮抗薬（オキシム）としては，オビドキシム，HI-6，HLö-7，MMB4などが開発されているが，副作用などの観点からPAM，オビドキシム，HI-6が使用可能である（日本はPAMのみ）。それぞれのprotective ratioは，表3-2のとおりである。

表3-2　protection ratio

神経剤	PAM	オビドキシム	HI-6
GA（タブン）	4.2	19	5.1
GB（サリン）	23	59	67
GD（ソマン）	2.1	2.0	6.5
GF（シクロサリン）	2.6	2.5	31

VX	37	58	66
VR(ロシアVX)	6.5	N/A★	44

(HI-6 Intravenous Drug Development Workshop, Ottawa, Canada, 21-22 February 2012, Defence Research and Developmen Canada, Centre for Security Service 会議資料より)

★―該当せず（N／A　not applicable）

　また，protective ratio＝(LD$_{50}$★2 投与＋解毒剤投与)/(LD$_{50}$ 投与)，で求められる。PAMはMARK-1® kitやDuoDote®の商品名で，自己注射薬（アトロピン含有）として主に米国で準備されている。オビドキシムはToxogonin®としてオーストリア，オランダ，ドイツ，南アフリカ，スウェーデン，スイス，チェコ，チリなど，また，ATOX ComboPen®（アトロピンとオビドキシムの自己注射薬）としてドイツなどで配備されており，HI-6自己注射薬はカナダやスウェーデン，チェコ，スロバキアでの配備がなされ，チェコやスロバキアにはTransant®なるHI-6の貼付薬が存在する。

　日本で使用可能なPAMはヨウ化物（分子量 264.06）の静注製剤であり，米国での自己注射薬が塩化物（分子量 172.61）であることを考えると，投与量が同じであっても，プラリドキシム量が少なくなっていることに注意が必要である。

　シアン化水素に対する解毒剤には，亜硝酸アミル，ヒドロキソコバラミン（シアノキット®），チオ硫酸ナトリウム（デトキソール®）があるが，ヒドロキソコバラミンとチオ硫酸ナトリウムは同じ投与ルートでの同時投与を避けなければならない。なぜなら，これら2薬剤が混合されると，チオ硫酸-コバラミン化合物が形成され解毒作用が抑制されると考えられるからである。

　ルイサイトに対しては，ジメルカプロール（BAL★3）が有効である。

U.S. Department of Health & Human Services Chemical Hazards Emergency Medical Management (CHEMM) (https://chemm.nlm.nih.gov/index.html)　閲覧日：2017/07/10
吉岡敏治．化学テロ対策の現状と課題：化学テロから人命を守るために．自治体危機管理研究 2017；19：49-65．
Lundy PM Treatment of organophosphate nerve agents, current therapy and future prospectives：Chapter II Pharmacoprotection and Treatment, NBC Risks：Current Capabilities and Future Perspectives for Protection. NATO Science Series, Springer 1999；197-218.

★1 ― PAM　プラリドキシムヨウ化物（pralidoxime methiodide）
★2 ― LD$_{50}$　50％致死量（lethal dose 50）
★3 ― BAL　British anti-Lewisite

Ⓑ 日本におけるNBC★災害・テロリズムの対策体制について述べよ。

　日本では，平時より現地関係機関（地方公共団体，警察，消防，保健所，検疫所，地方衛生研究所，海上保安庁，自衛隊，医療機関，その他の関係各機関）は，地方公共団体を中心として連絡体制をあらかじめ整備しておくことが求められている。NBC災害を含む大量殺傷型テロリズムの発生が疑われた場合，覚知した機関は内容について相互に連絡を行うことになる。

　現場の初動は警察や消防が現地指揮本部・現地調整所を設置して対処にあたる。必要があれば，都道府県知事が自衛隊に派遣要請を行う。こうした枠組みにおいて，(1) 救助・救急搬送，救急医療，(2) 原因物質の特定，(3) 海上において発生した事案

などの連携モデルが公表されており，指揮本部・調整所はこれを参考にすることが勧められている。

NBCを含む災害に対する医療機関の役割分担について図3-3に示す。三次被ばく医療機関については，2015年から高度被ばく医療支援センター，原子力災害医療・総合支援センターと呼称されるようになった。　　　　　　　　　　　＜児玉貴光＞

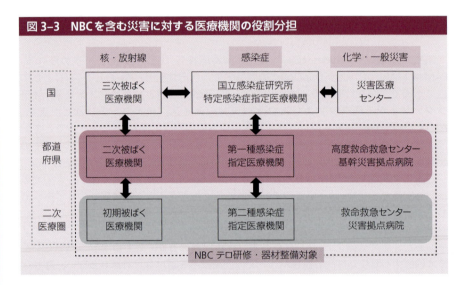

図3-3 NBCを含む災害に対する医療機関の役割分担

NBCテロ対策会議幹事会. NBCテロその他大量殺傷型テロ対処現地関係機関連携モデル, 2016(www.j-poison-ic.or.jp/C-terro.nsf/7bf3955830f37ccf49256502001b614f/3d5b7ac52df25e8c49257d0f002b5066/$FILE/NBCテロその他大量殺傷型テロ対処現地関係機関連携モデル.pdf). 閲覧日：2017/08/01

★── NBC　核，生物，化学物質(nuclear, biological, chemical)

Ⓑ 化学災害における現場対応（ゾーニング）はどのようになされるべきか？

化学物質の物理化学的性質（可燃性・爆発性・支燃性・空気に対する比重・蒸発のしやすさなど）を理解したうえで対応しなければならない。そして，風向きや閉鎖空間であれば，換気口や空気の流れを理解し，適切なPPEを装着してから対応にあたることが求められる。

化学テロの場合には，閉鎖空間がホットゾーンであり，レベルAやレベルBのPPEが必要となる。これらのPPEは活動時間が30分程度と短いことと，装着時には活動が制限されることから，ホットゾーンを大きく設定すると，被災者の救出が困難となる。原因物質が確定すれば，レベルCの装備でも活動できる場合があり，その際には活動時間は2〜3倍になる。

建物の周囲100 m，発災現場の風下2 kmをホットゾーンとする記述もあるが，これは化学剤が持続的に発生し続けている場合にはあてはまるだろう。実際には，化学剤が持続的に投射されていない場合が多いと考えられるため，被災者の救出のためにはホットゾーンの設定は可能な限り狭いほうがよいとする意見もある。その一方で，ウォームゾーンは十分な広さが必要であろう。　　　　　　　　　　＜大西光雄＞

吉岡敏治. 化学テロ対策の現状と課題：化学テロから人命を守るために. 自治体危機管理研究 2017；19：49–65.

Ⓑ PPE の着脱はどのようにすべきか？

何らかの有害物質によって汚染された傷病者や感染性疾患に罹患した傷病者に医療を提供する際には，適切な PPE を着用する必要がある。

　診療の前には，必ず指導者/パートナー（instructor / buddy）によるチェックを受けつつ，適切な方法で PPE の着装をしなければいけない。診療中に PPE を修正することは憚られるため，あらかじめ多少の動きでも問題がないことを確認する。診療エリアに入る前に鏡などを用いて自身でも最終確認が必要である。

　解装の際にも指導者/パートナーの監視が不可欠である。この際，ゆっくりと確実に段階的に行わなければ，汚染を拡大する危険がある。いずれもチェックリストに基づいてダブルチェックを行うことが推奨されている。　　　　　　　　　　　　＜児玉貴光＞

Centers for Disease Control and Prevention. Guidance on Personal Protective Equipment (PPE) to be used by healthcare workers during management of patients with confirmed Ebola or Persons Under Investigation (PUIs) for Ebola who are clinically unstable or have bleeding, vomiting, or diarrhea in U.S. hospitals, including procedures for donning and doffing PPE, 2015 (www.cdc.gov/vhf/ebola/healthcare-us/ppe/guidance.html)．閲覧日：2017/08/01

Ⓑ 除染に必要な資器材にはどのようなものがあるか？

除染には乾的除染と水除染，そのほか，風除染や除染剤を用いた除染もある。最重要なのは，除染を必要とする被災者が列をつくって除染の順番を待っているような計画を立ててはならないということである。可能な限り早く，原因物質との接触時間を減らし，濃度を下げなければならない。

　また，多数被災者に対する除染では，液体を吹き飛ばすような強力なエアシャワーによる除染（風除染）の実用化に向けた研究開発が行われている。

　除染のためのウェットティッシュのような資材が RSDL★® として開発されており，神経剤やマスタードの中和に効果がある。米軍の資料によると，RSDL が手に入らない場合には，0.5％次亜塩素酸水溶液（塩素系漂白剤）を用いると，マスタード，ルイサイト，ホスゲンオキシム，神経剤の中和に有効であると考えられている。ただし，0.5％次亜塩素酸水溶液は，暴徒鎮圧剤として用いられる催涙剤〔CN（クロロアセトフェノン），CS（2-クロロベンジリデンマロノニトリル），CR（ジベンゾ-1,4-オキサゼピン），OC（oleoresin capsicum）〕に対しては，皮膚への刺激がさらに強くなるので用いてはならない。　　　　　　　　　　　　　　　　　　　　　　　　＜大西光雄＞

消防庁国民保護・防災部参事官付. 平成 28 年度 救助技術の高度化等検討会報告 (www.fdma.go.jp/neuter/about/shingi_kento/h28/terro_taiou/houkoku/houkokusyo.pdf)．閲覧日：2017/07/10
Hurst G, Tuorinsky S, Madsen J, et al. U.S. Army Research Institute of Chemical Defence (USAMRICD) Chemical Casualty Care Division's Medical Management of Chemical Casualties Handbook 4th ed, 2007 (http://www.globalsecurity.org/wmd/library/policy/army/other/mmcc-hbk_4th-ed.pdf)．閲覧日：2017/07/10
Braue EH, Hanssen KA, Doxzon BF, et al. ; U.S. Army Medical Research Institute of Chemical Defence. USAMRICD-TR-09-01 Evaluation of RSDL, M291 SDK, 0.5% Bleach, 1% Soapy Water and SERPACWA Part1：Challenge with VX, 2009 (www.dtic.mil/dtic/tr/fulltext/u2/a525186.pdf)．閲覧日：2017/07/10

★―RSDL　Reactive Skin Decontamination Lotion

Ⓒ 化学テロの発生を検知する方法にはどのようなものがあるか？

原因物質の検知に関しては，個人が現場で使用可能な簡便なものから，施設そのものに検知するためのシステムを取り込むなど，すでに世界各国でさまざまな取り組みがなされている．代表的な検知方法をいくつか示す．

　簡易検知法としては，M8検知紙（M8 chemical agent detector paper），M9検知テープ（M9 chemical agent detector tape），M256キット（M256 chemical agent detector kit），東洋紡績検知紙などがあり，携帯型検知器としては，LCD3.3ポータブル危険ガス検知器などがある．

　M8検知紙は25枚綴りのメモ帳のようになっており，液体が神経剤（G剤，V剤）やびらん剤（H剤）であるかを判別するために定性試験を行う紙である．M9検知テープも目的はM8と同じであるが，こちらはテープ状になっており，壁などに貼付することができる．M8と異なり，化学剤の特定はできない．M256キットは空間中の化学剤の存在を判別するためのキットであり，H剤・ホスゲンオキシム・シアン化水素・塩化シアン・ルイサイト・神経剤に対して4箇所の色の変化で確認できる．このキットは名刺より少し大きいサイズのカード状であり，すべての試薬がセットされているが，使用法は若干煩雑であるため，練習用キットによる訓練が必要である．東洋紡製検知紙は前述のM8と同等の化学剤検知紙であり，消防庁で採用されている．また，LCD3.3ポータブル危険ガス検知器（180×105×45 mm，650 g）は神経剤・びらん剤・血液剤・窒息剤のほかに，塩酸・硫化水素・二酸化硫黄・メチルヒドラジンの検知が可能である．

　化学剤の検知を行うシステムの例としては，米国における地下鉄駅構内に構築された化学剤検知システムが注目される．日本の地下鉄サリン事件を教訓として整備されたと考えられるが，日本では未整備である．　　　　　　　　　　　　＜大西光雄＞

瀬戸康雄．生物化学剤の現場検知法．分析化学 2006；55：891–906．

Ⓒ 化学物質のサンプリング方法について述べよ．

工業用品に関しては既知の物質である場合が多く，SDS（安全データシート）の活用が有効である．化学テロなどで使用される物質は症状から原因物質を推測することは不可欠であり，また，サンプリングは生物学的な脅威への対応に対しても考慮すべきである．

　実施にあたっては，単独でサンプリングは行わないようにしなければいけない．ゾーニングをしっかりと行い，複数名（3人）で行動する．うち2人は"dirty man"および"clean man"として十分なPPEを装着したうえで侵入する．資料を採取するのは"dirty man"であり，密閉容器等に格納したうえで，"clean man"がビニール袋などで受け取る．

　サンプルは2セット以上採取する．1つはその地域の捜査機関へ，1つはCDC[★1]などへ郵送することを考慮する．そのゾーンが監視できる位置から，記録係（recorder）が行動の詳細を記録・録画する．何か異変が生じた場合には，すみやかに後方（除染部門など）に連絡する体制を整えておく．

　これら生物・化学的なテロを考慮したうえで，サンプリングを行うための資器材に

はあらかじめキット化しておくとよい．このキットには，綿棒（綿でなくポリエステル），手袋・RSDL®（化学剤の毒性を中和することができる薬剤の入ったスポンジ）・ジップロック®・全天候型のメモ帳・資料容器・配送用コンテナなどを含めておく．実際に日本の米国領事館では，このようなキットが準備されている．

　サンプルを移送（海外などへの郵送を含む）するための梱包用資材として，biohazard shipping container（Saf–T–Pak®）を利用する．これはIATA★2のカテゴリーAの感染性物質が発送可能であり，日本では「官公署，細菌検査所，医師又は獣医師」にのみ郵送可能である〔内国郵便約款 第6条(3)〕．

　実際には，化学剤は症状から原因物質を推定し，ただちに治療を開始すべきである．VXに関しては，いつ曝露したか不明な可能性があり，血液から代謝産物であるEMPA★3やDAEMS★4が検出されれば後からでも確定することができる．白い粉が封筒などで送られ，生物/化学テロかどうかを判断しなければならない場合に，前述のサンプリング法が必要になるであろう． ＜大西光雄＞

Hancock JR. A Report on NATO Field Trials on Sampling and Identification of Chemical Agents：A Description of Canadian Preparation, Participation and Recommendations. Suffield report No. 689. Suffield：Defence Research Establishment Suffield, 1998.
国立感染症研究所（日本語版翻訳・監修）．感染性物質の輸送規則に関するガイダンス 2013–2014（Guidance on regulations for the transport of infectious substances 2013–2014, World Health Organization 2012）（www.niid.go.jp/niid/images/biosafe/who/WHOguidance_transport13-14.pdf）．閲覧日：2017/07/10

★1 ─ CDC　米国疾病対策センター（Centers for Disease Control and Prevention）
★2 ─ IATA　国際航空運送協会（International Air Transport Association）
★3 ─ EMPA　ethyl methylphosphonic acid
★4 ─ DAEMS　2–(diisopropylaminoethyl) methyl sulfide

バイオテロリズム（バイオテロ）

A　感染症新法と感染症指定医療機関とはどのようなものか？

「感染症の予防及び感染症の患者に対する医療に関する法律」（平成26年最終改正）は，通称「感染症新法」と呼ばれ，感染症の発生予防と蔓延防止を目的として，感染力，罹患時の重症度に基づき，さまざまな感染症を一類～五類感染症に分類している．各分類の感染症について，入院，報告，感染制御などの必要な措置が定められている．

　平成15年の法改正で天然痘が一類感染症に追加され，バイオテロリズム（以下，バイオテロ）発生時に迅速な対応が可能となった．バイオテロの発生予防と蔓延防止のために有効と考えられる措置が必要な場合，政令により対象感染症の変更あるいは措置の追加がなされる．平成18年の法改正では，バイオテロや事故に関連するような病原体の管理体制を強化すべく，社会に重大な影響を及ぼしかねない病原体を特定病原体として一種～四種に分類している．特定病原体については国が所持を把握することと，所持の禁止・輸入の禁止・所持の届出・基準の遵守といった規制が強化されている．なお，一類感染症の病原体と一種病原体は必ずしも一致するものではない．

　一類・二類感染症あるいは新感染症に罹患した患者は，ヒトへの感染を防止するために，感染防止設備が整備された医療機関に入院することとなる．これが感染症指定

医療機関である．平成28年10月現在，新感染症にも対応可能な特定感染症指定医療機関は4都府県4医療機関10床，第一類感染症に対応する第一種感染症指定医療機関は43都道府県49医療機関91床存在する．
<福家顕宏>

厚生労働省のホームページ 感染症法に基づく特定病原体等の管理規制について（www.mhlw.go.jp/stf/seisakunitsuite/bunya/kenkou_iryou/kekkaku-kansenshou17/03.html）．閲覧日：2016/12/16

A アウトブレイクを定義せよ．

アウトブレイクとは，限定的な集団や地域や季節に予測された範疇を超えた疾患の発生を指す．通常，疾患とは感染症を指し，その規模や期間の明確な定義はない．すなわち，アウトブレイクは1つの医療施設内でも複数の国にまたがるエリアでも生じえて，数日，数週間のみならず数年にわたってでも継続しうる．

院内感染におけるアウトブレイクとは，治療抵抗性の病原体による感染症が複数人発生し，そこに疫学的な結びつきがあれば判定されうる．しかし，バイオテロや新興感染症におけるアウトブレイクとは，初期段階ではコミュニティ内の不明疾患の集積であり，そこにかかわる誰かの「気づき」によって明るみになる．つまり，通常の疾患パターンとは異なる非典型的な症例の集積，たとえば，異常な年齢分布，本来健康な集団での流行，季節外れの流行，未知の症候群などが疫学的な手掛かりとなる．
<福家顕宏>

World Health Organizationのホームページ Disease outbreaks（www.who.int/topics/disease_outbreaks/en/）．閲覧日：2016/12/16

A 感染経路（空気・飛沫・接触）について述べよ．

一般に病原体の感染経路として，空気感染，飛沫感染，接触感染（直接接触感染，間接接触感染），一般担体感染，媒介生物による感染が挙げられる．医療対応の際には，感染様式（特に空気感染，飛沫感染，接触感染）に応じた感染制御が求められる（表3-3）．

ちなみに，バイオテロは一般的な感染症とは異なり，病原体を径 2～5 μm のエアロゾルとして散布する方法がとられることから，空気感染に準じた感染制御法が求められる．これらの感染制御法は日常診療の感染制御の延長線上にあるため，医療者個人の平時の取り組みがバイオテロ発生時の制御につながることを認識すべきである．
<福家顕宏>

表3-3 感染様式別の感染制御法

感染様式	感染媒体	疾患例	感染制御法
空気感染	5 μm 以下の粒子 空気の流れで拡散	天然痘，結核，麻疹，水痘	換気，陰圧個室 高性能マスク（N95マスクやHEPAフィルター付き呼吸防護具） 標準予防策，清掃 患者の移動の制限

飛沫感染	5μm以上の粒子 1m以下の距離を飛ぶ 飛沫は床に落ちる	髄膜炎菌，肺炎（ジフテリア菌，マイコプラズマ，百日咳菌），ウイルス感染（インフルエンザ，ムンプス，風疹）		手指衛生，手袋 プラスチックエプロン，マスク，ゴーグル 標準予防策，清掃 隔離，患者の移動の制限
接触感染	直接接触して伝播 皮膚同士の接触 間接的に感染源が何らかを介して伝播 汚染した医療物品	消化器，呼吸器，皮膚，創部感染症 MRSA[*1]，VRE[*2]，大腸菌，ウイルス性出血性感染症		手指衛生，手袋 プラスチックエプロン，マスク，ゴーグル 標準予防策，清掃 隔離，患者の移動の制限

(Garner JS. Guideline for isolation precautions in hospitals. The Hospital Infection Control Practices Advisory Committee. Infect Control Hosp Epidemiol 1996 ; 17 : 53-80 より)

[*1] — MRSA　メチシリン耐性黄色ブドウ球菌（methicillin–resistant *Staphylococcus aureus*）
[*2] — VRE　バンコマイシン耐性腸球菌（vancomycin–resistant *Enterococcus*）

作田英成, 箱崎幸也. 生物剤の侵入経路と防護策. In：奥村 徹, 小井土雄一, 作田英成ほか. 核・放射線, 生物剤, 化学剤, 爆弾 NBCテロ・災害対処ポケットブック. 東京：診断と治療社, 2013；67-71.

Ⓑ パンデミックにおける重症病床の確保の方法について述べよ。

新型インフルエンザあるいは新感染症のパンデミック発生時には，地域の公衆衛生部門たる保健所と各医療機関とが連携をとりながら，対応を進めることが重要である。基本的な流れとして，<u>保健所はすみやかに管轄内の各医療機関にアウトブレイクを宣言し，情報提供を行うとともに重症者の入院協力を要請する</u>。医療機関は自施設の院内感染対策を徹底するとともに，患者受入準備を進める。

パンデミック発生早期には，病原性が低いことが判明しない限り，感染症法に基づいて感染症指定医療機関の病床を確保しつつ罹患者を入院させる。感染症指定医療機関の絶対数は少ないため，これらの病床が不足した場合は第二種感染症指定医療機関や陰圧設備などを施した結核指定医療機関などを協力医療機関として運用することも視野に入れなければならない。

罹患者数が増加する蔓延期には，重症者のための入院病床を感染症指定医療機関を中心に確保する。医療施設は並行して協力医療機関の入院病床も確保する。医療ニーズを増やさないために，医療機関は発熱外来を開設してトリアージを行い，医学的に入院の必要な重症例のみを入院させることも方策の1つとなる。　　　　＜福家顕宏＞

厚生労働省のホームページ 新型インフルエンザ治療ガイドライン・手引きなど（www.mhlw.go.jp/stf/seisakunitsuite/bunya/kenkou_iryou/kenkou/kekkaku-kansenshou/infulenza/kenkyu.html）. 閲覧日：2016/12/16

Ⓑ CDCのバイオテロリズム病原体カテゴリーについて述べよ。

1990年代にCDCは，死亡率に基づいた公衆衛生への影響，生物剤としての安定性，兵器化の実績，ヒト-ヒト伝播による拡散の可能性，致死率，社会的分断を引き起こすインパクトなどを考慮し，生物兵器に用いられる可能性のある生物剤について，A分類，B分類，C分類に分類した（表3-4）。　　　　＜福家顕宏＞

表 3-4　バイオテロリズムの病原体に関する CDC のカテゴリー

A 分類	B 分類	C 分類
第 1 優先の生物剤・疾病 容易にヒト－ヒト伝播 高い致死率 社会的分断を引き起こすリスク	第 2 優先の生物剤・疾病 比較的容易にヒト－ヒト伝播 致死率は高くない	現時点でバイオテロの可能性は低いが，将来脅威となりうる 入手が容易で高い感染率と致死率 広範囲に散布可能
1. 天然痘 2. 炭疽 3. ペスト 4. 野兎病 5. ボツリヌス症 6. ウイルス性出血熱	1. Q熱 2. ブルセラ症 3. 鼻疽・類鼻疽 4. ベネズエラ馬脳炎など 5. リシン，ブドウ球菌エンテロトキシン B など 6. 発疹チフス 7. オウム病 8. 腸管出血性大腸菌症 9. 腸チフス 10. コレラ 11. クリプトスポリジウム症	1. ニパウイルス脳炎 2. 腎症候性出血熱・ハンタウイルス肺症候群 3. ダニ媒介性脳炎 4. 黄熱病 5. 多剤耐性結核

(Rotz LD, Khan AS, Lillibridge SR, et al. Public health assessment of potential biological terrorism agents. Emerg Infect Dis 2002 ; 8 : 225-30 の Table 1 などをもとに作成)

Rotz LD, Khan AS, Lillibridge SR, et al. Public health assessment of potential biological terrorism agents. Emerg Infect Dis 2002 ; 8 : 225–30.　PMID：11897082

Ⓑ 天然痘と水痘を見分けるにはどうしたらよいか？

天然痘(smallpox)は空気感染を起こすウイルス性感染症であり，1980 年に WHO★が撲滅宣言したが，研究施設にはサンプルが保管されているとされることから，アウトブレイクの可能性はゼロではない。水痘(chickenpox)と類似する部分があり，鑑別の知識が求められる(表 3–5)。

表 3-5　天然痘と水痘の鑑別

	天然痘(smallpox)	水痘(chickenpox)
潜伏期間	7〜16 日間	10〜21 日間
発熱	皮疹に先立ち 2〜4 日	皮疹と同時
皮疹	紅斑→丘疹→水疱→膿疱→痂皮と各皮疹が規則正しく移行 顔面・四肢に多く分布 2〜3 週間で緩徐に進行	紅斑・丘疹・水疱・膿疱・痂皮が同時期に混在 体幹部に多く分布 1 週間で急速に進行

〈福家顕宏〉

Chapter 9 Biological Disasters. In : Sweinton RE, Subbarao I. Basic Disaster Life Support version 3.0. Chicago : American Medical Association, 2012 ; 9–23–6.

★— WHO　世界保健機関(World Health Organization)

B サーベイランスをどのように行うべきか？

CDCは多くの感染症監視システムを運用しており，州や地域の衛生局の協力のもとで行っている，「全国届出疾病監視システム」もその1つである．しかし，医師による届け出には強制力がなく脱落症例も多く，本来の機能を果たし切れていない面もある．このような多くのシステムをもってしても，バイオテロへの迅速な対応は困難とされる．

　解決のためには，医療の各段階にかかわる専門職がバイオテロの覚知に努める必要がある．救急医療サービスは特定地域の同一の疾病・病態を，救急外来部門スタッフは非定型的な疾病パターンを，検視官は特定地域の死亡率の上昇を把握し，それらの情報を地域の衛生局に可及的すみやかに伝えることがバイオテロの早期覚知につながる．

　生物剤のフィールド検知法については，米国が行っているBioWatchプログラムがその方法の1つとして挙げられる．大気中のエアロゾルをフィルター捕集して特定のラボで微生物検査を行う方法であるが，実効性についてはまだ考察されていないのが現状である．　　　　　　　　　　　　　　　　　　　　　　　　　　　　　　　　　＜福家顕宏＞

Centers for Disease Control and Preventionのホームページ Healthy Water Nationally Notifiable Diseases(www.cdc.gov/healthywater/statistics/surveillance/notifiable.html)．閲覧日：2016/10/30
Homeland Securityのホームページ The BioWatch Program(www.dhs.gov/biowatch-program)．閲覧日：2017/07/11

C 天然痘ワクチンの接種について述べよ．

天然痘ワクチンは英国のエドワード・ジェンナー〔Edward Jenner(1749〜1823年)〕が1796年に開発した世界初のワクチンである種痘に端を発し，現在はVero細胞で産生された生ウイルス細胞培養ワクチン，ACAM-2000®が米国政府により備蓄管理されている．このワクチンの接種は独特な二股針を用いて経皮的に複数穿刺して行われており(図3-4)，他の方法は効果がないことが証明されている．米国では，3億回分のワクチンが戦略的に備蓄されており，バイオテロなどによるアウトブレイクの際に供給される体制が構築されている．

　現在では弱毒化ウイルスワクチンが開発されており，生ワクチンと比して副作用が少なく，予防接種は通常の方法で行われる．欧米では，Modified Vaccina Ankaraが承認の方向に動いている．日本でもLC16m8が1970年代に開発され，すでに承認されている．2002年には日本政府により，250万回分の戦略的備蓄がなされた．

　天然痘の患者発生が疑われた際は，国家的緊急事態として二次感染拡大防止のために収容病院の全スタッフにワクチン接種を行う．さらに，関係する救急医療従事者，警察官，消防隊，保健所スタッフにも接種することになる．　　　　　　　　＜福家顕宏＞

橋爪 壮．私の歩んだ研究の道とそこからの教訓⑭ — 弱毒痘苗株 — 弱毒痘苗株LC16m8の開発とこのワクチンの現況．小児感染免疫 2011 ; 23 : 181–6．

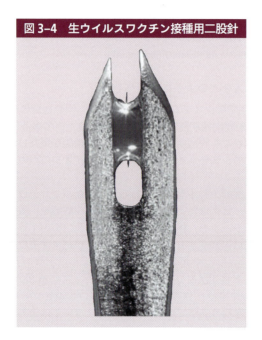

図3-4 生ウイルスワクチン接種用二股針

C フィロウイルス感染症の治療について述べよ。

フィロウイルスとは，マールブルグウイルスとエボラウイルスを指す。フィロウイルス感染症，特に EVD★ は中央アフリカで幾度とアウトブレイクしており，根本治療もなく，その致死率は 53〜88％ と高いものであった。2013〜2015 年に西アフリカで発生したかつてない規模の EVD のアウトブレイクでは，欧米地域で適切な支持療法を行うことで致死率を低下させたという報告がある。

その主たる治療は，人工呼吸，輸液，電解質補正，完全静脈栄養，持続的腎代替療法であり，集学的治療により致死率を 18.5％ にとどめることに成功した。これはアフリカ諸国からの報告による致死率に比べると低い。致死率を下げた要因は，発症から入院治療までの時間の短縮であり，早期の治療介入の重要性が示唆されている。

また，このアウトブレイクにおいては，回復期患者の血漿，白血球製剤，モノクローナル抗体カクテル療法（ZMapp，ZMab，MIL77）などの実験的治療も試されている。抗ウイルス活性があるとされる薬（TKM-Ebola，favipiravir，brincidofovir，amiodarone）の投与も試されたが，有害事象が多く有効性は明らかにはなっていない。

＜福家顕宏＞

Uyeki TM, Mehta AK, Davey RT, et al. Clinical Management of Ebola Virus Disease in the United States and Europe. N Engl J Med 2016；374：636-46. PMID：26886522

★— EVD　エボラウイルス病（Ebola virus disease）

放射線

A 放射線防護に関する原則を述べよ。

放射線は災害時だけではなく，平時から環境と体内にも存在し，医療を行う際にも利用されている。曝露のリスクから完全に逃れることは不可能ではあるが，放射線防護の三原則（時間，距離，遮蔽）を遵守することで過度な被ばくを抑制することが可能になる。

　被ばく線量を低減するためには，時間・距離・遮蔽物による対策を行う。「時間」は放射線源に曝露される時間を短縮すること，「距離」は空間線量率が距離の二乗に反比例することに基づいて放射線源から距離をとること，「遮蔽」は放射線源との間に，鉛・コンクリート・水などの遮蔽物を設置することである。

　こうした防護策については，ICRP★の勧告に基づいて運用ルールが定められている。しかし，職業被ばくの防護・管理基準は時代と状況ともに変遷するため，常に最新の基準を念頭においた活動が必要となる。　　　　　　　　　　　　　　　＜児玉貴光＞

U.S. Nuclear Regulatory Commissionのホームページ Minimize Your Exposure, 2014（www.nrc.gov/about-nrc/radiation/protects-you/protection-principles.html）．閲覧日：2017/08/01

★──ICRP　国際放射線防護委員会（International Commission on Radiological Protection）

A 被ばくや汚染の程度を示す単位について簡潔に説明せよ。

被ばくとは「放射線を受けること」であり，体から離れた所の放射性物質や放射線発生装置から被ばくする場合や，体の表面に付着した放射性物質から被ばくする場合（外部被ばく），創傷や体内に取り込まれた放射性物質から被ばくする場合（内部被ばく），がある。また汚染とは，放射性物質が体表面や体内，あるいは着衣に存在していることを意味する。

　被ばくや汚染を評価する際には，放射線を出す能力（放射能）がどの程度か，放射線が人や物に当たることでどれだけエネルギーを与えたのか（吸収線量），臓器や組織が受ける影響（等価線量），全身への影響を評価する線量（実効線量）を考える必要がある。

　放射能の単位はベクレル（Bq★1）であり，直接計測できる値である。これは1秒間に平均1個の原子核が壊変する際の放射能の強さを表す。1978年まではキュリー（Ci★2）という1gのラジウム原子がもつ放射能を基準とした単位が用いられていたが，国際単位系（SI★3）に基づきBqを使用するようになった。1Ciは370億Bqである。

　吸収線量の単位はグレイ（Gy★4）である。直接計測できる値であり，放射線がヒトや物に与えたエネルギーを表す。ヒトでは，脱毛，不妊，白血球の減少，さらにはARS★5といった急性障害や晩発障害である白内障など確定的影響を評価する際に用いられる。以前はラド（rad）が使用された。1 radは0.01 Gyである。

　等価線量や実効線量の単位はシーベルト（Sv★6）である。等価線量は吸収線量（Gy）から放射線の種類を考慮するための係数（放射線加重係数：α線 20，β線・γ線 1，中性子線 2.5〜21）を乗じた値で各組織・臓器が受ける放射線量となる（表3–6）。実効線量は等価線量にそれぞれの臓器の感受性を考慮する係数〔組織加重係数：各組織

加重係数の合計は1(表3-7)〕を乗じて加算することによって求められ，全身が受ける放射線量を表す．直接計測できる値ではない．以前はレム(rem)が使用された．1 remは0.01 Svである．

　サーベイメータや個人線量計で計測される単位もSvであり，線量等量と呼ばれる．また，内部被ばくの評価に使われる生涯の被ばく積算量を預託線量というが，この単位もSvである． 　　　　　　　　　　　　　　　　　　　　　　　　＜大西光雄＞

表3-6　放射線加重係数

放射線のタイプ	放射線加重係数
X線・γ線	1
β線	1
α線	20
中性子	E_n*の連続関数として与えられ，2.5～20程度の値をとる E_nに応じて以下の関数が使われる $$w_R = \begin{cases} 2.5+18.2\,e^{-[\ln(E_n)]^2/6}, & E_n<1\text{ MeV} \\ 5.0+17.0\,e^{-[\ln(2E_n)]^2/6}, & 1\text{ MeV}\leq E_n\leq 50\text{ MeV} \\ 2.5+3.25\,e^{-[\ln(0.04E_n)]^2/6}, & E_n>50\text{ MeV} \end{cases}$$

〔日本アイソトープ協会. ICRP Pub 103 国際放射線防護委員会の2007年勧告. 東京：丸善出版, 2009 ; 27-31 をもとに作成〕

★— E_n　中性子のエネルギー(neutron kinetic energy)

表3-7　組織加重係数

組織	組織加重係数
骨髄(赤色)	0.12
結腸	0.12
肺	0.12
胃	0.12
乳房	0.12
生殖腺	0.08
膀胱	0.04
食道	0.04

肝臓	0.04
甲状腺	0.04
骨表面	0.01
脳	0.01
唾液腺	0.01
皮膚	0.01
残りの組織	0.12
合計	1.00

〔日本アイソトープ協会. ICRP Pub 103 国際放射線防護委員会の2007年勧告. 東京：丸善出版, 2009；31 をもとに作成〕

環境省 放射線健康管理担当参事官室，国立研究開発法人 量子科学技術研究開発機構，放射線医学総合研究所. 放射線による健康影響等に関する統一的な基礎資料 上巻 放射線の基礎知識と健康影響 平成28年度版(www.env.go.jp/chemi/rhm/kisoshiryo/pdf_h28/2016tk1whole.pdf). 閲覧日：2017/07/11

★1 — Bq　ベクレル(becquerel)
★2 — Ci　キュリー(curie)
★3 — SI　国際単位系(Système international d'unités)
★4 — Gy　グレイ(gray)
★5 — ARS　急性放射線症候群(acute radiation syndrome)
★6 — Sv　シーベルト(sievert)

A α線，β線，γ線の違いについて述べよ。

　放射線には多くの種類があり，大きく，電磁波・電荷をもった粒子・電荷をもたない粒子の3つに分類される。電磁波にはX線やγ線，電荷をもった粒子にはα線やβ線，電荷をもたない粒子には中性子線などが含まれる。

　α線はα壊変した際に現れる2個の陽子と2個の中性子から構成されており，プラスの電荷を帯びている。β線はデータ壊変した際に原子核から現れる電子である。γ線は励起された原子核が安定したエネルギー準位に戻る際に現れる電磁波であり，電荷をもたない。

　放射線は，(1) 物質を透過(透過作用)，(2) 物質を構成している原子や分子を電離させる(電離作用)，(3) フィルムを感光させる(感光作用)，(4) ある種の物質に衝突すると蛍光する(蛍光作用)といった特性をもつ。それぞれの特徴を表3–8に示す。

<児玉貴光>

U.S. Nuclear Regulatory Commissionのホームページ Radiation Basics, 2014(www.nrc.gov/about-nrc/radiation/health-effects/radiation-basics.html). 閲覧日：2017/08/01

表 3-8 放射線の種類と特性

	α線	β線	γ線・X線
本質	Heの原子核	電子	電磁波
電荷	+2	−1	0
透過作用	小	中	大
電離作用	大	中	小
感光作用	大	中	小
蛍光作用	大	中	小

Ⓑ 日本における緊急被ばく医療*体制はどのように構築されているか？

防災基本計画の原子力災害対策編には，「緊急被ばく医療活動を充実強化するため，放射線障害に対応する医療機関の整備を進めるとともに，緊急被ばく医療派遣体制を整備・維持する」ことが謳われている。今日では，2012年に発足した原子力規制委員会によって原子力災害対策指針の改定が行われている。

被ばく医療の特徴として，(1) 低頻度の事象に対する医療であること，(2) 放射性物質や放射線に対する不安感が存在すること，(3) 正しい知識と技術があれば放射性物質による汚染や被ばくを推定することができること，といったものが挙げられる。そのため，地域の実情に応じて，通常の救急医療体制や災害医療体制に連携した形で被ばく医療を提供する機関を指定して教育や訓練を行っている。これらの機関が有機的に相互補完の連携をして効果的な被ばく医療を実現することが求められている。

〈児玉貴光〉

鈴木 元. 我が国の緊急被ばく医療体制について. 救急医療ジャーナル 2011；19：28-32.

＊—注　近年では，従来の「緊急被ばく医療」の枠組みでは対応できない事案発生に備えて，「原子力災害医療」というカテゴリーで対応するパラダイムシフトが起きている。

Ⓑ 原子力災害医療における管理区域や除染目的について説明せよ。

汚染の可能性のある傷病者に対応する場合は，PPEや個人線量計を適切に使用して自らへの影響を最小限にしたうえで，傷病者に生命を脅かす状況が存在すれば，その治療を最優先に行う。医療機関で対応する場合，汚染を拡大させないために，汚染傷病者の医療機関内移動経路（一般の患者の動きとは異なる経路が望ましい）も養生しておくべきである。また，処置室などに床面など養生した治療区域を設定し，一時的な放射線管理区域に設定する。

除染の目的は，(1) 放射線皮膚障害のリスクを軽減させること，(2) 内部汚染のリスクを軽減させること，(3) 救護者など対応する者や環境への汚染拡大を防止すること，である。基本的には拭き取りで行い，創部は洗浄，状況に応じてシャワーなどを

考慮する。シャワーは飛沫や流れる水で汚染を拡大することがあるため注意を要する。

除染・傷病者対応が終了した後，汚染を広げないように注意しながら使用器材をビニール袋などにまとめるとともに，洗浄液はためておく。原子力施設からの被ばく傷病者の場合には，これらの廃棄物は事業所に引き取りを依頼する。その後，除染や治療を行った場所，搬入時の導線の汚染検査を行う。風評被害を防ぐためにも，可能であれば，行政機関など公的機関から現状復帰の確認をしてもらい，一時的な放射線管理区域を撤収する。2000年に北海道の泊発電所放射性廃棄物処理建屋で起こった事故では，心肺停止症例であったため，測定や除染は体前面しか行われず，臀部の下着に放射性物質が付着したままの搬送となり，結果的に受け入れ病院に大きな風評被害をもたらした。　　　　　　　　　　　　　　　　　　　　　　　＜大西光雄＞

第5章　簡易除染. In：原子力規制庁 原子力災害対策・核物質防護課. 原子力災害時における避難退域時検査及び簡易除染マニュアル(平成27年3月31日作成)(https://www.nsr.go.jp/data/000105017.pdf)．閲覧日：2017/07/10
札幌医科大学の緊急被ばく医療の取り組み 緊急被ばく医療専門講座Ⅱ 講義5(平成23年12月17日・18日)の講義資料の6ページ．

Ⓑ 預託線量とは何か？

預託線量は，内部被ばくを評価する際に用いられる。摂取された放射性物質は壊変し，尿・便・呼気などから排出されるため，年月とともに減少していくが，その被ばく線量を成人では50年間，乳幼児および子どもでは70歳になるまで積算した値を預託線量という。排泄の速度は，(1)体内に取り込んだ経路(経口・経皮・吸入など)，(2)放射性物質の種類や化学形態，(3)年齢(成人・小児・乳幼児など)によって集積する臓器・代謝・臓器の感受性が異なり，この違いを考慮に入れたうえで算出した上記期間中の合計の内部被ばく線量を，預託実効線量(単位はSv)としている。預託実効線量は次式で示される。

　　預託実効線量(Sv)＝放射性物質摂取量(Bq)×預託実効線量係数(Sv/Bq)

たとえば，セシウム137は物理学的半減期が30年であるが，排泄などで多くが体外に排出されていくため，これらを考慮した実効半減期(物理学的半減期と生物学的半減期を考慮した値)は70日となる。よって，摂取後2〜3年でほとんどの預託線量を被ばくすることとなる。一方，ストロンチウムはカルシウムと同じ族であり骨に集積しやすく，ストロンチウム90の物理学的半減期は29年とセシウム137とあまり変わらないが，実効半減期は15年と長く，預託実効線量係数も大きな値をとる(成長の盛んな時期ほど値は大きいと考えてよい)。　　　　　　　　　　　＜大西光雄＞

4.4. 放射線被ばくの評価. In：日本アイソトープ協会. ICRP Pub 103 国際放射線防護委員会の2007年勧告. 東京：丸善出版, 2009；34-9.

Ⓑ 放射線の影響(非確率的影響と確率的影響)とは何か？

非確率的影響(確定的影響)とは，一定量の被ばくによって必ず発生する障害で，脱毛・不妊・白内障などがある。逆に，しきい線量を超えなければ障害は発生しない。重篤度は線量に比例する(図3-5 左)。

確率的影響とは，被ばくによって障害の発生確率が変化するもので，白血病などの

がんや遺伝的影響が挙げられる．線量とともに発生確率も上昇するが，重篤度は変化しない（図 3–5 右）．
　　　　　　　　　　　　　　　　　　　　　　　　　　　　　　　　　　　　＜児玉貴光＞

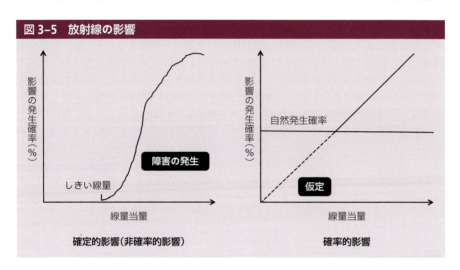

図 3–5　放射線の影響

（左）確定的影響（非確率的影響）
（右）確率的影響

Ⓑ 放射性物質による汚染に対するサーベイの方法について述べよ．

　放射性物質に汚染されているか否かを測定するにあたって重要なのは，最初に活動場所が安全であるかどうかを評価することである．このためには空間線量（率）を測定する必要がある．通常は γ 線が対象となるが，1999 年の東海村ウラン加工工場で発生した臨界事故（東海村 JCO 臨界事故）のような場合には，中性子線の測定を行う必要がある．空間線量率を測定するための装置としては，γ 線に対して NaI(Tl) シンチレーション式サーベイメータ（測定範囲：自然放射線〜30 μSv/時)，電離箱式サーベイメータ（1 μSv/時〜1 Sv/時）があり，中性子線に対して中性子用サーベイメータ（0.01 μSv/時〜10 mSv/時）がある．

　その後，スクリーニング対象者（避難帯域時検査対象者）や傷病者の体表面汚染を測定する．測定対象が β（γ）線の場合には，GM★計数管式サーベイメータ（測定範囲：10〜10 万 min^{-1}），あるいはプラスチックシンチレーター（30〜30 万 min^{-1}），α 線の場合には ZnS(Ag) シンチレーター（1〜10 万 min^{-1}）を用いる．

　GM 管式サーベイメータは最も広く用いられる．検出窓に放射性物質が付着すると正しく測定できなくなるため，検出器（プローブ）部分をラップなどでカバーして使用する．バックグラウンドを測定しなければならないが，空間線量率とする場合は，実際より大きく出ることが多いため注意が必要である．表面汚染密度が 1 cm^2 あたり 0.3 Bq 程度でも測定可能とされる．

　α 線は空気中で数 cm しか飛ばない（飛程が短い）ことから，できるだけ対象物に近づけて測定しなければならず，検出器部分はラップ等でカバーしてはならない．なぜならば，α 線はラップを通過しないからである．

　除染後にもサーベイを行うが，拭き取りなど何度か除染を行っても体表面汚染が検出される場合は，固着しているためであり，汚染部分を被覆して周囲への汚染の拡大を生じない状態を保ちながら，高度被ばく医療支援センターや原子力災害医療・総合

支援センターなど専門家の判断を仰ぐとよい。

なお，単位の min^{-1} は cpm(count per minute)と表記されていたが，最近のサーベイメータでは min^{-1} が使用されることが多い。　　　　　　　　　　　　　　＜大西光雄＞

★— GM　Geiger–Müller

Ⓑ 放射性物質による汚染のある患者の救命処置について述べよ。

一般的に，放射線性物質による汚染はただちに生命危機の原因になるわけではない。そのため，患者が心停止，高度な意識障害，ショック，持続する活動性出血を呈している場合は，除染よりも救急搬送や処置が優先される。

診療にあたっては，不必要な被ばくと汚染の拡大を防止するために，一時的に放射線管理区域を設ける必要がある。また，医療従事者の健康を保護するために，アラーム付き個人線量計の携帯と適切な PPE の着用は必須である。さらに，診療にばかり気を取られないようにすることと，汚染のサーベイを行うために放射線管理要員の監督・助言・支援を得るようにしなければいけない。

治療を開始する際には，バイタルサインの測定や安定化に必要な部位(血圧計のカフを装着する部位や静脈路確保をする部位など)から，クイックサーベイを行う。もし，開放創が存在する場合は，内部汚染の鑑別のためにサーベイを忘れないようにする。必要に応じて除染を行いつつ，血液，尿，便などの検体や，内部汚染の鑑別のために口角スワブや鼻腔スメアを採取する。除染や治療が終了した後に，改めてサーベイを行って汚染がないことを確認してから，診療スタッフは放射線管理区域から退出する。　　　　　　　　　　　　　　　　　　　　　　　　　　　　　　　＜児玉貴光＞

青木芳朗. 放射線事故時の救急医療措置の概要. 日救急医会誌 1999；10：121-31.
U.S. Department of Health & Human Services REMM(Radiation Emergency Medical Management)のホームページ Hospital Activities(https://www.remm.nlm.gov/hospitalprep.htm). 閲覧日：2017/08/01

Ⓑ 急性放射線障害について述べよ。

放射線事故や災害によって，短時間のうちに 0.7〜1 Gy を超える被ばくをした場合に，ARS を発症する。病期は，(1) 前駆期，(2) 潜伏期，(3) 発症期，(4) 回復期に分類される(表 3–9)。一般的に被ばく後の数分〜数日以内に発症するが，しばらく症状が治まる時期がくる。その後に改めて症状が出現し，生存できた場合には回復していくことになる。

障害を受ける部位によって，(a) 急性骨髄症候群，(b) 急性胃腸症候群，(c) 急性心血管/中枢神経症候群という分類がなされることもある。被ばくから症状発現までの時間と，臓器に基づいた症状を組み合わせることによって被ばく線量を推定することも可能である。　　　　　　　　　　　　　　　　　　　　　　　　　　　　　＜児玉貴光＞

Centers for Disease Control and Prevention のホームページ Acute radiation syndrome：A Fact Sheet for Clinicians, 2015(https://emergency.cdc.gov/radiation/arsphysicianfactsheet.asp). 閲覧日：2017/08/01

表 3-9　ARSの病期

	前駆期	潜伏期	発症期	回復期
造血器系	なし	骨髄幹細胞死	汎血球減少，感染，出血	骨髄の回復または1〜3か月以内の死亡
消化器系	嘔気，嘔吐，腹痛	消化器系，幹細胞死	下痢，食欲不振	予後不良：1〜3週以内の死亡
心血管系	四肢の灼熱感	血管閉塞	動脈壊死	予後不良：1週間以内の死亡
中枢神経系	神経過敏，錯乱	一過性の回復	けいれん，昏睡	予後不良：3日以内の死亡

(Amundson D, Bracco D. Critical Care management of radiological exposures. In : Geiling J. Fundamental Disaster Management 3rd ed. Illinois : Society of Critical Care Medicine, 2009 ; 6-7 の Table 6-4 より)

B 中性子被ばくとはどのようなものか？

中性子は核分裂により発生するが，臨界状態では核分裂が連鎖的に継続し，非常に大きなエネルギーをもつ中性子が飛び出してくる。中性子は電荷をもたず鉛等も通過してしまうため，遮蔽するためには水素を多く含む水やコンクリートが必要となる。また，質量の大きな原子核と衝突してもエネルギーを失いにくいが，質量がほぼ等しい水素の原子核と衝突するとエネルギーを失っていき，最終的には，原子核に吸収されやすい状態(熱中性子)となる。中性子を吸収した原子核は放射能をもつようになることが多く，ナトリウムは通常，^{23}Naであるが，中性子を吸収すると^{24}Naとなりβ線を出すようになる(半減期15時間で安定した^{24}Mgになる)。

　1999年9月30日に茨城県東海村にある株式会社ジェー・シー・オー(JCO)の核燃料加工施設で臨界事故があり，3人の作業員が大量の中性子線・γ線を被ばくし，ARSを発症して，最終的に2人(83日後と211日後)が死亡した。被ばくした3人は体内のNaが中性子により放射化されたため，放射能を有するようになった。しかし，患者の体表にて計測された放射線量は医療従事者への被ばくが問題になるような値ではなかった。3人の被ばく線量は16〜25 GyEq，6〜10 GyEq，1〜4.5 GyEqであった(GyEqとは中性子線とγ線をともに被ばくした場合など放射線の種類による差を補正し，X線であればどの程度と考えられるのかを示すための値であり，急性障害など確定的影響を評価するのに用いる)。　　　　　　　　　　　　　　　＜大西光雄＞

Report on the Preliminary Fact Finding Mission Following the Accident at the Nuclear Fuel Processing Facility in Tokaimura, Japan. Vienna : International Atomic Energy Agency (IAEA), 1999 ; 29-31.

B 救護者の被ばく管理をどのように行うべきか？

救護者が活動中に被ばくする場合，γ線の被ばくを最憂慮する。なぜなら，α線は紙1枚で遮蔽でき，β線のほとんどは服で遮断できるからである。γ線は遮蔽することができないため，個人線量計を用いて測定しなければいけない。

個人線量計としては，以前は写真フィルムの黒化度から線量を測定するフィルムバッジがよく使われていた。現在では，OSL[★1] 線量計や蛍光ガラス線量計が使われている。γ線測定範囲はともに 10 μSv～10 Sv であり，β線の測定も可能である。しかし，被ばく線量を知るためには読取装置が必要なため，その場で線量を知ることも難しい。一方，電子式線量計はその場で線量の読み取りが可能であり，アラーム設定ができる機種もあり，使いやすい。γ線の線量測定範囲は 1 μSv～10 mSv で，β線のみならず熱中性子，速中性子も測定可能な機種がある。

また，救助者は内部被ばくが生じないように注意しなければならない。内部被ばくは気体状・粒子状の放射性物質が空気中に漂っている（放射性プルーム）状況でそれらを吸入すると生じる。呼吸防護具を適切に使用することにより防ぐことが可能であるが，内部被ばくが生じた場合，その物質が γ 線を出す場合には，WBC[★2] や甲状腺モニターで体外から測定するか，尿や便中に含まれる放射性物質を計測するバイオアッセイ法が必要となる。バイオアッセイ法ではすべての放射性物質に対して測定可能であるが，数日間の排泄物が必要であること，測定に時間がかかること，誤差が大きいといった問題がある。　　　　　　　　　　　　　　　　　　　　　　　　　　＜大西光雄＞

Radiatio Emergency Medical Management（REMM），US Department of Health & Human Services のホームページ Radiation Detection Devices（https://www.remm.nlm.gov/civilian.htm#personal）．閲覧日：2017/08/21

[★1] — OSL　光刺激ルミネッセンス（optically stimulated luminescence）
[★2] — WBC　ホールボディーカウンター（whole body counter）

Ⓑ 被ばく患者の観血的手術を実施する場合に適切な時期はいつか？

被ばく患者が熱傷を含む外傷を併発している場合，放射線障害の存在について考慮しなければいけない。観血的処置を行う場合，創傷治癒の問題から原則として被ばくから 36 時間以内（遅くとも 48 時間を超えない）に実施しなければ，死亡率が有意に上昇することが知られている。この時期を逃した場合，全身状態を維持して骨髄機能が回復してくる 6 週間以降（たいていは 80～120 日後）まで待つ必要がある。

つまり，放射線災害によって外傷を伴った多数の被ばく患者が発生した場合，きわめて限られた時間のうちに観血的手術を実施しなければいけないため，時間経過とともにトリアージカテゴリーも変化することを忘れてはいけない。　　　＜児玉貴光＞

Waselenko JK, MacVitte TJ, Blakely WF, et al. Medical management of the acute radiation syndrome : recommendations of the National Stockpile Radiation Working Group. Ann Intern Med 2004 ; 140 : 1037-51.　PMID : 15197022

Ⓑ dirty bomb とは何か？

放射性物質による汚染を引き起こす爆弾を指し，FEMA（米国連邦緊急事態管理庁）の定義する RDD（放射能兵器）の俗称になる。核反応による爆発を生じる核爆弾とは異なり，爆薬で核物質を拡散させる。そのため，第三者が放射性物質を入手すれば，比較的容易に製造が可能とされる。また，小型なスーツケース爆弾に組み込んだり，自爆テロのように体幹に巻きつけたりすることが可能である。2002 年，米国でイスラム原理主義のテロリストによる dirty bomb 製造未遂事件があった。詳細のわからない爆発事故が生じた場合，緊急医療チームは放射性物質を検知するための空間線量計を持参するのがよい。　　　　　　　　　　　　　　　　　　　　　　＜福家顕宏＞

Jonathan Medalia. "Dirty Bombs": Technical Background, Attack Prevention and Response, Issues for Congress, 2011 (https://fas.org/sgp/crs/nuke/R41890.pdf). 閲覧日：2016/10/28

C 内部被ばく患者のキレート療法について述べよ。

被ばく患者に内部被ばくが生じている場合，核種によってはキレート療法を考慮することとなる。内部被ばくが問題となるのはα線放出核種（プルトニウム），実効半減期が長い核種（プルトニウム・放射性ストロンチウム），臓器に沈着する核種（放射性ヨウ素：甲状腺，放射性ストロンチウム：骨）が代表的である。また，消化管からの吸収ではアルカリ金属であるセシウムはほとんど吸収されてしまうが，Ⅲ群金属であるコバルトは30〜90％とされ，ランタノイドやアクチノイドの吸収率は0.1％にも満たないとされる。

経口摂取された放射性物質を除去するには，(1) 胃洗浄・催吐・下剤，(2) プルシアンブルー（ラディオガルダーゼ®），(3) アルミニウムを含む制酸薬，(4) 硫酸バリウムを考慮し，消化管からの吸収を防ぐことに努める。(2)はセシウムの腸管からの吸収を抑制し，ブラジルのゴイアニアでの放射線事故にて初めて使用された。(3)や(4)はストロンチウムの腸管吸収を抑制する。

重金属により内部被ばくを生じている場合には，キレート剤を用いて重金属と錯体を形成させ，尿から排出させることが有効である。キレート剤にはプルトニウムやアメリシウム，キュリウムに対して，Ca–DTPA[★1]（ジトリペンタートカル®）やZn–DTPA（アエントリペンタート®）がある。その他，核種に応じてCa–EDTA[★2]（ブライアン®），ジメルカプロール（バル®），ペニシラミン（メタルカプターゼ®），DFOA[★3]（デスフェラール®）などが考慮される。副作用が強いキレート剤もあるためリスクとベネフィットを考慮しなければならない。　　　　　　　　　　　　　　　　　＜大西光雄＞

緊急被ばく医療研究センター / 放射線医学総合研究所（REMAT）のホームページ 主な体内除染剤の紹介 (www.nirs.qst.go.jp/hibaku/institution/institution03.htm). 閲覧日：2017/03/25
Kalinich JF. Chapter 4 Treatment of Internal Radionuclide Contamination. In：Medical Consequence of Radioogical and Nuclear Weapons. Office of The Surgeon General, Borden Institute Fort Detrick, 2012；73–81 (www.cs.amedd.army.mil/borden/filedownloadpublic.aspx?docid=be0c7def-1ff6-4477-9ba6-d1f08f569948). 閲覧日：2017/08/21

★1 ─ DTPA　ジエチレントリアミン五酢酸（diethylentriamene pentaacetate）
★2 ─ EDTA　エチレンジアミン四酢酸（エデト酸）（ethylenediaminetetraacetic acid）
★3 ─ DFOA　デフェロキサミン（deferoxamine）

C PAZ[★1]，UPZ[★2]，EAL[★3]，OIL[★4] とは何か？

これらは原子力規制委員会の原子力災害対策指針に記載されている文言である。原子力施設の種類に応じて施設からの距離を目安に，原子力災害対策重点区域が設定されている。実用発電用原子炉，いわゆる原子力発電所の場合は，PAZは原子力施設から概ね半径5kmとされており，放射線被ばくによる確定的影響を回避するために設けられている。PAZの外側には，UPZが設けられ，原子力施設から概ね半径30kmとなっている。

原子力施設の状況に応じて，緊急事態を，警戒事態，施設敷地緊急事態，全面緊急事態の3つに区分し，各区分において原子力事業者，国および地方公共団体のそれぞれが果たす役割が明らかにされている。3つの緊急事態のどの区分に該当するかを

原子力事業者が判断するための基準として，EALが設定されている。EALは，沸騰水型軽水炉，加圧水型軽水炉，ナトリウム冷却型高速炉，福島第一原子力発電所1号機〜4号機，使用済燃料貯蔵槽内にのみ照射済燃料集合体が存在する原子炉施設など，さまざまな原子力施設に対して詳細に記載されている。

　全面緊急事態に陥った場合，PAZの住民は域外へ避難することになるが，UPZおよびUPZ外の地域では，被ばくを回避するための防護措置を行わなければならない。それぞれの地域において，空間放射線量率や環境試料中の放射性物質の濃度など，測定可能な値で示されるOILに従って防護措置を行うことになる。OIL 1は空間放射線量率から決定される避難や屋内退避の基準，OIL 2は空間放射線量率から定める地域生産物の摂取制限や住民の一次移転の基準，OIL 4は避難退域時検査を実施して基準を超える汚染が判明すれば簡易除染を行うための基準，OIL 6は飲食物中の放射線核種濃度の測定から飲食物摂取制限を決定するための基準である。OIL 3やOIL 5は飲食物に関するスクリーニングを実施する基準などを定めている。　　　　＜大西光雄＞

原子力規制委員会. 原子力災害対策指針 平成29年7月5日全部改正

★1 — PAZ　予防的防護措置を準備する区域(Precautionary Action Zone)
★2 — UPZ　緊急時防護措置を準備する区域(Urgent Protection Action Planning Zone)
★3 — EAL　緊急時活動レベル(Emergency Action Level)
★4 — OIL　運用上の介入レベル(Operational Intervention Level)

マスギャザリング

A マスギャザリングで災害が発生しやすいのはなぜか？

日本においては，スポーツやコンサートなどの大規模イベントなど「同一目的で限定された場所に集合した1,000人以上の集団」をマスギャザリング(mass gathering)と定義している。マスギャザリングは，平時のEMS★のレベルではカバーできない。

　イベント主催者はマスギャザリングを集団災害のリスクと捉え，医療チーム，警備部門，地域の消防・警察，行政とともに，医療支援体制を含む十分な事前計画を策定しなければ，さらにリスクは増大する。特に問題となるのは，医療チームや救急隊のアクセスの悪さ，通信体制の不備である。重症傷病者に対する適切な医療の提供が遅れるほど死亡のリスクは増大する。

　医療支援体制の計画策定に必要な項目を示す(表3-10)。

　また近年は，マスギャザリングに対するテロ対策も懸案事項に盛り込む必要がある。周辺医療機関は標的にされるリスクを考慮し，受け入れ体制とともにロックダウン(封鎖・アクセス制限)の対策を講じる必要がある。

表3-10　マスギャザリングイベントに対する救急医療体制の計画策定に必要な項目

医師によるメディカルコントロール体制	事前調査
イベント医療班との連携	診療レベル
人員確保	医療資機材
診療設備	搬送手段

(次ページへ続く)

公衆衛生 緊急手術対応 指揮・統制 資質向上努力の継続	アクセス 通信体制 記録

<福家顕宏>

Schlicht J, Mitchenson M, Henry M. Medical aspects of large outdoor festivals. Lancet 1972 ; 1 : 948-52.　PMID : 4112108

Arbon P. The development of conceptual models for mass-gathering health. Prehosp Disaster Med 2004 ; 19 : 208-12.　PMID : 15571196

Jaslow D, Yancy A, Milsten A. Mass gathering medical care. Prehosp Emerg Care 2000 ; 4 : 359-60. PMID : 11045418

★— EMS　救急医療体制(emergency medical system)

4 蘇生

佐藤信宏，本間洋輔，瀬田宏哉

各種手技（CPR，ペーシング，中心静脈など） 佐藤信宏

A 中心静脈カテーテル挿入時に，超音波を使用することにエビデンスはあるか？

中心静脈カテーテルは，穿刺に伴い，気胸，動脈穿刺などの合併症がある。従来，ランドマーク法が用いられてきたが，動静脈の位置関係など解剖学的異常が存在するため，ランドマーク法でうまくいかないことがある。

超音波ガイド下穿刺法は，超音波を補助手段として用いる方法で，超音波を使用したほうが，従来のランドマーク法に比べて，失敗率が低く，合併症率も下げ，また処置も早かったとの報告が多くある。ただし，超音波使用下の中心静脈穿刺を行うためには，超音波機器が必要であることと，超音波ガイド下での中心静脈穿刺のスキルに習熟する必要がある。

Hind D, Calvert N, McWilliams R, et al. Ultrasonic locating devices for central venous cannulation : meta-analysis. BMJ 2003 ; 327 : 61.　PMID：12919984
Khoo SW, Han DC. The use of ultrasound in vascular procedures. Surg Clin North Am 2011 ; 91 : 173–84.　PMID：21184907
Smith RN, Nolan JP. Central venous catheters. BMJ 2013 ; 347 : f6570.　PMID：24217269

A 中心静脈カテーテルを挿入する部位で，挿入後の感染が最も少ないのはどこか？

2011年のCDC★ガイドラインでは，鎖骨下静脈が最も感染率が低いといわれていた。大腿静脈は感染率が高く，また静脈血栓の原因にもなるため，避けるように推奨されている。しかし，2012年のシステマティックレビューでは，内頸静脈，鎖骨下静脈，大腿静脈の中心静脈カテーテルの感染率に差はないと報告されている。

O'Grady NP, Alexander M, Burns LA, et al. Guidelines for the prevention of intravascular catheter-related infections. Am J Infect Control 2011 ; 39 : S1–34.　PMID：21511081
Marik PE, Flemmer M, Harrison W. The risk of catheter-related bloodstream infection with femoral venous catheters as compared to subclavian and internal jugular venous catheters : a systematic review of the literature and meta-analysis. Crit Care Med 2012 ; 40 : 2479–85.　PMID：22809915

★── CDC　米国疾病対策センター（Centers for Disease Control and Prevention）

A 中心静脈挿入において，CDCで推奨されている準備は何か？

マキシマムプリコーション，つまり，滅菌ガウン・滅菌手袋・体を覆えるような滅菌ドレイプ・マスク・キャップなどの使用をするように推奨されている。また，0.5％

以上のクロルヘキシジンで消毒するように勧められている。

O'Grady NP, Alexander M, Burns LA, et al. Guidelines for the prevention of intravascular catheter-related infections. Am J Infect Control 2011 ; 39 : S1-34. PMID : 21511081

A 中心静脈カテーテルはどんなときに挿入するか？ カテコラミン使用時は必ず必要か？

中心静脈カテーテルの適応としては，末梢静脈ライン確保が困難，血管刺激性のある薬剤の投与，循環動態のモニタリング目的などがある。

　カテコラミン使用時に必ず必要かについては，明確な答えはないものの，早期に昇圧薬を開始するメリットがあれば，中心静脈へつなぐまでに一時的に末梢から使用することは許容される報告が多い。

　システマティックレビューでは，末梢から投与し血管外漏出で皮膚損傷などを起こしたのはケースレポートのみの報告で，漏出までの時間は 22 時間（中間値）であった。短時間かつ，より中枢側の末梢静脈ラインでは，カテコラミンによる局部の組織障害は起こしにくいのではないかと報告されている。また，734 人の ICU 患者の観察研究で，末梢ルートからノルアドレナリン，ドパミン，フェニレフリンの使用期間とルートからの漏れを調べたものでは，使用期間は 49±22 時間，ルートからの漏れは全体の約 2％，局部の組織障害はなかった。

Smith RN, Nolan JP. Central venous catheters. BMJ 2013 ; 347 : f6570. PMID : 24217269
Brewer JM, Puskarich MA, Jones AE. Can Vasopressors Safely Be Administered Through Peripheral Intravenous Catheters Compared With Central Venous Catheters? Ann Emerg Med 2015 ; 66 : 629-31. PMID : 26210381
Loubani OM, Green RS. A systematic review of extravasation and local tissue injury from administration of vasopressors through peripheral intravenous catheters and central venous catheters. J Crit Care 2015 ; 30 : 653 e9-17. PMID : 25669592
Cardenas-Garcia J, Schaub KF, Belchikov YG, et al. Safety of peripheral intravenous administration of vasoactive medication. J Hosp Med 2015 ; 10 : 581-5. PMID : 26014852

B 経皮ペーシングにて，注意すべき点は何か？ どんなときに使用するか？

意識状態の悪化，失神，持続する胸痛，呼吸困難などの症状，血圧低下やショックの所見などの徴候がある徐脈（心拍数 60/分未満）で，アトロピン不応性の患者が適応になる。

　経皮ペーシングは，痛みがあるため，鎮痛や鎮静が必要となる。

一般社団法人 日本蘇生協議会（監修）．JRC 蘇生ガイドライン 2015. 東京：医学書院，2016 ; 92-3.
Soar J, Nolan JP, Bottiger BW, et al. European Resuscitation Council Guidelines for Resuscitation 2015 : Section 3. Adult advanced life support. Resuscitation 2015 ; 95 : 100-47. PMID : 26477701

成人の BLS

佐藤信宏

A 救命の連鎖とは何か？

生命の危機的状況に陥った傷病者や，これらが切迫している傷病者を救命し，社会復

帰に導くためには,「救命の連鎖」が必要となる。
　日本蘇生協議会の提唱する救命の連鎖は,
- 心停止の予防
- 心停止の早期認識と通報
- BLS[★1](心肺蘇生と AED[★2])
- ALS[★3]と心拍再開後の集中治療

の4つの要素によって構成されている。
　救命の連鎖は,米国やヨーロッパなど,それぞれ少しずつ違いがある。しかし,意味することはほぼ同じで,心肺停止患者の社会復帰のためには,予防から心拍再開後の集中治療まで,一連の活動どれもが重要であることを示している。
　ちなみに,ヨーロッパ蘇生協議会の提唱する救命の連鎖は,
- 心停止の予防,早期認識と通報
- 早期 CPR[★4]
- 早期除細動
- 早期二次救命処置と心拍再開後の集中治療

となっている。
　一方,AHA[★5]では,病院外心停止患者と病院内心停止患者では,明らかに状況が異なるため,それぞれ救命の連鎖を推奨している。

病院内心停止
- 監視および予防
- 認識および救急対応システムへの出動要請
- 即時で質の高い CPR
- 迅速な除細動
- ALS および心拍再開後の治療

病院外心停止
- 認識および救急対応システムへの出動要請
- 即時で質の高い CPR
- 迅速な除細動
- 救急医療サービス(BLS および ALS)
- ALS および心拍再開後の治療

一般社団法人 日本蘇生協議会(監修). JRC 蘇生ガイドライン 2015. 東京:医学書院, 2016;14.
American Heart Association. AHA 心肺蘇生と救急心血管治療のためのガイドラインアップデート 2015(AHA ガイドライン 2015). 東京:シナジー, 2016;87-8.
Perkins GD, Handley AJ, Koster RW, et al. European Resuscitation Council Guidelines for Resuscitation 2015:Section 2. Adult basic life support and automated external defibrillation. Resuscitation 2015;95:81-99. PMID:26477420

★1 — BLS　一次救命処置(basic life support)
★2 — AED　自動体外式除細動器(automated external defibrillator)
★3 — ALS　二次救命処置(advanced life support)
★4 — CPR　心肺蘇生法(cardiopulmonary resuscitation)
★5 — AHA　米国心臓協会(American Heart Association)

A 2015年のILCOR[★1]の改訂で，胸骨圧迫の深さと回数はどのように変更となったか？

2010年の時点では，すべての成人心停止傷病者に対して，胸骨を少なくとも5cm，テンポとしては少なくとも100回/分を推奨とし，深さ，テンポともに上限は設けていなかった。

今回2015年の改定では，6cmを超える過剰な胸骨圧迫は，外傷の割合が増加するために，JRC[★2]蘇生ガイドラインでは約5cm（AHAやERC[★3]は5cm以上，6cmを超えない）の深さで行うこととされた。また，速すぎる胸骨圧迫は圧迫の深さが減り，心拍再開率が下がるために，100～120回/分で行うこととされた。

一般社団法人 日本蘇生協議会(監修). JRC蘇生ガイドライン2015. 東京：医学書院, 2016；18-9.
American Heart Association. AHA 心肺蘇生と救急心血管治療のためのガイドラインアップデート2015(AHAガイドライン2015). 東京：シナジー, 2016；111-2.
Perkins GD, Handley AJ, Koster RW, et al. European Resuscitation Council Guidelines for Resuscitation 2015：Section 2. Adult basic life support and automated external defibrillation. Resuscitation 2015；95：81-99. PMID：26477420

[★1]— ILCOR　国際蘇生連絡委員会(International Liaison Committee On Resuscitation)
[★2]— JRC　日本蘇生協議会(Japan Resuscitation Council)
[★3]— ERC　ヨーロッパ蘇生協議会(European Resuscitation Council)

B continuous CPRとは何か？

心肺蘇生のための胸骨圧迫は，バッグバルブマスクなどによる人工呼吸中に中断が生じてしまう。中断することで，胸骨圧迫の効果が減じる可能性がある。continuous CPRとは，人工呼吸をせずに，持続的に胸骨圧迫を行う方法である。

前向き観察研究では，中断を最小限にすることで，病院外心停止の生存退院率が改善したと報告しているが，クラスターランダム化試験では，通常の心肺蘇生法と生存率，神経学的予後の改善に有意な差はなかった。

Bobrow BJ, Clark LL, Ewy GA, et al. Minimally interrupted cardiac resuscitation by emergency medical services for out-of-hospital cardiac arrest. JAMA 2008；299：1158-65. PMID：18334691
Nichol G, Leroux B, Wang H, et al. Trial of Continuous or Interrupted Chest Compressions during CPR. N Engl J Med 2015；373：2203-14. PMID：26550795

B 偶発性低体温患者の蘇生中止を考慮する温度は何℃か？

偶発性低体温は，深部体温が35℃未満と定義される。偶発性低体温では，1℃ 深部体温が下がるごとに，細胞の酸素消費が6％減る。そのため，脳や心臓の保護効果が生じ，長時間心肺停止状態でも，複数の症例報告において，救命成功例がある。偶発性低体温で神経学的予後良好で蘇生された報告のうち，最も低かったのは13.7℃である。先行する低酸素血症や致死的な外傷などを除き，現状では復温するまでは死と判断すべきではないとされている。

Brown DJ, Brugger H, Boyd J, et al. Accidental hypothermia. N Engl J Med 2012；367：1930-8. PMID：23150960
Gilbert M, Busund R, Skagseth A, et al. Resuscitation from accidental hypothermia of 13.7 degrees C with circulatory arrest. Lancet 2000；355：375-6. PMID：10665559

Truhlář A, Deakin CD, Soar J, et al. European Resuscitation Council Guidelines for Resuscitation 2015：Section 4. Cardiac arrest in special circumstances. Resuscitation 2015；95：148-201. PMID：26477412

Ⓑ 偶発性低体温患者の心肺蘇生において，通常の心肺蘇生と異なる点は何か？

30℃未満では，除細動や薬剤の効果が乏しく，心筋損傷するリスクがあり，また，除細動してもすぐに心室細動に戻りやすい。そのため，偶発性低体温患者の心肺蘇生において，薬剤投与や除細動は控えたがほうがよいといわれている。<u>ヨーロッパ蘇生協議会の蘇生ガイドラインでは，30℃以上に復温するまで，3回以上除細動をしない，アドレナリンは控えるべきとされている</u>。

Truhlář A, Deakin CD, Soar J, et al. European Resuscitation Council Guidelines for Resuscitation 2015：Section 4. Cardiac arrest in special circumstances. Resuscitation 2015；95：148-201. PMID：26477412

Ⓑ ECPR★の適応を述べよ。

ECPRは，体外循環補助を用いて，十分な自己循環の回復と，可逆的な疾患を治療する時間稼ぎのために行う。

　迅速にECPRを実施でき，目撃のある心肺停止症例で，質の高いCPRが行われており，かつ急性心筋梗塞，肺塞栓，偶発性低体温，薬物中毒など治癒可能な疾患や，心移植待機中の患者を補助するなど，有益な可能性が合理的に高い場合に適応になる。

　2014年に日本から報告されたデータでは，初期波形が心室細動である成人院外心停止症例で，救急覚知から病院到着まで45分以内の症例を対象とし，ECPRが神経学的予後改善に寄与したと報告している。

Soar J, Nolan JP, Bottiger BW, et al. European Resuscitation Council Guidelines for Resuscitation 2015：Section 3. Adult advanced life support. Resuscitation 2015；95：100-47. PMID：26477701
Sakamoto T, Morimura N, Nagao K, et al. Extracorporeal cardiopulmonary resuscitation versus conventional cardiopulmonary resuscitation in adults with out-of-hospital cardiac arrest: a prospective observational study. Resuscitation 2014；85：762-8. PMID：24530251

★── ECPR　体外循環式心肺蘇生（extracorporeal cardiopulmonary resuscitation）

Ⓑ ALS時の抗不整脈薬の使用はエビデンスがあるか？

心停止時の抗不整脈薬は，生存退院や神経学的転帰を改善するという根拠は乏しいが，心拍再開率を改善するという報告があり，現状では，難治性心室細動・無脈性心室頻拍に対してアミオダロンが考慮され，アミオダロンが使用できない場合はリドカインが選択されている。

　病院外心停止における難治性心室細動に対して，アミオダロンを使用した場合，プラセボやリドカイン投与群に対して，心拍再開率が高いとの報告がある。生存率，神経学的予後改善については，<u>2016年に，ショック適応の病院外心停止におけるランダム化比較試験で，アミオダロン，リドカインとプラセボが比較されたが，プラセボより有意な改善は認めなかった</u>。

Dorian P, Cass D, Schwartz B, et al. Amiodarone as compared with lidocaine for shock-resistant ventricular fibrillation. N Engl J Med 2002；346：884-90. PMID：11907287
Kudenchuk PJ, Cobb LA, Copass MK, et al. Amiodarone for resuscitation after out-of-hospital cardiac arrest due to ventricular fibrillation. N Engl J Med 1999；341：871-8. PMID：10486418
Kudenchuk PJ, Brown SP, Daya M, et al. Amiodarone, Lidocaine, or Placebo in Out-of-Hospital Cardiac Arrest. N Engl J Med 2016；374：1711-22. PMID：27043165

Ⓑ 開胸CPRをいつ考慮すべきか？

開胸CPRは，通常のCPRよりも良好に冠血流を保つことができるという報告がある．外傷患者，心臓血管術後早期，開胸開腹中の場合などに考慮される．外傷患者の開胸CPRは，心損傷や大動脈損傷の修復を主目的として緊急開胸する際に，大動脈クランプによる一時的な止血とともに行う．鈍的外傷で病院到着前10分以内に心肺停止に至った症例，体幹の鋭的外傷で病院到着前15分以内に心肺停止に至った症例，頸部・四肢の鋭的外傷で病院到着前5分以内に心肺停止に至った症例を適応としているが，議論の余地がある．

Boczar ME, Howard MA, Rivers EP, et al. A technique revisited：hemodynamic comparison of closed- and open-chest cardiac massage during human cardiopulmonary resuscitation. Crit Care Med 1995；23：498-503. PMID：7874901
Soar J, Nolan JP, Bottiger BW, et al. European Resuscitation Council Guidelines for Resuscitation 2015：Section 3. Adult advanced life support. Resuscitation 2015；95：100-47. PMID：26477701
Bradley MJ, Bonds BW, Chang L, et al. Open chest cardiac massage offers no benefit over closed chest compressions in patients with traumatic cardiac arrest. J Trauma Acute Care Surg 2016；81：849-54. PMID：27537507

Ⓑ 機械によるCPRは，人よりも優れているか？

機械によるCPRは，質のよい胸骨圧迫を持続できるため，用手胸骨圧迫が困難な状況，救急車での移動中，低体温による心肺停止など長時間のCPRを必要とする場合などで有用である．しかし，機械によるCPRが，用手胸骨圧迫より優れているという報告は，複数のランダム化比較試験で証明されなかった．機械を設定するまでに，胸骨圧迫が中断されてしまう可能性があり，ヨーロッパ，日本などの蘇生ガイドラインでも，用手胸骨圧迫に代えて，機械によるCPRをルーチンに使用することは推奨されていない．

Soar J, Nolan JP, Bottiger BW, et al. European Resuscitation Council Guidelines for Resuscitation 2015：Section 3. Adult advanced life support. Resuscitation 2015；95：100-47. PMID：26477701
Wik L, Olsen JA, Persse D, et al. Manual vs. integrated automatic load-distributing band CPR with equal survival after out of hospital cardiac arrest. The randomized CIRC trial. Resuscitation 2014；85：741-8. PMID：24642406
Rubertsson S, Lindgren E, Smekal D, et al. Mechanical chest compressions and simultaneous defibrillation vs conventional cardiopulmonary resuscitation in out-of-hospital cardiac arrest：the LINC randomized trial. JAMA 2014；311：53-61. PMID：24240611
Perkins GD, Lall R, Quinn T, et al. Mechanical versus manual chest compression for out-of-hospital cardiac arrest(PARAMEDIC)：a pragmatic, cluster randomised controlled trial. Lancet 2015；385：947-55. PMID：25467566

院外心肺停止

佐藤信宏

B プレホスピタルでの気管挿管には十分なエビデンスはあるか？

心停止時の酸素化，換気障害を改善するために，気管挿管，声門上デバイス，バッグバルブマスクが使用されている。

　非外傷性の成人における病院外心停止において，気管挿管は，声門上デバイスより心拍再開率や神経学的予後改善の点でよいとの報告がある一方，気管挿管，声門上デバイスの使用そのものが，神経学的予後悪化につながるとの報告もあり，十分なエビデンスはない。

Benoit JL, Gerecht RB, Steuerwald MT, et al. Endotracheal intubation versus supraglottic airway placement in out-of-hospital cardiac arrest : A meta-analysis. Resuscitation 2015 ; 93 : 20-6. PMID：26006743

Hasegawa K, Hiraide A, Chang Y, et al. Association of prehospital advanced airway management with neurologic outcome and survival in patients with out-of-hospital cardiac arrest. JAMA 2013 ; 309 : 257-66. PMID：23321764

B プレホスピタルでのアドレナリンには十分なエビデンスはあるか？

アドレナリンは，生存退院や神経学的転帰を改善するという根拠は乏しいが，心拍再開率と短期間の生存率を改善するということで，投与されている。プレホスピタルのアドレナリン投与によって，前向き観察研究で1か月生存率を改善させたという報告も出てきているが，いまだ結論は出ていない。現在英国で，アドレナリンとプラセボの大規模ランダム化試験が行われており，その結果が待たれている。

Jacobs IG, Finn JC, Jelinek GA, et al. Effect of adrenaline on survival in out-of-hospital cardiac arrest : A randomised double-blind placebo-controlled trial. Resuscitation 2011 ; 82 : 1138-43. PMID：21745533

Nakahara S, Tomio J, Takahashi H, et al. Evaluation of pre-hospital administration of adrenaline (epinephrine) by emergency medical services for patients with out of hospital cardiac arrest in Japan : controlled propensity matched retrospective cohort study. BMJ 2013 ; 347 : f6829. PMID：24326886

気道管理

本間洋輔

A RSI[★1] とは何か，DSI[★2] とは何か？

RSIは迅速気管挿管と訳され，一般的には鎮静薬とほぼ同時に筋弛緩薬を使用し，すみやかに気管挿管を行うことを指す。筋弛緩薬を用いて迅速に行うため，すみやかに確実な気道確保および酸素投与ができるようになる。筋弛緩を使用しない挿管と比較し，挿管の成功率が高く合併症が少ないことが報告されている。しかし，筋弛緩薬を使用することで自発呼吸が完全に消失するため，挿管困難/換気困難の場合が発生するリスクがある。また，重症呼吸不全や高度肥満が原因で気管挿管施行前の前酸素化が不十分であると，施行中にすぐに酸素化が悪化してしまい，安全に気管挿管を施行

できなくなることがある。

　DSIは，鎮静薬を投与してからNIPPV★3やBVM★4換気で十分な前酸素化を行った後に筋弛緩薬を投与，気管挿管を行うという方法である。DSIの鎮静薬として呼吸抑制が少なく，気道の反射も保たれるケタミンが使用されることが多い。RSIとDSIのそれぞれのメリット，デメリットを表4-1に示す。

表4-1　RSIとDSIのメリットとデメリット

	メリット	デメリット
RSI	すみやかに気管挿管が完了できる	前酸素化が不十分だと手技中に低酸素になりやすい
DSI	挿管前に十分な前酸素化が得られる	加圧換気にて嘔吐，誤嚥のリスク

志賀 隆, 林 寛之(監修). 必勝！気道管理術ABCは外せない. 東京：学研メディカル秀潤社, 2015；81.
El-Orbany M, Connolly LA. Rapid sequence induction and intubation: current controversy. Anesth Analg 2010；110：1318-25.　PMID：20237045
Weingart SD. Preoxygenation, reoxygenation, and delayed sequence intubation in the emergency department. J Emerg Med 2011；40：661-7.　PMID：20378297

★1─ RSI　迅速気管挿管(rapid sequence intubation)
★2─ DSI　delayed sequence intubation
★3─ NIPPV　非侵襲的陽圧換気(non-invasive positive pressure ventilation)
★4─ BVM　バッグバルブマスク(bag valve mask)

A　LEMONとは何か？

LEMONとは，気管挿管を施行する前に挿管困難を予測する指標の1つである。
　"look externally(外観上困難さの有無)"，"evaluate 3-3-2(3-3-2の法則)"，"Mallampati(Mallampati分類)"，"obesity/obstruction(肥満や気道閉塞の有無)"，"neck mobility(頸部可動性)"の頭文字をとったものである。直視型喉頭鏡での挿管困難のリスク評価に優れており，感度・特異度ともに90％以上と報告されている。各項目の評価項目の詳細を表4-2に示す。23ページの「気道管理のABCとは何か？」も参照。

志賀 隆, 林 寛之(監修). 必勝！気道管理術ABCは外せない. 東京：学研メディカル秀潤社, 2015；71.
Reed MJ, Dunn MJ, McKeown DW. Can an airway assessment score predict difficulty at intubation in the emergency department? Emerg Med J 2005；22：99-102.　PMID：15662057

A　MOANSとは何か？

MOANSとは，換気困難を予測する指標の1つである。"mask seal(マスクフィット)"，"obesity/obstruction(肥満，気道閉塞)"，"age(年齢)"，"no teeth(歯牙の有無)"，"stiffness/snoring(換気抵抗性の疾患，いびき)"の頭文字をとったものである。
　気管挿管が困難だったとしても，換気さえできれば体制を立て直すことができるが，換気困難であると致死的となりうる。そのため，換気困難を予測することは重要である。MOANSの換気困難に対する予測は感度72％，特異度73％と報告されて

いる。各項目の評価項目の詳細を表4-3に示す。23ページの「気道管理のABCとは何か？」も参照。

表4-2 LEMON

L＝look externally		外観上解剖学的に問題ないか。小顎，巨舌，外傷など
E＝evaluate 3-3-2		開口が3横指，顎−舌骨間が3横指，舌骨−喉頭隆起が2横指以上あるか，なければ，喉頭展開での視野困難の可能性
M＝Mallampati		座位で開口し口腔内の解剖がどれくらい視認できるか。Ⅲ度（口蓋垂の基部までしか視認できない）で中等度困難，Ⅳ度（硬口蓋のみ視認）で高度困難
O＝obesity / obstruction		肥満，気道閉塞があると挿管困難のリスク
N＝neck mobility		リウマチや外傷で頸椎可動性が悪いと頸部進展やsniffing positionがとれず挿管困難

〔志賀 隆, 林 寛之（監修）. 必勝！気道管理術ABCは外せない. 東京：学研メディカル秀潤社, 2015；71より〕

表4-3 MOANS

M＝mask seal	外傷，ひげ，解剖学的異常が原因でバックバルブマスクがフィットしないことはないか。フィットしないと換気困難のリスク
O＝obesity / obstruction	肥満，気道閉塞があると換気困難のリスク
A＝age	年齢が55〜57歳以上で換気困難のリスク
N＝no teeth	歯がないとバックバルブマスクがフィットしにくくなる
S＝stiffness / snoring	喘息，COPD*など換気への抵抗性が増える疾患の有無，いびきがあると舌根部の気道狭窄のリスク

〔志賀 隆, 林 寛之（監修）. 必勝！気道管理術ABCは外せない. 東京：学研メディカル秀潤社, 2015；71より〕

★— COPD　慢性閉塞性肺疾患（chronic obstructive pulmonary disease）

志賀 隆, 林 寛之（監修）. 必勝！気道管理術ABCは外せない. 東京：学研メディカル秀潤社, 2015；74.
Langeron O, Masso E, Huraux C, et al. Prediction of difficult mask ventilation. Anesthesiology 2000；92：1229–36.　PMID：10781266

A HOPとは何か？

HOPとは，気管挿管を施行する前に病態困難を予測する指標の1つである。"**h**ypotension（低血圧）"，"**o**xygenation（低酸素）"，"**p**H（アシドーシス）"の頭文字をとったものである。患者の病態が悪いと気管挿管が難しくなる。特に上記が合併している，または挿管後予測される場合は，挿管手技前後で状態が悪化するリスクが高い。

該当する場合は薬剤の選択や事前の準備，挿管後の管理について十分に検討することが望ましい．23ページの「気道管理のABCとは何か？」も参照．

志賀 隆, 林 寛之(監修). 必勝！気道管理術 ABCは外せない. 東京：学研メディカル秀潤社, 2015；75.

A 気管挿管の適応を述べよ．

気管挿管の適応は，MOVESでまとめられる（表4-4）．

表4-4 MOVES

M＝maintain airway, mental status〔気道閉塞，意識障害（GCS★ 8点以下）〕
O＝oxygenation（低酸素）
V＝ventilation（低換気，呼吸筋疲労）
E＝expectoration, expected course〔喀痰排出困難，想定される臨床経過（この後，悪くなるか）〕
S＝shock（ショック）

★— GCS　Glasgow coma scale

　上記のうち，OとVのみの異常であれば，NIPPVでも対応が可能な場合があるが，それ以外は気管挿管の適応となる．

仁科有加, 則末泰博. 特集●急性呼吸不全の鑑別とマネジメント— Part 1：症例ベースで学ぶ急性呼吸不全の初期対応. Intensivist 2013；5：879-85.

A extraglottic deviceとは何か？

声門上デバイスといわれている，声門より口側に留置する気道確保デバイスのことである．声門を通過させず，喉頭鏡などの補助器具を用いることなく，また過度に喉頭展開することなく，盲目的に挿入することができる．そのため，声門，気道に対する損傷のリスクがなく，かつ筋弛緩薬を用いることなく，緊急時にすみやかに挿入することができる．しかし，通常の気管挿管と比べ，(1)気道の気密性が低いため陽圧換気や気道内圧が高いと十分な換気ができない，(2)誤嚥のリスクが高い，(3)頭部の動きでずれやすいため長期間の使用に向かない，などのデメリットがある．さまざまなものが使われているが，代表的なものを以下に示す．

1. LT[★1]（図4-1）

日本においては，プレホスピタルの場面などでよく使用されている．盲目的に挿入すると，食道方向に向かうよう設計されており，先端が食道に入ったところでバルーンをふくらませると，遠位側のバルーンが食道を閉鎖し，近位側のバルーンが中咽頭を塞ぐことで，その間にある側管から気管にむけて換気が可能となる（図4-2）．

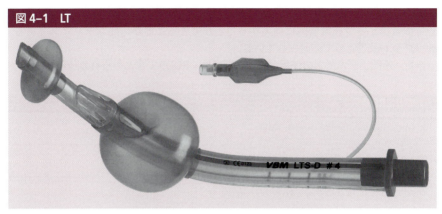

図4-1　LT

（スミスメディカル・ジャパン株式会社提供）

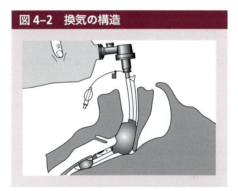

図4-2　換気の構造

（スミスメディカル・ジャパン株式会社のLaryngeal Tubeの添付文書をもとに作成）

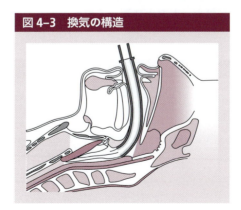

図4-3　換気の構造

2. ILMA[★2]

喉頭を覆う形状のマスクにチューブがつながっているものをラリンジアルマスク（LMA[★3]）という。マスク部位を咽頭，喉頭に確実にフィットさせると開口部が気道方向に向き，換気が可能となる（図4-3）。マスク部分は空気を入れる種類が多いが，

最近は空気を入れる必要がないLMAが開発されている。ILMAはさらにデバイスを通して挿管チューブを気管内に挿入することができることが可能なデバイスである。air-Q®やI-gel®として市販されている。

また，声門上デバイスの使用が困難な場合は，RODSでまとめられる（表4-5）。

表4-5　RODS

R = restricted mouth opening（開口障害）	
O = obstruction（気道閉塞）	
D = disrupted or distorted airway（解剖学的変形）	
S = stiff lung, cervical spine（拘束性肺障害，頸椎可動域減少）	

Marx J, Hockberger R, Walls R. Rosen's Emergency Medicine – Concepts and Clinical Practice, 8th ed. Philadelphia：Elsevier / Saunders, 2013；19.
志賀 隆, 林 寛之（監修）. 必勝！気道管理術 ABC は外せない. 東京：学研メディカル秀潤社, 2015；101.

★1 — LT　laryngeal tube
★2 — ILMA　挿管用ラリンジアルマスク（intubating laryngeal mask）
★3 — LMA　ラリンジアルマスク（laryngeal mask）

A　挿管の準備で必要なものは何か？

救急における気管挿管は緊急性が高いことが多い。本来リスクを減らすため確実な準備が必要であるが，緊急時は準備の漏れが起こりやすい。そのため，標準化された語呂であるSOAPMDを用いる。各項目の詳細を表4-6に示す。各施設でチェックリストなどを作成し，救急カートなどに置いておくと，その都度確認しやすい（図4-4）。

表4-6　SOAPMD

S = suction	吸引器の事前確認，スイッチを入れていつでも吸引できるように。あればヤンカータイプの吸引
O = oxygenation	頭部挙上し酸素化開始，apneic oxygenationのための経鼻カニューレの準備。バックバルブマスク，酸素配管やボンベの確認
A = airway equipment	挿管に必要な物品の確認準備。バックバルブマスク，経口/経鼻エアウェイ，挿管チューブ（サイズ，カフ，潤滑剤），スタイレット（長さ，形状の確認），喉頭鏡とブレード（電気がつくかを確認），10 mLシリンジ，聴診器，バイトブロック，固定器具など

P＝pharmacy & posture	使用する薬剤の準備，ルート確保（できれば２ルート），適切な体位
M＝monitor device	心電図モニター，SpO₂モニター，血圧計，ETCO₂★モニター，挿管後使用する呼吸器
D＝denture	入れ歯，動揺歯の確認

〔志賀 隆，林 寛之（監修）．必勝！気道管理術 ABC は外せない．東京：学研メディカル秀潤社，2015；56 より〕

★— $ETCO_2$　呼気終末二酸化炭素（end-tidal carbon dioxide）

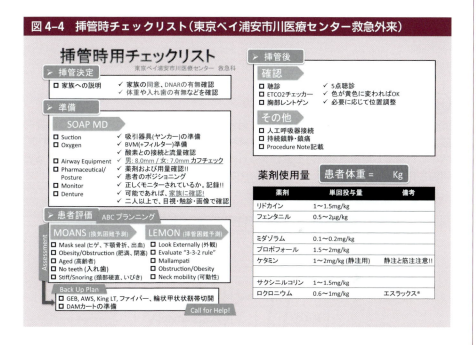

図4-4　挿管時チェックリスト（東京ベイ浦安市川医療センター救急外来）

また，物品の準備と同様に事前に必要なことは，対象となる患者がどのような患者で，どのようなことが想定されるか，緊急時はどのように対応するか事前に評価検討することである．ABC プランニングという語呂を用いて評価すると漏れが少ない．各項目の詳細を表4-7に示す．23ページの「気道管理のABCとは何か？」も参照．

表4-7　ABC

A＝assessment	MOVES で適応確認，LEMONS，MOANS，HOP を用いて困難を予測，挿管方法，投与する薬剤を決定

（次ページへ続く）

B＝back up plan	挿管困難に出会った場合，どれくらい酸素を維持できるか予測（図4-5）。そのうえで，(1)解剖学的に異常があった場合はどうするか，(2)RSIを選択した場合，酸素化の問題が出てきたらどうするか，という観点でバックアッププランを決めておく。ビデオ喉頭鏡，ブジー，外科的気道確保など
C＝cooperate as a team / call for help	チームを編成し役割分担を明確にし，チームで施行する。リスクが高いようであれば，技術に優れた麻酔科医や外科的気道確保が可能な外科を招集しておく

〔志賀 隆, 林 寛之(監修). 必勝！気道管理術ABCは外せない. 東京：学研メディカル秀潤社, 2015；70より〕

志賀 隆, 林 寛之(監修). 必勝！気道管理術ABCは外せない. 東京：学研メディカル秀潤社, 2015；56.
志賀 隆. 気道管理First pass success. レジデントノート2011；13：294-300.
Heidegger T, Gerig HJ, Henderson JJ. Strategies and algorithms for management of the difficult airway. Best Pract Res Clin Anaesthesiol 2005；19：661-74. PMID：16408540

Ⓑ apneic oxygenationとは何か？

apneic oxygenationとは，挿管手技中に自発呼吸が消失した患者に対して行う経鼻的酸素投与のことである。通常は鼻カニュラで10〜15 L/分の高流量酸素を投与する。無呼吸状態でも経鼻酸素投与を継続することで，5, 6分酸素化を保つことができると報告されている（図4-5）が，心不全，肺炎など肺に異常がある場合はその効果は小さくなる。

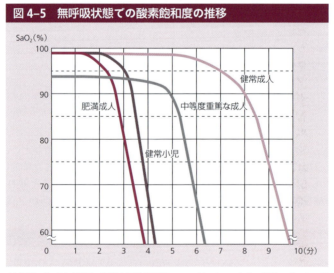

図4-5 無呼吸状態での酸素飽和度の推移

（志賀 隆, 林 寛之(監修). 必勝！気道管理術ABCは外せない. 東京：学研メディカル秀潤社, 2015：73の図3より）

志賀 隆, 林 寛之(監修). 必勝！気道管理術ABCは外せない. 東京：学研メディカル秀潤社, 2015；77.
Ramachandran SK, Cosnowski A, Shanks A, et al. Apneic oxygenation during prolonged

laryngoscopy in obese patients : a randomized, controlled trial of nasal oxygen administration. J Clin Anesth 2010 ; 22 : 164–8.　PMID：20400000

Ⓑ 🤖 理想的なスタイレットの形とは何か？

スタイレットは，挿管チューブに「コシ」を与え，狭い視野を確保しつつ先端を声門に誘導するために使われる。理想的には，視野の邪魔にならず，手元の操作が先端に伝わりやすい形状が求められる。一般的には，先端を 35 度程度曲げたホッケーのスティック型（図 4-6A）が好まれることが多い。喉頭鏡をかけた視野で声門が十分に直視できない場合は，より角度をつけたほうが入りやすい場合もあるが，35 度より鋭角にすると気管内に進める際に抵抗があり，失敗するという報告もある。また，術者によっては挿管チューブそのままの形（バナナ型：図 4-6B）を好む場合もある。挿入時には口角から中心に向けて挿入すると，チューブが声門を見えにくくすることがなく，声門を視認し続けたまま操作が可能となる。

図 4-6　スタイレットの形状

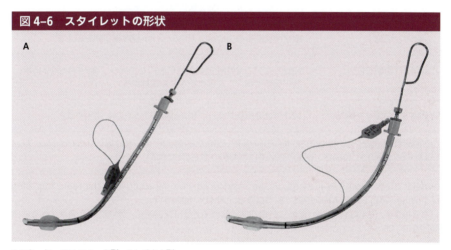

A：ホッケーのスティック型，B：バナナ型

志賀 隆, 林 寛之（監修）. 必勝！気道管理術 ABC は外せない. 東京：学研メディカル秀潤社, 2015 ; 58.
Levitan RM, Pisaturo JT, Kinkle WC, et al. Stylet bend angles and tracheal tube passage using a straight-to-cuff shape. Acad Emerg Med 2006 ; 13 : 1255–8.　PMID：17079788

Ⓑ 🤖 第三世代喉頭鏡とは何か？

一般的な直視型喉頭鏡が第一世代喉頭鏡である。直接見て手技を行うので，視野が確保されれば挿管はできるが，視野が確保できないと挿管できないというデメリットがある。それを解決するために開発されたのが第二世代喉頭鏡である。これはブレードの先端にカメラなどを取り付けることで声門を間接的に観察することができる喉頭鏡であり，GlideScope® などが挙げられる。声門の確認は容易となったが，挿管チューブの挿入経路は見えずガイド機能もないため，「見えるのに挿管できない」という問題が出てきた。その欠点を回避するために開発されたのが第三世代喉頭鏡である。これは声門を間接的に見るためのカメラを持ち，かつ挿管チューブの誘導機能が付いた喉

頭鏡である。エアウェイスコープなどが挙げられる。間接的に容易に声門が視認できることに加え，ブレードに沿ってチューブを動かせるため第一世代，第二世代の欠点を回避できるようになった。ただし，ブレードが太いため口腔内が狭いと操作困難になるという欠点もある。

志賀 隆, 林 寛之(監修). 必勝！気道管理術 ABC は外せない. 東京：学研メディカル秀潤社, 2015；89.

B 輪状甲状靱帯切開における rapid four step とは何か？

輪状甲状靱帯切開をすみやかに行えるよう 4 step でまとめたものである。表 4-8 に，方法を示す。

表 4-8

step 1：触知	患者の右側に立ち，左手母指と中指で甲状軟骨を同定し挟み込むように固定する。示指で輪状甲状靱帯を確認する
step 2：切開	輪状甲状靱帯の上にメスで 1.5〜2 cm 程度横切開を加える
step 3：切開口拡大	曲がりペアンを切開口に入れ切開口を拡大し，横方向に開いた状態で頭側に傾け，左手に持ち替え保持する
step 4：チューブ挿入	カフ付きの気管チューブまたは挿管チューブを挿入する

(Brofeldt BT, Panacek EA, Richards JR. An easy cricothyrotomy approach：the rapid four-step technique. Acad Emerg Med 1996；3：1060-3. PMID：8922017 の Table 1 等をもとに作成)

Brofeldt BT, Panacek EA, Richards JR. An easy cricothyrotomy approach：the rapid four-step technique. Acad Emerg Med 1996；3：1060-3. PMID：8922017
日本外傷学会, 日本救急医学会(監修). 外傷初期診療ガイドライン JATEC, 改訂第 4 版. 東京：へるす出版, 2012；36.

B 経鼻でのファイバー挿管におけるコツは何か？

大事なことは，鼻血を起こさず，咽頭反射を起こさず，苦痛なく安全に挿入することである。以下に，コツを述べる。
- 自発呼吸を止めずに，鎮痛と必要最低限の鎮静で行う
- 患者に鼻腔を片方ずつ押さえて呼吸してもらい，通りのよいほうの鼻腔を選択する
- 鼻腔内をリドカインゼリーにて，咽頭をリドカインスプレーで十分に麻酔する
- 頭位は通常の挿管と同様に，sniffing position にて行う
- チューブが鼻腔に通るかどうか，事前に挿管チューブを 7, 8 cm ほど通す。通るようであれば，それをガイドにそこからファイバーを鼻腔に挿入する。通らないのであれば，チューブのサイズを変更するかチューブを入れる鼻腔を変更する。なお，チューブは愛護的に盲目的に声門直近まで進めておくと，ファイバーを挿入した際にすぐに声門が見えるので手技が容易になる
- ファイバーが声門周囲に到達した時点で声門周囲を再度麻酔する

- ファイバーが声門を通過し，気管分岐上まで来た時点でそれをガイドに挿管チューブを進める
- 披裂軟骨に挿管チューブがぶつかる場合は，チューブを反時計周りに90度回し挿入すると，ベベルの向きが背側となりぶつかりにくくなる

志賀 隆，林 寛之（監修）．必勝！気道管理術 ABC は外せない．東京：学研メディカル秀潤社，2015；137.
Kemper M, Haas T, Imach S, et al. [Intubation with a tube exchanger on an intubation trainer. Influence of tube tip position on successful intubation]. Anaesthesist 2014；63：563–7． PMID：24981151

Ⓑ progressive visualization とは何か？

気管挿管のよくある失敗例として，喉頭鏡のブレードを一気に挿入してしまうことでランドマークを見失い，うまくいかないことが挙げられる。progressive visualization とは，そのような失敗をしないよう，段階的に解剖学的構造を確認しながらブレードを挿入していくことである。特に，声門には存在し食道には存在しない披裂部を確認し，その上にチューブを通すことが肝要である。

Levitan RM. The Airway Cam Guide to Intubation and Practical Emergency Airway Management. Pennsylvania：Airway Cam Technologies, 2004；83.

Ⓑ 気管挿管における助手の役割について述べよ。

気管挿管の助手の役割として，物品を渡す，薬剤を投与する，モニタリングする，挿管チューブを固定するといったことのほかに，視野確保のための介助がある。その方法を以下に示す。

1．BURP法

backward, upward, rightward, pressure の略で，喉頭展開時に助手が盲目的に甲状軟骨を後方（背側），上方（頭側），右方に圧迫する方法である。声門は甲状軟骨の後方に位置しており，甲状軟骨を後方へ動かす（押す）ことで，特に喉頭の前面を視野確保しやすい位置に移動させることができる。その結果，(1) 直視での視野がより確保できるようになる，(2) より喉頭蓋を効果的に持ち上げやすくなる，(3) 喉頭軸を口腔軸により近づけることができる。

2．ELM[★1]法

BURP法は助手が術者の視野に対し盲目的に行うため，術者の視野が改善せず悪化することもある。それを解決するために提唱されたのが ELM 法である。まず，術者が左手に持つ喉頭鏡で喉頭展開を行いつつ，右手で患者の甲状軟骨部を押さえ，後方（背側），上方（頭側），左右に甲状軟骨を動かすことによって最適な視野を探す。最適な視野がとれる甲状軟骨の位置が同定できたら，助手にその位置で甲状軟骨を保持してもらい，その状態で気管挿管を行う方法である。甲状軟骨を動かし視野確保する点はBURP法と同様だが，最初に術者自身で視野が確保できる位置を探す，という点で異なる。

3．Sellick（輪状軟骨圧迫）法

挿管手技中助手が輪状軟骨を圧迫する方法で，唯一，全周性に存在する輪状軟骨を挿管手技中圧迫することで食道を圧排し，嘔吐，誤嚥を防ぐといわれていたが，その後の研究で，気道閉塞による換気の阻害，補助換気時の送気圧の上昇，喉頭展開時の視

野悪化が報告されており，現在はルーチンでの使用は推奨されていない。

　視野確保という観点で Sellick 法，BURP 法，ELM 法を比較した RCT★2 では，EMT 法が最も視野確保することができた，と報告されている。

志賀 隆, 林 寛之(監修). 必勝！気道管理術 ABC は外せない. 東京：学研メディカル秀潤社, 2015；52.
Levitan RM, Kinkle WC, Levin WJ, et al. Laryngeal view during laryngoscopy : a randomized trial comparing cricoid pressure, backward-upward-rightward pressure, and bimanual laryngoscopy. Ann Emerg Med 2006；47：548-55.　PMID：16713784

★1 ― ELM　external laryngeal manipulation
★2 ― RCT　ランダム化比較試験(randomized controlled trial)

妊婦蘇生

本間洋輔

A 妊婦の蘇生において，体位の点で気をつけるべきことは何か？

妊婦の蘇生において，循環動態の改善のために下大静脈を圧迫している子宮の位置を動かし，循環血液量を改善させることが有用ではないか，といわれている。子宮は妊娠 20 週頃，子宮底部が臍上に来る頃から下大動静脈を圧迫するようになる。その圧迫の解除のために，以前から左方骨盤傾斜(体を左斜め下に傾けた姿勢)と子宮の左方への用手的圧排が行われてきた。左方骨盤傾斜，子宮の用手的圧排はともに，心拍再開に対する有効な研究は報告されていないが，左方骨盤傾斜によるマネキンに対する CPR の質低下，子宮の用手的圧排による血圧低値の改善の報告がある。子宮圧排については AHA では推奨，JRC では推奨も否定もしないといったように各国で解釈が異なっているが，いずれにしても最も重要なのは，質の高い胸骨圧迫であることは共通しており，骨盤傾斜は推奨されなくなった。

Lavonas EJ, Drennan IR, Gabrielli A, et al. Part 10 : Special Circumstances of Resuscitation : 2015 American Heart Association Guidelines Update for Cardiopulmonary Resuscitation and Emergency Cardiovascular Care. Circulation 2015；132：S501-18.　PMID：26472998
一般社団法人 日本蘇生協議会(監修). JRC 蘇生ガイドライン 2015. 東京：医学書院, 2016；105.

A PMCD★ とは何か？

PMCD とは，母体が心肺停止となっているときに母体救命のために行われる緊急帝王切開のことである。当初は胎児の救命のために考案されたが，本手技によって母体の下大動静脈圧排が解除されること，子宮に分布していた血流が全身に分布する結果，血流が改善し救命につながる可能性が報告され，母体救命のための手技として着目されてきた。現在のガイドラインでは，妊娠後期の妊婦の心肺停止において，PMCD を施行することが推奨されている。

一般社団法人 日本蘇生協議会(監修). JRC 蘇生ガイドライン 2015. 東京：医学書院, 2016；105.
Katz V, Balderston K, DeFreest M. Perimortem cesarean delivery : were our assumptions correct? Am J Obstet Gynecol 2005；192：1916-20　PMID：15970850
Jeejeebhoy FM, Zelop CM, Lipman S, et al. Cardiac Arrest in Pregnancy : A Scientific Statement From the American Heart Association. Circulation 2015；132：1747-73.　PMID：26443610

★── PMCD 死戦期帝王切開(perimortem cesarean delivery)

A 蘇生にかかわる妊婦の生理学的変化は何か？

- **循環系**：心拍出量が30〜50％上昇，脈拍数が15〜20回/分増加する。静脈系血管抵抗の低下し平均動脈圧が低下する。また，子宮による下行動静脈圧排で後負荷の増加，静脈還流量の減少が引き起こされる。子宮胎盤への血流量は最大1,000 mL/分まで増加し，心拍出量の最大20％を占める。その結果，相対的に低血圧となる
- **呼吸器系**：子宮拡大による横隔膜挙上にて機能的残気量は10〜25％減少する。1回換気量と分時換気量は20〜40％増加し，その結果，軽度の呼吸性アルカローシスになる。酸素消費は妊娠による母体変化と胎児の影響で20〜30％増加する。機能的残気量と酸素需要の増加の結果，通常時と比較し，低換気や無呼吸で容易に低酸素になりうる。また，上気道の粘膜浮腫が起こり，気道確保時の視野狭窄，気道損傷が起こりやすくなる
- **消化器系**：蠕動運動が低下し，胃括約筋の運動が低下するため，誤嚥のリスクが高くなる。さらに，胃酸の増加により誤嚥した際の化学性肺炎が重篤化しやすくなる

Jeejeebhoy FM, Zelop CM, Lipman S, et al. Cardiac Arrest in Pregnancy : A Scientific Statement From the American Heart Association. Circulation 2015 ; 132 : 1747–73. PMID : 26443610

B 母体が心肺停止になった際に，PMCDは何分以内に行うべきか？ またその方法について述べよ。

無酸素状態での神経学的予後を考え，現在，母体の心肺停止後4分以内にPMCDを行うことを決定し，5分以内に胎児を娩出することが推奨されている。目撃のない心停止ですでに心肺停止後時間経過していることが予測される場合は，PMCDはすみやかに行う。しかし，現実的に4分以内に開始することは困難で，過去の報告でも4分以内に施行できているのは少数である。心停止後15分以上経過後のPMCD施行例でも母体の生存報告例があり，蘇生行為継続中は5分以上経過しても，準備ができ次第すみやかにPMCDを施行すべきである。

　PMCDの方法を以下に示す。手技は人的にも機械的にも準備が不十分な状態で行われることが予想される。そのため，事前に十分なシミュレーション，院内でのプロトコール作成が必要であり，また，創部の美容的な問題より迅速かつ確実な方法で，かつ腸管や膀胱を傷つけないよう十分に留意する必要がある。とにかく迅速な娩出が重要なので，各科に応援を依頼しつつ，移動せずに蘇生現場でメスだけでも準備できたら開始する。

(1) 術野を消毒し清潔野を確保する
(2) 子宮の頂上から恥骨上まで腹部を正中切開する
(3) 皮下組織を切開，両側に牽引し，腹膜を露出させる
(4) 腸管や膀胱に気をつけつつ腹膜を正中切開し腹腔内から子宮を同定する
(5) メスにて子宮に小さい切開を垂直に行う
(6) 胎児を傷つけないように注意しつつ剪刀にて切開を広げる
(7) 胎児を娩出する
(8) 臍帯を2か所でクランプ，切断し，胎児のケアを小児チームに依頼する

(9) 胎盤を娩出し，子宮からの出血を防ぐために縫合を行う

Einav S, Kaufman N, Sela HY. Maternal cardiac arrest and perimortem caesarean delivery : evidence or expert-based? Resuscitation 2012；83：1191-200. PMID：22613275
Jeejeebhoy FM, Zelop CM, Lipman S, et al. Cardiac Arrest in Pregnancy : A Scientific Statement From the American Heart Association. Circulation 2015；132：1747-73. PMID：26443610

Ⓑ 妊婦の心停止の原因にはどのようなものが多いか？

妊婦の心停止の原因は，以下のBEAU-CHOPSの語呂（表4-9）でまとめられる。

表4-9 BEAU-CHOPS

B＝bleeding / DIC★¹（出血／播種性血管内凝固）
E＝embolism - coronary, pulmonary, amniotic fluid（心筋梗塞，肺塞栓，羊水塞栓）
A＝anesthetic complications（麻酔合併症）
U＝uterine atony（弛緩出血）
C＝cardiac disease - MI★², aortic dissection, cardiomyopathy〔心疾患（心筋梗塞，大動脈解離，心筋炎）〕
H＝hypertension, pre-eclampsia, eclampsia（妊娠高血圧，子癇前症，子癇）
O＝other（その他通常の心肺停止と同じ理由）
P＝placenta abruption / previa（胎盤早期剥離，前置胎盤）
S＝sepsis（敗血症）

（Guntupalli KK, Karnad DR, Bandi V, et al. Critical Illness in Pregnancy : Part Ⅱ : Common Medical Conditions Complicating Pregnancy and Puerperium. Chest 2015；148：1333-45. PMID：26020727をもとに作成）
★1─DIC 播種性血管内凝固（disseminated intravascular coagulation）
★2─MI 心筋梗塞（myocardial infarction）

Guntupalli KK, Karnad DR, Bandi V, et al. Critical Illness in Pregnancy : Part Ⅱ : Common Medical Conditions Complicating Pregnancy and Puerperium. Chest 2015；148：1333-45. PMID：26020727

Ⓑ 妊婦の心肺蘇生において，静脈路はどこからとるべきか？

妊婦は前述のとおり，下大静脈が圧排されており，下半身からの静脈還流が不十分である可能性がある。そのため，妊婦の心肺蘇生において，静脈路は横隔膜より頭側（一般的には上肢）から確保することが推奨されている。

Jeejeebhoy FM, Zelop CM, Lipman S, et al. Cardiac Arrest in Pregnancy : A Scientific Statement From the American Heart Association. Circulation 2015；132：1747-73. PMID：26443610

胸骨圧迫において妊婦が非妊婦と比較し注意する点はあるか？

子宮による横隔膜の挙上のため，心臓の位置が非妊婦と比較し頭側に移動するとされ，以前は胸骨圧迫の位置は通常よりやや頭側にするといわれていた．しかし，その効果は証明されておらず，現在は通常成人と同様の胸骨圧迫の位置が推奨されている．また，前述のとおり蠕動運動が低下し，胃括約筋の運動も低下するため，誤嚥のリスクが高くなる．

Jeejeebhoy FM, Zelop CM, Lipman S, et al. Cardiac Arrest in Pregnancy : A Scientific Statement From the American Heart Association. Circulation 2015 ; 132 : 1747–73. PMID : 26443610

妊婦の心肺停止の発生率はどのくらいか？

米国の報告では，12,000件の出産目的の入院に対し，1件の発生が報告されている．英国の報告では，100,000人あたり13.95人の妊産婦死亡が報告されており，妊婦の心肺停止率は1/20,000と報告されている．

Mhyre JM, Tsen LC, Einav S, et al. Cardiac arrest during hospitalization for delivery in the United States, 1998–2011. Anesthesiology 2014 ; 120 : 810–8. PMID : 24694844
Vanden Hoek TL, Morrison LJ, Shuster M, et al. Part 12 : cardiac arrest in special situations : 2010 American Heart Association Guidelines for Cardiopulmonary Resuscitation and Emergency Cardiovascular Care. Circulation 2010 ; 122 : S829–61. PMID : 20956228

心肺蘇生した妊婦，新生児の最大母体心停止時間はどれくらいか？

心肺蘇生かつPMCDを施行した場合で，母体の心停止から胎児娩出までの時間が37分での母体の心肺蘇生例，母体の心停止から胎児娩出までの時間が47分での娩出後蘇生した新生児例の報告がある．

Einav S, Kaufman N, Sela HY. Maternal cardiac arrest and perimortem caesarean delivery : evidence or expert-based? Resuscitation 2012 ; 83 : 1191–200. PMID : 22613275

妊婦の心肺蘇生において，薬剤および除細動の胎児への影響はあるか？

妊婦の心肺蘇生において，薬剤および除細動の影響はほぼないといわれている．母体救命の原則もあり，妊婦の心肺蘇生においては，薬剤および除細動は，通常，成人と同様に使用することが推奨されている．

Jeejeebhoy FM, Zelop CM, Lipman S, et al. Cardiac Arrest in Pregnancy : A Scientific Statement From the American Heart Association. Circulation 2015 ; 132 : 1747–73. PMID : 26443610

蘇生と低体温（蘇生後のTTM含む）　　本間洋輔

PCASとは何か？

心肺停止の治療において，自己心拍再開までの治療が重要視されてきた．しかし，近年心肺停止蘇生後の包括的集中治療が神経学的予後を改善させることが明らかになってきた．PCASとは，post cardiac arrest syndromeのことで，心肺停止蘇生後の包括的治療のことである．具体的には，体温管理，早期冠動脈造影評価と治療介入，酸素

や二酸化炭素分圧管理，電解質と血糖の是正などがある．AHA 2015の救命の連鎖，JRCの救命の連鎖は，ともに最後はPCASとなっており，昨今重要視されてきている．

一般社団法人 日本蘇生協議会(監修). JRC蘇生ガイドライン2015. 東京：医学書院, 2016；115.
Hazinski MF, Nolan JP, Aickin R, et al. Part 1 : Executive Summary : 2015 International Consensus on Cardiopulmonary Resuscitation and Emergency Cardiovascular Care Science With Treatment Recommendations. Circulation 2015；132：S2-39. PMID：26472854

Ⓐ TTMとは何か？

PCASにおいて，神経学的予後に寄与するものとして考えられているものの1つに脳保護のための体温管理療法がある．TTMは，target temperature managementの略称であり，TH[★1]とIN[★2]を合わせた概念であり，自己心拍再開後脳保護のために体温を管理する治療法である．

Nunnally ME, Jaeschke R, Bellingan GJ, et al. Targeted temperature management in critical care : a report and recommendations from five professional societies. Crit Care Med 2011；39：1113-25. PMID：21187745

★1─TH　低体温療法(therapeutic hypothermia)
★2─IN　常温療法(induced normothermia)

Ⓐ 脳低温療法の適応について述べよ．

心肺停止蘇生後で昏睡状態である場合，すべてが脳低温療法(体温管理療法)の適応となる．特に，初期心電図波形が心室細動または無脈性心室頻拍の場合は強く推奨されており，初期心電図波形が心静止またはPEA[★]の場合でも実施を提案されている．

一般社団法人 日本蘇生協議会(監修). JRC蘇生ガイドライン2015. 東京：医学書院, 2016；121.

★─PEA　無脈性電気活動(pulseless electrical activity)

Ⓑ 低体温患者の蘇生において，復温とともに自己心拍が再開した．この場合，脳低温療法を開始すべきか？

体温が32℃以上まで復温された状態であれば，前述のとおり，患者が昏睡状態の場合は，脳低温療法(体温管理療法)の適応となる．

一般社団法人 日本蘇生協議会(監修). JRC蘇生ガイドライン2015. 東京：医学書院, 2016；121.

Ⓑ 脳低温療法の合併症について述べよ．

脳低温療法の合併症としては，以下のものが挙げられる．それぞれ単一に起こるのではなく，複合的に起こる．また，多くの合併症は中枢温が低いほど悪化するため，中枢温が34℃程度の場合はそこまで頻度が増えるというわけではなく，臨床的アウトカムの悪化につながらないという報告もある．しかし，そもそも蘇生後という不安定な状態であるため，慎重な全身管理が必要である．

- **心血管系**：循環血液量減少，心拍数上昇→低下，心拍出量低下，不整脈(徐脈，QT延長，PR延長，wide QRSなど)
- **腎臓，代謝**：寒冷利尿，低カリウム血症，低カルシウム血症，低マグネシウム血症，低リン血症，高血糖，薬物代謝低下/効果遅延

- **血液，凝固**：凝固能低下，血小板減少，白血球減少，ヘマトクリット値上昇，乳酸値上昇，アミラーゼ値上昇
- **皮膚反応**：戦慄（シバリング），褥瘡
- **感染症**：免疫応答低下，鎮静による感染リスク増加

Polderman KH, Herold I. Therapeutic hypothermia and controlled normothermia in the intensive care unit : practical considerations, side effects, and cooling methods. Crit Care Med 2009 ; 37 : 1101–20.　PMID：19237924

Ⓑ 脳低温療法の至適温度は何℃か，時間は何時間か？

32～36℃の間で目標の温度を設定し，その決めた目標温度で一定に維持することが推奨されている。何℃がいいという至適温度はなく，一定の温度で管理することが重要である。維持時間は24時間が提案されている。

一般社団法人 日本蘇生協議会（監修）. JRC 蘇生ガイドライン 2015. 東京：医学書院, 2016 ; 121.
Nielsen N, Wetterslev J, Cronberg T, et al. Targeted temperature management at 33℃ versus 36℃ after cardiac arrest. N Engl J Med 2013 ; 369 : 2197–206.　PMID：24237006

新生児の蘇生
瀬田宏哉

Ⓐ 出生時に呼吸循環機能の安定に，何らかの手助けを必要とする新生児はどの程度いるか？

一般的に正期産児の約85％は，出生後10～30秒以内に自発呼吸を開始し，肺呼吸へ移行する。約10％の正期産児は皮膚の乾燥と刺激に反応して自発呼吸を開始し，約3％の児は陽圧換気による補助呼吸を要する。2％の児は気管挿管による呼吸補助を，0.1％の児では胸骨圧迫およびアドレナリン投与を要する。新生児蘇生のアルゴリズムはこの順に進む。ほとんど大多数の新生児は介入を必要とせずに肺循環に移行するが，全世界的に毎年多くの新生児が，呼吸循環機能の安定のために何らかの手助けを必要としている。

第4章 新生児の蘇生. 一般社団法人 日本蘇生協議会（監修）. JRC 蘇生ガイドライン 2015. 東京：医学書院, 2016.
Wyllie J, Perlman JM, Kattwinkel J, et al. Part 7 : Neonatal Resuscitation : 2015 International Consensus on Cardiopulmonary Resuscitation and Emergency Cardiovascular Care Science With Treatment Recommendations（Reprint）. Resuscitation 2015 ; 95 : e169–201.　PMID：26477424

Ⓐ 出生直後の新生児において，蘇生が必要かどうかの判断をする3つの項目は何か？

出生直後の新生児の状態を，(1) 早産児，(2) 弱い呼吸・弱い啼泣，(3) 筋緊張の低下（表4-10）の3項目で，迅速かつ適切に評価する。3項目とも問題なければ，ルーチンケアへ移行し，羊水を拭って皮膚を乾かし，新生児を母親の胸部に触れ合うようバスタオルなどで保温し，愛着形成を促す。1項目でも満たせば，蘇生ステップに入り，蘇生の初期処置（表4-11）を概ね30秒間を目安に実施し，呼吸・心拍を評価のうえ人工呼吸が必要と判断した場合，遅くとも出生後60秒以内に開始することが，新生

児仮死の回避に重要である．Apgarスコアは児の状態を数値化し，客観的な評価と変化の情報を伝えるには有用だが，1分値をつける前に蘇生は開始されるべきだ．

表4-10　出生直後の新生児のチェックポイント

1. 早産児
2. 弱い呼吸・啼泣
3. 筋緊張低下

〔細野茂春(監修)．日本版救急蘇生ガイドライン2015に基づくNCPR新生児蘇生テキスト，第3版．東京：メジカルビュー社，2016の46ページの表1-1，3-1より〕

表4-11　新生児心肺蘇生法の初期処置

1. タオルで皮膚の羊水を拭き取り，ブランケットで保温，室温設定に留意
2. 肩枕による気道確保，分泌物があればゴム式吸引器ないしはカテーテルで吸引を実施
3. タオルでの皮膚刺激以外に背部をこする，足底を叩くなどの優しい刺激
4. 再度気道確保の体位をとる

〔細野茂春(監修)．日本版救急蘇生ガイドライン2015に基づくNCPR新生児蘇生テキスト，第3版．東京：メジカルビュー社，2016の51ページの表3-2を改変引用〕

細野茂春(監修)．日本版救急蘇生ガイドライン2015に基づくNCPR新生児蘇生テキスト，第3版．東京：メジカルビュー社，2016；46-54．

A　胸郭包み込み両母指圧迫法と2本指圧迫法は，どちらが推奨されるか？

新生児の胸骨圧迫は，胸郭包み込み両母指圧迫法(図4-7)が，2本指圧迫法(図4-8)と比較して疲労度も少なく，かつ高い圧を発生させるため，第1選択となる．2本指圧迫法は，臍帯動脈カテーテル留置のためのスペース確保や，1人で人工呼吸を含めた蘇生を実施する場合，蘇生行為者の手が小さいときなどに選択する．CoSTR[★1]2015では，母指・人差し指法(TIF[★2]法：図4-9)などについても検討され，2本指圧迫法と比較して，5分以上も質の低下なく適切な胸骨圧迫を提供できたとしているが，現場の混乱を避けるために第1選択に変更はない．

Fakhraddin BZ, Shimizu N, Kurosawa S, et al. New method of chest compression for infants in a single rescuer situation : thumb-index finger technique. J Med Dent Sci 2011 ; 58 : 15-22.　PMID：23896782

★1— CoSTR　Consensus on Science with Treatment Recommendations
★2— TIF　thumb and index finger

A　新生児の蘇生において，蘇生への反応を知るのに最も重要なバイタルサインは何か？

蘇生効果を示す最も信頼できる指標は心拍数のすみやかな上昇である．推奨されていた臍帯動脈の拍動触知は心拍の過少評価に注意が必要で，聴診が最も正確とされる．6秒間の心拍を数えて10倍にする方法が一般的で，聴診者が心拍数を模倣して指でタップし周囲への共有を図る．パルスオキシメータを動脈管の影響を受けない右手首か右手掌に装着し，絶え間ない心拍数の評価に用いる．ただし，出生直後は低めに表示されやすく，心拍出量および灌流が悪い場合は数値が不正確で，時に不要な蘇生行

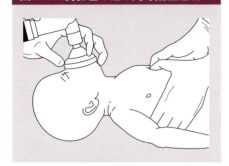

図4-7 胸郭包み込み両母指圧迫法

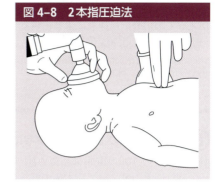

図4-8 2本指圧迫法

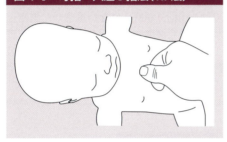

図4-9 母指・人差し指法(TIF法)

為につながる。CoSTR 2015では，蘇生を必要とする児において正確かつ迅速な心拍数の測定のために，3-lead ECG★（心電図モニター）併用の有用性が示唆された。現時点では転帰への影響は不明だが，高リスク分娩の多い施設では，早期の導入検討が望まれる。

第4章 新生児の蘇生. 一般社団法人 日本蘇生協議会（監修）. JRC蘇生ガイドライン2015. 東京：医学書院, 2016.
Wyllie J, Perlman JM, Kattwinkel J, et al. Part 7：Neonatal Resuscitation：2015 International Consensus on Cardiopulmonary Resuscitation and Emergency Cardiovascular Care Science With Treatment Recommendations(Reprint). Resuscitation 2015；95：e169–201． PMID：26477424
Kamlin CO, O'Donnell CP, Everest NJ, et al. Accuracy of clinical assessment of infant heart rate in the delivery room. Resuscitation 2006；71：319–21． PMID：16989935

★― ECG 心電図（electrocardiogram）

 新生児の羊水が胎便により混濁していた。しかし，胎児は問題なく啼泣しており，末梢チアノーゼを認めるのみである。行うべきことは何か？

胎便による羊水混濁を認めても，正期産児で呼吸や啼泣に問題がなく筋緊張が保たれている場合はルーチンケアへ移行し，蘇生処置後は努力呼吸や中枢性チアノーゼがなければ蘇生後ケアへ移行する。以前はMAS★1予防の目的で，自発呼吸誘発よりも気道内の胎便の確認と除去を優先していたが，NCPR★2 2010より変更となった。禁止事項ではなく，児の活気や羊水混濁の程度に応じて適宜吸引したり，熟練していれば

挿管後に気管内吸引をしてもよいが，児が元気な場合には予後の改善につながらず，かえって吸引や気管挿管による合併症が問題となるため推奨されない。

Wiswell TE, Gannon CM, Jacob J, et al. Delivery room management of the apparently vigorous meconium-stained neonate : results of the multicenter, international collaborative trial. Pediatrics 2000 ; 105 : 1–7. PMID : 10617696

★1 ― MAS　胎便吸引症候群（meconium aspiration syndrome）
★2 ― NCPR　新生児蘇生法（neonatal cardiopulmonary resuscitation）

Ⓑ 蘇生処置中の100％酸素投与は転帰を改善させるか？

蘇生処置中の100％酸素は空気と比べ短期的な転帰に利点はなく，第一啼泣が延長し，空気使用の蘇生群で死亡率の低下が示されているため，<u>正期産児やそれに近い児（35週以上）では空気を使用して蘇生を開始する</u>。新生児蘇生では歴史的に，早急で適切な酸素化に焦点がおかれた。しかし近年，過剰酸素の毒性が認識され，効果的な人工呼吸にもかかわらず心拍数の増加（100回/分以上）が得られない場合や，酸素化の改善が許容できない場合には，21〜30％程度の低濃度酸素を投与し，心拍数，皮膚色，SpO_2★値（95％以下に設定）を評価しながら適宜濃度を調整する。新生児のSpO_2目標値の推移を表4-12に示す。早産児（35週未満）の蘇生時は低濃度酸素を用い人工呼吸を開始することが推奨されており，SpO_2目標値は正期産児と同様として，酸素を増減する。

表4-12　新生児の目標SpO_2値の推移

経過時間	SpO_2値
1分	60％以上
3分	70％以上
5分	80％以上
10分	90％以上

〔細野茂春（監修）．日本版救急蘇生ガイドライン2015に基づくNCPR新生児蘇生テキスト，第3版．東京：メジカルビュー社, 2016の58ページより〕

第4章 新生児の蘇生．一般社団法人 日本蘇生協議会（監修）．JRC蘇生ガイドライン2015．東京：医学書院, 2016.
Wyllie J, Perlman JM, Kattwinkel J, et al. Part 7 : Neonatal Resuscitation : 2015 International Consensus on Cardiopulmonary Resuscitation and Emergency Cardiovascular Care Science With Treatment Recommendations(Reprint). Resuscitation 2015 ; 95 : e169–201.　PMID : 26477424
Kamlin CO, O'Donnell CP, Everest NJ, et al. Accuracy of clinical assessment of infant heart rate in the delivery room. Resuscitation 2006 ; 71 : 319–21.　PMID : 16989935
Dawson JA, Kamlin CO, Vento M, et al. Defining the reference range for oxygen saturation for infants after birth. Pediatrics 2010 ; 125 : e1340–7.　PMID : 20439604

★ ― SpO_2　経皮的酸素飽和度（percutaneous oxygen saturation）

Ⓑ 早産児における臍帯遅延結紮，臍帯ミルキングの有用性について述べよ。

以前は分娩後ただちに蘇生開始できるよう，早産児では臍帯はすみやかに結紮切離されていたが，近年，臍帯結紮を出生後 30〜60 秒遅らせることで，心拍出量増加，血圧基礎値の上昇，早期の血圧安定化など胎盤血輸血量の増加に伴うすみやかな生理学的移行が得られることが明らかになった。CoSTR 2015 では，ただちに蘇生を必要としない早産児に対しては臍帯遅延結紮を推奨しているが，蘇生処置を要する在胎 28 週以下の早産児に対しては処置の妨げとならない臍帯ミルキングでの代用は合理的とされた。臍帯ミルキングは初期血圧，血液学的指標，頭蓋内出血を改善しうる。日本の研究では，臍帯の生理的捻転解除後のミルキングの重要性が強調されている（http://nrn.shiga-med.ac.jp/milking/ の動画を参照）。正期産児の出生では，鉄貯蔵量改善による有益性とともに，黄疸と光線療法が増加し，入院期間延長が危惧されるなどエビデンスは十分ではない。

第 4 章 新生児の蘇生. 一般社団法人 日本蘇生協議会（監修）. JRC 蘇生ガイドライン 2015. 東京：医学書院, 2016.
Wyllie J, Perlman JM, Kattwinkel J, et al. Part 7：Neonatal Resuscitation：2015 International Consensus on Cardiopulmonary Resuscitation and Emergency Cardiovascular Care Science With Treatment Recommendations(Reprint). Resuscitation 2015；95：e169–201. PMID：26477424
新生児臨床研究ネットワーク（NRN：Neonatal Research Network）のホームページ（http://nrn.shiga-med.ac.jp/）. 閲覧日：2016/10/31

Ⓑ 32 週未満の早産児の蘇生における保温法にはどんなものがあるか？

仮死のない新生児では，出生から入院を通じて中心体温を 36.5〜37.5℃で維持することが推奨され，入院時体温は児の死亡率と有病率の強い予後予測因子であり，必ず記録する。36.5℃から 1℃下がるごとに，死亡率が少なくとも 28％上昇する報告もある。32 週未満の早産児では，ラジアントウォーマー，23〜25℃の適切な環境室温調整，暖かいブランケット，プラスチックラッピング，キャップ，温熱マットレスなどを組み合わせて，入院時の低体温（36.0℃未満）を予防する。起こりうるリスクとしての高体温（38.0℃以上）の回避に十分注意する。

第 4 章 新生児の蘇生. 一般社団法人 日本蘇生協議会（監修）. JRC 蘇生ガイドライン 2015. 東京：医学書院, 2016.
Wyllie J, Perlman JM, Kattwinkel J, et al. Part 7：Neonatal Resuscitation：2015 International Consensus on Cardiopulmonary Resuscitation and Emergency Cardiovascular Care Science With Treatment Recommendations(Reprint). Resuscitation 2015；95：e169–201. PMID：26477424

Ⓑ 新生児蘇生において，静脈路が確保できない際の気管内アドレナリン投与は妥当か？

新生児蘇生においてアドレナリン投与は普及したが，投与経路の直接比較や，理想的なアドレナリン投与量を適切に評価した臨床研究はない。気管内投与による ROSC★，心拍数の増加を示す報告もあるが，症例報告および動物実験からは，静注（0.01〜0.03 mg/kg）と同等の血中濃度，循環動態変化を達成するためには，高用量アドレナリン投与（0.05〜0.1 mg/kg）が必要とされる。静脈路確保が困難な場合には高用量の気管内投与は妥当だが，気道確保と換気の確立が重要であり，投与後は気管での吸収

のために，すみやかに人工呼吸を開始する．正期産児に近い児においては骨髄針を用いた経骨髄的投与も考慮する．

第4章 新生児の蘇生．一般社団法人 日本蘇生協議会（監修）．JRC蘇生ガイドライン2015．東京：医学書院，2016．

Wyllie J, Perlman JM, Kattwinkel J, et al. Part 7 : Neonatal Resuscitation : 2015 International Consensus on Cardiopulmonary Resuscitation and Emergency Cardiovascular Care Science With Treatment Recommendations (Reprint). Resuscitation 2015 ; 95 : e169-201. PMID : 26477424

★— ROSC （自己）心拍再開（return of spontaneous circulation）

Ⓑ 正期産児において，Apgarスコア0点が持続する新生児の蘇生は，どの程度継続するのが妥当か？

正期産児とそれに近い児において，生後10分のApgarスコアが0点で心拍が検出できない場合，それは死亡や罹病を示す強い指標であり，蘇生中止の1つの基準となりうる．ROSCや長期生存が可能な場合の早すぎる蘇生の中止と，ROSCしても早期死亡や重度の神経障害が生じうる過度な蘇生継続との間でバランスをとる必要がある，と議論されている．近年は低体温療法トライアルより，10分後のApgarスコア0点の状態から，生後18〜24か月の時点で重度もしくは中等度の障害がなく生存している児が24％である，という報告もある．生後10分間を1つの目安に，分娩前の環境，心停止の原因，在胎期間，蘇生処置の適切さ，低体温療法を含めた集中治療の体制に加え，予想される予後への両親の考え方を考慮して蘇生努力の継続を個別化して判断する．

Kasdorf E, Laptook A, Azzopardi D, et al. Improving infant outcome with a 10 min Apgar of 0. Arch Dis Child Fetal Neonatal Ed 2015 ; 100 : F102-5. PMID : 25342246

小児の蘇生

瀬田宏哉

Ⓐ 小児において，胸骨圧迫を開始すべき脈拍はいくつか？

医療従事者でも市民救助者でも，患者に反応がなく，かつ呼吸がない，死戦期呼吸であれば，心停止と判断し胸骨圧迫を開始する．蘇生に熟練した救助者であれば，呼吸を観察しながら頸動脈ないしは大腿動脈で脈拍を触知するが，乳児は上腕動脈でもよく，呼吸・循環の観察には10秒以上かけない．脈拍に確信がもてても，60回/分未満でかつ循環不全徴候（意識障害，末梢冷感，CRT★延長，脈触知減弱，血圧低下など）を認める場合，心拍数が急激に減少する場合は，徐脈のアルゴリズムに従い，まずは十分な酸素化と換気を行い，改善がなければ胸骨圧迫を開始する．図4-10に徐脈アルゴリズムを示す．

第3章 小児の蘇生．一般社団法人 日本蘇生協議会（監修）．JRC蘇生ガイドライン2015．東京：医学書院，2016．

Maconochie IK, de Caen AR, Aickin R, et al. Part 6 : Pediatric basic life support and pediatric advanced life support : 2015 International Consensus on Cardiopulmonary Resuscitation and Emergency Cardiovascular Care Science with Treatment Recommendations. Resuscitation 2015 ; 95 : e147-68. PMID : 26477423

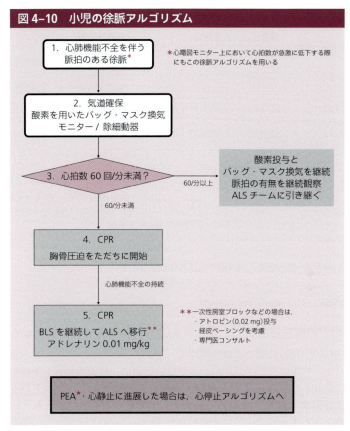

図4-10 小児の徐脈アルゴリズム

(第3章 小児の蘇生. 一般社団法人 日本蘇生協議会(監修). JRC蘇生ガイドライン2015. 東京：医学書院, 2016の203ページより)

★― PEA　無脈性電気活動(pulseless electrical activity)

★― CRT　毛細血管再充満時間(capillary refill time)

A　新生児・小児のCPRでの胸骨圧迫と人工呼吸の比率はいくつか？

成人，小児，新生児，医療従事者，市民救助者，救助者数など，患者や救助者の性質によって推奨が異なり，胸骨圧迫と人工呼吸比率は特に混乱しやすい。

　一般に，「新生児」とは生後28日未満の児を指し，分娩室・新生児室・新生児集中治療室・産科病棟などではNCPR(新生児蘇生法)が適応されるが，それ以外では新生児であってもPLS★を適応してかまわない。小児と成人の境目も明確ではないが，生理学的観点から思春期頃を区切りとするのが国際的にも妥当とされている。なお，小児の心停止においては呼吸原性が多く，効果的なCPRの要素として人工呼吸の重要性が協調されているのが換気比率からもわかる。表4-13にまとめた。

表 4-13　小児 CPR での胸骨圧迫と人工呼吸

	胸骨圧迫：人工呼吸	胸骨圧迫法
新生児 生後 28 日未満	3：1 （2人で実施）	医療従事者 2人：胸郭包み込み両母指圧迫法 医療従事者 1人，市民救助者：2本指圧迫法
乳児（1歳未満）	救助者 1人の場合 30：2	
小児（1歳以上）	救助者 2人の場合 15：2	片手，両手どちらでもよい
成人	救助者数にかかわらず，30：2	両手
高度な気道確保を伴う場合 （成人および小児）	100〜120回/分の胸骨圧迫と，成人で6秒に1回（10回/分），小児で3〜5秒に1回（12〜20回/分）の人工呼吸を独立して実施	

第 3 章 小児の蘇生．一般社団法人 日本蘇生協議会（監修）．JRC 蘇生ガイドライン 2015．東京：医学書院，2016．

★— PLS　小児蘇生法（paediatric life support）

A 小児の蘇生において，成人用 AED のパッドを使用してよいか？

未就学児（およそ 6 歳）に対しては小児用モード / キーあるいはエネルギー減衰機能付き小児用パッドを用いる。小児用パッドがない場合に，成人用パッドを用いるのは妥当であり，成人と同様の位置ないしは胸部前面と背面に貼付し，パッド同士が重ならないように注意する。乳児においても AED の安全性と有効性は示されているが，適切な除細動エネルギーについてはよくわかっていない。ILCOR は小児心停止における VF[★1] や pVT[★2] に対して除細動エネルギー量 2〜4 J/kg を推奨しているが，JRC では初回もそれ以降も統一して 4 J/kg を提案している。除細動使用の推奨順は，(1) マニュアル除細動器，(2) 小児用モード / キーあるいは小児用パッド（AED），(3) 成人用パッド（AED）であるが，すぐに使用できるデバイスを活用することが重要である。

第 3 章 小児の蘇生．一般社団法人 日本蘇生協議会（監修）．JRC 蘇生ガイドライン 2015．東京：医学書院，2016．
Maconochie IK, de Caen AR, Aickin R, et al. Part 6：Pediatric basic life support and pediatric advanced life support：2015 International Consensus on Cardiopulmonary Resuscitation and Emergency Cardiovascular Care Science with Treatment Recommendations. Resuscitation 2015；95：e147-68.　PMID：26477423

★1— VF　心室細動（ventricular fibrillation）
★2— pVT　無脈性心室頻拍（pulseless ventricular tachycardia）

A 小児 CPA★の原因，ROSC 率，転帰について述べよ。

平成 27 年の厚生労働省の統計によると，日本における小児の死因 1 位は，0〜5 歳までは「先天性奇形」であり，0 歳では「呼吸障害」，「乳幼児突然死症候群」と続く。かつては 1 歳以降 1 位だった「不慮の事故」は，事故防止努力により平成 26 年以降 2 位となるも，発生件数は依然多い。なかでも誤嚥による窒息が最も多く，食物の制限や医

薬品・タバコ・電池・洗剤などの誤嚥が危険な日用品の管理に留意する。呼吸状態悪化や呼吸停止に引き続く「呼吸原性心停止」が成人に比して多く，いったん心停止となると予後不良であるが，呼吸停止の時点で発見し治療開始された際の救命率は70%以上という報告もある。小児院外心停止では，1歳以上，初期波形でショック適応，院内心停止では，1歳未満，初期波形でショック適応の場合は生存率が高いとの報告があり，予後予測判断の補助に使うことを考慮してよい。なお，蘇生時間の長さを院内外心停止の予後予測因子として用いるにはエビデンスに乏しい。

厚生労働省のホームページ 平成27年人口動態統計月報年計（概数）の概況（www.mhlw.go.jp/toukei/saikin/hw/jinkou/geppo/nengai15/）．閲覧日：2016/10/31
第3章 小児の蘇生．一般社団法人 日本蘇生協議会（監修）．JRC蘇生ガイドライン2015. 東京：医学書院, 2016.
Maconochie IK, de Caen AR, Aickin R, et al. Part 6 : Pediatric basic life support and pediatric advanced life support : 2015 International Consensus on Cardiopulmonary Resuscitation and Emergency Cardiovascular Care Science with Treatment Recommendations. Resuscitation 2015 ; 95 : e147-68.　PMID：26477423

★― CPA　心肺停止（cardiopulmonary arrest）

Ⓐ 小児において，胸骨圧迫のみのCPRと標準CPR（胸骨圧迫＋人工呼吸）の転帰の差はあるか？

前述のとおり，小児においては呼吸原性心停止が多く，CPRの一部として人工呼吸の実施が非常に重要であるが，救助者の知識と技術を要する。院外心停止の観察研究では，胸骨圧迫のみのCPRは，人工呼吸を行う標準CPRと比較して30日後の神経学的転帰の悪化と関連がみられた。乳児においては，胸骨圧迫のみのCRPが施行された場合とCPRが全く行われなかった場合では転帰に差はなかったが，乳児よりも年長の小児においてはよりよい生存率と神経学的予後を認めた。以上より，人工呼吸を施行できない場合も，院内外の小児心肺停止において胸骨圧迫のみのCPRを実施することは重要である。

第3章 小児の蘇生．一般社団法人 日本蘇生協議会（監修）．JRC蘇生ガイドライン2015. 東京：医学書院, 2016.
Goto Y, Maeda T, Goto Y. Impact of dispatcher-assisted bystander cardiopulmonary resuscitation on neurological outcomes in children with out-of-hospital cardiac arrests : a prospective, nationwide, population-based cohort study. J Am Heart Assoc 2014 ; 3 : e000499.　PMID：24785780
Kitamura T, Iwami T, Kawamura T, et al. Conventional and chest-compression-only cardiopulmonary resuscitation by bystanders for children who have out-of-hospital cardiac arrests : a prospective, nationwide, population-based cohort study. Lancet 2010 ; 375 : 1347-54.　PMID：20202679

Ⓑ アドレナリン使用に関するエビデンスを述べよ。

心肺停止中の血管収縮薬の使用に関してはいまだ議論の余地があり，ROSCを増やし，脳灌流の維持を補助し，生存入院を増やす一方で，生存退院と良好な神経学的転帰への有益性は明らかではない。

　小児心停止において，血管収縮薬の使用がROSC，生存退院，神経学的転帰に良好な影響を示す有用な研究はなく，利点は不明確だ。CoSTR 2015およびJRC蘇生ガイドラインでは，標準用量アドレナリンの使用は短期的転帰の改善に重きをおき，心停止の小児においても妥当としている。なお投与量は，1回0.01 mg/kgを骨髄路もし

くは静脈路から投与し，3〜5分間隔で追加投与し，成人量を上限とする．気管内投与の推奨量は 0.1 mg/kg である．また，非ショック適応リズムの心停止においては，できるだけすみやかなアドレナリン投与が予後の改善に関連するとの報告もある．

Enright K, Turner C, Roberts P, et al. Primary cardiac arrest following sport or exertion in children presenting to an emergency department : chest compressions and early defibrillation can save lives, but is intravenous epinephrine always appropriate? Pediatr Emerg Care 2012 ; 28 : 336–9.　PMID : 22453726
Dieckmann RA, Vardis R. High–dose epinephrine in pediatric out–of–hospital cardiopulmonary arrest. Pediatrics 1995 ; 95 : 901–13.　PMID : 7761219
Andersen LW, Berg KM, Saindon BZ, et al. Time to Epinephrine and Survival After Pediatric In–Hospital Cardiac Arrest. JAMA 2015 ; 314 : 802–10.　PMID : 26305650

Ⓑ ショック抵抗性 VF / pVT の際に使用可能な抗不整脈薬とそのエビデンスを述べよ．

成人の VF や pVT の治療にはアミオダロンとリドカインが用いられており，小児ではアミオダロンが推奨されてきたが，小児院内心停止への上記両薬剤の投与と生存退院の間には優位な関連はないとの研究もある．同研究では，アミオダロン群と比較してリドカイン群で，リドカイン非使用群と比較して使用群で，ROSC 改善との関連が示されている．なお成人院外心停止では，リドカイン群と比較してアミオダロン群で高い生存入院率を示しているが，いずれにせよ，長期予後の改善を示したデータは乏しい．短期予後の改善の結果をもってアミオダロンないしはリドカインの投与が提案されており，使用の際の投与推奨量は下記のとおりで成人量を上限とする．

- アミオダロン：2.5〜5 mg/kg（最大　300 mg）
- リドカイン：1〜1.5 mg/kg（最大　3.0 mg/kg）

Valdes SO, Donoghue AJ, Hoyme DB, et al. Outcomes associated with amiodarone and lidocaine in the treatment of in–hospital pediatric cardiac arrest with pulse less ventricular tachycardia or ventricular fibrillation. Resuscitation 2014 ; 85 : 381–6.　PMID : 24361455
Dorian P, Cass D, Schwartz B, et al. Amiodarone as compared with lidocaine for shock–resistant ventricular fibrillation. N Engl J Med 2002 ; 346 : 884–90.　PMID : 11907287

Ⓑ 小児における ECPR（ECMO★）の適応について述べよ．

ECPR とは ECMO を用いた蘇生を指し，小児蘇生においても安全性と有益性が示唆されているが，蘇生率の比較データの集積や最適な導入タイミングが未確立で，出血などの合併症や多大な医療費との関連性も無視できない．小児院内心停止のなかでも，主に心疾患（外科的および内科的）をもつ患者で生存率の改善を認め，ECMO 管理を適正に行える専門家や医療資源，医療体制，経験，プロトコールなどが揃う環境下で ECPR は考慮される．小児院外心停止，基礎疾患のない小児院内心停止においては十分な根拠に乏しいが，<u>近年，CPR を 10 分以上施行した小児院内心停止患者において，従来の CPR と比較して ECPR 群で，退院生存と良好な神経学的転帰の関連を示す報告が発表され，今後さらなるデータの集積が期待される．</u>

Ortmann L, Prodhan P, Gossett J, et al. Outcomes after in–hospital cardiac arrest in children with cardiac disease: a report from Get With the Guidelines—Resuscitation. Circulation 2011 ; 124 : 2329–37.　PMID : 22025603
Raymond TT, Cunnyngham CB, Thompson MT, et al. Outcomes among neonates, infants, and

children after extracorporeal cardiopulmonary resuscitation for refractory inhospital pediatric cardiac arrest : a report from the National Registry of Cardiopulmonary Resuscitation. Pediatr Crit Care Med 2010 ; 11 : 362-71.　PMID : 19924027

Lasa JJ, Rogers RS, Localio R, et al. Extracorporeal Cardiopulmonary Resuscitation(E-CPR) During Pediatric In-Hospital Cardiopulmonary Arrest Is Associated With Improved Survival to Discharge : A Report from the American Heart Association's Get With The Guidelines-Resuscitation(GWTG-R) Registry. Circulation 2016 ; 133 : 165-76.　PMID : 26635402

★─ ECMO　体外膜型肺(extracorporeal membrane oxygenetation)

倫理的問題

瀬田宏哉

A　重要な医療倫理4原則とは何か？

生命倫理を考える基本原則は，"Principles of Biomedical Ethics"(1979年初版)に記載され，beauchamp and childressの4大原則と呼ばれた。(1) beneficence(善行)，(2) non-maleficence(無危害)，(3) autonomy(自律尊重)，(4) justice(正義)から成り，臨床におけるそれぞれの意味合いは下記のとおりである。

(1) **善行原則**：患者の利益のために最善の医療を提供することを目指す
(2) **無危害原則**：副作用などの危害およびリスクを最小限に抑える
(3) **自律尊重原則**：治療決定に必要な情報を開示し，患者の自律的な決定を尊重する
(4) **正義原則**：2人以上の個人を医学的見地から平等に扱う

　上記を念頭におきつつ，倫理的な症例検討を行う際には，Jonsenの「臨床倫理四分割表」を枠組みとして検討を進めると漏れがない(表4-14)。

Beauchamp, TL, Childress JF. Principles of biomedical ethics, 6th ed. New York : Oxford University Press, 2009.

Jonsen AR, Siegler M, Winslade WJ. Clinical ethics — a practical approach to ethical decisions in clinical medicine, 4th ed. New York : McGraw-Hill, 1998.

表4-14　Jonsenの臨床倫理四分割表

医学的適応(medical indications)	患者の意向(patient preferences)
(1) 患者の医学的な問題点，病歴，診断，予後は？ (2) 問題は急性か？　慢性か？　重篤か？　救急か？　可逆的か？ (3) 治療の目標は？ (4) 成功の可能性は？ (5) 治療に失敗したときの計画は？ (6) この患者は医学的と看護的ケアでどのような恩恵を受け，またどうやって害を避けられるか？	(1) 患者は治療に対してどう述べているか？ (2) 患者は治療の利益とリスクについて説明を受け，理解し，同意したか？ (3) 患者は精神的に意思決定能力があり，また法的能力を有するか？　ない場合にはその根拠は？ (4) リビングウィルなどにより，患者は事前に意思表示をしていたか？ (5) 患者に意思決定能力がない場合，代理人は適切か？　適切な基準を用いているか？ (6) 患者は治療に協力的か，しようとしないのかできないか？　もしそうならなぜか？ (7) 倫理的，法的に患者の自己決定権は尊重されているか？

(次ページへ続く)

QOL★	周囲の状況(contextual features)
(1) 治療した場合としなかった場合，患者が元の生活に戻る見通しは？ (2) 患者のQOLを医療者が評価する際に問題となるような偏見はないか？ (3) 治療を継続する際に，患者は身体的，精神的，社会的不利益を被るか？ (4) 患者の現在や将来の状態は，患者にとって堪え難いものではないか？ (5) 治療を差し控える計画や根拠はあるか？ (6) 苦しみを和らげる緩和ケアの予定はあるか？	(1) 治療の決定に影響する家族問題はあるか？ (2) 治療の決定に影響する医療者側の問題はあるか？（医師および看護師） (3) 財政的，経済的な要素はあるか？ (4) 宗教的，文化的な要素はあるか？ (5) 守秘義務を破ることに正当性はあるか？ (6) 資源の分配の問題はあるか？ (7) 治療の選択に際して法的含意はあるか？ (8) 臨床研究や教育は関与しているか？ (9) 医療従事者や施設間の利益相反はないか？

(Jonsen AR, Siegler M, Winslade WJ. Clinical Ethics——A practical Approach to Ethical Decisions in Clinical Medicine, 4th ed. New York : McGraw-Hill, 1998の12ページより)

★— QOL 生活の質(quality of life)

A 心肺蘇生中止に際して確認すべきことは何か？

救命処置においても前述の生命倫理を考慮し，自律尊重原則に従い，あらかじめ本人の意思を記述した「事前指示(advance directive)」の有無を確認する。あればそれに従い，なければ「推定意思」として，患者にとって最善の利益と思わしき医療を選択する（善行原則）。終末期における事前ケア計画(advanced care planning)として，書面による生前意思表示(living will)や，DNAR★1指示，POLST★2，代理意思決定人(surrogate decision maker)などに関する話し合いの有無を確認する。日本では，日本尊厳死協会の会員が12万人以上いるとされており，同協会の宣言書(living will)の有無も確認するのが望ましい。事前準備がなされていない場合，蘇生処置を実施しながら，短時間で患者を最もよく知り，意思を代弁できる家族(key person)に現状と今後の予測および治療の利点，欠点を説明し，救命処置の継続，中止の方針を決定する。事前指示の存在は，本人の希望どおりの治療を受けられることと関連するとの報告もある。日本では，事前意思表明や代理意思決定に関する教育や法的整備が諸外国よりも遅れており，日本臨床倫理学会によるPOLST作成指針や，救急・集中治療における終末期医療に関する提言（ガイドライン）の作成など徐々に整備が進められている。

Silveira MJ, Kim SY, Langa KM. Advance directives and outcomes of surrogate decision making before death. N Engl J Med 2010 ; 362 : 1211–8. PMID : 20357283
日本臨床倫理学会 日本版 POLST（DNAR指示を含む）作成指針(www.j-ethics.jp/workinggroup.htm)．閲覧日：2016/10/31
救急・集中治療における終末期医療に関するガイドライン～3学会からの提言～(www.jaam.jp/html/info/2014/pdf/info-20141104_02_01_02.pdf)．閲覧日：2016/10/31

★1— DNAR 蘇生措置拒否(do not attempt resuscitation)
★2— POLST 医療処置に関する医師の指示書(Physician Orders for Life Sustaining Treatment)

A 成人の蘇生において，ROSC後の神経予後不良を示唆する所見は何か？

たゆまぬ努力によってもROSC後の意識障害患者の多くは生存できない，ないしは神経学的予後不良で生存するという実地臨床での現状がある。妥当な時期に予後評価を行い治療戦略を立てることが，患者と家族だけでなく医療従事者にも重要な要素とな

る．ILCORは，臨床症状と補助検査から多元的な予後評価を推奨し，ROSCから72時間以内には決定すべきではなく，低体温療法中の自然経過の変化と鎮静薬や筋弛緩薬の影響を考慮し，体温管理療法非施行群と分けて考えるべき，としている．ILCORおよびJRCの検討の結果は表4–15のとおりである．

表4–15　ROSC後の神経予後不良を示唆する所見

ROSC後の昏睡状態で低体温療法を施行された患者
（基本的には72時間以降の多元的評価を推奨）

臨床所見
両側対光反射消失，両側角膜反射消失
疼痛に対する(M1)もしくは異常伸展反応(M2)
ミオクローヌス重積状態（30分間以上の持続的かつ全身性ミオクローヌス）
※ROSC後72時間の時点で鎮静薬や筋弛緩薬の影響が疑われれば，観察時間を長く延長する

神経電気生理学的検査
ROSC短潜時SSEP[*1]のN20波の両側消失
疼痛刺激に対する背景脳波活動の持続的欠如
復温後に持続するburst–suppression
難治性で持続的なてんかん重積状態
※BIS[*2]の使用は推奨されない

血液と髄液マーカー
ROSC後48〜72時間のNSE[*3]の連続高値
※溶血による偽陽性結果を避けるため注意を払い，複数の時点での採血を推奨
※明確なカットオフ値は定められていない

画像検査
ROSC後2時間以内のGM[*4]/WM[*5]のCT[*6]値の比率（GWR[*7]）の顕著な減少
ROSC後2〜6日における脳MRI[*8]上の拡散強調画像における高信号域の広範な制限
※CT上で予後不良を示す早期所見があっても，他の臨床所見の評価に十分な時間を費やす

ROSC後の昏睡状態で低体温療法を施行されていない患者

臨床所見
ROSC後72時間以降の対光反射消失
疼痛に対する(M1)もしくは異常伸展反応(M2)
ROSC後72時間以内のミオクローヌス重積状態
※鎮静薬や筋弛緩薬の影響を疑えば，臨床所見の観察を継続し，偽陽性の可能性を最小とする

神経電気生理学的検査
ROSC後72時間以内での両側SSEP N20波の消失
ROSC後72時間での脳波上のburst–suppressionの発現
※脳波評価システム，低電位脳波は予後評価に用いないよう提案

血液と髄液マーカー
ROSC後24〜72時間での血清NSE高値

（次ページへ続く）

> **画像検査**
> ROSC 後 48 時間以内での脳 CT 上の GWR の比率の著明な低下
> ROSC 後 2～6 日での脳 MRI 上の拡散強調画像における高信号域の広範な制限

- ★1 ─ SSEP　体性感覚誘発電位(somatosensory evoked potential)
- ★2 ─ BIS　Bispectral Index
- ★3 ─ NSE　神経特異性エノラーゼ(neuron-specific enolase)
- ★4 ─ GM　灰白質(gray matter)
- ★5 ─ WM　白質(white matter)
- ★6 ─ CT　コンピュータ断層撮影(computed tomography)
- ★7 ─ GWR　gray-white-matter ratio
- ★8 ─ MRI　磁気共鳴画像(magnetic resonance imaging)

Ⓑ これ以上の回復の見込みがない終末期の病態において，延命措置への対応に関する選択肢について述べよ。

(1) 現在の治療を継続する(新たな治療は差し控える)
(2) 現在の治療を減量する(すべて，一部)
(3) 現在の治療を終了する
(4) 心停止時に蘇生を行わない

などの選択肢がある。人工呼吸器，ペースメーカー(設定変更を含む)，補助循環装置などの生命維持装置を積極的に中止する行為を withdrawal(治療の撤退)と呼び，生命維持装置の変更はないがそれ以外の追加の医療を行わないことを withhold(治療の差し控え)と呼ぶ。人工呼吸器の設定変更，昇圧薬や輸液，血液製剤の使用中止や流量変更など細かな治療の方針を含め，家族やコメディカルとともに臨床倫理カンファレンスなどを開催しよく話し合い，合意を得て方針を決定する。また現行治療が，目標を達成できない，治療効果がない，集中治療から離脱できない，などにかかわらず継続されている無益な治療(futile care)ではないか，常に考えねばならない。

救急・集中治療における終末期医療に関するガイドライン～3学会からの提言～(www.jaam.jp/html/info/2014/pdf/info-20141104_02_01_02.pdf)．閲覧日：2016/10/31
INTENSIVIST 2012；4(特集：End-of-life)；7-10．

Ⓑ 成人男性に対して標準的な心肺蘇生を 20 分行った。モニター上心静止，心臓超音波検査でも動きを認めない。蘇生の可能性はあるか？

AHA 2010 および ERC 2015 では，ALS に基づく蘇生努力を 20 分継続しても反応しない場合を 1 つの蘇生中止の判断と考えており，AHA 2015 では明確な中止時間の記載はない。心肺蘇生 5 サイクルは約 10 分程度であり，20 分は 1 つの目安になる。また，(1) 心停止時の目撃がなく，(2) バイスタンダー CPR が施行されず，(3) 院外で一度も ROSC を認めず，(4) AED がショック波形を示さないときには，蘇生の中止を検討する(TOR★)。挿管していれば，CPR 開始 20 分の時点で，心拍出量と肺血流量を反映する $ETCO_2 < 10$ mmHg 以下は蘇生中止の根拠の 1 つになりうる。なお，CPR 中の心臓超音波評価は胸骨圧迫の中断に十分注意し，心停止の原因検索には有用な可能性があるが，蘇生中止の判断に単独では用いない。

Bossaert LL, Perkins GD, Askitopoulou H, et al. European Resuscitation Council Guidelines for Resuscitation 2015：Section 11. The ethics of resuscitation and end-of-life decisions. Resuscitation

2015 ; 95 : 302–11. PMID : 26477419
Morrison LJ, Kierzek G, Diekema DS, et al. Part 3 : ethics : 2010 American Heart Association Guidelines for Cardiopulmonary Resuscitation and Emergency Cardiovascular Care. Circulation 2010 ; 122 : S665–75. PMID : 20956219
第2章 成人の二次救命処置. 一般社団法人 日本蘇生協議会(監修). JRC蘇生ガイドライン2015. 東京：医学書院, 2016.

★— TOR　termination-of-resuscitation

Ⓑ 心肺蘇生後，自己心拍は再開しない。家族に蘇生中止を伝える際に，心掛けるべきことは何か？

患者や家族の文化的，社会的，感情的，宗教的，精神的（霊的），地域的な背景や差を考慮したうえで，コミュニケーションに十分な注意を払う。なお，心肺蘇生の場に家族に同席してもらったほうが罪の意識や落胆が軽減し，死の受容や嘆きの過程の助けになる可能性がある。小児に関しても，同様にオプションとして提示を検討するが，日本特有の文化や両親の考え方も考慮して選択する。また，死亡確認後のガイダンスをていねいに行い，別れの時間を十分にとる。大きく分けて，以下の5つの中核的要素（core competency）を意識するとよい。
(1) 家族の権利擁護
(2) 家族の苦痛の緩和
(3) 家族との信頼関係の維持
(4) 家族への十分な情報提供
(5) 家族へのケア場面への参加の促し

Bossaert LL, Perkins GD, Askitopoulou H, et al. European Resuscitation Council Guidelines for Resuscitation 2015 : Section 11. The ethics of resuscitation and end-of-life decisions. Resuscitation 2015 ; 95 : 302–11. PMID : 26477419
集中治療領域における終末期患者家族こころのケア方針（www.jsicm.org/pdf/110606syumathu.pdf）. 閲覧日：2016/10/31

Ⓑ 生後1年半の幼児の原因不明でショック適応のない院外心肺停止に対して，20分の標準的な心肺蘇生を実施したがROSCしない，蘇生を中止すべきか？

小児院外心停止では，1歳以上，初期波形でショック適応，院内心停止では，1歳未満，初期波形でショック適応の場合に生存率が高いとの報告があり，良好な予後予測判断の補助に使うことを考慮してよいとされる。なお，蘇生時間の長さを心停止の予後予測因子として用いるには信頼性が低く，推奨する根拠は乏しい。このケースの神経予後予測は不良と考えられ，上記に加えて，心停止の目撃やバイスタンダーの有無，病因や心停止の契機，蘇生場所，アドレナリンの使用本数などさまざまな予後予測因子から総合的に判断し，説明と同時に家族の考え方を十分にくみ，慎重に蘇生中止の決定をする。

Maconochie IK, de Caen AR, Aickin R, et al. Part 6 : Pediatric basic life support and pediatric advanced life support : 2015 International Consensus on Cardiopulmonary Resuscitation and Emergency Cardiovascular Care Science with Treatment Recommendations. Resuscitation 2015 ; 95 : e147–68. PMID : 26477423

Ⓑ 心肺蘇生により心拍再開したが，神経予後不良と判断された時点で家族が臓器移植を希望している。これは可能か？

controlled donationとは，事前指示（advanced directive）の存在や代理人，家族，蘇生チームの同意により，ROSCの後に生命維持装置などを用いず（withdrawal）迎える自然死からの臓器提供を指し，uncontrolled donationとは，ERにおいて蘇生に成功せずに決定した臓器提供のことを指す。CPRを受けた患者と受けていない患者からの臓器提供では，移植直後，1年後，5年後の臓器機能には有意差はなかったとされており，このケースでもcontrolled donationとして臓器移植ドナーの適応がある。蘇生後に死亡または脳死に至ったすべての患者は，臓器提供の可能性があるものとして評価を行う意識をもつ。

Morrison LJ, Kierzek G, Diekema DS, et al. Part 3：ethics：2010 American Heart Association Guidelines for Cardiopulmonary Resuscitation and Emergency Cardiovascular Care. Circulation 2010；122：S665-75． PMID：20956219

5 循環系

三反田拓志，福井 悠，大屋聖郎

失神

三反田拓志

A 失神の定義を述べよ。

2009年のガイドラインで発表された失神の定義によれば、失神とは「一過性大脳灌流低下による一過性の意識消失であり、症状発現が早く、かつ持続時間は短く、自然に完全回復することが特徴」とされている。また、全身の脱力を伴うことがある。ここでいう短い持続時間とは、典型的には20秒ほどではあるが、まれに数分程度持続することも報告されており、その場合には失神とそれ以外の意識消失の原因との鑑別が困難なことがある。なお、前失神（pre-syncope）とは失神の前駆症状はあるが、引き続いての意識消失が起きない状態をいう。

Task Force for the Diagnosis and Management of Syncope ; European Society of Cardiology (ESC); European Heart Rhythm Association (EHRA); Heart Failure Association (HFA); Heart Rhythm Society (HRS), Moya A, Sutton R, Ammirati F, et al. Guidelines for the diagnosis and management of syncope(version 2009). Eur Heart J 2009 ; 30 : 2631-71. PMID : 19713422

A 失神の心電図を見る際に、チェックすべき所見を述べよ。

心電図においてチェックすべき所見は以下に示すように非常に多い。
- 非洞調律性の波形
- 2度もしくは3度房室ブロック、もしくは2秒以上の洞停止
- 左脚ブロック
- 右脚ブロックに左脚前枝または後枝ブロックを伴う（二枝ブロック）
- デルタ波（P波の直後〜QRSの始まるまでに出現する緩徐な傾斜）
- イプシロン波（$V_{1 \sim 3}$においてQRSの終わりからT波の始まるまでの間で、再現性のある低電位波）
- QT延長（男性ではQTc >440〜450 msec、女性では>460 msec）
- Brugata徴候（前壁のST上昇を伴う右脚ブロック）
- 左室肥大で特に原因なくⅡ、Ⅲ、aVF、V_5およびV_6でQ波を伴う、デルタ波の有無を問わない早期再分極症候群（PR間隔<120 msec）

これらの所見の想定している疾患として、WPW[*1]症候群、Brugada症候群、QT延長症候群、肥大型心筋症、心筋虚血、不整脈原性右室心筋症、早期再分極症候群がある。所見は過去の心電図と比較してチェックすべきだが、前回の心電図がない場合には、15分以上間隔を空けて再度チェックする。

なお、異常ではあるが心配いらないのは頻回のPAC[*2]、PVC[*3]、孤発性の右脚ブロックや非特異的な心室内伝導遅延などである。

Dovgalyuk J, Holstege C, Mattu A, et al. The electrocardiogram in the patient with syncope. Am J Emerg Med 2007；25：688–701. PMID：17606095

Dr. Smith's ECG Blog：nstructive ECGs in Emergency Medicine Clinical Context. Emergency Department Syncope Workup：After H and P, ECG is the Only Test Required for Every Patient..... Wednesday, April 8, 2015（http://hqmeded-ecg.blogspot.jp/2015/04/ed-syncope-workup-after-h-and-p-ecg-is.html）．閲覧日：2017/6/1

★1 ── WPW　Wolff-Parkinson-White
★2 ── PAC　心房期外収縮（premature atrial contraction）
★3 ── PVC　心室期外収縮（premature ventricular contraction）

A　サンフランシスコ失神ルールとは何か？

失神は救急外来で頻繁に遭遇する疾患でありながら，評価と診断が非常に難しい．ほとんどの患者が救急外来到着時には無症状で元気そうに見えるものの，詳細かつ正確な病歴の聴取が困難で，目撃がないことがしばしばある．良性のものから生命にかかわる重篤なものまで鑑別診断は大量にあるものの，20～50％は診断がつかない．リスクのある患者を選別しようにも，救急外来という時間的制約もある．このような背景から，救急外来での失神マネジメントが，診断からリスク評価へとシフトしてきたのは当然のことであろう．そして，失神の短期的リスク評価として最も外的妥当性が検討されているものがサンフランシスコ失神ルールである．

　Jamesらが行った前向きコホート研究の目的は，失神や失神寸前を主訴に救急外来を受診した684人を対象（意識障害，アルコールや違法薬物による意識消失，明らかなけいれん，頭部外傷に付随する意識消失は除外）に，7日以内の重大アウトカムを予想する臨床ルールを作成することであった．重大アウトカムは複合アウトカムであり，死亡，心筋梗塞，不整脈，肺塞栓，脳梗塞，くも膜下出血，大量出血などいかなる主訴であっても，ERを再受診して，失神と関連するイベントが理由で入院となった場合，とした．この患者群で収集された50の変数（病歴34，身体所見11，検査5）のうち最も感度が高くなる組み合わせが，心不全既往歴〔congestive heart failure（うっ血性心不全）〕，貧血（Ht★1＜30％），心電図異常（abnormal ECG★2：非洞調律リズムか新規の心電図異常），息切れ（shortness of breath），低血圧〔systolic blood pressure（収縮期血圧）＜90 mmHg〕の5つ，頭文字をとってCHESSである．この患者群においては，感度96.2％（95％ CI 92～100％），特異度61.9％（95％ CI 58～66％）と良好であった（これに年齢75歳以上を加えると，感度は100％であったという）．

　ただし，その後外的妥当性について検証した論文がいくつか報告され，<u>現状ではJamesらの感度は高すぎるという結果に落ち着いている</u>（次の設問参照）．

　この研究には興味深い点が2点ある．<u>1つは，事前に著者らが重要だと考えている変数が病歴と身体所見に偏っているということである</u>．失神の診断は病歴と身体所見がいかに大切かを改めて気づかせてくれる．事実，失神の診察では，病歴と身体所見で60％以上は診断がつくという報告もある．もう1つは，<u>その変数の内容である</u>．不幸にも（?），CHESSに入らなかった変数のうち，心疾患に関連する変数（年齢，心疾患・不整脈・糖尿病・心不全の既往歴，胸痛の主訴），ラ音・心雑音（評価者間一致が悪く採用されず），利尿薬または抗不整脈の使用などは重大アウトカム発生と相関しており，注意すべき点であろう．

Quinn JV, Stiell IG, McDermott DA, et al. Derivation of the San Francisco Syncope Rule to predict patients with short-term serious outcomes. Ann Emerg Med 2004 ; 43 : 224-32. PMID : 14747812

★1 ─ Ht　ヘマトクリット（hematocrit）
★2 ─ ECG　心電図（electrocardiogram）

Ⓑ 他の失神の CPR[★1] はあるか？　その有用性はどうか？

前述のサンフランシスコ失神ルールのほかにも，OESIL[★2] リスクスコア（表 5-1），ROSE[★3]，ボストン失神ルール，失神リスクスコア，STePS[★4]，EGSYS[★5] など，多くの失神の CPR が存在する．これらのシステマティックレビューの結果は，サンフランシスコ失神ルールと OESIL リスクスコアのみが外的妥当性について複数検証されているというものであった（当然ながら，外的妥当性が検証されていない CPR は臨床での使用は勧められない）．

　Serrano らによるシステマティックレビューでは，感度・特異度は，サンフランシスコ失神ルールで感度 86％（95％ CI[★6] 83～89％）・特異度 49％（95％ CI 48～51％）で，OESIL リスクスコアで感度 95％（95％ CI 88～98％），特異度 31％（95％ CI 29～34％）という結果であった．しかし，対象とした 18 の研究のうち，データが不十分で 6 つが除外されていること，研究間の異質性（heterogeneity）が高いこと〔サブグループ解析にて研究デザイン（前向きか後ろ向きか）および心電図の評価者（救急医か循環器内科医か研究者か）などが要因と示唆される〕，アウトカム測定者が盲検化されていない研究が多く（44％），観察者バイアスが混入していること，など，さまざまな限界があった．この論文でも，「臨床でルーチンに使用される前にさらなる研究が必要」としている．CCS[★7] の声明でも，弱い推奨・非常に質の低いエビデンスとして，失神の CPR は診断の感度・特異度を上昇させず，医療費も削減しない，としている．

　しかし，実際の診療では，失神患者で採血や心電図検査を行って CPR を参考にするのみならず，＋α を考慮してリスクを判断することが多いのではなかろうか．ここで，CPR と臨床的判断（clinical judgment：入院が高リスク，帰宅が低リスク）を比較した論文がある．この論文では，30 日後の重大なアウトカム（全死亡や心室細動など 18 個の複数アウトカム）に対して，臨床医の判断の感度 94％（95％ CI 88～97％）・特異度 50％（95％ CI 40～61％），サンフランシスコ失神ルールの感度 74％（95％ CI 56～86％）・特異度 61％（95％ CI 41～78％），OSEIL リスクスコアの感度 76％（95％ CI 66～83％）・特異度 55％（95％ CI 46～64％）であった．

　前述のように，研究ごとの異質性を減らすために同じ患者のデータを使用しているものの，対象となる年齢や入院率など論文ごとの患者群に異質性が認められていることや，「入院」という結果を臨床医のリスク判断として代用していることなどはあるものの（入院率は 38～69％とバラつきあり），CPR は臨床医の判断より高い精度で重大アウトカムを検出できなかったことなどの点で，限界があった．臨床医が CPR を知らないことはないであろうことに鑑みると，CPR＋身体所見や背景などを考慮するのはよいプラクティスなのかもしれない．

　ここまで CPR には多数あることを述べてきたが，大切なことは，それぞれの妥当性がどうであれ，出血などによる循環虚脱と心原性失神は見逃してはいけない病態であるということである．

表 5-1　OESILリスクスコア

項目	スコア
年齢＞65歳	1
心血管病変の既往	1
前駆症状のない失神	1
心電図異常	1

12か月後の死亡率
0～1点＝0.8%，2点＝19.6%，3点＝34.7%，4点＝57.1%

(Serrano LA, Hess EP, Bellolio MF, et al. Accuracy and quality of clinical decision rules for syncope in the emergency department : a systematic review and meta-analysis. Ann Emerg Med 2010 ; 56 : 362-373.e1 の Table 2 より)

Serrano LA, Hess EP, Bellolio MF, et al. Accuracy and quality of clinical decision rules for syncope in the emergency department : a systematic review and meta-analysis. Ann Emerg Med 2010 ; 56 : 362-373.e1.　PMID : 20868906
Sheldon RS, Morillo CA, Krahn AD, et al. Standardized approaches to the investigation of syncope : Canadian Cardiovascular Society position paper. Can J Cardiol 2011 ; 27 : 246-53.　PMID : 21459273
Costantino G, Casazza G, Reed M, et al. Syncope risk stratification tools vs clinical judgment : an individual patient data meta-analysis. Am J Med 2014 ; 127 : 1126.e13-25.　PMID : 24862309

★1 — CPR　クリニカルプレディクションルール(clinical prediction rule)
★2 — OESIL　Osservatorio Epidemiologico sulla Sincope nel Lazio
★3 — ROSE　risk stratification of syncope in the emergency department
★4 — STePS　Short-Term Prognosis of Syncope
★5 — EGSYS　Evaluation of Guidelines in Syncope Study
★6 — CI　信頼区間(confidence interval)
★7 — CCS　カナダ循環器学会(Canadian Cardiovascular Society)

 20歳男性。失神にて来院。心電図で左室肥大あり。必ず考えるべき診断は何か？

HCM★1 である。

　HCMは若年の運動選手の突然死として最も多い原因である。心筋サルコメア蛋白に異常を与える，常染色体優性遺伝の疾患であり，成人500人に1人認められるという報告もある。多くの患者が無症状だが，息切れ・運動耐容能の低下・狭心痛・失神などを起こし，突然死の潜在的なリスクとなる。遺伝疾患であり，病歴上の心疾患家族歴は非常に重要である。

　肥大は中隔に沿って非対称性に起こり，中隔基部の肥大により左室流出路が機械的に閉塞した場合に上記の症状が起こる。重症の閉塞では，収縮期に僧帽弁前尖が左室流出路側へと引っ張られた結果，さらなる左室流出路狭窄および僧帽弁逆流をきたすこともある(SAM★2)。心電図異常はHCM患者の90％にみられるが，疾患特異的ではない。特に高齢者では，慢性心筋肥大，虚血性心疾患，伝導障害などとの鑑別が必要になる。一般的な心電図での左室肥大所見は，前側壁誘導(V_4～$_6$，Ⅰ，aVL)での高いR波である。中隔肥厚がある場合には，深く幅の狭いQ波が下壁誘導(Ⅱ，Ⅲ，aVF)および側壁誘導(Ⅰ，aVL，V_5～$_6$)にみられ，心筋梗塞と紛らわしいこともある。

心臓超音波も非常に有用な検査の1つではあり，前述のSAM様運動（僧帽弁前尖や検索が左室流出路側に動く）のほか，拡張期の最大壁厚や左室流出路の狭窄の結果として圧較差が50 mmHg以上になるのもHCMを示唆する所見である．しかし，たとえ心臓超音波で肥大が指摘できなくとも，心電図が異常を示すことがある，ということは十分に注意しておかなくてはならない．

Kelly BS, Mattu A, Brady WJ. Hypertrophic cardiomyopathy : electrocardiographic manifestations and other important considerations for the emergency physician. Am J Emerg Med 2007 ; 25 : 72–9.　PMID：17157688

★1 ─ HCM　肥大型心筋症（hypertrophic cardiomyopathy）
★2 ─ SAM　収縮期前方運動（systolic anterior motion）

B 右脚ブロックの患者が失神にて来院．ほかに重要な心電図所見は何か？

左脚前枝ブロックの合併である（二枝ブロック）．

　左脚前枝ブロックの診断基準は，(1) I，aVLで小さいQ波，(2) II，III，aVFで小さく尖ったR波と深いS波（III S波のほうがII S波よりも深い），(3) 軸が左軸偏位，を満たすものである．

　左脚前枝ブロックを起こす最多の原因が心筋梗塞（左脚前枝は後枝よりも長く傷害されやすい）であり，次に重要なのが，心筋症などによって起こる動脈性高血圧（大動脈弁近くを走行するので大動脈が硬化する病変に巻き込まれやすい）である．診断のピットフォールは心筋梗塞や左室肥大にマスクされてしまうことであるが，原則としてII S波がIII S波よりも深ければ，左脚前枝ブロックの可能性は低い．

　なお，頻度が低くはなるが，左室後枝のブロックも存在する．頻度が低くなる理由は走行が短く，二重の血流支配を受けているためである．右脚ブロックの患者に左脚後枝ブロックを合併した二枝ブロックは冠動脈疾患よりも進行性心臓伝導障害やChagas病に合併することのほうが多いといわれている．しかし，心筋梗塞に合併していた場合は非常に死亡率が高く，1週間以内の死亡率は80〜87％ともいわれている．純粋な左脚後枝ブロックの診断基準は，(1) QRS軸が100度以上，（通常重度の左心障害があり，右室肥大や垂直心やびまん性の側壁梗塞を認めない状態で），(2) 肢誘導でS1Q3パターン，(3) QRS幅が110 msec，(4) I，aCLでrSパターン，(5) II，III，aVFでqRパターンである．

Elizari MV, Acunzo RS, Ferreiro M. Hemiblocks revisited. Circulation 2007 ; 115 : 1154–63.　PMID：17339573

B けいれん性失神（convulsive syncope）とは何か？

けいれん性失神とは，全脳虚血によって引き起こされたけいれん様反応のことである．背景によって頻度は異なるが，失神した患者において，献血中では12％，眼球圧迫では20％，Valsalva–Weber手技の66％でけいれん性失神が起きた，という報告がある．けいれんと失神の鑑別には病歴と目撃者の証言が重要であり，それを応用したスコアリングも作成されてはいる（表5–2）が，非医療従事者にはけいれんとの鑑別は困難であるため，診断も困難となりうる．けいれん性失神では，多巣性のけいれん（multifocal jerks）に全身性ミオクローヌスが重なるのが最もよくみられるが，強直性けいれんや反復運動（顔を上げる，座る，立ち上がる）と同じように，眼球運動と発

声もまた報告されている。

表 5-2 けいれんと失神の鑑別スコア

判定基準	ポイント
舌咬傷あり	2
異常行動の健忘，目撃ある無反応，不自然な姿勢，四肢けいれん	1
感情ストレスに伴う意識消失	1
発作後の錯乱	1
意識消失発作中の頭部の一方向への回転	1
発作前の既視感や未視感	1
失神前発作	−2
長時間立位や座位後の意識消失	−2
発作前の発汗	−2

1点以上はけいれんを示唆，1点未満は失神を示唆．感度 94%，特異度 94%．

(Sheldon R, Rose S, Ritchie D, et al. Historical criteria that distinguish syncope from seizures. J Am Coll Cardiol 2002；40：142-8 の Table 2 より)

Bergfeldt L. Differential diagnosis of cardiogenic syncope and seizure disorders. Heart 2003；89：353-8．PMID：12591858
Sheldon R, Rose S, Ritchie D, et al. Historical criteria that distinguish syncope from seizures. J Am Coll Cardiol 2002；40：142-8．PMID：12103268

C 心電図の自動解析はどこまであてになるか？

心電図読図をしていて悩んだとき，ふと横を見て，自動解析が「正常洞調律」という記載に安堵したことはないだろうか？

　自動読影の正常洞調律をトリアージに用いた研究がある．この研究では，救急外来にてトリアージナースによって撮影された，18歳以上の患者の心電図 855枚を前向きに検討している．使用した心電図は日本でも使用可能な機種である．循環器内科医が「正常洞調律」と記載された心電図を判読して同意した場合は正常と判断され，アウトカムは2人の救急専門医が異常なくトリアージ区分の変更必要なしと判断したかどうかとされた．心電図は 222枚（26%）が正常と判断されていた．また，STEMI★は全体で5枚だった．機械読影が正常と判断した13枚で循環器内科医が正常以外のコメントをつけたが，そのうち救急医の判断でトリアージ区分が変更されたのは1人であり，その1人も翌日のフォローアップのストレステストが正常となった．結果として，陰性尤度比は 99%（95% CI 97〜99%）であった．

　循環器内科医は機械読影の内容を知っていること（これをもとに判断したのではない，と信じたいが）が研究の限界ではあるが，あくまでアウトカムはトリアージ区分の変更であって，短期予後ではないことも懸念される．

　しかしながら，上記のとおり非常に高い陰性尤度比であり，感覚的には正常と記載されている場合には信頼できることも多い感はある．「正常洞調律」の記載は（病歴と所見に心疾患らしさがない場合に限り）信用できるかもしれない．

Hughes KE, Lewis SM, Katz L, et al. Safety of Computer Interpretation of Normal Triage Electrocardiograms. Acad Emerg Med 2017；24：120-4．PMID：27519772

★— STEMI　ST上昇型心筋梗塞(ST-elevation myocardial infarction)

胸痛

三反田拓志

A 大動脈解離否定の三本柱は何か？

大動脈痛なし，胸部単純X線で上縦隔拡大なし，血圧左右差なし，の3つである。大動脈痛とは2分以内にピークがくる突然発症の裂けるような強い痛みである。胸部単純X線ではaortic knob(大動脈隆起)と呼ばれる弓部の部分で計測して8cmを超えていれば縦隔拡大と判断する(ポータブルAP★撮影でも可)。血圧の左右差は20 mmHg以上の差である。この3つを否定すれば93％は否定できる。

　この論文を批判的にみれば，7％は見逃す可能性が残ることはいうまでもないが，意識障害や無痛性の患者が除外されていること，放射線科医がすぐに単純X線を読影してくれること，診察で解離を疑った症例の50％が実際に解離であった，臨床医を揃えた特別な心血管センターで行われた結果であるということであろう。つまり，日常臨床では見逃しは7％では済まないことは要注意である。

von Kodolitsch Y, Schwartz AG, Nienaber CA. Clinical prediction of acute aortic dissection. Arch Intern Med. 2000 ; 160 : 2977-82.　PMID：11041906

★— AP　前後像(anterior-posterior view)

A Dダイマー陰性なら解離は否定してよいか？

条件付きで否定できるかもしれない。

　Dダイマー(ELISA★1)のカットオフを500 ng/mLとすると，大動脈解離に対して感度は97％と高い(特異度は56％と低い)。しかし，2010年のAHA★2/ACCF★3合同のガイドラインでは，大動脈解離のスクリーニングにDダイマーを推奨できないとしている。その理由として，大規模前向き試験がないこと，偽腔閉塞や壁内血腫では陰性化している可能性があることを挙げている。<u>一方，最近のメタ解析では，感度98％，陰性尤度比 0.05であり，リスクの低い患者であれば否定できるかもしれない，と結論づけている</u>。とはいえ，事前確率を低く(6％)見積もっても，Dダイマー陰性であれば事後確率は0.6％となり，167人に1人を見逃すことは要注意である。見逃したときのインパクトは非常に大きい。

　上記をまとめると，事前確率が低い患者であれば否定できる可能性がある。僻地などの医療環境であれば役立つかもしれない。

Hiratzka LF, Bakris GL, Beckman JA, et al. 2010 ACCF／AHA／AATS／ACR／ASA／SCA／SCAI／SIR／STS／SVM guidelines for the diagnosis and management of patients with Thoracic Aortic Disease : a report of the American College of Cardiology Foundation／American Heart Association Task Force on Practice Guidelines, American Association for Thoracic Surgery, American College of Radiology, American Stroke Association, Society of Cardiovascular Anesthesiologists, Society for Cardiovascular Angiography and Interventions, Society of Interventional Radiology, Society of Thoracic Surgeons, and Society for Vascular Medicine. Circulation 2010；121：e266-369.　PMID：20233780

Asha SE, Miers JW. A Systematic Review and Meta-analysis of D-dimer as a Rule-out Test for Suspected Acute Aortic Dissection. Ann Emerg Med 2015；66：368-78.　PMID：25805111

★1 ─ ELISA　酵素免疫測定法(enzyme-linked immunosorbent assay)
★2 ─ AHA　米国心臓協会(American Heart Association)
★3 ─ ACCF　胸部疾患学会議(American College of Cardiology Foundation)

Ⓑ 大動脈解離の初期治療について述べよ．

Stanford A型ならば手術，B型で合併症がなければ保存的加療，合併症あれば血管内治療を行う．救急外来での主な初期治療は循環管理と鎮痛である．収縮期血圧を100〜120 mmHg，脈拍数を60〜80回/分を目標にする．第1選択はプロプラノロールやラベタロールなどのβ遮断薬である．可能であれば，投与前に喘息，COPD★，アレルギーも確認しておく．ペルジピンやニトロプルシドも代替可能である(これらは反射性頻脈を起こしうることに注意)．大動脈弁閉鎖不全がある場合には頻脈で代償しているので，脈拍数を下げるのは慎重に行う．収縮期血圧が100 mmHg以下であれば，素早く心タンポナーデ，大動脈弁閉鎖不全，ACS，胸腔穿破がないかを確認し，あれば，ただちに輸液輸血を行いながら手術室へ転送する．なければ，偽腔による動脈閉塞で偽性血圧の可能性がある．しかし，昇圧薬では解離腔の増悪を起こしうることや permissive hypotension についての研究が少ないことから，偽性低血圧と思っても手術室へ急いだほうが無難であろう．鎮痛については，ペンタゾシンは交感神経刺激作用があるので，フェンタニルがよりよいかもしれない．

Nienaber CA, Clough RE. Management of acute aortic dissection. Lancet 2015 ; 385 : 800-11. PMID：25662791

★─ COPD　慢性閉塞性肺疾患(chronic obstructive pulmonary disease)

Ⓑ 🤔 胸痛患者で，胸の圧痛があれば，心筋梗塞は否定できるか？

否定はできないが，可能性は下がる．

「再現性のある」胸部の圧痛の ACS★ に対する診断特性について前向きに検討した報告がある．この報告では，胸痛を主訴に救急外来を受診した18歳以上の患者121人(平均年齢47歳，男性60.3％，ACS有病率11.6％：14人)に対して，まずはじめに再現性のある圧痛の有無を確認してから，心電図や病歴聴取などの介入を行った．再現性の定義は，胸痛部を指で圧迫することで，訴える胸痛と同じ質かつ同じ程度の疼痛が誘発されるものとした．1年以内の胸部手術歴，慢性の炎症性関節疾患および結合組織疾患，線維筋痛症，収縮期血圧90 mmHg以下もしくは頻脈性不整脈を伴う循環動態不安定，多施設からの紹介ですでに心電図などの検査が施行済みである症例は除外された．結果的に53人(うち1人がACS)に再現性のある胸の圧痛を認め，陰性尤度比は98.1％であった．症例数の少なさ，非ACSに対する特異度の低さ(48.6％)などの限界はあるものの，胸部の圧痛があればACSの可能性が下がるというこれまでの報告(陽性尤度比0.3)と一致している．当然ながら圧痛だけで除外は不可能であり，この身体所見が病歴やその他の身体所見，検査に取って代わるものではないことには注意したい．

Gräni C, Senn O, Bischof M, et al. Diagnostic performance of reproducible chest wall tenderness to rule out acute coronary syndrome in acute chest pain : a prospective diagnostic study. BMJ Open 2015 ; 5 : e007442.　PMID：25631316

Chun AA, McGee SR. Bedside diagnosis of coronary artery disease : a systematic review. Am J Med

2004 ; 117 : 334–43.　PMID : 15336583

★― ACS　急性冠症候群（acute coronary syndrome）

Ⓑ 🏥 胸痛患者で，ニトログリセリンが著効している。狭心症といえるか？

<u>当然，狭心症とはいえない。</u>

　非心原性の胸痛患者でも41％は，ニトログリセリン内服で改善してしまうからである。細菌感染を疑っていない感冒に抗菌薬を投与するのと同様，診断のつかない患者に対してニトログリセリンを投与する，というプラクティスは無駄である。

Henrikson CA, Howell EE, Bush DE, et al. Chest pain relief by nitroglycerin does not predict active coronary artery disease. Ann Intern Med 2003 ; 139 : 979–86.　PMID : 14678917

Ⓑ 🏥 心筋梗塞を疑う患者で心室の壁運動異常を認めない。心筋梗塞は否定してよいか？

<u>感度 100％ではないので，否定はできない。</u>

　感度・特異度について報告した論文はいくつかある。そのなかで対象数が多い論文の1つは，心筋虚血が疑われ，かつ症状出現から4時間以内であるER受診患者を対象とした観察研究である。心臓超音波検査は循環器フェローが行い，壁運動異常もしくはEF★ 40％未満を異常と判定し，アウトカムは心筋梗塞および血行再建術施行とした。対象患者260人のうち45人にアウトカムが発生，感度は91％（95％ CI 79～97％），特異度 75％（95％ CI 69～81％）であった。心臓超音波の機械も古いであろうことや報告バイアスも考慮されるが，高い感度である。UpToDateの"Role of echocardiography in acute myocardial infarction"の項目でも同様に，ACSに対して高い感度と低い特異度とされている。なお，心筋梗塞を心臓超音波で検出する際の診断精度に影響を与える因子としては，術者の技量，梗塞サイズ，発症から心臓超音波までの時間，超音波プロトコール，心臓超音波機器などがある。壁運動異常を認めない場合，原因がこれらの因子に由来するものかどうかを検討しなくてはならない。

Kontos MC, Arrowood JA, Paulsen WH, et al. Early echocardiography can predict cardiac events in emergency department patients with chest pain. Ann Emerg Med 1998 ; 31 : 550–7.　PMID : 9581137

Weissman NJ, Ristow B, Schiller NB, et al. Role of echocardiography in acute myocardial infarction. UpToDate（www.uptodate.com/contents/role-of-echocardiography-in-acute-myocardial-infarction）．閲覧日：2017/01/18

★― EF　駆出率（ejection fraction）

ACS

三反田拓志

Ⓐ 🏥 MI★1（心筋梗塞）の定義を述べよ。

臨床的に急性の心筋虚血で心筋壊死を起こしている証拠があるときに，急性心筋梗塞という診断がされるべきである。以下のいずれかの基準が急性心筋梗塞の診断に該当する。

(1) 心筋バイオマーカー（心筋トロポニンが望ましい）が99％基準上限を超えて上昇する，もしくは低下することに加えて以下の最低1つを伴う
- 虚血を示唆する症状
- 新規または新規と思われる有意なST–T変化もしくは新規の左脚ブロック
- 心電図上で異常Q波の進展
- 画像上で新規の生存心筋消失もしくは新規の局所壁運動異常
- 血管造影もしくは生検で冠動脈内血栓

(2) 心筋梗塞を示唆する症状による心臓死，新規と推定される虚血性心電図変化や新規左脚ブロックはあるものの，心筋マーカーを検査する前に死亡した場合，死亡前の心筋マーカーが上昇している場合

(3) PCI[★2]関連心筋梗塞は，心筋トロポニンが正常（基準上限の99％以下）の患者において心筋マーカーが基準上限の5倍を超えて上昇している場合や，ベースの心筋トロポニンが高いまま安定しているか低下傾向ながら上昇に転じた患者で20％以上の上昇がある場合，である。それに加えて，以下のいずれかを伴う。
- 心筋虚血を示唆する症状
- 新規の心電図変化
- 手技合併症と矛盾しない冠動脈造影所見
- 画像にて新規の残存心筋消失もしくは新規の壁運動異常

(4) 心筋虚血と考えられる状況で冠動脈造影もしくは生検で検出されたステント内血栓症および前後の比較でいずれかの値が99％基準上限を超えるような心筋マーカーの上昇もしくは下降

(5) CABG[★3]関連心筋梗塞は，心筋トロポニンが正常（基準上限の99％以下）の患者において心筋マーカーが基準上限の10倍を超えて上昇している場合，である。それに加えて，以下のいずれかを伴う。
- 新規の異常Q波もしくは新規の左脚ブロック
- 冠動脈造影にて新規のグラフトもしくは冠動脈の閉塞
- 画像にて新規の残存心筋消失もしくは新規の壁運動異常

2000年に4学会合同[*]の"Global MI Task Force"にて発表された心筋梗塞定義は，2度の改訂により上記のとおりとなっている。心筋マーカー（特にトロポニン）が重要視されていることがわかる。ちなみに以前の定義は以下のいずれかであった。
- 虚血の原因がない状態で，症状の有無にかかわらない異常Q波
- 虚血の原因がない状態で，画像にて菲薄化および収縮不全といった新規の残存心筋消失の証拠がある
- 病理学的に以前の心筋梗塞所見がある

Thygesen K, Alpert JS, Jaffe AS, et al. Third universal definition of myocardial infarction. Circulation 2012 ; 126 : 2020–35　PMID : 22923432

[★1] — MI　心筋梗塞（myocardial infarction）
[★2] — PCI　経皮的冠動脈形成術（percutaneous coronary intervention）
[★3] — CABG　冠動脈バイパス手術（coronary artery bypass grafting）

[*]—注　ヨーロッパ心臓病学会（European Society of Cardiology：ESC），ACCF，AHA，WHF（World Heart Federation）の4学会。

A TIMI[*1] リスクスコアとは何か？

NSTEMI[*2]や不安定狭心症患者のリスク分類に用いるスコアである（表5–3）。TIMI B11とESSENCE[*3]試験という，NSTEMI/不安定狭心症患者を対象にエノキサパリンと未分画ヘパリンをランダムに割り付けした研究のデータの一部を用いて作成された（1,957人）。外的妥当性については，スコア作成に用いた患者群以外で検討された（しかし，本文の図はなぜかスコア作成患者群を含む7,081人で作成されており，外的妥当性については1行だけ「TIMIスコアの増加するごとに著明なイベント発生率上昇が認められた（$p<0.001$）」と書いてあるにすぎない）。アウトカムは14日以内の全死亡，新規ないし再発した心筋梗塞，緊急で血管形成術を必要とする重篤な再発性の胸痛とされた。ステップワイズ法にて抽出された7つの説明変数が表5–3のとおりである。結果は，点数が上がるごとにアウトカム発生率は上昇しているが，当然，この研究では，NSTEMIや不安定狭心症でエノキサパリンかヘパリンを使用した患者などを対象に予後を推定している。余談だが，TIMIスコア提唱の筆頭著者はエノキサパリンをつくる製薬会社から資金提供を受けているためか，エノキサパリンに配慮された書き方になっている。

救急外来におけるTIMIスコアについては，胸痛患者を対象にした前向き試験も行われており，結論としては，TIMIスコアが上がるごとに30日（14日ではなく）後の複合アウトカム（死亡，心筋梗塞，PCIやCABGなどの血管再建術）の頻度が上昇していた（表5–4）。しかし，話はここで終わらない。このよくできたスコアをさらに応用したくなるのが救急医である。このスコアを今度は胸痛患者のACSの「診断」スコアとして用いた研究がいくつかある。救急外来で胸痛を訴えた患者を対象にした前向き研究のメタ解析で，TIMIスコアが4点以上であれば，30日以内の心血管イベントおよび死亡に対して特異度96.6（95% CI 96.3～96.9）であったという（感度は33.2％）。こうなると，TIMIをつけて4点以上なら入院させたい…という衝動にもなるのだが，あくまでもともとはNSTEMI/不安定狭心症のリスク分類であり，この論文でも注意しているが，このスコアを患者のdisposition（つまり，入院か帰宅かなどの治療方針）決定に使ってはならない。循環器内科医がこのような救急の背景を知る

表5–3 TIMIリスクスコア

リスクスコア

- 年齢65歳以上
- 3つ以上の粥状硬化のリスク因子
- 既知の冠動脈疾患
- 24時間以内の狭心症による胸痛の2回以上の発症
- アセチルサルチル酸の入院前7日以内の使用
- 0.5 mV以上のST偏位
- 上昇する心臓マーカー

TIMIリスク計算のために，該当項目を合計する（0～7）

(Antman EM, Cohen M, Bernink PJ, et al. The TIMI risk score for unstable angina/non–ST elevation MI: A method for prognostication and therapeutic decision making. JAMA 2000; 284: 835–42のTable 1より)

表5-4 リスク因子数と30日以内の死亡, 心筋梗塞(MI), 再狭窄の率

リスク因子数	0	1	2	3	4	5	6	7
n	1,388	1,133	607	447	231	102	20	1
30日以内の死亡・MI・再狭窄率	29 (2.1%)	57 (5%)	61 (10.1%)	87 (19.5%)	51 (22.1%)	40 (39.2%)	9 (45%)	1 (100%)
95% CI	1.4〜2.8	3.8〜6.2	7.8〜12.4	15.8〜23.2	16.8〜27.4	29.7〜48.7	20.9〜69.1	NA

χ^2 検定-$p<0.001$, そしてCochran–Armitage trend test $p<0.001$.

(Pollack CV Jr, Sites FD, Shofer FS, et al. Application of the TIMI risk score for unstable angina and non–ST elevation acute coronary syndrome to an unselected emergency department chest pain population. Acad Emerg Med 2006；13：13–8 のTable 3 より)

由もなく,「TIMI 4点なので入院お願いします」というコンサルトは(実は有用かもしれないが)避けるべきである.

Antman EM, Cohen M, Bernink PJ, et al. The TIMI risk score for unstable angina / non–ST elevation MI：A method for prognostication and therapeutic decision making. JAMA 2000；284：835–42. PMID：10938172
Pollack CV Jr, Sites FD, Shofer FS, et al. Application of the TIMI risk score for unstable angina and non–ST elevation acute coronary syndrome to an unselected emergency department chest pain population. Acad Emerg Med 2006；13：13–8. PMID：16365321
Hess EP, Agarwal D, Chandra S, et al. Diagnostic accuracy of the TIMI risk score in patients with chest pain in the emergency department：a meta–analysis. CMAJ 2010；182：1039–44. PMID：20530163

★1 — TIMI　thrombolysis in myocardial infarction
★2 — NSTEMI　非ST上昇型心筋梗塞(non–ST elevation myocardial infarction)
★3 — ESSENCE　Efficacy Safety Subcutaenous Enoxaparin in Non–Q–wave Coronary Events

A 初回採血で高感度トロポニン陰性ならば, 何時間後のフォローアップが適正か?

発症から受診までが短いと(特に2時間以内)トロポニン正常となり, 急性冠症候群を見逃す可能性がある. その際には, 繰り返しトロポニンを採血する必要がある. この間隔は2時間程度が適正であろう.

その根拠として, ADAPT★1試験がある. この2施設前向き研究は, ADP★2と呼ばれる, 胸痛を訴える患者でリスクの低い患者から, いかに早くACSを除外するかを目的とするプロトコールの外的妥当性を検証したものである. TIMIスコアと心電図, トロポニンTから構成される(TIMI 0点, 心電図で虚血を示唆しない, 来院時と2時間後のトロポニンTが正常ならば陰性). 試験はACSを疑わせる症状が5分以上持続した18歳以上で, 指導医がトロポニンを複数回採血することを計画した, 1,975人を対象にしている. 除外基準はSTEMI, ACSよりも症状を説明できる明確な原因(帯状疱疹など)がある, 同意書を取得できない, スタッフが不適切と判断した(緩和ケア

中など), 他院からの搬送, 妊婦, 複数回の登録, 退院後の連絡がとれない患者とした。アウトカムは 30 日以内の死亡, 心停止, 血行再建術, 心原性ショック, 介入が必要な心室性不整脈や AV[★3] ブロック, 急性心筋梗塞から成る MACE[★4] とした。302 人に MACE が発生し, ADP 陰性群 392 人で MACE 発生は 1 人であった(0.26%)。ADP の感度 99.7%(95% CI 98.1〜99.9%), 特異度 23.4%(95% CI 21.4〜25.5%)であった。我々の日常臨床でも, 胸痛患者の TIMI スコアや心電図の情報を得ることを考えると, フォローアップが 2 時間というのは妥当であろう。

　2 時間「程度」としたのは, 1 時間でよいとする報告もなされてきているためである。1 つは ADP とは関係なく(ただし, 担当医は心電図や病歴, TIMI スコアを知っている), トロポニンの絶対値と変化した値で心筋梗塞を早く除外できるかどうかを検証した試験である。発症 12 時間以内の急性心筋梗塞を疑わせる症状を主訴に救急外来を受診した 18 歳以上の患者 1,811 人を対象にした前向き観察研究で, 除外基準は末期腎不全で透析中の患者とされた。また, 最終診断が不明であった患者(69 人)および STEMI の患者(76 人)は解析から除外された。急性心筋梗塞の診断はガイドラインどおりで, アウトカムは 30 日以内の死亡とした。結果は, 来院時の高感度トロポニン I が 5 ng/L 未満かつ 1 時間後の増加が 2 ng/L 未満の陰性群 457 人中 2 人にアウトカムが発生, 急性心筋梗塞に対して感度 98.8%(95% CI 95.7〜99.9%), 特異度 99.6%(95% CI 98.4〜100%)であった。

　もう 1 つは, 1 時間後フォローアップのアルゴリズムを作成し, 検証した研究である。この研究では, フォローアップの最適トロポニン I のカットオフを探索し, すでに別の試験で用いられたデータを使用して, 1 時間後と 3 時間後フォローアップで従来の 99 パーセンタイルカットオフと新たに探索したカットオフとを比較した。心筋梗塞を示唆する胸痛を主訴に救急外来を受診した 18 歳以上の 1,040 人を対象にした前向き試験で, STEMI 患者は除外された(57 人)。患者は 1 時間後と 3 時間後に採血され, 心筋梗塞はガイドラインにのっとって診断された。カットオフは陰性尤度比が最も高くなるように探索され, 高感度トロポニン I 値が 6 ng/L のときに Type 1/2 の NSTEMI に対する陰性尤度比は 99%(95% CI 97.5〜99.7%)で, 4 人の偽陰性であった(Type1 だけを対象にした場合は, 陰性尤度比 99.8% で 1 人の偽陰性)。なお, 初回トロポニン I 値での陰性尤度比は 97.1%(95% CI 95.2〜98.4%)で 14 人が偽陰性だった。年齢, 性別, 腎機能(透析の有無については不明), 心房細動, 心不全の既往歴, 既知の冠動脈病変, 急性心筋梗塞の既往歴, 高血圧の既往歴でサブグループ解析が行われたが, 陰性尤度比に有意差はなかった。

　欧米よりも有病率の低いといわれる日本であれば, 高感度トロポニン T なら 2 時間後フォローアップ, 高感度トロポニン I なら 1 時間後フォローアップで安全に除外できるかもしれない。

Than M, Cullen L, Aldous S, et al. 2-Hour accelerated diagnostic protocol to assess patients with chest pain symptoms using contemporary troponins as the only biomarker : the ADAPT trial. J Am Coll Cardiol 2012 ; 59 : 2091-8.　PMID : 22578923
Rubini Gimenez M, Twerenbold R, Jaeger C, et al. One-hour rule-in and rule-out of acute myocardial infarction using high-sensitivity cardiac troponin I. Am J Med 2015 ; 128 : 861-70.e4.　PMID : 25840034
Neumann JT, Sörensen NA, Schwemer T, et al. Diagnosis of myocardial infarction using a high-sensitivity troponin I 1-hour algorithm. JAMA Cardiol 2016 ; 1 : 397-404.　PMID : 27438315

★1 — ADAPT　Alzheimer's Disease Anti-Inflammatory Prevention Trial
★2 — ADP　accelerated diagnostic protocol
★3 — AV　房室（atrioventricular）
★4 — MACE　major adverse cardiovascular events

A　心原性以外のトロポニン上昇の原因は何か？

トロポニンとは，C・I・Tの3つのサブユニットからなる蛋白複合体で，横紋筋のアクチンフィラメントに存在する．トロポニンT・Iは心筋特異的であり，心筋傷害が起こると筋細胞から漏出し，2～4時間後には血中に出現するようになる．前述のとおり（121ページの「MI（心筋梗塞）の定義を述べよ」参照）トロポニン上昇は心筋梗塞の定義の根幹にあるが，健常人でも1％は異常値となりうる（基準上限が健常人の99％をもとに決められているため）．また，病態によっては胸痛などの症状がなくとも，採血上でトロポニン上昇をみることがある．表5-5は疾患とトロポニン上昇頻度の関連を示しており，心筋梗塞以外にもさまざまな原因でトロポニン上昇が起こることがわかる．

訴えが非典型的など難しいときには，繰り返し採取して変化を追跡し，20％以上の変化があった場合には，ACSの疑いに有用であるという報告もある．ACS以外にもトロポニン上昇は起こるとはいえ，トロポニン上昇は患者の有害な予後を予測するという報告も多く，ほかに原因があっても注意が必要なのは変わりない．

表5-5　トロポニン上昇の原因と頻度

	疾患	上昇の頻度
ACS関連	AMI★	100%
	PCI後	31～24%
	開心術後	100%
非ACS関連	肺塞栓	50%
	末期腎不全	82～100%
	心筋炎，心外膜炎	32～49%
	大動脈解離 Stanford A型	24%
	慢性心不全	15～23%
	急性心不全	52～55%
	激しい運動	9～26%
	アブレーション後	90%
	胸部鈍的外傷	15～45%
	敗血症（sepsis）	36～85%

★— AMI　急性心筋梗塞（acute myocardial infarction）

Korff S, Katus HA, Giannitsis E. Differential diagnosis of elevated troponins. Heart 2006 ; 92 : 987–93.　PMID：16775113
Agewall S, Giannitsis E, Jernberg T, et al. Troponin elevation in coronary vs. non-coronary disease. Eur Heart J 2011 ; 32 : 404–11.　PMID：21169615

A 心筋梗塞が見逃されるリスクにはどのようなものがあるか？

高齢(75歳以上)，女性，糖尿病，心不全既往，高血圧既往である。これらの患者群では，非典型的な症状により心筋梗塞の見逃しや治療の遅れが生じ，死亡率が高いため要注意である。ACS患者20,881人の前向き観察研究では，非典型的な症状はACS患者全体では8.4％であり，そのなかの23.8％は最初の診断がACSと認識されなかった。主訴としては息切れ(49.3％)，発汗(26.2％)，嘔気，嘔吐(24.3％)，前失神/失神(19.1％)などがみられた。逆に，典型的症状(胸痛を訴えていれば，性状はどうあれ典型的とする)をより訴える因子は，喫煙者，高脂血症，経皮的血管形成術施行歴であった。

Brieger D, Eagle KA, Goodman SG, et al. Acute coronary syndromes without chest pain, an underdiagnosed and undertreated high-risk group : insights from the Global Registry of Acute Coronary Events. Chest 2004 ; 126 : 461-9.　PMID : 15302732

B トロップTテスト®とラピチェック®は心筋梗塞の診断に有用か？

病院施設では有用でないが，開業医には有用かもしれない。心筋マーカーの迅速診断は，なんといってもその簡便さと結果の速さがメリットである。これらの診断精度についてはいくつか報告がある。

　トロポニンの迅速定性試験についての報告は，救急隊が急性心筋梗塞を疑って病院搬送した患者4,905人を対象とした。搬送中のトロポニン採血と心電図がいずれも施行されてデータが得られた928人のうち，202人が急性心筋梗塞と診断され，迅速試験陽性69人中63人が急性心筋梗塞であった。感度31％，特異度99％となる(95％ CIの記載なし，特異度は手計算)。

　FABP★の迅速定性試験についての報告は，24時間以内に20分以上持続する胸痛を主訴に救急外来を受診した18歳以上の280人を対象にしている。心筋梗塞は全体で109人に発生し，定性試験陽性の120人のうち心筋梗塞は75人に発生した。感度は69％(95％ CI 59〜77％)，特異度は74％(95％ CI 66〜80％)であった。

　病院施設であれば，そもそも高感度トロポニンIを測定すればよいので用いる理由がない。<u>開業医や僻地で用いるのであれば除外診断には用いないほうがよい</u>。

Sørensen JT, Terkelsen CJ, Steengaard C, et al. Prehospital troponin T testing in the diagnosis and triage of patients with suspected acute myocardial infarction. Am J Cardiol 2011 ; 107 : 1436-40. PMID : 21414596

Mad P, Domanovits H, Fazelnia C, et al. Human heart-type fatty-acid-binding protein as a point-of-care test in the early diagnosis of acute myocardial infarction. QJM 2007 ; 100 : 203-10. PMID : 17347171

★── FABP　心臓由来脂肪酸結合蛋白(fatty acid-binding protein)

B 心筋梗塞でモルヒネや酸素はルーチンで必要か？

モルヒネ(morphine)，酸素(oxygen)，ニトログリセリン(nitrate)，アスピリン(aspirin)の頭文字を取ったものが**MONA**である。心筋梗塞を疑ったときの初期治療の語呂として広く知られている。そのなかでモルヒネと酸素について取り上げる。

　モルヒネについては，2004年のAHA/ACC[★1]のSTEMIガイドラインではClass Iであった。その後，大規模前向き観察研究(NSTEMI患者17,000人を対象)のデータ

を用いた2005年のMeineらの研究で，投与群の死亡リスクが高い(オッズ比 1.48，95% CI 1.33〜1.64)と発表されたこともあり，以降のガイドラインではClassが下げられ，2014年のAHA / ACCのNSTEMIガイドラインではClass IIaのままである。ニトログリセリン使用でも胸痛が改善しない場合にはモルヒネの使用を検討，であろう。なお，病院前の研究ではあるが，フェンタニルもモルヒネと同じく鎮痛として同等の効果および安全性であったとする報告があり，代用可能である。

　酸素については，以前から投与による害が指摘されており，2014年のAHA / ACCのNSTEMIガイドラインでは，Class Iで，SpO_2[★2] 90%未満や呼吸不全，近い将来低酸素が予想される患者に対しての酸素投与を推奨している。病院前からの報告だが，STEMIの患者に酸素マスク8 Lと室内気を投与し，心筋マーカーで推定代用される心筋梗塞のサイズを比較した論文では，酸素投与群で優位なCK[★3]上昇が認められた(平均 1,948 vs. 1,543 IU/L，平均比 1.27，95% CI 1.04〜1.52，$p=0.01$)。ただし，救急隊接触時のSpO_2は両群とも平均98%ともともと維持されている患者群が対象である。SpO_2が維持されている患者には不要である。

Weldon ER, Ariano RE, Grierson RA. Comparison of fentanyl and morphine in the prehospital treatment of ischemic type chest pain. Prehosp Emerg Care 2016 ; 20 : 45-51. PMID : 26727338
Stub D, Smith K, Bernard S, et al. Air versus oxygen in ST-segment-elevation myocardial infarction. Circulation 2015 ; 131 : 2143-50. PMID : 26002889

★1 — ACC　米国心臓病学会(American College of Cardiology)
★2 — SpO_2　経皮的酸素飽和度(percutaneous oxygen saturation)
★3 — CK　クレアチンキナーゼ(creatine kinase)

Ⓑ ペースメーカー植え込み後のST上昇型心筋梗塞を，心電図でどう見分けるか？

心室リードが右室に1本挿入されているペースメーカー患者の心電図は，左脚ブロックとなる。左脚ブロック患者におけるSTEMIについての診断基準として1996年にSgarbossaが発表した以下のSgarbossa基準が有名である。
- 極性(QRSとSTの方向)が一致した1 mm以上のST上昇(5点)
- V1〜3で極性が一致した1 mm以上のST低下(3点)
- QRSが陰性のとき，極性が一致しない5 mm以上のST上昇(2点)
  (validation sample群において，3点以上のとき，特異度 96%，感度 36%)
  　直近ではmodified Sgarbossa基準も報告されている。

　これは，著者が(マニアックな)Smith's ECG Blogを運営しているミネソタ大学教授のSmithらで，3つの施設で，左脚ブロックで心筋梗塞を示唆する症状(胸痛か息切れのいずれか)のある患者の心電図を対象にした症例比較試験である。STEMI群33枚は冠動脈造影にて閉塞所見あり，対照群129枚は閉塞所見なしとされた。基線からの高さでみたSTとS比が−0.25未満かつSTの変化が1 mm以上という基準をSgarbossa基準の3番目である，STの高さの絶対値が5 mm以上と差し替えて，3つの基準のうちいずれかが陽性であった場合，modified Sgarbossa基準の感度は91%(95% CI 76〜98%)，特異度は90%(95% CI 83〜95%)であった。なお，この群を用いたSgarbossa基準の感度は52%(95% CI 34〜69%)，特異度は98%(95% CI 93〜100%)であった。このmodified Sgarbossa基準については，後ろ向きながら，外的妥当性を検証した論文も2015年のAmerican Heart Journal誌に掲載

されており，感度がより高いという結果であった。

　一方，CRT-D★のような両室ペーシングではどうであろうか？　こちらは，症例報告があるだけで，診断の手掛かりとなるような基準はない．現状では，病歴と以前の心電図の比較ないし繰り返しの心電図撮影，心筋マーカーなどから判断するしかない．なお，この報告を含めた3つの症例報告のうち，Sgarbossa基準を満たしたものは2つあった．

Sgarbossa EB, Pinski SL, Barbagelata A, et al. Electrocardiographic diagnosis of evolving acute myocardial infarction in the presence of left bundle-branch block. GUSTO-1 (Global Utilization of Streptokinase and Tissue Plasminogen Activator for Occluded Coronary Arteries) Investigators. N Engl J Med 1996 ; 334 : 481-7.　PMID：8559200

Smith SW, Dodd KW, Henry TD, et al. Diagnosis of ST-elevation myocardial infarction in the presence of left bundle branch block with the ST-elevation to S-wave ratio in a modified Sgarbossa rule. Ann Emerg Med 2012 ; 60 : 766-76.　PMID：22939607

Pandit A, Hakim F, Chandrasekaran K, et al. ST segment elevation myocardial infarction in biventricular paced rhythm. Heart Lung Circ 2014 ; 23 : e184-7.　PMID：24992877

★ーCRT-D　両室ペーシング機能付き植え込み型除細動器（cardiac resynchronization therapy defibrillator）

Ⓑ 救急医の心臓超音波はあてになるのか？

普段から救急外来で，胸痛患者に対してベッドサイド心臓超音波を行っているだろうか？　超音波のメリットはいうまでもなく，その侵襲性の低さ，簡便さ，繰り返しできることなどであり，デメリットは得られる画像と解釈が施行者に依存してしまうことである．

　Research Forum Abstractsではあるが，ERで心筋梗塞を示唆する症状があり，さらなる検査のために入院した250例の患者を対象に，救急医の心臓超音波の感度・特異度を前向きに観察したデータでは，EF 50％未満もしくは局所壁運動異常ありで陽性とすると，使用可能な26例のデータで，心イベント4例（ACSとして治療開始，心筋梗塞発症，血行再建術施行）に対して感度100％（95％CI 40～100％），特異度77％（95％CI 54～91％）という結果であった．イベント発生数が少ないのと95％CIの下限が低い（真実は40％程度かもしれない）ことを除けば，夢をみさせてくれる報告である．個人的にはこの問に対してあてになる，と答えたい．

　ところで，心臓超音波で壁運動異常を検出するのにどの程度の症例数が必要なのだろうか？　8人の経験豊富な救急医（全員100例以上の経験，20時間の座学と75例の監督つき超音波技術訓練を受講）を対象に，200例の超音波動画で異常所見を見せた研究では，局所壁運動異常の検出率は50％であった（収縮異常は94％，拡張異常は100％検出）．壁運動異常の検出率は，250例以上の経験があると上昇したという（詳細は不明）．EACVI★の推奨においては，non-cardiologistでは最低350例の経験を推奨していることから，<u>300例前後が妥当な数であろうと思われる</u>．日常から自分のとった超音波所見は，その後の臨床所見と照らして答え合わせをするようにしたいものである．

Chandra A, Blackstock U, Kurkowski E, et al. Emergency physician-performed echocardiography as a predictor of cardiac events in patients presenting with symptoms of acute coronary syndrome. Ann Emerg Med 2015 ; 66 : S128-9.

Adhikari S, Fiorello A, Stolz L, et al. Ability of emergency physicians with advanced echocardiographic experience at a single center to identify complex echocardiographic abnormalities. Am J Emerg Med 2014；32：363–6. PMID：24428984

★—EACVI　ヨーロッパ心臓イメージング学会（European Association of Cardiovascular Imaging）

 死因のなかで「性交渉中の心臓死」の占める割合はどのくらいか？

およそ125～250人に1人。ドイツにおいて27年間（1972～1998年）で26,901人の司法解剖が行われ，そのうち48人（0.2％）が性交渉中の自然死と判定された。そのうち45人が男性，平均年齢は60.6歳，36人は婚外交渉であった。また，36人が性交渉後の死亡であった。この論文では同様の研究を行った日本の古い論文についても触れられている。それによると，6年間（1959～1965年）で行われた司法解剖8,275人のうち，67人（0.8％）が性交渉中の自然死と判定されたが，心臓死は34人（0.4％）であった。

Parzeller M, Raschka C, Bratzke H. Sudden cardiovascular death in correlation with sexual activity — results of a medicolegal postmortem study from 1972—1998. Eur Heart J 2001；22：610–1. PMID：11259149
上野正彦. いわゆる性交死について. 日法医誌 1963；17：333–40.

 Frankサインとは何か？

米国の呼吸器内科医，Sanders T. Frank（1938～1997年）によって1973年にNew England Journal of Medicine誌に報告された身体所見で，耳たぶで後下方に走る皺が冠動脈疾患の存在を示唆する，というものである。検索すると，日本人を対象にした日本語の報告がいくつかあるものの，妥当性が不明で，診断特性はよくわからない。デンマークで行われた観察研究（10,885人を35年，追跡率100％）によると，男性型はげ，Frankサイン，眼瞼黄色腫（この論文では，これらを総じて歳の割に老けている人としている）は，それぞれ独立して心疾患リスク増加と相関していた。

Christoffersen M, Frikke–Schmidt R, Schnohr P, et al. Visible age-related signs and risk of ischemic heart disease in the general population：a prospective cohort study. Circulation 2014；129：990–8. PMID：24334176

 クリスマスに注意すべき疾患はあるか？

英国のNHS★から発行されたパンフレットのタイトルが"Keep safe this Christmas"である。これによると，クリスマスの日の心血管死亡は12月～1月の平均から4.4％高かったという。ちなみに，呼吸器疾患死亡，薬物・アルコール関連死亡，事故死，殺人も軒並み高くなっている。おめでたい日だけに心穏やかに生活したいものである。

NHS Choices. Keep safe this Christmas.（www.nhs.uk/Livewell/Healthychristmas/Documents/Keep%20safe%20this%20Christmas.pdf）．閲覧日：2016/04/14

★—NHS　国民健康保険サービス（National Health Service）

 Manchester胸痛ルールとは何か？

ERの現場はCPRに満ちあふれており，世話にならない日はない。そのなかで心筋梗塞を安全に除外できるCPRと報告されたのが，Manchester胸痛ルールである。

対象は，25歳以上で発症24時間以内の心原性胸痛を主訴にERを受診した患者である．別の理由で入院が必要であった患者，透析患者，心臓震盪を疑う胸部打撲患者，妊婦，囚人，非英語話者，いかなる理由でもフォローアップが困難と思われる患者は除外された．主要評価項目は，30日以内の重大な心血管イベント〔MACE[★1]：急性心筋梗塞の発生，原因を問わない死亡，冠動脈再建（PCIもしくはCABG）の必要性〕とした．698人からのderivation studyにて，（1）高感度トロポニンT，（2）心臓由来FABP[★2]，（3）心電図で虚血を示唆する徴候，（4）発汗，（5）嘔吐，（6）収縮期血圧100 mmHg未満，（7）狭心症状増悪，（8）右肩や右腕への放散痛の8つの項目が抽出された．463人でのvalidation studyではvery low riskに分類された125人（27％）で，心筋梗塞発生は0％，30日以内のMACEは2人（1.6％）であった．

批判的にみるなら，スコアの計算が複雑であること，若年患者が多いこと（平均年齢58.6歳，SD[★3] 14.3），FABPとトロポニンを同時に提出すると保険診療で査定される可能性があること，そして何より，普段から行っている臨床プラクティスを大きく変える印象がないこと，などがあるであろうか．

Body R, Carley S, McDowell G, et al. The Manchester Acute Coronary Syndromes (MACS) decision rule for suspected cardiac chest pain : derivation and external validation. Heart 2014 ; 100 : 1462–8. PMID：24780911

★1 — MACE　主要有害心血管イベント（major adverse cardiac events）
★2 — FABP　脂肪酸結合蛋白（fatty acid-binding protein）
★3 — SD　標準偏差（standard deviation）

動悸

三反田拓志

A 動悸患者の問診や評価をどう進めていくか？

動悸とは，心拍数の増加や脈の不整を感じることである．疫学的には，心原性が43％，心因性が31％，薬剤性が6％，原因不明が16％とする報告がある．家庭医領域の後ろ向き研究では，動悸を訴える患者群と，背景をマッチさせた対照群とを比較しても，その後の死亡率は変わらなかったという．

動悸の原因究明の第一歩は，慎重な問診と身体所見，そして心電図である．動悸の性状についてのレビューでは，著者の臨床経験に基づいたものではあるが，問診や身体所見と診断の関連が表5-6のように示されている．心電図は，動悸が起きている最中であれば非常に有用である．過去の心筋梗塞，右室もしくは左室肥大，心房拡大，房室ブロック，PR短縮およびデルタ波，QT延長などの所見があれば，さらなる精査が必要である．

心臓に器質的な疾患がないと判断されれば，採血などで血算，電解質や甲状腺ホルモンを調べるが，それでも異常がなければ，それ以上の精査は循環器外来に依頼すべきであろう．

表5-6 問診や身体所見と動悸診断の関連疾患

問診および身体所見	示唆される診断
脈が飛んだ感じ	良性異所性興奮
息継ぎができない感じ	心室性期外収縮
単発の結滞	心室性期外収縮
頸部の早く規則正しい鼓動	上室性頻脈
夜間に増悪する動悸	良性異所性興奮もしくは心房細動
感情と関連する動悸	精神的な原因もしくはカテコラミン誘発性不整脈
身体活動と関連する動悸	冠動脈疾患
全般的な不安	パニック障害
薬剤もしくは依存性薬物の使用	薬物による動悸
運動時の早い動悸	上室性頻脈もしくは心房細動
体位による動悸	房室結節性頻脈もしくは心外膜炎
高熱不耐,振戦,甲状腺腫大	甲状腺機能亢進症
小児期からの動悸	上室性頻脈
リズムが早く,脈が不整	心房細動もしくはブロックを伴う頻脈
迷走神経刺激で収まる頻脈	上室性不整脈
心雑音	弁膜症
収縮中期クリック音	僧帽弁逸脱症
心摩擦音	心外膜炎

(Abbott AV. Diagnostic approach to palpitations. Am Fam Physician 2005;71:743-50のTable 2より)

Abbott AV. Diagnostic approach to palpitations. Am Fam Physician 2005;71:743-50. PMID:15742913

A 救急外来での心房細動の治療について述べよ。

救急外来では,心房細動はよくみかける不整脈の1つである。心房細動を放置すると,電気的および構造的リモデリングにより洞調律に復帰しにくくなり,心房細動がより出現しやすく,持続しやすくなる(AF[*1] begets AF:心房細動が心房細動を生む)。ガイドラインも各学会から出ているものの,非循環器内科医でそのガイドラインを読破するのはなかなか難しい。2015年のAnnals of Emergency Medicine誌に掲載されたExpert Clinical Management seriesでカナダ人の著者たちの臨床プラクティスが紹介されている。

循環が不安定な患者であれば,不安定の原因が何か,そして心房細動が原因かどうかを見極めることが必要である。不安定の原因が敗血症や消化管出血などによるものであれば急いで除細動する必要はないが,初期心不全徴候を伴う頻呼吸であれば薬剤での介入を行う。その際にはアミオダロン(洞調律化することもあるので,可能ならヘパリンなどの抗凝固療法を行う),ジゴキシン(効きは遅いが,しばしば血圧が上がる),ジルチアゼム(必ず少量から。すべてのガイドラインで血圧低下時や心不全時の投与を避けるように推奨してはいるが,このエビデンスは乏しい)を選択する。バイタルサインが悪くなる傾向や明らかに悪くなったとき,意識の低下があるとき,急性心不全や急性心筋梗塞があるときにはヘパリンを投与して(これを支持するエビデンスはないが,カナダでのガイドラインには記載されている),フェンタニルなどで除痛を行ってから同期化放電を行う。

循環が安定していて,発症から48時間以内であれば除細動を行う。除細動などの

リズムコントロールの禁忌は，ジギタリス中毒や重度の低カリウム血症(VT[★2]/VF[★3]のリスク)，機械弁植え込み，リウマチ性心疾患，最近の脳梗塞および一過性脳虚血発作イベント(脳梗塞のリスク)である．なお，システマティックレビューによれば，発症48時間未満かつERで施行した除細動によって起こる脳梗塞発症率は0.06％である．

一方，48時間以上経過していればレートコントロールを行う．レートコントロールはβ遮断薬(メトプロロール，ビソプロロール，カルベジロール)もしくは非ジヒドロピリジン系カルシウム拮抗薬(ジルチアゼム，ベラパミル)を使用する．著者らは，冠動脈疾患患者ではβ遮断薬を，それ以外の患者ではカルシウム拮抗薬を選択し，カナダのガイドラインにのっとり，脈拍数が100回/分未満になるのを目標にしているらしい．このレビューでは触れられていないが，日本であれば，心機能低下例で入院する場合などは，アミオダロンも選択肢になると思われる．

dispositionについては，心房細動以外の診断(肺炎など)である場合，ACSや心不全の存在，レートコントロールもしくはリズムコントロールに失敗した場合には入院治療を推奨しているが，それ以外では外来フォローアップでよいとしている．

Atzema CL, Barrett TW. Managing atrial fibrillation. Ann Emerg Med 2015；65：532-9． PMID：25701296
Cohn BG, Keim SM, Yealy DM. Is emergency department cardioversion of recent-onset atrial fibrillation safe and effective？ J Emerg Med 2013；45：117-27． PMID：23643237

★1 ― AF　心房細動(atrial fibrillation)
★2 ― VT　心室頻拍(ventricular tachycardia)
★3 ― VF　心室細動(ventricular fibrillation)

Ⓑ pseudo VT とは何か？

海外の文献をみると，体動などにより心電図がVT様にみえるもののことを指す(原稿執筆時，PubMedでpseudo vtと検索しても41件しかヒットせず，pseudo ventricular tachycardiaでも90件)．一方日本では，WPW症候群に心房細動が併存し，心電図がVT様にみえるもののことを指す．不応期の短い副伝導路(Kent束)を通じて，心房細動のレートが伝わるため，心室応答が180〜220回/分の頻脈となる．その際に，WPW症候群によるデルタ波のためwide QRSとなり，VTのようにみえる(図5-1)．まれながら，pseudo VTから心室細動へと移行し致死的になることがある．

治療としては，循環動態が不安定ならば同期化放電を行い，循環動態が安定ならば抗不整脈薬投与を行う．使用する薬剤として，房室結節を抑制する薬剤〔まとめて**ABCD**という．それぞれ**a**denosine(アデノシン)/**a**miodarone(アミオダロン)，β **b**locker(β遮断薬)，**c**alcium channel blocker(カルシウム拮抗薬)，**d**igoxin(ジゴキシン)〕は心室細動への移行するリスクを増やすため禁忌であり，副伝導路を抑制する「Ⅰの群(プロカインアミド)やⅠc群(フレカイニド)」を用いる．

Keating L, Morris FP, Brady WJ. Electrocardiographic features of Wolff-Parkinson-White syndrome. Emerg Med J 2003；20：491-3． PMID：12954704

Ⓑ 頻発するPAC/PVCはどうするか？

PACそのものは加齢そのものが出現のリスクであり，50歳を超えると24時間心電図で99％の被験者に検出される．PACは心房細動発生のリスクとはなるものの，

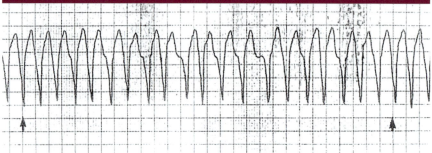

図 5-1 WPW症候群におけるデルタ波のため wide QRS となり，心室頻拍のようにみえる心室細動

(Keating L, Morris FP, Brady WJ. Electrocardiographic features of Wolff-Parkinson-White syndrome. Emerg Med J 2003 ; 20 : 491-3 の Figure 3 より BMJ Publishing Group Ltd. の許可を得て転載)

PAC そのものの治療は不要である。

　PVC も同様に健常人でも出現するが，肥大型心筋症や陳旧性心筋梗塞などの心疾患を合併している可能性があるため，背景の検索や治療が必要になりうる。頻発する PVC では左室駆出率の低下や心不全・死亡のリスク増加につながるが，治療による予後改善のエビデンスはなく患者の症状と相談である。治療にはアブレーションか薬剤があるが，薬剤の場合は，β遮断やカルシウム拮抗薬が第1選択薬として用いられる。

Conen D, Adam M, Roche F, et al. Premature atrial contractions in the general population : frequency and risk factors. Circulation 2012 ; 126 : 2302-8.　PMID : 23048073
Dukes JW, Dewland TA, Vittinghoff E, et al. Ventricular ectopy as a predictor of heart failure and death. J Am Coll Cardiol 2015 ; 66 : 101-9.　PMID : 26160626

Ⓑ 除細動の際に使う鎮静薬に最適なものはあるか？

米国で最も使われるのは，ベンゾジアゼピン系薬物，オピオイド，プロポフォールだが，どれもエビデンスは十分ではない。強いていえば，プロポフォールが優れていそうである。ベンゾジアゼピンは循環動態に与える影響は少ないメリットはあるものの，効果遷延やせん妄のリスクがある。プロポフォールは効果が早くかつ短時間で切れるものの，低血圧のリスクはある。ミダゾラムやジアゼパム，プロポフォールを単剤および組み合わせて使用して比較した論文はいくつかあるものの，鎮静関連の合併症リスクがある患者は総じて除外されている。というわけで，単剤で最適な薬剤はなく，症例に応じてということになるであろう。

　個人的には上記以外に，ケタミン，ケトフォール（プロポフォールとケタミンを合わせて使用する）も選択肢に挙がるが，鎮痛作用に鑑みるとフェンタニル＋プロポフォールか，フェンタニル＋ミダゾラム（患者の循環が不安定であればフェンタニルのみ）で行うことが多い。循環器内科医が除細動をする場合に使われる薬剤といえば，チオペンタールというイメージがあるのだが，使用経験がない。エビデンスは特にないということは，使い慣れたものが一番ということであろう。

Gerstein NS, Young A, Schulman PM, et al. Sedation in the Electrophysiology Laboratory : A Multidisciplinary Review. J Am Heart Assoc 2016 ; 5. pii : e003629.　PMID : 27412904

ショック

福井 悠

A ショックとは何か？

生体組織への血液灌流は，自律神経系による心拍出量・全身血管抵抗の調節，末梢血管の自己調節機能によって高度に維持されている．種々の重症病態は循環動態に影響を及ぼしうるが，初期段階ではこれらの恒常性維持機構により代償される．病態が進行すると代償は破綻し，ショックの古典的表現型である血圧低下が生じうる．しかし血圧低下は，ショックの定義でも本質でもなく，その多彩な臨床像のうちの1つにすぎない．

　組織血液灌流の維持機構が破綻すると「細胞レベルの酸素需給不均衡」が生じ，ミトコンドリアの呼吸鎖におけるATP★産生が制限される．一方，敗血症（sepsis）においては，エンドトキシンによりピルビン酸デヒドロゲナーゼ活性が直接抑制され，クエン酸回路の基質が欠乏することにより，ミトコンドリア機能不全をきたすことが知られている．この病態は組織血液灌流が維持されていても確認されることから「細胞レベルの酸素利用障害（cytopathic hypoxia）」と呼称される．全く異なる2つの過程である細胞レベルの酸素需給不均衡およびcytopathic hypoxiaを包括した概念が「組織酸素代謝失調（dysoxia）」である．

　組織酸素代謝失調の存在により好気的ATP産生の低下が始まるが，代償的に嫌気的ATP産生が進行し，ひとまず細胞機能は維持される．しかし，間もなくこの代償は破綻し，細胞内ATPレベルは低下する．この際，嫌気性代謝の結果細胞内に生じた乳酸は濃度勾配に従って循環系に拡散するが，本来乳酸が代謝されるべき肝細胞においても組織酸素代謝失調が存在すると，血中乳酸値は上昇し続け，尿細管からの重炭酸イオンの排泄を促進させるため，乳酸アシドーシスが進行する．細胞内ATPレベルの低下と乳酸アシドーシスが相まって細胞機能が低下し，続いて臓器不全が成立する．この過程により生じる多彩な臨床像こそ，「ショック」として広く認識されているものである．

Vincent JL, De Backer D. Circulatory shock. N Engl J Med 2013；369：1726–34．　PMID：24171518
Curtis SE, Cain SM. Regional and systemic oxygen delivery/uptake relations and lactate flux in hyperdynamic, endotoxin–treated dogs. Am Rev Respir Dis 1992；145：348–54．　PMID：1736740
Fink M. Cytopathic hypoxia in sepsis. Acta Anaesthesiol Scand Suppl 1997；110：87–95．　PMID：9248546

★— ATP　アデノシン三リン酸（adenosine triphosphate）

A ショックの初期治療とは何か？

1969年Weilらは，"**v**entilation"，"**i**nfusion"，"**p**ump"をショックの初期治療の3要素とした．この概念は"**VIP** approach"と呼称され，40年以上経過し，ショックの概念が変遷した現在でも通用する．

　前問の「ショックとは何か？」で述べたとおり，ショックの本態は酸素組織代謝失調による臓器不全であり，ショックの初期治療のゴールはミトコンドリアへのO_2 deliveryの回復にほかならない．O_2 delivery，すなわちDO_2[★1]には下式が成立している．

$$DO_2 = CO^{*2} \times (1.34 \times Hb^{*3} \times SaO_2^{*4} + 0.003 \times PaO_2^{*5})$$

この式から，DO_2 の改善には酸素投与，輸液，輸血による SaO_2，CO，Hb の是正が要求されることがわかる。

また，主要臓器保護の観点から，DO_2 是正だけでなく，平均動脈血圧を一定水準以上に保つことも重要である。

脳血流量は自動調節能により保証されるが，平均動脈圧がある水準よりもさらに低下すると自動調節能は破綻し，脳血流量は急激に減少する。冠動脈や腎血管にも同様の自動調節能が備わっている。自動調節能の有効域は症例の基礎疾患に応じて異なっており，平均動脈圧の目標値は意識レベルや尿量，皮膚所見，乳酸値を参考に個別化されるべきであるが，多くの場合，平均動脈血圧 ≧65 mmHg を目標とすることが多い。

したがって，酸素投与と輸液こそ，ショックの初期治療の根幹をなすといえる。酸素投与，適切な輸液による心拍出量の増加によってもショックの離脱に十分な程度の循環動態の改善が得られない場合は，血管収縮薬や強心薬などの血管作動薬の使用を検討する。主要臓器の自動調節能を維持する観点から，一定水準の平均動脈圧を維持するように輸液や血管作動薬を調節することも重要である。

Weil MH, Shubin H. The "VIP" approach to the bedside management of shock. JAMA 1969；207：337-40. PMID：5818156
Lassen NA. Cerebral blood flow and oxygen consumption in man. Physiol Rev 1959；39：183-238. PMID：3645234
Schramm P, Klein KU, Falkenberg L, et al. Impaired cerebrovascular autoregulation in patients with severe sepsis and sepsis-associated delirium. Crit Care 2012；16：R181. PMID：23036135
Jacobs FM. Relation between mean arterial pressure and renal function in the early phase of shock：a prospective, explorative cohort study. Crit Care 2011；15：442. PMID：21939565

- ★1 — DO_2　酸素運搬量（oxygen delivery）
- ★2 — CO　心拍出量（cardiac output）
- ★3 — Hb　血中ヘモグロビン濃度（hemoglobin）
- ★4 — SaO_2　動脈血酸素飽和度（arterial blood oxygen saturation）
- ★5 — PaO_2　動脈血酸素分圧（partial pressure of oxygen in arterial blood）

A ショックの4分類とは何か？

1971年Weilらは循環動態を踏まえ，表5-7に示すようにショックを4つに分類した。しかし，Weilらの業績が真に優れているのは，ショックを排他的な4要素に分類した点であろう。

ショックの頻度について最もよく引用されている文献は，成人のショック症例を対象にドパミンとノルアドレナリンの有効性を比較したランダム化試験である。正確には有病率の調査と異なるものの，あえて報告に基づくと，

- 分布異常性ショック（distributive shock）66％〔敗血症性（septic）62％，敗血症性以外（nonseptic）4％〕
- 心原性ショック（cardiogenic shock）16％
- 循環血液量減少性ショック（hypovolemic shock）16％
- 閉塞性ショック（obstructive shock）2％

と，分布異常性ショックが最多であり，分布異常性ショックのほとんどが敗血症に基

づくものである。一方，敗血症性ショックは分布異常性ショックに加え，循環血液量減少性ショックや心原性ショックの要素をしばしば合併する。すなわち，実臨床で遭遇するショックの多くは分類をまたがったcombined shockである。目の前のショックがどの要素のショックから構成されているかを把握するには140ページの「心臓超音波で循環動態指標を測定できるかを述べよ」の項で述べるとおり，心臓超音波検査所見がきわめて有用であり（表5-8），治療を最適化する指標となる。

表5-7 ショックの分類と鑑別疾患

分布異常性ショック（distributive shock）

敗血症性ショック（septic shock）
TSS★
アナフィラキシーショック
薬物，毒物，輸血，重金属中毒
副腎クリーゼ
粘液水腫性昏睡
神経原性ショック
心筋梗塞後の急性全身性炎症反応
心肺蘇生後症候群
体外循環後

心原性ショック（cardiogenic shock）

心筋症，不整脈，器質的異常，心外の異常

循環血液減少性ショック（hypovolemic shock）

出血，脱水

閉塞性ショック（obstructive shock）

緊張性気胸
肺塞栓
心タンポナーデ

★— TSS　トキシックショック症候群（toxic shock syndrome）

表5-8 ショック分類別の心臓超音波検査所見

	前負荷	ポンプ機能		後負荷
	IVC所見	心拍出量	心収縮	SVR★
分布異常性	特異的所見なし	↑	過収縮	↓
心原性	呼吸性変動消失	↓	収縮低下	↑
循環血液量減少性	虚脱	↓	過収縮	↑
閉塞性	呼吸性変動消失	↓	過収縮	↑

★— SVR　全身血管抵抗（systemic vascular resistance）

Weil MH, Shubin H. Proposed reclassification of shock states with special reference to distributive defects. Adv Exp Med Biol 1971；23：13-23． PMID：5164840
De Backer D, Biston P, Devriendt J, et al. Comparison of dopamine and norepinephrine in the treatment of shock. N Engl J Med 2010；362：779-89． PMID：20200382

A ショックの鑑別に有用なRUSH★とは何か？

RUSHプロトコールは，ショックの原因を"pump"，"tank"，"pipes"，すなわち「心機能」，「循環血液量」，「大血管」の3つの構成要素に分類し，心臓，下大静脈などの容量血管やサードスペース，大動脈や深部静脈を観察することで，ショックの分類と原因を迅速かつ系統的にスクリーニングする超音波プロトコールである．3つの構成要素の超音波所見とショックの分類の対応を表5-9に示す．

多くの救急外来に普及している一般的な超音波装置，超音波プローブで施行可能であり，一切の定量評価を省略していることから，簡易かつ迅速なショックの鑑別が可能である．

表5-9 RUSHプロトコール

	循環血液量減少性	心原性	閉塞性	分布異常性
pump	左室過収縮 左室サイズ縮小	左室収縮障害 左室拡大	左室過収縮 心嚢液貯留 右室拡大 心内血栓	左室過収縮
tank	下大静脈虚脱 頸静脈虚脱 腹水貯留 胸水貯留	下大静脈呼吸性変動消失 頸静脈呼吸性変動消失 lung rockets sign[*1] 胸水貯留 腹水貯留	下大静脈呼吸性変動消失 頸静脈呼吸性変動消失 lung sliding消失[*2]	
pipe	腹部大動脈瘤 大動脈解離		深部静脈血栓症	

(Sathornsumetee S, Rich JN. Molecularly targeted therapy in neuro-oncology. Handb Clin Neurol 2012；104：255-78の257ページのTable 1より)

*1―注 肋間から認める3本以上のB-line．
*2―注 壁側胸膜と臓側胸膜および肺実質の呼吸性変動．

Perera P, Mailhot T, Riley D, et al. The RUSH exam：Rapid Ultrasound in SHock in the evaluation of the critically Ill. Emerg Med Clin North Am 2010；28：29-56, vii． PMID：19945597

★― RUSH　Rapid Ultrasound in Shock

A 輸液反応性とは何か？

「ショックの初期治療とは何か？」で述べたとおり，ショックを離脱するまで心拍出量を最大化するよう前負荷を調節することがショックにおける輸液戦略の要点である．心筋はFrank-Starling曲線（図5-2）に従い，適切な輸液により前負荷が増加すると心

拍出量も増大する．ショックを離脱するまでは輸液によりA点→B点へとvolume statusを移すことで心拍出量の増大が期待できるが，B点→C点では輸液による心拍出量の増大は望めず，C点より右方では表5-10に示す4つの機序により心拍出量は低下し，Frank-Starling曲線の下行脚をなす．この概念に基づくと，volume statusはFrank-Starling曲線の横軸であり，輸液反応性はその傾きである．

したがって，理想的なvolume statusとは，Frank-Starling曲線の頂点付近（B点）にある．一方，A点付近では前負荷の変動により心拍出量も大きく変動する．A点では，輸液負荷によって心拍出量を増加させる予備能，すなわち「輸液反応性」を潜在させている．輸液反応性とは，Frank-Starling曲線の随所における差分変化率にほかならない．C点では負の輸液反応性を有している．

輸液反応性の臨床的評価の原則は，前負荷の変動によることが要求されるが，臨床的に有力な方法として以下の3つを紹介する．輸液反応性について理解することにより，輸液の必要性を早期に把握できるだけでなく，過剰な輸液を避け，適切なタイミングで血管作動薬の使用に踏み切ることが可能となる．

1. 受動的下肢挙上（PLR）★による前負荷の増加

PLRにより下肢から150〜200 mL程度の血液が心臓に灌流する．PLR試験は下肢を30〜45度挙上して1分以内に1回拍出量の増加が認められた場合に輸液反応性がある，と評価する．自発呼吸下および人工呼吸管理下の両方におけるPLR試験の輸液反応性を検証したシステマティックレビュー，メタ解析では，感度89.4％，特異度91.4％と報告されている．

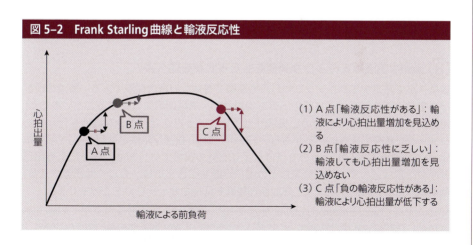

図5-2 Frank Starling曲線と輸液反応性

(1) A点「輸液反応性がある」：輸液により心拍出量増加を見込める
(2) B点「輸液反応性に乏しい」：輸液しても心拍出量増加を見込めない
(3) C点「負の輸液反応性がある」：輸液により心拍出量が低下する

表5-10 Frank-Starling曲線が下行脚をなすメカニズム

- アクチンとミオシンの接合距離の減少
- 左室拡張末期圧の上昇による冠灌流量の減少
- 心室間相互作用
- 機能性僧帽弁逆流

2. 陽圧換気下の呼吸性変動に伴う前負荷の変化

陽圧換気による気道内圧のダイナミックな変化に一致して左室の前負荷も変化する。一過性の気道内圧の上昇は肺毛細血管床–左房間の圧較差を生み出し，左室の前負荷を増加させる。一過性の気道内圧の低下では，これと逆のことが生じる。Flank–Starling曲線（図5–2）のA点付近では，前負荷の変動による1回拍出量も増加するため，これらを定量化した1回拍出量呼吸性変動は輸液反応性のよい指標になると考えられているものの，いくつかの仮定（固定した心拍数，強制陽圧換気下，8 mL/kg以上の1回換気量）が成立していることを必要条件としている。機序を十分に踏まえたうえで使用すべきである。

3. 輸液負荷試験による前負荷の増加

最も確実に前負荷を変動させる方法であり，機序も明確である。一例としてVincentらが紹介するmodified fluid challenge techniqueを紹介する。循環血液量減少（hypovolemia）が疑われる臨床所見（低血圧，頻脈，意識レベルの低下，末梢冷感，乏尿，乳酸上昇）を確認後，リンゲル液500 mLを30分で投与し，臨床所見の改善をもって循環血液量減少を診断する。Vincentらの方法には心拍出量の測定は含まれていないが，<u>輸液負荷の前後で心臓超音波検査により心拍出量を測定しておくことを推奨する</u>。

Cavallaro F, Sandroni C, Marano C, et al. Diagnostic accuracy of passive leg raising for prediction of fluid responsiveness in adults : systematic review and meta–analysis of clinical studies. Intensive Care Med 2010 ; 36 : 1475–83. PMID : 20502865
Michard F, Teboul JL. Using heart–lung interactions to assess fluid responsiveness during mechanical ventilation. Crit Care 2000 ; 4 : 282–9. PMID : 11094507
Vincent JL, Weil MH. Fluid challenge revisited. Crit Care Med 2006 ; 34 : 1333–7. PMID : 16557164

★— PLR　受動的下肢挙上（passive leg raising）

Ⓑ 過剰な輸液はどのような弊害をもたらすかを述べよ。

救急外来で遭遇するショックに対し最も簡単で有効な治療は輸液である。輸液の役割は左室前負荷の増大により心拍出量を増加させ，末梢循環を改善することにあるが，重症のショックやもともとの心機能が低下している場合など十分な輸液を行ってもショックを離脱できないことがある。138ページの「輸液反応性とは何か？」で示したFrank Starling曲線（図5–2）のB点付近より右側の領域では，もはや輸液による循環動態の改善は望めず，肺や腎臓などの臓器浮腫を引き起こし，もしくは遷延させる。過剰輸液による臓器浮腫は人工呼吸管理期間を延長させ，死亡率を上昇させる。

National Heart, Lung, and Blood Institute Acute Respiratory Distress Syndrome (ARDS) Clinical Trials Network, Wiedemann HP, Wheeler AP, et al. Comparison of two fluid–management strategies in acute lung injury. N Engl J Med 2006 ; 354 : 2564–75. PMID : 16714767
Boyd JH, Forbes J, Nakada TA, et al. Fluid resuscitation in septic shock : a positive fluid balance and elevated central venous pressure are associated with increased mortality. Crit Care Med 2011 ; 39 : 259–65. PMID : 20975548

Ⓑ 心臓超音波で循環動態指標を測定できるかを述べよ。

心臓超音波検査により，心拍出量および全身血管抵抗の推定が可能である。手順を表

5-11 と図 5-3 に示す．同法は熱希釈法により測定された心拍出量との強い相関関係（相関係数 0.94）をもって実証されており，実臨床での使用に十分に耐える．

表 5-8 に示すとおり，これらの指標からショックの分類が可能である．

表 5-11　心臓超音波検査による心拍出量および全身血管抵抗の推定

- 非観血的ないし観血的に平均動脈圧と心拍数を測定する
- 傍胸骨長軸像を描出し，LVOT 径を測定する
- 心尖部三腔像ないし五腔像を描出し，LVOT VTI を測定する
- 心窩部より IVC を描出し，IVC 径と呼吸性変動を測定する
- LVOT VTI と LVOT area の積から SV を求める
- SV と HR の積から CO を求める
- CO を体循環の圧較差（平均動脈圧－中心静脈圧）で除し，80 倍して SVR [$dynes \cdot sec \cdot cm^{-5}$] を求める

Stefadouros MA, Dougherty MJ, Grossman W, et al. Determination of systemic vascular resistance by a noninvasive technic. Circulation 1973 ; 47 : 101-7.　PMID：4686587

Huntsman LL, Stewart DK, Barnes SR, et al. Noninvasive Doppler determination of cardiac output in man. Clinical validation. Circulation 1983 ; 67 : 593-602.　PMID：6821902

B どのようなショックに血管作動薬を用いるのか述べよ．

「輸液反応性とは何か？」で述べたように，輸液負荷により輸液反応性を使い果たしてもショックを離脱するに至らない場合，さらなる輸液は臓器浮腫をまねき，有害な結果に帰結しうる．輸液では，ショックを離脱するのに十分な循環動態が得られないときこそ，血管収縮薬や強心薬などの血管作動薬の使用の至適タイミングである．

　初期輸液の前後で，心臓超音波検査による心拍出量と全身血管抵抗の測定を行うことをお勧めする．十分な輸液を行ったのちもショックを離脱できず，全身血管抵抗が低値であれば，血管収縮薬の使用を検討する．敗血症性ショックにおけるノルアドレナリンとドパミンの効果を検証したメタ解析ではドパミンを使用した群で死亡リスクが有意に高く，不整脈を主とした有害事象も多く認められたことから，敗血症性ショックにおける血管収縮薬はノルアドレナリンが第1選択として広く受け入れられつつある．その他のショックにおいて，おのおのの血管作動薬の効果を比較した報告は少ない．

　アドレナリンは，高用量のノルアドレナリンでも全身血管抵抗が是正されない場合に検討されることもあるが，これを裏づける明確なエビデンスは存在せず，今後もこの検証は困難を極めるものであることを承知しておくべきである．

　十分な輸液を行ったのちもショックが遷延し，心拍出量が低値で全身血管抵抗が高値である場合は，強心薬（ドブタミン，ミルリノンなど）の使用が検討される．しかし，強心薬の使用による臨床的アウトカムの改善を裏づけるエビデンスも乏しく，その妥当性については議論の余地がある．

De Backer D, Aldecoa C, Njimi H, et al. Dopamine versus norepinephrine in the treatment of septic shock : a meta-analysis*. Crit Care Med 2012 ; 40 : 725-30.　PMID：22036860

図5-3 心臓超音波検査による心拍出量および全身血管抵抗の推定

下大静脈径	呼吸性変動	推定中心静脈圧
1.2 cm未満	なし，静脈の虚脱	0 mmHg
1.2〜1.7 cm	50%未満	5 mmHg
1.7 cm以上	50%以上	5〜10 mmHg
1.7 cm以上	50%未満	10〜15 mmHg
1.7 cm以上	なし	15 mmHg以上

$$SVR = \frac{(\text{mean AP}^{\star 1} - \boxed{CVP}^{\star 2})}{\boxed{CO}} \times 80$$

$$\boxed{CO} = HR^{\star 3} \times \boxed{SV}^{\star 4}$$

$$\boxed{SV} = LVOT^{\star 5}\ VTI^{\star 6} \times LVOT\ area$$

$$= LVOT\ VTI \times \pi \left(\frac{LVOT\ diameter}{2}\right)^2$$

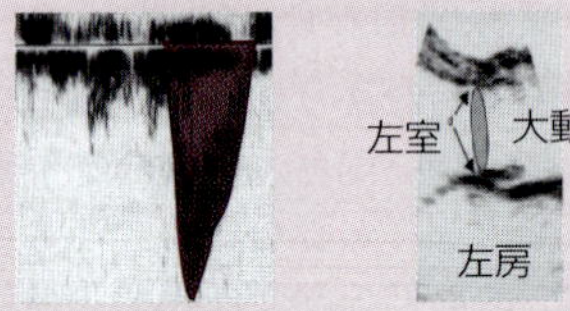

左室　大動脈
左房

★1 ─ mean AP　平均動脈圧(mean arterial pressure)(mmHg)
★2 ─ CVP　中心静脈圧(central venous pressure)(mmHg)
★3 ─ HR　心拍数(heart rate)(回/分)
★4 ─ SV　1回拍出量(stroke volume)(mL)
★5 ─ LVOT　左室流出路(left ventricular outflow trace)
★6 ─ VTI　速度時間積分値(velocity time integral)(cm)

肺塞栓症（PE）

福井 悠

 PE[★1] **を DOAC**[★2] **で外来治療することは可能か？**

かつて，日本におけるVTE[★3]の治療といえば，未分画ヘパリンとワルファリンの投与のほかに選択肢がなかったが，2014年9月にエドキサバンが，DOACとして国内初のVTEの二次予防の適応となって以来，リバーロキサバン，アピキサバンも同様に適応となり，臨床現場におけるVTEの治療が一変した．表5-12にVTEの二次予防に関する臨床試験の概要を示す．

ESC[★4]のガイドライン2014年版によると，DVT[★5]，および急性PEで短期死亡リスクが低リスクと評価される症例(表5-13参照．PESI[★6]スコアⅠ〜Ⅱ，simplified PESIスコア0点)は外来での治療が選択可能となっている．

表 5-12　VTE の二次予防に関する臨床試験の概要

	リバーロキサバン[*1]	アピキサバン[*2]	エドキサバン[*3]
臨床試験	EINSTEIN–DVT / PE ランダム割り付けオープンラベル非劣性試験	AMPLIFY ランダム割り付け二重盲検 非劣性試験	Hokusai–VTE ランダム割り付け二重盲検 非劣性試験
用法・用量	リバーロキサバン 15 mg×2 回/日を 3 週間 その後，10 mg×2 回/日に減量	アピキサバン 10 mg×2 回/日を 7 日間 その後，5 mg×2 回/日に減量	低分子ヘパリンで加療後，エドキサバン 60 mg×1 回/日 （減量基準に該当→30 mg×1 回/日）
対照	エノキサパリン / ワルファリン	エノキサパリン / ワルファリン	未分画ヘパリンまたは低分子ヘパリン / ワルファリン
結果	VTE の再発 / 致死的 PE：非劣性	VTE の再発 / 致死的 PE：非劣性	VTE の再発 / 致死的 PE：非劣性
減量基準	なし	なし	● CCr★ 15〜49 mL/分（15〜29 mL/分 未満は慎重投与） ● 体重 60 kg以下 ● P糖蛋白阻害薬内服中

★― CCr　クレアチニンクリアランス（creatinine clearance）
（以下の＊1〜3 のデータをもとに作成）
＊1―注　EINSTEIN–PE Investigators, Büller HR, Prins MH, et al. Oral rivaroxaban for the treatment of symptomatic pulmonary embolism. N Engl J Med 2012；366：1287-97.　PMID：22449293
＊2―注　Agnelli G, Buller HR, Cohen A, et al.; AMPLIFY Investigators. Oral apixaban for the treatment of acute venous thromboembolism. N Engl J Med 2013；369：799-808.　PMID：23808982
＊3―注　Hokusai-VTE Investigators, Büller HR, Décousus H, et al. Edoxaban versus warfarin for the treatment of symptomatic venous thromboembolism. N Engl J Med 2013；369：1406-15.　PMID：23991658

表 5-13　PESI score と simplified PESI score

	original version	simplified version
年齢	年齢	1 点（＞80 歳）
男性	＋10 点	
悪性疾患	＋30 点	1 点

（次ページへ続く）

慢性心不全	+10 点	1 点
慢性肺疾患	+10 点	
心拍数≧110 回/分	+20 点	1 点
収縮期血圧<100 mmHg	+30 点	1 点
呼吸数>30 回/分	+20 点	
体温<36.0℃	+20 点	
意識変容	+60 点	
動脈血酸素飽和度<90%	+20 点	1 点
	リスク評価(30 日死亡率)	
	Class Ⅰ(≦65 点) very low risk(0〜1.6%) Class Ⅱ(66〜85 点) low risk(1.7〜3.5%) Class Ⅲ(86〜105 点) moderate risk(3.2〜7.1%) Class Ⅳ(106〜125 点) high risk(4.0〜11.4%) Class Ⅴ(>125 点) very high risk(10.0〜24.5%)	0 点：1.0%(95% CI 0.0〜2.1%) ≧1 点：10.9%(95%CI 8.5〜13.2%)

〔Konstantinides SV, Torbicki A, Agnelli G, et al. Task Force for the Diagnosis and Management of Acute Pulmonary Embolism of the European Society of Cardiology (ESC). 2014 ESC guidelines on the diagnosis and management of acute pulmonary embolism. Eur Heart J 2014；35：3033-69, 3069a-3069k の Table 7 より〕

Agnelli G, Buller HR, Cohen A, et al. ; AMPLIFY Investigators. Oral apixaban for the treatment of acute venous thromboembolism. N Engl J Med 2013；369：799–808.　PMID：23808982
Hokusai–VTE Investigators, Büller HR, Décousus H, et al. Edoxaban versus warfarin for the treatment of symptomatic venous thromboembolism. N Engl J Med 2013；369：1406–15.　PMID：23991658
EINSTEIN–PE Investigators, Büller HR, Prins MH, et al. Oral rivaroxaban for the treatment of symptomatic pulmonary embolism. N Engl J Med 2012；366：1287–97.　PMID：22449293
Konstantinides SV, Torbicki A, Agnelli G, et al. ; Task Force for the Diagnosis and Management of Acute Pulmonary Embolism of the European Society of Cardiology (ESC). 2014 ESC guidelines on the diagnosis and management of acute pulmonary embolism. Eur Heart J 2014；35：3033–69, 3069a–3069k.　PMID：25173341

★1 ― PE　肺塞栓症(pulmonary embolism)
★2 ― DOAC　direct oral anticoagulant
★3 ― VTE　静脈血栓塞栓症(venous thromboembolism)
★4 ― ESC　ヨーロッパ心臓病学会(European Society of Cardiology)
★5 ― DVT　深部静脈血栓症(deep vein thrombosis)

★6 — PESI　pulmonary embolism severity index

A PERC rule とは何か？

PERC とは Pulmonary Embolism Rule-out Criteria の略であり，臨床所見から PE を合理的に除外できる予測ルールである。

　臨床所見から PE の可能性が 15% 以下と見積もられる場合のみ，表 5-14 に示す PERC rule のいずれにも該当しないならば，さらなる画像的検査を行うことなく PE を除外しうる。この 15% という数字が何とも曖昧なのだが，たとえば，Wells 基準（次の「Wells 基準とは何か？」を参照）によるスコアが 2 点に満たない症例での PERC rule の陰性的中率を 100%（95%CI 80～100%）とする報告もある。したがって，現実的には Wells 基準 1 点の際に使用される。PE の検査前確率が低い症例では，D ダイマー値の測定を行うことなく PE の除外が可能であるのが最大のメリットであろう。

表 5-14　PERC rule

50 歳未満
心拍数 100 回/分未満
酸素飽和度 95% 以上
喀血を認めない
エストロゲン製剤を使用していない
VTE および肺塞栓症の既往がない
片側性の下肢腫脹を認めない
過去 4 週間以内に手術もしくは外傷による入院歴がない

(Kline JA, Courtney DM, Kabrhel C, et al. Prospective multicenter evaluation of the pulmonary embolism rule-out criteria. J Thromb Haemost 2008；6：772-80 より作成)

Kline JA, Courtney DM, Kabrhel C, et al. Prospective multicenter evaluation of the pulmonary embolism rule-out criteria. J Thromb Haemost 2008；6：772–80.　PMID：18318689
Wolf SJ, McCubbin TR, Nordenholz KE, et al. Assessment of the pulmonary embolism rule-out criteria rule for evaluation of suspected pulmonary embolism in the emergency department. Am J Emerg Med 2008；26：181–5.　PMID：18272098

A Wells 基準とは何か？

PE 診断のゴールドスタンダードは造影 CT といってよい。臨床的に PE が疑われるか，診断からの除外が必要とされる状況は救急外来の常であるが，全例に造影 CT 検査を施行するのも考えものである。そこで，臨床所見から PE の診断確率を予測する基準が求められた。

　Wells 基準とは，PE の診断確率を予測するツールとして最も頻用されるものである。PE を疑う臨床所見を呈する患者で，表 5-15 に示す 7 項目からスコアを計算する。5～7 点の場合は "likely probability"，0～4 点の場合は "unlikely probability" と予測される。Wells 基準を当てはめた結果，"likely probability" と予測された症例では，Bayes の定理に従い，造影 CT をはじめとする画像的検査が要求される。"unlikely probability" と推測される場合，さらに D ダイマー値による層別化が可能である。"unlikely probability" で，かつ D ダイマー値が 500 ng/mL 未満では，さらなる画像的検査を追加することなく，PE の除外が可能である。一方，D ダイマー値が 500 ng/mL

を超える症例では"likely probability"と同様に画像的検査が必要となる。
　さらに，年齢で調整した血漿Dダイマー値のカットオフ（50歳以下：500 ng/mL，50歳以上：年齢×10 ng/mL）が従来のカットオフよりも有用である，とする報告もある。
　Dダイマー値の測定を使用せずに診断から除外する判断基準もあるが，それについては前ページの「PERC ruleとは何か？」を参照。

表5-15　modified Wells criteria

VTEの臨床症状	3.0点
他の鑑別疾患よりもPEを疑う	3.0点
心拍数100回/分以上	1.5点
過去4週間以内の手術もしくは長期臥床	1.5点
VTEもしくはPEの既往	1.5点
喀血	1.0点
悪性疾患の併存	1.0点

(Wells PS, Anderson DR, Rodger M, et al. Derivation of a simple clinical model to categorize patients probability of pulmonary embolism : increasing the models utility with the SimpliRED D-dimer. Thromb Haemost 2000 ; 83 : 416-20のTable 1より)

Wells PS, Anderson DR, Rodger M, et al. Derivation of a simple clinical model to categorize patients probability of pulmonary embolism : increasing the models utility with the SimpliRED D-dimer. Thromb Haemost 2000 ; 83 : 416-20.　PMID : 10744147

A　PEで特徴的な超音波所見は何か？

PEに伴う呼吸不全の基本病態であるhigh $\dot{V}/\dot{Q}$ミスマッチは心臓超音波検査では検出不能であり，PEにおける心臓超音波検査の限界である。心臓超音波検査のPEに対する陰性的中率は40～50％と報告されており，除外診断には使用できない。肺血管抵抗上昇に伴う右室機能不全は心臓超音波検査で検出可能だが，PE以外の疾患に起因する右室機能不全もあることから，確定診断のツールとしても妥当ではない。
　しかし，循環動態が不安定なPEにおける心臓超音波検査の診断的意義は高い。というのも，PEによる循環動態悪化の本態は肺血管抵抗上昇に伴う右室機能不全であり，心臓超音波画像上，右室機能不全所見を欠く症例では，PEがその原因である可能性を除外しうるからである（表5-16）。
　循環動態の安定しているPEの診断にはあまり貢献できない心臓超音波検査であるが，同検査により検出された右室機能不全はPEの強烈な予後不良因子である（表5-16）。血圧正常のPEを対象に心臓超音波検査を行うと，その30～40％に右室機能不全所見が認められる（図5-4～8）が，これらの患者は，右室機能不全所見がない

表 5-16 肺塞栓症と関連する心臓超音波検査所見

血栓の存在
- 右房，右室，肺動脈内血栓

肺血管抵抗上昇による右室機能不全
- 容量負荷所見
  - D-shape（図 5-4）
  - 拡張末期における右室径＞左室径（図 5-5）
  - 拡張末期右室径＞30 mm
- 圧負荷所見
  - 右室収縮低下（mild，moderate，severe）
  - McConnell sign（心尖部以外の右心室の壁運動異常。感度 77％，特異度 94％）（図 5-6）
  - TAPSE[*1]＜17 mm（図 5-7）
  - 右室収縮期圧＞30 mmHg
  - TR[*2] 速度＞2.8 m/秒（図 5-8）

[*1]— TAPSE 三尖弁輪収縮期移動距離（tricuspid annular plane systolic excursion）
[*2]— TR 三尖弁逆流（tricuspid valve regurgitation）

PE患者に比して，短期死亡率が高い（9.3％ vs. 0.4％）ことが報告されている。

Konstantinides SV, Torbicki A, Agnelli G, et al.; Task Force for the Diagnosis and Management of Acute Pulmonary Embolism of the European Society of Cardiology (ESC). 2014 ESC guidelines on the diagnosis and management of acute pulmonary embolism. Eur Heart J 2014；35：3033–69, 3069a–3069k. PMID：25173341
Bova C, Greco F, Misuraca G, et al. Diagnostic utility of echocardiography in patients with suspected pulmonary embolism. Am J Emerg Med 2003；21：180–3. PMID：12811708
Gibson NS, Sohne M, Buller HR. Prognostic value of echocardiography and spiral computed tomography in patients with pulmonary embolism. Curr Opin Pulm Med 2005；11：380–4. PMID：16093809
Kreit JW. The impact of right ventricular dysfunction on the prognosis and therapy of normotensive patients with pulmonary embolism. Chest 2004；125：1539–45. PMID：15078772
McConnell MV, Solomon SD, Rayan ME, et al. Regional right ventricular dysfunction detected by echocardiography in acute pulmonary embolism. Am J Cardiol 1996；78：469–73. PMID：8752195

C どのようなときにPEを疑い，造影CTを撮るべきか述べよ。

急性 PE は肺循環を悪化させ，high $\dot{V}/\dot{Q}$ ミスマッチにより低酸素血症をきたしうる。さらに，肺血管抵抗の急激な上昇は右室心拍出量減少とともに左室前負荷の急激な低下をきたし，左室心拍出量減少によりショックをきたしうる。この2つの主病態に基づき，呼吸困難（73％），胸膜痛（44％），咳嗽（37％），起座呼吸（28％），wheeze（21％），血痰（13％），頻呼吸（54％），頻拍（24％），頸静脈怒張（14％），ショック（8％）などの臨床所見をきたす。これらの所見から PE が疑われる場合に画像検査を検討するが，高い空間分解能を有する造影CT検査は読影結果のばらつきが少なく，同時に深部静脈血栓症の診断も可能であり，特に頻用される。

一方，PEの疑われる症例から低リスク症例を層別し，造影CTの撮像を控える戦略も普及している。145ページの「Wells基準とは何か？」，145ページの「PERC ruleとは何か？」を参照。

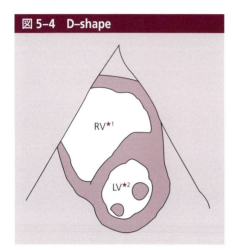

図 5-4　D-shape

★1 ─ RV　右室（right ventricular）
★2 ─ LV　左室（left ventricular）

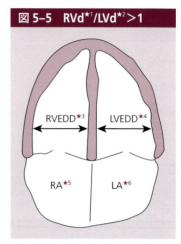

図 5-5　RVd[★1]/LVd[★2]＞1

★1 ─ RVd　右室径（right ventricular dimension）
★2 ─ LVd　左室径（left ventricular dimension）
★3 ─ RVEDD　右室拡張末期径（right ventricular end-diastolic diameter）
★4 ─ LVEDD　左室拡張末期径（left ventricular end-diastolic diameter）
★5 ─ RA　右房（right atrial）
★6 ─ LA　左房（left atrial）

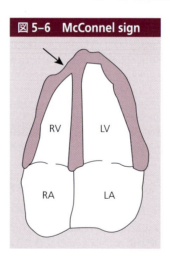

図 5-6　McConnel sign

　さらに，145ページの「Wells基準とは何か？」，「PERC ruleとは何か？」で詳述した内容に血漿Dダイマー値を加え，PEが疑われる症例から造影CTを撮像すべき対象を選別する戦略も普及している．

Stein PD, Beemath A, Matta F, et al. Clinical characteristics of patients with acute pulmonary embolism : data from PIOPED II. Am J Med 2007 ; 120 : 871-9.　PMID : 17904458
Loud PA, Katz DS, Bruce DA, et al. Deep venous thrombosis with suspected pulmonary embolism : detection with combined CT venography and pulmonary angiography. Radiology 2001 ; 219 : 498-

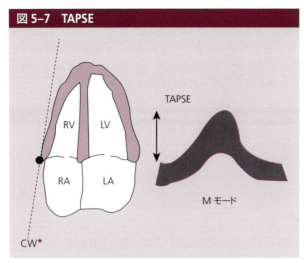

図 5-7 TAPSE

★── CW 連続波 Doppler(continuous wave Doppler)

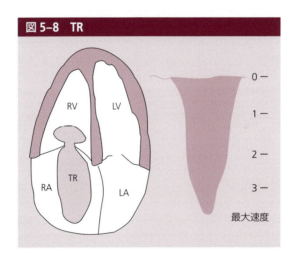

図 5-8 TR

502. PMID：11323478
van Belle A, Büller HR, Huisman MV, et al.; Christopher Study Investigators. Effectiveness of managing suspected pulmonary embolism using an algorithm combining clinical probability, D-dimer testing, and computed tomography. JAMA 2006；295：172-9. PMID：16403929

Ⓑ PE での t-PA★の使用基準について述べよ。

ESC 2014 年のガイドラインによると，急性 PE に対する t-PA の適応は以下のように位置づけられている。

- PE によりショック/低血圧をきたしており，短期死亡リスクが high である症例（ⅠB）
- PE によるショック/低血圧はきたしていないが，右室負荷所見を伴っており，短期死亡リスクが intermediate-high である症例（ⅡaB）

ただし，表5-17に示す禁忌事項の除外が必要である。

また，循環動態が不安定であり，その原因としてPEが疑われるがすみやかに造影CTが施行できない症例を経験することがあるが，心臓超音波検査で右室不全所見がある場合は，その結果に基づき血栓溶解療法やカテーテルによる血栓破砕術，外科的血栓摘除術による再灌流を試みることは妥当とする報告もある。

表5-17 t-PA実施前の禁忌事項チェックリスト

絶対禁忌項目

最近の特発性頭蓋内出血	□あり	□なし
活動性内部出血	□あり	□なし

相対的禁忌項目

大規模手術/出産/10日以内の臓器細胞診/圧迫不可能な血管穿刺	□あり	□なし
2か月以内の脳梗塞	□あり	□なし
10日以内の消化管出血	□あり	□なし
15日以内の重傷外傷	□あり	□なし
1か月以内の脳外科手術/眼科手術	□あり	□なし
BP[*1]＞180/110	□あり	□なし
最近のCPR[*2]	□あり	□なし
Plt[*3]＜10万 PT[*4]＜50%	□あり	□なし
妊娠	□あり	□なし
細菌性心内膜炎	□あり	□なし
糖尿病性出血性網膜症	□あり	□なし

★1 — BP　血圧（blood pressure）
★2 — CPR　心肺蘇生法（cardiopulmonary resuscitation）
★3 — Plt　血小板（platelet）
★4 — PT　プロトロンビン時間（prothrombin time）

Konstantinides SV, Torbicki A, Agnelli G, et al. ; Task Force for the Diagnosis and Management of Acute Pulmonary Embolism of the European Society of Cardiology（ESC）. 2014 ESC guidelines on the diagnosis and management of acute pulmonary embolism. Eur Heart J 2014；35：3033–69, 3069a–3069k.　PMID：25173341
Kucher N, Luder CM, Dörnhöfer T, et al. Novel management strategy for patients with suspected

pulmonary embolism. Eur Heart J 2003;24:366-76. PMID:12581684

★― t-PA　組織プラスミノゲン活性化因子（tissue plasminogen activator）

Ⓑ 下大静脈フィルターの適応とは何か？

下大静脈フィルターは深部静脈血栓症からのPEの予防目的に，下大静脈に留置される網状の構造物である。永久留置型下大静脈フィルターのPE予防効果を検証したランドマークスタディーであるPREPIC★ trialの結果が1998年に報告され，抗凝固療法併用での永久留置型下大静脈フィルターのPE予防効果が認められた。2005年に報告された同試験の8年間の追跡調査でも，下大静脈フィルター留置による有症候性PEの予防効果が認められたが，<u>一方で深部静脈血栓症も増加し，肝心の全死亡抑制効果は追跡期間中，一貫して認められなかった。</u>

それから10年の時を経て，遠隔期の深部静脈血栓症発症を回避しうる可能性のある回収可能型フィルターの有症候性PE予防効果を検証したPREPIC 2 trialが報告された。同試験では<u>急性PE患者における抗凝固療法併用での回収可能型下大静脈フィルター留置（3か月後抜去）に有症候性PEの抑制効果は認められず，一連の結果をもって抗凝固療法施行可能な症例における下大静脈フィルターの効果は根拠を失うこととなった。</u>

このような背景を踏まえ，ESCのガイドラインでは，出血リスクが高く抗凝固療法が禁忌となる症例においてのみ，Ⅱaの推奨を付しており，ルーチンでの下大静脈フィルタの使用は推奨していない。

Decousus H, Leizorovicz A, Parent F, et al. A clinical trial of vena caval filters in the prevention of pulmonary embolism in patients with proximal deep-vein thrombosis. Prévention du Risque d'Embolie Pulmonaire par Interruption Cave Study Group. N Engl J Med 1998;338:409-15. PMID:9459643

PREPIC Study Group. Eight-year follow-up of patients with permanent vena cava filters in the prevention of pulmonary embolism: the PREPIC (Prevention du Risque d'Embolie Pulmonaire par Interruption Cave) randomized study. Circulation 2005;112:416-22. PMID:16009794

Mismetti P, Laporte S, Pellerin O, et al.; PREPIC2 Study Group. Effect of a retrievable inferior vena cava filter plus anticoagulation vs anticoagulation alone on risk of recurrent pulmonary embolism: a randomized clinical trial. JAMA 2015;313:1627-35. PMID:25919526

Konstantinides SV, Torbicki A, Agnelli G, et al.; Task Force for the Diagnosis and Management of Acute Pulmonary Embolism of the European Society of Cardiology (ESC). 2014 ESC guidelines on the diagnosis and management of acute pulmonary embolism. Eur Heart J 2014;35:3033-69, 3069a-3069k. PMID:25173341

★― PREPIC　Prevention du Risque d'Embolie Pulmonaire par Interruption Cave

Ⓒ PTTM★とは何か？

胸部単純X線写真の所見に見合わない低酸素血症からPEが疑われ，造影CTで正診に至ることがあるが，PTTMはそのピットフォールとなりうる。

PTTMは肺動脈への微小腫瘍塞栓が契機となり，腫瘍の表面において凝固系が著明に活性化されフィブリン血栓を形成し，さらに肺動脈の線維性内膜増殖をきたす疾患である。大半は腺がんで，胃がんの報告が最も多い。主な臨床症状は呼吸苦であり，肺高血圧症に起因している。肺血栓塞栓症やがん性リンパ管症と異なり，CTでも所

見に乏しく，呼吸苦出現からの生存期間が4〜12週間ときわめて予後不良であり，生前に診断されること自体がまれである。

　診断には，原発巣の特定と，肺組織の病理検査が要求されるが，患者の容体がそれを許さないことが多い。化学療法が奏効し，症状と予後の改善に有効であったという報告もあるが，概して，苦痛緩和以外の有効な治療は確立していないのが現状である。

von Herbay A, Illes A, Waldherr R, et al. Pulmonary tumor thrombotic microangiopathy with pulmonary hypertension. Cancer 199；66：587-92． PMID：2163747
Hibbert M, Braude S. Tumour microembolism presenting as "primary pulmonary hypertension". Thorax 1997；52：1016-7． PMID：9487355

★── PTTM　pulmonary tumor thrombotic Microangiopathy

弁膜症

福井 悠

Ⓐ 大動脈弁狭窄症患者がどのような症状で来院したら，手術を勧めるかを述べよ。

重症大動脈弁狭窄症患者を対象とした観察研究によると，その生命予後は狭心痛が出現してから2〜4.7年，失神が出現してから0.8〜3.8年，心不全が出現してから0.5〜2.8年，NYHA Ⅲ〜Ⅳの症例の2年間の死亡率は24〜69％と報告されている。有症候性重症大動脈弁狭窄症は例外なく致死的な疾患と認識すべきであり，手術の至適時期の検討につなげなければならない。また，心肺停止が差し迫っているものとして対応すべきである。

　これらの症状を主訴とする救急外来患者では，特に大動脈弁領域の駆出性収縮期雑音と頸部への放散を注意深く聴診し，その場で心臓超音波検査を実施すべきである。ベッドサイドで詳細な定量的測定を行う技量がなくとも，心尖部三腔像の大動脈弁の連続波Dopplerで3m/秒以上の最大流速を認めれば，中等度以上の大動脈弁狭窄症が示唆される。患者に弁膜症の可能性を説明し，入院での安静を指示し，大量の輸液を控えることなどが，マネージメントの向上に寄与しうる。

Joint Task Force on the Management of Valvular Heart Disease of the European Society of Cardiology (ESC); European Association for Cardio-Thoracic Surgery (EACTS), Vahanian A, et al. Guidelines on the management of valvular heart disease (version 2012). Eur Heart J 2012；33：2451-96． PMID：22922415

Ⓑ 急性大動脈弁逆流症とは何か？

慢性経過で進行する大動脈弁逆流症では，左室拡大などの代償機序により心拍出量が維持されるが，急性発症の場合は代償機転が機能せず，急激に心拍出量が低下し，心原性ショックに陥る。血管拡張薬や強心薬の一時的な使用による安定化は試みてもよいが，原則として緊急の弁置換術ないし弁修復術が要求される。また大動脈内バルーンパンピングは，diastolic augmentationにより大動脈弁逆流症を悪化させるため禁忌である。

　原因を表5-18に示す。感染性心内膜炎，大動脈解離Stanford A型による弁破壊に起因するものがほとんどであり，いずれも原因疾患そのものが致命的である。しか

し，急性大動脈弁逆流症は，慢性経過のものと異なり，心臓超音波画像所見が顕著でなく，早期診断の機を逸してしまうと有害な転帰をたどる恐れがある。

表 5–19 に，急性大動脈弁逆流症の心臓超音波画像所見の特徴を示す。左室サイズが正常範囲であるにもかかわらず，大動脈弁逆流症の定量指標が重症に相当することが最大の要点である。

表 5–18 急性大動脈弁逆流症の原因

感染性心内膜炎
大動脈解離 Stanford A 型
鈍的胸部外傷
人工弁機能不全

表 5–19 急性大動脈弁逆流症の心臓超音波画像所見の特徴

基準範囲の心室サイズと収縮能
vena contracta＞6 mm
holodiastolic flow reversal in abdominal aorta
pressure 1/2 time＜200 msec[*]
mitral deceleration time ＜150 msec[*]

＊―注　very severe case で拡張期大動脈圧と左室拡張末期圧がほぼ同じになると認められる所見。

Stout KK, Verrier ED. Acute valvular regurgitation. Circulation 2009；119：3232–41.　PMID：19564568

Ⓑ 急性僧帽弁逆流症とは何か？

急性経過で僧帽弁逆流症を発症すると左室/左房拡大などの代償機序が働かず，急激な心拍出量の低下と左房圧の上昇を引き起こす。急性大動脈弁逆流症（前ページの「急性大動脈弁逆流症とは何か？」参照）と同様，血管拡張薬や強心薬の一時的な使用による安定化は試みてもよいが，原則として，緊急の弁置換術ないし弁修復術が要求される。大動脈内バルーンパンピングは大動脈弁逆流症の場合と異なり，左室後負荷を軽減させ，循環動態の改善に寄与することからよい適応となる。

原因を表 5–20 に示す。感染性心内膜炎，乳頭筋不全による弁破壊に起因するものがほとんどであり，いずれも原因疾患そのものが致命的である。しかし急性大動脈弁逆流症は，慢性経過のものと異なり心臓超音波画像所見が顕著でなく，早期診断の機を逸してしまうと有害な転帰をたどる恐れがある。

表 5–21 に，急性僧帽弁逆流症の心臓超音波画像所見の特徴を示す。左室/左房サイズが基準範囲であるにもかかわらず，僧帽弁逆流症の定量指標が重症に相当することが最大の要点であるが，感染性心内膜炎を示唆する疣贅所見や，腱索/乳頭筋断裂所見など僧帽弁逆流症のメカニズムにかかわる所見も診断に有用である。

Stout KK, Verrier ED. Acute valvular regurgitation. Circulation 2009；119：3232–41.　PMID：19564568

表5-20 急性僧帽弁逆流症の原因

腱索断裂
感染性心内膜炎
乳頭筋断裂
虚血/心筋症による乳頭筋不全
人工弁機能不全

表5-21 急性僧帽弁逆流症を示唆する心臓超音波画像所見

基準範囲の左房/左室サイズと収縮能
vena contracta＞7 mm
1回心拍出量低下に伴う大動脈弁早期閉鎖
僧帽弁弁葉のフレイル(frail)所見 → 腱索/乳頭筋裂
僧帽弁に付着する疣贅→感染性心内膜炎

B 心臓人工弁置換術後のトラブルで注意すべきこととは何か？

人工弁は，1960年頃からのボール弁の使用に始まり，その後，傾斜ディスク型一葉弁，二葉弁，生体弁が開発され，成果を上げている．最近は経カテーテル的大動脈弁置換術を実施できる日本国内の施設も着々と増えており，人工弁移植術後の患者の診療にあたることはさほど珍しくない．技術の進歩とともにさまざまな工夫が施された人工弁が登場しているが，耐久性や合併症の点で理想的な人工弁が開発されるには至っていない．

人工弁置換術後の患者を診察する際は，弁機能不全による循環動態異常，血栓塞栓症，そしてPVE[*1]に特に留意すべきである．

1. 弁機能不全による循環動態異常

経年劣化や血栓付着，パンヌス形成，弁座離開や感染性心内膜炎による弁破壊など，弁機能不全の原因は多様であるが，基本的に，逆流か狭窄に伴う循環動態異常となる（表5-22，5-23）．弁機能不全が急激に生じた場合は循環動態に及ぶ影響も劇的で深刻となりうる（152ページの「急性僧帽弁逆流症とは何か？」，前ページの「急性大動脈弁逆流症とは何か？」を参照）．

人工弁置換術後の患者の臨床所見から心不全や心原性ショックが疑われる場合，聴診で新規の心雑音を確認するとともに，心臓超音波検査による心尖部ビューからのカラーDoppler検査でスクリーニング可能である．しかし，超音波画像の描出自体難しいことが多く，弁機能不全が手術適応となる可能性もあり，当初より循環器科医へのコンサルトを検討する．

2. 血栓塞栓症

機械弁を移植された患者には，全例でワルファリン投与による抗凝固療法が生涯必要となるが，それでも年間1～3％の血栓塞栓症を生じる．使用されている弁の種類や心房細動，低左心機能合併の有無などで目標とされる至適PT-INR[*2]にわずかな違いがあるものの，概ねPT-INR 2.0～3.0の範囲を治療域と捉えておけばよい．生体弁では植え込み後3か月間は血栓塞栓症のリスクが高いことが知られており，僧帽弁お

および三尖弁の生体弁では3か月間の抗凝固療法が推奨されるが，大動脈弁の生体弁では抗凝固療法は必ずしも必要ない．なお，人工弁置換術を施行された患者が血栓塞栓症を発症した場合は感染性心内膜炎の可能性を検討する．

3. PVE

人工弁置換術後の患者でほかに説明のつかない発熱を認める場合は，本症を念頭におき，3セットの血液培養とともにメチシリン耐性黄色ブドウ球菌を考慮した経験的治療を開始する．

経胸壁心臓超音波での人工弁周辺の観察は，音響陰影により困難であることが多い．したがって，経胸壁心臓超音波検査で，疣贅や弁輪周囲膿瘍，弁座動揺などのPVEを示唆する所見が認められなかった場合は，経食道心臓超音波検査による評価が望ましい．また，経食道心臓超音波でPVEを示唆する所見が認められなかった場合でも，臨床的に疑いが強ければ，後日，経食道心臓超音波により再評価する．

表 5-22　人工弁逆流の原因

血栓弁
パンヌス形成
人工弁感染性心内膜炎
弁座離開
生体弁経年変化

表 5-23　人工弁狭窄の原因

血栓弁
パンヌス形成
人工弁感染性心内膜炎
生体弁硬化・石灰化病変
patient-prosthesis mismatch
通過血流量増加
人工弁のステントによる左室流出路狭窄

Turpie AG. Safer anticoagulant therapy after heart valve replacement. Recommendations for less intense regimens. Postgrad Med 1997 ; 101 : 85-6, 89-90, 93-4.　PMID : 9074552
Heras M, Chesebro JH, Fuster V, et al. High risk of thromboemboli early after bioprosthetic cardiac valve replacement. J Am Coll Cardiol 1995 ; 25 : 1111-9.　PMID : 7897124
Joint Task Force on the Management of Valvular Heart Disease of the European Society of Cardiology (ESC) ; European Association for Cardio-Thoracic Surgery (EACTS), Vahanian A, et al. Guidelines on the management of valvular heart disease (version 2012). Eur Heart J 2012 ; 33 : 2451-96.　PMID : 22922415

★1 ― PVE　人工弁感染性心内膜炎(prosthetic valve endocarditis)
★2 ― PT-INR　プロトロンビン時間国際標準化比(prothrombin time-international normalized ratio)

C　簡易 Bernoulli の定理の限界とは何か？

ある2点間の圧較差 ΔP は，その2点間のうち，早いほうの流速を自乗し，4倍したものに近似されるという定理である(式 5-1)．

$$\Delta P \cong 4v^2 \quad \text{(式 5-1)}$$

　1976年Holenらにより僧帽弁狭窄症の重症度評価における有用性が示され，以来，心臓弁膜症の評価に多用されてきたが，その限界についてはあまり知られていない。そもそもBernoulliの定理とは，Daniel Bernoulli（1700〜1782年）により1738年に発表された，流体において成立する力学的エネルギ保存則（運動方程式の第一積分）である。狭義では，定常流の非粘性非圧縮性流体におけるものを指す。非粘性非圧縮性流体とは，水のように粘性が低く，圧力が変化しても体積がほとんど変化しない流体であり，血流はこれに該当する。流体の力学的エネルギは主に，運動エネルギ，位置エネルギおよび圧力エネルギの項の和として表示される。図5-9のように摩擦のない管の内部を定常流の非粘性非圧縮性流体X（密度 ρ，体積 V）が流れるモデルを仮定すると，2点におけるそれぞれの力学的エネルギ E_1 および E_2 は

$$E_1 = P_1 V + \frac{1}{2} \rho V v_1^2 + \rho V g h_1 \quad \text{(式 5-2)}$$

$$E_2 = P_2 V + \frac{1}{2} \rho V v_2^2 + \rho V g h_2 \quad \text{(式 5-3)}$$

と表示され，Bernoulliの定理より

$$E_2 - E_1 = 0$$

であるから，式5-2，式5-3を各項に代入し整理すると，次式が求まる。

$$P_2 - P_1 = \frac{1}{2} \rho (v_2^2 - v_1^2) + \rho g (h_2 - h_1) \quad \text{(式 5-4)}$$

　重力の影響が無視できる仮定すると，式5-4は，

$$P_2 - P_1 \cong \frac{1}{2} \rho (v_2^2 - v_1^2) \quad \text{(式 5-5)}$$

と近似される。

　血液の密度 $\rho = 1050 \,[\text{kg/m}^3]$ を式5-5に代入し，さらに力学で用いられる圧力の単位から臨床で用いられるに変換すると，

$$[Pa] = \frac{1}{133} [mmHg]$$

であるから，式5-5は

$$P_2 - P_1 \cong 4(v_2^2 - v_1^2) \quad \text{(式 5-6)}$$

となる。ここで，$v_2^2 \gg v_1^2$ と仮定すると，

$$P_2 - P_1 \cong 4v_2^2 \quad \text{(式 5-7)}$$

となり，簡易Bernoulliの定理が導かれる。したがって，その限界は自ずと以下のように結論される。
(1) 血流が定常流でない場合：閉塞性肥大型心筋症のように，測定領域に乱流を生じる場合
(2) $v_2^2 \gg v_1^2$ と仮定できない場合：低流量低圧較差大動脈弁狭窄症のように，肥大心により狭小化した左室において測定領域に加速血流を生じる場合

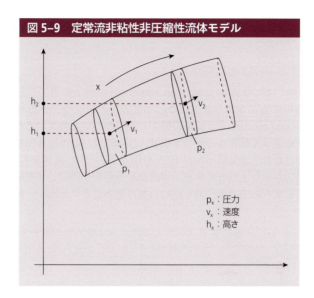

図 5-9　定常流非粘性非圧縮性流体モデル

p_x：圧力
v_x：速度
h_x：高さ

Holen J, Aaslid R, Landmark K, et al. Determination of pressure gradient in mitral stenosis with a non-invasive ultrasound Doppler technique. Acta Med Scand 1976 ; 199 : 455-60.　PMID : 937070

C 平滑筋細胞のない大動脈弁で動脈硬化は生じうるのか述べよ。

層流でない血流により内皮細胞が損傷すると，その下層に脂質，炎症細胞が浸潤し，単球から分化したマクロファージが脂質を貪食し，泡沫化する。さらに，マクロファージ由来の炎症性サイトカインが中膜平滑筋細胞に作用すると，内皮下への遊走および形質転換が促される。収縮能を喪失し細胞外基質分泌能を獲得した平滑筋細胞は，粥状硬化（atherosclerosis）の進行にかかわるとされている。これが従来の動脈硬化の機序である。

　最近の分子生物学的検討によると，病変で観察される平滑筋細胞は中膜から遊走したものではなく，血液中を循環する骨髄由来細胞が内皮下に定着し，平滑筋に分化したものと考えられている。心臓弁でも同様の機序が考えられているが，進行に関与するのは骨髄由来の平滑筋細胞ではない。線維芽細胞由来の筋線維芽細胞がさらに骨芽細胞へと分化し，石灰化を加速させることで弁硬化が生じる。

　したがって，心臓弁に生じるのは粥状硬化性変化（atherosclerotic change）ではなく，硬化性変化（sclerotic change）である。

Dweck MR, Boon NA, Newby DE. Calcific aortic stenosis : a disease of the valve and the myocardium. J Am Coll Cardiol 2012 ; 60 : 1854-63.　PMID : 23062541

心不全

大屋聖郎

A HfpEF と HFrEF とは何か？

HFpEFとは，heart failure with preserved ejection fractionの略で，左室の収縮機能が保たれているのにもかかわらず生じる心不全のことをいう。一方HFrEFは，heart failure with reduced ejection fractionの略で，従来からいわれている左室の収縮機能が低下することによって起こる心不全を指す。HFpEFは，心不全を引き起こす原因の約半数を占めるとされ，また駆出率が10％低下するごとに，4週後の死亡率が27％上昇するとの報告もあり注意を要する。本症が心不全を引き起こす機序は，拡張障害により左房から左室への血流が円滑に行われなくなることに起因し，結果的に肺うっ血が生じる。

Adamopoulos C, Zannad F, Fay R, et al. Ejection fraction and blood pressure are important and interactive predictors of 4-week mortality in severe acute heart failure. Eur J Heart Fail 2007；9：935-41． PMID：17627880

A ドブタミン，ドパミンの使用は有効か？　ドブタミン，ドパミンのそれぞれの薬理作用を比較しながらその有効性を述べよ。

ドブタミンは，主にβ_1受容体を介して心筋の収縮力を上げる。また，5γ（μg/kg/分）以下の低容量では，血管拡張作用により後負荷も軽減する。ドブタミンが予後を改善したとの報告はなく，重症の非代償性心不全に限って使用すべきである。また，急性心筋梗塞に伴う心不全には第1選択肢となっている。

ドパミンは，ドパミン受容体や，α_1およびβ_1受容体を介して薬理作用を発揮する。2γ以下の低用量ではドパミン受容体に作用して血管を拡張させ，2～5γの中用量では主にβ_1に作用して心収縮力を増強し，5γ以上の高用量では，α_1作用が優位となり血管を収縮させる。ドブタミン同様に予後を改善させたとの報告はなく，逆に，近年では催不整脈作用により予後が不良になるため，昇圧を目的とする際はノルアドレナリンの投与が推奨されている。また，以前いわれていた，低用量使用での腎保護作用については明らかではない。

De Backer D, Biston P, Devriendt J, et al. Comparison of dopamine and norepinephrine in the treatment of shock. N Engl J Med 2010；362：779-89． PMID：20200382

B 急性期のフロセミド投与は有効か？　またフロセミドは間欠投与と持続投与のどちらがよいか？

急性心不全における肺うっ血に対して，フロセミドの静注は有効で，ガイドラインでも推奨されている。しかし，後述するクリニカルシナリオ（CS★）のCS1（表5-24）においては，必ずしも必要ではないとされ，注意を要する。作用機序については，利尿効果に加え，血管拡張作用もあるとの説があり，また，投与量に関しては20～40 mgが妥当とされる。間欠投与と持続投与に関しては，両者を比較した試験において差を認めず，まずは間欠投与を行い，反応に乏しい場合は持続投与を試してみるのがよい。ちなみに，フロセミドの代表的な商品はラシックス®だが，その名称は効果の持続時間がLasting for six hoursであることに由来する。

表 5-24　CS による管理法

CS1（SBP[★1]＞140 mmHg）

NIPPV[★2]，硝酸薬，容量負荷がある場合を除いて利尿薬の適応はまれ

CS2（SBP 100〜140 mmHg）

NIPPV，硝酸薬，慢性の全身性体液貯留がある場合は利尿薬を使用

CS3（SBP＜100 mmHg）

体液貯留がなければ輸液による容量負荷，強心薬，改善がなければ肺動脈カテーテル，血圧が100 mmHgを超えずに低灌流が持続する場合は血管収縮薬

CS4〔ACS（急性冠症候群）〕

NIPPV，硝酸薬，心臓カテーテル検査，ACSのガイドラインに従う，IABP[★3]

CS5（右心不全）

容量負荷を避ける，SBP＜90 mmHgの場合は強心薬，SBP＞100 mmHgに改善しない場合は血管収縮薬，SBP＞90 mmHg以上で慢性の全身性体液貯留がある場合は利尿薬を使用

(Mebazaa A, Gheorghiade M, Pina IL, et al. Practical recommendations for prehospital and early in-hospital management of patients presenting with acute heart failure syndromes. Crit Care Med 2008 ; 36 : S129-39 をもとに作成)

★1 ─ SBP　収縮期血圧（systolic blood pressure）
★2 ─ NIPPV　非侵襲的陽圧換法（noninvasive positive pressure ventilation）
★3 ─ IABP　大動脈内バルーンパンピング（intraaortic balloon pumping）

Ponikowski P, Voors AA, Anker SD, et al. 2016 ESC Guidelines for the diagnosis and treatment of acute and chronic heart failure : The Task Force for the diagnosis and treatment of acute and chronic heart failure of the European Society of Cardiology (ESC). Developed with the special contribution of the Heart Failure Association (HFA) of the ESC. Eur Heart J 2016 ; 37 : 2129-200.　PMID : 27207191
Felker GM, Lee KL, Bull DA, et al. ; NHLBI Heart Failure Clinical Research Network. Diuretic strategies in patients with acute decompensated heart failure. N Engl J Med 2011 ; 364 : 797-805.　PMID : 21366472

★ ─ CS　クリニカルシナリオ（Clinical Scenario）

Ⓑ CS（クリニカルシナリオ）が導入された主な理由は何か？　また，その弱点は何か？

急性心不全では，入院時の収縮期血圧が予後と密接に関係していることが明らかとなった。そこで，収縮期血圧に注目して治療戦略を立てるCSが立案され，今日多くの救急外来で用いられている。表5-24に示すとおり，CSは侵襲性のある検査を要さずに，初診時の収縮期血圧に注目するだけで簡単に急性心不全を5つの病態に分類できるため，より迅速な対応が可能となる。しかし，より厳密な管理を行うためには，一般に，Forrester分類やNohria-Stevenson分類などを用いて軌道修正を行うことが必要とされる。また，血圧のみに注目して管理すると，予期せぬ合併症を併発することがある。たとえば，大動脈弁狭窄症や肥大型心筋症などでは，降圧により有効

な心拍出量を維持できなくなることで循環動態が増悪することもあり，また，基礎疾患に未治療の高血圧症をもつ場合には，急激に血圧を下げることで脳梗塞を併発することもあり，注意を要する．

Mebazaa A, Gheorghiade M, Pina IL, et al. Practical recommendations for prehospital and early in-hospital management of patients presenting with acute heart failure syndromes. Crit Care Med 2008 ; 36 : S129-39.　PMID : 18158472

Ⓑ Nohria-Stevenson分類の弱点は何か？

急性心不全においてより厳密な管理を行うためには，CSに引き続いて，Forrester分類（図5-10）やNohria-Stevenson分類（図5-11）が一般的に用いられている．

Forrester分類は，もともと急性心筋梗塞を対象とした研究結果で，右心カテーテル検査が必須となる．一方，Nohria-Stevenson分類では，侵襲的な処置を要さずに，病歴と身体所見から病態を判定できる利点をもつ．また，急性心不全の半分以上が慢性心不全の急性増悪であるが，本分類は同様の患者を対象とした研究であったことから，より実用的であると考えられている．

Nohria-Stevenson分類を用いる際に注意すべきことの1つとして，両心不全における，いわゆる"R-L mismatch"が挙げられる．もともと両心不全では，右室拡張末期圧と左室拡張末期圧は1：2〜3とされるが，この比率が保たれない場合が約4分の1の症例に存在する．たとえば，左心不全が主体の両心不全の場合で，右室圧が上昇せずに左室圧のみが上昇していると，身体所見でうっ血所見を呈さないため，病態を見誤ることになる．このため，臨床的にR-L mismatchが疑われる際は，右心カテーテル検査を用いてForrester分類で病態を判定することが望まれる．また，治療を行ううえで血圧は重要な要素であるが，Nohria-Stevenson分類では血圧に関する情報がない．この点ではCSを組み入れることで，心不全の管理をより厳密に行うことができる．

Forrester JS, Diamond G, Chatterjee K, et al. Medical therapy of acute myocardial infarction by application of hemodynamic subsets (first of two parts). N Engl J Med 1976 ; 295 : 1356-62. PMID : 790191
Nohria A, Tsang SW, Fang JC, et al. Clinical assessment identifies hemodynamic profiles that predict outcomes in patients admitted with heart failure. J Am Coll Cardiol 2003 ; 41 : 1797-804.　PMID : 12767667

Ⓑ 呼吸管理の指標は何か？　また，陽圧換気導入時に注意すべきことは何か？

急性肺水腫に対するNIPPV（非侵襲性陽圧換法）の使用は，前負荷および後負荷の軽減，酸素化の改善，また呼吸仕事量の軽減などの効果をもたらし，有用となる．呼吸管理の指標としては，SpO_2 95％以上，PaO_2 80 mmHg以上が目標として定められている．また，陽圧導入時に注意すべきことは，前負荷が急激に軽減されることから，血圧の低下が起こりやすい点がある．さらに，意識障害や自発呼吸が不安定な場合は，すみやかに気管挿管および人工呼吸管理に移行すべきである．また近年では，吸気時の陽圧が呼吸状態により自動変動するASV[★1]やNHF[★2]などによる呼吸管理法も注目されている．

循環器病の診断と治療に関するガイドライン（2010年度合同研究班報告）．急性心不全治療ガイドライン；41-2（2011年改訂版）（www.j-circ.or.jp/guideline/pdf/JCS2011_izumi_h.pdf）．閲覧日：2016/10/

図 5-10 Forrester分類

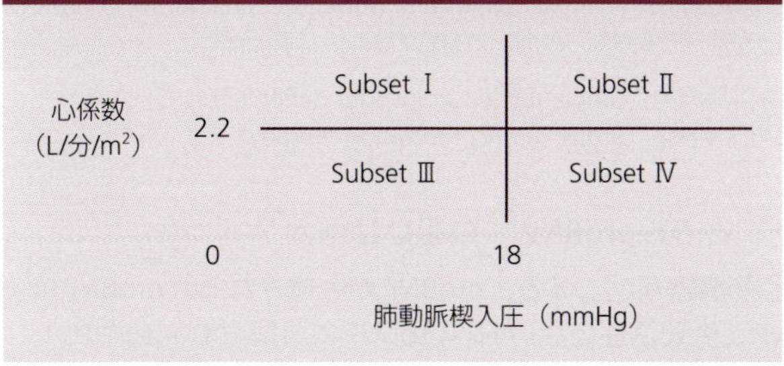

心係数 (L/分/m²)

	Subset I	Subset II
2.2	Subset III	Subset IV

0　　　　　　　　　18
肺動脈楔入圧 (mmHg)

図 5-11 Nohria–Stevenson分類

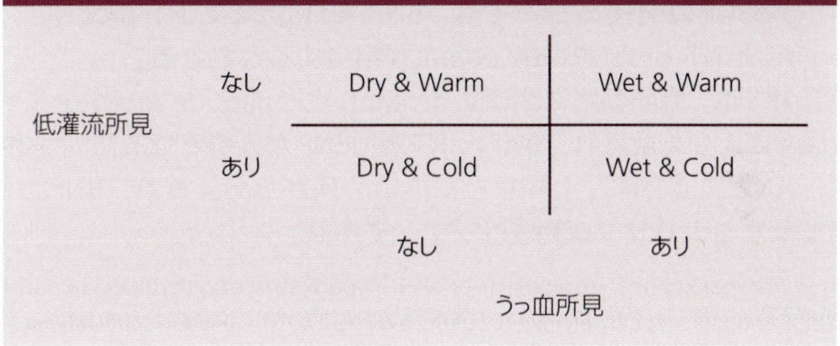

低灌流所見

	なし	Dry & Warm	Wet & Warm
	あり	Dry & Cold	Wet & Cold

なし　　　　　あり
うっ血所見

26

★1 — ASV　順応性自動制御換気 (adaptive support ventilation)
★2 — NHF　ネーザルハイフロー (nasal high flow)

Ⓑ 水分制限，塩分制限は有効か？

水分制限に関しては，一般には，過剰な水分摂取を避ける，また，重症心不全でも1日1.5～2.0Lの水分制限を考慮するとされていることから，心不全に対するルーチンでの水分制限は不要と考えられる。

一方，塩分制限に関しては，<u>過剰な塩分摂取（1日6gを超える）は避けるべき</u>とされており，塩分摂取の多い傾向にある日本人には，一定の減塩は必要と考えられる。

Ponikowski P, Voors AA, Anker SD, et al. 2016 ESC Guidelines for the diagnosis and treatment of acute and chronic heart failure : The Task Force for the diagnosis and treatment of acute and chronic heart failure of the European Society of Cardiology (ESC). Developed with the special contribution of the Heart Failure Association (HFA) of the ESC. Eur Heart J 2016 ; 37 : 2129-200.　PMID : 27207191

Ⓑ なぜ，慢性心不全で突然死するのかを説明せよ。

慢性心不全で突然死する最大の要因は致死性不整脈とされ，日本におけるその割合は約3分の1とされる。薬物療法では，<u>β遮断薬やアミオダロンが突然死の軽減に有効とされるが，ICD★1を使用するほうが，突然死の予防効果は優れる</u>。また近年では，心不全全体の死亡率を低下させる目的で，ICDとCRT★2の機能を併せもつ，CRT-Dが開発され，特に軽症心不全例に対しては有効との報告がある。

Bardy GH, Lee KL, Mark DB, et al. ; Sudden Cardiac Death in Heart Failure Trial（SCD–HeFT）Investigators. Amiodarone or an implantable cardioverter–defibrillator for congestive heart failure. N Engl J Med 2005 ; 352 : 225–37.　PMID : 15659722

★1 — ICD　植込み型除細動器（implantable cardioverter defibrillator）
★2 — CRT　心臓再同期療法（cardiac resynchronization therapy）

B　BNP★1 と NT–proBNP★2 の違いは何か？

心室に負荷や心筋障害が起こると，proBNPが合成される．proBNPはその後，生理活性を有するBNPと生理活性のないNT–proBNPに分解され，血中に1：1で存在する．BNPの半減期は約20分，NT–proBNPでは約120分とされる．また腎機能が低下している場合，NT–proBNPは影響を強く受け，測定値が高値となりやすい．

　BNPとNT–proBNPの関連については，BNP 40 pg/mL と NT–proBNP 125 pg/mL，BNP 200 pg/mL と NT–proBNP 900 pg/mLが相当するとされる．

　また肥満患者では，脂肪細胞に関連する natriuretic peptide receptor–C や，neutral endopeptidaseにより分解され，BNPとNT–proBNPが低値となる傾向がある．

　ちなみに，ANP★3 は心房圧上昇などに伴い心房から分泌され，BNPと並んで多彩な生理作用を有するナトリウム利尿ペプチドである．

Porapakkham P, Porapakkham P, Zimmet H, et al. B–Type Natriuretic Peptide–Guided Heart Failure Therapy. A Meta–analysis. Arch Intern Med 2010 ; 170 : 507–14.　PMID : 20308637

★1 — BNP　脳性ナトリウム利尿ペプチド（brain natriuretic peptide）
★2 — NT–proBNP　ヒト脳性ナトリウム利尿ペプチド前駆体N端フラグメント（N–terminal pro–brain natriuretic peptide）
★3 — ANP　心房性ナトリウム利尿ペプチド（atrial natriuretic peptide）

C　心不全で片側の浸潤影を呈することはあるか？

心不全において，胸部X線検査でみられる典型的な陰影は，心拡大と左右対称性の中心性陰影である．しかし，重症の僧帽弁閉鎖不全の場合，時に片側性のみの陰影を呈することがある．これは心不全による肺静脈への流入波が生じるため，右上葉のみの浸潤影となることが多い．

Gluecker T, Capasso P, Scbnyder P, et al. Clinical and radiologic features of pulmonary edema. Radiographics 1999 ; 19 : 1507–31.　PMID : 10555672

C　虚血がないのに急激な肺水腫を繰り返す症例では何を考えるか？

急激に起こる肺水腫のことを flush pulmonary edema と呼ぶが，その多くに虚血，弁膜症，拡張障害，高血圧症などが関与しているとされる．しかし，虚血がないにもかかわらず肺水腫を繰り返す症例をみた場合，腎動脈狭窄症の可能性を考慮する．本疾患で肺水腫が引き起こされる機序は，RAA★1 系やNO★2 などの内因性物質により血管内皮細胞が障害されるためとされている．

Rimoldi SF, Yuzefpolskaya M, Allemann Y, et al. Flash pulmonary edema. Prog Cardiovasc Dis 2009 ; 52 : 249–59.　PMID : 19917337

★1 — RAA　レニン–アンジオテンシン–アルドステロン（renin–angiotensin–aldosterone）
★2 — NO　一酸化窒素（nitric oxide）

C 喘鳴（wheeze）を呈する症例で，気管支喘息と心不全を鑑別する簡便な方法は何か？

喘鳴を呈して救急外来を受診する症例では，気管支喘息や心不全などが主な鑑別疾患に挙げられる．しかし，これらを病歴と身体所見のみで診断することは時として困難で，また診断を誤れば，不幸な転帰となる可能性もある．このような場合，従来は胸部X線検査を用いて鑑別を行うことが多かったが，近年では，肺の超音波検査を用いることで診断することが可能である．超音波検査の利点は，迅速かつ簡便に行えること，また放射線被曝のないことである．

肺の超音波検査では通常，リニアまたはコンベックスをプローブとして選択する．また観察する部位は，前胸部や側胸部など複数の箇所とし，基本は肋骨に対して垂直方向に当てるとオリエンテーションがつきやすい．

正常ではA-lineと呼ばれる胸膜に平行な複数のラインが観察されるのみで，この場合，上記の鑑別のなかでは気管支喘息の可能性が高まる．一方，B-lineと呼ばれる胸膜に垂直なラインが1つの視野で複数，かつ多くの観察部位で確認される場合は，心不全による肺水腫の可能性が高まる．B-lineに関しては，間質の肺組織が増加した場合に観察されるため，間質性肺炎などでも認められるので注意を要する．

さらに，喘鳴の原因が気胸であることを否定する場合には，呼吸に併せて胸膜が移動する"lung sliding sign"や，心臓の拍動が伝わることで観察される"lung pulse"を確認することで可能となる．

Lichtenstein DA. Lung ultrasound in the critically ill. Ann Intensive Care 2014；4：1. PMID：24401163

心筋炎 / 心筋症

大屋聖郎

A ARVC[★1] とはどのような病気か？

ARVC / ARVD[★2] とは，1977年にFontaineらによって初めて報告された疾患で，右室の構造と機能異常，および不整脈を特徴とする遺伝性の心筋症である．本疾患による突然死は，若年者の約11％，また，スポーツ選手の約22％を占めるため，我々救急医が熟知しておかなければならない疾患の1つである．特に，失神を主訴に救急外来を受診する患者では本疾患を想起し，Marcusらによる診断基準を参考に診療にあたることが望まれる．心電図検査においては，V_1〜V_3誘導でのT波の陰転化およびS波のゆっくりした立ち上がりが認められ，またε波には特に注意を要する．本疾患が疑われる際は，すみやかな専門医への紹介が必要となり，アミオダロンなどの薬物療法やICDの適応が検討される．

McKenna WJ, Thiene G, Nava A, et al. Diagnosis of arrhythmogenic right ventricular dysplasia/cardiomyopathy. Task Force of the Working Group Myocardial and Pericardial Disease of the European Society of Cardiology and of the Scientific Council on Cardiomyopathies of the International Society and Federation of Cardiology. Br Heart J 1994；71：215-8. PMID：8142187
Marcus FI, McKenna WJ, Sherrill D, et al. Diagnosis of arrhythmogenic right ventricular cardiomyopathy/dysplasia：proposed modification of the task force criteria. Circulation 2010；121：

1533–41. PMID：20172911

★1 — ARVC　不整脈原性右室心筋症（arrhythmogenic right ventricular cardiomyopathy）
★2 — ARVD　不整脈原性右室異形成（arrhythmogenic right ventricular dysplasia）

Ⓑ 地震のときに，たこつぼ型心筋症は増えるのか？

たこつぼ型心筋症は，1990年に佐藤らにより初めて報告された，ストレスにより左室壁運動異常が引き起こされるという特徴的な疾患である。本症の成因としては，冠動脈多枝れん縮説，冠微小循環障害説，心筋炎説，カテコラミン心筋症説などがあるが，いずれも決定的ではなく，原因は不明である。また実際に，たこつぼ心筋症の患者から採取した血中アドレナリン，ノルアドレナリン，ドパミンが，心筋梗塞による心不全患者と比較して高値であったことから，カテコラミン心筋症説が有力との報告もある。

　地震と本症の発生については，1995年の阪神・淡路大震災，および2004年の新潟県中越地震では増加したが，2011年の東日本大震災での増加はなかった。

　なお診断においては，aVRのST上昇があり，かつV_1のST上昇がない場合，感度91％，特異度96％で正診率95％とされる。

石原正治. たこつぼ心筋障害. 日集中医誌 2010；17：133–5.
Eitel I, von Knobelsdorff-Brenkenhoff F, Bernhardt P, et al. Clinical characteristics and cardiovascular magnetic resonance findings in stress (takotsubo) cardiomyopathy. JAMA 2011；306：277–86. PMID：21771988
Aoki T, Takahashi J, Fukumoto Y, et al. Effect of the Great East Japan Earthquake on cardiovascular diseases—report from the 10 hospitals in the disaster area. Circ J 2013；77：490–3. PMID：23328448

Ⓑ 20歳男性。感冒で2日前に近医を受診。その後，動悸とふらつきを主訴に救急要請。必ず除外すべき疾患は何か？

本症例において除外すべき疾患としては，心外膜炎，心筋炎，敗血症などが挙げられる。以下，ここでは主に心筋炎について述べる。

　心筋炎は，感冒や消化器症状を主訴に救急外来を受診し，上気道炎や胃腸炎などの診断で帰宅となる症例のなかに潜む，時として致死的となる疾患の1つである。発熱を伴う胸痛や，徐脈や不整脈などの脈の異常を契機に診断に至ることもあるが，必ずしも，循環器疾患を想起させる典型的な主訴で来院するわけではないことに注意を要する。心外膜炎を合併した際は，特徴的な身体所見に心膜摩擦音があるが，一般に聴取される頻度は低い。また，心外膜炎の約3分の2の症例で心嚢液の貯留を認め，時に心タンポナーデに陥ることもあるため，Beckの三徴には注意を要する。本疾患では，急激に循環動態の破綻をきたす劇症型心筋炎が存在し，これを発症した際は心原性ショックや致死的不整脈が引き起こされるため，PCPS★などの循環補助なしには救命が困難となることが多い。本疾患の原因については，そのほとんどがウイルス感染であるが，薬剤や妊娠などでも起こるとされる。

循環器病の診断と治療に関するガイドライン（2008年度合同研究班報告）. 急性および慢性心筋炎の診断・治療に関するガイドライン（2009年改訂版）；3–14（www.j-circ.or.jp/guideline/pdf/JCS2009_izumi_h.pdf）. 閲覧日：2016/10/26
Maisch B, Seferović PM, Ristić AD, et al. Guidelines on the diagnosis and management of pericardial

diseases executive summary : the Task Force on the Diagnosis and Management of Pericardial Diseases of the European Society of Cardiology. Eur Heart J 2004 ; 25 : 587–610.　PMID : 15120056

★―PCPS　経皮的心肺補助法（percutaneous cardiopulmonary support）

C 上記の患者が背部痛を訴えた場合，どのような機序が考えられるか？

僧帽筋に分布する横隔神経は心膜を横断するため，心外膜炎，もしくは心膜心筋炎の患者では，心膜の炎症が横隔神経に波及することで，疼痛が片側もしくは両側の僧帽筋稜まで放散することがある。ただし，類似する症状が急性冠症候群や大動脈解離による放散痛などの場合もあるため，注意を要する。

Chapter 1,2. In : Shabetai R. The Pericardium. New York : Springer, 2003.

A 心外膜炎に特徴的な心電図変化は何か？

心外膜炎では，約 90％ の症例で心電図異常が認められる。典型例では，aVR と V_1 誘導を除く広範な誘導での ST 上昇や，PR 低下を呈する。特に PR 低下は心外膜炎に特異的とされ，Ⅱ，Ⅲ，aVF 誘導で認められることが多い。

Baljepally R, Spodick DH. PR-segment deviation as the initial electrocardiographic response in acute pericarditis. Am J Cardiol 1998 ; 81 : 1505–6.　PMID : 9645908

B 心外膜炎の患者で，トロポニン検査が陽性の場合，何を考えるべきか？

心外膜炎では，心筋炎を合併して心膜心筋炎となることがある。心筋炎を合併した場合は，ほぼ全例に心筋逸脱酵素の上昇を認める。また心膜炎ではなく，心筋炎単独の症例においても心筋逸脱酵素は上昇する。心筋逸脱酵素のなかでは，トロポニン測定が最も有用な検査とされる。ただし，心筋炎の極初期には，心筋逸脱酵素の上昇を認めない場合もあり，注意を要する。

Lauer B, Niederau C, Kühl U, et al. Cardiac troponin T in patients with clinically suspected myocarditis. J Am Coll Cardiol 1997 ; 30 : 1354–9.　PMID : 9350939

高血圧

大屋聖郎

A 無症候性高血圧とは何か？　その対処法を述べよ。

無症候性高血圧とは，血圧は異常に高いが臓器症状のないものを指して用いられる用語で，American College of Emergency Physicians の Clinical Policy では，近年，asymptomatic hypertension から asymptomatic markedly elevated blood pressure に置き換えられて用いられている。また日本においては，高血圧切迫症という用語がこれに該当する。本症は，一般に収縮期血圧 160 mmHg 以上，もしくは拡張期血圧 100 mmHg 以上のものを指すが，臨床研究においては，収縮期血圧 180 mmHg 以上，もしくは拡張期血圧 110 mmHg 以上としていることが多い。さらに欧米では，無症候性高血圧のなかで，収縮期血圧 220 mmHg 以上，もしくは拡張期血圧 130 mmHg 以上のものを hypertensive urgency とし，また，収縮期血圧 180〜220 mmHg，も

しくは拡張期血圧 110〜130 mmHg のものを severe hypertension と呼ぶこともある。

本疾患の救急外来での対処法については，ルーチンでの臓器障害のスクリーニング検査は不要であるが，一部の症例ではクレアチニンなどの評価を考慮する必要がある。また降圧薬の使用に関しても，ルーチンでの使用は不要であるが，長期的な管理は考慮すべきとされる。

Wolf SJ, Lo B, Shin RD, et al. ; American College of Emergency Physicians Clinical Policies Committee. Clinical policy : critical issues in the evaluation and management of adult patients in the emergency department with asymptomatic elevated blood pressure. Ann Emerg Med 2013 ; 62 : 59-68.　PMID : 23842053

A 高血圧緊急症(hypertensive emergency, hypertensive crisis)とは何か？

高血圧緊急症とは，無症候性高血圧のように単に血圧が異常に高いだけではなく，血圧の上昇(一般に，収縮期血圧 180 mmHg 以上，拡張期血圧 120 mmHg 以上)によって，脳，心大血管，腎臓などの標的臓器に急性の障害が引き起こされる病態のことを指す。具体的には，脳卒中や急性大動脈解離に合併した高血圧，高血圧性脳症などが該当する。また，急性大動脈解離，子癇などでは，血圧が異常高値でなくても緊急降圧の対象となるので注意を要する。

A 高血圧緊急症で重要な身体所見は何か？

救急外来で最初に測定される血圧は，患者が緊張状態にあるためか，実際より高値となることも多々ある。このため，まずは血圧を再検し，再現性があるかどうかをみる。また必要に応じて，上肢の左右を変えて測定してみる。

次に，障害が引き起こされていると推測される臓器に関する身体所見をとる。たとえば，胸痛を主訴とする場合，急性大動脈解離や急性冠症候群が想起される。前者では血圧の左右差，大動脈弁逆流，また心タンポナーデを示唆する Beck の三徴など，後者であれば脈の異常，僧帽弁逆流，心不全徴候などに注意する。急性大動脈解離では，約 30％ の症例で神経脱落症状を認めることから，病歴から脳卒中を疑って診療を行う際にも，上記の所見は観察しておく必要がある。

診察の最後には，見逃されやすい所見をとる。特に腎血管性高血圧症では腹部の血管雑音の有無を，加速型-悪性高血圧では眼底所見を，また RPLS★ では視野の異常などを確認しておく必要がある。

★— RPLS　reversible posterior leukoencephalopathy syndrome

B 高血圧緊急症では血圧をどこまで下げるべきか？

降圧の目標値については，表 5-25 に示すように疾患によって異なるが，一般的には，はじめの 1 時間以内に平均血圧の 25％ 以上の降圧はせず，次の 2〜6 時間で 160/100〜110 mmHg を目標に管理する。しかし前述したように，急性大動脈解離，子癇などでは，より迅速な降圧が必要となり，逆に，高血圧性脳症や，再灌流療法の適応のない脳梗塞などで，緊急の降圧対象となることは少ない。

表 5-25　高血圧緊急症における降圧の目標値

降圧対象の疾患	降圧の目標値
脳血管障害	
くも膜下出血	収縮期血圧が 160 mmHg を超える場合，前値の 80% 程度へ
脳出血	収縮期血圧が 180 mmHg，または平均血圧が 130 mmHg を超える場合，前値の 80% 程度へ
	また，収縮期血圧が 150〜180 mmHg の場合，収縮期血圧 140 mmHg 程度へ
脳梗塞	**再灌流療法の適応** 収縮期血圧 185 mmHg または拡張期血圧 110 mmHg を超える場合，収縮期血圧 180 mmHg 未満かつ拡張期血圧 105 mmHg 未満へ **再灌流療法の適応外** 収縮期血圧 220 mmHg，または拡張期血圧 120 mmHg を超える場合，前値の 85〜90% へ
大動脈解離	収縮期血圧 100〜120 mmHg へ
高血圧性脳症	治療開始 2〜3 時間で，前値の 25% 程度へ

〔日本高血圧学会高血圧治療ガイドライン作成委員会（編）．高血圧治療ガイドライン 2014. 東京：ライフサイエンス出版 , 2014（www.jpnsh.jp/download_gl.html）をもとに作成〕

日本高血圧学会高血圧治療ガイドライン作成委員会（編）．高血圧治療ガイドライン 2014. 東京：ライフサイエンス出版, 2014；108-11（www.jpnsh.jp/download_gl.html）．閲覧日：2016/10/26

B 妊婦の高血圧はどのように管理すべきか？　また，妊婦に使用可能な降圧薬と使用すべきでない降圧薬は何か？

　妊娠に伴って生じる高血圧は，通常の高血圧とは異なるため，以前は妊娠中毒症といわれてきたが，近年では，妊娠 20 週以降に収縮期血圧が 140 mmHg 以上，または拡張期血圧が 90 mmHg 以上となった場合を，妊娠高血圧症候群と呼ぶようになった。またそのなかで，子癇とは，妊娠 20 週以降に初めてけいれん発作を起こし，てんかんや二次性けいれんが否定されるものとされる。

　本症における薬物療法は通常，160/110 mmHg 以上をもって開始するが，収縮期血圧が 180 mmHg 以上，もしくは拡張期血圧が 120 mmHg 以上の場合は，高血圧緊急症として，収縮期血圧 160 mmHg 未満，拡張期血圧 110 mmHg 未満を目標に降圧治療を開始する。

　妊婦に対する降圧薬の選択については，妊娠 20 週未満では，第 1 選択薬としてヒドララジン，メチルドパ，ラベタロールとする。また妊娠 20 週以降では，ニフェジピンも使用可能となるが，あくまで有益性投与となっている点に注意する。子癇の懸念がある場合，もしくは子癇に対しては，マグネシウムを静注する。β 遮断薬については，催奇形性の指摘もあるが，米国のガイドラインでは安全とされており，日本国内の専門家のなかでも意見が分かれている。また，ACE[*1] 阻害薬，ARB[*2] の使用はいずれも禁忌とされる。

　なお妊娠高血圧症候群は，妊娠の終了に伴って（約 12 週以内に），基準値内の血圧に戻る。

日本高血圧学会高血圧治療ガイドライン作成委員会(編). 高血圧治療ガイドライン 2014. 東京：ライフサイエンス出版, 2014 ; 98–102(www.jpnsh.jp/download_gl.html).　閲覧日：2016/10/26

★1 ― ACE　アンジオテンシン変換酵素(angiotensin converting enzyme)
★2 ― ARB　アンジオテンシンⅡ受容体拮抗薬(angiotensin Ⅱ receptor blocker)

6 呼吸器系

竹内慎哉，福山唯太，溝辺倫子

咽頭痛　　　　　　　　　　　　　　　　　　　　　　　　　　　　　　竹内慎哉

A 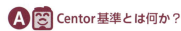 Centor基準とは何か？

4項目の合計で，A群β溶血レンサ球菌（溶連菌）感染症率を予測するprediction rule（予測尺度）のこと（表6–1）。

なお，inclusion criteria（試験対象患者基準）は，咽頭痛を主訴に受診した15歳以上の患者である。つまり，小児は対象となっていない。そのため，年齢を考慮したMcIssacスコア（表6–2）も提案されている。

Centor基準，McIssacスコアともに高得点でも，A群β溶連菌感染症の可能性は

表6–1　Centor基準

項目	点数	合計点	確率
扁桃滲出液あり	1点	4点	55.7%
有痛性前頸部リンパ節腫脹	1点	3点	30.1〜34.1%
咳嗽なし	1点	2点	14.1〜16.6%
発熱≧38.3℃	1点	1点	6.0〜6.9%
		0点	2.5%

inclusion criteriaは15歳以上の新規の上気道炎患者。
(Centor RM, Witherspoon JM, Dalton HP, et al. The diagnosis of strep throat in adults in the emergency room. Med Decis Making 1981；1：239–46 より)

表6–2　McIssacスコア

項目	点数	合計点	確率
扁桃滲出液あり	1点	4点	38〜63%
有痛性前頸部リンパ節腫脹	1点	3点	27〜28%
咳嗽なし	1点	2点	10〜12%
発熱≧38.3℃	1点	1点	4〜6%
3〜14歳	0点	0点	2〜3%
15〜44歳	1点		
45歳以上	−1点	4点以上は4点とする	
		0点以下は0点とする	

inclusion criteriaは3歳以上の新規の上気道炎患者。
(McIsaac WJ, White D, Tannenbaum D, et al. A clinical score to reduce unnecessary antibiotic use in patients with sore throat. CMAJ 1998；158：75–83 の79ページの表より)

50%程度であり，0点でも0%ではないので，注意が必要である。

Centor RM, Witherspoon JM, Dalton HP, et al. The diagnosis of strep throat in adults in the emergency room. Med Decis Making 1981 ; 1 : 239–46.　PMID : 6763125
McIsaac WJ, White D, Tannenbaum D, et al. A clinical score to reduce unnecessary antibiotic use in patients with sore throat. CMAJ 1998 ; 158 : 75–83.　PMID : 9475915

B 溶連菌感染症において抗菌薬で予防できる合併症は何か？

抗菌薬治療を行っても，レンサ球菌感染後糸球体腎炎は予防できない。だが，リウマチ熱は予防することができる。メタ解析では，ペニシリン筋注によって，「急性リウマチ熱」に対するRR★は0.20（95% CI 0.11〜0.36）であった。また，「化膿性合併症」のリスクも減少できる。コクランレビューでは，中耳炎（RR 0.30，95% CI 0.15〜0.58）と扁桃周囲膿瘍（RR 0.15，95% CI 0.05〜0.47）のリスクを減少できるとされている。

Robertson KA, Volmink JA, Mayosi BM. Antibiotics for the primary prevention of acute rheumatic fever : a meta-analysis. BMC Cardiovasc Disord 2005 ; 5 : 11.　PMID : 15927077
Spinks A, Glasziou PP, Del Mar CB. Antibiotics for sore throat. Cochrane Database Syst Rev 2013 ; CD000023.　PMID : 24190439

★── RR　相対リスク（relative risk）

B 溶連菌咽頭炎に抗菌薬を処方するメリットは何か？

前の設問で述べた，リウマチ熱の予防，化膿性合併症の減少もメリットとして挙げられる。合併症以外の抗菌薬治療のメリットとしては，「排菌期間の減少」と「症状の改善」が挙げられる。排菌期間に関しては，治療なしでは6週間時点で50%が咽頭培養陽性である一方，抗菌薬群は24時間で80%以上が陰性となる。「症状の改善」については，抗菌薬投与から24時間で発熱や咽頭痛が有意に改善する。ただ，抗菌薬投与が遅れた場合，症状改善は乏しい。

　細菌性咽頭炎の原因菌である，*Fusobacterium necrophorum*はLemierre症候群を引き起こす。A群β溶連菌迅速検査では，G群やC群溶連菌，*F. necrophorum*は検出できない。咽頭炎に対する抗菌薬治療はこのような原因菌に対して有効である場合もある。

Wessels MR. Clinical practice. Streptococcal pharyngitis. N Engl J Med 2011 ; 364 : 648–55.　PMID : 21323542
Centor RM, Atkinson TP, Ratliff AE, et al. The clinical presentation of Fusobacterium-positive and streptococcal-positive pharyngitis in a university health clinic : a cross-sectional study. Ann Intern Med 2015 ; 162 : 241–7.　PMID : 25686164

B 溶連菌咽頭炎に抗菌薬を処方するデメリットは何か？

実は，レンサ球菌咽頭炎の大部分は自然治癒する。一般的なデメリットとしては，アレルギー反応，下痢症状，耐性菌の出現などが挙げられる。咽頭炎が伝染性単核球症であった場合，アミノペニシリン投与により皮疹が出現する。また，Centor基準やMcIssacスコアが4点でも，実際にリウマチ熱の原因となるA群溶連菌の咽頭炎の可能性は50%程度である。さらに，A群溶連菌は口腔内，咽頭の定着菌として無症状の患者でも検出されうる。そのため，ウイルス性咽頭炎ではあるが，迅速検査や培養

検査で口腔内常在菌を検出している可能性がある。このような患者に抗菌薬治療を行っても，効果はもちろんない。

Fine AM, Nizet V, Mandl KD. Large-scale validation of the Centor and McIsaac scores to predict group A streptococcal pharyngitis. Arch Intern Med 2012；172：847–52．PMID：22566485
Cirilli AR. Emergency evaluation and management of the sore throat. Emerg Med Clin North Am 2013；31：501–15．PMID：23601485

A 扁桃周囲膿瘍の診断において，最も大事な身体所見とは何か？

<u>開口障害</u>である。咀嚼に関する筋肉の１つである，内側翼突筋の刺激・けいれんによって起こる。扁桃周囲膿瘍の３分の２近くに出現するといわれており，重症の咽頭炎や扁桃炎の区別に有用である。

　その他の典型的な症状には，強い片側性の咽頭痛，発熱，"hot potato"や muffled voice がある。流涎や頸部の腫脹や痛み，同側の耳の痛み，経口摂取の低下も起こりうる。

Ungkanont K, Yellon RF, Weissman JL, et al. Head and neck space infections in infants and children. Otolaryngol Head Neck Surg 1995；112：375–82．PMID：7870436
Szuhay G, Tewfik TL. Peritonsillar abscess or cellulitis? A clinical comparative paediatric study. J Otolaryngol 1998；27：206–12．PMID：9711515

B 咽後膿瘍の診断において，最も大事な身体所見とは何か？

<u>頸部痛</u>が重要な<u>所見</u>である。咽後膿瘍は retropharyngeal space（咽頭後隙）に膿瘍が生じている。retropharyngeal space のすぐ後方には danger space（翼状筋膜など）があり，椎前筋膜，椎体も近い。そのため，椎体周辺の筋肉，筋膜の炎症により頸部痛が生じ，斜頸を呈することもある。

　retropharyngeal space や danger space は頭蓋底から上縦隔まで連続しており，感染が縦隔へ急速に拡大しうる。また，側咽頭隙とも交通しており，頸静脈血栓症や頸動脈への炎症波及の可能性もある（図6–1）。

　その他の症状としては，発熱や咽頭痛，嚥下困難，呼吸不全，stridor（吸気性喘鳴）などがある。

Cirilli AR. Emergency evaluation and management of the sore throat. Emerg Med Clin North Am 2013；31：501–15．PMID：23601485

A 小児の喉頭蓋炎が減った理由は何か？

<u>Hib★ワクチンの導入</u>による。急性喉頭蓋炎の罹患率は，米国では Hib ワクチン導入前は５人/10万人程度であったが，導入後は0.6～0.8人/10万人程度まで減少している。一方，成人の罹患率は0.6～1.9人/10万人程度で一定である。そのため，以前は小児の疾患であった急性喉頭蓋炎は，今や成人の疾患となっている。ワクチン世代以前はほぼ100％挿管だったが，成人は小児に比べて気道が広いため，現在の挿管率は16～21％程度である。なお，日本では2013年から定期接種に組み込まれている。

Woods CR. Epiglottitis（supraglottitis）：Clinical features and diagnosis. UpToDate（www.uptodate.com/contents/epiglottitis-supraglottitis-clinical-features-and-diagnosis）．閲覧日：2016/10/27

図 6-1 頸部の構造（A：矢状断，B：冠状断）

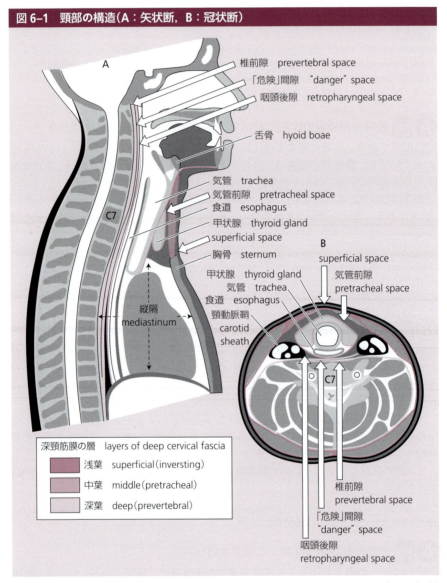

(Chow AW. Life-threatening infections of the head, neck, amd upper respiratory tract. In：Hall JB, Schmidt GA, Wood LDH. Principles of Critical Care, 2nd ed. New York：McGraw-Hill, 1998 より作成)

★── Hib　インフルエンザ菌b型（*Haemophilus influenzae* type b）

A　30歳男性。咽頭痛にて来院。前傾姿勢。口腔内の所見にて異常なし。考えるべき診断は何か？

急性喉頭蓋炎である。咽頭痛が非常に強いが，咽頭所見が乏しい場合は鑑別に挙げるべきである。tripod（三脚）position（図6-2）は呼吸不全を疑う所見である。喉頭蓋炎

では咽頭痛が強く，前かがみでないと痛みや呼吸苦が増悪するため，このような体位になることがある。tripod positionをとっている急性喉頭蓋炎患者の診察は，大声を上げるような不用意な刺激を与えない，臥位にさせない，などの工夫が必要である。もはや流涎を伴う子どもは一般的ではなく，成人に多くなっている(前の設問参照)。典型的な症状は，嚥下痛(100%)，嚥下困難(85%)，声の変化(74%)，stridor(吸気性喘鳴)(13%)，呼吸困難(11%)，tripod position(5%)，となっている。

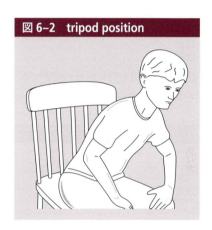

図6-2 tripod position

Cirilli AR. Emergency evaluation and management of the sore throat. Emerg Med Clin North Am 2013 ; 31 : 501-15. PMID : 23601485

咽頭痛を主訴に受診した患者に対して，抗菌薬が処方されている割合は約何％か？

咽頭痛を主訴に受診した患者に対して，"約60％"(95% CI 57〜63%)に抗菌薬が処方されているという報告がある。

一方，抗菌薬使用のメリットがあるA群溶連菌感染症の割合は約5〜15%である。

Barnett ML, Linder JA. Antibiotic prescribing to adults with sore throat in the United States, 1997-2010. JAMA Intern Med 2014 ; 174 : 138-40. PMID : 24091806
Snow V, Mottur-Pilson C, Cooper RJ, et al. Principles of appropriate antibiotic use for acute pharyngitis in adults. Ann Intern Med 2001 ; 134 : 506-8. PMID : 11255529

発熱を繰り返す小児，咽頭炎，アフタ性口内炎，頸部リンパ節炎が特徴的な疾患は何か？

PFAPA★ syndromeである。これは，1987年に初めて報告された非遺伝性の自己炎症性疾患である。はっきりとした原因は不明。アフタ性口内炎，頸部リンパ節炎，咽頭炎のいずれかの症状を伴った，周期性発熱を認める。5歳以下に多い。なお，間欠期には全く症状を呈さない。また，成長および精神運動発達も正常である。診断は他の発熱疾患を除外していき，臨床診断を行う。特異的な治療法はないが，ステロイドの使用で発熱はすみやかに改善する。寛解目的の治療として，シメチジンの使用や扁桃摘出術などが考慮されることもある。

Murata T, Okamoto N, Shimizu T, et al. Diagnosis and management of periodic fever with aphthous pharyngitis and adenitis (PFAPA). Nihon Rinsho Meneki Gakkai Kaishi 2007 ; 30 : 101-7. PMID : 17473512

★── PFAPA　periodic fever with aphthous stomatitis, pharyngitis and adenitis

喀血
竹内慎哉

A 吐血と喀血の違いは何か？

吐血と喀血の鑑別には，病歴や痰の見た目や検査が重要である。
表 6-3 に鑑別をするために必要な情報をまとめる。

表 6-3　喀血と吐血の鑑別

		喀血	吐血
病歴	嘔気・嘔吐 基礎疾患 窒息	なし 肺疾患 可能性あり	あり 胃または肝疾患 まれ
喀痰	泡沫 形状 色	泡沫状 液状または凝血用 鮮血またはピンク	まれ コーヒー残渣様 茶色〜黒色
検査	pH 内容	アルカリ マクロファージや好中球	酸性 食べかす

(Bidwell JL, Pachner RW. Hemoptysis : diagnosis and management. Am Fam Physician 2005 ; 72 : 1253-60 の 1,255 ページの Table 2 より)

Bidwell JL, Pachner RW. Hemoptysis : diagnosis and management. Am Fam Physician 2005 ; 72 : 1253-60.　PMID : 16225028

A 大量喀血の定義を述べよ。

大量喀血については統一された定義はない。24 時間の出血量が 100 mL 以上とするものもあれば，1,000 mL 以上とするものもある。喀血量のみによる評価は，患者の自己申告に頼る面が大きい，出血の速度を考慮していない，気道のクリアランス能力を考慮していない，という面から正確とはいえないだろう。以下に，大量喀血の定義の 1 例を示す。
(1) 24 時間で 100 mL 以上
(2) ガス交換が正常でない，もしくは気道閉塞がある
(3) 循環動態が不安定

Ibrahim WH. Massive haemoptysis : the definition should be revised. Eur Respir J 2008 ; 32 : 1131-2.　PMID : 18827169

A 大量喀血における体位はどのようにとるか？

低酸素血症があり，原因病変が片側の場合は通常，換気血流比を最適化することで，酸素化を改善させるために，健側を下にする。しかし，喀血の場合は，患側から健側へ血液が流れ込まないように，患側を下にすることが推奨されている。そのために，出血側が右か左かをはっきりさせる必要がある。

Lordan JL, Gascoigne A, Corris PA. The pulmonary physician in critical care * Illustrative case 7：Assessment and management of massive haemoptysis. Thorax 2003；58：814-9. PMID：12947147

B 大量喀血時に気道確保をする際，気をつける点は何か？

大事なことは健側肺を保護することである。まずは，太い吸引チューブや気管支ファイバースコープが通るように太い径（8 mm以上）の気管チューブを挿管する。そして気管支鏡を行い，責任病変が右か左かをはっきりさせる。その後，気管チューブを健側の主気管支まで挿入（健側への片肺挿管）する。そのほかにも，ダブルルーメン気管チューブによる挿管を行ってもよい。しかし，ダブルルーメンチューブの使用に慣れた人が行うべきである。

Lordan JL, Gascoigne A, Corris PA. The pulmonary physician in critical care * Illustrative case 7：Assessment and management of massive haemoptysis. Thorax 2003；58：814-9. PMID：12947147

C 喀血に対するトラネキサム酸の根拠は何か？

トラネキサム酸については，CRASH-2★ studyで多発外傷の出血に対する有効性が示された。一方，喀血に対しても実臨床でもよく使用されている印象があるが，喀血に対するトラネキサム酸使用はどの程度エビデンスがあるのだろうか。欧米では，2,000 mg/日，3か月間投与などによる症例報告が多い。日本で使用されている量・期間よりも，大量で長期間である。トラネキサム酸は比較的安全であり，使用されていると思われる。全身投与以外にも，気管内投与や吸入（1日3回 500 mg）での使用例の報告もある。

CRASH-2 trial collaborators, Shakur H, Roberts I, et al. Effects of tranexamic acid on death, vascular occlusive events, and blood transfusion in trauma patients with significant haemorrhage (CRASH-2)：a randomised, placebo-controlled trial. Lancet 2010；376：23-32. PMID：20554319

Graff GR. Treatment of recurrent severe hemoptysis in cystic fibrosis with tranexamic acid. Respiration 2001；68：91-4. PMID：11223738

★― CRASH-2　Clinical Randomization of an Antifibrinolytic in Significant Hemorrhage 2

C 喀血に対するカルバゾクロム（アドナ®）の根拠は何か？

トラネキサム酸と一緒に使われることが多いカルバゾクロムについては，エビデンスは乏しい。本書執筆時にPubMedで"carbazochrome, pulmonary haemorrhage"などで検索したところ，2件のみヒットした。Patelらが1961年に報告した，肺胞出血からの喀血に対するカルバゾクロムの使用と，競走馬に使用して効果がなかったとする報告の2件であった。

Patel RB. Carbazochrome salicylate in the treatment of pulmonary haemorrhage. J Indian Med Assoc 1961 ; 36 : 327-30.　PMID : 13733272

Perez-Moreno CI, Couetil LL, Pratt SM, et al. Effect of furosemide and furosemide-carbazochrome combination on exercise-induced pulmonary hemorrhage in Standardbred racehorses. Can Vet J 2009 ; 50 : 821-7.　PMID : 19881919

B 外来患者の喀血の原因で最も多い疾患は何か？

喀血といえば，結核や気管支拡張症を想像する人も多いと思うが，外来患者で多い疾患は「呼吸器の急性感染症」で 64％ を占める。2 番目に多いのは「喘息」である。気管支拡張症は外来では多くないが，入院患者における喀血では 20％ を占める。表 6-4 に，外来患者・入院患者の喀血症例の原因疾患の頻度をまとめる。

表 6-4　外来患者と入院患者における喀血の原因

外来患者	頻度（％）	入院患者	頻度（％）
急性の呼吸器感染症	64	気管支拡張症	20
喘息	10	肺がん	19
COPD★	8	気管支炎	18
不明	8	肺炎	16
肺がん	6	不明	8
気管支拡張症	2	慢性心不全	4
肺塞栓症	1	出血性素因	4
結核	0.4	結核	1
出血性疾患	0.3	その他	10
肺水腫	0.2		
僧帽弁狭窄症	0.1		
アスペルギルス症	0.04		

（Earwood JS, Thompson TD. Hemoptysis : evaluation and management. Am Fam Physician 2015 ; 91 : 243-9 の 245 ページの Table 2 より）

★― COPD　慢性閉塞性肺疾患 (chronic obstructive pulmonary disease)

Earwood JS, Thompson TD. Hemoptysis : evaluation and management. Am Fam Physician 2015 ; 91 : 243-9.　PMID : 25955625

C 喀血患者の院内死亡率を予測するスコアリングシステムについて述べよ。

大量喀血による ICU 入室患者に関する後ろ向きの検討で，院内死亡率を予測する表 6-5 のようなスコアリングシステムが提唱されている。validation が行われているわけではないが，大量喀血の定義も曖昧な状態であるなか，重症度を示す 1 つの指標として参考にしていただきたい。

Fartoukh M, Khoshnood B, Parrot A, et al. Early prediction of in-hospital mortality of patients with hemoptysis : an approach to defining severe hemoptysis. Respiration 2012 ; 83 : 106-14.　PMID : 22025193

C 喀血のときに月経周期の病歴が有用な疾患は何か？

胸腔内異所性内膜症である。異所性子宮内膜症は女性の 5〜15％ に生じるとされて

表 6-5 喀血患者の院内死亡率予測のスコアリングシステム

項目	点数	合計点	院内死亡率（%）
慢性アルコール依存	1	0	1
肺がん	2	1	2
アスペルギローシス	2	2	6
肺動脈病変	1	3	16
胸部X線写真で2象限の浸潤影	1	4	34
入室時に人工呼吸器装着	2	5	58
		6	79
		7	91

（Fartoukh M, Khoshnood B, Parrot A, et al. Early prediction of in-hospital mortality of patients with hemoptysis : an approach to defining severe hemoptysis. Respiration 2012 ; 83 : 106–14 の 111 ページの Table 4 と本文をもとに作成）

いるが，多くは骨盤内であり，胸腔内に発症することはまれである（2% 程度）。月経期に気胸を繰り返す月経随伴性気胸として発症するケースも多い。症状としては，胸痛（90%）や気胸（72%）があり，血胸（12%）や喀血（14%）も生じることが報告されている。右側胸腔に多い。たいてい月経開始から 72 時間以内に発症する。

Channabasavaiah AD, Joseph JV. Thoracic endometriosis : revisiting the association between clinical presentation and thoracic pathology based on thoracoscopic findings in 110 patients. Medicine (Baltimore) 2010 ; 89 : 183–8.　PMID : 20453605
Joseph J, Sahn SA. Thoracic endometriosis syndrome : new observations from an analysis of 110 cases. Am J Med 1996 ; 100 : 164–70.　PMID : 8629650

呼吸不全

竹内慎哉

A　低酸素血症の原因分類について述べよ。

(1) 空気中の酸素分圧が低い
(2) 換気血流比不均等（$\dot{V}/\dot{Q}$★ミスマッチ）：換気（$\dot{V}$）に対して血流（$\dot{Q}$）が相対的に少ない状態（high $\dot{V}/\dot{Q}$）と，血流に対して換気が相対的に少ない状態（low $\dot{V}/\dot{Q}$）に分類できる
(3) シャント：血流はあるが換気が全くない状態。low $\dot{V}/\dot{Q}$ が悪化して含気がなくなった状態（capillary shunt）と，解剖学的に右左シャントがある場合（解剖学的シャント anatomical shunt）に分類できる
(4) 拡散障害：肺胞の空気と毛細血管の間の間質が厚くなった状態
(5) 肺胞低換気：肺胞内へ空気が出入りしない状態

上記の 5 つに分類される。救急外来では酸素分圧が低い，というケースは少ない。そのため，上記の(2)〜(5)の 4 つについて，主な鑑別診断を表 6–6 に示す。

則末泰博. ベッドサイドで使える低酸素血症の呼吸病態生理学：呼吸不全診療で着目すべきポイント. Intensivist 2013 ; 5 : 695–704.

表 6-6 低酸素血症の原因分類

原因	肺胞低換気	拡散障害	V̇/Q̇ミスマッチ		シャント	
			high V̇/Q̇	low V̇/Q̇	low V̇/Q̇が悪化したシャント	解剖学的シャント
主な鑑別診断	・オピオイド投与過剰 ・肥満低換気症候群 ・神経筋疾患 ・喘息重責発作 ・COPD急性増悪	・間質性肺炎 ・心不全による間質浮腫	・肺塞栓 ・肺気腫	・心不全 ・ARDS★ ・肺炎	・心不全 ・ARDS ・肺炎 ・無気肺	・肺動静脈奇形 ・肺動脈上昇時の卵円孔開大および心房中隔欠損

(則末泰博. ベッドサイドで使える低酸素血症の呼吸病態生理学:呼吸不全診療で着目すべきポイント. Intensivist 2013 ; 5 : 695-704 の 702 ページの表 1 より)

★— ARDS 急性呼吸促迫症候群(acute respiratory distress syndrome)

★— V̇/Q̇ 換気血流比(ventilation-perfusion)

B 低酸素血症の原因を分類する場合に有用な検査は何か?

低酸素血症の原因分類に有用な所見としては,身体所見,血液ガス検査,各種対応に対する反応性,画像検査(胸部 X 線検査, CT, 心臓超音波検査)などがある。表 6-7 を参考にしていただきたい。

表 6-7 低酸素血症の原因分類に有用な所見

原因	肺胞低換気	拡散障害	V̇/Q̇ミスマッチ		シャント	
			high V̇/Q̇	low V̇/Q̇	low V̇/Q̇悪化	解剖学的
主な鑑別診断	・オピオイド投与過剰 ・肥満低換気症候群 ・神経筋疾患 ・喘息重責発作 ・COPD急性増悪	・間質性肺炎 ・心不全による間質浮腫	・肺塞栓 ・肺気腫	・心不全 ・ARDS ・肺炎	・心不全 ・ARDS ・肺炎 ・無気肺	・肺動静脈奇形 ・肺動脈上昇時の卵円孔開大および心房中隔欠損
呼吸音	浅い呼吸,徐呼吸 wheeze	crackles	正常 減弱	crackles 減弱	減弱 気管支呼吸音	正常
A-aDO$_2$[*1]	正常	開大	開大	開大	開大	開大

	1	2	3	4	5	6
$PaCO_2$ [★2]	↑	→	過換気で代償できなければ↑	過換気で代償できなければ↑	過換気で代償できなければ↑	過換気で代償できなければ↑
酸素への反応	↑	↑	↑	↑	→	→
体位への反応	→	→	不明	→または↑	↑	↑
PEEP[★3]への反応	→または↑	→	→または↓	↑	含気の改善あり↑ なし→または↓	→または↓
胸部X線	正常	ほぼ正常	ほぼ正常	異常	異常	正常
胸部CT	正常	異常	異常	異常	異常	正常
心臓超音波検査	正常	正常	正常	正常	正常	異常

(則末泰博. ベッドサイドで使える低酸素血症の呼吸病態生理学：呼吸不全診療で着目すべきポイント. Intensivist 2013；5：695-704 の702ページの表1より)

★1 — $AaDO_2$　肺胞気-動脈血酸素分圧較差（alveolar-arterial oxygen tension difference）
★2 — $PaCO_2$　動脈血二酸化炭素分圧（partial pressure of carbon dioxide in arterial blood）
★3 — PEEP　呼気終末持続陽圧（positive end-expiratory pressure）

則末泰博. ベッドサイドで使える低酸素血症の呼吸病態生理学：呼吸不全診療で着目すべきポイント. Intensivist 2013；5：695-704.

Ⓑ 2型呼吸不全を引き起こす疾患を述べよ。

2型呼吸不全は換気不全であり，高二酸化炭素血症（$PaCO_2$＞45 mmHg）を呈する。主な疾患は肺胞低換気に分類される。
- 中枢性の呼吸抑制（オピオイド投与過剰，脳血管障害など）
- 肥満低換気症候群
- 神経筋疾患（Guillain-Barré症候群，重症筋無力症など）
- 喘息重責発作，COPD急性増悪
- 気道閉塞（異物や分泌物など）

が挙げられる。

　なお，high V̇/Q̇（肺塞栓症）や low V̇/Q̇ およびシャント（心不全など）でも，二酸化炭素排出能の低下は生じてくる。しかし，多くは過換気を行うことにより，二酸化炭素排出能の低下を代償するため，高二酸化炭素血症を呈さないケースが多い。

則末泰博. ベッドサイドで使える低酸素血症の呼吸病態生理学：呼吸不全診療で着目すべきポイント. Intensivist 2013；5：695-704.

B 人工呼吸で酸素濃度を上げるときは PEEP も上げるか？

人工呼吸器の設定のうち，酸素化に寄与する要因は，FiO_2[★1]と平均気道内圧であるといわれている。呼吸器設定上は，平均気道内圧は PEEP に影響を受けやすい。酸素化の改善目的に，FiO_2 を高くする場合，肺胞虚脱や酸素毒性の影響が考えられる。しかし，平均気道内圧を高くするために，高 PEEP にすると胸腔内圧上昇から静脈還流量が低下したり，プラトー圧が高くなったり，という悪影響もある。

ARDS ネットワークにより，重症呼吸不全の際の PEEP–FiO_2 の換算表が提示されている。たとえば，FiO_2 0.3 なら PEEP は 5，0.8 なら PEEP は 14 のように調節する。詳細は Brower らの文献を参照されたい。

また，SpO_2[★2]は 100％を目指すわけではなく，90％を目標として，できるだけ FiO_2 を下げていく。

Brower RG, Lanken PN, MacIntyre N, et al. Higher versus lower positive end–expiratory pressures in patients with the acute respiratory distress syndrome. N Engl J Med 2004 ; 351 : 327–36. PMID : 15269312

★1 — FiO_2　吸入酸素濃度 (fraction of inspiratory oxygen)
★2 — SpO_2　経皮的酸素飽和度 (percutaneous oxygen saturation)

C 挿管後，PEEP を上げても酸素化が増悪する場合に，考えられる病態を述べよ。

PEEP は，虚脱した肺胞を開くことにより，換気改善させ，low $\dot{V}/\dot{Q}$ およびシャントを改善し，酸素化が改善する。しかし，以下のような一部の状況では，酸素化が悪化する場合がある。

- 解剖学的右左シャント（肺動静脈奇形，卵円孔開大，心房中隔欠損症など）の存在：通常は左右シャントだが，陽圧換気のために肺血管抵抗および右房圧が上昇し，右左シャントとなる
- 虚脱した肺が膨らまず，正常な肺の領域のみが引き延ばされている：虚脱した肺が膨らまない⇒正常な肺に圧がかかる⇒正常肺胞の血管抵抗が増加⇒正常肺胞の血流低下（high $\dot{V}/\dot{Q}$ 増悪）⇒虚脱肺の血流が増える（シャント増加）
- PEEP により静脈還流量が低下，その結果，心拍出量が低下：心拍出量が低下している場合，血中の酸素が末梢で利用し尽くされて，酸素飽和度が極端に低い状態で戻ってくる。その場合，生理的なシャントやわずかな肺の障害（ガス交換の障害）が無視できなくなり，肺での完全の酸素化ができない場合がある。そのような状況では，PEEP によりさらに心拍出量が低下し，酸素化が増悪しうる

則末泰博. ベッドサイドで使える低酸素血症の呼吸病態生理学：呼吸不全診療で着目すべきポイント. Intensivist 2013 ; 5 : 695–704.

A ARDS のベルリン定義を述べよ。

1994 年に AECC[★1]定義（表 6–8）が発表され，ARDS が定義された。しかし，ARDS に対する感度は高いが特異度は低い，ALI[★2]が軽症であるという誤解，急性の定義が不明確，PEEP の影響を考慮していない，などが指摘されていた。2012 年，ベルリン定義が発表され，以下のように ALI という概念が削除され，肺動脈楔入圧も不要となっている。

- 発症：臨床的なリスク因子，呼吸器症状の発現もしくは増悪から1週間以内
- 胸部X線：両側性陰影：胸水や無気肺，結節としては説明不能
- 肺水腫の原因：心不全や輸液過剰では説明できない呼吸不全
- 酸素化
  軽症：200＜PaO_2/FiO_2≦300 mmHgおよび PEEP/CPAP[★3]≧5 cmH_2O
  中等症：101＜PaO_2/FiO_2≦200 mmHgおよび PEEP≧5 cmH_2O
  重症：PaO_2/FiO_2≦100 mmHgおよび PEEP≧10 cmH_2O

表6-8 AECC定義

	経過	酸素化	胸部X線	肺動脈楔入圧
ALI基準	急性	PaO_2/FiO_2≦300 mmHg（PEEP値にかかわらず）	両側浸潤影（正面像）	18 mmHg以下 左房圧上昇の所見なし
ARDS基準	急性	PaO_2/FiO_2≦200 mmHg（PEEP値にかかわらず）	両側浸潤影（正面像）	18 mmHg以下 左房圧上昇の所見なし

Bernard GR, Artigas A, Brigham KL, et al. The American–European Consensus Conference on ARDS. Definitions, mechanisms, relevant outcomes, and clinical trial coordination. Am J Respir Crit Care Med 1994；149：818–24． PMID：7509706
ARDS Definition Task Force, Ranieri VM, Rubenfeld GD, et al. Acute respiratory distress syndrome：the Berlin Definition. JAMA 2012；307：2526–33． PMID：22797452

★1 ― AECC　American–European Consensus Conference
★2 ― ALI　急性肺傷害(acute lung injury)
★3 ― CPAP　持続的気道陽圧法(continuous positive airway pressure)

A ARDSの治療方針を述べよ。

ARDSそのものに対する治療法は確立されたものはない。基本的には，原疾患の治療および対症療法が治療の主である。そのなかでも重要なものは，VALI[★]の発生を回避するために行われる肺保護戦略だろう。1回換気量を6〜8 mL/kg（予想体重）と少なくして，プラトー圧は30 cmH_2O以下に制限する。これにより，高二酸化炭素血症によるアシデミアが出現する場合もあるが，pH 7.25程度までであれば許容する（permissive hypercapnia）。

体液管理は，循環が安定していればドライサイドの輸液で管理する。

生存率を改善する薬物療法はない。敗血症がベースにある場合は広域抗菌薬を使用する。48時間以内の筋弛緩薬使用や発症2週間以内の糖質コルチコイド少量療法は考慮してもよい。しかし，発症2週間以降の使用や糖質コルチコイド大量療法は行うべきではない。そのほかにも，好中球エラスターゼ阻害薬，スタチン，N-アセチルシステイン，サーファクタント，吸入一酸化窒素など，多くの薬物療法が提案されているが，エビデンスが十分なものはなく，ガイドラインでも使用しないことが推奨されている。

3学会合同ARDS診療ガイドライン2016作成委員会（編）．ARDS診療ガイドライン2016．東京：日本呼吸器学会, 2016；77–126(www.jsicm.org/ARDSGL/ARDSGL2016.pdf)．閲覧日：2017/05/31

★ — VALI　人工呼吸器関連肺障害(ventilator-associated lung injury)

肺炎

福山唯太

A　市中肺炎と院内肺炎の定義を述べよ。

米国のATS[★1]とIDSA[★2]から共同で2005年に院内肺炎ガイドライン，2007年に市中肺炎ガイドラインが発表された．それによると肺炎は，主な原因菌の違いから，CAP[★3]，HAP[★4]，VAP[★5]，HCAP[★6]に分類される．CAPは病院到着48時間以内に最初の感染が証明され，HCAPのリスク因子がない肺炎，HAPは入院後48時間以降に発症した肺炎，VAPは人工呼吸器装着後48〜72時間以降に発症した肺炎，HCAPは過去90日以内に2日以上の入院歴，介護関連施設に入所中，化学療法・抗菌薬投与など外来での治療歴があり，透析中，在宅での褥瘡などの治療歴といった背景がある患者に発症した肺炎，と定義される．日本では独自の介護制度があり，医療制度や医療保険のシステムが米国と異なるという点から，NHCAP[★7]という概念が提唱されており，2011年に，日本呼吸器学会から診療ガイドラインも発表されているため，そちらも参照されたい．

　上記のような分類が提唱されていたが，2016年にATS/IDSAから発表された院内肺炎ガイドラインの改訂版からは，HCAPの概念はなくなっている．CAPのガイドラインも2018年に改訂される予定であり，今後，CAPの定義が変更となる可能性はある．

Mandell LA, Wunderink RG, Anzueto A, et al. Infectious Diseases Society of America/American Thoratic Society Consensus Guidelines on the Management of Community-Acquired Pneumonia in Adults . Clin Infect Dis 2007；44：s27-72.　PMID：17278083
American Thoratic Society, Infectious Diseases Society of America. Guidelines for the Management of Adults with Hospital-acquired, Ventilator-associated, and Healthcare-associated Pneumonia. Am J Respir Crit Care Med 2005；171：388-416.　PMID：15699079
Kalil AC, Metersky ML, Klompas M, et al. Management of Adults With Hospital-acquired and Ventilator-associated Pneumonia：2016 Clinical Practice Guidelines by the Infectious Diseases Society of America and the American Thoracic Society. Clin Infect Dis 2016；63：e61-111.　PMID：27418577
日本呼吸器学会医療・介護関連肺炎(NHCAP)診療ガイドライン作成委員会(編). 医療・介護関連肺炎診療ガイドライン. 東京：日本呼吸器学会, 2011.

- ★1 — ATS　米国胸部学会(American Thoracic Society)
- ★2 — IDSA　米国感染症学会(Infectious Diseases Society of America)
- ★3 — CAP　市中肺炎(community-acquired pneumonia)
- ★4 — HAP　院内肺炎(hospital-acquired pneumonia)
- ★5 — VAP　人工呼吸器関連肺炎(ventilator-associated pneumonia)
- ★6 — HCAP　医療ケア関連肺炎(healthcare-associated pneumonia)
- ★7 — NHCAP　医療介護関連肺炎(nursing and healthcare associated pneumonia)

A　PSI[★1]とは何か？

PSIとは，1997年にカナダで発表されたPORT[★2] studyと呼ばれる市中肺炎に関する前向き研究において，市中肺炎患者の予後判定に用いられた評価基準である．Fineら

は，年齢，合併症，身体所見，検査所見など20個の項目を評価し，総得点でクラスをⅠ～Ⅴに分類している．各クラスにおけるそれぞれの推奨される治療場所は表6-9のとおりである．ATS/IDSAの市中肺炎ガイドラインにおいても，重症度判定として，PSIや後述するCURB-65などの評価基準を使用すべき（strong recommendation, level Ⅰ evidence），とされている．

表6-9 クラスごとの推奨治療

クラス	合計点	死亡率	推奨される治療場所
Ⅰ	＊	0.1%	外来
Ⅱ	≦70	0.6%	外来
Ⅲ	71～90	2.8%	入院（短期）
Ⅳ	91～130	8.2%	入院
Ⅴ	＞131	29.2%	入院

（合計点および死亡率に関してはFine MJ, Auble TE, Yealy DM, et al. A prediction rule to identify low-risk patients with community-acquired pneumonia. N Engl J Med 1997；336：243-50のTable 3のデータ，推奨される治療場所についてはMandell LA, Wunderink RG, Anzueto A, et al. Infectious Diseases Society of America/American Thoracic Society Consensus Guidelines on the Management of Community-Acquired Pneumonia in Adults. Clin Infect Dis 2007；44：s27-72のデータをもとに作成）

＊―50歳以下で，かつ上記の合併症，身体所見いずれの項目も該当しないもの．

Fine MJ, Auble TE, Yealy DM, et al. A prediction rule to identify low-risk patients with community-acquired pneumonia. N Engl J Med 1997；336：243-50. PMID：8995086
Mandell LA, Wunderink RG, Anzueto A, et al. Infectious Diseases Society of America/American Thoracic Society Consensus Guidelines on the Management of Community-Acquired Pneumonia in Adults. Clin Infect Dis 2007；44：s27-72. PMID：17278083

★1 ― PSI　Pneumonia Severity Index
★2 ― PORT　Pneumonia Outcomes Research Team

A CURB-65とは何か？

CURB-65は，2003年に英国で発表された市中肺炎の予後評価基準である（表6-10）．BTS★の市中肺炎ガイドラインでは，0～1点は低リスクで外来治療，2点は中等度リスクで入院考慮，3点以上は高リスクで入院し，4～5点はICU入室を考慮すると推奨されている．ATS/IDSAの市中肺炎ガイドライン（表6-11）では，CURB-65が2点以上であれば入院が考慮されるとされているが，ICU入室基準に関しては，CURB-65とは別に重症肺炎診断基準が推奨されている．ただし，CURB-65 4点以上では，ほぼ重症肺炎診断基準を満たすことになり，結局，ICU入室が推奨されることになる．評価項目がPSIと比較すると少ないため暗記しやすく，多忙な救急外来においても評価を行いやすいCURB-65は，より便利な重症度判定法であると考えられる．

表 6-10 CURB-65

C＝consciousness（意識）		意識レベル低下あり
U＝uremia（尿毒症，脱水）		BUN*＞20 mg/dL
R＝respiratory rate（呼吸数）		呼吸数≧30 回/分
B＝blood pressure（血圧）		収縮期血圧 90 mmHg 以下，あるいは拡張期血圧 50 mmHg 以下
65＝65（年齢）		65 歳以上
スコア	死亡率	BTS ガイドラインにおける推奨される治療場所
0	0.7	外来
1	2.1	外来
2	9.2	入院考慮
3	14.5	入院
4〜5	37.5	ICU 考慮

(Lim WS, van der Eerden MM, Laing R, et al. Defining community acquired pneumonia severity on presentation to hospital : an international derivation and validation study. Thorax 2003 ; 58 : 377–82 の Table 4，および Lim WS, Baudouin SV, George RC, et al. BTS guidelines for the management of community acquired pneumonia in adults : update 2009. Thorax 2009 ; 64 : iii1–55 をもとに作成)

★─BUN　血中尿素窒素（blood urea nitrogen）

表 6-11　ATS / IDSA 市中肺炎ガイドライン 2007 重症肺炎診断基準*

小項目	呼吸数≧30 回/分 PaO_2/FiO_2 比≦250 多葉性の浸潤影 混乱，見当識障害 尿毒症（BUN≧20 mg/dL） 白血球減少（白血球＜4,000/mm^3） 血小板減少（血小板＜100,000/mm^3） 低体温（深部体温＜36.0℃） 積極的補液を要する低血圧
大項目	人工呼吸管理 昇圧薬を要する敗血症性ショック

(Mandell LA, Wunderink RG, Anzueto A, et al. Infectious Diseases Society of America/American Thoratic Society Consensus Guidelines on the Management of Community-Acquired Pneumonia in Adults . Clin Infect Dis 2007 ; 44 : s27–72 の Table 4 より)

*─大項目を満たすか，小項目 3 つ以上で ICU 入室を推奨

Lim WS, van der Eerden MM, Laing R, et al. Defining community acquired pneumonia severity on presentation to hospital : an international derivation and validation study. Thorax 2003 ; 58 : 377–82.　PMID : 12728155

Lim WS, Baudouin SV, Goerge RC, et al. BTS guidelines for the management of community acquired pneumonia in adults : update 2009. Thorax 2009 ; 64 : iii1–55.　PMID : 19783532

Mandell LA, Wunderink RG, Anzueto A, et al. Infectious Diseases Society of America/American Thoratic Society Consensus Guidelines on the Management of Community-Acquired Pneumonia in Adults . Clin Infect Dis 2007 ; 44 : s27–72.　PMID : 17278083

★— BTS　英国胸部学会（British Thoracic Society）

A　A-DROPとは何か？

A-DROPとはCURB-65を参考に，日本における市中肺炎治療の実情に合わせて修正されたもので，2005年に日本呼吸器学会より提唱された。表6-12で該当する項目が0であれば外来治療，1～2であれば外来または入院，3であれば入院，4～5であればICU入室が推奨されている。<u>ShindoらはA-DROPはCURB-65と同等に重症度を推測できた，と報告している</u>。

表6-12　A-DROP

A＝age	男性 70 歳以上，女性 75 歳以上
D＝dehydration	BUN 21 mg/dL以上 または 脱水あり
R＝respiratory	SpO$_2$ 90%以下（PaO$_2$ 60 mmHg以下）
O＝disorientation	意識障害
P＝pressure	血圧（収縮期）90 mmHg以下

〔日本呼吸器学会成人肺炎診療ガイドライン2017作成委員会（編）. 成人肺炎診療ガイドライン2017, 日本呼吸器学会, 2017の12ページの表3を改変〕

日本呼吸器学会成人肺炎診療ガイドライン2017作成委員会（編）. 成人肺炎診療ガイドライン2017, 日本呼吸器学会, 2017.

Shindo Y, Sato S, Maruyama E, et al. Comparison of severity scoring systems A-DROP and CURB-65 for community-acquired pneumonia. Respirology 2008 ; 13 : 731–5.　PMID : 18713094

A　肺炎の主な原因菌は何か？

患者のおかれている状況，すなわち，抗菌薬使用歴や免疫不全状態の有無などによって推定される原因菌は異なる。市中肺炎や院内肺炎という定義に基づいて，それぞれの原因となりやすい微生物が各ガイドラインに記載されている。救急外来で出会う機会の多い市中肺炎では，100種類以上の微生物（細菌，ウイルス，真菌，寄生虫）が原因になりうるとされるが，日常的に目にする市中肺炎の原因菌はある程度限られており，肺炎球菌（*Streptococcus pneumoniae*），*Mycoplasma pneumoniae*，インフルエンザ菌（*Haemophilus influenzae*），*Chlamydophila pneumonia*などの細菌，A型またはB型のインフルエンザウイルスやライノウイルスなどのウイルスが原因として多い

とされる。Jainらは，入院を要する成人市中肺炎において，原因が同定できた38%のうち，単独のウイルス感染が22%，細菌のみによる感染が11%，ウイルスと細菌の混合感染が3%，複数のウイルス感染が2%，真菌または抗酸菌感染が1%であり，原因菌種別では，多いものから，ヒトライノウイルス(human rhinovirus)が9%，A型またはB型のインフルエンザウイルスが6%，肺炎球菌が5%，と報告している。また，特殊な状況下において原因となりやすい微生物もあり，表6-13に示す。

表6-13 特殊な状況下で考慮すべき原因微生物

アルコール依存	肺炎球菌(Streptococcus pneumonia)，口腔内嫌気性菌，Klebsiella pneumonia，Acinetobacter属，結核菌(Mycobacterium tuberculosis)
COPDまたは喫煙者	インフルエンザ菌(Haemophilus influenzae)，緑膿菌(Pseudomonas aeruginosa)，Legionella属，肺炎球菌，Moraxella cararrhalis，Chlamydophilla pneumonia
誤嚥	グラム陰性腸内病原菌，口腔内嫌気性菌
肺膿瘍	CA-MRSA[*1]，口腔内嫌気性菌，地域流行型真菌性肺炎，結核菌，非定型抗酸菌
コウモリやトリの糞の曝露歴	Histoplasma capsulatem
トリの曝露歴	Chlamydophilla psittaci(家禽であれば，鳥インフルエンザ)
ウサギの曝露歴	Francisella tularensis
農場の動物や妊娠したネコへの曝露歴	Coxiella burnetti(Q熱)
HIV[*2]感染(初期)	肺炎球菌，インフルエンザ菌，結核菌
HIV感染(晩期)	初期の原因に加えて，Pneumocystis jirovecii，Cryptococcus，Histoplasma，Aspergillus，非定型抗酸菌(特に，Mycobacterium kansasii)，緑膿菌
2週間以内のホテルやクルーズ船への滞在歴	Legionella属
米国南西部への旅行・滞在歴	Coccidioides属，ハンタウイルス属(Hantavirus)
東南アジア・東アジアへの旅行・滞在歴	Burkholderia pseudomallei，鳥インフルエンザ，SARS[*3]
インフルエンザ流行	インフルエンザウイルス，肺炎球菌，黄色ブドウ球菌(Staphylococcus aureus)，インフルエンザ菌

2週間以上の痙咳，咳嗽後嘔吐	Bordetella pertussis
器質的肺疾患（気管支拡張症など）	緑膿菌，Burkholderia cepacia，黄色ブドウ球菌
静注薬物使用歴	黄色ブドウ球菌，嫌気性菌，結核菌，肺炎球菌
気管支閉塞	嫌気性菌，肺炎球菌，インフルエンザ菌，黄色ブドウ球菌
バイオテロリズム	炭疽菌（Bacillus anthracis），ペスト菌（Yersinia pestis），野兎病菌（Francisella tularensis）

(Mandell LA, Wunderink RG, Anzueto A, et al. Infectious Diseases Society of America/American Thoratic Society Consensus Guidelines on the Management of Community-Acquired Pneumonia in Adults．Clin Infect Dis 2007；44：s46のTable 8より)

★1 ― CA-MRSA　市中感染型メチシリン耐性黄色ブドウ球菌（community-acquired methicillin-resistant *Staphylococcus aureus*）
★2 ― HIV　ヒト免疫不全ウイルス（human immunodeficiency virus）
★3 ― SARS　重症急性呼吸器症候群（severe acute respiratory syndrome）

Mandell LA, Wunderink RG, Anzueto A, et al. Infectious Diseases Society of America/American Thoratic Society Consensus Guidelines on the Management of Community-Acquired Pneumonia in Adults．Clin Infect Dis 2007；44：s27-72．PMID：17278083
Jain S, Self WH, Wunderink RG, et al. Community-Acquired Pneumonia Requiring Hospitalization among U.S. Adults. N Engl J Med 2015；373：415-27．PMID：26172429

A 肺炎の患者に喀痰培養は必要か？

救急外来で市中肺炎と診断した際に，喀痰培養を採取しておくことで原因菌や薬剤感受性を知ることができる．しかし，喀出痰で真に培養陽性となる可能性は低く，Bartlettらは市中肺炎の診断に関するレビューにおいて，原因菌が実際に同定できたのは7.6％のみだった，と報告している．耐性菌リスクの少ない外来で治療する市中肺炎に関しては，経験的な広域抗菌薬治療で治療方針の変更の可能性が低いことから，必ずしも喀痰培養は必要ないと考えられている．ATS／IDSAの市中肺炎ガイドラインでは，良質な喀痰が得られ，かつ品質管理が十分な条件においてのみ，喀痰グラム染色と喀痰培養を提出することを推奨している．ICU入室，初回抗菌薬治療失敗，空洞病変，アルコール依存，重症閉塞性肺疾患，免疫不全状態，胸水，流行性肺炎，尿中肺炎抗原陽性，尿中レジオネラ抗原陽性，通常の広域抗菌薬治療に耐性のある菌が推定される場合には，培養結果が治療方針を変える可能性があるため，喀痰培養採取を推奨している．

Mandell LA, Wunderink RG, Anzueto A, et al. Infectious Diseases Society of America/American Thoratic Society Consensus Guidelines on the Management of Community-Acquired Pneumonia in Adults．Clin Infect Dis 2007；44：s27-72．PMID：17278083
Bartlett JG. Diagnostic tests for agents of community-acquired pneumonia. Clin Infect Dis 2011；52：S296-304．PMID：21460288

A 肺炎患者に血液培養は必要か？

肺炎において血液培養採取を行うことは，菌血症の有無や薬剤感受性の確認といった意義があるのに対し，余計なコストがかかる，皮膚常在菌によるコンタミネーションによって，不要な抗菌薬投与，耐性菌出現，抗菌薬投与期間の延長などのリスクがある，との報告がある。Mauraらは，救急外来で市中肺炎を疑われ，血液培養を採取した患者において真の陽性となったのは7.0％のみであるのに対し，コンタミネーションは6.0％に認められ，培養結果によって抗菌薬が変更されたのは，結局3.6％にとどまった，と報告している。ほかにもいくつかの報告があるが，入院を要する肺炎患者において，血液培養が真の陽性となるのは7〜16％程度と考えられており，現時点で肺炎に対してルーチンの血液培養は推奨されていない。ATS / IDSAの市中肺炎ガイドラインでは，ICU入室，空洞病変，白血球減少症，慢性肝疾患，無脾症，胸水，尿中肺炎抗原陽性，アルコール依存のうちいずれか1つ以上を満たす場合に，血液培養を採取することを推奨している。成人で感染症が疑われる患者において，血液培養陽性となる所見とならない所見を検討した報告もある（表6-14）。肺炎に対しての血液培養はメリットとデメリットを意識しながら，肺炎のリスクのある患者に選択的に採取することが望まれるだろう。

表6-14 血液培養陽性のリスクとなる所見

血液培養陽性のリスク	悪寒戦慄，低血圧，昇圧薬使用，好中球/リンパ球比>10，SIRS★,＊
血液培養陽性のリスクとならない	発熱，頻脈のみ，白血球増加，発熱既往

(Coburn B, Morris AM, Tomlinson G, et al. Does this adult patient with suspected bacteremia require blood cultures? JAMA 2012 ; 308 : 502–11 をもとに作成)

★— SIRS 全身性炎症反応症候群（systemic inflammatory response syndrome）
＊— SIRS基準0点は真の血液培養陽性に対する陰性尤度比0.09。

Mandell LA, Wunderink RG, Anzueto A, et al. Infectious Diseases Society of America/American Thoratic Society Consensus Guidelines on the Management of Community-Acquired Pneumonia in Adults . Clin Infect Dis 2007 ; 44 : s27–72.　PMID：17278083
Kennedy M, Bates DW, Wright SB, et al. Do emergency department blood cultures change practice in patients with pneumonia? Ann Emerg Med 2005 ; 46 : 393–400.　PMID：16271664
Coburn B, Morris AM, Tomlinson G, et al. Does this adult patient with suspected bacteremia require blood cultures? JAMA 2012 ; 308 : 502–11.　PMID：22851117

B 肺炎患者にはCT検査が必要か？

ATS / IDSAの市中肺炎ガイドラインでは，肺炎の診断基準として，肺炎を疑う臨床所見（咳嗽，発熱，喀痰，胸膜痛）に加えて，CXR★または他の画像検査において浸潤影を証明することが必要とされている。特に日本においては，外来でCXRを撮れない施設はまれであり，肺炎を疑った際にCXRを撮影しない理由はないであろう。しかしCXRは，肺炎に対して特異度は93％であるのに対し，感度は43.5％との報告もあり，偽陰性も多い検査である。CT検査はCXRに比べて，病変の把握や解剖学的な

変化を描出する能力に優れている．Claessensらは，市中肺炎を疑う患者において，CXRの結果にかかわらず，4時間以内にCT検査を行うことでより診断精度が高まり，早期治療につながる可能性がある，と報告しているが，同時にCT検査により被曝が増え，コストが余計にかかるとの報告もあるため適応を絞るべきだ，とする報告もある．このことから，臨床的に肺炎を疑う患者でCXRの所見がはっきりしない場合などでは，CT検査が有用であることはいうまでもないが，現時点でCXRに完全に取って代わる検査とはいえないだろう．

Mandell LA, Wunderink RG, Anzueto A, et al. Infectious Diseases Society of America/American Thoracic Society Consensus Guidelines on the Management of Community-Acquired Pneumonia in Adults . Clin Infect Dis 2007；44：s27-72. PMID：17278083
Self WH, Courtney DM, McNaughton CD, et al. High discordance of chest x-ray and computed tomography for detection of pulmonary opacities in ED patients：implications for diagnosing pneumonia. Am J Emerg Med 2012；31：401-5. PMID：23083885
Claessens YE, Debray MP, Tubach F, et al. Early Chest Computed Tomography Scan to Assist Diagnosis and Guide Treatment Decision for Suspected Community-acquired Pneumonia. Am J Respir Crit Care Med 2015；192：974-82. PMID：26168322

★── CXR　胸部単純X線写真（chest X-ray）

A 肺炎に対する抗菌薬はいつ投与するか？

ATS/IDSAの市中肺炎ガイドラインにおいて，肺炎に対しては診断後なるべく早く抗菌薬投与をすべきである，と推奨されている．軽症でリスクが低い患者において早期抗菌薬投与は死亡率と相関しなかったという報告もある一方で，4時間以内に抗菌薬投与を開始することで死亡率を低下させ，入院期間が短縮するという報告がある．Leeらは，2016年のシステマティックレビューにおいて，4～8時間以内に抗菌薬を投与されることで，死亡率が5～43％低下する，と報告している．ただし，敗血症性ショックにおいては，抗菌薬投与が1時間遅れるごとに生存率が7.6％低下するという報告があり，発症1時間以内の抗菌薬投与が推奨される．以上より，肺炎に対する抗菌薬投与はなるべく早く，4時間以内を目標として行うべきであるが，重症肺炎であれば，より早期の抗菌薬投与を心掛ける必要があるだろう．

Mandell LA, Wunderink RG, Anzueto A, et al. Infectious Diseases Society of America/American Thoracic Society Consensus Guidelines on the Management of Community-Acquired Pneumonia in Adults . Clin Infect Dis 2007；44：s27-72. PMID：17278083
Houck PM, Bratzler DW, Nsa W, et al. Timing of antibiotic administration and outcomes for Medicare patients hospitalized with community-acquired pneumonia. Arch Intern Med 2004；164：637-44. PMID：15037492
Lee JS, Giesler DL, Gellad WF, et al. Antibiotic Therapy for Adults Hospitalized With Community-Acquired Pneumonia：A Systematic Review. JAMA 2016；315：593-602. PMID：26864413
Kumar A, Roberts D, Wood KE, et al. Duration of hypotension before initiation of effective antimicrobial therapy is the critical determinant of survival in human septic shock. Crit Care Med 2006；34：1589-96. PMID：16625125

A 肺炎に対する抗菌薬として何を選択するか？

ATS/IDSAやBTSの市中肺炎ガイドラインにおいて，肺炎に対する抗菌薬は重症度によって選択すべきであるとされている．

　ICUに入室するような重症肺炎に対しては，βラクタム系にマクロライド系または

フルオロキノロン系を組み合わせることが推奨されており，緑膿菌やMRSA[*1]を疑えば，さらに広域ペニシリンやバンコマイシンなどを考慮するといった広域抗菌薬投与が推奨されている．人工呼吸器を要する重症肺炎においては，βラクタム系＋マクロライド系の組み合わせのほうがβラクタム系＋フルオロキノロン系の組み合わせより生存率が有意に高いとの報告があり，βラクタム系にマクロライドを組み合わせることで，抗菌作用のみならず，マクロライド系のもつ気道炎症抑制作用などの副効果により，死亡率が低下するという報告があることが理由として考えられている．

ICU以外に入院する市中肺炎に対する抗菌薬に関しても，βラクタム系＋マクロライド系の組み合わせ，フルオロキノロン系単剤といった広域抗菌薬治療が推奨されている．しかし，これらICU以外に入院する市中肺炎に対する広域抗菌薬治療について，質のよいRCT[*2]はない．Postmaらは，広域抗菌薬治療による耐性菌出現の懸念を受けて，市中肺炎の死亡率においてβラクタム系単剤はβラクタム系＋マクロライド系の組み合わせに対して非劣勢であるというRCTを2015年に発表したが，これも耐性菌の少ないオランダでの研究であるなど，いくつか制限がある．現時点では入院を要するような市中肺炎患者では，広域抗菌薬療法が推奨されているが，<u>重症度やリスクを考慮し，個々の患者で本当に広域抗菌薬治療を要するかを考える姿勢は依然重要だろう．</u>

Mandell LA, Wunderink RG, Anzueto A, et al. Infectious Diseases Society of America/American Thoratic Society Consensus Guidelines on the Management of Community-Acquired Pneumonia in Adults . Clin Infect Dis 2007 ; 44 : s27–72. PMID : 17278083
Lim WS, Baudouin SV, Goerge RC, et al. BTS guidelines for the management of community acquired pneumonia in adults : update 2009. Thorax 2009 ; 64 : iii1–55. PMID : 19783532
Martin-Loeches I, Lisboa T, Rodriguez A, et al. Combination antibiotic therapy with macrolides improves survival in intubated patients with community-acquired pneumonia. Intensive Care Med 2010 ; 36 : 612–20. PMID : 19953222
Postma DF, van Werkhoven CH, van Elden LJ, et al. Antibiotic treatment strategies for community-acquired pneumonia in adults. N Engl J Med 2015 ; 372 : 1312–23. PMID : 25830421

★1 ― MRSA　メシチリン耐性黄色ブドウ球菌(methicillin-resistant *Staphylococcus aureus*)
★2 ― RCT　ランダム化比較試験(randomized controlled trial)

C アジスロマイシンは心血管リスクを増やすか？

アジスロマイシンはマクロライド系抗菌薬の一種で，非定型肺炎と呼ばれる*Mycoplasma pneumoniae*や*Legionella*属などによる肺炎にも抗菌作用を有し，特に，合併症のない市中肺炎患者の外来治療の第1選択薬である．また，前述のように，抗菌作用のみならず，気道炎症抑制作用や細菌のバイオフィルム形成抑制作用などが期待され，重症肺炎に対して，βラクタム系との組み合わせで使用されることが多い．他のマクロライド系薬と比較して半減期が長く，副作用が少ないことが特徴とされているが，2012年にPiresらは，アジスロマイシンにより心血管死が有意に増えるかもしれない，と報告した．2013年にSvanstromらが発表した後ろ向きコホート研究においては，アジスロマイシン服用群では抗菌薬を使用しない群と比較すると心血管死は有意に増加したが，ペニシリンV服用群と比較すると有意差は認められず，アジスロマイシンは心血管死のリスク増加とは関連しない，と結論づけている．2015年のメタ解析では，若年者では死亡率との関連はないが，高齢者では死亡率が上昇する可能性があり，代替治療を考慮してもよいかもしれない，とされている．

Ray WA, Murray KT, Hall K, et al. Azithromycin and the risk of cardiovascular death. N Engl J Med 2012；366：1881–90. PMID：22591294
Svanström H, Pasternak B, Hviid A. Use of Azithromycin and Death from Cardiovascular Causes. N Engl J Med 2013；368：1704–12. PMID：23635050
Bin Abdulhak AA, Khan AR, Garbati MA, et al. Azithromycin and Risk of Cardiovascular Death：A Meta–Analytic Review of Observational Studies. Am J Ther 2015；22：e122–9. PMID：25748818

C 肺炎と肺臓炎の違いは何か？

肺炎（pneumonia）に対し，肺臓炎（pneumonitis）という単語がある．pneumoniaの"–ia"は「制限する」を意味する接尾語であり，pneumonitisの"–itis"は「炎症」を意味する接尾語である．現在では一般的に，細菌性肺炎やウイルス性肺炎など感染による肺炎をpneumoniaと表すのに対し，感染以外の外的因子による肺の炎症疾患をpneumonitisと表す．また，病変の場所もpneumoniaは主に肺胞が炎症の首座であるのに対し，pneumonitisは主に肺胞以外の間質などに炎症の首座があるといった違いもある．日本ではかつて，過敏性肺臓炎や放射性肺臓炎などのように肺臓炎という単語が使用されていたが，近年は過敏性肺炎や放射性肺炎といったように肺炎という単語で表現されるようになっている．日本語では同じ肺炎であるが，英語ではpneumonia／pneumonitisという単語の使い分けが依然あるため，英語の病名をみるとき，病態や炎症の首座を意識してみると面白いだろう．

Coope R. Pneumonitis. Thorax 1946；1：26–9. PMID：20986396
Marik PE. Aspiration pneumonitis and aspiration pneumonia. N Engl J Med 2001；344：665–71. PMID：11228282

嚥下性肺炎

福山唯太

A 嚥下性肺炎の定義を述べよ．

嚥下性肺炎はaspiration pneumoniaの和訳であり，誤嚥性肺炎とも呼ばれる．日本呼吸器学会では，「細菌が唾液や胃液とともに肺に流れ込んで生じる肺炎」と定義されている．嚥下性肺炎では，誤嚥した物質の毒性によって起こる化学性肺炎と誤嚥した細菌の感染による細菌性肺炎，そして，誤嚥した物質による機械的気道閉塞の病態が絡み合っている．

Bartlett JG. Aspiration pneumonia in adults. UpToDate（www.uptodate.com/contents/aspiration-pneumonia-in-adults）. 閲覧日：2016/11/18
日本呼吸器学会のホームページ（www.jrs.or.jp）. 閲覧日：2016/11/18

C disphagia，penetration，aspirationの違いは何か？

嚥下とは，舌の運動でものを口腔から咽頭へ送る「口腔期」，嚥下反射により咽頭から食道に送る「咽頭期」，食道の蠕動によりものを胃まで送る「食道期」の一連の流れによりなされる．この流れのいずれかでも障害された状態をdisphagiaと呼び，嚥下障害と訳される．penetration，aspirationはともに気道内に異物が侵入する状態を指すが，penetrationは声門までの喉頭内に異物が侵入することを指し，aspirationは異物が声門を越え，気管内に侵入することを指す．

Smith Hammond C. Cough and aspiration of food and liquids due to oral pharyngeal Dysphagia. Lung 2008；186：S35–40. PMID：18196338

A どのようなときに嚥下性肺炎を疑うか？

摂食時などに異物が気道に侵入した場合，通常咳嗽反射が起こってむせ込みが起こる．これを顕性誤嚥という．これに対して，実際には誤嚥があっても，咳嗽反射が惹起されず，むせ込まない不顕性誤嚥(sirent aspiration)もあるため，注意が必要である．深い睡眠中には，健康な成人であっても55％に不顕性誤嚥を認めたとの報告もあり，誤嚥したものの毒性や量が多い場合や気道浄化作用が低下している場合には，嚥下性肺炎をきたしうる．高齢，意識障害，嘔吐後，脳卒中既往，神経疾患，頭頸部腫瘍，頭頸部術後の患者では，不顕性誤嚥のリスクが高い．顕性誤嚥，すなわち，むせ込みのエピソードが明らかである場合には当然，嚥下性肺炎を疑うが，リスクの高い患者が発熱・呼吸苦などで受診した場合には，たとえ顕性誤嚥のエピソードがなくても，嚥下性肺炎も念頭において診療にかかる必要がある．

Amin MR, Belafsky PC. Cough and swallowing dysfunction. Otolaryngol Clin N Am 2010；43：35–42. PMID：20172255
Huxley EJ, Viroslav J, Gray WR, et al. Pharyngeal aspiration in normal adults and patients with depressed consciousness. Am J Med 1978；64；564–8. PMID：645722

B Mendelson症候群とは何か？

誤嚥によって起こる肺障害には，口腔内常在菌などの細菌を吸入することで生じる感染症と，無菌性の胃内容物を吸入したときに生じる化学障害がある．これらはオーバーラップすることもあるが，臨床的には区別されている．Mendelson症候群は嚥下性肺臓炎とも呼ばれ，誤嚥による肺の化学障害を示す症候群のことである．1946年にMendelsonにより，出産の際に誤嚥する患者の症候として初めて報告された．この報告では，ウサギの肺に0.1 mol/Lの塩酸を注入することで重篤な肺障害をきたすことから，肺障害には酸性の度合いと誤嚥したものの量が重要な役割を果たしている，とされる．実際には，誤嚥したものによっては，pH，誤嚥量にかかわらず重篤な肺障害をきたすこともあるが，一般的に，嚥下性肺臓炎をきたすには，pH 2.5以下で誤嚥する量が0.3 mL/kg(成人で20～25 mL)以上である必要がある，と考えられている．

Marik PE. Aspiration pneumonitis and aspiration pneumonia. N Engl J Med 2001；344：665–71. PMID：11228282

C リポイド肺炎とは何か？

リポイド肺炎とは，脂質を貪食したマクロファージが肺胞腔内に出現することを特徴とする肺炎である．内因性と外因性に分類され，内因性は気道閉塞に伴う肺胞壁障害の結果逸脱する脂質により発症するが，多くは外因性であり，一般に，リポイド肺炎というと外因性を示すことが多い．主に鉱油を誤嚥することで発症し，海外では便秘のために鉱油を内服する高齢者でみられることが多い．画像検査では，右下葉中心の浸潤影を認め，慢性リポイド肺炎では腫瘤影をつくることもある．診断は，気管支肺胞洗浄や経気管支肺生検の検体で脂肪を貪食したマクロファージを同定することである．治療は全肺胞洗浄やステロイド投与などであるが，エビデンスの確立したものは

ない．灯油や流動性パラフィンなど鉱油の誤嚥を疑う患者であればリポイド肺炎を考慮するが，救急外来での対応は，嚥下性肺炎として ABC の安定化を図ることが当然重要となる．

Betancourt SL, Martinez-Jimenez S, Rossi SE, et al. Lipoid pneumonia : spectrum of clinical and radiologic manifestations. AJR Am J Roentgenol 2010 ; 194 : 103–9.　PMID : 20028911
Marchiori E, Zanetti G, Mano CM, et al. Lipoid pneumonia in 53 patients after aspiration of mineral oil : comparison of high-resolution computed tomography findings in adults and children. J Comput Assist Tomogr 2010 ; 34 : 9–12.　PMID : 20118714
Sung S, Crapanzano J, Tazelaar H, et al. Exogenous Lipoid Pneumonia : A Distinct Histological but Under Recognized Cytomorphological Entity. J Am Soc Cytopathol 2016 ; 5 : S51–2.

B PEG[★1] で嚥下性肺炎を予防できるか？

高齢患者や脳卒中既往などの基礎疾患のある患者では，誤嚥のリスクが高いことは前述のとおりである．嚥下障害のある患者では，栄養目的に NG tube[★2] や PEG が施行されることがある．NG tube や PEG のある患者では，嚥下をしなくて済むため，誤嚥，そして嚥下性肺炎を予防できるのであろうか？

　結論としては，誤嚥を完全に予防することはできない．経口摂取をしておらずとも唾液は分泌され，唾液が気道に流入することで誤嚥は成立する．NGチューブ，PEG 患者でそれぞれ，41.54％，31.93％ に嚥下性肺炎を認めたという報告がある．PEG 患者などでは，たとえ患者自身で経口摂取を行っていなくても，嚥下性肺炎は否定できないため注意が必要である．

Gomes CA Jr, Andriolo RB, Bennett C, et al. Percutaneous endoscopic gastrostomy versus nasogastric tube feeding for adults with swallowing disturbances. Cochrane Database Syst Rev 2015 ; CD008096.　PMID : 25997528

★1 ─ PEG　経皮内視鏡的胃瘻造設術（percutaneous endoscopic gastrostomy）
★2 ─ NG tube　経鼻胃管（nasogastric tube）

結核

福山唯太

A 結核の感染様式を述べよ．

結核菌に感染したことのない人が，結核菌に初めて感染することを初感染という．通常，結核菌は患者の痰のしぶきが空中に出て水分が乾燥すると結核菌だけとなり（飛沫核），長時間空中に浮遊する．この浮遊した飛沫核を吸い込むこと（飛沫核感染，あるいは空気感染）によって結核菌は気道から肺に入り，胸膜直下の肺胞に定着し，感染が成立する．

　結核菌は，初感染部位で好中球と肺胞マクロファージに貪食されるが，一部は殺菌されることなくマクロファージ内で増殖を繰り返し，自ら侵入したマクロファージを殺して滲出性病巣をつくる．またこの時期に，結核菌を細胞内に含む一部のマクロファージはリンパ行性に所属の肺門リンパ節に移行し，ここにも病変をつくる．滲出性病巣の中心部はすみやかに凝固壊死（乾酪壊死）に陥り，病巣周辺のマクロファージは，類上皮細胞や Langhans 巨細胞に分化して，肉芽組織，いわゆる結核結節を形成

する。この結核結節内の感染マクロファージは死滅して，周囲は線維化し，中心部には乾酪化がみられる。肉芽組織は最終的に膠原線維に転化し，病巣は被膜で包まれる。

　初感染の病巣は一般に被包化，石灰化などの経過を経てよく治癒するため，大部分の人は発病することなく一生を過ごす。しかし，初感染を受けた人の一部では，肺の初感染原発巣，肺門リンパ節病巣，あるいは両者に，初感染に引き続いて進行性の病変が形成され，これを初期結核症（一次結核症）と呼ぶ。また，初感染時に一部の結核菌は増殖することなく persistent として残存しているが，長い年月を経て宿主の免疫能と菌量や毒力のバランスが崩れた結果，発病するものを慢性結核症（二次結核症）と呼ぶ。これら一次結核症と二次結核症は，本質的な違いではなく時間的な差である。

American Thoracic Society, Centers for Disease Control and Prevention, Infectious Disease Society of America. American Thoracic Society / Centers for Disease Control and Prevention / Infectious Disease Society of America : Controlling Tuberculosis in the United States. Am J Respir Crit Care Med 2005 ; 172 : 1169–227.　PMID：16249321
日本結核病学会教育委員会．結核症の基礎知識　改訂第4版．日本結核病学会, 2013（www.kekkaku.gr.jp/books-basic/index.html）．閲覧日：2016/11/18

B 結核菌が侵しうる臓器を述べよ。

結核症は肺内に病巣を形成する肺結核だけではない。肺内病巣から結核菌が管内性，血行性，リンパ行性に播種して，全身に結核病巣を形成する。肺結核以外の結核症を肺外結核と呼ぶ。肺門リンパ節結核，頸部リンパ節結核，結核性胸膜炎，結核性膿胸，気管・気管支結核，粟粒結核，結核性髄膜炎，脳結核，骨・関節結核，腎・膀胱結核，性器結核，腸結核などが主なものである。その他にも，まれではあるが，中耳，副腎，皮膚，眼，乳腺などにも結核性病変が認められることがあり，結核菌は全身どこにでも病巣を形成しうる。

日本結核病学会教育委員会．結核症の基礎知識　改訂第4版．日本結核病学会, 2013（www.kekkaku.gr.jp/books-basic/index.html）．閲覧日：2016/11/18

A どのようなときに結核を疑い，隔離をするか？

結核を疑う病歴，また認められうる身体所見を表6–15に示す。この表からわかるとおり，結核に特異的といえる病歴や身体所見はない。救急外来において特に重要なのは空気感染を起こす肺結核であり，実際には肺炎症状のある患者，または画像検査において異常陰影を認める場合に，肺結核を鑑別に入れ，隔離を行うかどうかを判断する必要がある。胸部X線検査において，肺結核は典型的には肺尖部の散布性を伴う結節影および空洞影の形をとる。ただし，実際にはいずれの肺野にも病変は出現し，病変の進行時期により浸潤，空洞，結節，散布，硬化，石灰化といった多彩な像をとりうるため，典型的な画像所見でなくとも，表6–15に示す病歴を認める場合には，肺結核を念頭におき，肺結核を疑うのであれば，否定されるまでは隔離する姿勢が望まれるだろう。

表 6-15 結核を疑う病歴および認められうる身体所見

病歴

結核曝露歴	周囲に結核感染者がいる患者や過去に結核感染や治療歴がある患者
HIV感染などの免疫不全状態	HIV陽性患者では，陰性患者に比較して100倍も活動性結核になる可能性がある。また，HIV陽性患者では，感染による症状が目立たないこともある
発熱	70％ほどに認められる。高熱でない場合も多い。平均14〜21日間持続する
倦怠感	実際に発熱はなくとも，発熱時のような倦怠感を訴えることもある
寝汗	古典的徴候だが，感染初期には認めないことが多い
咳嗽	2週間以上続く咳嗽，喀痰や血痰は結核を鑑別に入れる

身体所見

全身症状	発熱，体重減少，呼吸困難，リンパ節腫脹，肝腫大などが認められることがある
肺	一般的に，結核に特異的な胸部診察はないとされる。聴診上，肺雑音や胸水貯留による呼吸音減弱が認められることがある
心臓	頻脈，中心静脈圧亢進症状，脾腫，奇脈，心膜摩擦音を認めることがある
腹部	腹水貯留，青ぶくれ腹，腹部腫瘤，肝脾腫が認められることがある
外性器	培養陰性の尿路感染を繰り返す。女性であれば月経不順や骨盤痛，男性であれば精巣上体炎や陰嚢水腫などを認めることもある
筋骨格系	関節腫脹，亀背，局所的な疼痛を認めることがある
神経	異常行動，頭痛，けいれんなどを認めることがある

（Escalante P. In the clinic. Tuberculosis. Ann Intern Med 2009；150：ITC61-614 の Table 2 を一部改変）

日本結核病学会教育委員会．結核症の基礎知識 改訂第4版．日本結核病学会，2013（www.kekkaku.gr.jp/books-basic/index.html）．閲覧日：2016/11/18
Escalante P. In the clinic. Tuberculosis. Ann Intern Med 2009；150：ITC61-614. PMID：19487708

Ⓑ 結核の3連痰の間隔はどれだけ空けるか？

結核を疑う患者や結核患者との濃厚接触者に対する検査として，3連痰を行うことが推奨されている。これは必ずしも3日間異なる日に採取する必要はなく，ATS／CDC[★1]／IDSAのガイドラインでは，8〜24時間空けて計3回の採取（ただし，そのうち1回は早朝に採取する）が推奨されている。3連痰陰性であれば感染の可能性は低

いと考えられ，空気感染対策解除を考慮する。2013年のMMWR★2では，3連痰陰性かつPCR★3陰性の場合に空気感染対策解除が推奨されている。3連痰陰性かつPCRが陽性のときには，十分に予防されている（十分な抗結核治療がすでに行われているなど）場合や，感染のリスクが低く自宅で治療可能な場合であれば，空気感染対策解除をしてよいかもしれない，とされている。

American Thoracic Society, Centers for Disease Control and Prevention, Infectious Disease Society of America. American Thoracic Society / Centers for Disease Control and Prevention / Infectious Disease Society of America : Controlling Tuberculosis in the United States. Am J Respir Crit Care Med 2005 ; 172 : 1169–227. PMID : 16249321

Centers for Disease Control and Prevention（CDC）. Availability of an assay for detecting Mycobacterium tuberculosis, including rifampin-resistant strains, and considerations for its use – United States, 2013. MMWR 2013 ; 62 : 821–4. PMID : 24141407

★1 ― CDC 米国疾病対策センター（Centers for Disease Control and Prevention）
★2 ― MMWR Morbidity and Mortality Weekly Report
★3 ― PCR ポリメラーゼ連鎖反応（polymerase chain reaction）

Ⓑ 非結核性抗酸菌症について述べよ。

抗酸菌は古典的に，結核菌群（*Mycobacterium tuberculosis* complex），らい菌（*M. leplae*），迅速発育非結核性抗酸菌（rapidly growing nontuberculous mycobacteria），遅速発育非結核性抗酸菌（slowly growing nontuberculous mycobacteria）に分類される（表6-16）。非結核性抗酸菌（nontuberculosis mycobacteria）とは，結核菌群，らい菌以外の抗酸菌の総称である。日本において最も多い非結核性抗酸菌症は，遅速発育菌であるMAC★によるもので約8割，次いで，*M. kansasii*によるものが約1割を占める。これら非結核性抗酸菌は環境生息菌であり，喀痰や胃液など外界と交通のある部位から得られた検体から検出されたとしても，コンタミネーションとの鑑別が重要である。そのため，非結核性抗酸菌症の診断には複数回の検出を要する（表6-17）。非結核性抗酸菌はヒトからヒトへ感染することはないため隔離の必要はないが，救急外来において鑑別は困難であり，結核を否定できるまでは空気感染対策の考慮が必要である。

Runyon EH. Anonymous mycobacteria in pulmonary disease. Med Clin North Am 1959 ; 43 : 273–90. PMID : 13612432
日本結核病学会教育委員会. 結核症の基礎知識 改訂第4版. 日本結核病学会, 2013（www.kekkaku.gr.jp/books-basic/index.html）. 閲覧日：2016/11/18

★ ― MAC *Mycobacterium avium* complex

Ⓒ 日本で最も結核の罹患率が高い地域はどこか？

結核の罹患率には地域差があり，他の先進国と比較して日本は結核罹患率が高いことが知られている。日本国内でも地域差はあり，人口の集中する都市部で罹患率が高い傾向がある。罹患率が最も高いのは大阪市で36.8人/10万人である（表6-18）。

厚生労働省. 平成26年結核登録者情報調査年報集計結果（概況）（www.mhlw.go.jp/bunya/kenkou/kekkaku-kansenshou03/14.html）. 閲覧日：2016/11/18

表 6-16　非結核性抗酸菌の分類

結核菌群（*Mycobacterium tuberculosis* complex）

M. tuberculosis
M. bovis
M. africanum
M. microti
M. canetti

らい菌（*M. leprae*）

迅速発育（rapidly growing）

M. fortuityum complex
M. cheronae
M. abscessus
M. smegmatis
M. mucogenicum

遅速発育（slowly growing）

M. kansasii
M. marinum
M. gordonae
M. scrofulaceum
M. avium complex
M. terrae complex
M. ulcerans
M. xenopi
M. simiae
M. malmoense
M. szulgai
M. asiaticum
M. haemophilum

（Griffith DE. Microbiology of nontuberculous mycobacteria. UpToDate の Table 1 より）

表 6-17　肺非結核性抗酸菌症の診断基準（日本結核病学会・日本呼吸器学会基準）

A　臨床基準（以下の 2 項目を満たす）

1. 胸部画像所見（HRCT*を含む）で，結節性陰影，小結節性陰影や分枝状陰影の散布，均等性陰影，空洞性陰影，気管支または細気管支拡張所見のいずれか（複数可）を示す
2. 他の疾患を除外できる

B　細菌学的基準（菌種の区別なく，以下のいずれか 1 項目を満たす）

1. 2 回以上の異なった喀痰検体での培養陽性
2. 1 回以上の気管支洗浄液での培養陽性
3. 経気管支肺生検または肺生検組織の場合は，抗酸菌症に合併する組織学的所見と同時に組織，または気管支洗浄液，または喀痰での 1 回以上の培養陽性
4. まれな菌種や環境から高頻度に分離される菌種の場合は，検体種類を問わず 2 回以上の培養陽性と菌種同定検査を原則とし，専門家の見解を必要とする

以上の A，B を満たす。
〔日本結核病学会教育委員会．結核症の基礎知識 改訂第 4 版．日本結核病学会, 2013 のⅦ．非結核性抗酸菌症の表 8（www.kekkaku.gr.jp/books-basic/index.html）より〕

★― HRCT　高分解能 CT（high resolution computed tomography）

表 6-18　結核罹患率の都道府県別の主な順位

	都道府県名	罹患率
罹患率の低い 5 県	長野	8.1
	宮城	9.0
	山梨	9.2
	新潟	9.3
	秋田	9.5

（次ページへ続く）

罹患率の高い5都府県	大阪	24.5
	長崎	22.1
	和歌山	19.6
	京都	19.1
	東京	18.9

〔厚生労働省．平成26年結核登録者情報調査年報集計結果（概況）（www.mhlw.go.jp/bunya/kenkou/kekkaku-kansenshou03/14.html）を改変〕

気管支喘息

溝辺倫子

A 喘鳴のJohnson分類とは何か？　また，喘息発作の重症度分類について述べよ。

次のJohnson分類は喘鳴を客観的に記載するツールとして，汎用されている。
- wheeze I 度：強制呼気時に喘鳴を聴取する
- wheeze II 度：呼気時に喘鳴を聴取する
- wheeze III 度：吸気時，呼気時両方に喘鳴を聴取する
- wheeze VI 度：呼吸音減弱（いわゆるsilent chestの状態）

臨床では，上記の喘鳴の度合いだけでなく，本人の状態やバイタルサインから，重症度を評価することが求められる。以下に，日本と海外のガイドラインで提示されている重症度分類を示す。

表6-19　喘息発作の重症度

mild または moderate
文節で話ができる
臥位より座位を好む
動揺していない
呼吸数増加しているが，副呼吸筋の使用はない
心拍数 100〜120回/分
SpO_2 90〜95%（空気下）
PEF*が期待値の50%を超える

severe
単語での会話しかできない
前傾座位
動揺している
呼吸数 30回/分以上
副呼吸筋の使用あり
心拍数 120/分以上
SpO_2 90%未満（空気下）
PEFは期待値の50%以下

〔一般社団法人日本アレルギー学会喘息ガイドライン専門部会（監修）．喘息予防・管理ガイドライン2015．東京：協和企画，2015をもとに作成〕

★— PEF　ピークフロー（peak expiratory flow）

GINA[★1] 2016 ガイドラインは，表 6-19 のように mild または moderate か severe の 2 群に分けられている．特記すべきは，治療前の PEF[★2, *1] もしくは FEV1%[*2] を測定することを強く推奨していることである．しかし，これらの重症度分類をする前に，意識障害や錯乱，silent chest が認められる場合には，すぐに治療開始および気管挿管の準備をすることを推奨しており，逆に，意識障害，錯乱，silent chest を認めないことを前提に，以下の重症度分類に進むことになる．

　日本アレルギー学会が提示する喘息発作の強度の分類を表 6-20 に示す．自覚症状や身体所見を重視しており，発作強度は主に呼吸困難の程度で判定し，他の項目は参考事項とする，とされている．異なる発作強度の症状が混在する場合は，より重症のほうをとる．

表 6-20　喘息症状・発作強度の分類（成人）

発作強度	呼吸困難	動作	検査値			
			PEF	SpO_2	PaO_2[★]	$PaCO_2$
喘鳴・息苦しい	労作で苦しい	ほぼ普通	80%以上	96%以上	正常	45 mmHg未満
軽度（小発作）	苦しいが横になれる	やや困難				
中等度（中発作）	苦しくて横になれない	かなり困難 辛うじて歩行できる	60〜80%	91〜95%	60 mmHg超	
高度（大発作）	苦しくて動けない	歩行不能 会話困難	60%未満	90%以下	60 mmHg以下	45 mmHg以上
重篤	呼吸減弱 チアノーゼ 呼吸停止	会話不能 体動不能 錯乱 意識障害 失禁	測定不能			

（一般社団法人日本アレルギー学会喘息ガイドライン専門部会（監修）．喘息予防・管理ガイドライン 2015．東京：協和企画, 2015 の 7 ページの表 1-5 より）

★ ― PaO_2　動脈血酸素分圧（partial pressure of oxygen in arterial blood）

Global Strategy for Asthma Management and Prevention (2016 update)（http://ginasthma.org/wp-content/uploads/2016/04/GINA-2016-main-report_tracked.pdf）．閲覧日：2016/11/27
一般社団法人日本アレルギー学会喘息ガイドライン専門部会（監修）．喘息予防・管理ガイドライン 2015．東京：協和企画, 2015；5-6．

★1 ― GINA　Global Initiative for Asthma
★2 ― PEF　ピークフロー（peak expiratory flow）

*1 ―注　通常，体重で換算した期待値の何パーセントあるかで判断する．
*2 ―注　1 秒率＝100×1 秒量/努力肺活量

A 喘息発作の治療目標を具体的に述べよ。

初期治療はまず，SpO₂ 93%以下であれば酸素投与を開始する．次に，短時間作用型β₂刺激薬を反復吸入する．効果が出るまで20分おきに3回行う．一般に，初期治療後の再評価で約1時間以内に反応がみられ，呼吸困難がなく，身体所見が正常化し，PEFが70%以上あれば，帰宅可能と考える．逆に，これらが達成できない場合は，入院治療を考慮する．帰宅させる際には，2，3日以内に症状のフォローアップの目的で医療機関を受診することができること，自宅でもコントローラーやリリーバーの吸入治療やきちんとした内服管理が遂行できること，増悪の誘因（喫煙，受動喫煙，労作など）を回避できること，帰宅後症状が増悪した際に医療機関に再診できる能力（助けを求めることができる能力）があること，などを確認することが必要である．

一般社団法人日本アレルギー学会喘息ガイドライン専門部会（監修）．喘息予防・管理ガイドライン2015．東京：協和企画, 2015；153-64．

A 喘息発作の患者にどのような病歴を確認するのか？

下記の素因がある喘息発作患者は，入院が必要であったり，治療抵抗性であったり，いったん改善して帰宅しても短時間で再度増悪するリスクが高いなど，転帰を決めるうえで留意すべき事項がある．

- **既往歴**
  - 心疾患
  - 肥満
  - 過去に挿管やICU入室を要する増悪があった
  - 1年以内に入院歴や救急受診歴がある
  - 精神疾患（精神疾患と喘息死リスクとの関連が報告されている）
  - 妊娠
  - 鼻炎，副鼻腔炎
  - 胃食道逆流症
- **現病歴**
  - 先行ウイルス感染のエピソード
  - 治療薬の不適切な使用，アドヒアランス不良
  - 24時間以内に8回以上，SABA★を使用している
  - ステロイド内服中または中止した直後
  - 能動的にまたは受動的に喫煙の曝露がある

Sturdy PM, Victor CR, Anderson HR, et al. Psychological, social, and health behavior risk factors for deaths certified as asthma. Thorax 2002；57：1034-9． PMID：12454297

★—SABA　短時間作用型β₂刺激薬（short acting β₂ agonist）

A 発作時にステロイド投与を検討するのはどのようなときか？

そもそも，ステロイドにはどのような作用があるのか？　内服から数分後の早期には，β_2受容体のup–regulationを促し，内服から4時間以上経過してからは，抗炎症作用を発揮し出す。これらにより，治療の失敗率を低下させる効果が期待されている。したがって，最初のβ_2刺激薬吸入の効果が得られない場合，すでにステロイド薬を内服中の患者が増悪した場合，以前の増悪でステロイド内服を必要とした場合には，ステロイドを使用する。投与法に関しては，次の設問を参考にされたい。

A ステロイドの経口投与と静注投与の違いは何か？

内服（経口投与）と静注での効果に差は認めない。内服のほうが簡便で，低侵襲，廉価で治療できる。しかし，患者によっては経口摂取自体が困難な状態も予想され，その際には静注投与を選択したい。ちなみに，日本のガイドラインでは，発作時の1回目のステロイド投与は静注と記載されている。静注すると，血中濃度が一気に上がるので，蛋白と結合できない遊離ステロイドが増えるので代謝が早くなってしまうという理屈ではあるが，主にエキスパートの臨床経験によるもので，エビデンスがあるわけではない。

一般社団法人日本アレルギー学会喘息ガイドライン専門部会（監修）．喘息予防・管理ガイドライン2015．東京：協和企画，2015；150–1．

A 喘息発作に挿管を考慮するのはどのようなときか？

表6–21に，喘息発作における気管挿管による人工呼吸管理基準を示す。

表6–21　喘息発作における気管挿管による人工呼吸管理基準

- 呼吸停止
- 意識障害
- 明らかな呼吸筋疲弊
- 急激な$PaCO_2$上昇（$PaCO_2>60$ mmHgあるいは1時間に5 mmHg以上上昇）
- 最大限の酸素投与下で$PaO_2<50$ mmHg

〔日本呼吸器学会 NPPVガイドライン作成委員会（編）．NPPVガイドライン，改訂第2版．東京：南江堂，2015の67ページの表3より〕

それまでの臨床判断によりNIPPV★を始めている場合にも，上記の基準は当てはまり，増悪する呼吸筋疲弊や急激な$PaCO_2$上昇を認める場合や，低酸素血症を認める場合は挿管の適応になる。

一般社団法人日本アレルギー学会喘息ガイドライン専門部会（監修）．喘息予防・管理ガイドライン2015．東京：協和企画，2015；153–64．
Arbo JE, Ruoss SJ, Lighthall GK, et al. Decision Making in Emergency Critical Care : An Evidence–Based Handbook. Philadelphia : Wolters Kluwer Health, 2014；124–32．

★— NIPPV　非侵襲的陽圧換気（non–invasive positive pressure ventilation）

A 喘息発作に対する人工呼吸管理中に留意すべき点を挙げよ．

侵襲的人工呼吸管理を開始すると，換気に伴う生理学的反応が大きく変化し，すぐにさまざまな影響が現れる（表6-22）．

表6-22 侵襲的人工呼吸管理を開始による生理学的反応

- 陽圧換気を用いて，肺を拡張させる
- 気道の炎症と狭窄，虚脱による気道抵抗が上昇しているため，陽圧換気下での吸気ピーク圧は必然的に上昇する
- 著明な気流障害により，完全な呼出に必要な時間が延長する．人工呼吸器の設定によって適切な呼気時間が確保できないと，肺内ガスが増加し（エアトラッピングと過膨張），肺内や胸腔内の圧が上昇する（内因性呼気終末陽圧）

これらの生理学的変化のなかで最も有害となりうるのは，胸腔内圧の上昇と内因性PEEPの上昇であり，これは肺と心臓の機能に悪影響を与える．肺への作用としては，圧損傷（気胸，縦隔気腫を伴った間質性肺気腫）や肺実質の人工呼吸器関連肺傷害がある．また，胸腔内圧の上昇は胸腔の体積を増加させ，結果的に胸壁の拡張をきたし（胸郭コンプライアンスの低下を引き起こし），人工呼吸管理中の患者にとっては，より多くの人工呼吸器のサポートが必要となる（人工呼吸器設定の呼吸数よりも多くの自発呼吸が出現する）．この呼吸仕事量の増加は，代謝亢進を誘発し，患者をより不安定な状態に導いてしまう．心臓への作用としては，両心室の前負荷の低下，肺動脈抵抗の上昇（右室後負荷が増大），心拍出量の減少をきたす．これらを回避するために，表6-23のような呼吸器の設定が必要である．

表6-23 喘息患者の心肺機能に対する副作用を最小限にする呼吸器の設定

- 呼気を完遂するためにⅠ：E比[*]を短くする
- 吸気時間短縮のために吸気流速を上げる（80〜100 mL/分）
- "permissive hypercapnia"：軽度の高二酸化炭素血症やアシドーシスの許容（pH＞7.2を維持）
  - 1回換気量の初期設定は6〜8 mL/kg理想体重
  - プラトー圧の制限（＜30 cm H_2O）
  - 換気回数増加によるエアトラッピングを避ける（10〜14回/分）
- PaO_2＞60 mmHg（SaO_2＞90%）を維持するためにFiO_2調整
- 肺気腫患者に対しては，内因性PEEPの約75%を外因性PEEPとして慎重に付加

[*]―注 呼気時間に対する吸気時間の比率．「Ⅰ：E比を短くする」とは，人工呼吸器において，呼気時間を長く，吸気時間を短く設定する，ということ．

Arbo JE, Ruoss SJ, Lighthall GK, et al. Decision Making in Emergency Critical Care：An Evidence-Based Handbook. Philadelphia：Wolters Kluwer Health, 2014；124-32.

B 喘息の急性増悪にNIPPVは有効か？

比較的小規模の比較研究が集積されつつあり，有用性が検討されている段階である．Galindo-Filhoらは，救急外来において，IPAP[*1] 12 cmH_2O，EPAP[*2] 5 cmH_2Oの設定による9分間の使用により，呼吸数，1回換気量，分時換気量，ピークフロー，FEV_1[*3]，FVC[*4]，IC[*5]，吸入効率の改善が認められた，と報告している．今後の多施設・多数

例でのランダム化比較試験による検証を待つことが必要であるが，実臨床でも NIPPV が普及してきている印象である．ただし，喘息発作は急激に増悪することがあり，挿管のタイミングが遅れると生命の危険を伴うことから，呼吸停止や意識障害，気道分泌物や嘔吐による気道閉塞のリスクがある場合は NIPPV を使用せず，最初から挿管管理するのが適切である．

Galindo-Filho VC, Brandão DC, Ferreira Rde C, et al. Noninvasive ventilation coupled with nebulization during asthma crises : a randomized controlled trial. Respir Care 2013 ; 58 : 241-9. PMID : 22781558

- ★1 ─ IPAP　吸気気道陽圧（inspiratory positive airway pressure）
- ★2 ─ EPAP　呼気気道陽圧（expiratory positive airway pressure）
- ★3 ─ FEV_1　1秒量（forced expiratory volume in 1 second）
- ★4 ─ FVC　努力肺活量（forced vital capacity）
- ★5 ─ IC　深吸気量（inspiratory capacity）

Ⓑ アドレナリン皮下注は有用か？

アドレナリン皮下注（通常，0.1％ アドレナリン 0.3〜0.5 mL 皮下注する）は，β 作用による気管支平滑筋弛緩と，α 作用による気管粘膜浮腫の除去による気管支拡張作用を期待してのもの，と考えられる．日本のガイドラインでは，「$β_2$ 刺激薬の吸入でも十分な効果が得られず**緊急の場合**は，カテコラミン製剤を不整脈・心停止などに注意しながら慎重に使用してもよい」とされている．これらは，1987 年の報告に起因していると考えられる．逆にいえば，1987 年以降，有効性を示す新たなエビデンスがないのである．そのため，GINA のガイドラインには，通常の喘息発作の治療としてのアドレナリン投与の推奨はない．ただし，アナフィラキシーや血管浮腫による喘息発作が考えられた場合は，効果がある，というのは万国共通理解といえそうである．

Appel D, Karpel JP, Sherman M. Epinepheine improves expiratory flow rates in patients with asthma who do not respond to inhaled metaproterenol sulfate. J Allergy Clin Immunol 1989 ; 84 : 90-8. PMID : 2754149
Global Strategy for Asthma Management and Prevention (2016 update)（http://ginasthma.org/wp-content/uploads/2016/04/GINA-2016-main-report_tracked.pdf）．閲覧日：2016/11/27

Ⓑ 喘息患者においてマグネシウムを使う場合はいつか？

日本アレルギー学会の『喘息予防・管理ガイドライン 2015』には記載がない．GINA のガイドラインでは，ルーチンの使用は推奨されないが，重症例や初期治療の効果不十分な場合は，20 分以上かけて 2 g の追加投与を考慮してもよいとの記載がある．入院の頻度を減らす，早期退院に寄与するなどの可能性が示唆されているものの，有用性については微妙とする意見もあり，既報で示された効果は大きいとはいえない．ただ，有害事象は少ないと考えられ，実臨床において，どうしても入院できない，どうしても早めに退院したい，などといった社会的要因を加味せざるをえない場面においては，追加の使用を検討してもよいと考えられる．

Global Strategy for Asthma Management and Prevention (2016 update)（http://ginasthma.org/wp-content/uploads/2016/04/GINA-2016-main-report_tracked.pdf）．閲覧日：2016/11/27
Goodacre S, Cohen J, Bradburn M, et al. Intravenous or nebulised magnesium sulphate versus

standard therapy for severe acute asthma (3Mg trial) : a double-blind, randomised controlled trial. Lancet Respir Med 2013 ; 1 : 293-300.　PMID : 24429154
Kew KM, Kirtchuk L, Michell CI. Intravenous magnesium sulfate for treating adults with acute asthma in the emergency department. Cochrane Database Syst Rev 2014 ; 28 : CD010909. PMID : 24865567

慢性閉塞性肺疾患（COPD）　　　　　　　溝辺倫子

A COPD急性増悪における抗菌薬の適応は何か？

COPDを増悪させる感染には，ウイルス感染もあれば，細菌感染もある．両者を確実に区別することは臨床上困難な場合が多く，抗菌薬の使用の適応については，議論が絶えなかった．

数は少ないが，システマティックレビューによると，咳嗽・膿性痰の増加を認める中等度から重症のCOPD急性増悪の患者において，抗菌薬投与によって，治療失敗が減少した．また，膿性痰の有無で抗菌薬の投与を決めた治療方針を検証した結果，膿性痰に抗菌薬を投与した群と非膿性痰で抗菌薬を投与しなかった群とでは，治療成功率に差は認められなかった，という結果もある．重症の増悪に限って検討すると，人工呼吸管理が必要なCOPD増悪患者において，抗菌薬を投与しないことと，死亡率，院内肺炎合併の増加には関連があった．しかしこれらは，いずれも膿性痰を伴う，中等症以上の増悪患者において認められた有効性であったことに留意されたい．

以上を受けて，GOLD★のガイドラインでは，(1) 喀痰の膿性化があり，喀痰量の増加または呼吸困難の増悪を伴う場合，または(2) 人工呼吸管理が必要な場合，となっている．

COPD急性増悪を引き起こす気道感染の原因菌は，インフルエンザ菌，肺炎球菌，*Moraxella carerrhalis*の3種が最も多いとされているため，それぞれの地域や病院のアンチバイオグラムに沿って，抗菌薬を選択されたい．投与期間は5～10日間である．

Vollenweider DJ, Jarrett H, Steurer-Stey CA, et al. Antibiotics for exacerbations of chronic obstructive pulmonary disease. Cochrane Database Syst Rev 2012 : CD010257.　PMID : 23235687
Quon BS, Gan WQ, Sin DD. Contemporary management of acute exacerbations of COPD : a systematic review and metaanalysis. Chest 2008 ; 133 : 756-66.　PMID : 18321904
Daniels JMA, Snijders D, de Graaff CS, et al. Antibiotics in addition to systematic corticosteroids for acute exacerbations of chronic obstructive pulmonary disease. Am J Respir Crit Care Med 2010 ; 181 : 150-7.　PMID : 19875685
Nouira S, Marghli S, Belghith M, et al. Once daily oral ofloxacin in chronic obstructive pulmonary disease exacerbation requiring mechanical ventilation : a randomized placebo-controlled trial. Lancet 2001 ; 358 : 2020-5.　PMID : 11755608

★— GOLD　Global Initiative for Chronic Obstructive Lung Disease

A CO_2 ナルコーシスの病態を述べよ．

COPD増悪では，しばしば二酸化炭素貯留を伴うⅡ型呼吸不全を呈する．ここに高濃度酸素を投与すると，気管支れん縮や気管内粘液栓により換気流量は低下したまま

のに，低酸素によって起こっていた血管れん縮が解除されることで，換気血流比不均等（V̇/Q̇ミスマッチ）が悪化する．さらに，低酸素という刺激で活性化されていた換気ドライブが抑制されることで，呼吸抑制が起こり，二酸化炭素貯留を促進する．二酸化炭素貯留により意識障害が出現すると，呼吸抑制，ゆくゆくは呼吸停止につながる．これが CO_2 ナルコーシスの病態である．

CO_2 ナルコーシスを予防するためには，酸素飽和度90％を目標に酸素投与を少量から開始するとともに，酸素療法開始後は，酸素飽和度と CO_2 ナルコーシスの症状（頻脈，発汗，頭痛，血圧上昇，意識障害など）に注意する．

日本呼吸器学会COPDガイドライン第4版作成委員会（編）．COPD（慢性閉塞性肺疾患）診断と治療のためのガイドライン，第4版．東京：メディカルレビュー社，2013；110-1．

A COPDの増悪の定義を述べよ．

呼吸困難，喘鳴の増悪，咳や喀痰の増加などの出現により，安定期の治療の変更あるいは追加が必要となる状態をいう．増悪の原因には，感染，誤嚥，左心不全，肺塞栓，労作，気胸，服薬アドヒアランスの低下，鎮静，睡眠時無呼吸などがある．

より重症なCOPD急性増悪の病態を示唆する身体所見としては，副呼吸筋の使用，奇異性呼吸，新たに出現したチアノーゼ，浮腫の出現，循環動態の悪化，意識障害などが挙げられ，これらが出現している場合には，迅速な治療開始および人工呼吸管理も念頭において準備をすべきである．

A 急性増悪時に投与を検討する薬剤を3種類挙げよ．

- **気管支拡張薬**：SABA（短時間作用型 β_2 刺激薬）の吸入．SAMA[★1]の吸入を併用してもよい
- **ステロイド全身投与**：PSL[★2] 30～40 mg/日を7～14日間（ただし，5日間でもよいとする研究もある）．人工呼吸管理を要する重症例には，mPSL[★3] 0.5 mg/kgを6時間おきに静注，72時間➡同量を12時間おきに静注，72時間➡同量を24時間おきに96時間というプロトコールが一般的であろう．なお，経口投与や静注投与の効果の差がないことは，喘息のステロイド投与と同様であり，経口投与できる患者には経口投与が望まれる
- **抗菌薬**：詳細は前ページの「COPD急性増悪における抗菌薬の適応は何か」を参照のこと

Leuppi JD, Schuetz P, Bingisser R, et al. Short-term vs conventional glucocorticoid therapy in acute exacerbations of chronic obstructive pulmonary disease : the REDUCE randomized clinical trial. JAMA 2013；309：2223-31． PMID：23695200

★1 — SAMA　短時間作用型抗コリン薬（short-acting muscarinic antagonist）
★2 — PSL　プレドニゾロン（prednisolone）
★3 — mPSL　メチルプレドニゾロン（methylprednisolone）

B COPDに特徴的なX線所見を述べよ．

肺の透過性亢進，過膨張，滴状心，横隔膜平坦化，である（図6-3）．

図6-3 COPDに特徴的なX線所見

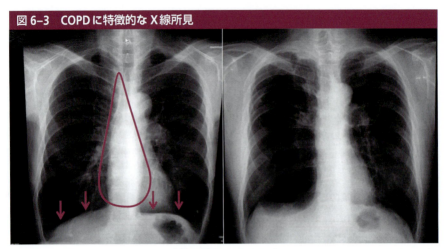

左：肺の透過性の亢進があり，滴状心と横隔膜の平坦化により過膨張が示唆される。右：左の写真よりさらに滴状心と横隔膜の平坦化が進んでいる。

Ⓑ COPDと喘息の鑑別のポイントは何か？

表6-24に比較を示す。

表6-24　COPDと喘息の比較

	喘息	COPD
気流制限	可逆的	不可逆的
気道の炎症	$CD4^+$Tリンパ球と好酸球による	$CD8^+$Tリンパ球，マクロファージ，好中球による
初発時期	幼少期，若年	中年以降
症状	日々変化し，夜間や早朝に悪化する	緩徐に増悪
リスク因子	喘息の家族歴	喫煙

(Chapter 6 Pulmonary Medicine. In：Harward MP. Medical Sectrets, 5th ed. Philadelphia：Elsevier / Mosby, 2012の130ページのTable 6-4より)

　しかし，COPD患者が喘息の特徴をもつこともあり，また逆もありうることに留意する。喘息患者の気流制限が不可逆的になることもありうるし，また，COPD患者で好中球増加による気道の炎症を認める場合もある。

Ⓑ COPDの急性増悪にNIPPVは有効か？　また，COPD急性増悪に対してNIPPVを考慮するのはどのようなときか？

　COPDの増悪は，NIPPVで初めてランダム化比較試験が行われた病態であり，種々の

検討がなされている。特に，ICU での報告のメタ解析では，平均 pH 7.23 の患者群で NIPPV により，挿管率と死亡率が有意に低下したことが認められている。COPD 増悪における NIPPV の適応基準を表 6–25 に示す。

表 6–25　NIPPV の適応基準

以下のうち 1 項目以上：
- 呼吸性アシドーシス〔動脈血 pH≦7.35 および（または）$PaCO_2$≧45 mmHg〕
- 呼吸補助筋の使用，腹部の奇異性動作，または肋間筋の陥没など。呼吸筋疲労または呼吸仕事量の増加の一方，または双方が示唆される臨床徴候を伴う

〔日本呼吸器学会 NPPV ガイドライン作成委員会（編）．NPPV ガイドライン，改訂第 2 版．東京：南江堂，2015 の 61 ページの表 2 より〕

なお，NIPPV を装着する際には，個々の症例のたびに，以下の項目のいずれに当たるのか，施行する医師は自問自答しつつ，チーム全体で意図を共有しておくことが重要である。
- 比較的早期に試験的に NIPPV を導入しているのか？
- NIPPV がうまくいかない場合は，挿管人工呼吸管理を行うことを前提とするのか？
- 挿管を希望しない患者の治療上限として行うのか？

Davidson AC. The pulmonary physician in critical care. 11：critical care management of respiratory failure resulting from COPD. Thorax 2002；57：1079–84.　PMID：12454305
日本呼吸器学会 NPPV ガイドライン作成委員会（編）．NPPV ガイドライン，改訂第 2 版．東京：南江堂，2015；58–63.

気胸

溝辺倫子

A　気胸の患者で胸腔ドレーンを入れる基準について述べよ。

ここでは，ACCP[★1] のガイドラインを紹介する。日米欧でさまざまなガイドラインが存在し，気胸の大きさの基準など詳細に違いがあるため，外来でのフォローアップや入院治療を自分自身で行わないシステムである場合は，事前に，救急担当医と外科などフォローする医師との間で，ドレナージの適応については相談しておく。

なお，このガイドラインにおいて安定した病態とは，次のすべてを満たすものとする。
- 呼吸数＜24 回/分
- 60 回/分＜心拍数＜120 回/分
- 正常血圧
- SpO_2＞90%
- 文章での会話可能

1．自然気胸の場合
- 病態が安定している小さな気胸：胸郭内面頂部から肺尖部の距離が 3 cm 未満
  ・3～6 時間は救急外来で経過観察し，繰り返し X 線写真を撮影して気胸拡大がな

いことを確認
- 12〜48時間以内に外来再診を指示する
- 気胸拡大があれば，単回穿刺やチューブドレナージを検討する
- **病態が安定している大きな気胸**：胸郭内面頂部から肺線部の距離が3 cm以上
  - ドレナージを施行し，入院経過観察が望ましい
  - ドレナージの際は，14 Fr以下の径の小さなカテーテルもしくは16〜22 Frのチューブ留置を行う
  - カテーテルもしくはチューブは，Heimlichバルブもしくは水封装置に接続し，肺の再拡張およびエアリークがなくなることが確認できるまで留置する
  - 肺の再拡張が不十分な場合は，水封装置に吸引をかける
  - 入院困難な患者に対しては，小さい径のカテーテルを留置し，Heimlichバルブに接続したうえで肺の再拡張傾向が認められれば，外来治療も可能。その場合，フォローアップの外来は2日以内に計画する

2. 続発性気胸の場合

COPD，悪性腫瘍，肺嚢胞性線維症，AIDS[★2]関連肺炎，結核に続発して気胸が起こった場合。再発のリスクが高いとされる。

- **病態が安定している小さな気胸**
  - 入院を前提とし，単回穿刺や救急外来での経過観察は避ける
  - ドレナージを検討する。ドレナージを行わない場合，死亡率が上昇する可能性があるとする意見もある
- **病態が安定している大きな気胸**：チューブ留置を行い入院させる

3. 外傷性気胸の場合

原則，チューブ挿入が望ましい。

　緊張性気胸を有する場合は，ただちにチューブドレナージもしくは緊急胸腔穿刺を行う。緊急胸腔穿刺を行った場合には，引き続き，チューブドレナージが必要になる。バイタルサインが安定している小さな気胸の場合は，保存的に経過観察できるかもしれない。年齢，気胸のサイズ，両側であるか，再発性を示唆する所見があるか，が治療方針を決める。

4. その他

陽圧換気を行う，もしくは長距離転院搬送を検討する患者には，原則チューブ留置を行う。ドレナージを行わないで陽圧換気を始めた場合は，緊張性気胸の出現有無を頻回にモニターしなければならない。

Baunmann MH, Strange C, Heffner JE, et al. Management of spontaneous pneumothorax : an American College of Chest Physicians Delphi consensus statement. Chest 2001 ; 199 : 590. PMID : 11171742

★1 — ACCP　米国胸部専門医学会（American College of Chest Physicians）
★2 — AIDS　後天性免疫不全症候群（acquired immunodeficiency syndrome）

A　多発外傷の患者でGCS 4点にて気管挿管をする。直前のCTで左に気胸あり。すべきことは何か？

上記のドレーン挿入の適応（「気胸の患者で胸腔ドレーンを入れる基準について述べよ」）にも記したとおり，原則は，左胸腔にチューブ挿入を行ってから，気管挿管を行う。気管挿管を急ぐ場合は，気管挿管後すみやかに，左胸腔へのチューブ挿入を行う。

もし，チューブ挿入を行わない選択をした場合は，緊張性気胸の出現の有無を，頻回にモニタリングできる状態で経過観察する。

A 緊張性気胸の身体所見を述べよ。

胸痛，呼吸困難がほぼ全例に出現するといわれている。これに，頻脈，血圧低下，SpO_2 の低下が加わっていれば，胸痛の原因として肺塞栓と緊張性気胸が鑑別疾患に挙がるだろう。そのうえで，片肺の呼吸音減弱，気管の偏位などの身体所見がないかに注意する。さらに進行すると，片側の胸部過膨張や呼吸運動低下を認めることがある。

陽圧換気中の患者においては，鎮静鎮痛下にあることで胸痛や呼吸困難などの症状を捉えにくい。急激な発症で上記のようなバイタルサインの変化に加え，陽圧換気により，急速に症状が進行するため，片肺の過膨張や呼吸運動低下，皮下気腫，頸静脈の怒張などの症状がより出てきやすいと考えられる。

Roberts DJ, Leigh-Smith S, Faris PD, et al. Clinical Presentation of Patients With Tension Pneumothorax: A Systematic Review. Ann Surg 2015;261:1068-78. PMID:25563887

A サーフローによる緊急脱気の際に穿刺する部位を述べよ。

第 2 肋間鎖骨中線である。

脱気が不十分なときは外側，もしくは第 3 肋間鎖骨中線に追加穿刺を検討する（図 6-4）。

Chapter 10 Tube Thoracostomy. In : Roberts JR, Hedges JR. Clinical Procedures in Emergency Medicine, 5th ed. Saint Louis : Elsevier Health Sciences, 2009.

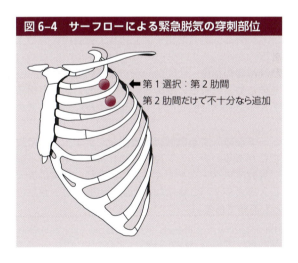

図 6-4 サーフローによる緊急脱気の穿刺部位
第 1 選択：第 2 肋間
第 2 肋間だけで不十分なら追加

A 気胸に対する胸腔ドレーンを留置する部位と太さの選択を述べよ。

基本は第 4 もしくは第 5 肋間腋窩中線，大胸筋および乳腺組織の外側から挿入する。

12〜42 Fr までのチューブが存在する。気胸だけの場合は，胸腔前面に向けて 34 Fr 以下のチューブを選択する。日本の臨床現場では多くの場合，24〜28 Fr が選択され

る印象である．血胸や膿胸を合併している場合は，胸腔背面に向けて 36 Fr 以上の太いチューブを選択する．後々の凝血やフィブリン付着によるチューブ内径の狭窄や閉塞を回避しようとするものである．

Chapter 10 Tube Thoracostomy. In : Roberts JR, Hedges JR. Clinical Procedures in Emergency Medicine, 5th ed. Saint Louis : Elsevier Health Sciences, 2009.

Ⓐ 胸腔ドレーン留置術の合併症を述べよ．

- **挿入したチューブが深すぎる，もしくは短すぎる**：挿入前に，挿入部から肺尖部までの距離を測っておく．皮下脂肪の厚い患者では，いちばん手前まですべての側孔が胸腔内に入らない場合があるため，必ず挿入時には，チューブの側孔がすべて胸腔内に入っていることを確かめてから，皮膚とチューブを固定すべきである
- **疼痛コントロールができていない**：ドレーン挿入は，非常に強い痛みを伴う．十分な量の局所麻酔を行い，場合によっては，処置時に軽い鎮静をかけることも検討する．1% リドカインは，最大 5 mg/kg まで使用できるため，挿入部の皮膚，皮下組織だけでなく，肋骨骨膜，胸膜，および皮下トンネル全周にわたって，麻酔することが望ましい
- **チューブおよび器具によるさらなる肺損傷を起こす**：鉗子を用いて鈍的に壁側胸膜を突き破る際には，鉗子の中ほどを母指と示指でしっかりと把持しておく．胸膜を突き破った勢いで鉗子が深く入ろうとしても，その指がストッパーになるはずである．次に，壁側胸膜に孔を作成した後に必ず，自身の指を入れ，同部位に肺および臓側胸膜の癒着がないことを確認する．胸腔ドレーンに内蔵されているスタイレットの先端は尖っていて，先進させると組織を損傷する可能性が高い．この尖った先端をチューブの中に納めた状態で胸腔内に入れる，もしくは，そもそもスタイレットを外し，側孔を鉗子で把持して胸腔内に導き入れる，などの予防策が必要である
- **肋間動静脈，肋間神経の損傷**：肋間動静脈および肋間神経は，各肋骨の下縁を走行している．そのため，これらの損傷を避けるために，皮下組織の剝離や胸膜への操作およびチューブ挿入は肋間の中でも肋骨上縁に沿って進めることが重要である
- **皮下気腫**：チューブを挿入する壁側胸膜の孔が，チューブ径に対して大きすぎる場合に起こることがある．チューブ径に合わせた孔の調整および，剝離した皮下組織がチューブ周囲でスペースをつくらないように，皮膚にチューブを固定する際に，マットレス縫合やタバコ縫合など皮下組織もしっかり合わせることをイメージすることが肝要である

Chapter 10 Tube Thoracostomy. In : Roberts JR, Hedges JR. Clinical Procedures in Emergency Medicine, 5th ed. Saint Louis : Elsevier Health Sciences, 2009.

Ⓑ 胸腔ドレーン留置中に予防的抗菌薬投与は必要か？

臨床の救急外来現場において，胸腔ドレーン留置時に，予防的に抗菌薬を投与することもしばしば散見されるが，予防的効果を認めたエビデンスは存在しない．現時点では，抗菌薬のルーチン使用は，チューブ挿入に伴う膿胸や肺炎を防ぐ効果はない，と考えるのが妥当だろう．たとえば，清潔操作でチューブ挿入が行えなかった場合や，

大きな肺損傷を伴う場合は，黄色ブドウ球菌をカバーした予防的抗菌薬投与を検討してもよいが，耐性菌産生の機会を与えることになる可能性についても考慮しておきたい。

Chapter 10 Tube Thoracostomy. In : Roberts JR, Hedges JR. Clinical Procedures in Emergency Medicine, 5th ed. Saint Louis : Elsevier Health Sciences, 2009.

Ⓑ 気胸の患者のCTにて，double wall sign陽性。これは何を意味するか？

そこに小さな気胸が存在するというサインである(図6-5)。巨大ブラが存在することで，X線写真上，肺透過性の亢進と透過性に左右差を認めることがあり，気胸かブラか，CTで確認することが肝要である。CTを撮影すると，ブラを包む臓側胸膜と胸壁側の壁側胸膜による二重線が見えて，わずかな気胸が判定できる。COPDやサルコイドーシスを原疾患にもつ患者で呼吸不全があり，気胸の可能性を疑った場合は，X線撮影だけで判断するのではなく，積極的にCT撮影も考慮したい。

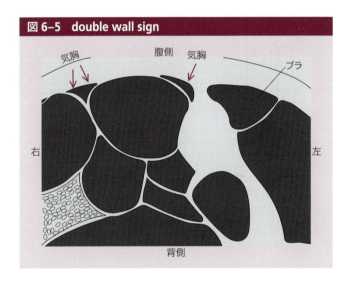

図6-5 double wall sign

Waitches GM, Stern EJ, Dubinsky TJ. Usefulness of the double-wall sign in detecting pneumothorax in patients with giant bullous emphysema. AJR Am J Roentgenol 2000 ; 174 : 1765-8.　PMID : 10845520

Ⓑ 再膨張性肺水腫の病態を述べよ。また，再膨張性肺水腫を合併しやすい病態は何か？

胸腔ドレナージにより，虚脱していた肺が膨張すると，膨張した部分に一気に血流が流れ込み，血管壁の内皮細胞や基底膜が引き伸ばされることで，血管透過性が亢進し，肺水腫を起こすことがある。これが再膨張性肺水腫の病態である。

　虚脱期間が長い場合のほうが起こりやすいといわれており，典型的には，3日以上の肺の虚脱で起こりやすく，多くは再膨張させてから1時間以内に起こる反応である。頻度は0.2～0.5％程度であるが，発症すると死亡率は20％にまで跳ね上がる。

　予防法としてエビデンスが確率したものはないが，虚脱期間が3日以上の気胸の

場合は，はじめの24〜48時間は水封によるドレナージにとどめ，それでも十分な肺の膨張が認められない場合に限って，吸引圧をかけることが望ましい．

Sohara Y. Reexpansion pulmonary edema. Ann Thorac Cardiovasc Surg 2008；14：205-9． PMID：18818568

 虚脱率の求め方を述べよ．

$[1-(a'×b')/(a×b)]×100（\%）$により求められる（図6-6）．

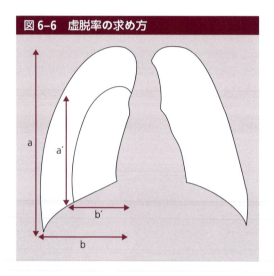

図6-6　虚脱率の求め方

　虚脱率が20%を超える場合は胸腔ドレナージを必要とする教科書もあり，虚脱率がドレナージチューブの挿入の指標になる場合もある．

日本救急医学会（監修）．救急診療指針，改訂第4版．東京：へるす出版，2011；151．

 超音波検査で見える気胸の所見は何か？

肋骨に垂直な方向で胸にプローブを当てると，通常，図6-7のような肺超音波検査所見が得られる．

　正常肺では，壁側胸膜と臓側胸膜の境目が呼吸に同調してスライディングしている．これをスライディングサインという．スライディングサインの存在は，気胸に対し約99%の陰性的中率をもつ．またBラインとは，胸膜直下から深層に垂直方向に伸びるラインを指すが，このBラインの存在も98〜100%の陰性的中率で気胸を除外できる．

　スライディングサインはリニア型プローブを使用すると見やすい．Bラインはセクタ型プローブで見やすい印象がある．第2肋間の前中央胸部と第4，5肋間腋窩中線上にプローブを当ててみる．

　気胸がある場合，以下のような変化が現れることがある．
- スライディングサインの消失
- Bラインの消失

- Mモードにするとバーコードサインを観察できる（図6–8）

　外傷や重症呼吸不全で画像検査に移動できないときや，ICUセッティングで，また，単純X線写真ではわからないようなわずかな気胸の場合で，超音波を使ってみてもいいかもしれない。

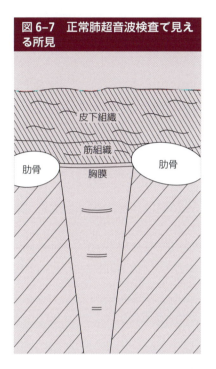

図6–7　正常肺超音波検査で見える所見

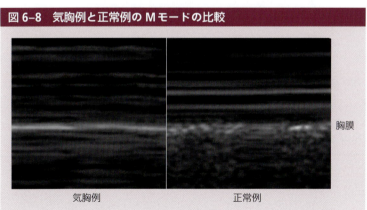

図6–8　気胸例と正常例のMモードの比較

〔鈴木昭広（編）．こんなに役立つ肺エコー：救急ICUから一般外来・在宅まで．東京：メジカルビュー社，2015の32ページおよび67ページの図3より〕

鈴木昭広（編）．こんなに役立つ肺エコー：救急ICUから一般外来・在宅まで．東京：メジカルビュー社，2015；32．

7 消化器

小網博之，三池 徹，阪本雄一郎

腹痛

A 🤔 腸腰筋徴候とは何か？

psoas徴候（psoas sign）ともいう。主に，虫垂炎などで炎症が右側の後腹膜に波及した場合に生じる（感度 16〜23％，特異度 50〜95％）。左側の腸腰筋膿瘍でも観察される。<u>健側を下に側臥位となり，患側の股関節を伸展し患側下腹部に疼痛が誘発されれば陽性ととる。</u>

Navarro Fernández JA, Tárraga López PJ, Rodriguez Montes JA, et al. Validity of tests performed to diagnose acute abdominal pain in patients admitted at an emergency department. Rev Esp Enferm Dig 2009；101：610–8． PMID：19803663
Abdul Rahman MM, Salh AM, Al–Saad SN. The value of history taking, physical examination in the study of acute appendicitis in comparison to histopathology. Iraqi Postgrad Med J 2006；5：46–53.

A 🤔 閉鎖筋徴候とは何か？

obturator徴候（obturator sign）ともいう。虫垂炎などで右閉鎖筋に炎症が波及した場合に生じる（感度 15％，特異度 75％）。<u>屈曲した大腿部の受動的内旋により，右下腹部に疼痛が誘発されれば陽性ととる。</u>

Navarro Fernández JA, Tárraga López PJ, Rodriguez Montes JA, et al. Validity of tests performed to diagnose acute abdominal pain in patients admitted at an emergency department. Rev Esp Enferm Dig 2009；101：610–8． PMID：19803663

A 腹痛のOPQRST★のonset（発症様式）から，どのような疾患を推定するか？

急性腹症のonset（発症様式）を聴取することは診断の大きな助けとなることが多く，重要である。onsetの種類としては，sudden（突発的に），acute（急激に），gradually（徐々に），の3つに分類することができる。

- **sudden（突発的に）**：瞬間的に痛みが完成したときに使う表現で，予想される臓器の状態としては，<u>「裂ける」，「破裂する」，「閉塞する」，「捻じれる」などの状態が推測される</u>。痛みが始まった際に何をしていたかを聞くと，suddenの場合はそのときの様子をよく覚えていることが多い。疾患としては，大動脈解離などの血管が裂ける病態や，大動脈瘤破裂・消化管穿孔・子宮外妊娠などの臓器が破裂してしまう病態，心筋梗塞・上腸間膜動脈閉塞・腎梗塞などの血管が閉塞してしまう病態，卵巣捻転・精巣捻転などの臓器が捻じれてしまう病態が考えられる。これらの疾患はどれも緊急性が高く専門家にコンサルトが必要な病態であるため，onsetの問診をするうえで最も注意が必要な病態となる

- **acute(急激に)**：数分から10分程度で完成する痛みに対して使う表現で、予想される臓器の状態としては「拡張する」状態をイメージする。疾患としては、結石による胆管炎や膵炎、尿管結石などがacuteなonsetとして発症する。また、絞扼性腸閉塞も、腸管の拡張や阻血に伴い疼痛が出現するため、onsetとしてはacuteな経過をとる
- **gradually(徐々に)**：数十分から数時間かけて痛みが徐々に増悪した際の表現で、予想される臓器の状態としては「炎症が起こる」イメージである。疾患としては、虫垂炎や憩室炎、胃炎や腸炎などがあてはまる。若年女性では、骨盤内炎症性疾患の存在を忘れないように注意する

急性腹症診療ガイドライン出版委員会（編集）. 急性腹症診療ガイドライン 2015. 東京：医学書院, 2015；40-1, 52-4.

★── OPQRST　発症様式、増悪・寛解因子、症状の性質・ひどさ、場所・放散の有無、随伴症状、時間経過(onset, palliative / provocative, quality / quantity, region/radiation, associated symptom, time course)

Ⓑ 😀 Carnett徴候とは何か？

腹痛の原因が、腹壁（筋肉、骨、神経）にあるか腹腔内にあるかを鑑別する方法である。
　仰臥位の状態で、検者は一番強い圧痛点を軽く圧迫する。患者に両腕を胸にクロスしてもらい、頭部をベッドから少し挙上してもらい腹部を緊張させる。頭部ではなく両下肢を少し浮かしてもらう方法もある。<u>圧痛点の疼痛が減弱すれば陰性と表現し、腹腔内臓器由来の疼痛が示唆される</u>。疼痛が不変であれば陽性と表現し、腹壁性の疼痛が示唆される。増強した場合には強陽性と表現し、腹壁由来の疼痛が強く示唆される。感度、特異度に関しての報告はないが、筆者は高いと感じている。小児や意識障害を伴う患者では、評価が困難である。

Suleiman S, Johnston DE. The abdominal wall : an overlooked source of pain. Am Fam Physician 2001 ; 64 : 431-8.　PMID : 11515832

Ⓑ 😀 ロブシング徴候(rovsing sign)とは何か？

<u>左下腹部を圧迫すると、右下腹部の痛みが増強する徴候である</u>。腹膜炎の際に生じ、壁側腹膜の炎症により生じる。感度 19～75％、特異度 58～93％と、感度に対しては報告によりばらつきがある。その原因として、Julianらは、診察手技が統一されていない過去の論文に問題があると指摘している。

Andersson RE, Hugander AP, Ghazi SH, et al. Diagnostic value of disease history, clinical presentation, and inflammatory parameters of appendicitis. World J Surg 1999 ; 23 : 133-140. PMID : 9880421
Becker T, Kharbanda A, Bachur R. Atypical clinical features of pediatric appendicitis. Acad Emerg Med 2007 ; 14 : 124-9.　PMID : 17192449
Jahn H, Mathiesen FK, Neckelmann K, et al. Comparison of clinical judgment and diagnostic ultrasonography in the diagnosis of acute appendicitis : experience with a score-aided diagnosis. Eur J Surg 1997 ; 163 : 433-43.　PMID : 9231855
Mills AM, Huckins DS, Kwok H, et al. Diagnostic characteristics of S100A8 / A9 in a multicenter study of patients with acute right lower quadrant abdominal pain. Acad Emerg Med 2012 ; 19 : 48-55.　PMID : 22221415
Benjamin M, Toumi H, Ralphs JR, et al. Where tendons and ligaments meet bone : attachment sites

("entheses") in relation to exercise and / or mechanical load. J Anat 2006；208：471–90. PMID：16637873
Santillanes G, Simms S, Gausche–Hill M, et al. Prospective evaluation of a clinical practice guideline for diagnosis of appendicitis in children. Acad Emerg Med 2012；19：886–93. PMID：22849662
Prosenz J, Hirtler L. Rovsing sign revisited–effects of an erroneous translation on medical teaching and research. J Surg Educ 2014；71：738–42. PMID：24776856

Ⓑ 腹膜刺激徴候を最も鋭敏に感知する所見は何か？

各徴候の感度，特異度，尤度比を示す（表7–1）。感度が高く，尤度比もそこそこある咳嗽試験は，腹膜炎のスクリーニングに適しているといえる。

表7–1 腹膜炎を検出する徴候としての急性腹痛

	感度(%)	特異度(%)	陽性尤度比	陰性尤度比
咳嗽試験	50〜85	38〜79	1.6	0.4
筋性防御	13〜90	40〜97	2.2	0.6
反跳痛	37〜95	13〜91	2.0	0.4
板状硬	6〜66	76〜100	3.7	0.7
異常蠕動音	25〜61	44〜95	NS	0.8

〔柴田寿彦，長田芳幸（訳）．マクギーの身体診断学：エビデンスにもとづくグローバル・スタンダード，改訂第2版／原著第3版．東京：エルゼビア・ジャパン／診断と治療社，2014の351ページのEBM Box 50–1を改変〕

柴田寿彦，長田芳幸（訳）．マクギーの身体診断学：エビデンスにもとづくグローバル・スタンダード，改訂第2版／原著第3版．東京：エルゼビア・ジャパン／診断と治療社，2014；380.

Ⓑ 筋性防御と板状硬の違いは何か？

筋性防御とは，英語ではvoluntary guardingと表現される。診察による痛みの自覚を伴うため，自分の意志で腹部筋肉に力を入れている状態である。これに対して，板状硬（board like abdomen）とは，患者の意思とは関係なしに不随意的に腹部筋肉を緊張させている状態である。そのため，腹膜炎の診断における身体所見では，筋性防御の存在はあまり役に立たない。板状硬の存在は，感度は低いが特異度は高い。

Alshehri MY, Ibrahim A, Abuaisha N, et al. Value of rebound tenderness in acute appendicitis. East Afr Med J 1995；72：504–6. PMID：7588144

Ⓑ 高齢者の突然の腹腔内出血の原因で考えるべき病因は何か？

近年，注目されている病因にSAMがある。これは，segmental arterial mediolysisの略語で，日本語では「分節性動脈中膜融解」と訳される。SAMは，Slavinらが1976年に提唱した概念で，ほとんどが腹部大動脈臓器分枝に発生し，動脈瘤の原因疾患となる。動脈瘤の原因として，血管炎，動脈硬化，線維筋性異形成，感染症との鑑別が必要となるが，好発年齢や発生部位，炎症所見の有無などから推測をする。SAMの好

発部位は，中結腸動脈 38％，胃大網動脈 20％，胃動脈 17％，脾動脈 11％と報告されており，多発例が 34.6％存在する．病理組織学的検査が得られない臨床診断指針として，内山らのグループは以下を報告している：中高齢者，炎症変化や動脈硬化性変化などの基礎疾患がない，突然の腹腔内出血で発症，血管造影検査にて血管に数珠状の不整な拡張と狭窄が認められる．

一般的に，破裂した場合に保存的治療を選択すると予後は不良であり，何かしらの止血術が必要となる．現段階では，血管造影で確定診断後，IVR★による塞栓術を施行することが第1選択とされている．バイタル維持困難例や血管カテーテル治療が不成功であった場合に外科手術が選択されている．長期予後に関しては不明な点が多いが，最近では，日本においても良好であるという見解が増えてきている．

Slavin RE, Gonalez-Vitale JC. Segmental mediolytic arteritis : a clinical pathologic study. Lab Invest 1976 ; 35 : 23-9. PMID : 940319
Chao CP. Segmental Arterial Mediolysis. Semin Intervent Radiol 2009 ; 26 : 224-32. PMCID : PMC3036489
Stanley JC, Wakcfield TW, Graham LM, et al. Clinical importance and management of splanchnic artery aneurysm. J Vasc Surg 1986 ; 3 : 836-40. PMID : 3701947
稲田 潔, 池田庸子. Segmental arterial mediolysis(SAM)52例の検討－2,3の問題点について－. 病理と臨床 2008 ; 26 : 185-94.
内山大治, 小金丸雅道, 安陪等思ほか. 原因に segmental mediolytic arteriopathy が疑われた腹腔内出血例に対し塞栓術が有用であった1例. IVR 2005 ; 20 : 278-81.
高橋秀雄, 小林裕之, 田村 亮. 当院における腹部内臓動脈瘤破裂9例の検討. 日臨外会誌 2009 ; 70 : 2303-8.
Sakano T, Morita K, Imaki M, et al. Segmental arterial mediolysis studied by reported angiography. Br J Radiol 1997 ; 70 : 656-8. PMID : 9227264
山際武志, 守田誠司, 大塚洋幸. 中結腸動脈瘤破裂により発症した Segmental arterial mediolysis(SAM)の1例. 日救急医会誌 2009 ; 20 : 265-9.

★― IVR　インターベンショナル・ラジオロジー(interventional radiology)

 喫煙と腸管虚血の関連について述べよ．

Pirieらが行った英国女性 100万人を対象としたコホート研究では，喫煙は慢性肺疾患(RR★ 35.3)や肺がん(RR 21.4)に次いで大動脈瘤と同様に，腸管虚血による死亡のリスク(RR 5.58)を上昇させる，と報告されている．また，そのリスクは禁煙により，経年的に減少するといわれている．疫学的には，喫煙により動脈硬化と心疾患が引き起こされやすい．さらには，喫煙による一酸化炭素濃度の上昇により，流血中の血小板は凝集する．これらの理由により，腸管虚血は引き起こされやすく，これは疫学的報告とも一致する．

Pirie K, Peto R, Reeves GK, et al. The 21st century hazards of smoking and benefits of stopping : a prospective study of one million women in the UK. Lancet 2013 ; 381 : 133-41. PMID : 23107252
Centers for Disease Control and Prevention (US); National Center for Chronic Disease Prevention and Health Promotion (US); Office on Smoking and Health (US). How tobacco smoke causes disease : the biology and behavioral basis for smoking-attributable disease : a report of the Surgeon General. PMID : 21452462
Karabacak M, Varol E, Türkdogan KA, et al. Mean platelet volume in patients with carbon monoxide poisoning. Angiology 2014 ; 65 : 252-6. PMID : 23901146

★― RR　相対リスク(relative risk)

鎮痛薬の使用は，腹痛患者の診断の妨げになるのか？

鎮痛薬の使用により腹部所見がとれなくなるから使わない。これは筆者が研修医のときに最初に聞かされた格言であった。現在では，これは間違いであるが，当時のエビデンスでは否定できなかった。それ以前よりさまざまな報告があったが，2003年，Thomasらの二重盲検前向き試験によって，この答えが明らかとなった。この研究では，74症例（モルヒネ投与群 38例，プラセボ群 36例）が組み込まれ，身体所見の変化や診断の正確性が評価されたが，2群間に有意差は認められなかった。2006年には，レビューではあるが，JAMA★にも鎮痛薬投与の有用性が掲載されている。このレビューでは，オピオイド投与により，腹部診察所見に影響を与える傾向が認められた（RR：成人 1.5，小児 2.11）。急性腹症患者に対するオピオイド投与と，重篤な診断エラー（不要な手術施行や手術時期が遅れた症例）を検討しているが，有意な関連性は認めなかった（寄与危険度 0.3%，95% CI －4.1〜＋4.7%）。

これらの報告もあり，日本腹部救急医学会，日本プライマリ・ケア連合学会などが2015年3月に合同で作成した急性腹症診療ガイドライン 2015では，鎮痛薬の積極的な使用を推奨している（図7-1）。

Thomas SH, Silen W, Cheema F, et al. Effects of morphine analgesia on diagnostic accuracy in Emergency Department patients with abdominal pain : a prospective, randomized trial. J Am Coll Surg 2003 ; 196 : 18-31. PMID : 12517545
Ranji SR, Goldman LE, Simel DL, et al. Do opiates affect the clinical evaluation of patients with acute abdominal pain? JAMA 2006 ; 296 : 1764-74. PMID : 17032990

★— JAMA　米国医師会雑誌（Journal of the American Medical Association）

 腸蠕動音は腸閉塞や腹膜炎の診断に有効か？

各徴候の感度，特異度，尤度比を表7-2に示す。腸管閉塞のスクリーニングにおいては，腸蠕動音の聴取は重要であるが，腹膜炎のスクリーニングにはこの表からは有用とはいえない。

Eskelinen M, Ikonen J, Lipponen P. Contributions of history-taking, physical examination, and computer assistance to diagnosis of acute small-bowel obstruction : a prospective study of 1333 patients with acute abdominal pain. Scand J Gastroenterol 1994 ; 29 : 715-21. PMID : 7973431
Brewer RJ, Golden GT, Hitch DC, et al. Abdominal pain : an analysis of 1000 consecutive cases in a university hospital emergency room. Am J Surg 1976 ; 131 : 219-23. PMID : 1251963
Böhner H, Yang Q, Franke C, et al. Simple data from history and physical examination help to exclude bowel obstruction and to avoid radiographic studies in patients with acute abdominal pain. Eur J Surg 1998 ; 164 : 777-84. PMID : 9840308
Staniland JR, Ditchbum J, de Dombal FT. Clinical presentation of acute abdomen : study of 600 patients. Br Med J 1972 ; 3 : 393-8. PMID : 4506871

食道疾患

 4歳男児。10円玉を飲み込んだ。胸部 X 線写真で縦隔にコインを認める。摘出のタイミングはいつか？

異物を誤飲して病院受診をした場合，解剖学的特徴から異物が発見されやすい部位が

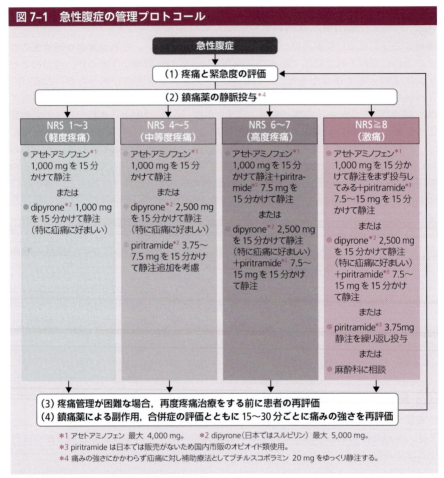

図7-1 急性腹症の管理プロトコール

(3) 疼痛管理が困難な場合，再度疼痛治療をする前に患者の再評価
(4) 鎮痛薬による副作用，合併症の評価とともに15～30分ごとに痛みの強さを再評価

*1 アセトアミノフェン 最大 4,000 mg。　*2 dipyrone（日本ではスルピリン）最大 5,000 mg。
*3 piritramide は日本では販売がないため国内市販のオピオイド類使用。
*4 痛みの強さにかかわらず疝痛に対し補助療法としてブチルスコポラミン 20 mg をゆっくり静注する。

〔急性腹症診療ガイドライン出版委員会（編集）．急性腹症診療ガイドライン 2015．東京：医学書院，2015 の 166 ページの図 X-4（Falch C, Vicente D, Häberle H, et al. Treatment of acute abdominal pain in the emergency room : a systematic review of the literature. Eur J Pain 2014 ; 18 : 909を改変）より〕

★— NRS　Numerical Rating Scale

ある．検査により異物が判明する部位は，胃 60％，食道 20％，咽頭 10％，小腸 10％となっている．胃は食物の消化のために，生理的に食物が停留しやすい形態となっている．そのため，異物も胃内に停留しやすく，異物が発見される機会が多い．次に異物が発見される臓器として，咽頭や小腸と比べ食道が 2 倍も多い．これは食道には生理的狭窄部位が多く存在することが原因として挙げられる．食道でみつかる異物は，胸郭入口部，動脈弓・左主気管支，胃食道移行部の順に多い．これらの好発部位以外の異物の存在は，既存の食道狭窄性病変を考慮する必要がある．<u>本症例は食道内に異物が停留した症例である．食道の組織は異物による圧迫により，血流低下が引き起こされやすいため，摘出術が推奨されている</u>．本症例も小児の食道内異物停留症例であることを考えると，24 時間以内の摘出術が最も推奨される（表 7-3）．

表7-2 腸管閉塞を検出する徴候としての急性腹痛

	感度(%)	特異度(%)	陽性尤度比	陰性尤度比
蠕動の視認	6	100	18.8	NS
腹部膨隆	58〜67	89〜96	9.6	0.4
蠕動音の亢進	40〜42	89〜94	5.0	0.6
異常蠕動音	63〜93	43〜88	3.2	0.4

〔柴田寿彦, 長田芳幸(訳). マクギーの身体診断学：エビデンスにもとづくグローバル・スタンダード, 改訂第2版 / 原著第3版. 東京：エルゼビア・ジャパン / 診断と治療社, 2014の354ページのEBM Box 50-4を改変〕

Arana A, Hauser B, Hachimi-Idrissi, et al : Management of ingested foreign bodies in childhood and review of the literature. Eur J Pediatr 2001 ; 160 : 468-72. PMID : 11548183
Buonomo C, Taylor GA, Share JC, et al. Gastrointestinal tract. In : Kirks DR. Practical pediatric imaging : diagnostic radiology of infants and children, 3rd ed. Philadelphia : Lippincott-Raven, 1998 ; 821-1007.
Birk M, Bauerfeind P, Deprez PH, et al. Removal of foreign bodies in the upper gastrointestinal tract in adults : European Society of Gastrointestinal Endoscopy(ESGE) Clinical Guideline. Endoscopy 2016 ; 48 : 489-96. PMID : 26862844

A 25歳女性。ステーキの塊をよく噛まないで飲み込んだ。以後，水が飲めない。行うべき治療は何か？

食物塊による食道通過障害は，実臨床において時々経験する症例である。食道に停滞する食物塊は表7-3に示したように内視鏡的摘出術の適応となる。また，食道の通過障害の際には，完全閉塞型と非完全閉塞型で治療法の推奨が異なる。本症例では飲水困難をきたしており，完全閉塞型が疑われる。そのため，2時間以内（最低でも6時間以内）の摘出を行い，食道の虚血を予防する必要がある。ちなみに治療法に関しては，Birkらは，食道内の食塊閉塞に対して胃内に優しく押し込むことを提案している（成功率90％以上）。その処置が失敗に終わった場合には，摘出を考慮しなければならない。薬物療法（グルカゴン，ブチルスコポラミン）の有効性も現在議論されているが，その治療が内視鏡検査を遅らせてはならないと追記されている。

Birk M, Bauerfeind P, Deprez PH, et al. Removal of foreign bodies in the upper gastrointestinal tract in adults : European Society of Gastrointestinal Endoscopy(ESGE) Clinical Guideline. Endoscopy 2016 ; 48 : 489-96. PMID : 26862844

B 3歳女児。1円玉を飲んだ。胸部X線正面像では異常を認めない。次に行うべきことは何か？

X線非透過性異物を検索する際に，胸部X線写真では，咽頭および小腸・大腸の一部が検出できない可能性がある。また，撮像範囲に異物があっても，異物の向きにより見落とされる可能性もある（表7-4）。画像診断の基本は，単純X線撮影で正面・側面2方向の撮影が望ましい。また，撮影の範囲は鼻咽腔から肛門を含む消化管全体が含まれることが推奨される。本症例では，撮像範囲を広げて再検したところ，咽頭部に

表 7-3　内視鏡による食道内異物除去のタイミング

異物の種類	除去のタイミング
電池	2時間以内（少なくとも6時間以内）
磁石（複数個）	24時間以内
先端が尖ったもの	2時間以内（少なくとも6時間以内）
鈍的だが中程度の大きさのもの（直径 2〜2.5 cm）	24時間以内
大きな異物（直径＞5〜6 cm）	24時間以内
食物塊	2時間以内（少なくとも6時間以内）〔（症状がなく完全閉塞でなければ）24時間以内〕

（European Society of Gastrointestinal Endoscopy Clinical Guideline 2016の494ページのTable 3より）

表 7-4　硬貨の直径

1円硬貨	20 mm
5円硬貨	22 mm
10円硬貨	23.5 mm
50円硬貨	21 mm
100円硬貨	22.6 mm
500円硬貨	26.5 mm

X線非透過性物質が確認され，咽頭異物の診断となった。また，異物が複数認められる場合には，虐待の可能性も考慮する必要がある。つまり，1つの異物をみつけるのではなく，消化管全体を検索する姿勢が重要となる。

Kottamasu SR, Stringer DA. Pharynx and esophagus. In : Stringer DA, Babyn PS. Pediatric Gastrointestinal Imaging and Intervention, 2nd ed. Hamilton : B.C. Decker, 2000 ; 161–268.

Ⓑ 65歳男性。既往歴なし。忘年会で飲みすぎてトイレで1度嘔吐した。その後，電車の中で急に左胸痛が出現し，救急搬送。左呼吸音減弱ならびに胸部X線写真で左胸水貯留あり。行うべき検査は何か？

病歴からは胸部食道損傷を疑う必要がある。食道損傷の原因はさまざまある（医原性が最多）が，嘔吐による圧外傷により損傷する病態をBoerhaave症候群と呼ぶ。食道損傷の際，Macklerの三徴（嘔吐・胸部痛・皮下気腫）が有名であるが，三徴を満たす

のは，3分の1以下の症例にすぎないため，注意が必要である．検査は，食道造影（水溶性造影剤が推奨されている）にCT★検査を組み合わせて行うことで，損傷部位，異物の有無，縦隔炎，気腫や胸水の存在を評価できる．また，造影CTを行うことで膿瘍形成の有無を評価することも可能となる．損傷部位や原因によっても死亡率は異なるが，穿孔から治療までの時間が予後を大きく左右する．食道穿孔全体の死亡率は11.9％であるが，治療が24時間以上遅れた場合は20.3％となっており，24時間以内の群（死亡率 7.4％）と比較し2倍以上となっている．

Griffiths EA, Yap N, Poulter J, et al. Thirty-four cases of esophageal perforation : the experience of a district general hospital in the UK. Dis Esophagus 2009 ; 22 : 616-25. PMID : 19302220
Ginai AZ, ten Kate FJ, ten Berg GM, et al. Experimental evaluation of various available contrast agents for use in the upper gastrointestinal tract in case of suspected leakage : effects on mediastinum. Br J Radiol 1985 ; 58 : 585-92. PMID : 4016493
Biancari F, D'Andrea V, Paone R, et al. Current treatment and outcome of esophageal perforations in adults : systematic review and meta-analysis of 75 studies. World J Surg 2013 ; 37 : 1051-9. PMID : 23440483

★— CT　コンピュータ断層撮影（computed tomography）

肝硬変患者の食道静脈瘤否定の方法は何か？

Gianniniらにより2003年に報告された興味深い論文を紹介する．彼らは肝硬変患者における食道静脈瘤スクリーニングの方法を，医療費抑制という観点から調査している．266人の肝硬変患者を検査し，食道静脈瘤の有無を予想するパラメータを算出した．その結果，血小板数（/mm^3）を超音波で計測した脾臓の長軸径（mm）で割った値が，最も食道静脈瘤のスクリーニングに適していることを突き止めた．この比が909より大きいと尤度比0となり，食道静脈瘤を否定することができる，とされた．これはあくまでも266人に当てはまった結果であり，すべての肝硬変患者に当てはまるとは断言はできないが，スクリーニングには適していると思われる．

Giannini E, Botta F, Borro P, et al. Platelet count / spleen diameter ratio : proposal and validation of a non-invasive parameter to predict the presence of oesophageal varices in patients with liver cirrhosis. Gut 2003 ; 52 : 1200-5. PMID : 12865282

Saintの三徴とは何か？

食道裂孔ヘルニア，胆石症，結腸憩室症の3疾患は合併しやすい疾患である．そのことを最初に指摘したProf Saintの名にちなみ，1948年，Mullerによりこれらの疾患の合併がSaint's Triadとして報告された．これら3疾患は独立した疾患であり，発症率は，胆石症 16.4％，食道裂孔ヘルニア 14.0％，結腸憩室症 18.7％，である．同時に，3疾患が発症する確率は0.4％となるが，実際には，その8倍の3.4％に存在している．欧米で報告が多い徴候で，日本ではその報告が少ない．オッカムの剃刀的に考えた場合は，Mullerの便通障害による3疾患の発生や，Hauerらの全身性結合組織疾患の存在が挙がる．しかし実際には，3疾患の合併が多い理由は不明であり，知識の1つとして記憶する程度でよいだろう．

Muller CJB. Hiatus hernia, diverticula and gallstones : Saint's triad. S Afr Med J 1948 ; 22 : 376-82.
Foster JJ, Knutson DL. Association of cholelithiasis, hiatus hernia, and diverticulosis coli. JAMA 1958 ; 168 : 257-61. PMID : 13575149

Hara I, Mugitani K, Hirai M, et al. A case of Saint's triad and review of case reports in Japan. Jpn J Gastroenterol Surg 1984 ; 17 : 1619–23.
Hauer-Jensen M, Bursac Z, Read RC. Is herniosis the single etiology of Saint's triad? Hernia 2009 ; 13 : 29–34. PMID : 18704619

吐血・下血

Q 75歳男性。吐血にて来院。頭痛も訴える。内視鏡検査以外に考えることは何か？

この症例では，鑑別として，先行する脳血管障害を挙げる必要がある。脳血管障害により，延髄網様体にある嘔吐中枢が刺激されることで嘔吐の原因となる。激しい嘔吐により食道・胃接合部の粘膜が損傷すると，上部消化管出血の原因となる（Mallory-Weiss syndrome）。そのため，本患者では，脳血管障害のスクリーニング目的に，頭部CT検査を先行させる必要がある。しかし，上部消化管出血により出血性ショックをきたしている場合は，輸液・輸血などの処置や内視鏡検査を優先し，CT検査の前にバイタルの安定化を図る必要がある。567ページの「吐血患者への緊急内視鏡の必要性をどう判断するか？」も参照。

Karch SB. Upper gastrointestinal bleeding as a complication of intracranial disease. J Neurosurg 1972 ; 37 : 27–9. PMID : 4537663.
Ogata T, Kamouchi M, Matsuo R, et al. Gastrointestinal bleeding in acute ischemic stroke : recent trends from the Fukuoka stroke registry. Cerebrovasc Dis Extra 2014 ; 4 : 156–64. PMCID : PMC4174757.

Q SB*チューブとは何か？

SBチューブは，食道静脈瘤からの出血に対して圧迫止血を行うために開発されたチューブである。1950年に，SengstakenとBlakemoreが，バルーン付きチューブによる食道静脈瘤出血に対して使用した報告からこの名がつけられている。患者体位は半座位が理想的であるが，ショック状態では仰臥位とならざるをえないときもある。SBチューブを鼻孔より挿入し，胃内まで挿入する。胃バルーンに200〜300 mLの空気（チューブにより推奨される量）を注入し拡張させ，胃バルーンが食道胃接合部に当たるまでチューブを引き抜く。SBチューブに紐を付け，鼻孔からまっすぐ伸ばし，500 gの重り（500 mL点滴バッグで代用することが多い）を取り付け，持続的な牽引を行う。食道バルーン側接続端子にマノメータに接続し，バルーン圧が30〜40 mmHgになるまで空気を注入する。止血を確認したら，食道バルーン圧を徐々に下げる。SBチューブの使用時間が48時間を超えないように注意する。

Sengstaken RW, Blakemore AH. Balloon tamponage for the control of hemorrhage from esophageal varices. Ann Surg 1950 ; 131 : 781–9. PMID : 15411151
日本救急医学会（監修）. 救急診療指針, 改訂第4版. 東京：へるす出版, 2011 ; 244–6.

★ーSB　Sengstaken-Blakemore

A 上部消化管出血において，便が黒色になるのはなぜか？

上部消化管内に出血が起こった場合，消化管内の血液は胃液の影響を強く受ける。胃液に含まれる塩酸は強い酸化作用を有しており，赤血球中のHb★内の鉄分を酸化させる。酸化した鉄分は塩酸ヘマチンとなるが，これは黒色調でありタール便と呼ばれる。

瓜田純久．専門医部会 シリーズ：内科医に必要な救急医療 吐血・下血．日内会誌 2011；100：208–12．

★— Hb　ヘモグロビン（hemoglobin）

A 下部消化管出血の原因を多い順に5つ述べよ。

下部消化管出血の原因は，多岐にわたる。今枝らは，欧米の報告 9編，日本の報告 7編をまとめ，日本では，憩室や血管異形成（angiodysplasia）が少なく，虚血性大腸炎や薬剤性大腸炎が多い，と報告している。原因としては，人種や環境の違い，内視鏡など診断基準の違いを挙げている。また，近年の報告では，日本でも憩室出血の割合が多い報告もあり，時代や食生活の欧米化などの環境因子の変化により，このように頻度も変化していることが推察できる（表7–5）。

表7–5　下部消化管出血の原因の内訳（頻度の高いもの）

	Niikura, 2015	小泉, 2009	今枝, 2004	
			日本平均	欧米平均
1	憩室出血（27.3%）	大腸憩室出血（32.9%）	虚血性大腸炎（16.2%）	大腸憩室（31.2%）
2	虚血性腸炎（11.5%）	虚血性腸炎（28.6%）	薬剤性大腸炎（12.6%）	大腸がん・ポリープ（18.0%）
3	感染性腸炎（3.8%）	感染性・出血性腸炎（11.4%）	大腸がん・ポリープ（12.5%）	不明または上部・小腸疾患（9.0%）
4	直腸疾患（3.8%）	潰瘍性大腸炎・Crohn病（7.1%）	潰瘍性大腸炎・Crohn病（11.4%）	血管異形成（8.9%）
5	IBD★（1.6%）	結腸・直腸がん（5.7%）	痔・肛門疾患（10.7%）	痔・肛門疾患（7.0%）

★— IBD　炎症性腸疾患（inflammatory bowel disease）

日本救急医学会（監修）．救急診療指針，改訂第4版．東京：へるす出版，2011；325．
Niikura R, Yasunaga H, Yamaji Y, et al. Factors affecting in–hospital mortality in patients with lower gastrointestinal tract bleeding : a retrospective study using a national database in Japan. J Gastroenterol 2015；50：533–40． PMID：25181990
小泉正樹，前島顕太郎，尾崎卓司ほか．下部消化管出血に対する緊急大腸内視鏡検査の検討 ― 早期の検査は必要か？―．日腹部救急医会誌 2009；29：441–6．

今枝博之, 緒方晴彦, 岩男 泰ほか. 大腸出血の診断と治療. 日本腹部救急医学会雑誌 2004；24：733–9.

A 🗨 上部消化管出血の原因を多い順に5つ述べよ。

上部消化管出血の原因は，人種差や報告による差もあるものの，一般的には，(1) 胃十二指腸潰瘍，(2) 食道・胃静脈瘤，(3) 急性胃粘膜病変・逆流性食道炎，(4) 悪性腫瘍，(5) Mallory–Weiss症候群の順にみられる（表7–6）。しかし，報告により出血源不明な症例も8～15％存在することにも注意する。

表7–6　上部消化管出血の原因の内訳（頻度の高いもの）

		Wollenman, 2014	上野, 2006	Longstreth, 1995
1	胃・十二指腸潰瘍	26%	64%	62%
2	食道・胃静脈瘤	25%	14%	6%
3	急性胃粘膜病変・逆流性食道炎	12%	11%	8%
4	悪性腫瘍		6%	
5	Mallory–Weiss症候群	4%	4%	

日本救急医学会（監修）. 救急診療指針, 改訂第4版. 東京：へるす出版, 2011；325.
Rockey DC. Causes of upper gastrointestinal bleeding in adults. UpToDate 2016（www.uptodate.com/contents/causes-of-upper-gastrointestinal-bleeding-in-adults）. 閲覧日：2016/11/23
Wollenman CS, Chason R, Reisch JS, et al. Impact of ethnicity in upper gastrointestinal hemorrhage. J Clin Gastroenterol 2014；48：343–50.　PMID：24275716
Longstreth GF. Epidemiology of hospitalization for acute upper gastrointestinal hemorrhage：apopulation–based study. Am J Gastroenterol 1995；90：206–10.　PMID：7847286

A 🗨 CD[*1]とUC[*2]の鑑別に救急外来で重要となる点は何か？

CDやUCなどIBD（炎症性腸疾患）は，救急外来で初めて診断されることも少なくない。UCは，慢性的な下痢，血便（粘血便）を主訴とすることが多く，CDでは下痢，腹痛，体重減少，発熱などを認める。発症年齢は，UCで30歳以下の成人，CDは10代後半から20代に好発するが，この年代に該当していなくても疾患を否定することはできない。症候別でみると，下痢に関しては，1週間を超えて下痢が続く場合や，発症直後から症状が強い頻回の下痢，発熱を伴う血便，頻脈，体重減少，食欲低下などの全身症状が強い場合，家族歴がある場合にはIBDを疑い精査をする。血便は，UCでは，粘血便が典型だが，炎症が軽いと潜血のみで肉眼的に水様となることもある。一方CDは，病変部位により異なり，大腸に病変があれば，UC同様に炎症性下痢となる一方で，小腸病変では，浸透圧性下痢や，脂肪性下痢の原因となる。腹部症状では，UCの腹痛は炎症に伴うもので，主に下腹部痛を訴える。CDによる腹痛は，病変部位に一致した症状となり，(1) 腸管炎症に伴うもの，(2) 狭窄，腸閉塞によるもの，(3) 膿瘍形成によるものがあり，(2) は食後の腹痛や嘔気・嘔吐，(3) は発熱を

伴う．また，CDは回盲部が好発部位だが，全消化管に病変が生じるとされ，胃・十二指腸の病変では上腹部痛や嘔吐，食道病変では嚥下困難や嚥下痛を，口腔内病変ではアフタ性潰瘍を認めることもある．さらにCDでは，肛門病変で受診することがある．裂肛や肛門潰瘍，皮垂，痔瘻，肛門周囲膿瘍，肛門腟瘻，痔核，肛門がんなどがあり，肛門病変が他の症状に先行してみられる頻度は36〜81％，と報告されている．家族内にIBD患者が存在する場合には，患者自身がIBDを発症するリスクがある．喫煙はUCの発症を抑えることも報告されており，CDは逆に，喫煙者の発症率が非喫煙者より高い．血液検査では，CRP★3 がよく用いられるが，UCとCDのそれぞれの重症度判定には有用だが，両者の鑑別には不向きである．

小林健二. 医療面接の基本：IBDを見逃さない，病態を捉える. IBD Res 2014；8：78-83.
Tontini GE, Vecchi M, Pastorelli L, et al. Differential diagnosis in inflammatory bowel disease colitis : state of the art and future perspectives. World J Gastroenterol 2015；21：21-46. PMID：25574078

★1 ― CD　クローン病（Crohn's disease）
★2 ― UC　潰瘍性大腸炎（ulcerative colitis）
★3 ― CRP　C反応性蛋白（C-reactive protein）

B　70歳女性．黒色吐物にて来院．脈拍数 120回/分，血圧 90/50 mmHg．腹部膨満あり．内視鏡の前に検討すべきことは何か？

上部消化管出血による出血性ショックをきたしていることは容易に想像がつく．shock index（表7-7）は1を超えており，1L以上の出血をきたしていることが予想される．American College of Surgeon（表7-8）の出血性ショック分類ではClass Ⅲとなり，少なくとも1,500 mL以上の出血が予想され，年齢も考慮すると，輸血が必要である状態と認識することができる．この時点で消化管内視鏡に移行すると，処置中にショックはさらに進行し，意識障害，嘔吐による誤嚥，窒息のリスクも高まってくる．その際には挿管処置も必要となってくる．これらの判断は，救急医としての経験や勘も必要とされるところではあるが，通常，Class Ⅳでは挿管処置が必要であり，緊急内視鏡前にバイタルサインをできるだけ改善させる必要がある．

表7-7　shock index

shock index	判断	出血
1	軽症	循環血液量の23％減少（約1.0 L）
1.5	中等症	循環血液量の33％減少（約1.5 L）
2	重症	循環血液量の43％減少（約2.0 L）

表7-8　American College of Surgeonの出血性ショック分類

	Class Ⅰ	Class Ⅱ	Class Ⅲ	Class Ⅳ
出血（mL）	<750	750〜1,500	1,500〜2,000	>2,000
出血（％BV★）	<15％	15〜30％	30〜40％	>40％

（次ページへ続く）

脈拍数	<100	>100	>120	>140
血圧	正常	正常	減少	減少
脈圧	正常か上昇	低下	低下	低下
呼吸数	14～20回/分	20～30回/分	30～40回/分	>35回/分
精神状態	わずかに不安感	軽度不安感	不安または混乱あり	混乱または嗜眠あり

(Committee on Trauma. Advanced Trauma Life Support Course Manual, 9th ed. Chicago : American College of Surgeons ; 2012 : 62–80の69ページのTable 3.1を改変)

★——%BV　percent by volume

Committee on Trauma. Advanced Trauma Life Support Manual. Chicago : American College of Surgeons ; 1997 : 103–112

B 胃静脈瘤からの消化管出血を止血する際の方法は何か？

食道静脈瘤からの出血に対しては，first–line therapyとして内視鏡治療が行われることが多い．内視鏡による止血法としては，EIS[★1]とEVL[★2]がある．LoらやHouらは，それぞれの治療による止血成功率について，EIS群 80～88％，EVL群 94～100％と報告し，EVLによる止血術を推奨している．

胃静脈瘤からの出血に対しては，診断精度の高さと侵襲の低さから，やはり，内視鏡的治療がfirst–line therapyとされている．食道静脈瘤と連続する胃静脈瘤は胃噴門部に出来ることが多く，硬化剤を食道静脈瘤に対して注入することで，胃静脈瘤内にも到達させ，止血効果を発揮する．一方，食道静脈瘤と交通をもたない孤立性胃静脈瘤は，多くは胃穹窿部に出来，巨大なものが多い．内視鏡的に排血路を圧迫することができず，硬化剤を注入してもすぐに流出し効果がない．またEVLも，静脈瘤が大きく結紮できても一時的であることが多い．そのため，最近では組織接着剤（シアノアクリレート系薬剤）による胃静脈瘤内への直接注入と，IVR治療が行われるようになってきている．IVR治療はバルーン閉塞下逆行性経静脈的塞栓術（B–RTO[★3]）と呼ばれ，静脈瘤の排血路から硬化剤を流し血栓化させることで再出血を予防する．また，この日本で開発された治療により，コントロール不良の脳症の改善も期待することができる．内視鏡的治療やIVR不成功例，ショック離脱困難例に対しては，侵襲は高いが外科手術が必要となってくる．

Lo GH, Lai KH, Cheng JS, et al. A prospective, randomized trial of sclerotherapy versus ligation in the management of bleeding esophageal varices. Hepatology 1995 ; 22 : 466–71.　PMID : 7635414

Hou MC, Lin HC, Kuo BI, et al. Comparison of endoscopic variceal injection sclerotherapy and ligation for the treatment of esophageal variceal hemorrhage : a prospective randomized trial. Hepatology 1995 ; 21 : 1517–22.　PMID : 7768494

金川博史，美馬聰昭，香山明一ほか．バルーン下逆行性経静脈的塞栓術（Balloon–occluded retrograde transvenous obliteration）による胃静脈瘤の1治験例．日消誌 1991 ; 88 : 1459–62.

★1— EIS　内視鏡的硬化療法(endoscopic injection sclerotherapy)
★2— EVL　内視鏡的静脈瘤結紮術(endoscopic variceal ligation)
★3— B-RTO　バルーン閉塞下逆行性経静脈的塞栓術(balloon-occluded retrograde transvenous obliteration)

Ⓑ 食道静脈瘤における予防的治療の意義は何か？

食道静脈瘤に対する出血予防の治療意義が認められてきている。Svobodaらは，EVL施行群，EIS施行群，対照群でRCT★を行い，出血率はEVL群29％，EIS群20％に対して，対照群は54％と高値であった，と報告している。また，死亡率も対照群38％に対して，EVL群23％，EIS群20％と予防的内視鏡治療が有用であると結論づけた。さらに静脈瘤出血予防に関してβ遮断薬(門脈圧を低下させる)の効果も報告されており，Sarinらは，EVL群 vs. プロプラノロール投与群を観察し，食道静脈瘤出血はEVL群9％，プロプラノロール群27％，とEVLの効果を報告している。一方Fengらは，EVL群28.6％，プロプラノロール群23.9％と報告し，2群間の治療効果に有意差は生じず，EVL治療による合併症リスクの上昇を報告した。Gonzalezらはメタ解析を行い，内視鏡的治療とβ遮断薬の併用が，それぞれの単独治療よりも再出血予防に優れている，と報告している。さらには，アルゴンプラズマ凝固法をEVLに追加することで，EVL単独治療群と比較し，静脈瘤の再発率を有意に減らすことができる，と報告されている。さまざまな出血予防策が報告されているが，<u>どの治療法を選択するかは，合併症のリスクを考慮し，個々の症例で検討する必要がある。ただ，少なくとも予防的治療の効果は，世界的に認められてきている。</u>

Svoboda P, Kantorová I, Ochmann J, et al. A prospective randomized controlled trial of sclerotherapy vs ligation in the prophylactic treatment of high-risk esophageal varices. Surg Endosc 1999；13：580-4.　PMID：10347295
Sarin SK, Lamba GS, Kumar M, et al. Comparison of endoscopic ligation and propranolol for the primary prevention of variceal bleeding. N Engl J Med 1999；340：988-93.　PMID：10099140
Feng C, Huang F, Nie W, et al. Comparison of endoscopic band ligation and propranolol for the primary prophylaxis of variceal bleeding in cirrhosis. Zhong Nan Da Xue Xue Bao Yi Xue Ban 2012；37：513-6.　PMID：22659666
Gonzalez R, Zamora J, Gomez-Camarero J, et al. Meta-analysis：Combination endoscopic and drug therapy to prevent variceal rebleeding in cirrhosis. Ann Intern Med 2008；149：109-22.　PMID：18626050
Cipolletta L, Bianco MA, Rotondano G, et al. Argon plasma coagulation prevents variceal recurrence after band ligation of esophageal varices：preliminary results of a prospective randomized trial. Gastrointest Endosc 2002；56：467-71.　PMID：12297759

★— RCT　ランダム化比較試験(randomized controlled trial)

Ⓑ 消化管出血における血管内治療の適応について述べよ。

消化管出血における first-line therapy は，内視鏡的治療であるとされている。Barkunらの報告では，内視鏡的治療により再出血率は低下し，死亡率も有意に低下している。しかし，内視鏡的治療が不成功に終わった場合には，外科的手術が必要となってくる。最近では血管内治療による止血術が有効であるとの報告が増えている。<u>Ripollらの報告では，外科的手術と比較し，血管内治療群が有意に高齢で心疾患などの合併症が多かったが，再出血率や死亡率に差がなかった，と報告されている。</u>これらの報告を踏

まえると，バイタルサインが安定している患者の内視鏡的治療不成功例に対しての second-line therapy として，IVRによる止血術を考慮してもいいのかもしれない。

Barkun AN, Martel M, Toubouti Y, et al. Endoscopic hemostasis in peptic ulcer bleeding for patients with high-risk lesions : a series of meta-analysis. Gastrointest Endosc 2009 ; 69 : 786-99. PMID : 19152905

Ripoll C, Bañares R, Beceiro I, et al. Comparison of transcatheter arterial embolization and surgery for treatment of bleeding peptic ulcer after endoscopic treatment failure. J Vasc Interv Radiol 2004 ; 15 : 447-50. PMID : 15126653

Glasgow-Blatchford score とは何か？

2000年に Blatchford らは，上部消化管出血患者に対する緊急内視鏡的止血術の必要性をスクリーニングするためのスコアリング方法を報告した（表7-9）。この方法では，スコアが低い群は緊急の内視鏡的治療を必要としない可能性が高くなる。Srygleyらも，このスコアリング方法に注目し，2点以下は感度98％，0点では感度99.6％で緊急内視鏡の不要性を的中できた，と報告している。つまり，このスコアリング方法を使用することで，低リスクの患者を pick up することができるため，夜間の消化器内科医を呼び出す基準を設定することができるかもしれない。しかし，3点からは感度が低下し始め，6点を境に極端に低下する。施設ごとで人的医療資源が異なることを考えると，その判断基準は施設ごとで設定する必要があると思われる。

表7-9 Glasgow-Blatchford score

スコア	0	1	2	3	4	5	6
BUN[*1] (mg/dL)	<18.2		18.2〜<22.4	22.4〜<28.0	28.0〜<70.0		≧70.0
ヘモグロビン（男性）(g/dL)	>13	12〜<13		10〜<12			<10
ヘモグロビン（女性）(g/dL)	>12	10〜<12					<10
収縮期血圧 (mmHg)	>109	100〜109	90〜99	<90			
その他		●HR[*2] >100 ●下血	●失神 ●肝疾患 ●心不全				

(Blatchford O, Murray WR, Blatchford M. A risk score to predict need for treatment for upper-gastrointestinal haemorrhage. Lancet 2000 ; 356 の 1,319 ページの Table 1 より)

[*1]— BUN 血中尿素窒素（blood urea nitrogen）
[*2]— HR 心拍数（heart rate）

Blatchford O, Murray WR, Blatchford M. A risk score to predict need for treatment for upper-gastrointestinal haemorrhage. Lancet 2000 ; 356 : 1318-21.　PMID：11073021
Srygley FD, Gerardo CJ, Tran T, et al. Does this patient have a severe upper gastrointestinal bleed? JAMA 2012 ; 307 : 1072-9.　PMID：22416103
Stanley AJ, Laine L, Dalton HR, et al. Comparison of risk scoring systems for patients presenting with upper gastrointestinal bleeding : international multicenter prospective study. BMJ 2017 ; 356 : i6432.　PMID：28053181

 消化管出血での輸血のタイミングはいつか？

消化管出血の際の輸血の適応は，出血量の推定と止血までの時間を考慮し判断する。急性の出血性病態の際の出血量の推定には，血液検査よりもバイタルサインの変動が重要である。出血量別のバイタルサインの変動を示すが，高齢者やβ遮断薬内服患者，糖尿病患者では，一概にはこの変動をきたさないことがあるため注意が必要である。頻脈を認める際には，すでに循環血液量の15％以上を失っている可能性が高く，血圧が低下し始めた際には30％以上を失っている可能性が高くなる。厚生労働省の「血液製剤の使用指針」とも併せて考えると，<u>頻脈が出現した時点で輸血の準備を考慮し，血圧が低下した際には輸血が必要である可能性が高いと判断するのが安全である</u>。また，冠動脈疾患がある患者はHbを10 g/dL程度に維持することが推奨されているため，このような患者にはショックの徴候がなくとも，早めに輸血を行うことを考慮する必要がある。しかし，輸血の目標値に関してはいまだ議論がある。バルセロナのサン・パウ病院に入院した，上部消化管出血患者921人を対象としたランダム化比較試験において，Hb＜7 g/dLで輸血を行った群では，Hb＜9 g/dLで輸血を行った群に比べ，6週間後生存率95％ vs. 91％，再出血率10％ vs. 16％と輸血を制限したほうが良好な予後を示している。しかしこの研究では，循環が維持できない大量出血患者や冠症候群リスク患者は除外されており，解釈には注意が必要である。

British Society of Gastroenterology Endoscopy Committee. Non-variceal upper gastrointestinal haemorrhage : guidelines. Gut 2002 ; 51 Suppl 4 : iv1-6.　PMID：12208839
厚生労働省医薬食品局血液対策課．血液製剤の使用指針（改訂版），2005（www.mhlw.go.jp/new-info/kobetu/iyaku/kenketsugo/yuketuchiryou07/dl/yuketuchiryou07b.pdf）．閲覧日：2016/09/28
Villanueva C, Colomo A, Bosch A, et al. Transfusion strategies for acute upper gastrointestinal bleeding. N Engl J Med 2013 ; 368 : 11-21.　PMID：23281973

 吐血患者の死亡率推定法について述べよ。

上部消化管出血患者における再出血率の推定や死亡率推定のために，Rockall risk scoring systemというものが存在する（表7-10）。1999年，Vreeburgらは，このスコアリング方法は，再出血の予想にはあまり向いていないが，致死率の推定には有効であることを報告している（表7-11）。

Rockall TA, Logan RF, Devlin HB, et al. Risk assessment after acute upper gastrointestinal haemorrhage. Gut 1996 ; 38 : 316-21.　PMID：8675081
Rockall TA, Logan RF, Devlin HB, et al. Selection of patients for early discharge or outpatient care after acute upper gastrointestinal haemorrhage. National Audit of Acute Upper Gastrointestinal Haemorrhage. Lancet 1996 ; 347 : 1138-40.　PMID：8609747
Vreeburg EM, Terwee CB, Snel P, et al. Validation of the Rockall risk scoring system in upper gastrointestinal bleeding. Gut 1999 ; 44 : 331-5.　PMID：10026316

表7-10 Rockall risk scoring system

スコア	0	1	2	3
年齢	＜60	60〜79	≧80	
ショック徴候	なし	脈≧100回/分 収縮期血圧≧100 mmHg	収縮期血圧＜100 mmHg	
主要な併存疾患	なし		心不全, 虚血性心疾患など	腎不全, 肝不全, 転移を伴う悪性腫瘍
診断	Mallory–Weiss, 新しい出血痕なし, 病変なし	スコア0と2の該当以外の診断結果	胃悪性腫瘍	
主な出血痕	ないか黒点状		上部消化管内の血液, 血餅付着, 露出もしくは破綻血管	
その他の併存疾患	なし, 些細な異常（無症状の心電図異常など）	中等度の異常（内服薬により安定している高血圧など）	重度の異常（心不全などの迅速に加療を要する疾患）	清明を脅かす疾患（末期の悪性腫瘍や腎不全）

(Vreeburg EM, Terwee CB, Snel P, et al. Validation of the Rockall risk scoring system in upper gastrointestinal bleeding. Gut 1999 ; 44 : 332のTable 1よりBMJ Publishing Group Ltd.の許可を得て転載。Rockall TA, Logan RF, Devlin HB, et al. Risk assessment after acute upper gastrointestinal haemorrhage. Gut 1996 ; 38 : 318のTable Ⅲも参照)

下痢・便秘

A 急性胃腸炎の患者で, 問診診察上, 注意すべき点は何か？

急性胃腸炎は, 救急外来で最も遭遇するcommon diseaseの1つである。発熱, 嘔気・嘔吐, 腹痛（特に虫垂炎を疑う右下腹痛）, 便通異常（下痢・便秘）などの症状が, さまざまな重症度を持ち合わせた状態で, 患者は救急外来を受診する。通常は問診にて詳細な病歴を聴取することで, 胃腸炎を含めて内科的疾患の6割はほぼ臨床診断がつき, 身体所見をとらえれば, 8〜9割は病態の見当が得られるといわれている。

問診で重要なのは, 症状の出現状況や変化, 経口摂取歴（食事の内容や調理してから摂食までの保存状況など）, 職業や海外渡航歴, 保育園や施設入所の有無, ペットの飼育歴, sick contact（家族や友人, 同僚の類似症状）など多岐にわたる。下痢を伴う場合には, 便の性状（HUS*を疑う血便の有無）や発症様式（急性か慢性か）などを確認することも有用である。また, 地域の流行状況を確認することも大事である。

表7-11 Rockall risk scoreによる再出血の予測

リスクスコア	患者数	再出血(%)	死亡率(%)
0	48	4.2	0
1	131	4.6	0
2	142	7.7	0
3	162	11.7	1.8
4	176	15.3	8.0
5	199	24.6	10.6
6	137	27.0	11.7
7	96	40.6	25.0
8+	89	37.1	40.4
合計	1,180	18.9	9.7

(Vreeburg EM, Terwee CB, Snel P, et al. Validation of the Rockall risk scoring system in upper gastrointestinal bleeding. Gut 1999；44：332のTable 2をBMJ Publishing Group Ltd.の許可を得て改変)

宮城征四郎（著）．初期臨床研修指導の実践ガイド ―いかに良医を育てるか―．東京：羊土社，2006；59–74．
青木 眞（著）．レジデントのための感染症診療マニュアル，第2版．東京：医学書院，2008；649–702．

★― HUS　溶血性尿毒症症候群(hemolytic uremic syndrome)

B 高齢者の排便習慣が変化した際に，考えるべきことは何か？

排便習慣のなかでも，便秘は最も救急外来で遭遇する愁訴の1つである．米国では，毎年250万人の患者が便秘で病院を受診する．特に，高齢者の24～50％で認められるとされ，QOL★の妨げにもなる．便秘の定義は，患者自身の解釈の仕方や医師によっても差があることが知られている．一般的に，硬さや大きさ，排便困難感などは，定量化が難しい．一方で，排便回数は誰にでもわかりやすく，用いられることが多い．近年では，Bristol Stool Form Scaleを用いて，消化管機能不全を6つのカテゴリーに分類する方法も報告されている．便秘の原因には，器質的病変（大腸がん，腸管外腫瘍，炎症後，虚血，術後狭窄），代謝性内分泌疾患（糖尿病，甲状腺機能低下症，高カルシウム血症，慢性腎不全，下垂体機能不全など）や，神経疾患（脊髄損傷，Parkinson病，多発性硬化症など），筋原性疾患（筋ジストロフィー，皮膚筋炎，多発性硬化症，アミロイドーシスなど），肛門直腸疾患（肛門裂傷，炎症性腸疾患，肛門狭窄など），薬剤（オピオイド，降圧薬，三環系抗うつ薬，抗Parkinson病薬など），生活スタイル（低線維食，脱水，非活動性）が挙げられる．特に，血便や便潜血陽性，閉塞症状，急性

発症の便秘，緩下薬にも反応しない便秘，約 4.5 kg 以上の体重減少，便塊の狭小化，大腸がんや炎症性腸疾患の家族歴などがある場合には，悪性腫瘍を考慮し，採血や下部消化管内視鏡，CTなどの精査を行うべきである。

Rao SSC. Constipation in the older adult. UpToDate, 2015 (www.uptodate.com/contents/constipation-in-the-older-adult). 閲覧日：2016/10/09
Wald A. Patient education：Constipation in adult (Beyond the Basics). UpToDate, 2013 (www.uptodate.com/contents/constipation-in-adults-beyond-the-basics). 閲覧日：2016/10/09
Lacy BE, Mearin F, Chang L, et al. Bowel Disorders. Gastroenterology 2016；pii：S0016-5085(16)00222-5. PMID：27144627

★— QOL　生活の質 (quality of life)

Ⓑ 抗菌薬使用に伴う下痢症状の原因は何か？

抗菌薬の全身投与により腸管内の正常細菌叢は乱れ，炭水化物の分解が障害され，腸管内の浸透圧が上昇する。腸管壁への水分の再吸収が阻害されて下痢が生じるとされる。現時点では，下痢の原因菌として確認されているのは *Clostridium difficile* のみであり，近年では *Clostridium difficile* 感染症と呼ばれることが増えている。通常，本菌の芽胞が経口摂取されても，腸管内の正常細菌叢が，成長に必要な栄養素を消費することで，本菌の発育を阻む。しかし，抗菌薬や一部の抗がん剤の使用により正常細菌叢が抑制され，本菌が過剰増殖，毒素産生を起こすことが基本的な仕組みとされている。抗菌薬使用に伴う下痢の20～30％，偽膜性腸炎の90％は本菌によるとされる。第三世代セファロスポリン系抗菌薬が最も頻繁に本症の原因となるとされ，ほかにも，クリンダマイシン，アンピシリンなども知られている。平均で抗菌薬投与数日後に発症するが，初日から10週後までかなりのばらつきがある。症状には，下痢や発熱，腹痛，白血球増加などがある。

Leffler DA, Lamont JT. Clostridium difficile infection. N Engl J Med 2015；372：1539-48. PMID：25875259
青木 眞 (著)．レジデントのための感染症診療マニュアル，第2版．東京：医学書院，2008；690-9.

Ⓑ 嘔吐・下痢の酸塩基・電解質異常の特徴について述べよ。

ヒトは嘔吐すると，胃液とともに H^+ を体外に排出する。それに伴い，細胞外液中の HCO_3^- 濃度が上昇し，代謝性アルカローシスの状態になる。一方，細胞外液の減少があるにもかかわらず尿中の Na^+ や K^+ 排泄は保たれており，逆に Cl^- 濃度が極端に低いのが特徴である。治療としては，NaCl投与による細胞外液量，有効循環血液量を回復させるのが重要である。HCO_3^- も尿中排泄され，代謝性アルカローシスは改善されていく。

一方，下痢では，K^+，HCO_3^- の多い腸液を喪失するため，代謝性アシドーシスを引き起こす。このほかにも，脱水により遠位尿細管への Na^+ 排泄が減少することによる H^+ 排泄の減少や，組織低灌流による乳酸の産生や低栄養・飢餓によるケトアシドーシスも引き金となりうる。通常は，アニオンギャップは正常であるが，乳酸やリン酸が増加すれば，アニオンギャップも上昇する場合もある。電解質異常としては，大量の K^+ 喪失に伴う低カリウム血症や，口渇に対する水分投与が不十分な場合には高ナトリウム血症も認められることがある。

Emmett M, Palmer BF. Acid–base and electrolyte abnormalities with diarrhea. UpToDate, 2016 (www.uptodate.com/contents/acid-base-and-electrolyte-abnormalities-with-diarrhea). 閲覧日：2016/10/12

黒川 清（著）. SHORT SEMINARS 水・電解質と酸塩基平衡, 改訂第2版. 東京：南江堂, 2004；117–81.

憩室炎

A 憩室症と憩室炎の違いは何か？

憩室が形成される原因に関しては不明な部分も多いが，腸の筋層のれん縮による圧力負荷が成因と考えられている．また加齢に伴い，その頻度が増加し，多発する症例を憩室症と呼んでいる．憩室症のほとんどは無症状であるが，憩室内の細菌感染や虚血性変化により炎症が引き起こされると憩室炎となる．<u>憩室炎の診断には造影CTが有用（感度 93％，特異度 100％）であり，憩室の存在，周囲脂肪織の炎症，4 mm以上の腸管壁肥厚，室周囲の膿瘍を認めたとき，大腸憩室炎と診断する</u>．重症度の分類には，Hinchey分類を使用し，治療方針を決定していく（表7–12）．

Daves ML. Stress, the colon, and diverticulosis. JAMA 1986；255：3366. PMID：3712693
Cho KC, Morehouse HT, Alterman DD, et al. Sigmoid diverticulitis：diagnostic role of CT—comparison with barium enema studies. Radiology 1990；176：111–5. PMID：2191360
Hinchey EJ, Schaal PG, Richards GK. Treatment of perforated diverticular disease of the colon. Adv Surg 1978；12：85–109. PMID：735943

表7–12 Hinchey分類

Stage 1	結腸周囲または腸管膜の膿瘍形成
Stage 2	骨盤内の大きな膿瘍がしばしばみられる
Stage 3	憩室周囲膿瘍が破裂し化膿性腹膜炎が発生
Stage 4	自由壁破裂として知られる．炎症はなく閉塞もない憩室が開放腹腔との境界で破裂し糞便汚染を生じる

（Cirocchi R, Afshar S, Di Saverio S, et al. A historical review of surgery for peritonitis secondary to acute colonic diverticulitis：from Lockhart–Mummery to evidence–based medicine.World J Emerg Surg 2017；12：14. PMID：28293278のTable 1より）

B 憩室炎の合併症とは何か？

憩室炎の合併症では，憩室穿孔や膿瘍形成，腸閉塞，さまざまな臓器との瘻孔形成などがよくみられ，特に，緊急性を要する重要なものとしては憩室穿孔が挙げられる．穿孔では，強い炎症による腸管壁の壊死や，腫大した膿瘍が腹腔内に穿破する機序が考えられている．穿孔の診断には造影CTが有用であるが，遊離ガス（free air）を認めないことが多いため，病歴と身体所見が重要となる．憩室穿孔の際には，保存的治療

の成功例の報告も散見されるが，一般的には外科的処置が優先される．近年では，合併症を併発した憩室炎でも，腹腔鏡下結腸切除術が行われる症例が増えている．特に頻度の多いS状結腸に関しては，有効性や術後合併症の点からも推奨する報告もみられる．

一方，膿瘍形成は，急性憩室炎の30％にみられ，超音波やCTで診断される．直径2cm未満のものはドレナージが困難だが，それ以上のものは，CTや超音波での排膿が可能である．炎症が慢性化すると，10～20％で腸閉塞を引き起こす．特に，悪性腫瘍との鑑別が重要である．長径が10cmを超える場合には憩室炎による閉塞を考えるが，それ以下の病変では，常に両者の鑑別が必要であることを念頭におくべきである．瘻孔形成は，急性憩室炎の14％にみられ，頻度は結腸膀胱，結腸十二指腸，結腸子宮体部の順で高いと報告されているが，それ以外にも，腫大した膿瘍は，膀胱や尿管，小腸，胆嚢，子宮，卵管，皮膚などと交通する．なお，憩室出血は上行結腸を中心に，大腸憩室の5％にみられると報告されているが，一般的には，憩室炎に合併することはまれと考えられている．

Mahmoud N, Rombeau JL, Ross HM, et al. Colon and Rectum. In : Townsend CM, et al. Sabiston Textbook of Surgery, 17th ed. Philadelphia : Saunders, 2004 ; 1401–81.
Onur MR, Akpinar E, Karaosmanoglu AD, et al. Diverticulitis : a comprehensive review with usual and unusual complications. Insights Imaging 2017 ; 8 : 19–27. PMID : 27878550
Bhakta A, Tafen M, Glotzer O, et al. Laparoscopic sigmoid colectomy for complicated diverticulitis is safe : review of 576 consecutive colectomies. Surg Endosc 2016 ; 30 : 1629–34. PMID : 26275534
Wilkins T, Baird C, Pearson AN, et al. Diverticular bleeding. Am Fam Physician 2009 ; 80 : 977–83. PMID : 19873964

Ⓑ 憩室炎の患者の手術適応は何か？

Hinchey分類では，Stage 1：憩室周囲の腸間膜に膿瘍形成，Stage 2：骨盤内腔に及ぶ膿瘍形成，Stage 3：膿瘍が破裂し穿孔を起こした状態，Stage 4：膿瘍穿孔に伴い腹腔全体に炎症を起こした状態，となっている．Schwesingerらは，Stage 1，2の死亡率は5％未満であるのに対し，Stage 3では13％，Stage 4では43％，と報告している．Stage 1では絶食および抗菌薬投与を行い，Stage 2からは経皮的膿瘍ドレナージも考慮する．Stage 3以上は経皮的膿瘍ドレナージや外科手術が必要となる．Stage 1，2でも抗菌薬による治療に反応しない場合は，外科手術が必要となってくることがある．

Hinchey EJ, Schaal PG, Richards GK. Treatment of perforated diverticular disease of the colon. Adv Surg 1978 ; 12 : 85–109. PMID : 735943
Schwesinger WH, Page CP, Gaskill HV 3rd, et al. Operative management of diverticular emergencies : strategies and outcomes. Arch Surg 2000 ; 135 : 558–62. PMID : 10807280

Ⓒ Meckel憩室の2の法則について述べよ．

Meckel憩室は腸管の奇形で，その発生頻度は2％と最も多い奇形である．また，男児が女児の2倍多いという特徴がある．発生部位は回盲弁から2フィート（約60 cm）の位置にあり，憩室の長さは2インチ（約6.6 cm）であり，全患者の2％が症状を呈するともいわれている．

Martin JP, Connor PD, Charles K. Meckel's diverticulum. Am Fam Physician 2000 ; 61 : 1037–42, 1044. PMID : 10706156

腸閉塞

A 大腿ヘルニアと鼠径ヘルニアの鑑別点は何か？

鼠径ヘルニアと大腿ヘルニアは，鼠径部の病態で最もよくみられる。鼠径ヘルニアは男性に多くみられるのに対し，大腿ヘルニアは女性の割合のほうが高い。症状は，鈍痛や疝痛，灼熱感，不快感などさまざまで，咳嗽時や排尿・排便時，運動時や性交中などに自覚するが，3分の1で無症候とされる。症状は朝より夜になるにつれ増悪し，臥位になると緩和する。診察は立位で行い，膨隆した腫瘤が臥位で還納されるのが確認できる。また，咳嗽時や起立時など腹圧を上昇させることにより膨隆が顕著になる場合もある。鼠径ヘルニアは，一般的には，鼠径管内に還納させた腫瘤が元に戻る方向が外側から内側であれば，間接（外鼠径）ヘルニアを示唆する一方，鼠径部の深部からそのまま出てくるようなら直接（内鼠径）ヘルニアが考えられる。しかし，この鑑別は術式などに大きく影響しないために必須ではない。これに対し，鼠径靭帯より下から出てくる腫瘤は大腿ヘルニアを示唆する。

身体所見で診断が難しい場合には画像診断を行う。超音波検査は，他の検査と比べコストが低く，放射線による被曝もないため，両者の鑑別に有用であるが，施行者の技量に依存する。これに対し，CTはヘルニア嚢の同定に有効である。ヘルニア嚢が恥骨結節の内側に認めた場合には鼠径ヘルニアを，恥骨結節の外側に認め，大腿静脈を圧排する所見があれば大腿ヘルニアを考える。ヘルニア嚢と大腿静脈圧排の所見は，両者の鑑別に非常に有用である。MRIは，CT以上に感度や特異度が高いとされているが，コストや使用可能な施設に限りがあるなどの欠点もある。

治療としては，陥頓や絞扼所見があれば緊急手術の適応となるが，あるランダム化試験では，無症候の鼠径ヘルニアをもつ男性の大部分は10年以内に痛みが生じ，最終的には手術を受けることが示された。一方，大腿ヘルニアは絞扼を起こすリスクが高く，特に女性では経過観察は推奨されていない。

ヘルニアの解剖学的な鑑別については，Fitzgibbonsらの文献の758ページのFigure 1を参照されたい。

Park HR, Park SB, Lee ES, et al. Sonographic evaluation of inguinal lesions. Clin Imaging 2016；40：949–55． PMID：27209238
Fitzgibbons RJ Jr, Forse RA. Clinical practice. Groin hernias in adults. N Engl J Med 2015；372：756–63． PMID：25693015
Malangoni MA, Gagliardi RJ. Hernias. In：Townsend CM, et al. eds. Sabiston Textbook of Surgery, 17th ed. Philadelphia：Saunders, 2004；1199–218.
Brooks DC, Hawn M. Classification, clinical features and diagnosis of inguinal and femoral hernias in adults. UpToDate, 2016（https://www.uptodate.com/contents/classification-clinical-features-and-diagnosis-of-inguinal-and-femoral-hernias-in-adults）． 閲覧日：2016/10/15

A Whirl signとは何か？

腸閉塞でみられる腸管や腸間膜内の血管が，捻転を起こしている部位を中心にループを形成している所見で，腸管軸捻転や腸管閉塞を疑う所見として知られている。小腸閉塞が疑われCTを撮影された453例による後ろ向き研究では，195例（43％）で小腸閉塞と診断され，フォローアップされた194例のうち，53例（27％）で手術が行われた。Whirl signは，194例中40例で認められ，そのうち32例は手術が必要な症例だっ

た．逆に，whirl signを認めなかったのは154例で，実際に小腸閉塞がみられなかったのはそのうち133例だった．以上より，感度は60％，特異度は94％であり，オッズ比は25.3だった．しかし，腸間膜の脂肪量が少ない患者では，その同定が困難であることなど，小腸閉塞や軸捻転を診断するうえで，診断能があまり高くないことを指摘する報告も複数存在する．

Hayakawa K, Tanikake M, Yoshida S, et al. CT findings of small bowel strangulation : the importance of contrast enhancement. Emerg Radiol 2013 ; 20 : 3-9. PMID : 22910982
Duda JB, Bhatt S, Dogra VS. Utility of CT whirl sign in guiding management of small-bowel obstruction. AJR Am J Roentgenol 2008 ; 191 : 743-7. PMID : 18716103

A SMA[★1]症候群とは何か？

SMA症候群（Wilkie's syndrome）は，1861年にRokitanskyにより最初に報告され，SMAとSMA分岐後の大動脈との間を走行する十二指腸水平脚が挟まれることにより生じる通過障害のことを指す．心窩部痛や嘔気・嘔吐，体重減少などを訴えることが多く，造影CTを撮像すると，水平脚の圧排所見やそれより近位の十二指腸ならびに胃の著明な拡張などを認め，AMA[★2]（正常28～65度）やAMD[★3]（正常10～34 mm）が減少することも，その診断の根拠となりうる．治療の原則は保存的治療である．補液ならびに電解質補正を行い，経鼻十二指腸カテーテルを留置し，閉塞部を越える所で留置することにより減圧を行う．また，経管栄養を行い，体位交換なども促す．また，体重増加などを認めるまでの期間，経静脈栄養を行うこともある．保存的治療でも症状の改善がない場合には外科手術が行われる．

Lamba R, Tannier D, Sekhon S, et al. Multidetector CT of vascular compression syndromes in the abdomen and pelvis. Radiographics 2014 ; 34 : 93-115. PMID : 24428284
Mathenge N, Osiro S, Rodriguez II, et al. Superior mesenteric artery syndrome and its associated gastrointestinal implications. Clin Anat 2014 ; 27 : 1244-52. PMID : 23959808
Merrett ND, Wilson RB, Cosman P, et al. Superior mesenteric artery syndrome : diagnosis and treatment strategies. J Gastrointest Surg 2009 ; 13 : 287-92. PMID : 18810558

★1 — SMA　上腸間膜動脈（superior mesenteric artery）
★2 — AMA　aortomesenteric angle
★3 — AMD　aortomesenteric distance

B 手術歴のない患者が腸閉塞となっている場合に，考慮すべき点は何か？

腸閉塞の原因は多岐にわたる．特に機械的腸閉塞の8割は，小腸が原因である．リスク因子として，(1) 腹壁や鼠径ヘルニア，(2) 腸管の炎症，(3) （悪性）新生物の既往やリスク，(4) 放射線治療歴，(5) 異物の誤飲，(6) 腹部や骨盤内臓器の手術歴，などが知られている．腹部手術歴がない，あるいは不明である患者の腸閉塞では，何より年齢や人種，既往歴がその原因の同定に有効となる．欧米では，機械的小腸閉塞の原因として，腫瘍やヘルニアによる癒着が最も多いといわれている．特に，閉鎖孔ヘルニアは，痩身の高齢女性に多いとされ，比較的まれな病態であるが特徴的所見にも乏しく，発見されたときにはすでに腸管壊死に至っている場合もあり，注意が必要である．ほかにも，Crohn病や胆石，腸軸捻転，腸重積などが続く．いずれにしても，手術歴のない腸閉塞患者では，（悪性）腫瘍による閉塞でないことが判明するまでは常に念頭においておくべきである．

一方で，腹部手術歴がないと訴えている患者でも，後になって手術していたことがわかる場合もあるので，注意が必要である．たとえば，認知症の存在や，高齢者の小児での手術歴(虫垂炎など)，帝王切開などは，正確に聴取できないことがある．正確な病歴聴取はもちろん，手術痕の把握(特に近年では，低侵襲手術が増えており，腹腔鏡の創部は判別困難な場合がある)，家族やカルテでの確認など情報把握に努めることも重要である．

Bordeianou L, Yeh DD. Epidemiology, clinical features, and diagnosis of mechanical small bowel obstruction in adults. UpToDate, 2016(www.uptodate.com/contents/epidemiology-clinical-features-and-diagnosis-of-mechanical-small-bowel-obstruction-in-adults). 閲覧日：2016/10/26
Karasaki T, Nakagawa T, Tanaka N. Obturator hernia : the relationship between anatomical classification and the Howship–Romberg sign. Hernia 2014 ; 18 : 413-6. PMID : 23483264
小倉由起子, 山崎一馬, 児玉多曜ほか. 閉鎖孔ヘルニア 14 症例の検討 — 診断と治療を中心に —. 日本腹部救急医学会雑誌 2013 ; 33 : 1093-96.

Ⓑ Howship–Romberg サインとは何か？

Howship–Romberg サインは，閉鎖神経が圧排されることで生じる同部位の神経領域の痛みを指し，閉鎖孔ヘルニアの 15〜50％に認められる指標である．閉鎖孔ヘルニアは，全腹部ヘルニアの約 1％を占めるとされ，"little old lady's hernia" というニックネームがあるように，多産の高齢女性によくみられる．解剖学的分類は閉鎖神経の走行に基づき，閉鎖神経前枝に沿ってヘルニア嚢が突出する type Ⅰ(anterior branch type)，閉鎖神経後枝に沿って突出する type Ⅱ(posterior branch type)，頻度が低い type Ⅲ(intermembranous type) の 3 群に分けられる．Howship–Romberg サインは type Ⅱ よりも type Ⅰ でよく認められる．閉鎖孔ヘルニアは，近年の CT 技術の発達により術前に診断がつくことも珍しくなくなった．治療は開腹手術で行われるが，近年では腹腔鏡による治療報告もみられる．

Cai X, Song X, Cai X, et al. Strangulated intestinal obstruction secondary to a typical obturator hernia : a case report with literature review. Int J Med Sci 2012 ; 9 : 213-5. PMID : 22408570
Karasaki T, Nakagawa T, Tanaka N. Obturator hernia : the relationship between anatomical classification and the Howship–Romberg sign. Hernia 2014 ; 18 : 413-6. PMID : 23483264
Yamashita K, Hayashi J, Tsunoda T. Howship–Romberg sign caused by an obturator granuloma. Am J Surg 2004 ; 187 : 775-6. PMID : 15191874

Ⓑ 腹部 X 線写真で腸閉塞を疑う所見は何か？

腹部 X 線は，機械的小腸閉塞に対する感度 64〜82％，特異度 79〜83％，正確度 67〜83％，と報告されている．特徴的な所見としては，小腸近位部の拡張(水平断で外壁から外壁までの直径＞3 cm)とその遠位小腸の非拡張像が挙げられる．ほかにも，胃の拡張や，大腸の非拡張像(正常あるいは虚脱像)，そして，立位や臥位にて認める多数の gas–fluid level なども参考となる．また，臨床所見で腸閉塞が疑われる患者の X 線で腸管ガスがみられない場合にも，小腸閉塞の可能性が高い．"The string of pearls sign" は，小腸内に充満した腸液に対して腸管の上方に存在する少量のガスが，立位や臥位の X 線で数珠のように連なって見える特徴的な所見である．しかし，近年，腸閉塞の診断における CT の有用性(感度 90〜94％，特異度 96％，正確度 95％)は，腹部 X 線に勝ることから，CT を使用する施設が多くなった．

Mullan CP, Siewert B, Eisenberg RL. Small bowel obstruction. AJR Am J Roentgenol 2012；198：W105–17. PMID：22268199

B 腸閉塞の治療法は何か？

治療法は，主に保存的治療と手術が考えられる。腸管虚血や腸管壊死を示唆する明らかな画像所見（腸管壁の造影増強不良，腸間膜内の液体貯留は特に診断に有用とされる）がなければ，保存的治療の適応となる。76～82％の小腸閉塞は保存的治療にて改善するという報告や，入院期間も平均4日程度であったとする報告もある。通常，治療として経鼻胃管の留置や鎮痛，補液や電解質補正を行いながら連日身体所見でフォローする。胃管からの排液量が減少し，痛みの軽減や腸管蠕動の改善があれば経過良好と判断するが，逆に，発熱や頻脈，腹部の自発痛や圧痛の増悪，腹部膨隆などは病態の悪化を示唆する。こうした変化は非常に繊細かつ緩徐に起こる場合もあり，しばしば経過の判断に難渋する。ガストログラフィンを用いた造影検査（追腸造影）は，胃内容物を吸引した後に，ガストログラフィンを経口あるいは経鼻胃管から50～100 mL胃内に注入し，4～24時間後まで腹部単純X線にてフォローする検査である。24時間以内に大腸まで造影剤が移行していれば，手術を回避できるといわれており，感度97％，特異度96％と有用であることが報告されている。手術のタイミングが4日以上遅れた場合には，死亡率や在院日数が増加するという報告もあることから，増悪所見を認めた場合には，早急に治療プランの変更をする必要がある。

急性腹症に腹膜刺激症状を認めれば，腸管虚血や腸管壊死を念頭におく。循環動態が不安定であれば議論の余地があるが，腹腔鏡下手術は腸管虚血・壊死を疑った場合にまず検討すべき治療である。もし，安全に遂行できる体制が整っていれば，その利点は大きく，腹腔鏡下癒着剥離術（laparoscopic adhesiolysis）は，死亡率（OR★ 0.55，$p=0.024$）や，合併症（OR 0.46，$p<0.01$）を低下させ，在院日数も短縮する（4日間 vs. 10日間，$p<0.001$）。また，術後3年の合併症も開腹手術と同等であった。しかし，腸管切除を要するような症例では，腸切除の見逃し（missed enterotomy）も1.3～4.8％にみられるという報告もあることから，開腹への術式変更や最初から開腹手術を選択するなども考慮すべきである。

Azagury D, Liu RC, Morgan A, et al. Small bowel obstruction：a practical step-by-step evidence-based approach to evaluation, decision making, and management. J Trauma Acute Care Surg 2015；79：661–8. PMID：26402543
Millet I, Taourel P, Ruyer A, et al. Value of CT findings to predict surgical ischemia in small bowel obstruction：A systematic review and meta-analysis. Eur Radiol 2015；25：1823–35. PMID：25850889
Yeo HL, Lee SW. Colorectal emergencies：review and controversies in the management of large bowel obstruction. J Gastrointest Surg 2013；17：2007–12. PMID：24048614

★── OR　オッズ比（odds ratio）

虫垂炎

A 典型的なPATFL（臨床経過）とは何か？

急性虫垂炎は，外科的処置を必要とする急性腹症のなかで，最も発生頻度の高い疾患

である．急性虫垂炎の症状は経時的に変化するため，初診で虫垂炎と疑えず見逃してしまうこともある（後医は名医といわれる所以）．PATFLとは，虫垂炎の典型的な経時的変化の頭文字をとったもので，腹痛患者を診察する際には，記憶しておくと便利である（表7-13）．

表7-13 PATEL

P＝**p**ain, usually epigastric or umbilical〔疼痛（たいてい，心窩部か臍部）〕

A＝**a**norexia, nausea, or vomiting（食思不振，嘔気，嘔吐）

T＝**t**enderness–somewhere in the abdomen or pelvis〔圧痛（腹部か骨盤）〕

F＝**f**ever（発熱）

L＝**l**eukocytosis（白血球増加）

虫垂開口部（appendiceal orifice）が炎症や異物で閉塞すると，虫垂の内圧が上昇し，関連痛として心窩部に鈍痛が出現する．その後，より消化器症状（食思不振，嘔気，嘔吐）が認められるようになる．虫垂の内膜に炎症が起きることで，今度は内臓痛としての右下腹部痛が出現するようになる．さらに，炎症が進行することで，虫垂の外膜（臓側腹膜）にまで波及し，壁側腹膜に波及することで限局性腹膜炎を生じる．この時期では鋭い体性痛が生じるようになり，発熱・白血球増加などの全身性の炎症反応が出現する．しかし，このような典型的な経過をするのは50％程度であり，常に虫垂炎は鑑別に挙げながら診療を行うことが望ましい．

Ohle R, O'Reilly F, O'Brien KK, et al. The Alvarado score for predicting acute appendicitis : a systemic review. BMC Med 2011 ; 9 : 139. PMID : 22204638
Cope's early diagnosis of the acute abdomen, 22nd ed / revised by William Silen. New York : Oxford University Press, 2010 ; 76–7.

A 急性虫垂炎の緊急手術の適応について述べよ．

急性虫垂炎治療の第1選択は腹腔鏡下虫垂切除術，と答える人が多いと思う．過去に，外科的治療による合併症の観点から，保存的治療と外科的切除を比較した検討が複数報告されてきた．VaradhanらはCTで単純性虫垂炎（壊死性や穿孔性虫垂炎以外）と診断した合計900人の患者（抗菌薬群 470人，手術群 430人）でRCTを行い，抗菌薬による保存的治療で78％が初期治療に成功し，63％は1年以内のイベント発生がない，と報告した．また，合併症に関しては手術群で有意に高く（RR 0.69），単純性虫垂炎に対する初期治療として保存的治療は考慮される，と結論づけた．しかし，保存的治療に成功した群でも20％は再入院となり，そのほとんどは虫垂切除術が必要になっている．Vonsらの報告では，CTにて単純性虫垂炎と診断された合計243人の患者（抗菌薬群 123人，手術群 120人）でRCTを行った．腹膜炎の発症は有意に保存的治療群で多く（8％ vs. 2％），最初の30日以内で12％は手術を要し，1年間では残りの29％が手術を要したとしているが，保存的治療の非劣勢は確認できなかったと

している．Mentulaらは膿瘍形成タイプの虫垂炎に対して，腹腔鏡下虫垂切除と保存的治療を比較した．入院期間に有意差はないが，手術群では，10％の腸管切除と13％の虫垂残存を認めた．手術群では，再入院率は有意に少なく（3％ vs. 27％），追加の治療が必要となることも有意に少なかった（7％ vs. 30％）と報告している．また，治療経過中に有害事象が発生しない割合も有意に高い（90％ vs. 50％）とし，腹腔鏡による虫垂切除術を第1選択としている．

このように治療法に関する答えは出ておらず，議論はしばらく続くと思われる．救急医としては，私見ではあるが，「夜間に来院した虫垂炎患者でカタル性虫垂炎が疑われる症例に関しては，抗菌薬を投与し，翌日外科紹介，それ以外の虫垂炎に対しては，緊急で外科コンサルト」というアプローチも可能であると考えている．

Varadhan KK, Neal KR, Lobo DN. Safety and efficacy of antibiotics compared with appendicectomy for treatment of uncomplicated acute appendicitis : meta-analysis of randomised controlled trials. BMJ 2012 ; 344 : e2156.　PMID : 22491789
Vons C, Barry C, Maitre S, et al. Amoxicillin plus clavulanic acid versus appendicectomy for treatment of acute uncomplicated appendicitis : an open-label, non-inferiority, randomised controlled trial. Lancet 2011 ; 377 : 1573-9.　PMID : 21550483
Mentula P, Sammalkorpi H, Leppäniemi A. Laparoscopic Surgery or Conservative Treatment for Appendiceal Abscess in Adults? A Randomized Controlled Trial. Ann Surg 2015 ; 262 : 237-42. PMID : 25775072

Ⓑ 直腸診は虫垂炎の診断に有効か？

長い間，年少児では，虫垂間膜が短いため虫垂が背側に潜り込んでいることがあるため，腹壁からの圧痛が弱くなり，直腸診は虫垂炎の診断において重要である，と教えられてきた．しかし，これを否定する報告は100年以上前より展開されており，KremerらやDixonらも他の身体所見と比べ直腸診は有用でない，と結論づけている．しかし，理論上は腹壁に症状が及びにくい虫垂も存在するわけであり，「腹膜刺激症状が存在しない場合は，直腸診は有効である可能性がある」と認識すべきである．

Osler W. The principles and practices of medicine designed for the use of practitioners and students of medicine, 4th ed. New York : Appleton and Company, 1901 ; 525.
Kremer K, Kraemer M, Fuchs KH, et al. The diagnostic value of rectal examination of patients with acute appendicitis. Langenbecks Arch Chir Suppl Kongressbd 1998 ; 115 : 1120-2.　PMID : 9931810
Dixon JM, Elton RA, Rainey JB, et al. Rectal examination in patients with pain in the right lower quadrant of the abdomen. BMJ 1991 ; 302 : 386-8.　PMID : 2004144

Ⓒ Alvarado scoreとは何か？

急性虫垂炎は急性腹症のなかで最も多い疾患の1つであるが，その診断は非常に難しい．1986年にAlvaradoが，虫垂炎に出現しやすい徴候をまとめ，診断に有用となるスコアリングを考案した．このスコアリングは10点満点で評価し，7点以上を陽性としている．7点以上の場合，感度76.3％，特異度78.8％と報告され，4点以下では虫垂炎は否定的である（感度99％）（表7-14）．

その他のスコアリング方法として，RIPASA scoreがある（表7-15）．これは2008年にブルネイの病院で開発された方法で，14項目のスコアリングから虫垂炎を診断する方法である．複雑であり，スコアリングされた後のマネジメント方法まで記載

されており，感度 82.61％，特異度 88.89％と高い。

Alvarado A. A practical score for the early diagnosis of acute appendicitis. Ann Emerg Med 1986 ; 15 : 557–64. PMID : 3963537

Howell JM, Eddy OL, Lukens TW, et al. Clinical policy : Critical issues in the evaluation and management of emergency department patients with suspected appendicitis. Ann Emerg Med 2010 ; 55 : 71–116. PMID : 20116016

Chong CF, Adi MI, Thien A, et al. Development of the RIPASA score : a new appendicitis scoring system for the diagnosis of acute appendicitis. Singapore Med J 2010 ; 51 : 220–5. PMID :

表 7-14 Alvarado score

	臨床像	スコア
症状	移動性の右腸骨窩の痛み 食欲不振 嘔気/嘔吐	1 1 1
所見	右腸骨窩の圧痛 反跳痛 体温上昇＞37.3℃	2 1 1
採血結果	白血球増加＞10.0×10^9/L 好中球増加＞75％もしくは左方移動	2 1

（Alvarado A. A practical score for the early diagnosis of acute appendicitis. Ann Emerg Med 1986 ; 15 : 557–64 の Table 7 より）

表 7-15 RIPASA★ スコア

	患者の特徴	スコア
性別	女性 男性	0.5 1.0
年齢	＜40歳 ≧40歳	1.0 0.5
症状	右腸骨窩の疼痛 右腸骨窩への痛みの移動 食思不振 嘔気や嘔吐	0.5 0.5 1.0 1.0
症状持続時間	＜48時間 ＞48時間	1.0 0.5
徴候	右腸骨窩の圧痛 筋性防御 反跳痛 Rovsing 徴候 体温＞37℃，＜39℃	1.0 2.0 1.0 2.0 1.0

（次ページへ続く）

検査結果	白血球増加あり	1.0
	検尿異常なし	1.0

- 5点未満：急性虫垂炎の可能性はかなり低い．観察室で1〜2時間後に再度スコアリングを行い，減少するようであればいったん帰宅とする．
- 5〜7点：急性虫垂炎の可能性は低い．観察室で1〜2時間後に再度スコアリングを行うか，鑑別のために超音波検査を追加する．患者は経過観察入院が必要かもしれないので，オンコールの外科医に相談する．
- 7.5〜11点：急性虫垂炎の可能性が高い．オンコールの外科医に紹介し，入院加療のもと再度スコアリングを1〜2時間以内に行う．依然スコアリングが高ければ，手術の準備を開始する．患者が女性であれば，右腸骨窩の疼痛が婦人科領域の疾患である可能性を除外するために，超音波の検査を行う．
- 12点以上：急性虫垂炎の可能性が非常に高い．ただちにオンコールの外科医に連絡し，入院と手術の準備を行う．

（Chong CF, Thien A, Mackie AJA, et al. Evaluation of the RIPASA score : a new scoring system for the diagnosis of acute appendicitis. Brunei Int Med J 2010 ; 6 : 17–26のAppendixより）

★— RIPASA　Raja Isteri Pengiran Anak Saleha Appendicitis

20428744
Chong CF, Thien A, Mackie AJ, et al. Comparison of RIPASA and Alvarado scores for the diagnosis of acute appendicitis. Singapore Med J 2011 ; 52 : 340–5.

消化管穿孔

A 上部消化管穿孔の特徴は何か？

上部消化管穿孔の原因にはさまざまな要因があるが，胃・十二指腸潰瘍の増悪により穿孔に至るケースが多く，穿孔部位としては，十二指腸球部前壁が最も多い．発症様式は穿孔という原因からもわかるように，sudden（突発的）と表現されることが多い．しかし，原因となる十二指腸潰瘍の病歴を有する人が多いため，先行症状として空腹時の腹痛を認めることも多い．穿孔部より漏出する液体のほとんどは胃液であり，菌は少ないが消化液が豊富である．そのため，腹膜刺激症状が強く（板状硬をとることが多い），発症早期に来院するため，重篤な敗血症に至ることは少ない．診断は腹部CTが有効であり，遊離ガスの存在から本疾患を疑うことができるが，8％程度はCTでも遊離ガスを指摘できないため，注意を要する．以前は勧められていなかった上部内視鏡検査は，近年は積極的に行われるようになってきている．これは，穿孔部位と大きさ，悪性疾患の有無の評価において，造影CT検査よりも正確に判断できるからである．治療に関しては，保存的治療や大網充填術（開腹または腹腔鏡）が行われるが，成書に委ねる．

Grassi R, Romano S, Pinto A, et al. Gastro–duodenal perforations : conventional plain film, US and CT findings in 166 consecutive patients. Eur J Radiol 2004 ; 50 : 30–6.　PMID : 15093233
大森浩明，旭 博史，井上義博ほか．消化管穿孔の治療が変わっている — 上部消化管穿孔の診断と治療．消化器内視鏡 2002 ; 14 : 204–10.

A 下部消化管穿孔の特徴は何か？

上部消化管穿孔に比べ，下部消化管穿孔は基礎疾患のある高齢者に多い．原因疾患

は，腫瘍，宿便，憩室，異物（魚骨，義歯，PTP★）などさまざまであり，穿孔部位も原因疾患により異なる．上部消化管穿孔と異なり先行症状は少なく，発症様式は突発的（sudden）と表現されることが多い．穿孔部より漏出するのは便であり，消化液はすでに変性している．そのため，腹部所見としては，上部消化管穿孔のような強い腹膜刺激症状は出現しにくく，反跳痛の出現が目立つ．時間が経過すると必ず敗血症に至るため，早期診断と早期治療介入が救急医に求められる．下部消化管穿孔では，上部消化管穿孔と異なりガスの漏出が少ない．そのため，本疾患を疑った際のCT読影では，遊離ガスや組織にトラップされた腸管腔外側のガスを探しにいく必要がある．治療は敗血症と同様で，全身管理，抗菌薬投与，原因除去（手術）である．

★─ PTP　press through package

Ⓑ 消化管穿孔の患者を保存的に治療する場合，考慮すべき点は何か？

消化管穿孔の治療の原則は，早期診断とその後の手術である．ただし，上部消化管穿孔に保存的治療という選択肢もありうる．保存的治療の利点としては，手術のリスクを回避できることである．しかし，欠点として，入院期間の延長や疼痛の持続，生命リスクの上昇が挙げられる．古いRCTではあるが，Croftsらは83人の上部消化管穿孔の患者を対象に，手術療法と保存的治療（輸液，経鼻胃管による減圧，抗菌薬投与）とを比較した．保存的治療を行った患者の28％は，12時間後の臨床経過から手術療法に変更となっている．この研究では，死亡率は互いに5％で2群間に差はなく，感染や心不全，腎不全などの合併症にも有意差は認めなかった．しかし70歳以上の患者では，若年者と比較し，保存的治療に反応しない傾向にあった．保存的治療選択の統一見解は認められていないが，若年で合併症がない患者に関しては，厳重な観察のもと保存的治療を選択してもいいのかもしれない．

Crofts TJ, Park KG, Steele RJ, et al. A randomized trial of nonoperative treatment for perforated peptic ulcer. N Engl J Med 1989 ; 320 : 970–3.　PMID : 2927479

Ⓑ ERCP[★1]後膵炎の発症率について述べよ．

ERCPとは専用の内視鏡を十二指腸まで挿入し，Vater乳頭よりカテーテルを挿入し，造影剤を注入して撮像する方法である．胆管や膵管に発生する疾患の診断に有用であるのと同時に，EST[★2]などの治療的手段ともなる．合併症としては，膵炎や処置後出血，消化管穿孔，などがある．そのなかでも膵炎の合併症は多く，RCTに限定したKocharらのシステマティックレビューでは，9.7％の患者で急性膵炎を発症している．厚生労働省の研究班が行っているアンケート調査によると，急性膵炎の発症頻度は0.96％となっているが，患者背景の違いや統一された診断基準が存在しないなどの理由から，解離が生じていると思われる．現時点で日本におけるERCP後膵炎の診断基準としては，厚生労働省の急性膵炎診断基準によるのが妥当であると考える．

Kochar B, Akshintala VS, Afghani E, et al. Incidence, severity, and mortality of post–ERCP pancreatitis : a systematic review by using randomized, controlled trials. Gastrointest Endosc 2015 ; 81 : 143–9.
峯 徹哉，明石隆吉，小俣富美雄ほか. ERCP後膵炎疫学調査. 厚生労働省　難治性膵疾患に関する調査研究班 平成25年度 総括・分担研究報告書 2014 ; 108–12.

★1─ ERCP　内視鏡的逆行性胆道膵管造影法（endoscopic retrograde cholangiopancreatography）

★2 ─ EST　内視鏡的乳頭括約筋切開術（endoscopic sphincterotomy）

 ステロイドは消化管出血や消化管穿孔のリスクとなりうるか？

ステロイドを投与する際に，潰瘍の出現を懸念し，予防的にPPI★1やヒスタミンH$_2$受容体拮抗薬を慣例的に投与するという話をよく聞く．Connらは，過去に行われたステロイド投与 vs. プラセボ投与によるRDBCT★2を解析し，ステロイドの副作用発生率を調査した．消化管潰瘍の発生率は，ステロイド投与群で0.4％，プラセボ投与群で0.3％であり，2群間で有意差は認めなかった．ちなみにこの報告では，糖尿病，高血圧，精神障害，皮膚症状の出現は，ステロイド投与群で有意に高かった．感染症や骨粗鬆症の発生率に関しては，有意差は出ないもののステロイド投与群で高い傾向にあった．Sigridらが2013年に報告したRDBCTのシステマティックレビューでは，外来患者では消化管出血や穿孔のリスクを高めないが，入院患者では絶対リスクを高める（1.8 vs. 0.7），と報告されている．現在までの世界的な報告を考えると，「消化管潰瘍のリスクが高い患者に対しては，ステロイド投与による消化管出血や穿孔に注意を払うべき」というのが一般的な見解であろう．

Conn H, Poynard T. Corticosteroids and peptic ulcer : meta–analysis of adverse events during steroid therapy. J Intern Med 1994 ; 236 : 619–32.　PMID : 7989897
Sigrid N. Tone W, Klemp M. Corticosteroids and risk of gastrointestinal bleeding : a systematic review and meta–analysis. BMJ Open 2014 ; 4 : e004587.　PMID : 24833682

★1 ─ PPI　プロトンポンプ阻害薬（proton pump inhibitor）
★2 ─ RDBCT　ランダム化二重盲検比較試験（randomized, double–blind, controlled trial）

 消化管穿孔の特定にCTはどれくらい有用か？

消化管穿孔の診断のためには，CT検査は非常に重要な検査となる．CTにおける遊離ガスの存在は，特殊でまれな疾患（特発性気腹症など）を除くと，消化管穿孔を間接的にほぼ証明することができる（正診率 98.7％）．逆に，遊離ガスが存在しない場合，消化管穿孔を否定できるかというと，そうではない．CTにおける遊離ガス出現のしやすさは，穿孔部位により大きく異なる．穿孔部位を，上部消化管（胃・十二指腸），小腸，大腸の3つに分ける．

それぞれの穿孔部位別にみた遊離ガスの描出率は，報告により異なるが，上部消化管穿孔で97％，小腸穿孔で46〜56％，大腸穿孔で64.3〜80.5％といわれている．また，遊離ガスの出現部位や，dirty mass sign（腸管外に存在するbubble air）の存在，腹水の部位などを検討することで，穿孔部位をある程度推定することも可能である，と報告されている．詳細は成書に譲る．

Kyokane T, Iyomasa S, Sawasaki N, et al. The Utility of Computed Tomography on Diagnosis of the Alimentary Tract Perforation. Jpn J Gastroenterol Surg 2009 ; 42 : 622–31.
Maniatis V, Chryssikopoulos H, Roussakis A, et al. Perforation of the alimentary tract : evaluation with computed tomography. Abdom Imaging 2000 ; 25 : 373–9.　PMID : 10926189
田畑峯雄，迫田晃郎，溝内十郎ほか．大腸遊離穿孔手術症例の検討．日腹部救急医会誌 1999 ; 19 : 429–35.
Grassi R, Pinto A, Rossi G, et al. Conventional plain–film radiology, ultrasonography and CT in jejuno–ileal perforation. Acta Radiol 1998 ; 39 : 52–6.　PMID : 9498870

消化管異物

A 🗨 胃内にある異物で摘出すべきものは何か？

消化管内異物とは，通常，消化管内にないものが存在する状態である。しかし，食物塊であっても通過障害をきたしていれば，消化管内異物と同様に扱う必要がある。異物が存在する部位により，咽頭異物，食道異物，胃内異物，十二指腸異物，小腸異物，大腸異物，直腸異物に分類される。また，異物を形態別に分類することは重要である（表7-16）。臨床現場では，異物の誤飲症例をよくみるが（特に小児），異物のほとんどは自然に排泄されることが多い（80〜90％）。しかし，10〜20％は内視鏡的摘出術を必要とし，1％以下で外科手術を必要とする。

　胃内異物に関しては，直径2〜2.5 cm以上の異物は，幽門を通過しない可能性がある。そのため，直径2〜2.5 cm以上の異物に対しては，非緊急的（72時間以内）に摘出すべきであると，2016年のヨーロッパ内視鏡ガイドラインでは強く推奨されている。また，同ガイドラインでは，5〜6 cmより長い異物は十二指腸湾曲部にはまり込む可能性があり，消化管穿孔（15〜35％に発症）のリスクを回避するために緊急（24時間以内）で摘出する必要がある，と強く推奨されている。さらに，鋭利な異物や電池・複数個の磁石などが胃内にある場合も，緊急（24時間以内）に治療的上部内視鏡検査を行うことが推奨されている（表7-3）。しかし，あくまでもこれはガイドラインであり，今までのデータから得られた統計学的確率から推奨や提案をしているにすぎない。臨床現場では，実際の結果とは異なることもあるため，本人および家族にリスクとベネフィットを説明したうえで，経験のある医師と連携しつつ治療方針を決定する必要がある。

表7-16　消化管異物の形態分類

タイプ	例
鈍的なもの	丸いもの：コイン，ボタン，おもちゃ，電池，磁石
先端が尖ったもの	細いもの：針，つまようじ，骨，安全ピン，ガラス片 鋭く不規則なもの：部分義歯，かみそりの刃
長い異物	軟らかいもの：糸，コード 硬いもの：歯ブラシ，食卓食器類，ねじ回し，ペン，えんぴつ
食塊	骨の有無にかかわらず
その他	違法薬物類

（European Society of Gastrointestinal Endoscopy Clinical Guideline 2016の490ページのTable 1より）

Ambe P, Weber SA, Schauer M, et al. Swallowed foreign bodies in adults. Dtsch Arztebl Int 2012；109：869-75.　PMID：23293675
Ko HH, Enns R. Review of food bolus management. Can J Gastroenterol 2008；22：805-8. PMID：18925301

Birk M, Bauerfeind P, Deprez PH, et al. Removal of foreign bodies in the upper gastrointestinal tract in adults : European Society of Gastrointestinal Endoscopy(ESGE) Clinical Guideline. Endoscopy 2016；48：489-96. PMID：26862844

A 🤖 腸内にある異物で摘出すべきものは何か？

十二指腸を通過した小腸異物は，摘出が必要な際には外科的手術が必要となってくる．異物が十二指腸を通過すれば，85％は残りの腸管を72時間以内に通過するといわれている．つまり，十二指腸を通過した異物に対しては，自然排泄されることを十分期待することができる．鈍的で直径が小さく，科学的刺激性が少ない異物に対しては，外来での経過観察が可能である．しかし，鋭的な物質や化学的刺激性が強い物質に関しては，厳重な経過観察が必要とされる．腸管穿孔や膿瘍形成，異物による腸閉塞が出現した場合には，外科的異物除去が必要となる．合併症の診断のためにはCT検査が推奨されている．

Birk M, Bauerfeind P, Deprez PH, et al. Removal of foreign bodies in the upper gastrointestinal tract in adults : European Society of Gastrointestinal Endoscopy(ESGE) Clinical Guideline. Endoscopy 2016；48：489-96. PMID：26862844
Arana A, Hauser B, Hachimi-Idrissi, et al : Management of ingested foreign bodies in childhood and review of the literature. Eur J Pediatr 2001；160：468-72. PMID：11548183

B PTPや義歯はどのように取り出すか？

PTPや義歯などの誤飲は，高齢者，精神疾患患者，歯科治療中患者に発生しやすい．高齢化社会に伴い，日本では，PTP誤飲が増加しており，厚生労働省も注意喚起を行っている．このような鋭的異物の誤飲に対しては，表7-3に示すように，緊急摘出術が推奨されている．仮に異物が十二指腸を通過していても厳重な経過観察が必要であり，穿孔などの合併症をきたした場合は外科的処置が必要となる．内視鏡による摘出術の際にも注意が必要であり，摘出術による消化管損傷の可能性を考慮する必要がある．損傷予防のために，内視鏡先端透明フード，オーバーチューブ，パラシュート型フード，内視鏡装着バルーンなどが使用されている．

上原正義，多田修治，江口洋之ほか．内視鏡的に摘出した上部消化管異物104例の臨床的検討．消内視鏡 2010；52：1243-9.
鈴木 茂．食道異物の種類別摘出法．消内視鏡 2000；12：704-5.

C 魚骨はどのような合併症をもたらすか？

消化管異物としての魚骨は，国によりその発生頻度が異なるが，東アジアで多くみられる．Laiら（中国）は，診断がついた消化管異物401例中，392例（98％）が骨であり，魚骨が336例（84％）を占めていた，と報告している．その原因としては，骨を取らないで魚を食べるという中国人の習慣を挙げている．咽頭異物のほとんどが魚骨によるものであるが，その8割以上が口蓋扁桃や舌根部に認められる．そのため，視診や咽喉頭ファイバーにより9割以上が診断可能である．しかし診断がつかない場合は，下咽頭や頸部食道などに存在する魚骨を考慮するが，可能性は低いものの，重篤な合併症をきたしうる咽頭腔外異物を疑う必要もある．合併症として，頸部膿瘍や，縦隔炎・縦隔膿瘍，食道穿孔，大動脈穿孔，心タンポナーデ，気管浮腫・狭窄などの重大な合併症も報告されている．そのため，魚骨誤飲で受診し魚骨が発見できなかった際

には，咽頭腔外異物の可能性を常に考慮する必要がある。魚骨の検出にはCTが有効（検出率はほぼ100％）である，と報告されている。しかし，魚骨が発見できなかった全患者に対して，CTを施行するかどうかは判断が分かれる。最低でも症状再燃と合併症の可能性について，患者と家族に十分に説明する必要がある。また，咽頭腔や食道を通過した魚骨は，胃や小腸・大腸を損傷することがある。その際には，消化管穿孔や膿瘍形成，腫脹による閉塞性腸閉塞をきたすことがあるので，注意が必要である。

Watanabe K, Amano M, Nakanome A, et al. The prolonged presence of a fish bone in the neck. Tohoku J Exp Med 2012；227：49-52. PMID：22571955
Lai AT, Chow TL, Lee DT, et al. Risk factors predicting the development of complications after foreign body ingestion. Br J Surg 2003；90：1531-5. PMID：14648732
佐藤文彦．耳鼻咽喉科領域の各種異物 —過去10年間の集計から—．京都医会誌 2004；51：53-9.
楢村哲生，竹村考史，生 秀幸．当科における魚骨異物症例の検討．耳鼻・頭頸外科 2008；80：149-52.
大峽慎一，楠 威志，伊藤 伸ほか．咽頭腔外へ迷入した魚骨異物例．耳鼻臨床 2008；101：605-9.
澤井085華，小森 学，遠藤 誠ほか．直達喉頭鏡でのアプローチのみで治癒しえた頸部膿瘍を伴う咽頭腔外魚骨異物の1例．耳鼻展望 2010；53：415-9.
Palme CE, Lowinger D, Petersen AJ. Fish bones at the cricopharyngeus：a comparison of plain-film radiology and computed tomography. Laryngoscope 1999；109：1955-8. PMID：10591354

C body packerへの対応法について述べよ。

body packing（体内隠匿）を行う者を body packerと呼ぶ。目的は正規ルートでは国内や国外に持ち出せないものを隠すためであり，麻薬などの運搬手段として使用される。body packingの手段として消化管を利用することが多く，この際には packingされた薬物は消化管異物となる。法律的なことは警察に任せるとして，このような事例に直面した際にはどのように対応する必要があるのか，救急医としては認識しておく必要がある。2016年に出されたヨーロッパのガイドラインでは，「密封した薬物を飲み込む body packerに対しては，非症候性であっても厳密な入院による経過観察が必要である。X線で描出できることが多く，異物の存在部位や大きさの推定に役立つ。内視鏡的摘出は容器の破損のリスクもあり，推奨できない。容器の破損による中毒や腸閉塞の際には，外科的摘出術を推奨する」と記されている。

Birk M, Bauerfeind P, Deprez PH, et al. Removal of foreign bodies in the upper gastrointestinal tract in adults：European Society of Gastrointestinal Endoscopy（ESGE）Clinical Guideline. Endoscopy 2016；48：489-96. PMID：26862844

黄疸

A 黄疸の原因を考える際に，有用となる検査は何か？

臨床上重要なのは，血清ビリルビン値〔総ビリルビン値／直接（間接）ビリルビン値〕である。黄疸を伴う高ビリルビン血症では，間接（非抱合）ビリルビン優位型か直接（抱合）ビリルビン優位型かに分類する。前者はビリルビン産生亢進や，ビリルビンの肝細胞への取り込み障害，ビリルビンの抱合不全などでみられる一方で，後者は肝細胞障害，ビリルビンの排泄障害，あるいは胆管閉塞などでみられる。直接ビリルビン優位型では，直接ビリルビンだけでなく間接ビリルビンも上昇することもある。さら

に，それぞれの病態を引き起こす原因疾患についても鑑別を進めていかなければならない。

ほかにも，ALP[★1]，アミノトランスフェラーゼ(AST[★2]，ALT[★3])，PT-INR[★4]，アルブミンも，それぞれの異常値が黄疸の原因検索に有用である。ALPやAST，ALTが正常であれば，溶血や先天性のビリルビン代謝異常などが原因となる。また，ALP上昇が優位であれば，胆管閉塞や胆汁うっ滞を考える。逆に，ASTやALTの上昇が優位であれば，内因性の肝細胞障害を疑う。ほかにもPT-INRの延長を認めた場合には，ビタミンK投与による反応で，胆管閉塞か肝細胞障害かを鑑別するのに重要な手掛かりとなる。

Roy-Chowdhury N, Roy-Chowdhury J. Diagnostic approach to the adult with jaundice or asymptomatic hyperbilirubinemia. UpToDate 2016(www.uptodate.com/contents/diagnostic-approach-to-the-adult-with-jaundice-or-asymptomatic-hyperbilirubinemia). 閲覧日：2016/07/19

★1 — ALP　アルカリホスファターゼ(alkaline phosphatase)
★2 — AST　アスパラギン酸アミノトランスフェラーゼ(aspartate aminotransferase)
★3 — ALT　アラニンアミノトランスフェラーゼ(alanine aminotransferase)
★4 — PT-INR　プロトロンビン時間国際標準化比(prothrombin time international normalized ratio)

A 閉塞性黄疸の病歴・身体所見の特徴は何か？

閉塞性黄疸では，腸管への直接ビリルビンの流出障害が生じるため，直接ビリルビン優位の高ビリルビン血症を呈し，ビリルビン値が2 mg/dL以上になると，眼球結膜の黄染が顕在化する。閉塞機転が炎症などで不完全であればその程度も軽いが，完全閉塞した場合には，腸管への胆汁排泄が遮断されることから，白色便を認める。排泄できない直接ビリルビンは，そのまま腎臓から尿中に排泄される(ビリルビン尿)。また，胆汁うっ滞によって，胆汁酸の血中濃度が上昇し，その結果，皮膚表面に蓄積し，ヒスタミン遊離により皮膚瘙痒感が出現する。閉塞機転が解除されないと，胆汁うっ滞から重症の急性胆管炎を引き起こすことがあるために，黄疸症例ではすみやかに鑑別することが肝要である。さらに，肝酵素(AST，ALT)に比べて胆道系酵素(ALP，γ-GTP[★])の上昇が顕著となることがポイントである。

河合忠, 屋形稔, 伊藤喜久ほか(編). 異常値の出るメカニズム, 第4版. 東京：医学書院, 2001；196-9.
山下泰伸, 上田和樹, 川路祐輝ほか. ドレナージ大全 閉塞性黄疸の病態 — 胆道ドレナージの必要性. 胆と膵 2013；34：773-7.

★ — γ-GTP　ガンマグルタミルトランスフェラーゼ(gamma-glutamyltransferase)

B 体質性黄疸の機序について述べよ。

体質性黄疸は，溶血亢進が証明されず，しかも先天性あるいは家族性に認められる黄疸で，肝臓におけるビリルビン排泄機構の先天性代謝異常と考えられ，家族性非溶血性黄疸とも呼ばれる。

具体的には，ビリルビン抱合障害によるもの(Crigler-Najjar症候群Ⅰ型，Ⅱ型)や，ビリルビン抱合障害と肝細胞への取り込み障害によるもの(Gilbert症候群)は，間接ビリルビン高値を示す。これに対し，ビリルビン排泄障害によるもの(Dubin-Johnson症候群)やビリルビン輸送障害によるもの(Rotor症候群)は，直接ビリルビン高値を示す。

このうち，Crigler-Najjar症候群Ⅰ型は，生後2～3日より高度の黄疸を呈し，放置

すると核黄疸をきたして 2〜3 歳までに死亡する．きわめて予後不良な疾患であり，血漿交換や肝移植なども考慮される．一方，Crigler–Najjar 症候群 Ⅱ 型は，光線療法やフェノバルビタールにより予後は良好で，大部分が正常に成長する．それ以外の Gilbert 症候群や Dubin–Johnson 症候群，Rotor 症候群は，特に治療を必要としない予後良好な疾患である．

河合 忠，屋形 稔，伊藤喜久ほか（編）．異常値の出るメカニズム，第 4 版．東京：医学書院，2001；196–9.
田妻 進，小道大輔．体質性黄疸．綜合臨牀 2007；56：1216–20.

 jaundice と icterus の違いは何か？　また，身体所見で診断できるのはビリルビン値がどれくらいのときか？

一般的に，黄疸を示す単語としてともに使用され，成書などでは，眼球結膜には"icterus（scleral icterus）"，皮膚の黄染には"jaundice"を用いていることが多い．語源に関しては，icterus はギリシャ語の"ikteros"に由来し，jaundice はフランス語の"jaune"に由来するが，その区別はなく，黄疸を示す単語として臨床上も同義として用いられている．

　血清ビリルビン値の上昇に伴い，顔面，粘膜，そして全身の皮膚が黄染して見える．黄染の有無を確認する際には，部屋の照度によっても大きく影響されるとされ，太陽光が降り注ぐ明るい診察室では 1.5〜1.7 mg/dL でも判別可能なのに対し，薄暗い部屋では 8 mg/dL であっても判別が困難といわれている．血清ビリルビン値が 2.5 mg/dL を超えると，70〜80％の医師には眼球結膜に黄染がみられるようになり，その感度は 10 mg/dL を超えると 83％，15 mg/dL を超えると 96％となる．

Roche SP, Kobos R. Jaundice in the adult patient. Am Fam Physician 2004；69：299–304.　PMID：14765767
Crawford JM. The liver and the biliary tract. In：Cotran RS, Kumar V, Collins T. Robbins Pathologic Basis of Disease, 6th ed. Philadelphia：Saunders, 1999；848–52.
柴田寿彦（監訳）．マクギーの身体診断学：エビデンスにもとづくグローバル・スタンダード．東京：エルゼビア・ジャパン，2005；50–55.
Orient JM. Sapira's art & science of bedside diagnosis, 3rd ed, Philadelphia：Lippincott Williams & Wilkins, 2005；191–2.

肝胆道疾患

 急性胆嚢炎の緊急手術の適応は何か？

現在，急性胆嚢炎の治療方針に関しては，『急性胆管炎・胆嚢炎診療ガイドライン 2013（第 2 版）』に基づいて判断する．このガイドラインは，これまでに出された国内版ガイドライン（2005 年）と国際版ガイドライン（2007 年）の整合性をはかると同時に，新たな知見も加えることで，より臨床に適した Tokyo Guideline 2013 に基づいている．
　急性胆嚢炎の外科治療は，重症度に応じて判断することを推奨されている．重症胆嚢炎は，ただちに臓器障害の治療を開始し，高度の胆嚢局所の炎症に対し原則として胆嚢ドレナージによる治療を行う．適応があれば，後日に待機的（発症 2〜3 か月が望ましい）胆嚢摘出術を行う．また，中等症胆嚢炎では，早期（発症 72 時間以内）の

胆嚢摘出術を行うことが望まれる。高い内視鏡的外科技術を有する場合には，早期の腹腔鏡下胆嚢摘出術も適応可能である。しかし，胆嚢に高度の局所炎症がある場合，早期の胆嚢摘出術は困難なことが多く，早期の胆嚢ドレナージが適応となる。この場合には，保存的治療の後，後日待機的胆嚢摘出術を行う。一方，軽症胆嚢炎では，早期（発症72時間以内）の腹腔鏡下胆嚢摘出術が望まれる。

急性胆管炎・胆嚢炎診療ガイドライン改訂出版委員会（編）．急性胆管炎・胆嚢炎診療ガイドライン2013．東京：医学図書出版，2013；161-9．(無料モバイルアプリは，www.jshbps.jp/public/guidline/tg13.htmlから入手可)

A 重症急性胆管炎の診断はどのように行うか？

現在，急性胆管炎の治療方針に関しても，急性胆嚢炎と同様に，『急性胆管炎・胆嚢炎診療ガイドライン2013（第2版）』に基づいて判断する。急性胆管炎の診断には，A 全身の炎症所見として，A–1 発熱（>38℃），A–2 血液検査で炎症反応所見（白血球<4,000または>10,000），B 胆汁うっ滞所見として，B–1 黄疸（総ビリルビン値≧2 mg/dL），B–2 血液検査で肝機能異常（ALP，γ–GTP，AST，ALT>1.5×基準上限），C 胆管病変の画像所見として，C–1 胆管拡張，C–2 胆管炎の成因（胆管狭窄，胆管結石，ステントなど）の各項目のうち，A，B，Cをそれぞれいずれか認めると確診となる。なお，古くから用いられてきたCharcot三徴（発熱，黄疸，右季肋部痛）は，特異度は高いが感度が低いことから，診断基準としては適切ではないとされた。

　重症急性胆管炎（Grade Ⅲ）は，臓器不全をきたしたものとし，SOFA[★1]スコアと同じ6臓器のうちいずれかで臓器不全に至った場合（循環障害：ドパミン≧5 μg/kg/分またはノルアドレナリン使用，中枢神経障害：意識障害，呼吸機能障害：P/F[★2]比<300，腎機能障害：乏尿またはCr[★5]>2.0 mg/dL，肝機能障害：PT-INR>1.5，血液凝固異常：血小板<10万/mm^3）に診断される。また，中等症（Grade Ⅱ）は，早期に胆道ドレナージを行わなければ重症化するリスクのあるものとし，それ以外を軽症（Grade Ⅰ）と定義している。いずれのGradeでも，抗菌薬の投与とともに胆道ドレナージ，原因に対する治療が原則である。

急性胆管炎・胆嚢炎診療ガイドライン改訂出版委員会（編）．急性胆管炎・胆嚢炎診療ガイドライン2013．東京：医学図書出版，2013；57-86．(無料モバイルアプリは，www.jshbps.jp/public/guidline/tg13.htmlから入手可)

Kiriyama S, Takada T, Strasberg SM, et al. New diagnostic criteria and severity assessment of acute cholangitis in revised Tokyo Guidelines. J Hepatobiliary Pancreat Sci 2012 ; 19 : 548–56. PMID : 22825491

★1— SOFA　sequential organ failure assessment
★2— P/F　酸素化係数（PaO_2[★3]/FiO_2[★4]）
★3— PaO_2　動脈血酸素分圧（partial pressure of oxygen in arterial blood）
★4— FiO_2　吸入酸素濃度（fraction of inspiratory oxygen）
★5— Cr　クレアチニン（creatinine）

A Mirizzi症候群とは何か？　Lemmel症候群とは何か？

Mirizzi症候群は，1940年にアルゼンチンの外科医であるMirizziにより初めて報告された。胆嚢頸部や胆嚢管結石による機械的圧迫や炎症性変化によって総胆管に狭窄をきたした病態で，閉塞性黄疸や胆管炎を引き起こす。胆嚢頸部または胆嚢管にある結石と胆管周囲の炎症性変化により胆管が右方より圧排されたType Ⅰと，胆嚢管結石

による胆管の圧迫壊死のため胆嚢胆管瘻をきたしたType Ⅱに分類される。
　これに対して，Lemmel症候群は，1934年にLemmelにより報告された（十二指腸）傍乳頭憩室に内容物が入り込み，胆管，膵管を圧迫することにより生じる胆管炎，膵炎を指す。どちらも2013年に刊行された『急性胆管炎・胆嚢炎診療ガイドライン2013』においては，「留意すべき特殊な胆管炎」として取り上げられている。

Mirizzi PL. Physiologic sphincter of hepatic bile duct. Arch Surg 1940 ; 41 : 1325–33.
McSherry CK, Ferstenberg H, Virship M. The Mirizzi syndrom : suggested classification and surgical therapy. Surg Gastroenterol 1982 ; 1 : 219–25.
Lemmel G. Die Klinishe Bedeutung der Duadenaldivertikel. Arch F Verd–Krht 1934 ; 56 : 59–70.
急性胆管炎・胆嚢炎診療ガイドライン改訂出版委員会（編）．急性胆管炎・胆嚢炎診療ガイドライン2013. 東京：医学図書出版, 2013；29–30.（無料モバイルアプリは，www.jshbps.jp/public/guideline/tg13.htmlから入手可）

A Fitz–Hugh–Curtis症候群とは何か？

Fitz–Hugh–Curtis症候群は，1930年にCurtisが慢性期症例の報告をし，1934年にFitz–Hughが急性期症例を報告したことで知られるようになった．女性生殖器由来の病原体による骨盤内腔炎から肝周囲炎を起こした病態を指す．村尾らは，自験例126例を後ろ向きに解析し，Fitz–Hughが報告した急性型に相当する85例をもとに診断基準を作成した．これによると，"Major Criteria"である（1）季肋部（〜右側腹部）の自発痛または圧痛ならびに（2）体動・深呼吸時痛またはMurphy徴候を2項目とも満たし，かつ"Minor Criteria"である（1）クラミジアまたは淋菌陽性（抗原・培養），（2）内科医・外科医による除外診断，（3）37℃以上の発熱，（4）急性骨盤腹膜炎症状の先行または合併，（5）炎症反応陽性（CRP上昇，白血球増加など）のうち，3項目以上を満たす場合に，臨床所見から診断できる．また，上記を満たさない場合には，"Definitive Criteria"として，（1）腹腔鏡所見により診断する．

Curtis AH. A cause of adhesions in the right upper quadrant. JAMA 1930 ; 94 : 1221–2.
Fitz–Hugh Jr T. Acute gonococcic perihepatitis of the right upper quadrant in women. JAMA 1934 ; 102 : 2094–6.
村尾 寛, 三浦耕子, 大畑尚子ほか. Fitz–Hugh–Curtis症候群の臨床診断126例の検討. 日本産婦人科学会雑誌 2002 ; 54 : 1681–5.

A 胆石症に多いとされるリスク因子は何か？

胆石症は，急性腹症の原因として救急外来にて比較的多く遭遇する．古くよりそのリスク因子は，5エフ（5 F's），すなわち，forty（40代），fat（肥満），female（女性），fertile（多産），fair（白人）と呼ばれてきた．
　近年，Bassらが行った上腹部痛の入院398例での検討では，胆石症の患者は，female（75.8% vs. 55.5%，$p<0.001$）やfair（62.9% vs. 32.1%，$p<0.001$），fertile（68.2% vs. 25.0%，$p<0.001$），fat（BMI★>30）（28.3% vs. 9.5%，$p<0.001$）が有意に多かったが，forty（41.4% vs. 39.5%，$p=0.697$）は差がなかった．これに対して一親等以内の家族歴（family history）をもつ症例が有意に多かった（39.4% vs. 13.5%，$p<0.001$）ことから，fortyの代わりにfamilyを加えるべき，と報告している．

Sherlock S. Diseases of the liver and biliary system, 3rd ed. Oxford : Blackwell, 1963 ; 641.
Bass G, Gilani SN, Walsh TN. Validating the 5Fs mnemonic for cholelithiasis : time to include family

history. Postgrad Med J 2013 ; 89 : 638–41.　PMID：23934104

★― BMI　肥満度指数(body mass index)

Ⓑ 総胆管結石の内視鏡的治療における緊急度判断の基準となるのは何か？

　一般的に無症候性の総胆管結石は，胆管炎を発症することを前提として，治療を行うことが推奨されている．内視鏡治療としては，内視鏡的結石摘出術が第1選択であり，EST(内視鏡的乳頭括約筋切開術)やEPBD★1を行う．ESTは出血のリスクがあることから，出血傾向のある患者は適応から外れるのに対し，EPBDでは，適応から外れる者はいないが，結石径≦1 cm，数個の結石，出血傾向がより適応といわれている．

　急性胆管炎を発症した場合には，2013年に出された『急性胆管炎・胆嚢炎診療ガイドライン2013(第2版)』に基づいて判断する．急性胆管炎の重症度に合わせて，軽症ならば抗菌薬治療などの初期治療に反応しない場合に考慮する．また，<u>中等症では，全身状態が処置に耐えうる状況であれば，早期より内視鏡も含めた胆管ドレナージを考慮し，重症例に対しては，集学的治療によりある程度全身状態を改善させてから，できるだけ早期にドレナージを検討する．</u>

　胆管ドレナージとしては，より低侵襲である内視鏡的ドレナージ(ENBD★2/EBS★3)が推奨され，施行困難例などでは，経皮経肝ドレナージ(PTCD★4/PTBD★5)が行われる．ENBDとEBSの選択については，2010年に報告されたRCTにおいて，両者の手技成功率や奏効率，偶発症率，死亡率に有意差はなく，いずれの方法でもよいとされている．しかし，ENBDはEBSに比べて処置時間が有意に長く，不快指標が有意に高いこと，自己抜去のリスクがあることも指摘されることから，症例に応じて判断していく必要がある．

日本消化器病学会(編). 胆石症診療ガイドライン. 東京：南江堂, 2009；90–101.
急性胆管炎・胆嚢炎診療ガイドライン改訂出版委員会(編). 急性胆管炎・胆嚢炎診療ガイドライン2013. 東京：医学図書出版, 2013；57–86, 137–49.(無料モバイルアプリは，www.jshbps.jp/public/guidline/tg13.htmlから入手可)
Lee JK, Lee SH, Kang BK, et al. Is it necessary to insert a nasobiliary drainage tube routinely after endoscopic clearance of the common bile duct in patients with choledocholithiasisi–induced cholangitis? A prospective, randomized trial. Gastrointest Endosc 2010；71：105–10.　PMID：19913785.

★1― EPBD　内視鏡的乳頭バルーン拡張術(endoscopic papillary balloon dilatation)
★2― ENBD　内視鏡的経鼻胆道ドレナージ(endoscopic nasobiliary drainage)
★3― EBS　内視鏡的胆管ステンティング(endoscopic biliary stenting)
★4― PTCD　経皮経肝胆管ドレナージ(percutaneous transhepatic cholangial drainage)
★5― PTBD　経皮経肝胆道ドレナージ(percutaneous transhepatic biliary drainage)

Ⓑ 門脈ガスと胆道気腫の鑑別点は何か？

　門脈ガス(hepatic portal venous gas)は，腸管壊死を示唆する予後不良な因子と考えられている．ガスは主に肝内門脈にみられ，門脈気腫などとも呼ばれる．一方，胆道気腫(pneumobilia)は，総胆管空腸吻合術や内視鏡的乳頭括約筋切開術，内視鏡的逆行性胆管膵管造影(ERCP)などの処置に伴い胆管内に出現するガスのことで，臨床上問題になることは少ない．どちらの所見も，近年では，CTの発達により偶然発見さ

れるケースも増えてきている。
　鑑別には，その分布の仕方が特徴的であり，門脈ガスは門脈血流に従い，肝臓の辺縁 2 cm以内に細かい樹枝状に分布し，重力に従い，肝左葉→右葉前区域→右葉後区域へと分布するのに対し，胆道気腫は胆汁の流れに従い，肝門部近くの胆管内に確認できる。また，上記の病歴や検査歴の確認も鑑別に重要である。

Liebman PR, Patten MT, Manny J, et al. Hepatic–portal venous gas : etiology, pathophysiology and clinical significance. Ann Surg 1978 ; 187 : 281–7.　PMID : 637584
Shiotani S, Kohno M, Ohashi N, et al. Postmortem computed tomographic(PMCT) demonstration of the relation between gastrointestinal (GI) distension and hepatic portal venous gas(HPVG). Radiat Med 2004 ; 22 : 25–9.　PMID : 15053172

Ⓑ 門脈血栓症の治療戦略は何か？

門脈血栓症は，肝硬変をはじめ，肝細胞がん，抗リン脂質抗体症候群，発作性夜間血色素尿症，外傷などの後天素因や，プロトロンビン遺伝子欠損，プロテインＣ＆Ｓ欠損，アンチトロンビン欠損などの先天素因，腹部手術や肝切除術，脾臓摘出術なども原因となりうる。

　門脈血栓症の治療には，自然消退，抗血栓療法(抗凝固療法，血栓溶解療法)，TIPS[*1]など複数の選択肢がある。自然消退は，肝硬変患者の部分的に出来た門脈血栓の 30〜50％で生じる可能性がある。日本の報告では，肝硬変の 47.6％で自然消失を認めた。一方，抗血栓療法は，肝硬変の有無にかかわらず門脈血栓症に対する有効性が複数報告されている。再開通率は 42〜100％と高く，血栓が拡大する可能性は 0〜15％と低い。さらに，出血の合併症もきわめて少ないことから，臨床上も推奨される。抗血栓療法で使用するのは，ワルファリンやヘパリン，アンチトロンビンⅢ製剤，低分子ヘパリンなどの抗凝固薬や，ウロキナーゼや t–PA[*2]など血栓溶解薬である。しかし，こうした抗血栓治療は，急性期の門脈血栓症患者に対する再疎通の促進ならびに塞栓予防を目的としており，慢性期の症例では，門脈圧亢進などに伴い，静脈瘤の形成など出血リスクが高いことから勧められない。TIPSは門脈圧亢進の軽減が期待されるが，技術的にも難しく，抗血栓療法と比べてもその適応は限られる。施設の体制なども考慮したうえで手技のリスクとベネフィットを勘案して検討すべきである。

Sanyal AJ. Epidemiology and pathogenesis of portal vein thrombosis in adults. Up to date, 2015 (www.uptodate.com/contents/epidemiology-and-pathogenesis-of-portal-vein-thrombosis-in-adults).　閲覧日 : 2016/07/17
Qi X, Han G, Fan D. Management of portal vein thrombosis in liver cirrhosis. Nat Rev Gastroenterol Hepatol 2014 ; 11 : 435–46.　PMID : 24686266
Hoekstra J, Janssen HL. Vascular liver disorders(II) : portal vein thrombosis. Neth J Med 2009 ; 67 : 46–53.　PMID : 19299846

★1—TIPS　経頸静脈肝内門脈体循環シャント(transjugular intrahepatic portosystemic shunt)
★2—t–PA　組織プラスミノゲン活性化因子(tissue plasminogen activator)

膵炎

A Ransonスコアとは何か？

Ransonスコアは，1974年にRansonらによって発表された急性膵炎の重症度診断をするためのスコアリングシステムである。その後，1982年に胆石性膵炎にも対応できるように新しいRansonスコアが作成された。急性膵炎の成因として，(1) 胆石性，(2) アルコール性・その他の2つに分け，予後判定因子として，入院時の年齢(歳)〔(1) >70，(2) >55〕，白血球数(/mm^3)〔(1) >18,000，(2) >16,000〕，血糖値(mg/dL)〔(1) >220，(2) >200〕，LDH(IU/L)〔(1) >400，(2) >350〕，AST(IU/L)〔(1) >120，(2) >120〕，および入院後48時間以内のHt[★1]値の低下(%)〔(1) >10，(2) >10〕，BUN[★2]の上昇(mg/dL)〔(1) >2，(2) >5〕，血清Ca(mg/dL)〔(1) <8，(2) <8〕，PaO$_2$(mmHg)〔(1) 値なし，(2) <60〕，BE[★3](mEq/L)〔(1) >5，(2) >4〕，fluid sequestration(mL)〔(1) >4,000，(2) >6,000〕(入院後48時間での補液量から，導尿カテーテルや経鼻胃管からの排液量を差し引いた量)の各項目の異常値を示す項目が3項目以上あれば，重症と定義されている。

Ranson JH. Etiological and prognostic factors in human acute pancreatitis : a review. Am J Gastroenterol 1982 ; 77 : 633–8.　PMID : 7051819
急性膵炎診療ガイドライン2015改訂出版委員会／日本腹部救急医学会／厚生労働科学研究費補助金 難治性膵疾患に関する調査研究班／日本肝胆膵外科学会，日本膵臓学会，日本医学放射線学会(編). 急性膵炎診療ガイドライン2015, 第4版. 東京：金原出版, 2015 ; 100–5.

★1— Ht　ヘマトクリット(hematocrit)
★2— BUN　血中尿素窒素(blood urea nitrogen)
★3— BE　塩基欠乏(base deficit)

A 重症急性膵炎の診断はどのように行うか？

急性膵炎の重症度判定は，2008年に行われた厚生労働省難治性膵疾患に関する調査研究班による判定基準が用いられている。これは，(1) 予後因子スコアと(2) 造影CT Gradeで構成される。

　予後因子には，(1) 塩基過剰≦－3 mEq/L，またはショック(収縮期血圧≦80 mmHg)，(2) PaO$_2$≦60 mmHg(室内気)，または呼吸不全(人工呼吸管理が必要)，(3) BUN≧40 mg/dL(またはCr≧2 mg/dL)，または乏尿(輸液後も1日尿量が400 mL以下)，(4) LDH[★1]≧基準値上限の2倍，(5) 血小板数≦10万/mm^3，(6) 総Ca≦7.5 mg/dL，(7) CRP≧15 mg/dL，(8) SIRS[★2]診断基準における陽性項目数≧3，(9) 年齢≧70歳，の9因子があり，各1点で計算する。

　また，造影CT Gradeには，(1) 炎症の膵外進展度〔前腎傍腔 0点，結腸間膜根部 1点，腎下極以遠 2点〕ならびに(2) 膵臓の造影不良域〔各区域に限局している場合，または膵臓の周辺のみの場合 0点，2つの区域にかかる場合 1点，2つの区域全体を占める，またはそれ以上の場合 2点〕をそれぞれ評価し，合計スコアが1点以下でGrade 1，2点でGrade 2，3点以上でGrade 3とする。以上より，予後因子が3点以上，または造影CT Grade 2以上の場合に重症と判定する。

　重症急性膵炎は，今日においても循環不全や多臓器不全，重症感染症などの合併症を引き起こし，死亡率が高いことから，こうした重症度判定を早期より行うことは，

ガイドラインでも強く推奨されている。

武田和憲, 大槻 眞, 須賀俊博ほか. 急性膵炎重症度判定基準最終提案の検証. 厚生労働科学研究費補助金(難治性疾患克服研究事業)分担研究報告書 2007 ; 29–33.
急性膵炎診療ガイドライン2015改訂出版委員会／日本腹部救急医学会／厚生労働科学研究費補助金 難治性膵疾患に関する調査研究班／日本肝胆膵外科学会, 日本膵臓学会, 日本医学放射線学会(編). 急性膵炎診療ガイドライン2015, 第4版. 東京：金原出版, 2015 ; 95–119.

★1— LDH　乳酸脱水素酵素(lactate dehydrogenase)
★2— SIRS　全身性炎症反応症候群(systemic inflammatory response syndrome)

Ⓑ リパーゼを測定できる施設にてアミラーゼを測る意味はあるか？

急性膵炎の診断には，血中膵酵素上昇を認めることが重要である。救急外来でも迅速に診断でき，最も普及している血中アミラーゼの上昇により診断可能であるが，慢性膵炎などの併存疾患があるとアミラーゼの上昇が乏しいことや，異常高値を維持する期間が短く，発症から来院までの時間が長いと正常化する可能性がある，などの特徴を念頭において判定する必要がある。一方で，血中リパーゼは，感度・特異度からも血中アミラーゼよりも急性膵炎の診断に優れていると報告されていることから，近年，日本でも，時間外の緊急検査項目にも血中リパーゼが測定できるように体制整備が期待されている。しかし，血中アミラーゼやリパーゼ値は，重症度とは相関しないため，2015年に作成された急性膵炎診療ガイドラインでは，重症度診断には用いないことが強く推奨されている。

急性膵炎診療ガイドライン2015改訂出版委員会／日本腹部救急医学会／厚生労働科学研究費補助金 難治性膵疾患に関する調査研究班／日本肝胆膵外科学会, 日本膵臓学会, 日本医学放射線学会(編). 急性膵炎診療ガイドライン2015, 第4版. 東京：金原出版, 2015 ; 58–64,1079.
Vissers RJ, Abu-Laban RB, McHugh DF. Amylase and lipase in the emergency department evaluation of acute pancreatitis. J Emerg Med 1999 ; 17 : 1027–37.　PMID：10595892
Mayumi T, Inui K, Maetani I, et al. Validity of the urinary trypsinogen-2 test in the diagnosis of acute pancreatitis. Pancreas 2012 ; 41 : 869–75.　PMID：22481290
Dervenis C, Johnson CD, Bassi C, et al. Diagnosis, objective assessment of severity, and management of acute pancreatitis. Int J Pancreatol 1999 ; 25 : 195–210.　PMID：10453421
Agarwal N, Pitchumoni CS, Sivaprasad AV. Evaluating tests for acute pancreatitis. Am J Gastroenterol 1990 ; 85 : 356–66.　PMID：2183590
Banks PA, Freeman ML, Practice Parameters Committee of the American College of Gastroenterology. Practice guidelines in acute pancreatitis. Am J Gastroenterol 2006 ; 101 : 2379–400.　PMID：17032204

肝移植患者の対応

Ⓑ 肝移植後に退院して間もない患者が救急外来に腹痛にて来院。移植チームに連絡する前に行うべきことは何か？

肝移植後急性期の合併症として注意しなければならないのは，急性期拒絶反応や胆道感染，急性胆管閉塞や血流不全などである。拒絶反応は，腹痛(肝周囲部)や発熱，リンパ球増加や好酸球増加，肝機能上昇などの徴候に注意するが，こうした所見がはっきりしない場合もある。診断には肝臓超音波所見や生検が行われるが，通常は手術し

た施設に搬送して行う。胆管閉塞や胆汁漏，肝動脈内血栓症では手術も検討する。胆管閉塞は間欠的な発熱や，肝機能の変動，胆管炎の所見が診断の参考となる。胆道合併症が疑われたら，血算や生化学，肝機能検査，凝固能検査，アミラーゼやリパーゼを測定し，各種培養検査（血液，尿，胆汁，腹水）を提出する。画像検査では，胸部X線や腹部超音波検査，腹部CT検査が行われる。胆汁漏は死亡率が50％になるといわれ，通常，移植3,4週後で生じる。死亡率が高い理由の1つに，肝動脈血栓症や漏出胆汁の感染，炎症により外科修復が困難であることも挙げられる。腹膜刺激症状や発熱は急性期の合併症に特徴的な所見だが，ステロイドや免疫抑制剤の使用によりマスクされてしまうことも念頭におく。

Cline DM. Management of the Transplant Patient. In : Ma OJ, Cline DM. Emergency medicine manual, 6th ed. New York : McGraw–Hill / Medical Pub. Division, 2004 ; 456–63.

Ⓑ 肝移植後に3年経過した患者が救急外来に腹痛にて来院。移植チームに連絡する前に行うべきことは何か？

肝移植後3年経過してからの合併症には，拒絶反応や免疫抑制剤による合併症，移植した肝臓の血管や胆管の吻合部狭窄，移植のきっかけとなった肝疾患の増悪，免疫抑制剤など使用薬剤による副作用などが挙げられる。感染は，肝移植の死亡率の主要因とされる。頻度のピークは，術後3か月といわれているが，免疫抑制剤を内服し続ける必要があることから，そのリスクは減ることはあってもなくなることはなく，常に感染の可能性を念頭におく。

　腹痛を伴う患者が来院した場合，病歴を詳細に聴取することはもちろん，身体所見を評価し，その病態を推定する。発熱も伴うのであれば，まず，感染の可能性を考える。血液検査では，血算や生化学をオーダーし，尿検査や各種培養（尿，血液，痰），胸部X線，腹部超音波検査を行う。胆管炎が疑われるならば，胆管閉塞を疑い，造影CT検査やMRCP★も考慮する。門脈血栓や肝動脈の狭窄，血栓症なども腹部超音波検査や造影CT検査で評価できる。もし，感染源が同定できれば，すみやかに抗菌薬による治療を開始する。

　しかし，腹痛や発熱のすべてが感染であるわけではない。拒絶反応や悪性腫瘍など原疾患の増悪などの可能性も考慮する必要がある。拒絶反応の診断は肝生検が必要であり，いずれにしても移植チームがいる病院へ搬送などの調整を行う。

Torbenson M, Wang J, Nichols L, et al. Causes of death in autopsied liver transplantation patients. Mod Pathol 1998 ; 11 : 37–46.　PMID : 9556421
Gaglio PJ, Cotler SJ. Liver transplantation in adults : Long–term management of transplant recipients. UpToDate, 2017（www.uptodate.com/contents/liver-transplantation-in-adults-long-term-management-of-transplant-recipients）．閲覧日：2016/10/28

★— MRCP　磁気共鳴胆管膵管撮影法（magnetic resonance cholangiopancreatography）

8 腎・泌尿器系

石丸忠賢，中島義之，沼田賢治

血尿

石丸忠賢

A 無痛性の血尿を主訴に70代女性が来院。最初に行うべき検査は何か？

主訴が血尿であれば，それが本物の血尿なのか，まず尿沈渣で評価を行う。世界的には，尿沈渣で5個/HPF★で血尿と定義することが多いといわれている（ちなみに，尿1L中に1mLの血液が混入すると肉眼的血尿になる）。後述するが，赤褐色尿の場合は，ミオグロビン尿などである可能性があるため注意が必要である。

血尿の原因として最も多いのは，尿路感染，前立腺肥大，尿路結石である。この症例の場合は，高齢女性の無痛性肉眼的血尿であるため，前立腺肥大の可能性はなく（尿路結石は時に肉眼的血尿のみを主訴とする場合がある），発熱や濃尿を認めれば，尿路感染に伴うものである可能性があるため，尿培養を行い，抗菌薬投与のうえ，血尿が消失するかを確認する。

また，無症候性顕微鏡的血尿の5％程度に尿路悪性腫瘍が存在するといわれている。肉眼的血尿は尿路悪性腫瘍のリスク因子である。

喫煙習慣，フェナセチン常用者，アリルアミン化合物曝露の既往，シクロホスファミドなどの化学療法の既往，骨盤部の放射線照射の既往などのある患者の血尿では，膀胱がんなどの尿路上皮がんの可能性が高くなる。

肉眼的血尿が存在する患者では，画像検査や膀胱鏡などの精密検査が必要になるため，2週間以内の専門家へのコンサルトが必要となる。また，肉眼的血尿は凝血塊を生成し尿閉になる可能性があるため，患者に注意を促す。

Sharp VJ, Barnes KT, Erickson BA. Assessment of Asymptomatic Microscopic Hematuria in Adults. Am Fam Physician 2013；88：747–54. PMID：24364522
Levy FL, Kemp RD, Breyer JA. Macroscopic hematuria secondary to hypercalciuria and hyperuricosuria. Am J Kidney Dis 1994；24：515–8. PMID：8079979
血尿診断ガイドライン編集委員会（編）. 血尿診断ガイドライン2013. 東京：ライフサイエンス出版, 2013；20.

★— HPF　high power field

A 尿路結石への血尿の感度，特異度はどのくらいか？

感度84％，特異度48％との報告があるが，一般的に尿路結石患者の10〜15％では，顕微鏡的血尿を認めない。つまり，血尿がないからといって，尿路結石が除外できるものではないということである。血尿の有無には，疼痛出現から検査までの時間が関係しているとの報告があり，その感度は疼痛が出現した初日であれば95％であるが，

3,4日目には65〜68％に低下するといわれている。

Luchs JS, Katz DS, Lane MJ, et al. Utility of hematuria testing in patients with suspected renal colic : correlation with unenhanced helical CT results. Urology 2002 ; 59 : 839–42.　PMID : 12031364
section 10, chapter 94. In : Tintinalli JE, Stapczynski JS, Ma OJ, et al. Tintinalli's Emergency Medicine : a comprehensive study guide, 8th ed. New York : McGraw–Hill Education, 2016.
Kobayashi T, Nishizawa K, Mitsumori K, et al. Impact of date of onset on the absence of hematuria in patients with acute renal colic. J Urol 2003 ; 170 : 1093–6.　PMID : 14501699

A 膀胱炎への血尿の感度，特異度はどのくらいか？

膀胱炎を示唆する病歴や症状には，排尿困難，尿意切迫感，頻尿，下腹痛，肉眼的血尿などがある。一般的に発熱は認めない。

そのなかでも，成人女性の単純性尿路感染症に対する血尿の感度は11〜18％，特異度は89〜92％といわれている。

血尿の存在は尿道炎や腟炎よりも膀胱炎をより示唆する。逆に，帯下の変化は尿路感染よりも腟炎や子宮頸管炎，PID★を示唆する。

section 10, chapter 91. In : Tintinalli JE, Stapczynski JS, Ma OJ, et al. Tintinalli's Emergency Medicine : a comprehensive study guide, 8th ed. New York : McGraw–Hill Education, 2016.
Meister L, Morley EJ, Scheer D, et al. History and physical examination plus laboratory testing for the diagnosis of adult female urinary tract infection. Acad Emerg Med 2013 ; 20 : 631–45.　PMID : 23859578

★— PID　骨盤内炎症性疾患（pelvic inflammatory disease）

A 潜血反応と血尿の違いを述べよ。

尿潜血試験紙はヘモグロビンのペルオキシダーゼ様作用を利用している。尿潜血陽性であれば血尿があることを示唆するが，赤血球中のヘモグロビンに加え，遊離ヘム鉄も検出するため，溶血によるヘモグロビン尿や横紋筋融解などによるミオグロビン尿でも陽性になる。そのため，尿潜血陽性の場合は，必ず，沈渣で尿中赤血球を確認する。潜血反応と尿中赤血球に解離があれば，ミオグロビン尿，ヘモグロビン尿を疑い，精査する方針となる。

また，ペルオキシダーゼ様反応は，還元作用のある物質が存在すると偽陰性化する。よく知られているのがアスコルビン酸（ビタミンC）の摂取による偽陰性化である。パプリカや柑橘類に多く含まれているため，検査前日の摂取には注意が必要である。

血尿診断ガイドライン編集委員会（編）．血尿診断ガイドライン2013．東京：ライフサイエンス出版，2013 ; 14.

B 膀胱タンポナーデについて述べよ。

膀胱タンポナーデとは，何らかの原因で膀胱内に凝結塊が溜まり，尿路閉塞をきたすものである。

一般的な原因には，骨盤内悪性腫瘍に対する治療として放射線照射した結果生じる放射線性膀胱炎，免疫抑制剤であるシクロホスファミドを内服した際に起こる出血性膀胱炎，膀胱腫瘍や腎/腎盂/尿管腫瘍からの出血，腎生検後，腎瘻造設後などの医原性出血などが挙げられる。

尿閉の鑑別の1つに挙げなければならないもので，膀胱拡張により疼痛や頻脈，

高血圧をきたす。
　採血により貧血の進行や感染合併，腎機能障害をきたしていないかを確認する。ワルファリンなどの抗凝固薬を内服中の患者の場合は凝固系の確認も必要である。

宮前公一, 大塚知博, 大塚芳明ほか. 血塊による膀胱タンポナーデの臨床的検討. 日泌尿会誌 2006 ; 97 : 743–7.
section 10, chapter 92. In : Tintinalli JE, Stapczynski JS, Ma OJ, et al. Tintinalli's Emergency Medicine : a comprehensive study guide, 8th ed. New York : McGraw–Hill Education, 2016.

Ⓑ 血尿による尿閉にはどう対処するか？

20～24 Fr のトリプルルーメンカテーテルを留置する（ポートの1つは尿排出用，1つはバルーン拡張用，もう1つは膀胱還流用）。その後，生理食塩液で血尿がなくなるまで持続膀胱洗浄を行う。膀胱タンポナーデをきたした患者は再発し，膀胱鏡での処置が必要になる可能性があり，その場合，入院が必要になる。ワルファリンなどの抗凝固薬による血尿をきたしている場合は，薬剤の用量調節が必要になる。

section 10, chapter 92. In : Tintinalli JE, Stapczynski JS, Ma OJ, et al. Tintinalli's Emergency Medicine : a comprehensive study guide, 8th ed. New York : McGraw–Hill Education, 2016.

Ⓒ 月経中の採尿は評価に値するか？

血尿に関しては評価に値しないといえるだろう。血尿診断ガイドラインでも，女性が月経中・直後の場合は必ず，その旨を申し出るよう記載されている。
　若年女性に尿検査を行い尿潜血陽性であった場合には，月経中でないかを確認する。月経中はカテーテルでの導尿が勧められるが，導尿によっても15％ほどの人は血尿になるといわれている。

血尿診断ガイドライン編集委員会（編）. 血尿診断ガイドライン 2013. 東京：ライフサイエンス出版, 2013 ; 5.
section 10, chapter 91. In : Tintinalli JE, Stapczynski JS, Ma OJ, et al. Tintinalli's Emergency Medicine : a comprehensive study guide, 8th ed. New York : McGraw–Hill Education, 2016.

Ⓒ 運動後に血尿が出現する機序を述べよ。

マラソンランナー 45 人の尿検査を行ったところ，24.4％に血尿を認めたとの報告がある。
　その機序は腎臓や膀胱への直接外力と非直接外力に分かれる。非直接外力の機序はいまだ証明されてはいないが，筋骨格系への血流増加による腎虚血や嫌気性環境による乳酸アシドーシスにより糸球体透過性が亢進する機序，ナットクラッカー症候群（左腎静脈が腹部大動脈と上腸間膜動脈に挟まれ，腎静脈高血圧を起こすことにより腎うっ血をきたし血尿を認めるもの）などが考えられている。
　これらの血尿は安静により自然に消失する。

Kallmeyer JC, Miller NM. Urinay changes in ultra long–distance marathon runners. Nephron 1993 ; 64 : 119–21.　PMID：8502316

浮腫

石丸忠賢

A 🙂 全身性の浮腫にて 75 歳男性が来院．最初に行うべき検査は何か？

浮腫をみた場合，重要なのはそれが全身性なのか局所性なのかということである．局所性浮腫は限局した部位に左右非対象に出現する．全身性浮腫も病初期は顔面や下肢に部分的にみられるが，左右対称である．全身性浮腫は重力の影響で，歩行可能な患者は下肢に，臥床している患者は後頭部や背部に強くみられる．眼瞼，手指，陰嚢，脛骨前面は組織圧が低いため，浮腫が出現しやすいといわれている．

浮腫が全身性であれば，血液検査で低 Alb★血症の有無を判断する．低 Alb 血症があれば，病歴，身体所見，尿検査，その他の検査所見により，肝硬変，高度の栄養障害，ネフローゼ症候群のいずれが基礎疾患にあるかを鑑別する．低 Alb 血症がなければ，うっ血性心不全の所見を探し，腎不全を示唆する所見がないかを検索すべきである．

また，鑑別のために追加聴取するものとして，既往歴，飲酒歴，使用薬剤(薬剤性浮腫や腎機能障害をきたすものなど)が重要である．

浮腫の分布にも注目する．肺水腫が中心であれば，左心不全(心筋虚血，高血圧性，弁疾患など)，腹水が中心であれば，肝硬変を示唆する．超音波検査や胸部単純写真が有用である．

浮腫が間欠的なのか継続的なのかも鑑別に役立つ．間欠的であれば(女性であれば)，月経前浮腫や特発性浮腫などが鑑別に挙がる．

36. 浮腫. In : 福井次矢, 黒川 清(日本語版監修). ハリソン内科学, 第 4 版. 東京：メディカル・サイエンス・インターナショナル, 2013.

★── Alb　アルブミン(albumin)

A 片側性の浮腫で考えるべき疾患を述べよ．

局所性の浮腫を認めた場合は，鑑別に，DVT★，Baker 嚢胞，蜂窩織炎，リンパ浮腫などが挙がる．

全身性浮腫でも，体位によっては片側性になることに注意が必要である(長時間側臥位でいる場合など)．

Wells スコアは DVT を疑うきっかけになる(表 8–1)．

0 点以下であれば，低リスク群として D ダイマーを測定し，陰性であれば，DVT を除外可能である．陽性であれば，下肢超音波検査を施行し，陰性であれば，除外される．

1 点以上であれば，高リスクまたは中等度リスク群となり，まず下肢超音波検査を施行する．陰性であれば，D ダイマーを測定し，陰性の場合，除外される．超音波検査陰性で D ダイマー陽性であれば，1 週間後に超音波検査を再検する．超音波検査で陽性となれば，リスクにかかわらず，DVT の診断が確定する．

超音波検査は大腿静脈と膝窩静脈の 2 か所でプローブでの圧迫を行い，つぶれないか血栓ありで DVT と診断する．救急医が施行した超音波検査で，感度 100%(92～100%)，特異度 99.4%(96～100%)で DVT が示唆されたという報告がある．

表 8-1　DVT 診断のための Wells スコア

1 点	活動性の悪性腫瘍 下肢の麻痺・最近のギプス固定歴 最近の 3 日以上のベッド上安静歴 または 4 週間以内の major surgery 深部静脈分布域の局所性圧痛（＋） 下肢全体の腫脹 ふくらはぎの腫脹（片側よりも 3 cm 以上の周囲長） pitting edema 表在側副静脈（＋）
−2 点	DVT 以外に考えられる疾患がある

(Wells PS, Anderson DR, Bormanis J, et al. Value of assessment of pretest probability of deep-vein thrombosis in clinical management. Lancet 1997 ; 350 : 1795-8 より)

Wells PS, Anderson DR, Bormanis J, et al. Value of assessment of pretest probability of deep-vein thrombosis in clinical management. Lancet 1997 ; 350 : 1795-8.　PMID：9428249
section 7, chapter 56. In : Tintinalli JE, Stapczynski JS, Ma OJ, et al. Tintinalli's Emergency Medicine : a comprehensive study guide, 8th ed. New York : McGraw-Hill Education, 2016.
Crisp JG, Lovato LM, Jang TB. Compression ultrasonography of the lower extremity with portable vascular ultrasonography can accurately detect deep venous thrombosis in the emergency department. Ann Emerg Med 2010 ; 56 : 601-10.　PMID：20864215

★— DVT　深部静脈血栓症（deep vein thrombosis）

A　pitting edema と nonpitting edema について述べよ。

pitting edema とは圧痕を残す浮腫であり，少なくとも 5 秒間しっかり押して確認する。その特徴は浮腫液の粘稠度を反映し，低蛋白浮腫（低 Alb 血症，うっ血性心不全など）では，親指で脛骨を圧迫した場合に 1〜2 秒で容易に窪みが出来，親指を離すと 2〜3 秒で復元し始める。pitting edema は浮腫液の粘稠度を反映し，低蛋白浮腫（低 Alb 血症，うっ血性心不全など）を示唆する。

　nonpitting edema は圧痕を残さない浮腫のことで，リンパ浮腫（軽症では pitting になることもありうる）や甲状腺疾患，血管性浮腫を示唆する。

第 14 章. In：福井次矢, 井部俊子（日本語版監修）. ベイツ診察法. 東京：メディカル・サイエンス・インターナショナル, 2008.
第 52 章. In：柴田寿彦, 長田芳幸（訳）. マクギーの身体診断学：エビデンスにもとづくグローバル・スタンダード, 改訂第 2 版 / 原著第 3 版. 東京：エルゼビア・ジャパン / 診断と治療社, 2014 ; 380.
Henry JA, Altmann P. Assessment of hypoproteinaemic oedema : a simple physical sign. Br Med J 1978 ; 1 : 890-1.　PMID：638510

B　Homans 徴候とは何か？

1941 年に米国の外科医ジョン・ホーマンズ〔John Homans（1877〜1954 年）〕により唱えられたこの徴候は，強制的に足を背屈させると膝の背後に不快感を生じるというもので，腓腹部の DVT を示唆するものと称されていた。その後，さまざまな報告が出ているが，感度 10〜54％，特異度 39〜89％，LR＋有意差なしで，現在では<u>診断的意義は低いと考えられている</u>。

DVTに関して有意といわれている身体所見は，腓腹部径の左右差（LR 1.8，95% CI 1.5〜2.2）のみのようである。

第52章. In：柴田寿彦, 長田芳幸（訳）. マクギーの身体診断学：エビデンスにもとづくグローバル・スタンダード, 改訂第2版 / 原著第3版. 東京：エルゼビア・ジャパン / 診断と治療社, 2014；380.
Goodacre S, Sutton AJ, Sampson FC. Meta-analysis：The value of clinical assessment in the diagnosis of deep venous thrombosis. Ann Intern Med 2005；143：129-39．PMID：16027455

★― LR＋　陽性尤度比（likelihood ratio for a positive finding）

Ⓑ 薬剤性浮腫をきたす薬剤として何が挙げられるか？

以下のものが挙げられる。

NSAIDs★1
降圧薬
- 動脈 / 細動脈に直接作用する血管拡張薬
  - ヒドララジン
  - クロニジン
  - メチルドパ
  - guanethidine
  - ミノキシジル
- カルシウム拮抗薬
- α遮断薬
- チアゾリジン系

ステロイドホルモン
- 糖質コルチコイド
- 蛋白同化ステロイド
- エストロゲン
- プロゲステロン

シクロスポリン
成長ホルモン
免疫療法（インターロイキン2，OKT3モノクローナル抗体など）
甘草

　機序としては，腎血管収縮，細動脈拡張，腎臓でのNa再吸収の増加（ステロイド），毛細血管の障害（IL★2-2）が考えられている。また，ACE★3阻害薬はangio edema（血管性浮腫）を起こすことで有名である。

36. 浮腫. In：福井次矢, 黒川 清（日本語版監修）. ハリソン内科学, 第4版. 東京：メディカル・サイエンス・インターナショナル, 2013.

★1― NSAIDs　非ステロイド性抗炎症薬（nonsteroidal anti-inflammatory drugs）
★2― IL　インターロイキン（interleukin）
★3― ACE　アンジオテンシン変換酵素（angiotensin converting enzyme）

Ⓑ Baker囊胞破裂とは何か？

DVTに似て非なるものとして重要なものがBaker囊胞破裂である。
　Baker囊胞とは，腓腹筋の半膜様囊胞が大きくなり（膝関節との交通あり），腓腹筋の筋肉内に侵入するか穿孔するか膝下静脈を圧迫するものである。破裂すると疼痛を

生じ，熱感，圧痛腫脹を認め，DVTの症状と類似する。DVTを疑われた患者の2〜6％に，この疾患が認められているとの報告もある。

　特徴的な所見は片側の踝付近の半月様血腫である。破裂はしばしば，運動時に起こる。破裂した場合の対処は，安静，挙上，鎮痛である。

Herman AM, Marzo JM. Popliteal cysts : a current review. Orthopedics 2014 ; 37 : e678–84. PMID : 25102502

アルコール摂取で浮腫が出現する機序について述べよ。

一般的に，浮腫の原因は大きく分けて，毛細血管静水圧の上昇（腎臓でのNa貯留に伴う血漿量の増加，静脈系の閉塞），血漿浸透圧低下，毛細血管透過性亢進，間質の膠質浸透圧上昇が挙げられる。

　アルコールはその代謝産物のアセトアルデヒドに末梢血管拡張作用があり，血管透過性亢進による浮腫は1つの原因となっているようである。実は，アルコールのみの関与は乏しく，居酒屋で摂取する食物には塩分が多く含まれるものが多く，それによるNa貯留によりむくみを生じるのではないか，という説も唱えられている。しかし，どれほど寄与しているかは不明である。

第9章. In：上條吉人（著），相馬一亥（監修）．臨床中毒学．東京：医学書院，2009.

腎不全

石丸忠賢

A 緊急透析の適応となる病体を述べよ。

緊急透析が適応となる病態には，表8-2のAIUEOの語呂が使われることが多い。

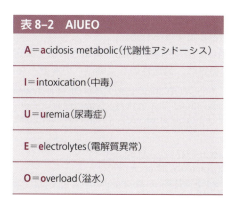

表8-2　AIUEO

A＝acidosis metabolic（代謝性アシドーシス）

I＝intoxication（中毒）

U＝uremia（尿毒症）

E＝electrolytes（電解質異常）

O＝overload（溢水）

　それぞれの明確な基準は存在しないが，"Tintinalli's Emergency Medicine : a comprehensive study guide"では，以下のようになっている。

A：pH＜7.2

I：リチウム，アスピリン，メタノール，エチレングリコール，テオフィリンなどの透析で除去される薬剤

U：心膜炎，脳症など
E：K＞6.5 mmol/Lもしくは上昇傾向，Na＜115 mEq/Lまたは＞165 mEq/L
O：低酸素が持続する場合，保存的治療に反応しない場合

　報告によっては数値の基準を，pH＜7.15，BUN[★1]＞112 mg/dL，K＞6 mEq/L（治療中であれば，K＞5.5 mEq/L），肺水腫（SpO_2[★2]＞95％以上を保つために，酸素＞5 L/分が必要，挿管患者であれば，FiO_2[★3] 50％以上が必要）としているものもある。

　重要なのは，これらがあくまでも目安であることを理解し，初期治療が奏効しない場合には，躊躇せず緊急透析を考慮することである。

section 10, chapter 88. In：Tintinalli JE, Stapczynski JS, Ma OJ, et al. Tintinalli's Emergency Medicine：a comprehensive study guide, 8th ed. New York：McGraw-Hill Education, 2016.
Gaudry S, Hajage D, Schortgen F, et al. Initiation Strategies for Renal-Replacement Therapy in the Intensive Care Unit. N Engl J Med 2016；375：122-33. PMID：27181456

★1 ― BUN　血中尿素窒素（blood urea nitrogen）
★2 ― SpO_2　経皮的酸素飽和度（percutaneous oxygen saturation）
★3 ― FiO_2　吸入酸素濃度（fraction of inspiratory oxygen）

B 救急外来でよく処方される薬剤のうちで，腎毒性があるものを挙げよ。

救急外来で処方される腎毒性のある薬剤のうち最も多いのがNSAIDsである。

　身体は輸入細動脈の血流を維持するためにプロスタグランジン合成を行っているが，NSAIDsはプロスタグランジンの合成に関与するCOX[★1]を阻害するため，糸球体内圧が低下し，GFR[★2]を低下させるといわれている。

　こうした腎障害を起こすリスク因子として，脱水，高齢（60歳以上），糖尿病，腎毒性のある薬剤の併用，心不全，敗血症，ベースの腎機能低下（GFR＜60 mL/分/1.73 m^2）が挙げられている。これらのリスク因子がある患者には，注意が必要であろう。

　そのほか，帯状疱疹患者に処方するアシクロビル，各種抗菌薬（特にアミノグリコシド系薬），ACE阻害薬，ARB[★3]，スタチン（横紋筋融解による），アロプリノール，フロセミド，フェニトイン，サイアザイド系利尿薬，メトトレキサート，抗がん剤なども腎毒性がある薬剤として挙げられる。

　腎機能を事前に評価し，薬剤用量の調節，腎毒性のある薬剤の併用を避けること，脱水補正などのリスクの排除，腎毒性のない薬剤への変更，などの対処が望まれる。

section 10, chapter 88. In：Tintinalli JE, Stapczynski JS, Ma OJ, et al. Tintinalli's Emergency Medicine：a comprehensive study guide, 8th ed. New York：McGraw-Hill Education, 2016.
Naughton CA. Drug-induced nephrotoxicity. Am Fam Physician 2008；78：743-50. PMID：18819242

★1 ― COX　シクロオキシゲナーゼ（cyclooxygenase）
★2 ― GFR　糸球体濾過量（glomerular filtration rate）
★3 ― ARB　アンジオテンシンⅡ受容体拮抗薬（angiotensinⅡ receptor blocker）

A ERでできる造影剤腎症の予防法について述べよ。

造影剤投与後72時間以内にCr[★1]が25％以上もしくは0.5 mg/dL以上増加し，ほかに急性腎不全の原因が認められない腎障害を造影剤腎症と呼ぶ。

　そのリスク因子としては，以下が挙げられる。

● 糖尿病

- 腎疾患，片腎
- 敗血症
- 低血圧
- 脱水，低循環
- 高齢者(70歳以上)
- 化学療法施行歴
- 臓器移植後
- 血管疾患(高血圧，心不全，心疾患，末梢血管疾患)
- 腎毒性のある薬物
- HIV[★2]感染
- 膠原病

　また，造影剤腎症には特別な治療法はなく，予防がとても重要である。予防はリスクに応じて行われるが，eGFR[★3]≦45 mL/分の場合は予防が推奨されている。

　生理食塩液の補液が主な予防法であるが，そのほかにも，$NaHCO_3$(炭酸水素ナトリウム)やNAC[★4]などによる予防効果も検討されている。日本のガイドラインでは，短時間の輸液ならば，$NaHCO_3$が生理食塩液よりも優れている可能性があるとされているが，ERにおける中等度以上の造影剤腎症リスク群で輸液のみの投与群，輸液＋$NaHCO_3$投与群，輸液＋NAC使用群の間で予防効果に有意差はなかったとする報告もある。

　以上から，ERでは輸液を十分にすることが最も重要といえるだろう。輸液速度は待機的造影検査の場合は1 mL/kg/時を，検査前後12時間，緊急の場合は3 mL/kg/時を検査の1時間以上前から検査後6時間まで(検査前に300〜500 mLは投与する)と推奨する文献もある。

　緊急で造影CTを施行する必要がありそうな場合は，腎機能の採血結果で出る前に上記のリスク因子を考慮し，リスクの高い患者には，あらかじめ(循環動態が許すならば)補液を行っておくことが望ましいかもしれない。

Owen RJ, Hiremath S, Myers A, et al. Canadian Association of Radiologists consensus guidelines for the prevention of contrast-induced nephropathy : update 2012. Can Assoc Radiol J 2014 ; 65 : 96-105.　PMID : 24559602
日本腎臓学会(編). エビデンスに基づくCKD診療ガイドライン2013. 東京：東京医学社, 2013；247.
Kama A, Yılmaz S, Yaka E, et al. Comparison of short-term infusion regimens of N-acetylcysteine plus intravenous fluids, sodium bicarbonate plus intravenous fluids, and intravenous fluids alone for prevention of contrast-induced nephropathy in the emergency department. Acad Emerg Med 2014 ; 21 : 615-22.　PMID : 25039544

★1 — Cr　クレアチニン(creatinine)
★2 — HIV　ヒト免疫不全ウイルス(human immunodeficiency virus)
★3 — eGFR　推算糸球体濾過量(estimated glomerular filtration rate)
★4 — NAC　N-アセチル-L-システイン(N-acetyl-L-cysteine)

A 腎不全患者に投与する場合，注意が必要な薬剤は何か？

薬剤排泄低下により腎毒性を生じる物質や，重篤な副作用が発現する可能性がある薬剤に注意が必要である。

　ガイドラインでは，CKD★がある患者において腎機能障害をきたす可能性があるため注意が必要なものとして，以下が挙げられている。

- NSAIDs
- アムホテリシン B
- シスプラチン
- シクロスポリン
- アミノグリコシド，イホスファミド
- ヨード造影剤
- メトトレキサート
- マイトマイシン C
- リチウム，ペニシラミン
- ゾレドロン酸，pamidronate
- フィブラート系薬

　その他抗菌薬ではアミノグリコシド系，バンコマイシン，フルオロキノロン系，抗ウイルス薬ではアシクロビル，ガンシクロビル，抗インフルエンザ薬などが挙げられる。

　副作用に注意が必要な薬剤としては，H_2受容体拮抗薬が顆粒球減少や汎血球減少を起こすことが知られており，緩下薬の酸化マグネシウムは高 Mg 血症を起こすリスクがある。糖尿病薬のメトホルミンは乳酸アシドーシス，ナテグリニドやグリベンクラミドは低血糖を起こすため禁忌である。Parkinson 病薬のアマンタジンでは抑うつ，錯乱などの副作用が増強する。骨 Ca 代謝薬のエチドロン酸二ナトリウム，リセドロン酸ナトリウム水和物は排泄遅延のため骨軟化を生じる。リチウム，ジゴキシンなどは中毒を起こすため，血中濃度に注意しなければならない。抗凝固薬のダビガトラン，エドキサバン，リバーロキサバンでは，血中濃度が上昇するため注意が必要である。

　腎機能障害がある患者は使用している薬剤が適切な用量に調節されているかには注意しなければならない。腎機能に応じた薬剤調節の方法はガイドラインを参照されたい。

日本腎臓学会（編）．CKD 診療ガイド 2012．東京：東京医学社，2013 ; 96．
Practical Approach to Detection and Management of Chronic Kidney Disease for the Primary Care Clinician. Am J Med 2016 ; 129 : 153–62.　PMID : 26391748

★─ CKD　慢性腎臓病（chronic kidney disease）

A　AKI[*1] を認めた場合，鑑別のために行うことは何か？

AKI の診断基準は，KDIGO[*2] ガイドラインでは，以下の（1）〜（3）の 1 つを満たせば，AKI と診断する，とされている。
(1) ΔsCre[*3] ≧ 0.3 mg/dL（48 時間以内）
(2) sCre の基礎値から 1.5 倍上昇（7 日以内）
(3) 尿量 0.5 mL/kg/時以下が 6 時間以上持続

　その他さまざまな診断基準があるが，日本の急性腎不全ガイドラインでは，KDIGO ガイドラインを使用することが推奨されている。

　AKI を認めた場合は，腎前性，腎性，腎後性を鑑別する。

　まず，腎後性の除外のために，超音波検査で膀胱拡張や水腎を検索する（ただし，超音波所見が正常でも尿路閉塞を完全に除外できるわけではない）。尿路完全閉塞があると，10〜14 日の経過で腎機能は永久に失われる。

　その後，腎前性と腎性の鑑別のために，採血（BUN，Cr，各種電解質，血算，血液

ガスなど），尿一般，沈渣，尿浸透圧，尿電解質を提出する。
　もちろん，病歴，身体診察で，細胞外液減少を示唆する所見がないかを検索する。
　腎前性を示唆する検査所見としては，FENa[4,*]＜1％，FEUN[5]＜35％，尿Na濃度＜20 mEq/L，尿浸透圧＞500 mOsm/kgなどが挙げられるが，もともと尿濃縮能が低下している患者や利尿薬を使用している患者では検査結果に影響を受けるため，単独で判断はできない。
　腎性の鑑別には尿沈渣が有効であり，変形赤血球や赤血球円柱，蛋白尿を認めれば糸球体腎炎を示唆し，尿細管上皮細胞や顆粒円柱を認める場合は尿細管壊死を示唆する。

AKI（急性腎障害）診療ガイドライン作成委員会（編）. AKI（急性腎障害）診療ガイドライン 2016. 東京：東京医学社, 2016；2（https://cdn.jsn.or.jp/guideline/pdf/AKI-161215.pdf）. 閲覧日：2016/11/30
section 10, chapter 88. In : Tintinalli JE, Stapczynski JS, Ma OJ, et al. Tintinalli's Emergency Medicine : a comprehensive study guide, 8th ed. New York : McGraw–Hill Education, 2016.

★1 — AKI　急性腎障害（acute kidney injury）
★2 — KDIGO　Kidney Disease Improving Global Outcomes
★3 — SCre　血清クレアチニン（serum creatinine）
★4 — FENa　尿Na^+排泄分画（fractional excretion of sodium）
★5 — FEUN　尿素窒素排泄分画（fractional excretion of urea nitrogen）

＊─注　FENa＝尿中Na濃度/血清Na濃度 ÷ 尿中Cr/血清Cr

Ⓐ 尿毒症の症状について述べよ。

尿毒症とは腎不全の末期に生じてくる症候群で，本来ならば腎臓から体外に除去されるべき物質（尿素をはじめとする窒素代謝産物，水，Na，リンなど）が蓄積し，各種身体症状を生じるものである。
　BUNやCrの数値は臨床症状のマーカーとしては不正確である。
　症状は以下のように多岐にわたる。

- **神経系**：尿毒症性脳症（認知機能低下，記銘力障害，集中力の低下，構音障害，睡眠覚醒リズムの逆転，アステレキシス，けいれん，昏睡など），末梢神経障害（吃逆，むずむず足症候群，運動感覚神経障害，自律神経障害）
- **心血管系**：心不全（溢水，尿毒症性心筋症などによる），心膜炎（溢水，血小板機能異常，線溶系亢進や炎症の影響。感染を伴っていなければ心電図変化がないのが特徴。心タンポナーデに注意）
- **血液系**：出血傾向
- **消化器系**：食思不振，嘔気・嘔吐

　その他，倦怠感などが生じる。
　これらの症状の重症度に応じて透析導入を決定する。

section 10, chapter 90. In : Tintinalli JE, Stapczynski JS, Ma OJ, et al. Tintinalli's Emergency Medicine : a comprehensive study guide, 8th ed. New York : McGraw–Hill Education, 2016.

Ⓑ 透析患者の死亡原因を多い順に述べよ。

2014年の調査では，最多は心不全（26.3％）であり，その後に，感染症（20.9％），悪性腫瘍（9.0％），脳血管障害（7.1％）と続く。
　心不全は溢水や尿毒症性心筋症，冠動脈疾患，シャントによる高心拍出などにより

増加するといわれている．感染症は，好中球遊走能や貪食能の低下，T細胞の活性化障害などにより免疫機能が低下することによって増加するといわれている．

透析患者は増え続けており，2014年の時点で320,448人といわれている．今後も透析患者への理解が求められていくものと思われる．

日本透析医学会 統計調査委員会．図説 わが国の透析慢性療法の現況の2ページ（http://docs.jsdt.or.jp/overview/）．閲覧日：2016/11/30
section 10, chapter 90. In : Tintinalli JE, Stapczynski JS, Ma OJ, et al. Tintinalli's Emergency Medicine : a comprehensive study guide, 8th ed. New York : McGraw–Hill Education, 2016.

Ⓑ 腎不全患者の抗菌薬の初回投与量はどうすべきか？

一般的に，初回の抗菌薬投与においては，腎機能による用量調節は必要ない．

初期濃度＝初期（負荷）投与量／分布容積で表されるためである．抗菌薬に限らずほとんどの薬剤で，通常の投与量でよいと考えられる．

  $Vd^\star$＝体内薬物量／血中濃度*

特に，敗血症性ショックの状態では，大量輸液や血管透過性亢進によりVdが増加するため，減量しないことが大切である（通常よりも多い量を投与してよいという者もいる）．ただし，抗インフルエンザ薬は添付文書では，初回量から減量して使用することになっている．

2回目以降は，

  定常状態の血中濃度＝吸収率×維持投与量／投与間隔×クリアランス

で表されるため，投与量や投与間隔を調節する．

小松康宏．腎臓病診療に自信がつく本，第2版．東京：カイ書林，2016；276．

★— Vd　分布容積（volume of distribution）

*—注　Vdが大きいほど血中濃度は低くなり，組織移行性がよいことを示す．

Ⓑ 腎梗塞について述べよ．

腎梗塞はER受診者の0.004％程度にしか認めないまれな疾患であるが，尿路結石と似たような症状を呈し，鑑別が必要になることがある．腎盂腎炎と似た症状を呈することもある．

原因はAf$^{\star 1}$が最も多く，50〜60％程度に認められる．

症状は，腹痛，側腹部痛，嘔気，嘔吐が主で，腹痛もしくは側腹部痛は9割程度に認められる．また，発熱も約半数にみられる．

検査所見で最も感度が高いのはLDH$^{\star 2}$の上昇（＞620 IU/L）であり，95％に認められる．腹部側腹部痛＋LDH上昇＋蛋白尿の3項目が揃うのは80％との報告がある．特異的な検査所見はなく，見逃しや診断が遅れる原因となっている．

画像所見は造影CT$^{\star 3}$がゴールドスタンダードであり，腎実質の楔状の造影不良，多発性の造影不良を認める．しかし，腎盂腎炎でも同様の所見を認めるため，より特異的な所見として，cortical rim signが挙げられる．

腎動脈閉塞を生じても，側副血行により腎辺縁の血流は保たれるため，造影される被膜下の皮質と造影されない腎実質があり，これをcortical rim signと呼ぶ．

Huang CC, Lo HC, Huang HH, et al. ED presentations of acute renal infarction. Am Emerg Med 2007；25：164-9． PMID：17276805

Antopolsky M, Simanovsky N, Stalnikowicz R, et al. Renal infarction in the ED：10-year experience and review of the literature. Am J Emerg Med 2012；30：1055-60． PMID：21871764

Hsiao PJ, Wu TJ, Lin SH. Cortical rim sign and acute renal infarction. CMAJ 2010；182：E313． PMID：20308268

★1 — Af　心房細動(atrial fibrillation)
★2 — LDH　乳酸脱水素酵素(lactate dehydrogenase)
★3 — CT　コンピュータ断層撮影(computed tomography)

C 人類で初めて透析を行ったのは誰か？

透析(dialysis)という言葉は，1854年にトーマス・グレアム〔Thomas Graham(1805～69年)〕により誕生した．羊皮紙を膜として使用し，2つの異なる濃度の溶液を分離することができるのではないか，また，この技術を医学の何かの分野に活用できるのではないか，と推論したのが今日の透析療法の始まりである．

　その後1914年，ジョン・アーベル〔John J. Abel(1857～1939年)〕が動物を用いて，最初の体外循環血液透析を実施した．当時は抗凝固薬としてヒルの唾液から抽出したヒルジンを使用していた．哺乳類からヘパリンが初めて分離されたのは1916年のことである．

　1926年，ゲオルク・ハース〔Georg Haas(1886～1971年)〕により，世界で初めて人体への透析療法が実施された．コロジオン膜とヒルジンを使用し，急性腎不全患者への適用で何例か試みられたが，結果，生存者はゼロであった．透析の効率は悪く，24時間の治療で2g未満の尿素しか除去できなかったといわれている．1945年に初めて，透析での生存者を認め，その後，飛躍的に進歩していった．

　偉大な先人達の功績により，この100年で透析療法は大きな進歩を遂げ，今日に至っている．今後どのように進化していくのだろうか．

フレゼニウスメディカルケアジャパン株式会社のホームページ　血液透析療法の歴史(www.fresenius.co.jp/pdf/no04_care.pdf#search='%E9%80%8F%E6%9E%90+%E6%AD%B4%E5%8F%B2')．閲覧日：2016/11/30

酸塩基平衡異常

中島義之

A 浸透圧ギャップとは何か？

血清浸透圧の測定値と予測計算値の差を指す．計算値(mOsm/kg)は $2 \times Na(mEq/L) + BUN^{\star}(mg/dL)/2.8 + 血糖(mg/dL)/18$ で求められる．通常は10以内である．浸透圧ギャップは著明な高蛋白血症や高脂血症といった場合の水分量を考える場合に用いられるが，最も臨床で使用頻度が高いのは，患者が使用した浸透圧作用物質の推測である．

　具体的な物質としてはエタノール，中毒性アルコール物質としてメタノール，エチレングリコール，ジエチルグリコール，プロピレングリコール，イソプロパノールなどがある．特に，飲酒患者の血中エタノール濃度(mg/dL)を推測するために，浸透圧ギャップ×4.6の計算式を頻回に用いる．機会飲酒患者での血中エタノール濃度の身体への影響は表8-3のとおりである．472ページの「浸透圧ギャップと，その開大を

表8-3 血中エタノール濃度と身体への影響

血中エタノール濃度(mg/dL)	影響
20〜50	良好な運動のコントロールの減少
50〜100	判断能力低下，協調運動障害
100〜150	歩行とバランスが困難になる
150〜250	嗜眠；介助なしでの直立座位困難
300	アルコールに不慣れな場合，昏睡となる
400	呼吸抑制

(Walls RM, Hockberger RS, Gausche-Hill M, et al. Rosen's Emergency Medicine : concepts and clinical practice, 9th ed. Philadelphia : Elsevier / Saunders, 2017 の 1,839 ページの Table 142-1 より)

認める薬毒物は何か？」も参照．

Kraut JA, Xing SX. Approach to the evaluation of a patient with an increased serum osmolal gap and high-anion-gap metabolic acidosis. Am J Kidney Dis 2011 ; 58 : 480-4.　PMID：21794966

★— BUN　血中尿素窒素(blood urea nitrogen)

A　アニオンギャップが開大する代謝性アシドーシスの病態を述べよ．

アニオンギャップが開大する代謝性アシドーシスとしては，ケトアシドーシス(糖尿病性，アルコール性，飢餓)，乳酸アシドーシス，薬剤性(メタノール，エチレングリコール，トルエン，アセトアミノフェン，シアン化合物，一酸化炭素，コルヒチン，イソニアジド，鉄，イブプロフェン，サリチル酸，パラアルデヒドなど)が主な原因とされる．また，著明なアニオンギャップ開大型アシドーシスと浸透圧ギャップの上昇の両方を認めた場合には，アルコール性もしくは糖尿病性ケトアシドーシス，乳酸アシドーシス，急性腎障害，メタノール，エチレングリコール，ジエチルグリコール，プロピレングリコール，イソプロパノールによる中毒，サリチル酸中毒を鑑別で考える．

アニオンギャップ上昇を起こす原因は，METALACID GAPと覚えるとよい(表8-4)．471ページの「アニオンギャップと，その開大性代謝性アシドーシスを認める薬毒物は何か？」も参照．

表8-4　METALACID GAP

M = methanol，metformin(メタノール，メトホルミン)	
E = ethylene glycol(エチレングリコール)	
T = toluene(トルエン)	

A = alcoholic ketoacidosis（アルコール性ケトアシドーシス）

L = lactic acidosis（乳酸アシドーシス）

A = aminoglycosides, other uremic agents（アミノグリコシド系薬，その他の尿毒性薬剤）

C = cyanide, carbon monoxide（シアン化合物，一酸化炭素）

I = isoniazid, iron（イソニアジド，鉄）

D = diabetic ketoacidosis（糖尿病性ケトアシドーシス）

G = generalized seizure-producing toxins（全身性けいれんを引き起こす物質）

A = ASA or other salicylates, acetaminophen〔アスピリン（もしくはその他のサリチル酸），アセトアミノフェン〕

P = paraldehyde（パラアルデヒド）

Kraut JA, Xing SX. Approach to the evaluation of a patient with an increased serum osmolal gap and high-anion-gap metabolic acidosis. Am J Kidney Dis 2011 ; 58 : 480-4.　PMID：21794966
Erickson TB, Thompson TM, Lu JJ. The approach to the patient with an unknown overdose. Emerg Med Clin North Am 2007 ; 25 : 249-81.　PMID：17482020

Ⓑ 🧑 アニオンギャップが開大しない代謝性アシドーシスの病態を述べよ。

鑑別としては，下痢，近位および遠位尿細管性アシドーシス，慢性腎機能障害，DKA★，乳酸アシドーシス，トルエンによる中毒，Cl^-の多い輸液の大量投与（生理食塩液など），リジンやアルギニン塩酸塩の多い中心静脈栄養が挙げられる。

Kraut JA, Madias NE. Differential diagnosis of nongap metabolic acidosis : value of a systematic approach. Clin J Am Soc Nephrol 2012 ; 7 : 671-9.　PMID：22403272

★── DKA　糖尿病性ケトアシドーシス（diabetic ketoacidosis）

Ⓑ 代謝性アシドーシス患者を挿管して人工呼吸管理する際に，注意しなければならないことは何か？

代謝性アシドーシス患者は挿管前の頻呼吸によって代償されているため，挿管後も同様の呼吸数を維持しなければpHが低下する。その結果として，循環動態に関連した合併症（特に，徐脈，心停止，頻脈性不整脈の頻度が高い）を引き起こす可能性がある。そのため，代謝性アシドーシス患者は挿管リスクがあるものとして取り扱うべきである。

Manthous CA. Avoiding circulatory complications during endotracheal intubation and initiation of positive pressure ventilation. J Emerg Med 2010 ; 38 : 622-31.　PMID：19464138

電解質異常

中島義之

 高カリウム血症が進むにつれて，心電図ではどのような変化が起こるか？

重症高カリウム血症の定義はカリウムが 6 mmol/L 以上で心電図変化がある，もしくは心電図変化がなくてもカリウムが 6.5 mmol/L 以上の場合を指す．心電図変化としては，以下が挙げられる（図 8–1）．
- 5.5〜6.5 mmol/L で T 波が尖鋭化
- 6.5〜7.5 mmol/L で PR 間隔延長，P 波平坦化
- 7.0〜8.0 mmol/L で QRS の拡大（サインウェーブ）

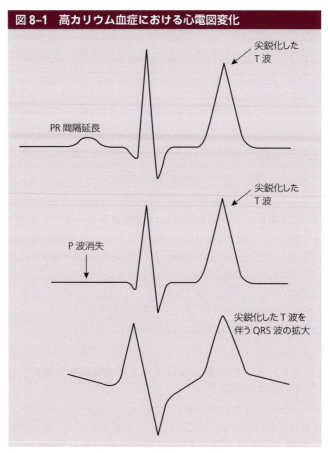

図 8–1 高カリウム血症における心電図変化

Chon SB, Kwak YH, Hwang SS, et al. Severe hyperkalemia can be detected immediately by quantitative electrocardiography and clinical history in patients with symptomatic or extreme bradycardia : a retrospective cross-sectional study. J Crit Care. 2013 ; 28 :1112.e7–13 の e8 ページの Figure 1 より）

しかし，必ずしもこの順序で異常が出現するわけではない．また，重症高カリウム血症では PR と QRS の長さの影響で徐脈をきたすこともある．ただし，心電図変化を

きたさない重症高カリウム血症もしばしば認められるため，必ず採血にて確認を行う．

Chon SB, Kwak YH, Hwang SS, et al. Severe hyperkalemia can be detected immediately by quantitative electrocardiography and clinical history in patients with symptomatic or extreme bradycardia : a retrospective cross-sectional study. J Crit Care 2013 ; 28 : 1112.e7-13. PMID : 24140298

A 高カリウム血症の治療薬とその効果発現時間について述べよ．

心電図変化を認める，もしくは有症状の高カリウム血症の治療の適応となるが，高カリウム血症のみで症状や心電図変化を認めない場合の治療については，判断が分かれる．

心電図変化を伴う場合にはカルシウムを投与し，心筋細胞膜の安定化をまず行う．グルコン酸カルシウムは塩化カルシウムよりも組織壊死のリスクが少なく，投与速度も速めに行えるとされるが，どちらが優れているかの文献はない．

次いで，カリウムを細胞内にシフトさせるためにインスリンとβ刺激薬を使用する．β刺激薬は吸入と点滴での違いはないため，簡便な吸入を使用する．そして，ループ利尿薬や透析にてカリウム排泄を促す．ポリスチレンスルホン酸ナトリウム（ケイキサレート®）や炭酸水素ナトリウムは，エビデンスや副作用からあまり高カリウムの治療には用いない．ただし，炭酸水素ナトリウムは代謝性アシドーシスのときに使用を検討することがある．使用に関しては，リスクとベネフィットを考慮する（表8-5）．

表8-5 高カリウム血症の治療

種類	容量	作用発現時間(分)	カリウム減少の程度(mEq/L)	効果持続時間(時)	注意事項
カルシウム	1〜2 g	即座に	効果なし	0.5〜1	ジゴキシン中毒では不整脈に注意
β刺激薬	20 mg	30分以内	0.5〜1.5	2〜6	β遮断薬使用者では耐性の可能性
インスリン	10単位	15〜30	0.6〜1.2	2〜6	50％ブドウ糖と一緒に投与する　末期腎不全患者は低血糖に注意
ループ利尿薬		15		1〜3	末期腎不全患者では無効
透析		即座に	1〜2	2〜6	

(Medford-Davis L, Rafique Z. Derangements of potassium. Emerg Med Clin North Am 2014 ; 32 : 329-47 の340ページの Table 1 より）

Medford–Davis L, Rafique Z. Derangements of potassium. Emerg Med Clin North Am 2014；32：329–47. PMID：24766936

Alfonzo AV, Isles C, Geddes C, et al. Potassium disorders—clinical spectrum and emergency management. Resuscitation 2006；70：10–25. PMID：16600469

A 🏥 救急外来に来院した患者が高カルシウム血症だった場合の原因を，頻度順に述べよ。

救急外来に受診した患者のうち，高カルシウム血症を認める頻度は0.1％程度である。その原因は報告される文献によって異なるが，悪性腫瘍44％，原因不明31％，副甲状腺機能亢進症20％，不動5％，脱水3％の順に多い。そのほかに，Addison病やPaget病，リチウム治療，サルコイドーシスがある。有症状の高カルシウム血症患者は全体の26％程度しかおらず，脱力，嘔気，傾眠，見当識障害，食欲不振，胃痛の順に自覚症状が多い。

Lindner G, Felber R, Schwarz C, et al. Hypercalcemia in the ED：prevalence, etiology, and outcome. Am J Emerg Med 2013；31：657–60. PMID：23246111

A 🏥 高カルシウム血症の治療薬について述べよ。

高カルシウム血症の治療としては，まず生理食塩液輸液が短期治療としては有効である。また，ビスホスホネート（ゾレドロン酸やパミドロン酸）は悪性腫瘍に関連した高カルシウム血症の治療に有効で，骨吸収予防の効果がある。カルシトニンには骨吸収予防や尿中カルシウム排泄促進作用があるが，数日利尿薬を使用することで生じうる速成耐性に気をつける必要がある。plicamycinも悪性腫瘍関連の高カルシウム血症の治療で使われることがあるが，毒性や体内への吸収率の問題から使用頻度は高くない。透析も有効な治療法である。また，ループ利尿薬はカルシウムの尿中排泄を促進しないのではないかといわれており，積極的な利用は以前ほど推奨されない（表8–6）。

表8–6 高カルシウム血症の治療

種類	作用発現時間（時）	副作用
生理食塩液 2〜6 L，200〜500 mL/時	−	輸液過多
フロセミド 20〜40 mg静注	−	脱水，低カリウム血症
パミドロン酸 60 mg静注	48〜72	腎毒性，インフルエンザ様症状，低カルシウム血症
ゾレドロン酸 4 mg静注	−	低マグネシウム血症，低リン血症
カルシトニン 4 IU/kg 筋注もしくは皮下注	2	速成耐性，嘔気，顔面紅潮

プレドニゾロン 60 mg 経口	–	低カリウム血症，高血糖，免疫抑制
ヒドロコルチゾン 200～300 mg 静注	–	低カリウム血症，高血糖，免疫抑制
plicamycin 25 μg/kg 静注	–	肝毒性，凝固障害
リン製剤経口	–	腎毒性，低カルシウム血症，けいれん，下痢

(Chang WT, Radin B, McCurdy MT. Calcium, magnesium, and phosphate abnormalities in the emergency department. Emerg Med Clin North Am 2014；32：349–66 の 360 ページの Table 1 より)

Chang WT, Radin B, McCurdy MT. Calcium, magnesium, and phosphate abnormalities in the emergency department. Emerg Med Clin North Am 2014；32：349–66. PMID：24766937
LeGrand SB, Leskuski D, Zama I. Narrative review：furosemide for hypercalcemia：an unproven yet common practice. Ann Intern Med 2008；149：259–63. PMID：18711156

A 救急外来に来院した患者が低マグネシウム血症だった場合の原因を，頻度順に述べよ。

救急外来における低マグネシウム血症の原因の頻度について言及した文献はあまり認められないため，比較的頻度の多い原因について言及する。摂取不足はアルコールやマグネシウムが不足している食事によるものである。また，消化管からの吸収率の低下や腎臓からの排泄促進によっても引き起こされる。腎臓からの排泄が増えるものとしては，高アルドステロン症，副甲状腺機能低下症，甲状腺機能亢進症がある。薬剤性としては，利尿薬，抗菌薬，ジゴキシン，化学療法薬や免疫抑制剤がある。プロトンポンプ阻害薬もリスクとなりうる。マグネシウムはまた，糖尿病性ケトアシドーシスのインスリン治療やカテコラミンの過剰な状態で細胞内に移行する。

Chang WT, Radin B, McCurdy MT. Calcium, magnesium, and phosphate abnormalities in the emergency department. Emerg Med Clin North Am 2014；32：349–66. PMID：24766937
Zipursky J, Macdonald EM, Hollands S, et al. Proton pump inhibitors and hospitalization with hypomagnesemia：a population-based case-control study. PLoS Med 2014；11：e1001736. PMID：25268962

B 神経性食思不振症にて欠乏しやすい電解質などは何か？

神経性食思不振症は，死亡率が 5～10％といわれる重篤な病態である。神経性食思不振症の患者の電解質異常で頻度が高いのは，低カリウム血症，低マグネシウム血症，低ナトリウム血症，低リン血症である。低カリウム血症は神経性食思不振症患者の 19.7％に起こるとされる。慢性的な低カリウム血症は間質性腎炎や線維化，尿細管萎縮や囊胞形成を引き起こし，最終的に腎機能障害をきたす。低リン血症は特に注意をしなければならず，重症な場合には，心筋や呼吸筋の収縮障害を引き起こすとされる。また，栄養開始後の refeeding 症候群の結果，低リン血症や低カリウム血症が起こる可能性があり，栄養開始後も厳密な管理が必要となる。最もリスクが高いのは，栄養開始後 2 週間以内といわれている。また，B₁ などのビタミン，鉄，亜鉛，銅，

セレン，カルニチンも低下することがあるため，注意が必要である。

ABouquegneau A, Dubois BE, Krzesinski JM, et al. Anorexia nervosa and the kidney. Am J Kidney Dis 2012 ; 60 : 299–307. PMID : 22609034

Ⓑ 60代男性がけいれんにて来院。血清ナトリウム濃度は102 mEq/Lである。どのように治療するか？

低ナトリウム血症によるけいれんを起こしている，または呼吸停止をきたしている場合には，3％生理食塩液を2 mL/kg（最大投与量 100 mL），急速投与すべきである。速度は10分以上かけて投与し，投与後症状が持続している場合には，繰り返し投与する。3％生理食塩液の製剤はないため，10％生理食塩液 30 mL＋5％ブドウ糖 70 mLもしくは8.4％炭酸水素ナトリウムを2倍希釈して投与する。血清ナトリウム濃度が2 mL/kgの急速投与で血清ナトリウム濃度は2 mEq/L上昇するといわれている。高張食塩液の投与中には，頻回に患者の神経症状や輸液過多となっていないかどうかを，電解質と併せて確認する。

Harring TR, Deal NS, Kuo DC. Disorders of sodium and water balance. Emerg Med Clin North Am 2014 ; 32 : 379–401. PMID : 24766939

Ⓐ 救急外来に来院した患者が低ナトリウム血症だった場合の原因を，頻度順に述べよ。

さまざまな主訴で受診する救急外来患者のうち，低ナトリウム血症を有する割合は3％といわれる。また，低ナトリウム血症を有する場合には，死亡率や合併症が増えることがわかっている。たとえ軽症低ナトリウム血症といえども，合併症や入院日数増加，認知機能障害，転落のリスクとなるため侮れない。受診する低ナトリウム血症の原因で多いものは，以下とされている。

- サイアザイド系利尿薬使用（17％）
- SIADH（17％）
- その他の利尿薬（14％）
- 高容量性低ナトリウム（11％）
- 嘔吐，下痢による低容量（10％）
- アルコール（7％）

特にサイアザイド系利尿薬は，重症低ナトリウム血症をきたすリスクが高いとされるため，服薬をしている場合には注意をする。

Olsson K, Öhlin B, Melander O. Epidemiology and characteristics of hyponatremia in the emergency department. Eur J Intern Med 2013 ; 24 : 110–6. PMID : 23176963

Ⓒ 救急外来で低ナトリウム血症を精査している割合は，一般的にどれくらいか？

救急外来に受診した低ナトリウム血症患者のうち，体液量の評価をした割合はNa 120以下の重症低ナトリウム血症で65％，Na 130〜134の軽症低ナトリウム血症では40％のみである。血中，尿中の浸透圧や電解質といった基本的な検査評価を施行している割合は，重症低ナトリウム血症で31％，軽症低ナトリウム血症では0％と報告されている。すべての患者に検査が必要とは思わないが，自分なりのアセスメントを立て，必要時にはしっかりと評価を行ってコンサルトすべきである。

Olsson K, Öhlin B, Melander O. Epidemiology and characteristics of hyponatremia in the emergency department. Eur J Intern Med 2013；24：110–6. PMID：23176963

C beer potomania とはどんな病態か？

アルコール多飲をしており，食事摂取が少ない場合に起こる低ナトリウム血症を指す。beer potomaniaでは，電解質と蛋白質の摂取不足と相対的な水分摂取過剰によって自由水の生成が制限されて，著明な希釈性低ナトリウム血症をきたしている。日本酒での報告もあり，日本酒はビールに比して蛋白および電解質含有量が低いため，ビールより少量で起こるとされている。通常の低ナトリウム血症よりもbeer potomaniaは治療による浸透圧性脱髄症候群をきたす可能性が高いとされるため，ナトリウムの補正は注意を要する。

森 俊平, 太田耕造, 嶋内亜希子ほか. 日本酒による「Beer Potomania」様の病態を呈した1例. 日内会誌 2003；92：2250–2.
Sanghvi SR, Kellerman PS, Nanovic L. Beer potomania：an unusual cause of hyponatremia at the high risk of complications from rapid correction. Am J Kidney Dis 2007；50：673–80. PMID：17900468

B 浸透圧性脱髄症候群とはどんな病態か？

浸透圧性脱髄症候群は，急速な低ナトリウム血症の補正によって起こる不可逆性の神経症状をきたす症候群で，1959年に初めて報告された。そのなかでも最初に脳幹に障害が起こる橋中心髄鞘壊死が有名だが，中枢神経系のどこにでも脱髄が起こることが報告されている。浸透圧性脱髄症候群は24時間で12 mEq/L以上もしくは48時間で25 mEq/L以上の浸透圧変化に組織が耐えきれず，中枢神経の実質が急速に浮腫をきたすことで起こる。ただし，他の浸透圧変化をきたしている高血糖，低血糖，高ナトリウム血症でも生じるとされる。症状としては，意識障害，行動変化，呂律障害，無言症，嚥下障害，けいれんなどがある。予後は悪く，あるレビューによると，重篤な神経障害を残した割合は56.7％，発症後12時間から3週間の間に16.7％が死亡した。

Harring TR, Deal NS, Kuo DC. Disorders of sodium and water balance. Emerg Med Clin North Am 2014；32：379–401. PMID：24766939
Ismail FY, Szóllics A, Szóllics M, et al. Clinical semiology and neuroradiologic correlates of acute hypernatremic osmotic challenge in adults：a literature review. AJNR Am J Neuroradiol 2013；34：2225–32. PMID：23413245

A 低カリウム血症の治療でのカリウムの投与法について述べよ。

3.0 mEq/L以上の有症状の低カリウム血症は，経口カリウム製剤内服と外来の経過観察で帰宅できる。最近の心筋梗塞や心不全既往がある場合には，少なくとも4.0 mEq/Lを目標とする。高齢者などでは適宜調整が必要だが，経口での最大1日投与量は20～80 mEqである。経静脈での投与では10～20 mEq/時で投与するが，低カリウムによる心室頻拍などの危険な不整脈が出現している場合には，20 mEq/Lを5～10分かけて投与する。また，点滴投与に伴って灼熱感や不快感，静脈炎を起こす可能性がある。20 mEq/Lより濃い濃度で投与する場合には，中心静脈を使用しモニターを装着する。GFRが30 mL/分/1.73 m^{2}以下の場合には，投与量を50～80％に減量して，2

～4時間ごとに再度検討する。

Chang WT, Radin B, McCurdy MT. Calcium, magnesium, and phosphate abnormalities in the emergency department. Emerg Med Clin North Am 2014 ; 32 : 349–66.　PMID : 24766937
Asmar A, Mohandas R, Wingo CS. A physiologic-based approach to the treatment of a patient with hypokalemia. Am J Kidney Dis 2012 ; 60 : 492–7.　PMID : 22901631

Ⓑ 低マグネシウム血症の症状を述べよ。

低マグネシウム血症は救急外来の31％，重症な低マグネシウム血症は2.5％程度の発生率といわれている。症状としては，脱力，無気力，感覚障害，テタニー，めまいがあり，Chvostek徴候やTrousseau徴候を認めることもある。低マグネシウム血症が可逆性後頭葉白質脳症，脳梗塞様症状（失語や片麻痺など）の原因という症例報告もある。心電図変化として，U波，QT延長，心室性不整脈，トルサードドポアント，ジギタリス中毒の増悪を引き起こす。また低カリウム血症は，低ナトリウム血症，低カリウム血症，低カルシウム血症，低リン血症に伴って起こることが多い。

Stalnikowicz R. The significance of routine serum magnesium determination in the ED. Am J Emerg Med 2003 ; 21 : 444–7.　PMID : 14523888
Rico M, Martinez-Rodriguez L, Larrosa-Campo D, et al. Dilemma in the emergency setting : hypomagnesemia mimicking acute stroke. Int Med Case Rep J 2016 ; 9 : 145–8.　PMID : 27354832

尿路感染
中島義之

Ⓒ 単純性膀胱炎に抗菌薬に追加して服用すると，症状が改善する薬剤は何か？

phenazopyridineが米国ではよく使用されている。これは，尿路系に対して局所鎮痛麻酔作用のある薬剤で，排尿困難などの尿路系の症状がある場合に使用されている。明確な作用機序は不明だが，膀胱から排泄され，尿路の粘膜に鎮痛作用を発揮するといわれている。ただし，小さなサンプルサイズのオープンラベル試験レベルでの有効性の報告はあるが，強いエビデンスでは証明されていない。また，methenamineも処方されるが，こちらは，短期投与で尿路奇形のない患者の尿路感染症での予防効果が証明されている。

Deepalatha C, Narayan D. A comparative study of phenazopyridine（pyridium）and cystone as short-term analgesic in uncomplicated urinary tract infection. Int J Pharm Pharm Sci 2011 ; 3 : 224–6.
Lee BS, Bhuta T, Simpson JM, et al. Methenamine hippurate for preventing urinary tract infections. Cochrane Database Syst Rev 2012 ; 10 : CD003265.　PMID : 23076896

Ⓑ 20歳女性。右側腹部痛と発熱にて来院。腎盂腎炎の診断。外来治療もしくは入院治療と判断する際に，重視すべき項目は何か？

合併症のない，多くの若い患者の腎盂腎炎の治療は外来で行われている。腎盂腎炎が重症である場合，循環動態が不安定もしくは糖尿病，腎結石，妊娠など複雑な因子がある場合，経口内服ができない場合，アドヒアランスが悪い場合には，入院すべきとされる。また韓国の研究で，入院の必要性を決めるクライテリアが報告されている。

65歳以上(1点)，悪寒(1点)，分葉核好中球が90％以上(1点)，血清クレアチニンが1.5 mg/dL以上(1点)，CRP[★1]が10 mg/dL(1点)，血清アルブミン 3.3 g/dL以下(2点)とし，0点で5.9％，5〜7点で82.8％に入院が必要としている．AUC[★2]は0.77，内的妥当性と外的妥当性でも0.743，0.725とまずまず使えるものである．ただし，2施設研究で外的妥当性に検討が必要であることや，閉塞性腎盂腎炎は含まれないことなど，注意点はいくつかある．

Hooton TM. Clinical practice. Uncomplicated urinary tract infection. N Engl J Med 2012；366：1028-37. PMID：22417256
Kang C, Kim K, Lee SH, et al. A risk stratification model of acute pyelonephritis to indicate hospital admission from the ED. Am J Emerg Med 2013；31：1067-72. PMID：23632268

★1 ─ CRP　C反応性蛋白(C-reactive protein)
★2 ─ AUC　曲線下面積(area under curve)

A 単純性膀胱炎における尿検査の感度はどれくらいか？

尿定性の尿路感染症に対しての白血球は感度 72〜97％，亜硝酸は19〜48％，白血球もしくは亜硝酸は46〜100％，蛋白 3＋以上は63〜83％，尿潜血 1＋以上は68〜92％，上記のいずれかの異常があれば，94〜100％である．尿沈渣は白血球が5個/HPF以上の感度は90〜96％である．ちなみに，尿のグラム染色は遠心分離していない状態で81〜97％，遠心分離して92〜100％である．ただし，当然ながら診断は検査前確率に依存し，尿路感染症の症状が1つでもあれば，検査前確率は50％といわれる．さらに，特徴的な症状(帯下や腟炎を伴わない排尿時痛や頻尿など)を伴えば，検査前確率は90％である．したがって，そのような場合には，尿検査の意義は乏しく病歴で診断ができる．

Simerville JA, Maxted WC, Pahira JJ. Urinalysis：a comprehensive review. Am Fam Physician 2005；71：1153-62. PMID：15791892
Wilson ML, Gaido L. Laboratory diagnosis of urinary tract infections in adult patients. Clin Infect Dis 2004；38：1150-8. PMID：15095222
Bent S, Nallammothu BK, Simel DL, et al. Does this woman have an acute uncomplicated urinary tract infection? JAMA 2002；287：2701-10. PMID：12020306

A 治療を要する無症候性細菌尿とはどういった状況か？

治療すべき無症候性細菌尿は妊婦と経尿道手術患者である．妊婦においては，プラセボに比して抗菌薬投与は腎盂腎炎の発生率を減らす(RR[★] 0.23)．また，低出生体重児の発生率の低下(RR 0.64)，早産のリスクも減らす(RR 0.27)可能性が指摘されているため，積極的に治療すべきである．そして，経尿道手術予定患者における抗菌薬投与も，症候性尿路感染症の発生率を下げる(RR 0.36)ため，治療すべきである．

Smaill FM, Vazquez JC. Antibiotics for asymptomatic bacteriuria in pregnancy. Cochrane Database Syst Rev 2015；(8)：CD000490. PMID：26252501
Alsaywid BS, Smith GH. Antibiotic prophylaxis for transurethral urological surgeries：Systematic review. Urol Ann 2013；5：61-74. PMID：23798859

★ ─ RR　相対リスク(relative risk)

Ⓑ 複雑性尿路感染症のドレナージ方法にはどのようなものがあるか？

複雑性尿路感染症は，解剖学的，機能的異常もしくは免疫や代謝に異常のある場合の尿路感染症を指す．このなかでドレナージを必要とするのは，解剖学的異常の閉塞性腎盂腎炎である．閉塞性腎盂腎炎のドレナージ方法には，経皮的腎瘻造設術もしくは逆行性尿管ステント留置術がある．この2つの治療法についてはいくつかの研究があるが，現状ではエビデンスは確立していない．経皮的腎瘻造設術は逆行性尿管カテーテル術よりも成功率が高い処置といわれているが，腎実質からの出血のリスクはある．抗血小板薬や抗凝固薬投与中の場合やDIC★の場合には，逆行性尿管ステント留置術が望ましい．

Matlaga BR. How do we manage infected, obstructed hydonephrosis? Eur Urol 2013；64：93-4. PMID：23084332
Hamasuna R, Takahashi S, Nagae H, et al. Obstructive pyelonephritis as a result of urolithiasis in Japan：diagnosis, treatment and prognosis. Int J Urol 2015；22：294-300. PMID：25400222

★— DIC 播種性血管内凝固（disseminated intravascular coagulation）

Ⓑ 気腫性腎盂腎炎の治療について述べよ．

気腫性腎盂腎炎はガスを産生する腎実質と腎周囲組織の重症な壊死性感染症で，死亡率は19％に及ぶ．HuangとTsengの分類が最も使われており，クラス1は腎実質にガスがとどまっている状態で，クラス2の場合は腎周囲腔にガスが広がるがGeorta筋膜内にとどまっている．クラス1と2は軽症の気腫性腎盂腎炎で，広域スペクトラム抗菌薬と最小限の収集的な処置（経皮的腎瘻増設術など）が行われる．クラス3はGeorta筋膜を越えてガスが広がっている場合で，クラス4は両腎にガスがある，または機能している片側腎に気腫性腎盂腎炎が起こっている場合をいい，この2つの場合には，開腹ドレナージや腎摘出術が行われる．また，より侵襲性を減らすために，逆行性尿管ステント留置術で気腫性腎盂腎炎を治療している研究もあるが，有効性は議論が分かれている．

Huang JJ, Tseng CC. Emphysematous pyelonephritis：clinicoradilogical classification, management, prognosis, and pathogenesis. Arc Intern Med 2000；160：797-805. PMID：10737279
Turunc T, Kuzgunbay B. The management of emphysematous pyelonephritis and importance of minimally invasive treatment. Urology 2014；84：988. PMID：25260462

尿路結石　　　　　　　　　　　　　　　　　　　沼田賢治

Ⓐ 30歳男性．突然の左側腹部痛にて来院．尿路結石を疑う．どのようなときに腹部単純CTを撮影するか？

腰背部痛を生じうる危険な疾患を頭に描く必要がある．90％の人は腰背部痛を人生で一度は経験するといわれる．腰背部痛でERを受診する患者は3％，そのうちの10％が画像診断に進むといわれる．腰痛で見逃してはいけない疾患はたくさんある（大動脈解離，腎梗塞，硬膜外膿瘍，骨髄炎など）．だが，不安だからといって，全例画像診断にもっていくべきではない．

ここで，red flagを使用しよう（表8-7，8-8）。まずはred flagに含まれる危険な病歴身体所見を否定する。また，超音波検査も有用である。超音波検査自体の感度はさほど高くはないが，報告によると，<u>超音波検査のみで診断した場合とCTのみで診断した場合の，その後の重篤な合併症の出現率はほぼ同じである</u>との報告もある。

超音波検査は被曝がないため，CTに比べ侵襲度が低いという点で有用である。CTの強みは結石の大きさが測定できるため自然排石が期待できるかどうかを検討できる。今回の患者は年齢も若く，超音波検査で尿路結石と診断されている。いずれのred flagも当てはまらない場合は，画像検索を積極的に行う必要はないと考える。今後，痛みが継続する場合は，結石の大きさをみる目的で腹部単純CTを検討する必要があると思われる。

表8-7　red flag（病歴）

6週以上続く	消化管，もしくは泌尿器科的な処置を受けた
18歳未満	夜間痛
50歳以上	持続痛
受傷起点	咳，座位，Valsalva手技で痛みが増悪
高齢者の外傷	膝より下に放散痛
担がん患者	尿閉
発熱，悪寒，寝汗	肛門周囲の感覚鈍麻
静注薬物使用者	進行性の麻痺
免疫抑制状態	

（Della-Giustina D. Evaluation and treatment of acute back pain in the emergency department. Emerg Med Clin North Am 2015 ; 33 : 311-26 の312ページの Tabel 1 より）

表8-8　red flag（身体所見）

発熱	肛門括約筋の弛緩
肛門周囲の感覚低下	筋力低下
局所の圧痛	下肢伸展挙上テスト陽性

（Della-Giustina D. Evaluation and treatment of acute back pain in the emergency department. Emerg Med Clin North Am 2015 ; 33 : 311-26 の315ページの Tabel 2 より）

Della-Giustina D. Evaluation and treatment of acute back pain in the emergency department. Emerg Med Clin North Am 2015 ; 33 : 311-26. PMID : 25892724
Smith-Bindman R, Aubin C, Bailitz J, et al. Ultrasonography versus computed tomography for suspected nephrolithiasis. N Engl J Med 2014 ; 371 : 1100-10. PMID : 25229916

Ⓐ 尿路結石が存在する場合，緊急で泌尿器科処置が必要となるのはどのような患者か？

緊急で泌尿器科にコンサルトが必要となるもののなかで代表的疾患は尿路感染症を合併している場合であろう。腎盂腎炎による敗血症性ショックに移行する原因として，78％が閉塞起点を伴っているといわれる。腎盂腎炎に伴う重症敗血症であれば，死亡率は5～7％であり，敗血症性ショックとなると，さらに上昇すると考えられる。そのため，閉塞起点の早期解除が必要である。筆者は尿路感染症を疑う患者で，高齢，糖尿病などの免疫抑制状態，敗血症性ショックであった場合，たとえ超音波検査で水

腎を認めなくても，CTを撮影する。超音波検査の感度は54〜57％であるため，完全に否定できるものではなく，見逃した場合のリスクが非常に高いためである。そのほかにも，片腎，慢性腎不全を罹患しているなど尿路結石のために腎機能の悪化が懸念される場合は，緊急での泌尿器科的処置も考慮すべきである。

Wagenlehner FM, Pilatz A, Weidner W. Urosepsis-from the view of the urologist. Int J Antimicrob Agents 2011 ; 38 : 51-7. PMID : 21993485
Smith-Bindman R, Aubin C, Bailitz J, et al. Ultrasonography versus computed tomography for suspected nephrolithiasis. N Engl J Med 2014 ; 371 : 1100-10. PMID : 25229916

A 尿路結石に尿沈渣・定性の尿潜血の意義について述べよ。

「腰背部痛で，尿潜血陽性なので尿路結石を疑います」と若手医師からコンサルトを受けた経験は誰しもがあると思う。果たして，尿路結石に尿潜血は有用なのであろうか？ 実際，特に疾患を伴わない無症候性の血尿は0.18〜16.1％ほどあるといわれ，女性では生理によるものの可能性もある。CTを撮影し，尿路結石を指摘された患者の85％で尿潜血が陰性であったとの報告もあり，尿潜血が陰性であっても否定できない。よって，腰痛，尿潜血陽性のみで尿路結石と確定診断するのは危険であり，逆に，陰性であるからといって尿路結石は否定できない。診断の一助として，また感染を合併していないかの確認のために使うべきである。

Sharp VJ, Lee DK, Askeland EJ. Urinalysis : case presentations for the primary care physician. Am Fam Physician 2014 ; 90 : 542-7. PMID : 25369642
Graham A, Luber S, Wolfson AB. Urolithiasis in the emergency department. Emerg Med Clin North Am 2011 ; 29 : 519-38. PMID : 21782072

B 自然排石が難しくなる石の大きさはどのくらいか？

80〜85％の尿路結石は自然排石するといわれる。5 mm未満であれば98％自然排石するが，5 mmを超えると自然排石が難しくなることがある。自然排石しなかった場合に，尿路感染症の合併，腎後性腎不全による不可逆性の腎障害を生じる可能性がある。このため，5 mmを超えるようであれば慎重な経過観察が必要になるため，泌尿器科でのフォローアップが必要であると考える。

Tan JA, Lerma EV. Nephrolithiasis for the primary care physician. Dis Mon 2015 ; 61 : 434-41. PMID : 26362879

男性の泌尿器疾患

沼田賢治

A 精巣挙筋反射とは何か？

大腿内側をこすりあげると，同側の精巣が中枢側に上がる反射である。
　精巣捻転の診断に有用であるといわれ，感度96％，特異度88％といわれる。新生児期，思春期に好発するといわれ，年間発症率は3.8人/10万人といわれる。精巣挙筋反射は感度が高く，疾患の否定に有用であるが，精巣捻転は6時間以内に解除すれば精巣の壊死を避けることができる（90〜100％）といわれ，6時間を超えると精巣が壊死する可能性が増加し，12時間以上になると壊死の可能性が50％となる。つ

まり，時間に余裕がない疾患である。たとえ精巣挙筋反射が残存していたとしても，病歴が疑わしい場合は，早めの泌尿器科コンサルトが必要である。

Paul EM, Alvayay C, Palmer LS. How useful is the cremasteric reflex in diagnosing testicular torsion. J Am Coll Surg 2004；199：101.
Sharp VJ, Kieran K, Arlen AM. Testicular torsion：diagnosis, evaluation, and management. Am Fam Physician 2013；88：835–40.　PMID：24364548

A 精巣捻転の好発年齢はいつか？

精巣捻転はどの年齢でも生じうるが，好発年齢は新生児期，思春期に多いといわれる。18歳未満では，3.8人/10万人の発症といわれる。小児〜思春期は陰部痛を恥ずかしがり下腹痛と訴えることがあるため，必ず鑑別に入れる必要がある。

Sharp VJ, Kieran K, Arlen AM. Testicular torsion：diagnosis, evaluation, and management. Am Fam Physician 2013；88：835–40.　PMID：24364548

A 前立腺炎の診断法について述べよ。また，どの抗菌薬を選択すべきか？

前立腺炎で，特に救急医が診断しなければならないのが急性細菌性前立腺炎である。細菌性の前立腺炎の25％は菌血症を伴い，5〜10％は膿瘍を形成しているといわれ，適切に治療を行わなければ死亡することがある。症状は発熱に伴い，頻尿，排尿障害を認める。身体所見では，恥骨上や陰部に痛みを認めることがある。前立腺は大きく張っており圧痛を認めるが，強くマッサージをすると細菌を血流に押し込む可能性があるため推奨されない。何事も適度が重要なようである。尿検査，尿培養を提出し，膿尿を認めれば，上記と診断し治療を開始する。

　治療期間が，前立腺炎は4週間以上と腎盂腎炎は2週間程度と異なるので，注意が必要である。抗菌薬に関してだが，前立腺は組織移行性が悪いといわれている。そのため，全身状態が悪い場合は入院させ，広域な抗菌薬の高用量投与（アンピシリン・スルバクタなど）が推奨される。比較的全身状態が良好な場合は，内服でも治療可能である。4週間以上の投与が必要になるため，副作用，投与回数が少なく，前立腺への組織移行性がよいフルオロキノロン系が推奨される。

　また性交渉歴で，クラミジア，淋菌感染の可能性がある場合は，鑑別に入れて検査する必要がある。

Schaeffer AJ, Nicolle LE. Clinical Practice. Urinary tract infections in older men. N Engl J Med 2016；374：562–71.　PMID：26863357
Zenilman JM. Prostatitis. In：Schlossberg D. Clinical Infectious Disease. New York：Cambridge University Press, 2008；441–4.

A 男性の尿路感染症は珍しいか？

単純性の尿路感染症とは，合併症をもたない女性の尿路感染症である。つまり，男性が尿路感染症を生じること自体異常であり，何らかの原因があると考えるべきである。

　男性尿路感染症の合併症の多くは，神経陰性膀胱，前立腺肥大症といわれる。これらは治療が可能であり，患者のQOL★に大きく影響するため，適切なマネージメントが必要である。男性が腎盂腎炎を罹患した場合，閉塞に伴う腎盂腎炎の可能性がある。先に述べたが，閉塞起点がある腎盂腎炎は非常に危険であるため，早期の精査，

治療が必要である。

Abdelmoteleb H, Jefferies ER, Drake MJ. Assessment and management of male lower urinary tract symptoms(LUTS). Int J Surg 2016：25：164–71． PMID：26654899

★— QOL　生活の質(quality of life)

A 陰茎がファスナーに挟まれてしまったときどうするか？

皆さんはファスナーをなんと呼んでいるでしょうか？　ジッパー，チャック，ファスナーといろいろな呼び方がある．詳細は省くが，日本名が「チャック」，米国発症の名前が「ジッパー」，一般名称が「ファスナー」．どれも同じ意味である．今回はファスナーという名前で話を進める．

　思春期の陰茎外傷で多いものの１つがファスナーによる陰茎外傷である．ファスナーの開け閉めの際に挟まれる．2〜12歳の男児で 1/4,000 人の割合で生じている．ファスナー外傷の 60％が下着を巻き込んだ状態で受傷しており，ズボンをはくときに油断は禁物である．治療に関してだが，挟まれてしまった場合の激痛，不安は男性ならイメージがわくであろう．とてつもない痛みと恐怖感に襲われると思われる．特に，子どもにしてみれば恐怖でしかない．しっかりとした鎮静，鎮痛が必要である．どのようにしたら解除できるのだろうか？

　まずはファスナーの構造から知る必要がある（図 8–2）．スライダーと務歯の間に陰茎を巻き込むのである．スライダーの構造は図 8–3 である．構造上，図 8–4 の➡を切断すれば離れるはずである（図 8–5）．かなり強固であり切断が困難な場合，オリーブオイルを使って滑りをよくする，マイナスドライバーを務歯の間に差し込み，ねじって広げる方法が試されている．

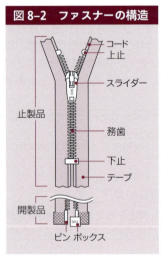

図 8–2　ファスナーの構造

〔SKO のホームページ 機能による種類・寸法の測り方（www.sko-zipper.com/fastener_function/index.html）より〕

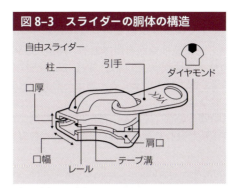

図8-3 スライダーの胴体の構造

〔YKKのホームページ スライダーの各部の名称（www.ykkfastening.com/japan/support/tips/018.html）より〕

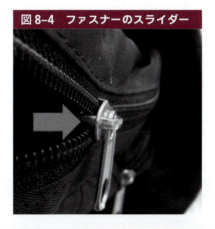

図8-4 ファスナーのスライダー

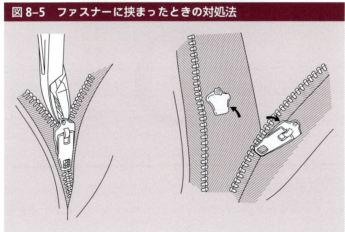

図8-5 ファスナーに挟まったときの対処法

（Dubin J, Davis E. Penile emergencies. Emerg Med Clin North Am 2011；29：485-99 の492ページのFigure 3より）

Dubin J, Davis E. Penile emergencies. Emerg Med Clin North Am 2011；29：485-99． PMID：21782070

Ⓑ 😀 精巣捻転を疑って超音波検査を行う際に重要な所見とは何か？

精巣捻転を疑った場合，超音波検査が有用である．感度 88.9％，特異度 98.8％と信頼度は高い．精巣のサイズは長径 40 mm，短径 25 mm 程度であるが，個体差がある．<u>超音波検査で精巣が腫大していること，カラー Doppler で血流が低下，もしくは認めない場合は強く疑う</u>．

ただし，精巣捻転は時間との戦いである．感度は非常に高いが絶対とはいえず，病歴，身体所見から精巣捻転が疑われる場合は，泌尿器科へのコンサルトをためらってはいけない．

Sharp VJ, Kieran K, Arlen AM. Testicular torsion : diagnosis, evaluation, and management. Am Fam Physician 2013 ; 88 : 835–40. PMID : 24364548
高梨 昇. コンパクト超音波 α シリーズ 腎・泌尿器科アトラス. 東京：ベクトル・コア，2009 ; 242–50.

Ⓑ 😀 持続勃起症の治療において，重要な点とは何か？

持続勃起症とは，性的欲求や刺激なしにおおむね 4 時間以上勃起が続く状態である．虚血性と非虚血性に分けられる．痛みを伴わなければ非虚血性であり緊急性はない．<u>虚血性持続勃起症は静脈還流不全に伴う，陰茎海綿体の血液うっ滞により虚血が生じる病態である．言い換えれば，陰茎のコンパートメント症候群であり，早急な解除が必要になる．治療法としては，陰茎を穿刺して海綿体血を吸引し，血管収縮薬を投与する</u>（図 8-6）．虚血状態が 4 時間を超えると，壊死が進行し永続的な勃起不全症につながるため，緊急で解除が必要である．

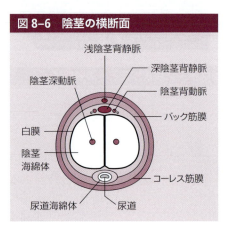

図 8-6 陰茎の横断面

（ハローキティの早引き 腎・泌尿器疾患ハンドブック. 東京：ナツメ社，2009 の第一章 解剖と生理，22 ページの図 10 陰茎の横断面より）

Dubin J, Davis JE. Penile emergencies. Emerg Med Clin North Am 2011 ; 29 : 485–99. PMID : 21782070

Ⓑ 😀 嵌頓包茎の治療法について述べよ．

嵌頓包茎とは，包皮輪が狭いため，亀頭を露出した際に亀頭の下に締めつけが存在する状態である．

絞扼が残存すると，まずはリンパ液排出の低下が生じ，亀頭が浮腫状態になる。増悪すると，静脈還流の低下や動脈の閉塞をきたし，痛みを生じる。これらが数時間～数日かけて進行する。強い痛みや排尿障害を伴い，放置していると亀頭の壊死につながるため，早急の解除が必要になる。嵌頓包茎の治療には痛みが伴うため，鎮静，陰茎ブロックが必要になる。整復には，包皮，亀頭の浮腫の除去が必要である。腫大した亀頭を両母指で末梢から中枢側に圧迫し，浮腫を除くのが一般的だが，冷却，陰茎の中枢側から末梢側にバンドを巻いて治療したという報告もある。5～10分ほど圧迫した後に包茎を整復する。図8-7のように両示指で包皮をまくり上げ，母指で亀頭を押し込む。処置が終わった後は鎮静，鎮痛が切れるまで待ち，血流の改善，痛みの軽快，排尿障害の改善を確認する。徒手整復が困難，血流低下が強く疑われる場合，外科的処置を検討する。外科的処置はまず，陰茎ブロックなどで適切に鎮痛する。2本の鉗子で包皮輪の1時，11時の部位を把持しけん引する。12時（鉗子と鉗子の間）の方向に剪刀で切開を入れる（図8-8）。この際，亀頭に損傷が及ばないように注意が必要である。

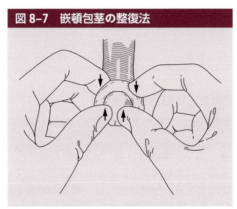

図8-7 嵌頓包茎の整復法

（Dubin J, Davis JE. Penile emergencies. Emerg Med Clin North Am 2011 ; 29 : 485–99 の490ページのFigure 2 より）

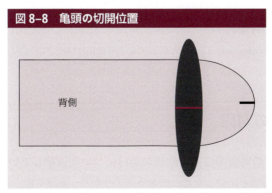

図8-8 亀頭の切開位置

〔MedscapeのホームページDorsal Slit of the Foreskin（Dorsal Slit of the Foreskin）の図をもとに作成〕

Dubin J, Davis JE. Penile emergencies. Emerg Med Clin North Am 2011 ; 29 : 485–99.　PMID：

21782070
Ramos-Fernandez MR, Medero-Colon R, Mendez-Carreno L. Critical urologic skills and procedures in the emergency department. Emerg Med Clin North Am 2013；31：237-60. PMID：23200334

Ⓑ 精巣炎のムンプス感染はどのくらいあるか？ その特徴について述べよ。

流行性耳下腺炎（ムンプス）を外来で診たことがある医師は多いのではないであろうか。2015年に流行したことも記憶に新しい。耳下腺の腫脹が著明で，いわゆるおたふくのような顔になっている患者に出会ったことがある医師は多いだろう。だが，代表的な合併症としてみられる髄膜炎，精巣炎または卵巣炎，膵炎，難聴をもつ患者を診た経験のある医師は少ないと思う。

　上記のなかでも，精巣炎は成人ムンプス感染の15～30％で発症するといわれ，思春期以前では比較的まれである。耳下腺炎発症後4～8日経過して発症し，まれであるが，6週間後に発症したという報告もある。15～30％は両側性とされ，腫大した精巣と嘔吐，発熱，頭痛，倦怠感が出現する。根本的な治療はなく，対症療法になる。また，不妊症の原因といわれることがあるが，きわめてまれである。鑑別疾患としては，精巣上体炎，精巣捻転などが挙がる。診断には，詳細な病歴，身体診察が必要である。

Hviid A, Rubin S, Mühlemann K. Mumps. Lancet 2008；371：932-44. PMID：18342688

Ⓑ 陰嚢に挫創を認めたとき縫合すべきか？

陰嚢に挫創を認めた場合，どうするか？　陰嚢の注意点は精巣の損傷がないかどうかである。

　精巣は小さく可動性があり，陰嚢は3層（表皮，陰嚢肉様膜，精巣漿膜）でまとわれており，手術になることはまれである。しかし，見落としてしまうと，精巣切除，不妊の原因，感染の原因となる。特徴としては，精巣の腫脹を認め，破裂した場合，精巣が触れないこともある。超音波検査も診断の助けになる。血流低下，血腫を認めることがある。偽陰性の可能性もあるため，注意が必要である。全層が障害されている，強く精巣が障害されているなどの場合は，泌尿器科へのコンサルトが重要である。精巣捻転ほど緊急ではないが，手術が診断，治療のゴールドスタンダードであり相談をためらってはいけない。

Adu-Frimpong J. Genitourinary Trauma in Boys. Clin Ped Emerg Med 2009；10：45-9.

腎移植患者の対応

沼田賢治

Ⓑ 腎移植患者の腎臓の位置，血管の走行について理解しているか？

皆さんは腎移植患者と出会ったことがあるだろうか？　米国では，末期腎不全の治療の第1選択となっている。日本では現在，主流は維持透析であるが，徐々に移植例が増加している。2006年以降は年間1,000例を超えるようになり，今後，腎移植患者が救急外来を受診するケースが増加すると考えられる。ここでは，腎移植患者の診

療に関して記述する。
　腎移植患者の腎臓は他の患者と同じ位置にあると考える人も多いだろうが，実際は全く違う。移植腎は右下腹，もしくは左下腹に移植される。よって，このことを知らずに，超音波検査で移植腎を評価する場合，患者の病気腎をみてしまうことになるのである（図8-9）。

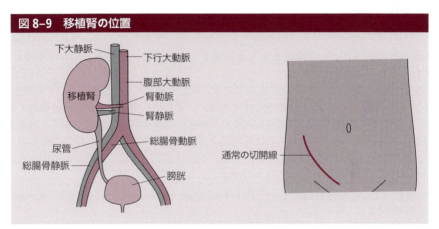

図8-9　移植腎の位置

〔提供元：メディカルノート。Medical Note 腎移植の手術方法と術後の拒絶反応について－東京女子医科大学病院における生着率と生存率(https://medicalnote.jp/contents/160708-001-NY)より〕

深川雅文, 吉田裕明, 安田 隆（編）. レジデントのための腎臓診療マニュアル, 第2版. 東京：医学書院, 2012；265-94.
Venkat KK, Venkat A. Care of the renal transplant recipient in the emergency department. Ann Emerg Med 2004；330-41.　PMID：15459617

Ⓑ 腎移植患者が発熱で来院した。何を検査すべきか？

術後1年未満か以降かで分けるのが重要である。
　1年未満の患者であれば，免疫抑制剤の投与量が多く，日和見感染の可能性が高くなる。術後1年未満であれば，多量の免疫抑制剤を投与されているため，細菌，真菌，マイコプラズマ，ウイルス，寄生虫などを考えなければならない。特に，術後3〜6か月では，CMV★感染の頻度が多い。汎血球減少，高熱，肝機能障害を生じ，まれに臓器組織障害型CMV感染に移行することがある。診断には，CMV抗原が有用である。日本では，定期的にCMV抗原を測定し，陽性であればガンシクロビルの予防投与を行っている施設もある。
　1年以降になれば，免疫抑制剤の投与量が減っているため，一般的な感染症に対するアプローチでよい。しかし，腎機能が悪化している場合は高用量投与が継続されていることもあり，患者の状態により異なるため，注意が必要である。

深川雅文, 吉田裕明, 安田 隆（編）. レジデントのための腎臓診療マニュアル, 第2版. 東京：医学書院, 2012；265–94.
Venkat KK, Venkat A. Care of the renal transplant recipient in the emergency department. Ann Emerg Med 2004；330–41.　PMID：15459617

★─ CMV　サイトメガロウイルス（cytomegalovirus）

腎移植後，退院して間もない患者が救急外来に腹痛にて来院。移植チームに連絡する前に行うべきことは何か？

<u>術後直後の合併症として腹痛を生じる病態を2つに分けて考えるとわかりやすい。すなわち，閉塞と漏出である。</u>
　閉塞は腎動静脈の閉塞，尿管の閉塞である。漏出は吻合不全に伴う出血，尿の漏出，リンパ管損傷→リンパ漏出→囊胞形成である。いずれにも有用なのが超音波検査である。腎動静脈の閉塞であれば超音波検査Dopplerで血流の評価，尿管閉塞であれば水腎の有無を評価する。漏出であれば腎周囲の液体貯留で判断できる。超音波検査により腹痛の原因をある程度絞ることができる。以降は腹腔内穿刺，造影剤の使用などになるため移植チームに相談して行うのがよいだろう。

深川雅文, 吉田裕明, 安田 隆（編）. レジデントのための腎臓診療マニュアル, 第2版. 東京：医学書院, 2012；265–94.
Venkat KK, Venkat A. Care of the renal transplant recipient in the emergency department. Ann Emerg Med 2004；330–41.　PMID：15459617

腎移植後に3年経過した患者が救急外来に腹痛にて来院。移植チームに連絡する前に行うべきことは何か？

術後半年を過ぎると，外科的合併症の頻度は減少する。<u>この時点では，腹痛の原因として，移植腎の拒絶反応に加え，一般的な患者と同様のものを鑑別に挙げる必要がある。</u>まずは腎臓の評価，採血でクレアチニンの検査，腹部超音波検査を施行し，移植腎の機能を評価する。では，病歴，身体所見から，ウイルス性胃腸炎を強く疑う場合は安心して帰宅できるであろうか？　腎移植患者はシクロスポリン，タクロリムスを内服している。脱水状態があれば，<u>薬剤の血中濃度が上昇し，薬剤性の腎障害を生じ</u>てしまうだろう。いずれにしても移植腎の評価は必要である。

深川雅文, 吉田裕明, 安田 隆（編）. レジデントのための腎臓診療マニュアル, 第2版. 東京：医学書院, 2012；265–94.
Venkat KK, Venkat A. Care of the renal transplant recipient in the emergency department. Ann Emerg Med 2004；330–41.　PMID：15459617

9 神経系

高橋雄治，山上 浩，関根一朗

脳卒中
高橋雄治

A 😊 t-PA[★1]の適応を考えるうえで，必要な条件とは何か？

まずは発症4.5時間以内にt-PA投与を開始できることが前提条件となる。<u>発症時刻が不明である場合やはっきりしない場合は，最終未発症時刻（症状がなかったことが確認できる最後の時刻）を発症時刻として考える</u>。また，診療を進めるなかで禁忌にあてはまるものがないかを検討しておくことが重要である。t-PA静注療法適正治療指針において挙げられている，主な禁忌事項を以下に示す。

- 発症から治療開始までが4.5時間を超える
- 既往
  非外傷性頭蓋内出血
  1か月以内の脳梗塞
  3か月以内の重篤な頭部脊髄の外傷または手術
  21日以内の消化管または尿路出血
  14日以内の大手術または重篤な外傷
- 臨床所見
  くも膜下出血
  急性大動脈解離の合併
  出血の合併（頭蓋内，消化管，尿路，後腹膜，喀血）
  降圧療法後のSBP[★2]＞185 mmHg
  降圧療法後のDBP[★3]＞110 mmHg
  重篤な肝障害
  急性膵炎
- 血液所見
  血糖異常（＜50 mg/dLまたは＞400 mg/dL）
  血小板＜10万/mm^3
  抗凝固療法中または凝固異常症において，PT-INR[★4]＞1.7またはaPTT[★5]＞40秒
- 画像所見
  CT[★6]，MRI[★7]における広範な早期虚血性変化
  圧排所見（正中構造偏位）
  その他，<u>あまりに重症（NIHSS[★8] 26点以上）である場合は有効性についてエビデンスが乏しい。また，軽症（NIHSS 4点以下）や急速改善例でも，投与による利益が危険性を上回るとは考えづらいため，これらのケースでは投与すべきか否か慎重に検討すべきである</u>。

日本脳卒中学会 脳卒中医療向上・社会保険委員会 rt–PA（アルテプラーゼ）静注療法指針改訂部会. rt–PA（アルテプラーゼ）静注療法適正治療指針 第二版, 2016（www.jsts.gr.jp/img/rt-PA02.pdf）．閲覧日：2017/07/15

- ★1 — t–PA　組織プラスミノゲン活性化因子（tissue plasminogen activator）
- ★2 — SBP　収縮期血圧（systolic blood pressure）
- ★3 — DBP　拡張期血圧（diastolic blood pressure）
- ★4 — PT–INR　プロトロンビン時間国際標準化比（prothrombin time international normalized ratio）
- ★5 — aPTT　活性化部分トロンボプラスチン時間（activated partial thromboplastin time）
- ★6 — CT　コンピュータ断層撮影（computed tomography）
- ★7 — MRI　磁気共鳴画像（magnetic resonance imaging）
- ★8 — NIHSS　National Institutes of Health stroke scale

B　ABCD3–I score とは何か？

TIA★を起こした後に，どのくらいの頻度で脳梗塞を発症するかを推定するのに用いられるスコアのことである．2005 年に ABCD スコアとして初めて発表されて以降検証が進み，現在では，画像所見も評価に加えた ABCD3–I スコアが最新のものとなっている（表 9–1）．中等度リスク群の 7 日以内の脳梗塞発症リスクを高いととるかは難しいところではあるが，入院での精査によって発症機序を明らかにし，脳梗塞発症予防を行うことが望ましいだろう．高リスク群であればなおさらである．

Merwick A, Albers GW, Amarenco P, et al. Addition of brain and carotid imaging to the ABCD^2 score to identify patients at early risk of stroke after transient ischaemic attack : a multicentre observational study. Lancet Neurol 2010 ; 9 : 1060–9.　PMID：20934388

- ★ — TIA　一過性脳虚血性発作（transient ischemic attack）

A　TIA を疑う患者にて必要な画像検査とは何か？

TIA と判断した場合には，脳梗塞に準じた画像検査を施行すべきである．具体的には，頭部単純 CT や頭部 MRI / MRA★1 が必要となる．施行可能であれば，頸動脈超音波や頸部から頭部の血管造影 CT も判断の一助となる．

　TIA の発症機序は脳梗塞と全く同一で，脳梗塞と連続した病態と考えられている．「脳梗塞治療ガイドライン」によれば，TIA が疑われる患者では，可及的すみやかに発症機序を確定し，脳梗塞発症予防のための治療を行うことが推奨されている．症状が消失していても，MRI（DWI★2）を撮ってみると新規梗塞巣が確認されることがあり，その頻度はある文献によると，40％程度にものぼるとの報告もある．また，DWI 陽性の TIA は脳梗塞発症のリスクが高いともいわれており，その意味でも MRI での評価は必要である．

Calvet D, Touzé E, Oppenheim C, et al. DWI lesions and TIA etiology improve the prediction of stroke after TIA. Stroke 2009 ; 40 : 187–92.　PMID：18988917

- ★1 — MRA　磁気共鳴血管画像（angiography）
- ★2 — DWI　拡散強調画像（diffusion weighted imaging）

B　脳梗塞急性期において DWI が陽性となるのはいつか？

前方循環においては，DWI は虚血が起こってから 6 時間以内に陽性となるといわれる．発症から 2〜4 時間以内では，虚血があっても高信号とならないこともあり，注意が必要である．また，後方循環では，24 時間程度は所見が出ないこともあるため，

表 9-1 ABCD3-I スコア

臨床的徴候			配点
A	60 歳以上		1
B	SBP≧140 または DBP≧90 mmHg		1
C	構音障害(麻痺なし)		1
	片麻痺		2
D	症状の持続	60 分未満	1
		60 分以上	2
	糖尿病既往		1
	過去 7 日間以内の TIA 既往		2
imaging	同側の 50% 以上の内頸動脈狭窄		2
	急性期の MRI-DWI で高信号を認める		2
total			0〜13

スコア	脳梗塞発症リスク	7 日以内の脳梗塞発症
0〜3	low	0%
4〜7	moderate	0.8%
8〜13	high	4.1%

(Merwick A, Albers GW, Amarenco P, et al. Addition of brain and carotid imaging to the ABCD^2 score to identify patients at early risk of stroke after transient ischaemic attack : a multicentre observational study. Lancet Neurol 2010 ; 9 : 1060-9 の Table 4 および Figure 1 をもとに作成)

画像所見がはっきりしない場合でも神経学的所見から椎骨脳底動脈系の梗塞が疑われる場合は,MRI を 2〜3 日後に再検査することが必要となる.実際に,初回 MRI で陰性であっても,その 50% はのちに梗塞を証明されたとする研究もある.

施設入所中の高齢者などで発症時期が不明瞭なときは,画像の経時的変化を知っておくと発症時期を推定することができる.DWI は発症から 3〜4 日間が最も高信号となり,その後は次第に信号強度が低くなるが,10〜14 日間は高信号が続く.一方,ADC★は発症から 2〜3 日間が最も低信号となり,7〜10 日かけて正常化し,発症 11〜15 日目では一見正常となるが,以降は高信号に変化する.すなわち,DWI high かつ ADC low の病変では発症 1 週間以内である可能性が高いといえる.

Allen LM, Hasso AN, Handwerker J, et al. Sequence-specific MR imaging findings that are useful in dating ischemic stroke. Radiographics 2012 ; 32 : 1285-97 ; discussion 1297-9.　PMID : 22977018
Sylaja PN, Coutts SB, Krol A, et al.; VISION Study Group. When to expect negative diffusion-weighted images in stroke and transient ischemic attack. Stroke 2008 ; 39 : 1898-900.　PMID : 18420957

★— ADC　apparent diffusion coefficient

A　TIA は失神の原因となるか？

なりうる。しかし，頻度としては低いと考えられるため，他の鑑別診断を優先すべきである。

　脳幹網様体を含む後方循環系の虚血，または両側内頸動脈狭窄などにより両側大脳半球の広範な虚血をきたした場合，TIA は失神の原因になりうる。その場合，一般的に虚血による前駆症状（回転性めまい，失調，しびれ感，複視，嘔気・嘔吐，構音障害，頭痛，失語など）をきたすことが多いといわれている。

Davidson E, Rotenbeg Z, Fuchs J, et al. Transient ischemic attack-related syncope. Clin Cardiol 1991 ; 14 : 141-4.　PMID : 2044243

B　diffusion-perfusion mismatch とは何か？

PWI★1 で血流低下・遅延がある領域において，DWI においては灌流低下領域に高信号域がない（または比較的狭い）状態のことを指す。diffusion-perfusion mismatch の存在する領域は，虚血にはさらされているもののいまだ脳細胞の死（＝脳梗塞）に至っていない，緊急治療によって救うことのできる脳組織である。こうした領域のことをペナンブラと呼ぶ。すなわち，ミスマッチがあれば，急性期血栓溶解療法の適応となる可能性が高い。rt-PA★2 の適応は発症時刻もしくは最終未発症時刻から 4 時間半以内であるが，ミスマッチがなければ適応とはならない（出血性梗塞のリスクがあり禁忌に相当する）点に注意が必要である。また，2014年の国際脳卒中学会（International Stroke Society）において，前方循環系（内頸動脈による灌流），特に内頸動脈や中大脳動脈（MCA★3）近位部での急性期脳梗塞に対する血管内治療の有効性が示されており，今後は，rt-PA による血栓溶解療法だけでなく血管内治療を行うことが主流となると考えられる。目安として，発症後 8 時間以内が血管内治療の適応といわれるが，ミスマッチがある場合はこの限りでないため，カテーテル治療の可能な施設への搬送を考慮せねばならない。

Mulder MJ, van Oostenbrugge RJ, Dippel DW, et al. Letter by Mulder et al Regarding Article, "2015 AHA/ASA Focused Update of the 2013 Guidelines for the Early Management of Patients With Acute Ischemic Stroke Regarding Endovascular Treatment : A Guideline for Healthcare Professionals From the American Heart Association/American Stroke Association". Stroke 2015 ; 46 : e235.　PMID : 26451021

★1 — PWI　灌流強調画像（perfusion weighted image）
★2 — rt-PA　遺伝子組み換え組織プラスミノゲン活性化因子（recombinant tissue plasminogen activator）
★3 — MCA　中大脳動脈（middle cerebral artery）

けいれん

高橋雄治

B continuous EEG[★1] monitoring とは何か？

SE[★2] に対して，薬物治療効果および NCSE[★3] の評価を行うことである．観察研究によると，全身けいれんが治まった後も脳波上の異常は複数のケースで認められた．

NCSEはまれな病態ではなく，予後不良因子でもある．ICUに入室したけいれんを伴わない昏睡患者の8％において認められるといわれ，原因不明の意識障害では，脳波検査を行うことが推奨されている．

脳波検査をすぐに行うことができない場合は，眼所見（散瞳，共同偏視など）や脈拍数（発作中は頻脈になることが多い）などから，てんかん発作が治まったかどうかを総合的に判断する必要がある．

Jaitly R, Sgro JA, Towne AR, et al. Prognostic value of EEG monitoring after status epilepticus : a prospective adult study. J Clin Neurophysiol 1997 ; 14 : 326–34.　PMID : 9337142

Towne AR, Waterhouse EJ, Boggs JG, et al. Prevalence of nonconvulsive status epilepticus in comatose patients. Neurology 2000 ; 54 : 340–5.　PMID : 10668693

★1 ― EEG　脳波（electroencephalogram）
★2 ― SE　てんかん重積発作（status epilepticus）
★3 ― NCSE　非けいれん性てんかん重積（non-convulsive status epilepticus）

A けいれん重積状態の患者に気道確保後に使う薬剤は何か？

けいれん停止のためにはジアゼパム，再発予防にはホスフェニトインやフェノバルビタール，もしくはレベチラセタムを用いる．

けいれん重積状態で，気道呼吸循環に問題がないことを確認できれば，次いですみやかな発作停止が必要となる．第1選択となるのはジアゼパム（ホリゾン®，セルシン®）である．初回投与は5 mg，効果がなければ反復投与可能だが，上限は総量20 mgとする．呼吸抑制や血圧低下の恐れがあるため必ずモニタリングを行い，酸素投与やJacksonリース回路などのデバイスを用意しておく．

発作が頓挫した場合も，重積であれば再発予防が必要である．ホスフェニトイン（ホストイン®）を用いる．こちらも血圧低下の恐れがあるので注意する．用法はやや煩雑であるが，初回投与量は22.5 mg/kgを，3 mg/kg/分もしくは150 mg/分のいずれか低いほうを超えない速度で静注する．フェノバルビタール（ノーベルバール®）を用いる場合は，15〜20 mg/kgを点滴静注する．レベチラセタム（イーケプラ®）は，血圧低下などの重大な副作用がなく使用しやすい薬であるが，エビデンスに乏しく現時点ではガイドラインでの推奨には至っていない．しかし，一部の研究によれば，けいれん重積の管理においてホスフェニトインに対して非劣勢が示されているなど，今後有力な代替薬となる可能性がある．レベチラセタムを使用する場合は，初回500 mgを投与する．

Prasad K, Krishnan PR, Al-Roomi K, et al. Anticonvulsant therapy for status epilepticus. Br J Clin Pharmacol 2007 ; 63 : 640–7.　PMID : 17439538

Treiman DM, Meyers PD, Walton NY, et al. A comparison of four treatments for generalized convulsive status epilepticus. Veterans Affairs Status Epilepticus Cooperative Study Group. N Engl J Med 1998 ; 339 : 792–8.　PMID : 9738086

Chakravarthi S, Goyal MK, Modi M, et al. Levetiracetam versus phenytoin in management of status epilepticus. J Clin Neurosci 2015；22：959–63. PMID：25899652

A 複雑部分発作とは何か？

部分発作のうち，意識障害を伴う発作である。

　側頭葉を起源とすることが多く，側頭葉てんかんとも呼ばれる（前頭葉起源のこともある）。思考および行動変容を伴うために精神運動発作とも呼ばれる。しばしば，精神疾患と誤診されうるので注意が必要である。症状には，自動症（口をもぐもぐする，服をいじったりする，あるフレーズを何度もいうなどの，単純で繰り返す無意味な動き），幻覚，記憶障害，知覚障害，情動障害などが含まれる。

Tintinalli JE, Stapczynski JS, Ma OJ, et al. Tintinalli's Emergency Medicine：a comprehensive study guide, 7th ed. New York：McGraw–Hill, 2010；1153.

A Todd麻痺とは何か？

てんかん性けいれん発作後に起こる，一過性の大脳皮質巣症状のことである。一過性といえど持続時間はまちまちで，発作後数時間〜数日間まで幅がある。古典的には，部分発作後の患側の運動麻痺のことを指していた。麻痺の程度は軽いことが多い。機序については明らかとなっていない。ある後ろ向き研究によると，Todd麻痺の発生は発作後の13.4％でみられ，必ず片側性かつ焦点と反対側にみられた。また，明らかなけいれんが観察できなくとも麻痺を生じる場合があったという。

Gallmetzer P, Leutmezer F, Serles W, et al. Postictal paresis in focal epilepsies—incidence, duration, and causes：a video–EEG monitoring study. Neurology 2004；62：2160–4. PMID：15210875

B 縮瞳のある意識障害の患者において，除外すべき疾患を優先順位順に述べよ。

橋出血，有機リン中毒，オピオイド中毒が除外すべき疾患である。

　橋出血は頭部CTで確実に診断できる。呼吸中枢の圧迫により無呼吸となる可能性があり，必要であれば，確実な気道確保をしてからCT撮像を行う。

　有機リン中毒やオピオイド中毒であれば，病歴やその他の症状（トキシドローム）により鑑別できる。トキシドロームについての詳細は割愛するが，たとえば，有機リン中毒では縮瞳，流涎，徐脈などコリン作動性薬の中毒症状がみられ，オピオイド中毒では意識障害や呼吸抑制などの症状が特徴的である。尿中薬物検査も有用である可能性がある。

Tintinalli JE, Stapczynski JS, Ma OJ, et al. Tintinalli's Emergency Medicine：a comprehensive study guide, 7th ed. New York：McGraw–Hill, 2010；1231.

C 真のけいれんかどうかの見分け方を述べよ。

PNES★と呼ばれる病態があり，てんかん発作との鑑別を要する。

　単独でPNESを診断できる病歴や徴候は存在しないといわれるが，表9–2に挙げる病歴・所見があれば，PNESを示唆するといわれている。

　ただし，PNESが疑われる場合でも，例外的な発作形態や，非常に目を引くPNESの間にてんかん発作が併存している場合もありうるので，一定期間の治療的介入を行い，それに対する反応を観察しつつ確定診断を行う必要がある。

> **表9-2　PNESを示唆する所見**
>
> - 首の規則的・反復的な左右への横振り運動
> - 腰を振るような動き
> - 規則的に反復する手足の屈伸運動が，意識消失中の自動症としてではなく出現している
> - 発作の最中に閉眼している
> - 常に特定の人といい争った後であるなど，特別な情動的負荷と関連して発作が起こり，その発作形式がてんかんとしては非典型である

日本てんかん学会ガイドライン作成委員会．心因性非てんかん性発作（いわゆる偽発作）に関する診断・治療ガイドライン．てんかん研究 2009；26：478–82．
Hovorka J, Nezádal T, Herman E, et al. Psychogenic non–epileptic seizures, prospective clinical experience : diagnosis, clinical features, risk factors, psychiatric comorbidity, treatment outcome. Epileptic Disord 2007；9 Suppl 1：S52–8．　PMID：18319201
Chung SS, Gerber P, Kirlin KA. Ictal eye closure is a reliable indicator for psychogenic nonepileptic seizures. Neurology 2006；66：1730–1．　PMID：16769949

★── PNES　心因性非てんかん性発作（psychogenic non–epileptic seizure）

意識障害

山上 浩

Ⓑ 低血糖が遷延しやすい薬剤とは何か？

SU★1剤，中間型・持続型・混合型インスリンである．

　腎機能が低下している場合，SU剤もインスリンも代謝が遅れるため，薬剤の増量や食事摂取量の減少がなくても低血糖が生じやすく遷延しやすい．慢性腎臓病の場合，ACE★2阻害薬併用による薬理作用や食欲不振，低栄養，感染症などが存在しやすいことも遷延しやすい理由である．SU剤による低血糖では，膵β細胞からのインスリン放出を抑制するオクトレオチド投与が効果がある．

　例外的に，即効型・超即効型インスリンであっても大量投与された場合は，低血糖が遷延する可能性があるため注意が必要である．

Alsahli M, Gerich JE. Hypoglycemia, chronic kidney disease, and diabetes mellitus. Mayo Clin Proc 2014；89：1564–71．　PMID：25305751
須田健一，橋本俊彦，江藤知明ほか．超速効型インスリンアナログの大量注射により血糖降下作用が遷延した2型糖尿病の1例．糖尿病 2008；51：329–33（www.jstage.jst.go.jp/article/tonyobyo/51/4/51_4_329/_pdf）．閲覧日：2016/10/06
Fasano CJ, Rowden AK. Successful treatment of repaglinide–induced hypoglycemia with octreotide. Am J Emerg Med 2009；27：756.e3–4．　PMID：19751648

★1── SU　スルホニル尿素（sulfonylurea）
★2── ACE　アンジオテンシン変換酵素（angiotensin converting enzyme）

Ⓑ 担がん患者の意識障害において，除外すべき疾患を優先順位順に述べよ．

一般的に治療しやすいものとして，高カルシウム血症，低血糖，感染症，オピオイド

などの中毒が挙げられるが，そのほか，脳転移，けいれん，腫瘍崩壊症候群，Trousseau症候群による脳卒中などがある．Trousseau症候群とは，がんに伴う凝固能亢進が原因とされる血栓塞栓症である．

　担がん患者の意識障害で単一の原因だったものは33％と少なく，67％に複数の原因があったとされ，原因特定は広く行うべきである．

Tuma R, DeAngelis LM. Altered mental status in patients with cancer. Arch Neurol 2000 ; 57 : 1727–31．PMID：11115238
Kwon HM, Kang BS, Yoon BW. Stroke as the first manifestation of concealed cancer. J Neurol Sci 2007 ; 258 : 80–3．PMID：17408695

A　AIUEO TIPSとは何か？

意識障害の鑑別は多岐にわたるため漏れやすい．漏れがないようにするため，網羅的に鑑別疾患を挙げる語呂である（表9-3）．ただし，意識障害に対しすべてのAIUEO TIPSを鑑別するのではなく，すべてのなかから，あくまでも病歴・身体所見から疑わしい疾患を検索すべきである．

表9-3　AIUEO TIPS

A＝alcohol（アルコール）	急性アルコール中毒，Wernicke脳症
I＝insulin（インスリン）	低血糖，高血糖，糖尿病性ケトアシドーシス
U＝uremia（尿毒症）	腎不全
E＝endocrinopathy（内分泌） 　　encepharopathy（脳症） 　　electrolytes（電解質）	甲状腺クリーゼ，甲状腺機能低下症，副腎クリーゼ 肝性脳症，高血圧性脳症，脳炎 低ナトリウム血症，高ナトリウム血症，高カルシウム血症
O＝oxygen（低酸素血症） 　　opiate（麻薬） 　　overdose（中毒）	一酸化炭素中毒，シアンガス中毒，メトヘモグロビン血症
T＝trauma（外傷） 　　temperature（体温異常）	脳挫傷，急性硬膜下血腫 低体温，高体温，悪性症候群
I＝infection（感染症）	敗血症，肺炎，尿路感染症，脳炎，髄膜炎など
P＝psychiatric（精神科疾患） 　　porphiria（ポルフィリア）	
S＝syncope（失神） 　　stroke／SAH*（脳卒中） 　　seizure（けいれん） 　　shock（循環不全）	脳梗塞，脳出血，くも膜下出血

★──SAH　くも膜下出血（subarachnoid hemorrhage）

Kanich W, Brady WJ, Huff JS, et al. Altered mental status : evaluation and etiology in the ED. Am J Emerg Med 2002 ; 20 : 613-7.　PMID : 12442240

頭痛

山上 浩

A　冬に家族が複数頭痛を訴えて来院した場合に疑う疾患は何か？

一酸化炭素中毒である。

　一酸化炭素中毒は秋から冬に暖房を使用して発症することが多いが，すべての季節で生じる。

　症状として，頭痛，倦怠感，嘔気，呼吸困難などが挙げられるが，非特異的な症状で来院したり寒い時期でない場合は診断が遅れたりする。脳と心臓は一酸化炭素中毒に感度が高く，重症例では，意識障害，不整脈，心筋虚血，失神，けいれん，低血圧，心停止などが生じる。診断は病歴と身体所見で行うが，一般的には，血液中のCOヘモグロビン濃度の上昇で確認する。COヘモグロビン濃度と重症度は相関しないことに注意する。

　特に意識障害があった症例では，発症数日から数週間後に遅発性の後遺症として，記銘力障害，性格変化，認知障害などの精神神経症状が発症する可能性を，初診時に伝えておくべきである。

Weaver LK. Clinical practice. Carbon monoxide poisoning. N Engl J Med 2009 ; 360 : 1217-25. PMID : 19297574

Nelson LS, Hoffman RS. Inhaled Toxins, In : Marx J, Hockberger RS, Walls R, et al. Rosen's Emergency Medicine : concepts and clinical practice, 8th ed. Philadelphia : Elsevier / Saunders, 2014 : 2036-43.

B　25歳女性。突然の後頭部痛と右上肢のしびれを訴える。行うべき検査は何か？

椎骨動脈解離を疑い，頸部を含めたMRI・MRAを行う。

　脳動脈解離は脳卒中の2％程度で，30〜50歳までの比較的若年者に多く，鈍的外傷や交通事故，ゴルフのスイングなどの頸部回旋で生じることが有名だが，明らかな誘因がないものも多い。日本では，脳動脈解離のうち頭蓋内椎骨動脈解離が63.4％を占める。解離により，一過性脳虚血発作や脳梗塞などの虚血性症状や，くも膜下出血など出血性症状をきたす。頭痛，後頸部痛を伴うのは70％程度で，脳卒中発症の数時間や数週間前に痛みが先行していることもある。

　診断は頸部を含めたMRI・MRAを行うが，CTA★や超音波も有用である。MRAの所見として，解離部位のflow voidの消失，血管腔の狭小化などが挙げられる。

Zweifler RM, Silverboard G. Arterial Dissections and Fibromuscular Dysplasia. In : Grotta JC, Albers GW, Broderick JP, et al. Stroke : Pathophysiology, Diagnosis, and Management. 6th ed. Philadelphia : Elsevier / Saunders, 2015 ; 599-618.

★── CTA　コンピュータ断層血管造影法（computerized tomographic angiography）

B　オタワSAHルールとは何か？

15歳以上において，非外傷性，新規発症，激しい，1時間以内に最高の強さになる

頭痛患者のうち，神経所見や脳動脈瘤やくも膜下出血，脳腫瘍，反復する頭痛の既往のないもので，以下の1つがあてはまっていた際は精査を要する。
(1) 40歳以上
(2) 頸部痛または項部硬直
(3) 意識消失の目撃
(4) 労作時発症
(5) ただちに最大となる雷鳴頭痛
(6) Brudzinski test陽性(臥位で頭を前屈させたとき，自然に膝関節や股関節を屈曲してしまう)

　全てあてはまらない場合は，感度100％（95％ CI 97.2〜100％），特異度15.3％（95％ CI★ 13.8〜16.9％）でSAHを除外できる。

Perry JJ, Stiell IG, Sivilotti ML, et al. Clinical decision rules to rule out subarachnoid hemorrhage for acute headache. JAMA 2013；310：1248–55. PMID：24065011

★— CI　信頼区間（confidence interval）

A 片頭痛の診断におけるPOUNDとは何か？

pulsatile quality（拍動性），**o**ne–day duration 4〜72 hours（持続時間），**u**nilateral location（片側性），**n**ausea and vomiting（嘔気・嘔吐），**d**isabling intensity（日常生活困難）の頭文字のことで，感度は4項目以上満たせば92％，3項目で64％，2項目以下では17％とされる。

Gilmore B, Michael M. Treatment of acute migraine headache. Am Fam Physician 2011；83：271–80. PMID：21302868

A 70歳男性。映画館で突然の左側の頭痛，嘔気，左目の充血あり。診断は何か？　リスクは何か？　その治療はどうするか？

急性緑内障発作である。
　鑑別には群発頭痛や急性虹彩炎が挙がるが，前者は視力障害が生じず縮瞳傾向であること，後者は眼圧の上昇が軽微であることで鑑別する。
　リスクは生まれつきの浅前房，白内障による水晶体の膨化，瞳孔が開いてしまう映画館のような暗所，散瞳薬・交感神経作用薬・抗コリン薬の投与が挙げられる。
　治療は救急外来での縮瞳薬の点眼，β遮断薬点眼，炭酸脱水酵素阻害薬，浸透圧利尿薬の投与と同時に，眼科へのコンサルトも必要である。

Amerasinghe N, Aung T. Angle–closure：risk factors, diagnosis and treatment. Prog Brain Res 2008；173：31–45. PMID：18929100

A 片頭痛の急性期の治療は何か？

トリプタンとNSAIDs★を使用し，嘔気・嘔吐を伴えば，メトクロプラミドを使用する。片頭痛の治療のゴールは，急性期のすみやかな頭痛緩和と，発作の再発と薬剤の副作用を最小限化し，患者の日常生活を保つことである。
　gastric stasisという胃内容物が貯留傾向にあり，嘔気・嘔吐を伴っているときは，経口薬の効果が限定されるため避けたほうがよく，メトクロプラミドの投与が推奨される。鎮痛薬としてアセトアミノフェンやNSAIDsは効果があるとされ，前述のメト

クロプラミドを併用することで，これらの薬剤吸収や効果を改善するともいわれている。

　中等症から重症の片頭痛発作に対しては，トリプタン系薬を使用する。日本では，5種類のトリプタン系薬（スマトリプタン，ゾルミトリプタン，リザトリプタン，エレトリプタン，ナラトリプタン）が使用可能だが，どの薬剤がどの患者に効果があるのかエビデンスは乏しい。

Aurora S, Kori S, Barrodale P, et al. Gastric stasis occurs in spontaneous, visually induced, and interictal migraine. Headache 2007；47：1443–6． PMID：17868348
Gilmore B, Michael M. Treatment of acute migraine headache. Am Fam Physician 2011；83：271–80． PMID：21302868

★── NSAIDs　非ステロイド性抗炎症薬（nonsteroidal anti-inflammatory drugs）

Ⓑ 片頭痛で生じうる神経症状は何か？

脳血管障害に似た多彩な神経症状をきたしうる。

　「脳幹性前兆を伴う片頭痛」は，以前，脳底動脈型片頭痛・脳底型片頭痛と呼ばれていたもので，前兆として，めまい，運動失調，耳鳴，複視，眼振，構音障害，意識障害などの脳幹症状を伴う。「片麻痺性片頭痛」は，前兆として片麻痺が出現するもので，視覚症状や感覚障害，失語を伴うことが多い。

Headache Classification Subcommittee of the International Headache Society. The International Classification of Headache Disorders：2nd edition. Cephalalgia. 2004；24 Suppl 1：9–160． PMID：14979299

Ⓑ 側頭動脈炎を疑う患者に生検の前にステロイドを投与してよいか？

投与してよい。いや，投与すべきである。

　側頭動脈炎は視力低下，失明をきたすことがあり，強く疑う場合はむしろ，生検結果を待たずにステロイドを投与しなければならない。ステロイド投与後2〜4週間以上経過しても，生検結果で動脈炎の所見が得られたとも報告されており，ステロイド治療開始後に生検をしても生検結果に影響はないと考えるべきである。

　最近では，MRIや超音波所見が得られれば，生検は必須ではないという意見も出ている。

Mackie SL, Pease CT. Diagnosis and management of giant cell arteritis and polymyalgia rheumatica：challenges, controversies and practical tips. Postgrad Med J 2013；89：284–92． PMID：23355687
Buttgereit F, Dejaco C, Matteson EL, et al. Polymyalgia Rheumatica and Giant Cell Arteritis：A Systematic Review. JAMA 2016；315：2442–58． PMID：27299619

Ⓐ 警告頭痛とは何か？

くも膜下出血を発症する数日から数週間前に発症する頭痛で，数時間から数日持続し，CTなどでくも膜下出血の診断に至らないもので若年者に多い。脳動脈瘤の微少な出血・破裂や動脈瘤壁への出血が原因と考えられている。

　報告により差はあるが，くも膜下出血の10〜43％に警告頭痛があったとされ，警告頭痛後平均10.5日でくも膜下出血を発症する。警告頭痛があった患者では，くも膜下出血の見逃しリスクが上がったとの報告もある（OR★ 2.7）。

de Falco FA. Sentinel headache. Neurol Sci 2004；25 Suppl 3：S215–7. PMID：15549540
Kowalski RG, Claassen J, Kreiter KT, et al. Initial misdiagnosis and outcome after subarachnoid hemorrhage. JAMA 2004；291：866–9. PMID：14970066

★— OR　オッズ比（odds ratio）

Ⓑ 🏥 CVT★1 のリスクとなる病態は何か？

CVTは脳卒中全体の0.5〜1％とまれであるが，死亡率は15％と重篤な疾患で，さまざまなリスク因子が報告されている．ISCVT★2 によると，34％に先天性もしくは後天性の血栓傾向があった．後天性にはアンチトロンビンⅢ，プロテインC，プロテインS欠損症などが含まれる．

その他，妊娠・産褥や経口避妊薬，がんによる直接圧迫やがんに伴う血栓傾向，外傷後の凝固亢進，感染症（耳・副鼻腔・口腔・顔面・頸部），腰椎穿刺が重要である．比較的まれであるが，炎症性腸疾患や全身性エリテマトーデス，Behçet病などの全身疾患もリスクとして報告されている．

<u>特に，経口避妊薬の内服歴は若年女性のCVTにおいて最も重要なリスクとされ，救急診療において重要である．</u>

Saposnik G, Barinagarrementeria F, Brown RD Jr, et al. American Heart Association Stroke Council and the Council on Epidemiology and Prevention. Diagnosis and management of cerebral venous thrombosis：a statement for healthcare professionals from the American Heart Association／American Stroke Association. Stroke 2011；42：1158–92. PMID：21293023
Dentali F, Crowther M, Ageno W. Thrombophilic abnormalities, oral contraceptives, and risk of cerebral vein thrombosis：a meta–analysis. Blood 2006；107：2766–73. PMID：16397131

★1 — CVT　脳静脈洞血栓症（cerebral venous thrombosis）
★2 — ISCVT　International Study on Cerebral Venous Thrombosis

Ⓑ 🏥 下垂体卒中において，視力障害が起きる頻度はどの程度か？

<u>視力障害の頻度は56％程度と報告されている．</u>

古典的な症状として，激しい頭痛，嘔吐，視野障害・視力障害，下垂体機能低下症がある．頭痛は軽度のものから突然発症の激しい頭痛までさまざまで，失神や昏睡状態になる例もある．その他の眼症状として，視野障害は34％，眼球運動障害は45％に生じるとされており，盲目になる例も報告されている．診断には頭部単純CTでは感度が不十分であり，頭部造影MRIや拡散強調画像が必要とされる．

Semple PL, Webb MK, de Villiers JC, et al. Pituitary apoplexy. Neurosurgery 2005；56：65–72；discussion 72–3. PMID：15617587
Agrawal D, Mahapatra AK. Visual outcome of blind eyes in pituitary apoplexy after transsphenoidal surgery：a series of 14 eyes. Surg Neurol 2005；63：42–6；discussion 46. PMID：15639521

Ⓐ SAHにおけるCTの感度はどのくらいか？　CTの感度を下げる因子は何か？

<u>神経学的に異常がなく，非外傷性で，1時間以内に最大の頭痛に到達した患者のうち，発症6時間以内に第三世代CTで撮像を行った場合のくも膜下出血の感度は100％であった（ただし，放射線科医が読影している）．</u>

SAHにおけるCTの感度は，発症からCT撮像までの時間に依存していることが重要だ．時間以外に感度を下げる要因として，古いCT，出血が少量，貧血（ヘマトク

発症6時間以上のCTで陰性であってもSAHが否定できないなら，腰椎穿刺，脳血管造影で脳動脈瘤の否定を考慮する。しかし，キサントクロミーが検出されるには発症12時間以上必要といわれるため，注意が必要である。

Perry JJ, Stiell IG, Sivilotti ML, et al. Sensitivity of computed tomography performed within six hours of onset of headache for diagnosis of subarachnoid haemorrhage : prospective cohort study. BMJ 2011 ; 343 : d4277.　PMID : 21768192
Dubosh NM, Bellolio MF, Rabinstein AA, et al. Sensitivity of Early Brain Computed Tomography to Exclude Aneurysmal Subarachnoid Hemorrhage : A Systematic Review and Meta-Analysis. Stroke 2016 ; 47 : 750-5.　PMID : 26797666
Leblanc R. The minor leak preceding subarachnoid hemorrhage. J Neurosurg 1987 ; 66 : 35-9. PMID : 3783257

Ⓑ 可逆性脳血管れん縮症候群とは何か？

雷鳴頭痛と呼ばれる突然発症の激しい頭痛を繰り返し，脳血管に可逆性の血管れん縮を認める疾患である。好発年齢は40代で女性に多く，けいれんやくも膜下出血や脳出血，脳梗塞を合併することもある。カルシウム拮抗薬が有効とされている。雷鳴頭痛でくも膜下出血の除外で安心せず，本疾患も念頭におくべきである。

Bernard KR, Rivera M. Reversible Cerebral Vasoconstriction Syndrome. J Emerg Med 2015 ; 49 : 26-31.　PMID : 25858343

Ⓐ 心電図変化をきたす意識障害は何か？

三環系抗うつ薬中毒，くも膜下出血，低体温症である。

三環系抗うつ薬中毒では，QRS幅が100 msec以上になると26％にけいれんを認め，160 msec以上になると心室性不整脈を生じるとされる。また，aVRの3 mm以上の増高もけいれんと不整脈のリスクになるとされる。

くも膜下出血では，その心電図変化から心疾患と誤診されることも少なくない。ST上昇やT波の陰転化など虚血性心疾患として，心臓カテーテル検査や血栓溶解療法など行われる可能性があり，注意が必要である。心電図変化をきたす機序は，視床下部の刺激やカテコラミン上昇が関与しているといわれるがよくわかっていない。発症48時間以内に約90％が心電図異常をきたし，巨大U波が47％と最も多く，T波の異常が32％，QTc延長が23％，R波の増高が19％と続く。

低体温症ではOsborn波と呼ばれるJ波が出現し，体温30.5℃以下の症例では100％に認めたという報告もある。その他，PRやQTcの延長やQRS幅の増加，虚血性心疾患のようなST変化，心房性・心室性不整脈もみられることがある。

Boehnert MT, Lovejoy FH Jr. Value of the QRS duration versus the serum drug level in predicting seizures and ventricular arrhythmias after an acute overdose of tricyclic antidepressants. N Engl J Med 1985 ; 313 : 474-9.　PMID : 4022081
Thanacoody HK, Thomas SH. Tricyclic antidepressant poisoning : cardiovascular toxicity. Toxicol Rev 2005 ; 24 : 205-14.　PMID : 16390222
Chatterjee S. ECG Changes in Subarachnoid Haemorrhage : A Synopsis. Neth Heart J 2011 ; 19 : 31-4.　PMID : 22020856
Doshi HH, Giudici MC. The EKG in hypothermia and hyperthermia. J Electrocardiol 2015 ; 48 : 203-9.　PMID : 25537312

B 低血糖による意識障害は，何時間まで可逆性か述べよ．

よくわかっていない．

　低血糖による意識障害の多くは可逆性で，重篤な脳障害を起こすものは低血糖症例の1％程度と少なく，低血糖性昏睡が数時間続いてもブドウ糖投与で後遺症なくすみやかに回復する．4時間以上経過すると脳浮腫をきたし，後遺症を残したり死亡に至るという報告や，数時間で死亡したケースも報告されている．

　低血糖性脳症の予後不良群では，血糖値がより低く，持続時間が長く，来院時の体温が高く，血中乳酸値が高かったとの報告もある．

Ikeda T, Takahashi T, Sato A, et al. Predictors of outcome in hypoglycemic encephalopathy. Diabetes Res Clin Pract 2013；101：159–63. PMID：23820485
垣屋 聡，稲垣朱実，三浦奈穂子ほか．中枢神経系の後遺症を残した低血糖昏睡3例の臨床像．糖尿病 2006；49：267–73.
高橋哲也，伊藤敏孝，武居哲洋ほか．救急外来における低血糖症例の検討．日救急医会誌 2013；24：391–8.

C アイスクリームを食べると，なぜ頭痛が起きるか？

脳血管のれん縮による脳血流低下が原因という説や，森永乳業のホームページによれば，冷たい物を食べた後の体温維持のため脳血管が拡張すること，三叉神経が刺激されるため頭痛が生じるのかも，と記載されているが定かではない．

　ドイツの10〜14歳の学生，その両親，教員を対象にした研究によると，学生の62％にアイスクリーム頭痛の経験があり，男女差はなかった．両親にアイスクリーム頭痛がある学生に多かったため家族歴が示唆された．タイで13〜15歳の学生8,789人への調査では，既往に片頭痛がある学生が生じやすかった．

Sleigh JW. Ice cream headache. Cerebral vasoconstriction causing decrease in arterial flow may have role. BMJ 1997；315：609. PMID：9302986
森永乳業のホームページ Q＆A：アイスクリームについて（www.morinagamilk.co.jp/customer/faq/icecream/id_17.html）．閲覧日：2016/10/06
Mages S, Hensel O, Zierz AM, et al. Experimental provocation of 'ice-cream headache' by ice cubes and ice water. Cephalalgia 2017；37：464–9. PMID：27206961
Zierz AM, Mehl T, Kraya T, et al. Ice cream headache in students and family history of headache：a cross-sectional epidemiological study. J Neurol 2016；263：1106–10. PMID：27039390
Fuh JL, Wang SJ, Lu SR, et al. Ice-cream headache—a large survey of 8359 adolescents. Cephalalgia 2003；23：977–81. PMID：14984231

C 性行為関連頭痛とは何か？

文字どおり性行為中に発症する頭痛で，explosive type，dull type，postural typeの3種類があり，explosive typeが最も多い．性行為中にくも膜下出血を思わせるように起こる突然の頭痛が特徴である．頭痛は後頭部に多いとされ，15分程度で軽快するものから2日程度持続するものもある．診断には頭痛発症時の病歴が最も大切であるが，聴取できないことも多い．治療は，数週間は性行為を控えることが重要で，薬剤としてはプロプラノロールやインドメタシンが効果的とされる．

Chapter 5. In：Waldman ST. Atlas of Uncommon Pain Syndromes, 3rd ed. Philadelphia：Elsevier/Saunders, 2013：11–2.

めまい

高橋雄治，山上 浩

A めまいの診療プロセスを述べよ。

まず，前失神などの，いわゆる「めまい」ではないものを除外することが必要である。前失神は，めまいを主訴に受診する救急患者の6％に及ぶ。

患者の症状をめまいと判断すれば，発症様式や誘因，眼振方向，発作の持続時間などを考慮して以下のように分類することが提唱されている。
(1) 急性重度めまい(acute severe dizziness)
(2) 反復性頭位変換性めまい(recurrent positional dizziness)
(3) 反復性めまい発作(recurrent attacks of dizziness)

(1)のうち，突然発症するめまいで，嘔気や眼振を伴い，頭位変換に耐えられず，歩行もできないような患者の病態をAVS[★1]という症候群として捉える。AVSを呈する患者群には中枢性めまいが含まれる可能性が高く，頭部画像検査やHINTS(次の設問を参照)により鑑別を行う。明らかな麻痺がないのにもかかわらず立位の保持ができないほどの症状であれば，中枢性めまいを疑うべきである。(2)では，BPPV[★2]が多いとされる。(3)では，Ménière病が多いといわれるが，非典型例ではTIAを考慮する必要がある。 ＜高橋雄治＞

Newman-Toker DE, Cannon LM, Stofferahn ME, et al. Imprecision in patient reports of dizziness symptom quality : a cross-sectional study conducted in an acute care setting. Mayo Clin Proc 2007 ; 82 : 1329-40. PMID：17976352
Kerber KA. Vertigo and dizziness in the emergency department. Emerg Med Clin North Am 2009 ; 27 : 39-50, viii. PMID：19218018

★1 — AVS　acute vestibular syndrome
★2 — BPPV　良性発作性頭位めまい症(benign paroxysmal positional vertigo)

B HINTSとは何か？

AVS患者において，身体所見により中枢性めまいを否定するための3つの所見・検査である。head impulse test, nystagmus, test-of-skewの3つが重要とされ，この3つの頭文字よりHINTSと呼ぶ。これら3所見が陰性(HITは末梢性パターン)であれば，AVS患者における中枢性めまい除外について感度100％，特異度96％といわれ，発症48時間以内のMRI(感度 88％, 特異度 100％)よりも優れている。

HIT★は前庭眼反射を評価する検査で，前庭機能低下の有無を診断する目的で行われる。具体的には，検者が両手で患者の頭部を保持し，軽度屈曲位とし，その上で頭部を30度ほど回旋させる。被験者には検者の鼻を注視させておき，その状態で頭部を正中位まで素早く戻す。その際に，正常であれば，視線は鼻に向けて固定されたままとなるが，前庭機能低下があれば，視線は頭部とともに一度鼻から外れ，直後に元に戻そうとする眼球運動がみられる。中枢性の場合は前庭機能の障害はなく，こうした運動がみられない(つまり視線が検者の鼻に固定される)ため，鑑別の助けとなる。

眼振所見では，方向交代性眼振がないことが重要である。詳細は，309ページの「中枢性めまいにおける眼振の特徴を述べよ」を参照。

斜偏倚(skew deviation)は核上性上下斜視を評価する検査である。明らかであれば容易に判断できるが，はっきりしないときは，正面を注視させた状態で片方の目に覆

いを被せ，それをすみやかに外した瞬間の眼球運動の有無を確認する〔交代覆い試験（cross-cover test）〕。
<高橋雄治>

Kattah JC, Talkad AV, Wang DZ, et al. HINTS to diagnose stroke in the acute vestibular syndrome : three-step bedside oculomotor examination more sensitive than early MRI diffusion-weighted imaging. Stroke 2009 ; 40 : 3504-10.　PMID : 19762709

★― HIT　頭部インパルス検査（head impulse test）

Ⓑ HINTS plus とは何か？

AVSの患者に，HINTSに加え難聴の有無を加えることで，より中枢性めまいの除外が可能になるとされている。難聴を合併しためまいでは，むしろ末梢性めまいであるMénière病が有名であるが，AICA★症候群では難聴，耳鳴，耳閉感を伴っためまいを生じることがあるため，ERでは初発のMénière病は診断できないと考えたほうがよい。
<山上　浩>

Newman-Toker DE, Kerber KA, Hsieh YH, et al. HINTS outperforms ABCD2 to screen for stroke in acute continuous vertigo and dizziness. Acad Emerg Med 2013 ; 20 : 986-96.　PMID : 24127701

★― AICA　前下小脳動脈（anterior inferior cerebellar artery）

Ⓑ めまいを訴え，head implse testで陽性となる中枢性めまいはあるか？

ある。AICA症候群と前庭神経核のみ梗塞に至った場合である。

上述のように，AICA症候群では，迷路動脈閉塞による内耳の梗塞で難聴，耳鳴，耳閉感を伴うことがある。前庭神経核のみ梗塞に至った例は世界レベルで1例報告がされるほど臨床的にきわめてまれである。
<山上　浩>

Kim HA, Lee H. Isolated vestibular nucleus infarction mimicking acute peripheral vestibulopathy. Stroke 2010 ; 41 : 1558-60.　PMID : 20489171

Ⓐ Frenzel（フレンツェル）眼鏡とは何か？

眼振を観察するための診察器具である。

眼振には「注視眼振」と「非注視眼振」の2つがある。

注視眼振とは，患者に1つの指標に注目するように指示したうえでその指標を動かしたときに観察される眼振のことである。中枢性の場合，左右方向（時に上下方向でも）の注視で方向の変化する眼振が観察されることがある。一方，末梢性では，注視によっては眼振の向きは変化しない（BPPVでは「頭位変換」により半規管が刺激され，眼振が誘発される）。注視眼振を観察するには，対座法で頭を動かさずに目で上下左右を見てもらい，その際に眼振が出現するかを調べる。

一方，非注視眼振は患者に刺激を与えずに自発的に起こる眼振のことを指す。一般に固視することで眼振は抑制されるが，Frenzel（フレンツェル）眼鏡はこの固視を解除するために用いられる用具である。レンズには焦点距離5cmほどの凸レンズが用いられており，このため，装着した被験者は外界を固視することができないので，眼振がより観察しやすいというメリットがある。

なお，眼振には疲労現象があるため，初回の検査が非常に重要となる。患者に目を閉じないように十分に説明したうえで臨む必要がある。
<高橋雄治>

Ⓑ BPPVのうち，後半規管が原因となるものはどの程度か？

約60〜90％程度と考えられる。

BPPVでは，結石が存在する半規管によって，前半規管型BPPV，後半規管型BPPV，水平(または外側)半規管型BPPVに分類されるが，重力の影響と解剖学的位置により，後半規管型が60〜90％を占めるとされる。ただし，水平半規管型BPPVは自然治癒しやすく，そのために水平半規管型BPPVの実際の頻度はもう少し高い可能性がある。前半規管はごくまれであり，頻度としては無視できる程度である。水平半規管型はさらに半規管結石症とクプラ結石症に分けられ，これらはおよそ1：1程度の頻度である。

なぜこの分類が必要なのか？　患側耳と結石のある半規管を同定することにより，それに対応した理学療法を行うことが可能となるためである。理学療法については，次ページの「BPPVに対する理学療法はどのように行うか？」を参照。　　＜高橋雄治＞

Kim JS, Zee DS. Clinical practice. Benign paroxysmal positional vertigo. N Engl J Med 2014；370：1138-47.　PMID：24645946

Higashi-Shingai K, Imai T, Kitahara T, et al. Diagnosis of the subtype and affected ear of benign paroxysmal positional vertigo using a questionnaire. Acta Otolaryngol 2011；131：1264-9. PMID：21905795

Ⓐ Dix-Hallpike試験とは何か？

後半規管型BPPVの診断に用いられる検査である。後半規管に存在する結石を重力により移動させることで眼振を出現させ，その所見により診断の確定，および患側の同定をすることができる。

具体的には，被験者を座位とし，顔を斜め45度まで回旋させ，そのままの姿勢で一気に上半身を倒していき懸垂頭位とし，その際の眼振を観察する。顔を斜め45度とするのは，後半規管の存在する平面が矢状断方向から45度外側に傾いている(耳をイメージしてもらうとよい)ため，その傾きを修正し，懸垂頭位としたときに重力が最大限効率よく伝わるようにするためである。また，上半身を倒し懸垂頭位とすることで，耳石をクプラから離れる方向に移動させ，後半規管を刺激することができる。たとえば右後半規管型BPPVでは，右斜め45度として右懸垂頭位としたときに，右向きの水平回旋性眼振が観察できるので，この所見があれば，右後半規管型BPPVと診断することができる。

また，座位に起こした際の眼振も観察することで，より診断が確からしくなる。このとき，耳石がクプラに近づくことで，倒したときと逆向きの後半規管への刺激となるが，刺激の強さは耳石がクプラに近づくときよりは弱くなるため，眼振はDix-Hallpikeでみられるものとは逆方向で，やや弱い水平回旋性眼振となる。

＜高橋雄治＞

Dix MR, Hallpike CS. The pathology symptomatology and diagnosis of certain common disorders of the vestibular system. Proc R Soc Med 1952；45：341-54.　PMID：14941845

Ⓐ 中枢性めまいにおける眼振の特徴を述べよ。

中枢性めまいに特異的なめまいは以下の(1)〜(3)である。これらは末梢性めまいではまず起こらない。

(1) **垂直性眼振**：下眼瞼向き眼振は小脳障害で起こり，小脳障害による眼球運動の脱

抑制の結果として眼球が上方向に偏位するため，それを打ち消そうと出現する眼振である．上眼瞼向き眼振は主として，延髄や中脳障害で起こることがあるが，機序については明らかとなっていない

(2) **注視方向性眼振**：左右側方視で注視方向への眼振が出現する．眼球を注視方向に保つことができず正中位に偏位するのを，注視を続けようと元に戻そうとする眼振である．左右への眼振がほぼ同程度であれば，脳幹や小脳への非特異的な障害を示唆する．どちらか一方向きの眼振が強ければ，眼振が強く出る方に病変がある可能性が高い

(3) **純回旋性眼振**：定方向性の眼振が，正中視を含め出現する．下部脳幹，特に延髄の障害を疑う．延髄に病変がある場合は，眼球の上極が健側に向かうような回旋をする

中枢性めまいによる眼振であっても，時に以下の(4)や(5)のような，一見，末梢性めまいと鑑別が難しい場合もある．その他の症状が出ることが多いため，総合的な判断を要する．

(4) **方向固定性水平性眼振**：PICA[★1]の限局性障害で起こりうる．前庭神経炎と酷似しており，偽前庭神経炎（pseudo vestibular neuritis）とも呼ばれる．向きは患側向きとなる点が異なるが，健側下頭位で眼振がより顕著となる点は同じであるため，眼振が目立つほうの頭位における眼振の向きが上向性（天井向き）であれば，中枢性を示唆する

(5) **方向交代性上向性眼振**：PICA領域の，より狭い範囲での（虫部に限局した微小出血/梗塞など）障害で起こりうる．BPPVの眼振と酷似しており，CPPV[★2]と呼ばれることがある

〈高橋雄治〉

城倉 健. めまい診療シンプルアプローチ. 東京：医学書院, 2013；86-92.
田崎義昭, 斎藤佳雄, 坂井文彦. ベッドサイドの神経の診かた, 改訂17版. 東京：南山堂, 2010；216-7.
城倉 健. 脳幹・小脳の血管障害によるめまい. 臨床神経学 2011；51: 1092-5.

★1 ─ PICA　後下小脳動脈領域（posterior inferior cerebellar artery）
★2 ─ CPPV　central paroxysmal positional vertigo

A 末梢性めまいの原因には何があるか？

回転性めまいであれば，良性発作性頭位めまい症やMénière病，前庭神経炎などを鑑別する必要がある．糖尿病患者であれば，低血糖発作を除外する．まれな原因としては，内耳炎や脳底型片頭痛などがある．
〈高橋雄治〉

Chang AK, Olshaker JS. Chapter 19 Dizziness and vertigo. In : Marx J, Hockberger RS, Walls R, et al. Rosen's Emergency Medicine : concepts and clinical practice, 8th ed. Philadelphia : Elsevier / Saunders, 2014.

A BPPVに対する理学療法はどのように行うか？

BPPVに対し理学療法を行う前に，身体診察により後半規管型と水平半規管型，さらには，半規管結石症またはクプラ結石症のどちらなのかを判断する必要がある．
　後半規管型BPPVに対しては，有名なEpley法という理学療法がある．具体的な手技については以下に記すが，イメージのつきにくい場合はNew England Journal of Medicine誌による手技の解説ビデオを参照されたい（www.youtube.com/watch?v=KLt2LtISPmQ）．

(1) 基準頭位：30度ほど前方に傾ける（あごをひく）
(2) 第1頭位：患側45度に回旋
(3) 第2頭位：後ろに倒れ，患側下45度懸垂頭位とする
(4) 第3頭位：頭のみ90度健側に回旋
(5) 第4頭位：頭と体幹の関係はそのままに，さらに体ごと健側に90度回転
(6) 第5頭位：このままの顔の位置で体幹を起こす．顔をさらに30度前方に傾ける
(7) 第6頭位：顔を正面にする

　一方，水平半規管型BPPVであれば，Lempert〔BBQ（barbeque）Roll〕法と呼ばれる理学療法が有効といわれる．同じくYouTubeの解説ビデオを参照されたい（www.youtube.com/watch?v=mwTmM6uF5yA）．
(1) 基準頭位：30度ほど前方に傾ける（あごをひく）
(2) 第1頭位：そのまま仰臥位となる
(3) 第2頭位：健側に90度回転させ健側向きの側臥位とする
(4) 第3頭位：さらに90度回転し腹臥位となる
(5) 第4頭位：さらに90度回転し，患側向き側臥位へ
(6) 第5頭位：座位とする

＜高橋雄治＞

Epley JM. The canalith repositioning procedure : for treatment of benign paroxysmal positional vertigo. Otolaryngol Head Neck Surg 1992 ; 107 : 399–404.　PMID : 1408225
Lempert T, Tiel-Wilck K. A positional maneuver for treatment of horizontal-canal benign positional vertigo. Laryngoscope 1996 ; 106 : 476–8.　PMID : 8614224

C めまいに漢方は効くのか？

わからない．

　腸閉塞に対する大建中湯（ダイケンチュウトウ）など，すでに当然のように用いられる漢方薬も存在する．そして，救急疾患に対しても漢方による治療が取り入れられつつあり，めまいに対しては，五苓散（ゴレイサン）を用いると症状改善がみられることがある．五苓散は利水剤といって水分代謝調節作用を有する漢方薬で，その作用は水選択的チャネル蛋白であるAQP★を拮抗することによるものであることが証明されている．めまい症状に対する使用についての文献は多くあるものの，現時点では西洋医学的なエビデンスはない．おそらくは，三半規管のリンパのAQPに作用し，水腫などを改善することなどが考えられている．

＜高橋雄治＞

尾崎 哲，下村泰樹．五苓散のめまい治療への応用．Prog Med 1991 ; 11 : 3345–9.

★ー AQP　アクアポリン（aquaporin）

B MRIで高信号域がなければ中枢性めまいは否定できるか？

否定できない．

　中枢性めまいを起こしうる脳梗塞の部位として脳幹や小脳が挙げられるが，これらは椎骨脳底動脈系，いわゆる後方循環から血流を受けている．一般的に，後方循環系の脳梗塞では，前述のようにDWI（拡散強調画像）で高信号となるまでに24時間程度を要することがあるため，発症早期に撮像したDWIで高信号域がないからといって否定することはできない．疑われる場合は入院させ2〜3日後に再検査とすることが望ましい．

＜高橋雄治＞

Allen LM, Hasso AN, Handwerker J, et al. Sequence-specific MR imaging findings that are useful in dating ischemic stroke. Radiographics 2012 ; 32 : 1285–97; discussion 1297–9.　PMID：22977018

失調症　　　　　　　　　　　　　　　　　　　　　　　　　関根一朗

A 失調歩行とは何か？

小脳虫部は歩行の協調に必要な部分で，ここに障害を生じると歩行は失調性となり，バランスの崩れを防ぐためスタンスを広くとり，上肢もあたかも綱渡りをする人のように横に上げてバランスの崩れを予防するような歩き方となる．ただし，軽症例ではwide-based gaitのみである．歩行のリズムも失われる．

　軽症の失調性歩行の検出には，つぎ足歩行(tandem gait)と踵歩きを行わせてみるとよい．つぎ足歩行は一直線上をつま先と踵を接続させながら歩くもので，失調があると，左右へ足がはみ出してしまう．踵歩きもバランスが崩れて困難となる．

水野美邦. 神経内科ハンドブック：鑑別診断と治療, 第4版. 東京：医学書院, 2010；331–2.

A 小児の急性小脳失調症を診たときに問診すべきことは何か？

急性小脳失調症は6歳未満の小児に多くみられる．先行する水痘などのウイルス感染から数日〜数週間を経て，急性発症する．ウイルス感染よりも頻度は少ないが，ワクチン接種後にも発症する．予後は良好で，通常2〜3週間以内に自然軽快する．

　経過が典型的であれば，髄液検査や画像検査は必須ではないが，他疾患の除外が重要である．数週間以内に先行感染（水痘，コクサッキー，エンテロなどのウイルス感染）やワクチン接種があったかどうかを問診することが必須である．また，他疾患の除外のためには，発熱，けいれん，意識障害など，急性小脳失調症の症状として矛盾するものの有無を確認することも重要である．

Nussinovitch M, Prais D, Volovitz B, et al. Post-infectious acute cerebellar ataxia in children. Clin Pediatr (Phila) 2003 ; 42 : 581–4.　PMID：14552515

C よっぱらいのよろめいた歩き方を，なぜ千鳥足と呼ぶのか？

「千鳥足」はチドリの歩き方に由来する．通常，鳥の足には後ろにも支える指があるが，千鳥の指は前3本で後ろに指がなく，よろめいた歩き方をするため，たとえられるようになった．

語源由来辞典 千鳥足 (http://gogen-allguide.com/ti/chidoriashi.html).　閲覧日：2017/07/26

髄膜炎　　　　　　　　　　　　　　　　　　　　　　　　　関根一朗

A jolt accentuationとは何か？

髄膜刺激徴候を評価するための身体所見の1つである．1秒に2〜3回の速さで頸部

を回旋させ，頭痛が増悪するかどうかで判断する。
　かつては，感度が高いため髄膜炎の否定に有用との報告もあったが，近年，その有用性について否定的な報告が多い。2013年に報告された日本の単施設観察研究では，髄膜炎が疑われ，腰椎穿刺が行われた531症例が対象とされており，jolt accentuation陽性は髄膜炎に対して，感度63.9％（95％ CI 51.9～76.0％），特異度43.2％（95％ CI 34.7～51.6％）とされ，陰性でも髄膜炎は否定すべきでないと述べられている。
　そもそも，各研究の対象とされる症例には，小児や意識障害を有する症例が含まれていないものが多く，自身が診察している患者がjolt accentuationを評価するに値する状態かどうか慎重に判断する必要がある。

Tamune H, Takeya H, Suzuki W, et al. Absence of jolt accentuation of headache cannot accurately rule out meningitis in adults. Am J Emerg Med 2013；31：1601-4. PMID：24070978

A 髄膜炎の定義を述べよ。

髄膜の炎症のことである。厳密には病理学的診断である。通常は脳脊髄液の白血球や蛋白の上昇をその指標とする。
　髄液の細胞数において，白血球数の基準値は成人で$5/mm^3$以下，新生児で$20/mm^3$以下である。細菌性髄膜炎の症例の87％では，髄液の白血球数が$1,000/mm^3$以上であり，99％が$100/mm^3$以上である。

Seehusen DA, Reeves MM, Fomin DA. Cerebrospinal fluid analysis. Am Fam Physician 2003；68：1103-8. PMID：14524396
McGill F, Heyderman RS, Michael BD, et al. The UK joint specialist societies guideline on the diagnosis and management of acute meningitis and meningococcal sepsis in immunocompetent adults. J Infect 2016；72：405-38. PMID：26845731

A 髄膜炎菌菌血症と髄膜炎菌性髄膜炎の違いを述べよ。

髄膜炎菌感染症の90％以上が菌血症もしくは髄膜炎である。それぞれ，血液検体と髄液検体から髄膜炎菌（Neisseria meningitidis）が同定された状態である。
　髄膜炎菌性髄膜炎は他の細菌性髄膜炎と同様に，突然発症の頭痛，発熱，項部硬直を伴い，時には嘔気や嘔吐，羞明，意識障害を伴う。髄膜炎菌菌血症は急性発症の発熱，紫斑や出血斑で特徴づけられ，しばしば急激な血圧低下，急性副腎出血（Waterhouse-Friderichsen syndrome），多臓器不全に至る。このため，紫斑と発熱を認めた患者では，迅速な救急医の対応が必要となる。

Rosenstein NE, Perkins BA, Stephens DS, et al. Meningococcal disease. N Engl J Med 2001；344：1378-88. PMID：11333996
McGill F, Heyderman RS, Michael BD, et al. The UK joint specialist societies guideline on the diagnosis and management of acute meningitis and meningococcal sepsis in immunocompetent adults. J Infect 2016；72：405-38. PMID：26845731

A 細菌性髄膜炎におけるステロイドの適応は何か？

日本における成人の細菌性髄膜炎では，副腎皮質ステロイド薬の併用が推奨される。抗菌薬と同時もしくは先行してステロイド全身投与を行うことで，肺炎球菌（Streptococcus pneumoniae）性髄膜炎において，生存率や副作用である難聴の発症率を改善させる。ステロイド全身投与に伴う明らかな有害事象の増加は認められていない。

細菌性髄膜炎を疑った段階でステロイド全身投与を行い，肺炎球菌以外の原因菌が同定された場合は投与を中止し，肺炎球菌が同定された場合は4日間の投与を行う。なお，頭部外傷や外科的侵襲に併発した細菌性髄膜炎には，副腎皮質ステロイド薬の併用は推奨しない。ステロイドの併用を行う場合は，デキサメタゾン 0.15 mg/kg 静注，6時間ごとを抗菌薬投与10〜20分前に開始し，4日間投与する。

van de Beek D, Farrar JJ, de Gans J, et al. Adjunctive dexamethasone in bacterial meningitis: a meta-analysis of individual patient data. Lancet Neurol 2010; 9: 254-63. PMID: 20138011
Borchorst S, Møller K. The role of dexamethasone in the treatment of bacterial meningitis—a systematic review. Acta Anaesthesiol Scand 2012; 56: 1210-21. PMID: 22524556

A 細菌性髄膜炎における抗菌薬投与のタイミングはいつか？

- 髄膜炎が疑われ，ショックや重症敗血症でなければ：来院1時間以内に血液培養を採取。来院1時間以内に腰椎穿刺で髄液検査を施行。腰椎穿刺を行い，ただちに抗菌薬投与を行う。来院1時間以内に腰椎穿刺が行えなければ，血液培養採取後，抗菌薬投与を行い，その後，可及的すみやかに腰椎穿刺を行う
- 敗血症や急激に悪化する皮疹があれば：血液培養採取後，ただちに抗菌薬投与を行う。細胞外液を用いて初期輸液療法を行う。状態が安定するまで腰椎穿刺は行わない

McGill F, Heyderman RS, Michael BD, et al. The UK joint specialist societies guideline on the diagnosis and management of acute meningitis and meningococcal sepsis in immunocompetent adults. J Infect 2016; 72: 405-38. PMID: 26845731

A 非感染性髄膜炎にはどのような種類があるか？

がん性髄膜炎や薬剤関連髄膜炎がある。
　大細胞型リンパ腫や急性白血病などの血液悪性腫瘍は中枢神経浸潤する。乳がん，肺がん，悪性黒色腫，消化器がん，原発不明がんなどの固形がんもしばしばがん性髄膜炎を起こす。
　薬剤性髄膜炎はまれな副作用であり，除外診断である。NSAIDs，抗菌薬（ST合剤など），免疫グロブリン製剤，抗てんかん薬など，さまざまな薬剤が髄膜炎を起こしうる。原因薬剤の使用を中止すれば，数日で症状は自然軽快することが多い。

Connolly KJ, Hammer SM. The acute aseptic meningitis syndrome. Infect Dis Clin North Am 1990; 4: 599-622. PMID: 2277191

B 細菌性髄膜炎を疑い，腰椎穿刺を施行。細胞数で細菌性かどうかの鑑別は可能か？

細菌性髄膜炎の髄液所見の特徴として，以下が典型的である。
- 髄液白血球＞1,000 mg/dL，好中球優位
- 髄液蛋白＞250 mg/dL
- 髄液糖＜45 mg/dL

　ただし，細菌性髄膜炎とウイルス性髄膜炎の所見はオーバーラップしており，髄液所見のみでは区別できない。市中感染細菌性髄膜炎296症例のレビューでは，50％の症例で髄液糖＞40 mg/dL，44％の症例で髄液蛋白＜200 mg/dL，13％の症例で髄液白血球＜100/μLであったと述べられている。髄液の乳酸値は，細菌性髄膜炎とウ

イルス性髄膜炎の鑑別において，先行する抗菌薬投与がなければ，高い感度・特異度（感度 93％，特異度 96％）を示す。カットオフ値は 35 mg/dL（3.885 mmol/L）が妥当である。なお，先行して抗菌薬投与が行われている場合は感度が 50％以下となる。

Sakushima K, Hayashino Y, Kawaguchi T, et al. Diagnostic accuracy of cerebrospinal fluid lactate for differentiating bacterial meningitis from aseptic meningitis : a meta-analysis. J Infect 2011 ; 62 : 255-62.　PMID：21382412
Durand ML, Calderwood SB, Weber DJ, et al. Acute bacterial meningitis in adults. A review of 493 episodes. N Engl J Med 1993 ; 328 : 21-8.　PMID：8416268

Ⓑ 中枢性感染症を疑った際に，腰椎穿刺前に頭部 CT を施行すべきか？

必ずしも全例で行う必要はない。意識障害，神経巣症状，けいれん発作，乳頭浮腫，免疫不全患者，60 歳以上の患者では，頭部 CT が推奨される。ただし，頭部 CT のために治療開始が 1 時間以上遅れるような場合にはこの限りではない。

日本神経学会, 日本神経治療学会, 日本神経感染症学会（監修）. 細菌性髄膜炎診療ガイドライン 2014. 東京：南江堂, 2015；54.

Ⓑ ウイルス性髄膜炎で最多のウイルスは何か？

エンテロウイルスである。

　夏から秋に発症する無菌性髄膜炎はほとんどが，エンテロウイルス属（コクサッキーウイルス，エコーウイルスなど）によるものである。ただし，季節性は絶対的なものではなく，冬や春にも発症しうる。

　エンテロウイルスによる髄膜炎に特異的な症状や所見はないが，ウイルス性発疹や腹痛，下痢などの消化器症状を認める。発症早期の髄液検査では，多核球優位の細胞増多を呈することも知っておくべきである。12〜24 時間後に再検すると，リンパ球優位に変化する。

Kupila L, Vuorinen T, Vainionpää R, et al. Etiology of aseptic meningitis and encephalitis in an adult population. Neurology 2006 ; 66 : 75-80.　PMID：16401850

Ⓑ 細菌性髄膜炎を予防する予防接種には何があるか？

- Hib[*1] ワクチン
- 結合型 13 価肺炎球菌ワクチン（PCV[*2]13）

　上記のワクチンの適切な接種を行うことで細菌性髄膜炎を予防することが可能である。適切な予防を行うためには，両ワクチンとも，乳児早期（生後 2 か月）からの接種開始と，生後 1 歳での追加接種が必要である。

日本神経学会, 日本神経治療学会, 日本神経感染症学会（監修）. 細菌性髄膜炎診療ガイドライン 2014. 東京：南江堂, 2015；118.

★1 — Hib　インフルエンザ菌 b 型（*Haemophilus influenzae* type b）
★2 — PCV　肺炎球菌結合型ワクチン（pneumococcal conjugate vaccine）

Ⓒ 無菌性髄膜炎で尿閉が主訴となりうるか？

なりうる。
　MRS[*1] では，発熱，頭痛，項部硬直などともに急性尿閉を呈する。
　MRS は，きわめて軽症の ADEM[*2] であると考えられている。膀胱の過膨張による

損傷を防ぐことが必要である。ステロイドパルス療法などが尿閉の期間短縮に有用かどうかはさらなる研究が必要である。

急性尿閉をみたら，MRSも鑑別に上げるべきである。

Sakakibara R, Kishi M, Tsuyusaki Y, et al. "Meningitis–retention syndrome": a review. Neurourol Urodyn 2013；32：19–23. PMID：22674777

★1 ─ MRS　meningitis retention syndrome
★2 ─ ADEM　急性散在性脳脊髄炎(acute disseminates encephalomyelopathy)

C 腰椎穿刺後，安静臥位を保つべきか？

必ずしも必要ない。腰椎穿刺の合併症として頭痛が多いが，腰椎穿刺後の安静臥位は頭痛発症のリスクを下げない。また，採取する髄液検体の量を減らしたり，輸液を多くしたりすることも，頭痛発症のリスクを下げない。

腰椎穿刺後の頭痛発症リスクを下げるには，細い穿刺針を用いる，穿刺針のベベルを脊髄の走行に対して垂直に向け，針を抜去する前に内筒を戻し，穿刺回数を減らすことである。

McGill F, Heyderman RS, Michael BD, et al. The UK joint specialist societies guideline on the diagnosis and management of acute meningitis and meningococcal sepsis in immunocompetent adults. J Infect 2016；72：405–38.　PMID：26845731

GBS

関根一朗

A GBS[★1]で，先行感染を認める頻度はどのくらいか？　また，先行感染としてよくみられる症状は何か？

成人症例の3分の2で，症状出現から4週間前までに呼吸器症状または消化器症状の先行を認めた。先行感染のなかでは，*Campylobacter jejuni*が圧倒的に多く，成人症例の25〜50％で認め，特にアジア人で多い。ほかに，CMV[★2]，EBV[★3]，インフルエンザAウイルス，肺炎マイコプラズマ(*Mycoplasma pneumoniae*)，インフルエンザ菌(*Haemophilus influenzae*)などが報告されている。

Willison HJ, Jacobs BC, van Doorn PA. Guillain–Barré syndrome. Lancet 2016；388：717–27. PMID：26948435

★1 ─ GBS　Guillain–Barré症候群(Guillain–Barré syndrome)
★2 ─ CMV　サイトメガロウイルス(cytomegalovirus)
★3 ─ EBV　EBウイルス(Epstein–Barr virus)

A 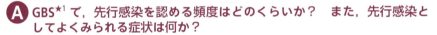 GBSの治療について述べよ。

約30％の患者で人工呼吸管理を要する神経筋性の呼吸不全を呈し，ICU管理を要する自律神経障害をきたすこともあるため，支持療法がきわめて重要である。それゆえ，GBS患者の多くはICUに入室し，そこで，呼吸状態，心電図，循環動態の注意深いモニタリングが行われる。

深部静脈血栓症の予防，尿閉・麻痺性イレウスの管理，理学療法・作業療法，精神的ケアも必要不可欠である。神経性疼痛の管理も重要である。また，支持療法以外

に，疾患特異的な治療として，IVIG★や血漿交換（plasma exchange）も行われる。なお，ステロイド投与の有効性は否定されており，投与は推奨されていない。

Hughes RA, Wijdicks EF, Benson E, et al. Supportive care for patients with Guillain–Barré syndrome. Arch Neurol 2005；62：1194–8. PMID：16087757

★― IVIG　免疫グロブリン療法（intravenous immune globulin）

A IVIGと血漿交換療法はいずれが効果的か？

効果は同等である。

　早期治療で回復が早くなるとされ，症状出現から4週間以内の歩行不能なGBSの患者に対して，血漿交換とIVIGが推奨されている。症状が軽微な症例や，すでに回復しつつある症例を除いた，歩行可能なGBSの患者にも同様の治療を行ってもよい。

　血漿交換かIVIGかの選択は，施設で施行可能かどうか，患者のリスク因子，禁忌事項，意思をもとに行われる。投与が簡便で広く行われていることから，IVIGがより好まれる傾向にある。

Yuki N, Hartung HP. Guillain–Barré syndrome. N Engl J Med 2012；366：2294–304. PMID：22694000

B GBSにおいて，蛋白細胞乖離が起こる頻度はどの程度か？

髄液蛋白が上昇し，髄液細胞数が正常である所見を蛋白細胞乖離と呼ぶ。これは症状出現から1週間経過したGBSの50～66％で認める。症状出現から3週間経過すると，75％以上で認める。症状出現から1週間以内であれば，髄液蛋白が上昇しているのは，3分の1～3分の2にすぎない。

Yuki N, Hartung HP. Guillain–Barré syndrome. N Engl J Med 2012；366：2294–304. PMID：22694000

B 呼吸筋障害の発生や進行をベッドサイドで評価する身体所見は何か？

呼吸筋の筋力低下により換気障害が生じうる。肺活量を深呼吸を支持した際の胸郭の動き指標に気管挿管や人工呼吸管理を判断する。

　肺活量の測定はしばしば困難であるため，人工呼吸管理との関連が報告されている頸部筋力低下，球麻痺，single breath count test（最大吸気の後に息継ぎなしで数字をカウントする）などの所見を中心にベッドサイドで診察を繰り返すべきである。

Lawn ND, Fletcher DD, Henderson RD, et al. Anticipating mechanical ventilation in Guillain–Barré syndrome. Arch Neurol 2001；58：893–8. PMID：11405803
Kannan Kanikannan MA, Durga P, Venigalla NK, et al. Simple bedside predictors of mechanical ventilation in patients with Guillain–Barré syndrome. J Crit Care 2014；29：219–23. PMID：24378177

B GBSの死亡例の死因は何か？

GBS患者の最も多い死因は，VAP★1である。

　人工呼吸管理を要するGBS患者の約20％が死亡し，死因はARDS★2，敗血症，肺塞栓症，原因不明の心停止などである。

Lawn ND, Wijdicks EF. Fatal Guillain-Barré syndrome. Neurology 1999 ; 52 : 635-8. PMID : 10025803

★1 — VAP　人工呼吸器関連肺炎(ventilator-associated pneumonia)
★2 — ARDS　急性呼吸促迫症候群(acute respiratory distress syndrome)

10 感染症

久保健児，舩越 拓，関 藍

総論

久保健児，舩越 拓

A 感染症診療でまず考える「感染症の三角錐（ピラミッド）」とは何か？

感染症診療のフレームワークとして，日本では，(1) 三角形，(2) トライアングルモデル，(3) 4（または 5）つの軸，(4) 5 つのロジックなどが提唱されてきた．ここでは，「三角錐（ピラミッド）」を紹介する（図 10-1）．これを見て，抗菌薬と抗菌薬以外の薬剤（昇圧薬や糖尿病薬など）とを比較したときに，抗菌薬だけが有する特殊な作用は何なのか，を理解してほしい．

宿主（host）と原因微生物（pathogens）とは，宿主・微生物関係（host–pathogen relationships）を形成するが，抗菌薬（antibiotic）はこの両者に影響する．しかしそれだけではなく，抗菌薬はほとんどの場合，常在菌叢（commensals, normal flora）へも作用する．抗菌薬にさらされた常在菌叢内では菌交代が起こり，耐性菌が選択されたり，外から耐性菌が入ってきた場合にそのまま定着しやすくなる．この作用のことを抗菌薬によるコラテラルダメージ（collateral damage）という．抗菌薬の最適な使い方を実践するポイントは，抗菌薬から出ている 3 本の矢，すなわち，(1) 原因微生物への maximal efficacy，(2) 宿主への minimal toxicity，(3) 常在菌叢への minimal development of resistance を意識することである．

抗菌薬の不適切な使用を背景として薬剤耐性菌が世界的に増加する一方，新たな抗菌薬の開発は減少傾向にあり，国際的な大きな課題となっている．2015 年 5 月の WHO[★1] 第 68 回世界保健総会（World Health Assembly）で AMR[★2]（薬剤耐性）に関するグローバルアクションプランが採択されたのを受け，2016 年 4 月 5 日，厚生労働省は国際的に脅威となる感染症対策関係閣僚会議のもと，日本初のアクションプランを決定した．「適切な薬剤」を「必要な場合に限り」，「適切な量と期間」使用することを徹底することが国民に求められている．　　　　　　　　　　　　　　　　＜久保健児＞

Gyssens IC. Antibiotic policy. Int J Antimicrob Agents 2011 ; 38 : 11–20.　PMID : 22018989
Paterson DL. "Collateral damage" from cephalosporin or quinolone antibiotic therapy. Clin Infect Dis 2004 ; 38 : S341–5.　PMID : 15127367
大曲貴夫. 感染症診療のロジック. 東京：南山堂, 2010.
厚生労働省のホームページ 薬剤耐性（AMR）対策について（www.mhlw.go.jp/stf/seisakunitsuite/bunya/0000120172.html）. 閲覧日：2016/10/21

★1 — WHO　世界保健機関（World Health Organization）
★2 — AMR　薬剤耐性（antimicrobial resistance）

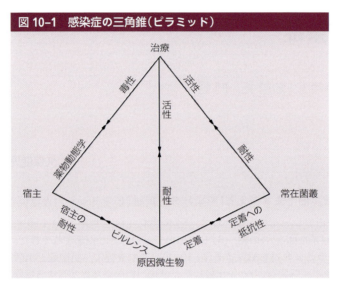

（Gyssens IC. Antibiotic policy. Int J Antimicrob Agents 2011 ; 38 : 11–20 の Figure 2 より）

B 敗血症(sepsis)の定義の変遷にはどういう意味があるか？

敗血症とは何か？　敗血症のゲシュタルトは，(1)原因として感染症が疑われ，(2)全身に影響が及んで具合が悪そう，というもので，臨床的に診断される症候群である。敗血症は，単に感染症の治療だけではなく，迅速な全身管理，すなわち，集中治療の専門チームによる治療の対象である。しかし，(1)感染症の診断は初期には難しい，(2)症候群であり敗血症診断のリファレンススタンダードがない，という限界ゆえに，現場のトリアージは容易ではなく，診断基準の試行錯誤が続いている。

世界的な敗血症の定義の変遷は，次の3段階を経ている。
(1) sepsis-1(1991年，ACCP[★1]/SCCM[★2])：感染症に伴う炎症(SIRS[★3])
(2) sepsis-2(2001年，SCCM/ESICM[★4]/ACCP/ATS[★5]/SIS[★6])：感染症に伴う低血圧・臓器低灌流・臓器障害等(複数の項目のなかにSIRSの項目を含む)
(3) sepsis-3(2016年，SCCM/ESICM)：感染症に対する制御不能な宿主反応に起因した生命を脅かす臓器障害

(1)はSSCG[★7] 2004，SSCG 2008まで採用されていたが，SSCG 2012で(2)が採用され，2016年には(3)が提唱された。背景として，(1)と(2)では，敗血症(sepsis)と重症敗血症(severe sepsis)という用語が混同され，「敗血症」という表現がSIRSを基軸とするのか重症(臓器障害・ショック)を基軸とするのかで混乱があった。そこで，(3)ではSIRSが削除され，臓器障害で定義することになった。なお，敗血症性ショックの部分については，専門家委員会でのコンセンサス形成(Delphi法)により定義をより具体化した(「十分な輸液負荷にもかかわらず，平均動脈圧65 mmHg以上を維持するために血管作動薬を必要とし，かつ血清乳酸値が2 mmol/Lを超えるもの」)。

現場で敗血症を診断するには，(1)感染症を疑う，(2)敗血症を疑う：qSOFA[★8](意識・呼吸・循環)2点以上または臨床的に敗血症疑い，(3)多臓器障害の評価により敗血症を確定する：SOFA(意識・呼吸・循環・凝固・肝臓・腎臓)2点以上の増加，

という3つのポイントがある。この流れと並行して，自・他施設の集中治療の専門チームへコンサルトしながら，十分な輸液蘇生，必要に応じた循環作動薬の開始，血清乳酸値の測定も必要である。さらに，当然のことながら，患者背景（医療曝露歴・渡航歴を含む），疑われる感染巣，迅速検査（グラム染色など）の3点から微生物を想定し，血液培養2セット以上・尿培養・感染が疑われる部位の培養を採取したうえで，迅速にエンピリカルな抗菌薬治療を開始する。必要に応じて，検体保存・専門家コンサルト（感染症専門医など）を行う。　　　　　　　　　　　　　　　　＜久保健児＞

American College of Chest Physicians / Society of Critical Care Medicine Consensus Conference : definitions for sepsis and organ failure and guidelines for the use of innovative therapies in sepsis. Crit Care Med 1992 ; 20 : 864–74.　PMID : 1597042
Levy MM, Fink MP, Marshall JC, et al. 2001 SCCM / ESICM / ACCP / ATS / SIS International Sepsis Definitions Conference. Crit Care Med 2003 ; 31 : 1250–6.　PMID : 12682500
Shankar–Hari M, Phillips GS, Levy ML, et al. Developing a New Definition and Assessing New Clinical Criteria for Septic Shock : For the Third International Consensus Definitions for Sepsis and Septic Shock(Sepsis–3). JAMA 2016 ; 315 : 775–87.　PMID : 26903336

★1 ─ ACCP　米国胸部専門医学会(American College of Chest Physicians)
★2 ─ SCCM　米国集中治療医学会(Society of Critical Care Medicine)
★3 ─ SIRS　全身性炎症反応症候群(systemic inflammatory response syndrome)
★4 ─ ESICM　ヨーロッパ集中治療医学会(European Society of Intensive Care Medicine)
★5 ─ ATS　米国胸部学会(American Thoracic Society)
★6 ─ SIS　米国外科感染症学会(Surgical Infection Society)
★7 ─ SSCG　Surviving Sepsis Campaign Guideline
★8 ─ qSOFA　quick Sequential Organ Failure Assessment

B 血液培養が陽性になりやすい感染巣は何か？

各感染巣ごとの血液培養の陽性率を表10–1に示す。
　蜂窩織炎や市中肺炎は，血液培養が陽性になりにくい感染症であり，外来の軽症患者では，鑑別上必要でない限り，ルーチンの血液培養採取は不要と考えられる。一方，敗血症では陽性になりやすい〔重症敗血症(severe sepsis)：38％，敗血症性ショック(septic shock)：69％〕。
　なお，敗血症の確定診断に，菌血症の存在は必須ではない。逆に，敗血症ではなくても，菌血症が存在する場合もあり注意を要する。

表10–1　感染巣ごとの血液培養の陽性率

蜂窩織炎	市中肺炎	胆管炎	腎盂腎炎	壊死性筋膜炎	脊椎炎	髄膜炎	感染性心内膜炎
<5%	7～16%	20～30%	19～42%	20～57%	30～78%	51～66%	82～96%

見坂恒明. ERでの感染症診療に役立つ検査と微生物学的検査. In：大野博司. 救急・ERノート 症候と疾患から迫る！ERの感染症診療. 東京：羊土社, 2012.
Zimmerli W. Clinical practice. Vertebral osteomyelitis. N Engl J Med 2010 ; 362 : 1022–9.　PMID : 20237348
Coburn B, Morris AM, Tomlinson G, et al. Does this adult patient with suspected bacteremia require blood cultures? JAMA 2012 ; 308 : 502–11.　PMID : 22851117

B 敗血症性ショックの例で，血液培養が陽性にならない（なりにくい）感染症は何か？

表10-2に示す。これらの感染症のうち血液培養が陽性になりうる場合の陽性率は，TSSは5％，侵襲性カンジダ症は50％である。　　　　　　　　　　　　　　　＜久保健児＞

表10-2　敗血症性ショックで，血液培養が陽性にならない（なりにくい）感染症

感染症名	診断法
トキシックショック症候群	診断基準
Clostridium difficile 感染症	便中トキシン
レジオネラ症（肺炎・心内膜炎）	尿中抗原，培養，PCR★，ペア血清
Rickettsia 感染症	PCR（血液・刺し口・皮疹），ペア血清
レプトスピラ症	PCR（血液・髄液・尿），ペア血清
結核性敗血症性ショック（粟粒結核・重症肺結核など）	喀痰検査，抗酸菌用血液培養，ヘパリン血の抗酸菌培養
侵襲性カンジダ症	血液培養，補助検査（*Candida*抗原・βDグルカン）
侵襲性アスペルギルス症	CT所見＋補助検査（*Aspergillus*抗原・βDグルカン）または気管支洗浄液・副鼻腔穿刺液の*Aspergillus*抗原・培養，病理
ニューモシスチス肺炎	PCR・特殊染色（喀痰）
マラリア	血液塗抹（Giemsa染色），迅速検査
ウイルス性出血熱（デング熱を含む）	PCR，抗体価

★— PCR　ポリメラーゼ連鎖反応(polymerase chain reaction)

Reingold AL, Dan BB, Shands KN, et al. Toxic-shock syndrome not associated with menstruation. A review of 54 cases. Lancet 1982；1：1-4.　PMID：6119410
Pappas PG, Kauffman CA, Andes DR, et al. Clinical Practice Guideline for the Management of Candidiasis：2016 Update by the Infectious Diseases Society of America. Clin Infect Dis 2016；62：e1-50.　PMID：26679628

A 敗血症疑いではなくても，血液培養を採取すべき状況とは何か？

表10-3に，血液培養採取の適応を示す。血液培養採取の適応は，極論すると，(1)菌血症を疑う場合，(2)よくわからない場合，(3)菌血症を除外したい場合の3つである。そのうち，(1)は，(a)敗血症を疑う場合(qSOFA，SIRS，悪寒・戦慄を含む)[*1]，

(b) 血液培養陽性率の高い感染症を疑う場合[*2] である。

　設問の回答としては，上記(a)と(b)のうち，敗血症を伴わない心内膜炎(亜急性心内膜炎)や化膿性脊椎炎の場合である。「元気そうな」walk-in患者(独歩での来院患者)のなかに紛れ込む"walk-in bacteremia"に対して，「適当に」抗菌薬を投与し，不明熱化させてしまわないことが重要である。　　　　　　　　　　　　　　＜久保健児＞

表10-3　血液培養採取の適応

(1) 菌血症を確定したい場合	感染巣の検体のみで原因菌を同定できない場合	● 腎盂腎炎(特に，無症候性細菌尿が背景にある場合，尿培養と血液培養を組み合わせることで確定診断できる)
	感染巣からの検体採取が困難な場合	● 化膿性脊椎炎〔血液培養で黄色ブドウ球菌(Staphylococcus aureus)，S. lugdunensis，Brucellaが陽性になれば椎体・椎間板生検をせずに済む〕 ● 髄膜炎(腰椎穿刺できない場合)
	血管内感染症や原発性菌血症のように，診断に血液培養が必須な場合	● 血管内感染巣(感染性心内膜炎，感染性動脈瘤，化膿性血栓性静脈炎，カテーテル関連血流感染症) ● 感染巣を形成しない原発性菌血症〔黄色ブドウ球菌，サルモネラ(Salmonella)，リステリア(Listeria)など〕 ● 感染巣不明の発熱性好中球減少症
(2) 菌血症があるかどうか不明の場合		● 熱源不明で抗菌薬を開始せざるをえない場合には必須 ● 発熱か高体温(熱中症など)か鑑別を要する場合 ● 複数の感染巣の可能性があり，鑑別として必要な場合 ● FUO★(3週間以下の発熱)
(3) 菌血症を除外したい場合		● 抗菌薬の事前投与歴がない状況で2セット陰性であれば菌血症は否定的で，3セット陰性であれば，一般細菌による心内膜炎は否定的(検査前確率が高い場合はこの限りではない)

★— FUO　不明熱(fever of unknown origin)

*1—注　320ページの「敗血症(sepsis)の定義の変遷にはどういう意味があるか？」参照。
*2—注　321ページの「血液培養が陽性になりやすい感染巣は何か？」参照。

A　内服抗菌薬の使用にあたって注意すべき点は何か？

以下に，5つの指標を示す。
(1) そもそも抗菌薬が必要か？：たとえば，かぜに抗菌薬[*1]，無症候性細菌尿？[*2]，敗血症を伴わない感染巣不明の発熱[*3]？
(2) 内服抗菌薬の適応にならない感染症ではないか：たとえば，帰宅可能な重症度で

あっても，静注抗菌薬の適応になるもの：(a) 初期は静注のほうが好ましい→骨髄炎・関節炎・人工物感染・膿瘍，(b) 最後まで静注で治療遂行する→髄膜炎・心内膜炎・カテーテル関連血流感染症？
(3) 吸収は期待できるか：たとえば，アドヒアランスは保てるか，嘔吐・下痢など消化管機能は保たれているか，キノロン・テトラサイクリン系と酸化Mgなどの同時投与を避けたか，バイオアベイラビリティの悪い第三世代セファロスポリンを選択していないか？
(4) 適切なフォローアップが期待できるか：たとえば，腎盂腎炎に対してST合剤で帰宅させうるかどうかは，培養・感受性結果および効果判定・副作用のフォローアップを確実にできるかによる？
(5) "First, Do No Harm"の原則に配慮したか：たとえば，診断が曖昧な場面で血液培養を採取しないと心内膜炎の診断が遅れる[*3]，キノロン系を安易に使用すると結核の診断が遅れる，ワルファリン・フェニトイン・免疫抑制剤・テオフィリン・避妊薬などと相互作用をきたす抗菌薬がある，不必要に広域なキノロン・第三世代セファロスポリン系などの使用によりコラテラルダメージをきたす[*4]，腎機能に応じて用量調節したか，妊娠の可能性はないか，真のアレルギーはないか？

<久保健児>

Guideline for the intravenous to oral switch of antibiotic therapy. Version 2.0 Nottingham University hospitals Antibiotic Guidelines Committee, 2010) (http://mikrobiologie.lf3.cuni.cz/nottces/Full%20Guidelines/iv%20switch%20policyupdate%20dec08_final.pdf). 閲覧日：2017/06/30

[*1]—注　326ページの「成人の急性上気道炎（かぜ）・急性気管支炎に対して，抗菌薬・対症療法は，どの程度有効か？　また，どの程度有害か」参照．
[*2]—注　次の「細菌感染症（と思われがちなものを含む）のうち，抗菌薬が適応にならないものは何か？」参照．
[*3]—注　322ページの「敗血症疑いではなくても，血液培養を採取すべき状況とは何か？」参照．
[*4]—注　319ページの（「感染症診療でまず考える『感染症の三角錐（ピラミッド）』とは何か？」参照．

A 細菌感染症（と思われがちなものを含む）のうち，抗菌薬が適応にならないものは何か？

米国発のChoosing Wisely（賢い選択）キャンペーンの提言のなかから，外来抗菌薬治療に関するものを表10-4にまとめる．Choosing Wiselyとは，ABIM★が2012年以降，臨床系の専門学会に対して，研究結果に基づいて価値が低く過剰だと考えられる診断・治療を5項目ずつリストアップするよう呼びかけたキャンペーンである．

<久保健児>

表10-4　抗菌薬の治療投与が推奨されないもの

	疾患	説明	提唱している学会
耳鼻科	明らかなウイルス性呼吸器感染症	明らかなウイルス感染症（副鼻腔炎・咽頭炎・気管支炎）では，抗菌薬を投与すべきでない．鑑別として抗菌薬治療の対象になるのは，A群溶連菌性咽頭炎，百日咳である	AAP[★1]／IDSA[★2]

耳鼻科（続き）	副鼻腔炎	軽症〜中等症では，7日以上続く場合，あるいは症状が改善した後に再増悪する場合を除いて，ルーチンに抗菌薬を投与しない	AAFP[*3]
		98％はウイルス性で10〜14日で自然軽快するので，合併症のない副鼻腔炎に抗菌薬は処方しない。同様にCT[*5]もオーダーしない。ただし，免疫低下，症状の遷延，重症，再増悪の場合では抗菌薬を考慮する	ACEP[*4] / American Academy of Allergy, Asthma & Immunology
	中耳炎	2〜12歳で非重症では，相談・再診が可能という前提で，48〜72時間は抗菌薬投与を控えて慎重に経過観察する。	AAFP
	鼓膜切開チューブからの耳漏	合併症のない鼓膜切開チューブからの耳漏に対して，内服抗菌薬を処方しない。代わりに，点耳薬が有効である	American Academy of Otolaryngology–Head and Neck Surgery
	外耳炎	合併症のない急性外耳炎では，内服抗菌薬を処方しない。代わりに，点耳薬が有効である	
眼科	結膜炎	アデノウイルス結膜炎（赤い目）疑いに対して，抗菌薬を投与しない。中等症〜重症の細菌性結膜炎では抗菌薬が必要である	American Academy of Ophthalmology
泌尿器科	無症候性細菌尿	監視培養はしない。偽陽性・偽陰性，コストが問題である	AAP / IDSA
		抗菌薬治療はしない。治療しても臨床的メリットはなく，耐性菌・CDI[*6]のリスクになる。抗菌薬治療の対象になる例外は，妊婦，前立腺などの泌尿器科手術時，腎移植後1年間である	
	尿道カテーテル留置・間欠導尿	尿路感染を示唆する症状（他に原因のない発熱・意識障害，側腹部・恥骨上部痛，排尿異常，脊髄損傷患者での痙性亢進・自律神経過緊張反射・違和感）がない場合に，抗菌薬を投与しない	American Urological Association

（次ページへ続く）

皮膚科	皮下膿瘍	合併症のない皮下膿瘍で，免疫不全がなければ，適切にI&D★7をしたうえでフォローできるのであれば，抗菌薬や細菌検査は不要である（MRSAであったとしても）	ACEP
	両下肢の腫脹・発赤	両側の蜂窩織炎はまれであり，抗菌薬をルーチンに投与しない。蜂窩織炎以外の鑑別（うっ滞性皮膚炎，静脈瘤，接触性皮膚炎など）を考慮する。	American Academy of Dermatology / IDSA

★1 ─ AAP　米国小児科学会（American Academy of Pediatrics）
★2 ─ IDSA　米国感染症学会（Infectious Diseases Society of America）
★3 ─ AAFP　米国家庭医学会（American Academy of Family Physicians）
★4 ─ ACEP　米国救急学会（American College of Emergency Physicians）
★5 ─ CT　コンピュータ断層撮影（computed tomography）
★6 ─ CDI　クロストリジウム・ディフィシル（Clostridium difficile）感染症
★7 ─ I&D　切開排膿（incision and drainage）

Choosing Wisely（www.choosingwisely.org/clinician-lists）．閲覧日：2016/9/16

★ ─ ABIM　米国内科認証機構財団（American Board of Internal Medicine）

A 成人の急性上気道炎（かぜ）・急性気管支炎に対して，抗菌薬・対症療法は，どの程度有効か？　また，どの程度有害か？

急性上気道炎（かぜ症候群）は通常3～10日間で，急性単純性気管支炎は通常3週間（長くても6週間以内）で自然軽快する疾患である。

　かぜに抗菌薬はどの程度有効か？　英国における336万人の調査で，上気道炎後の肺炎，咽頭炎後の咽頭膿瘍，中耳炎後の乳突蜂巣炎に対して抗菌薬は予防効果があったという結果だったが，NNT★1は4,000以上だった。下気道感染症で肺炎を予防するには，16～64歳でのNNTは119，65歳以上でNNTは39であった。一方，抗菌薬を使用した患者の5～25％で有害事象が発生し，重篤なものは1,000人に1人発生するとされる。したがって，かぜに抗菌薬を投与すると副作用による再診を促すことになりかねない。外来での抗菌薬の50％が不要もしくは不適切とされており，2016年にACP★2・CDCは，high-value careのアドバイスとして，かぜ・気管支炎に対して抗菌薬を処方すべきでないという論文を発表している。

　対症療法は，OTC★3の総合感冒薬では，解熱鎮痛薬（アセトアミノフェンまたはイブプロフェン），抗ヒスタミン薬，鎮咳薬（コデインまたはデキストロメトルファン）とその他の成分を含む。処方箋の総合感冒薬は，非ピリン系のPL配合顆粒，ペレックス®配合顆粒，ピリン系のSG配合顆粒があり，解熱鎮痛薬±抗ヒスタミン薬・鎮咳薬の組み合わせである。多種の併用療法が存在するもののデータはほとんどない。海外では抗ヒスタミン薬と鼻腔うっ血除去薬の併用の有効性を示すデータがある。

　単独使用では，解熱鎮痛はアセトアミノフェンまたはNSAIDs★4，鎮咳はデキストロメトルファンが一定の有効性を示すデータがある。上気道炎における痰は後鼻漏のことが多く，去痰薬の有用性は示されていない。第1・2病日の鼻汁は，抗コリン作

用を有する第一世代の抗ヒスタミン薬で緩和できるが，眠気，目・鼻・口の乾燥といった副作用があり，前立腺肥大があると尿閉に注意を要する。プレドニゾロンは，感冒での7日目の症状スコアで差を認めず有効ではない。　　　　　　　　　　　　　　　＜久保健児＞

Petersen I, Johnson AM, Islam A, et al. Protective effect of antibiotics against serious complications of common respiratory tract infections : retrospective cohort study with the UK General Practice Research Database. BMJ 2007 ; 335 : 982.　PMID : 17947744

Harris AM, Hicks LA, Qaseem A, et al. Appropriate Antibiotic Use for Acute Respiratory Tract Infection in Adults : Advice for High-Value Care From the American College of Physicians and the Centers for Disease Control and Prevention. Ann Intern Med 2016 ; 164 : 425-34.　PMID : 26785402

Meeker D, Linder JA, Fox CR, et al. Effect of Behavioral Interventions on Inappropriate Antibiotic Prescribing Among Primary Care Practices : A Randomized Clinical Trial. JAMA 2016 ; 315 : 562-70. PMID : 26864410

Allan GM, Arroll B. Prevention and treatment of the common cold : making sense of the evidence. CMAJ 2014 ; 186 : 190-9.　PMID : 24468694

山本舜悟. かぜ診療マニュアル, 第2版. 東京：日本医事新報社, 2017 ; 44-6.

- ★1 ─ NNT　治療作用確認に必要な患者数(numbe needed to treat)
- ★2 ─ ACP　米国内科学会(American College of Physicians)
- ★3 ─ OTC　一般用医薬品(over the counter)
- ★4 ─ NSAIDs　非ステロイド性抗炎症薬(nonsteroidal anti-inflammatory drugs)

B ステロイドが有効な感染症は何か？

表10-5に示すものは，感染症関連の病態のうち，ステロイドが果たす一定の有効性が示されているものである。敗血症性ショックのように鉱質コルチコイド作用が必須の状況でなければヒドロコルチゾンでなくてもよいはずである。種類・用法用量は過去の研究に基づいて記載した。なお，糖質コルチコイド作用換算で，ヒドロコルチゾン 100 mg＝プレドニゾロン 25 mg＝メチルプレドニゾロン 20 mg＝デキサメタゾン 4 mgに相当する。また，ステロイドと相互作用がある抗微生物薬は，リファンピシン・ダルナビル(ともにステロイドの増量が必要)などがあり注意する。

　一方で，インフルエンザ肺炎に対するステロイドのように，死亡率が上昇する場合もある。ウイルス性肝炎では再発率・死亡率上昇，脳マラリアでは昏睡期間の延長，消化管出血といった有害性がある。市中肺炎に対してのルーチンのステロイド使用は，依然としてコントロバーシャルである。　　　　　　　　　　　　　　　　　　＜久保健児＞

表10-5　ステロイドが有効性な感染症

感染症	微生物/病態	レジメン	タイミング	効果	根拠
髄膜炎	肺炎球菌	デキサメタゾン 0.15 mg/kg静注，6時間ごと×2～4日間	初回抗菌薬投与前または同時	死亡率には寄与しないが，難聴を低減する	Cochrane database Syst Rev 2015 ; CD004405 (PMID : 26362566) Lancet 2012 ; 380 : 1693-702(PMID : 23141618)

(次ページへ続く)

疾患	原因・病態	ステロイド用量	タイミング	効果	文献
髄膜炎（続き）	結核	プレドニゾロン60 mg/日×4週間，30 mg×4週間，15 mg×2週間，5 mg×1週間	抗結核薬レジメンの最初の11週間に併用	死亡率を減らす	Cochrane database Syst Rev 2016；CD002244（PMID：4916936）
有鉤嚢虫症	脳実質・脳室内の嚢虫症	デキサメタゾン0.1 mg/kg/日×10日間	抗寄生虫薬（アルベンダゾール＋プラジカンテル）開始1日前から開始	けいれんを減らし，画像的に改善する	Lancet Infect Dis 2014；14：687-95（PMID：24999157）
Bell麻痺	（HSV1・HSV2が最多，VZV[*1]・ライム病など）	プレドニゾロン1 mg/kg分2×5日間→10 mg分2×5日間	できるだけ早く（72時間以内）	プレドニゾロン，プレドニゾロン＋アシクロビル，プラセボで，軽快率は，おのおの96%，93%，85%	N Engl J Med 2007；357；1598-607（PMID：17942873）JAMA 2009；302：985-93（PMID：19724046）
亜急性甲状腺炎	ウイルス（コクサッキー，ムンプスなど）	（症状によるので明確なものはない）プレドニゾロン25〜40 mg/日→減量していく（計2〜8週間）	NSAIDs（数日）で改善なければ	観察研究で無投薬10例，NSAIDs 25例，ステロイド18例	J Endocrinol Invest 2007；30：631-5（PMID：17923793）
ARDS[*2]	（敗血症の43%，敗血症性ショックの60%にARDSを合併）	メチルプレドニゾロン1〜2 mg/kg/日相当を考慮	使用するのであれば14日以内（14日以降は死亡率が上昇）	死亡率には寄与しないが，人工呼吸フリー日数が増加。感染は増加しない	ARDS診療ガイドライン2016（3学会合同）
肺炎	PCP[*3]（HIV）重症（PaO$_2$[*4] <70 mmHg）の場合	プレドニゾロン40 mg 12時間ごと×5日間，40 mg 24時間ごと×5日間，20 mg 24時間ごと×11日間	抗PCP治療開始の15〜30分前から	呼吸不全，死亡率を減らす	N Engl J Med 1990；323：1451-7（PMID：2233917）
COPD[*5]増悪	中等症以上	プレドニゾロン40 mg×5日間	5日間を超えて投与してもメリットはない	治療失敗，1か月以内再発率の低下，呼吸補助なしでの入院期間の短縮，早期改善	JAMA 2013；309：2223-31（PMID：23695200）Int J Chron Obstruc

COPD[*5] 増悪(続き)					Pulmon Dis 2014; 9: 421-30 (PMID: 24833897)
心外膜炎	結核	結核性髄膜炎と同様	結核性髄膜炎と同様	死亡率には寄与しないが，入院率，収縮性心膜炎を減らす	N Engl J Med 2014; 371: 1121-30 (PMID: 25178809)
腸チフス	重症(ショック・意識障害)	デキサメタゾン 3 mg/kg，その後，1 mg/kg，6時間ごと×48時間		クロラムフェニコールの時代に併用で死亡率低下	N Engl J Med 1984; 310: 82-8(PMID: 6361558)
敗血症	カテコラミン不応の敗血症性ショック	ヒドロコルチゾン 100 mg静注，8時間ごと	輸液急速静注を行い，昇圧薬1剤を投与しても血圧が上がらない場合	ショック離脱率が増加する	Am J Respir Crit Care Med 2012; 185: 133-9(PMID: 21680949)
ステロイドカバー	5 mg/日≦の長期ステロイド投与中	(1) 軽症(軽度の発熱・嘔吐・下痢)：ヒドロコルチゾン 25 mg静注 (2) 中等症(発熱・肺炎・重度の胃腸炎)：ヒドロコルチゾン 50～75 mg静注，1～2日かけて通常量へ (3) 重症(膵炎)：ヒドロコルチゾン 100～150 mg静注，1～2日かけて通常量へ (4) 危機的(敗血症性ショック)：ヒドロコルチゾン 100 mg静注，8時間ごと，数日～数週間かけて減量		※デキサメタゾンはコルチコトロピン刺激試験には干渉しない	JAMA 2002; 287: 236-40 (PMID: 11779267)など

- [*1] — VZV　水痘帯状疱疹ウイルス(varicella-zoster virus)
- [*2] — ARDS　急性呼吸促迫症候群(acute respiratory distress syndrome)
- [*3] — PCP　ニューモシスチス肺炎(*Pneumocystis* pneumonia)
- [*4] — PaO_2　動脈血酸素分圧(partial pressure of oxygen in arterial blood)
- [*5] — COPD　慢性閉塞性肺疾患(chronic obstructive pulmonary disease)

McGee S, Hirschmann J. Use of corticosteroids in treating infectious diseases. Arch Intern Med 2008; 168: 1034-46.　PMID：18504331

Cao B, Gao H, Zhou B, et al. Adjuvant Corticosteroid Treatment in Adults With Influenza A (H7N9) Viral Pneumonia. Crit Care Med 2016; 44: e318-28.　PMID：26934144

Rodrigo C, Leonardi-Bee J, Nguyen-Van-Tam JS, et al. Effect of corticosteroid therapy on influenza-related mortality: a systematic review and meta-analysis. J Infect Dis 2015; 212: 183-94.　PMID：25406333

B 感染症で考慮すべき免疫不全には何があるか？

好中球減少症と脾臓摘出後の患者は，救急室で特に注意すべき免疫不全である．＜100/mm^3 の好中球数や 7 日以上続く好中球減少は，菌血症のリスクが特に高いとされている．多くはグラム陽性球菌が原因であるが，腸内細菌をはじめとしたグラム陰性桿菌も原因となる．

一般的な原因菌を表 10-6 に示す．このほかにも，真菌であれば Candida と Aspergillus は忘れないようにする．

表 10-6 発熱性好中球減少症で頻度の高い原因菌

黄色ブドウ球菌（Staphylococcus aureus）
表皮ブドウ球菌（Staphylococcus epidermidis）
肺炎球菌（Streptococcus pneumoniae）
化膿性レンサ球菌（Streptococcus pyogenes）
ビリダンスレンサ球菌（Viridans Streptococci）
Enterococcus faecalis
Enterococcus faecium
Corynebacterium 属
大腸菌（Escherichia coli）
Klebsiella 属
緑膿菌（Pseudomonas aeruginosa）

好中球減少症では，発熱をきたしていなくても上下気道症状などをきたしている患者には特に注意し，抗菌薬投与が遅れないようにする．好中球減少症の感染巣として最も頻度の高い部位は肺であり，次いで口腔内，咽頭，副鼻腔と続くためである．

脾臓摘出後の患者では，本来脾臓が担うべきオプソニンの産生などが起こらないため，特に莢膜に覆われた細菌，肺炎球菌，インフルエンザ菌（Haemophilus influenzae），髄膜炎菌（Neisseria meningitidis），Capnocytophaga canimorsus による致死的な感染症のリスクが高い．そのほか，Babesia microti，Bordetella holmesii などの感染リスクの増加が知られている．

外科的に脾臓を摘出された患者以外にも，鎌状赤血球症，潰瘍性大腸炎，サルコイドーシス，アミロイドーシス，SLE[*1] や RA[*2] などは脾機能の低下をきたす疾患として知られている． ＜舩越 拓＞

Freifeld AG, Bow EJ, Sepkowitz KA, et al. Clinical practice guideline for the use of antimicrobial agents in neutropenic patients with cancer : 2010 update by the infectious diseases society of america. Clin Infect Dis 2011；52：e56-93． PMID：21258094
Di Sabatino A, Carsetti R, Corazza GR. Post-splenectomy and hyposplenic states. Lancet 2011；378：86-97． PMID：21474172
Rubin LG, Schaffner W. Clinical practice. Care of the asplenic patient. N Engl J Med 2014；371：349-56． PMID：25054718

[*1] ― SLE　全身性エリテマトーデス（systemic lupus erythematosus）
[*2] ― RA　関節リウマチ（rheumatoid arthritis）

B CISNEスコアとMASCCスコアとは何か？

発熱性好中球減少症のリスク評価を目的に開発されたスコアシステムである。MASCCスコア（表10-7）は感度が高く，国内のガイドラインでも低リスクの場合は，患者や病院の背景が条件を満たせば，抗菌薬の予防投薬で帰宅が可能とされている。

救急外来においては，CISNEスコア（表10-8）のほうが感度が高かったとする研究があるが，海外とは外来受診などの条件が異なるため，注意を要する。　＜舩越 拓＞

Coyne CJ, Le V, Brennan JJ, et al. Application of the MASCC and CISNE Risk-Stratification Scores to Identify Low-Risk Febrile Neutropenic Patients in the Emergency Department. Ann Emerg Med 2017 ; 69 : 755-64. PMID：28041827

表10-7 MASCCスコア

症状の程度（以下の3つのうち，どれか1つのみを選択）	
症状なし	5
軽い症状	5
中等度以上の症状	3
血圧低下なし	5
慢性閉塞性肺疾患なし	4
固形がんである，あるいは真菌感染なし	4
脱水なし	3
発熱時・発症時には，入院していなかった	3
年齢60歳未満	2

理論上，最高点は26点となる。21点以上の患者は低リスクであり，20点以下では重症と判定されている（ただし，16歳以下には適用されない）。

- 21点以上：合併症18％，死亡率3％
- 15～20点：合併症40％，死亡率14％
- 14点以下：合併症79％，死亡率36％

表 10-8　CISNE スコア	
ECOG PS[★1]≧2	2
SIH[★2, ＊1]	2
COPD[＊2]	1
慢性の心血管病変	1
粘膜病変	1
単球＜200/μL	1

★1 — ECOG PS　Eastern Cooperative Oncology Group performance score
★2 — SIH　ストレス誘発性高血糖（stress-induced hyperglycemia）
＊1 —注　患者に糖尿病の既往があったり，ステロイド薬の投薬歴があれば，はじめの血糖値は 121 mg/dL または 250 mg/dL。
＊2 —注　ステロイド薬や酸素補給，気管支拡張薬が使用されている患者。

STD

舩越 拓

 27 歳男性。頻尿と排尿時痛にて来院。先週，性風俗を利用した。行うべき検査は何か？

頻尿・排尿時痛で来院した患者では，STD[★1] を疑う必要がある。
　陰部の症状を訴える患者の診察において，症状が尿道炎であるか（女性なら頸管炎を含む），陰部潰瘍であるかは原因菌を考えるうえで重要である。排尿時痛はそのいずれにおいても生じる可能性があるが，頻尿を呈している場合は尿道炎である可能性が高い。尿道炎であれば，原因菌は淋菌（*Neisseria gonorrhoeae*）もしくはクラミジア（*Chlamydia*）の可能性が高い。
　検査では上述した 2 菌種を想定し，尿道からの分泌物を採取することが最も重要となる。自然な流出がない場合は絞り出すように（ウシの乳搾りのように）採取するようにする。それでも採れなければ，スワブを尿道に挿入し採取するようにする。そうして採取した分泌物のグラム染色，培養を提出する。クラミジアなどが目的菌の場合は，ELISA[★2] なども併せて提出する。
　どうしても分泌物が得られない場合は尿でも代用できるが，検査特性は劣るので避けたほうがよい。
　また，HIV[★3]，梅毒，B型肝炎の感染を合併することがあるため，その検査も忘れないようにする（女性であった場合は妊娠検査も）。

Part Ⅱ Section L. In : Bennett JE, Dolin R, Blaser MJ. Mandell, Douglas, and Bennett's Principles and Practice of Infectious Diseases, 8th ed. Philadelphia : Elsevier, 2014.
Borhart J, Birnbaumer DM. Emergency department management of sexually transmitted infections. Emerg Med Clin North Am 2011 ; 29 : 587-603.　PMID : 21782076

★1 ─ STD　性感染症（sexually transmitted disease）
★2 ─ ELISA　酵素免疫測定法（enzyme-linked immunosorbent assay）
★3 ─ HIV　ヒト免疫不全ウイルス（human immunodeficiency virus）

A 淋菌を疑う患者の治療時に，同時に治療すべき病原体は何か？ また，その治療法について述べよ。

淋菌性の STD（男性であれば尿道炎・精巣上体炎，女性であれば膀胱炎，腟炎，子宮頸管炎など）を治療する際には，必ず，非淋菌性感染の重複がないかを考えることが重要である。

具体的には，クラミジアは男性の非淋菌性尿道炎の最大原因菌となり，その他にマイコプラズマ（*Mycoplasma*）やトリコモナス（*Trichomonas*），HSV★なども挙げられる。女性の腟炎では，カンジダなども原因菌として重要となる。

原因菌の確定から治療を開始するのが感染症診療の原則であるが，淋菌そのもののみならず，クラミジアも培養がしばしば困難で，診療上の特性から検体も採取が難しい場合も少なくない。そうした場合はエンピリカルにクラミジアも含めた治療を開始するように心掛け，検体を得るために治療が遅れることがないようにする。

クラミジアの治療は，アジスロマイシン 1 g 経口単回か，ドキシサイクリン 200 mg 分 2 を 7 日間行うことが勧められている。

Part Ⅱ Section L. In：Bennett JE, Dolin R, Blaser MJ. Mandell, Douglas, and Bennett's Principles and Practice of Infectious Diseases, 8th ed. Philadelphia：Elsevier, 2014.

★─ HSV　単純ヘルペスウイルス（herpes simplex virus）

A cervical motion tenderness とは何か？

腟内に挿入した第 2／3 指を子宮口の下に入れ，子宮口を腹側に押し上げたときに痛みがあれば，cervical motion tenderness があると判断し，PID★の重要な所見となりうる。シャンデリア徴候と呼ばれることもあるが，これは痛みのあまり天井まで飛び上がることをたとえた名称であるらしい。

Section 22 Female Genitalia. In：Orient JM. Sapira's art & science of bedside diagnosis, 4th ed. Philadelphia：Wolters Kluwer Health／Lippincott Williams & Wilkins, 2010.

★─ PID　骨盤内炎症性疾患（pelvic inflammatory disease）

A tubo ovarian abscess とは何か？

骨盤内炎症性疾患の初期は子宮頸管炎や子宮内膜炎であるが，上行感染が広がると卵管に炎症が及び，さらに卵巣にも及ぶと卵管卵巣膿瘍を形成する。CT では，拡張した卵管が腸管と似ることがあり注意を要する。卵巣膿瘍は単房性もしくは多房性病変を呈し，壁肥厚と内部の高吸収が特徴とされる。解剖学的特性を把握するには MRI★のほうが精度が高いとされているが，救急外来では困難な場合も多く，その他の所見と併せて判断することが求められる。

Kim SH, Kim SH, Yang DM, et al. Unusual causes of tubo-ovarian abscess：CT and MR imaging findings. Radiographics 2004；24：1575-89.　PMID：15537966

★— MRI　磁気共鳴画像(magnetic resonance imaging)

A STDにはどういったものがあるか？

CDC[★1]のホームページ上のSTDのリストによると，細菌性腟症，クラミジア，梅毒，肝炎，ヘルペス，HIV感染，HPV[★2]感染，淋菌，軟性下疳，鼠径リンパ肉芽腫症，疥癬，毛ジラミなどが挙げられている。いずれも性行為での伝播があるため，後述する予防策が感染防止に有効とされる。

CDCのホームページ Sexually Transmitted Diseases(STDs)(www.cdc.gov/std/general/default.htm)．閲覧日：2017/05/01

★1— CDC　米国疾病対策センター(Centers for Disease Control and Prevention)
★2— HPV　ヒトパピローマウイルス(human papillomavirus)

B 性別によるSTD診療に関する注意点に違いがあるか？

基本的にはない。

一般的な問診事項は，陰部の痛み・傷や皮疹の有無，抗菌薬の使用歴やSTDの既往歴，排尿時痛や分泌物の有無に加えて，**5P**として以下のような項目を漏れなく聴取する(表10–9)。

表10–9　STD診療の5P

partners (パートナーの有無)	パートナーの有無を確認する。今いてもいなくても，過去のパートナーの数とその時期を確認する。相手が男性か，女性か，両方か質問する
practice (性交渉の方法)	性交渉を口，肛門，腟のいずれで行っているか確認する。その際のコンドームの使用の有無，装着するタイミング(射精や挿入するときのみか，最初から装着しているのか)
protection from STD (STDからの防御)	上記のコンドームに加え，避妊の方法やパートナーの数を確認
past history of STD (STDの既往)	梅毒，クラミジア，淋病などのSTDの既往があるか。また，性器に潰瘍が出来たことや，膿が出たことや，排尿時痛がないか
prevention of pregnancy (妊娠の予防の有無)	妊娠の希望があるか(もし妊娠していたときは妊娠継続を希望するか)

男性のほうが症状が軽微なことが多いため，軽微な訴えでもSTDを疑うとよい。また，問診の際は，なぜこのような質問が必要かをしっかり説明し，プライバシーが保たれる環境を整えて聞かないと正確な情報が得られないことがある。

また，身体診察では，下腹部や鼠径部・手足の皮疹の有無や陰毛，リンパ節腫脹，肛門・咽頭病変がないかに加えて，陰茎の視診や分泌液の有無，陰嚢の触診を行うことが重要である。

舩越 拓. 女性の急性腹症の診かたとピットフォール. 救急医学 2015；39：1079–86.

Ⓑ STDの有効な予防策をまとめよ。

STDの予防は，適切なリスクの評価，曝露前の予防接種，早期の感染覚知，パートナーの評価（治療）によってなされる。

リスク評価に関しては，
- 新規のパートナー
- 不特定多数のパートナー
- パートナーがSTDの治療を最近受けた
- コンドームの使用がない
- 性風俗の利用

が挙げられる。そのほか，未成年やMSM★，性同一性障害，妊婦はSTDのリスクが高いといわれている。

また，コンドームの使用法に関する教育はSTDの感染予防に有効とされ，特に，HIV，淋菌，クラミジア，トリコモナス，性器ヘルペス，HPV，梅毒に有効とされる。

予防接種では，A型肝炎，B型肝炎，HPV，髄膜炎菌が重要といわれる。また，パートナーの評価は，一方でSTDと診断されたらルーチンで行うべきであるが，実施には課題もある。

Kalamar AM, Bayer AM, Hindin MJ. Interventions to Prevent Sexually Transmitted Infections, Including HIV, Among Young People in Low- and Middle-Income Countries : A Systematic Review of the Published and Gray Literature. J Adolesc Health 2016 ; 59 : S22-31.　PMID：27562450

★— MSM　men who have sex with men

Ⓑ 性器の潰瘍をきたす疾患を述べよ。

外陰部の潰瘍は比較的特徴的な所見であり，診断の手掛かりとなることがあるため見逃さないようにする。また，疼痛の有無が重要であり，疼痛がない場合は訴えがない場合もあるため必ず観察する。

疾患頻度の観点から，極論をいえば，疼痛があれば単純ヘルペスウイルス感染症，疼痛がなければ梅毒と考えればよいが，重複感染もありうるため注意する。また，治療反応性が悪い場合は他の可能性を検討する必要があるが，鑑別は，軟性下疳，リンパ肉芽腫，結核，HIV感染症，多形紅斑，Crohn病，乾癬，天疱瘡，Behçet病，薬剤・外傷など多岐にわたり，原因がわからない場合も少なくない。

第15章 性感染症. In：青木 眞. レジデントのための感染症マニュアル, 第3版. 東京：医学書院, 2015.

Ⓑ MSMの診療で気をつける点を述べよ。

MSMは性的嗜好から肛門性交を行っている可能性が高いため，肛門病変の確認を忘れないようにする。また，MSMはSTDの高リスク患者であることを認識すべきである。HIVのみならず，梅毒，クラミジア，髄膜炎菌（*Neisseria meningitidis*）のキャリアとなっている可能性を考慮する。また，MSMであってもなくてもパートナーの治療を考慮すべきなのは同様である。

第15章 性感染症. In：青木 眞. レジデントのための感染症マニュアル, 第3版. 東京：医学書院, 2015.

C Fits Hugh–Curtis とは何か？

2人の医師の名前である。Thomas Fitz–Hugh, Jr(1894～1963年)とArthur Hale Curtis(1881～1955年)はともに米国の医師で，Curtisはアメリカンフットボールの選手だったこともある。

Fitz–Hugh–Curtis syndrome(以下，FHCS)は，1920年にCarlos Stajanoが右季肋部痛を呈した淋菌感染患者において，肝被膜と腹壁との間に癒着が生じているのを報告したのが始まりとされる。その後，1930年にArthur Hale Curtisが，慢性の淋菌感染患者において肝被膜と腹壁との癒着が特徴的な臨床像を呈することを報告し，1934年にはThomas Fitz–Hugh, Jrが，急性の右季肋部痛を呈した淋菌感染患者の肝被膜からグラム陰性双球菌の存在を証明し，淋菌の関与に言及した。それ以降，FHCSの原因は長らく淋菌とされていたが，1978年にMuler–Schoopらが肝周囲炎を呈する患者で淋菌の感染がなく，*Chlamydia trachomatis*(設問内，以下，クラミジア)の感染を認める者がいることを報告したのを契機に類似の報告が相次ぎ，現在では，培養陰性のFHCSの多くはクラミジア感染によるものであったと認識されている。

本来FHCSは，肝周囲炎を指す広義の言葉として用いられてきたが，こうした背景から現在では，クラミジア感染による肝周囲炎と限局性の腹膜炎を指すことが多い。

Müller–Schoop JW, Wang SP, Munzinger J, et al. Chlamydia trachomatis as possible cause of peritonitis and perihepatitis in young women. Br Med J 1978 ; 1 : 1022–4.　PMID：638581

TSS
舩越 拓

A TSS[★1] とは何か？

toxic shock syndrome(TSS)とは，ショックと多臓器不全をきたす症候群である。主に，血管透過性の亢進と炎症性サイトカインによる組織障害が原因となる。通常の免疫応答では，体内に侵入した抗原(細菌など)はマクロファージの貪食を受けてヘルパー細胞に提示される。しかしグラム陽性球菌などが産生するスーパー抗原は，直接ヘルパーT細胞を刺激するため強い炎症反応が惹起され，通常の数千倍のT細胞が活性化されるといわれている。

原因として多いのは，黄色ブドウ球菌(*Staphylococcus aureus*)によるものとA群β溶連菌によるものが知られている。ブドウ球菌のスーパー抗原として最も重要なのはTSST–1[★2]で，A群β溶連菌ではM1といわれている。

Lappin E, Ferguson AJ. Gram–positive toxic shock syndromes. Lancet Infect Dis 2009 ; 9 : 281–90. PMID：19393958

★1 — TSS　トキシックショック症候群(toxic shock syndrome)
★2 — TSST–1　toxic shock syndrome toxin–1

Ⓑ TSSのリスクとは何か？

ブドウ球菌では，侵入門戸として浅部皮膚感染，熱傷やアトピーなどがリスクとなり，月経関連のタンポンなどの異物感染もブドウ球菌が原因となることが多い。一方でレンサ球菌のときには，深部の組織感染が原因となることが多く，筋膜炎や筋炎などが代表として挙げられる。

また，鼻出血の際に使用されるガーゼ等にてTSSが起こることも知られている。糖尿病やアルコール中毒などをリスクとする研究があるが，大半の患者は免疫不全ではないため，ルーチンの抗菌薬処方は必要ないとされる。

Cohn B. Are prophylactic antibiotics necessary for anterior nasal packing in epistaxis? Ann Emerg Med 2015；65：109-11． PMID：25220955

Ⓑ TSSの原因菌から抗菌薬選択に関して述べよ。

上述のようにTSSの原因菌はブドウ球菌とレンサ球菌がほとんどである。二者の区別は随伴の症状や感染症などからある程度予測できるが，<u>原因菌がはっきりとしない場合は，バンコマイシンとクリンダマイシン，カルバペネムの併用治療が勧められている</u>。クリンダマイシンは毒素産生を抑制する働きなどが謳われており，原因菌に対する治療とは別の作用も期待できる。

培養結果などにより原因菌が判明したら，それに合わせた抗菌薬にde-escalationするとよい。一般的には，2週間が治療期間として標準的である。

Low DE. Toxic shock syndrome：major advances in pathogenesis, but not treatment. Crit Care Clin 2013；29：651-75． PMID：23830657

HIV

舩越 拓

Ⓑ リンパ球の絶対値から，CD4リンパ球数の予測はできるか？

救急外来でCD4がすぐに測れる施設は多くないが，「<u>血算のリンパ球数＜950/μLがCD4＜200/μLと対応する（感度76％，特異度93％）</u>」という報告もある。

Napoli AM, Fischer CM, Pines JM, et al. Absolute lymphocyte count in the emergency department predicts a low CD4 count in admitted HIV-positive patients. Acad Emerg Med 2011：18：385-9. PMID：21496141

Ⓐ AIDS*指標疾患とは何か？

厚生労働省がHIV抗原や抗体の証明に加えて，下記の1つ以上が明らかに認められる場合をAIDSと診断すると定めた以下の23疾患を指す。

A．真菌症
1. カンジダ症（食道，気管，気管支，肺）
2. クリプトコッカス症（肺以外）
3. コクシジオイデス症
   (1) 全身に播種したもの
   (2) 肺，頸部，肺門リンパ節以外の部位に起こったもの

4. ヒストプラズマ症
   (1) 全身に播種したもの
   (2) 肺, 頸部, 肺門リンパ節以外の部位に起こったもの
5. ニューモシスチス肺炎[*1]

B. 原虫症
6. トキソプラズマ脳症（生後 1 か月以後）
7. クリプトスポリジウム症（1 か月以上続く下痢を伴ったもの）
8. イソスポラ症（1 か月以上続く下痢を伴ったもの）

C. 細菌感染症
9. 化膿性細菌感染症（13 歳未満で, ヘモフィルス, レンサ球菌などの化膿性細菌により, 以下のいずれかが 2 年以内に, 2 つ以上多発あるいは繰り返して起こったもの）
   (1) 敗血症
   (2) 肺炎
   (3) 髄膜炎
   (4) 骨関節炎
   (5) 中耳・皮膚粘膜以外の部位や深在臓器の膿瘍
10. サルモネラ菌血症〔再発を繰り返すもので, チフス菌（Salmonella typhi）によるものを除く〕
11. 活動性結核（肺結核または肺外結核）[*2]
12. 非結核性抗酸菌症
    (1) 全身に播種したもの
    (2) 肺, 皮膚, 頸部, 肺門リンパ節以外の部位に起こったもの

D. ウイルス感染症
13. サイトメガロウイルス感染症（生後 1 か月以後で, 肝臓, 脾臓, リンパ節以外）
14. 単純ヘルペスウイルス感染症
    (1) 1 か月以上持続する粘膜, 皮膚の潰瘍を呈するもの
    (2) 生後 1 か月以後で気管支炎, 肺炎, 食道炎を併発するもの
15. 進行性多巣性白質脳症

E. 腫瘍
16. Kaposi 肉腫
17. 原発性脳リンパ腫
18. 非 Hodgkin リンパ腫
19. 浸潤性子宮頸がん[*2]

F. その他
20. 反復性肺炎
21. リンパ性間質性肺炎 / 肺リンパ過形成：LIP[*2] / PLH[*3] complex（13 歳未満）
22. HIV 脳症（認知症または亜急性脳炎）
23. HIV 消耗性症候群（全身衰弱またはスリム病）

厚生労働省のホームページ 8　後天性免疫不全症候群（http://www.mhlw.go.jp/bunya/kenkou/kekkaku-kansenshou11/01-05-07.html）．閲覧日：2017/05/01

★1 ― AIDS　後天性免疫不全症候群（acquired immunodeficiency syndrome）

★2 — LIP　リンパ球性間質性肺炎（lymphocytic interstitial pneumonitis）
★3 — PLH　肺類リンパ球過形成（pulmonary lymphoid hyperplasia）

*1 — 注　*Pneumocystis carinii* の分類名が *P. jiroveci* に変更になった．疾患名もカリニ肺炎からニューモシスチス肺炎に変わった．
*2 — 注　C11 活動性結核のうち肺結核および E19 浸潤性子宮頸がんについては，HIV による免疫不全を示唆する所見がみられる者に限る．

B HIV 陽性の患者の検体採取時に針刺しが起こった．HIV に感染する可能性はどの程度か？　また，予防手段は何か？

HIV 陽性の患者で針刺しを起こした場合の感染率は 0.3％程度とされており，HCV★1 などと比べると低い．感染を予防するために重要な手段は以下のとおりである．
- ただちに洗浄する．アルコールも有効であるため，流水での洗浄に加え，アルコール消毒も行う
- HIV 感染が明らかであれば，病院の ICD★2 と相談し予防内服を行う．これによりリスクを 0.19 倍に減じたとする研究がある．この治療は曝露後 72 時間以内に開始しなければならない〔逆にいえば，ただちに開始する根拠は乏しい（わざわざ遅らせる理由もないが）〕

Martin M, Goldschmidt RH. When is postexposure prophylaxis recommended for needlestick? Am Fam Physician 2011 ; 83 : 1374.　PMID：21671536

★1 — HCV　C 型肝炎ウイルス（hepatitis C virus）
★2 — ICD　インフェクションコントロールドクター（infection control doctor）

A AIDS 患者を ER で診療する際に気をつけるべき事項は何か？

AIDS 患者が発熱を呈して外来受診をした際は，電解質や肝酵素といった生化学検査と血算に加え，血液培養，尿培養，胸部 X 線検査は必須と考える．それに加えて，各種感染症の抗体抗原や腰椎穿刺を検討し，熱源の特定に努めるべきである．
　一般的な病原体に加えて，呼吸器感染症であれば *Mycobacterium avium* やサイトメガロウイルス，中枢神経感染症であればトキソプラズマ（*Toxoplasma*），クリプトコッカス（*Cryptococcus*），コクシジオイデス（*Coccidioides*），消化器であれば *Candida*，ジアルジア（*Giardia*），クリプトスポリジウム（*Cryptosporidium*）などが挙げられる．
　また，リンパ腫や Kaposi 肉腫などは AIDS 患者において罹患率が上昇するため，感染症以外の病態も想起する必要がある．

Torres M. Rapid HIV screening in the emergency department. Emerg Med Clin North Am 2010 ; 28 : 369-80.　PMID：20413019

A acute retro viral infection とは何か？

HIV への曝露後，40～90％の患者は症状を呈するといわれており，1～4 週間で出現し，数日から数週間（多くは 2 週間以内）持続するといわれている．症状として最も多いのは発熱で，倦怠感，筋肉痛，皮疹，頭痛，咽頭痛，リンパ節腫脹などが続く．伝染性単核症やリケッチア，インフルエンザなどと誤診されることが多い．
　この時期を逃すと，AIDS を発症するまで明らかな症状を呈さないことが多いため，

適切な診断を目指したい．

Self WH. Acute HIV infection : diagnosis and management in the emergency department. Emerg Med Clin North Am 2010 ; 28 : 381–92.　PMID：20413020

破傷風

舩越 拓

A　破傷風トキソイドの適応について述べよ．

破傷風菌は土壌中に常在し，外傷部位から侵入するとされているが，3 割は明らかな侵入門戸となる創を認めないといわれている．そのため，大きな挫創がない患者でも，外傷で受診した患者であれば，破傷風の予防が必要となる．一方で，予防接種をスケジュールどおりに受けていれば，11〜12 歳で DT*ワクチンを接種しているはずである．予防接種後 10 年間は抗体価が保持されるといわれているので，米国では，定期接種となった 1968 年以降に出生し，予防接種をスケジュールどおりに受けた 22 歳以下の患者はトキソイドの接種は不要となる．また，22 歳より上でも，職業上の理由などから破傷風トキソイドを 10 年以内に受けていれば，適応から外れるかもしれない．逆にいえば，下記の患者は，すべからく適応となると考えたほうがよい．
- 幼少期の接種歴がわからない
- 追加接種を受けても 10 年以上経過している

　最終接種から 5 年を超えた患者の汚染創に対しても，トキソイドの接種を勧めている文献もある．

　また，本来抗体価を十分あげるためには，予防接種歴がなければ時間をおいて 3 回の接種が勧められているため，接種歴を確認することは重要となる（515 ページの表 16–4 を参照）．

Flores AH, Haileyesus T, Greenspan AI. National estimates of outdoor recreational injuries treated in emergency departments, United States, 2004–2005. Wilderness Environ Med 2008 ; 19 : 91–8.　PMID：18513117

★ ― DT　ジフテリア・破傷風(diphtheria, tetanus)

A　破傷風免疫グロブリンの適応とは何か？

破傷風のリスクが高い創に対しては，破傷風トキソイドに加えて破傷風免疫グロブリンの投与が勧められる．穿通創，激しい挫滅創，SDB 以上の熱傷，泥などで汚染された創，血流が乏しいもしくは壊死性の創，凍瘡，穿通性眼外傷，切断などは破傷風のリスクが高いとされており，グロブリン投与を検討するとよい．

CDC のホームページ tetanus(www.cdc.gov/tetanus/clinicians.html)．閲覧日：2017/05/01

★ ― SDB　真皮浅層熱傷(superficail dermal burn)

B　破傷風の治療は何か？

破傷風の治療は，以下が主な目標となる．
- 毒素産生の抑制
- 気道管理

- 筋れん縮のコントロール
- 自律神経障害の管理

　毒素に対する治療として，侵入門戸となりうる創がある場合は，適切なデブリードマンや洗浄などが必要である。さらに，破傷風免疫グロブリンを3,000～5,000単位を筋注する。抗菌薬はメトロニダゾールが推奨されており，1gを12時間おきに投与する。ペニシリンGは1日2,400万単位を4回もしくは6回に分割して投与する。

　対症療法として，筋れん縮は呼吸障害や誤嚥を誘発するため，適切に管理する必要がある。鎮静薬が第1選択となり，ベンゾジアゼピンが古くから用いられており信頼性が高い。プロポフォールも同様に効果が期待できる。また，光や音の刺激がれん縮を誘発するため，落ち着いた環境にすることが重要である。また，場合によっては筋弛緩を考慮する。

　自律神経障害は時として管理が非常に困難となり，致死的となることもある。硫酸マグネシウムがエビデンスのある治療として知られている。カルシウムチャネル拮抗薬やβ遮断薬，アトロピンなども，症状によって頻脈が主体となるか徐脈となるかは目まぐるしく変化することがあるため，単一の製剤では管理はしばしば困難である。気道管理は必要となるが，長期になることが多く気管切開早期に考慮してもよいかもしれない。

Alagbe-Briggs OT, Tinubu SA. Tetanus—a case report with severe autonomic instability and : a review of the literature. Niger J Med 2012 ; 21 : 353-6. PMID : 23304936

Ⓑ どのような訴えで破傷風を考えるべきか？　破傷風の特徴的な症候を述べよ。

　潜伏期間は7～10日間とされるが，1～60日間とした報告もある。短い潜伏期間は重症度と関連があるとされ，予後が悪い。一方で，外傷歴が全くない患者も存在するため，これは必須ではない。原則的には発熱はまれで，発熱を初期から呈するものは創傷の二次感染などを考えたほうがよい。

　主な症状としては半数に開口障害を認める。古典的には，その他項部硬直，後弓反跳，腹部板状硬(急性腹症と間違えられる)，上気道閉塞，構音障害などが挙げられる。その後，発症2週目くらいから自律神経症状が全面に立ち，焦燥感や発汗，頻脈など交感神経の賦活化症状が出る。改善傾向は4週間後くらいから出始めることが通常である。

Part Ⅳ Chapter 321. In : Bennett JE, Dolin R, Blaser MJ. Mandell, Douglas, and Bennett's Principles and Practice of Infectious Diseases, 8th ed. Philadelphia : Elsevier, 2014.

胃腸炎・食中毒
久保健児

Ⓑ アニサキスの終宿主は何か？

クジラやイルカ，オットセイなどである。

　ヒトのアニサキス症は，アニサキス亜科の*Anisakis*属または*Pseudoterranova*属の線虫(nematode, roundworm)の幼虫(2, 3cm)が胃や腸壁へ穿入して発症する幼虫移行症の1つであり，部位により胃アニサキス症，腸アニサキス症という。初感染

の場合は異物反応にとどまり緩和型となるが，過去に感染し感作されていると，即時型過敏反応でれん縮や浮腫などを生じ，激しい腹痛をきたすと考えられている。

アニサキスの終宿主はクジラやオットセイなど海棲哺乳類，中間宿主はオキアミ（プランクトン），待機宿主はサバやイカなどの海産魚介類である。終宿主とは，生活環の最終の宿主という意味ではなく，蠕虫においては成虫を宿し有性生殖を行う宿主のことであり，中間宿主は幼虫を宿す宿主のことである。待機宿主は，この両宿主の間に存在するもので，生活環に必須のものではない。クジラなどが排出した虫卵は，オキアミに食べられて幼虫になり，このオキアミをクジラが食べるとクジラの中で成虫になる。オキアミを魚介類が捕食した場合，幼虫のまま内臓に寄生し，一部の魚介類では筋肉（刺身の部分）へ移行する。これをヒトが食べるとアニサキス症になる。ヒトは終宿主ではないため，アニサキスの幼虫が穿入しても死滅し，吸収され，自然軽快する。

幼虫の感染源としては，サバが有名だが，西日本および関東周辺ではサバ・イワシ・アジなど，北海道ではタラ・ホッケ・サケなど，東京都内ではサバ（特にしめサバ）が多い。白子の報告もある。米国ではサケ，西ヨーロッパではメルルーサ・ニシン・イワシ・マダラ，スペインではカタクチイワシのマリネなどが報告されている。

厚生労働省．アニサキスによる食中毒を予防しましょう（www.mhlw.go.jp/stf/seisakunitsuite/bunya/0000042953.html）．閲覧日：2016/9/21

東京都福祉保健局のホームページ 魚種別アニサキス寄生状況について（平成24年4月から平成26年3月まで）（www.fukushihoken.metro.tokyo.jp/shokuhin/anzen_info/anisakis/tyousa2.html）．閲覧日：2016/9/21

鈴木 淳, 村田理恵. わが国におけるアニサキス症とアニサキス属幼線虫. 東京都健康安全研究センター研究年報 2011；62：13–24（www.tokyo-eiken.go.jp/assets/issue/journal/2011/pdf/01-01.pdf）．閲覧日：2016/9/21

Ⓑ 十分に加熱せずに喫食したり，加工食品を加熱をせずに食した場合に起こる食中毒・感染症について説明せよ。

表10–10にまとめた。肉の生食に関しては，2012年7月からウシの生レバー（生食用），2015年6月から豚肉・豚レバー（生食用）の販売が禁止された。また漬物に関して，2012年に漬物の衛生規範が改正され，野菜の洗浄・殺菌が規定された。

加熱は重要な予防策の1つだが，加熱すればすべての食中毒を防げるわけではない。次に示す3つのピットフォールが重要である。(1)加熱不足であれば食中毒になる（EHEC★，A型肝炎など），(2)加熱済みのものが二次汚染すれば食中毒となる（ノロウイルスなど），(3)加熱しても防げない食中毒がある〔細菌性毒素型食中毒（次の設問参照），自然毒（シガテラ中毒＝イシガキダイなど，ヒスタミン中毒＝サバ科など，フグ毒，パリトキシン様毒＝アオブダイなど，貝毒，キノコ，アジサイの葉，スイセン，ジャガイモの芽など）〕。

厚生労働省，日本医師会，全国保健所長会．食中毒を疑ったときにはリーフレット2009年版（http://dl.med.or.jp/dl-med/kansen/leaf_fp2103.pdf）．閲覧日：2016/9/21

KANSEN Journal No.37（2012年11月20日）（www.theidaten.jp/journal_cont/20121018J-37-2.htm）．閲覧日：2016/9/21

内閣府食品安全委員会のホームページ 寄生虫による食中毒にご注意ください（2014年11月14日更新）（www.fsc.go.jp/sonota/kiseichu_foodpoisoning2.html）．閲覧日：2016/9/21

内閣府食品安全委員会. 2009年度 食品により媒介される感染症等に関する文献調査報告書

内閣府食品安全委員会. 2010年度 食品により媒介される感染症等に関する文献調査報告書（https://

表 10–10　十分に加熱をせずに食した場合に起こる食中毒・感染症

食品		細菌・ウイルス・原虫		蠕虫
		消化管	消化管以外	
肉	牛レバー，中心部まで加熱不十分な牛肉	EHEC		トキソカラ（Toxocara）（イヌ/ネコ回虫），無鉤条虫，肝蛭
	豚肉・豚レバー	サルモネラ（Salmonella）・カンピロバクター（Campylobacter），エルシニア（Yersinia），住肉胞子虫（Sarcocystis）	E型肝炎ウイルス，トキソプラズマ（Toxoplasma）	トキソカラ（イヌ/ネコ回虫），トリヒナ〔旋毛虫（Trichinella）〕，アジア条虫，有鉤条虫（嚢虫）
	鶏レバー・鶏わさ	カンピロバクター・サルモネラ		トキソカラ（イヌ/ネコ回虫）
	シカ・イノシシ	住肉胞子虫	E型肝炎	肺吸虫
	馬肉・馬刺し	住肉胞子虫		
	クマ			トリヒナ（旋毛虫）
	ヘビ・カエル・トリ			マンソン裂頭条虫〔孤虫（Spirometra erinaceieuropaei）〕
	ウサギ		（野兎病；処理で感染例）	
卵	鶏卵，卵加工食品（クリームなど）	サルモネラ		
魚	海水魚の刺身，イカの塩辛など低温管理不十分な加工品	腸炎ビブリオ（Vibrio parahaemolyticus）		
	海水魚（サバなど，341ページの「アニサキスの終宿主は何か？」参照）・イカ			アニサキス
	ホタルイカ			旋尾線虫
	ヒラメ	クドア（Kudoa septempunctata）		
	淡水魚（刺身・酢味噌和え・あらいなど），サーモン，サクラマス	〔エロモナス・ヒドロフィア（Aeromonas hydrophila），エロモナス・ソブリア（A. sobria）〕		日本海裂頭条虫

（次ページへ続く）

魚(続き)	アユ・シラウオ コイ・フナ ライギョ・ナマズ・ドジョウ シラス(イワシなどの稚魚)			横川吸虫 肝吸虫 有棘顎口虫 大複殖門条虫(クジラ複殖門条虫)
貝	カキ	ノロウイルス，ビブリオ・バルニフィカス(*Vibrio vulnificus*)	A型肝炎，*Vibrio vulnificus*による壊死性筋膜炎・敗血症	
	アフリカマイマイ・ナメクジ			広東住血線虫症(好酸球性脳脊髄膜炎)
甲殻類	シャコ・エビ	*Vibrio vulnificus*	*Vibrio vulnificus*による壊死性筋膜炎	
	淡水産カニ(モクズガニ，サワガニ)			肺吸虫
野菜	生野菜(生肉に触れて二次汚染した場合)	EHEC・カンピロバクター		
	輸入野菜			回虫，有鉤条虫(嚢虫)
	水生野菜(セリ・クレソン)			肝蛭
	減塩した漬物(二次汚染した場合)	EHEC・腸炎ビブリオ		
他	非加熱喫食食品(ready-to-eat食品)(スモークサーモン，ネギトロ，イクラ，生ハム，ナチュラルチーズ，パテなど)	リステリア	〔リステリア(*Listeria*)〕	
水	名水・湧水・沢水，井戸水・簡易水道(二次汚染し，水質管理が不適切だった場合)	EHEC・カンピロバクター・赤痢菌・エルシニア，ノロウイルス，クリプトスポリジウム・ジアルジアなど	レプトスピラ(*Leptospira*)	エキノコックス(*Echinococcus*)

www.fsc.go.jp/fsciis/survey/show/cho20110040001)．閲覧日：2016/09/21

★── EHEC　腸管出血性大腸菌(enterohemorrhagic *Escherichia coli*)

A 毒素型食中毒とは何か？

感染性胃腸炎（infective gastroenteritis）は，ウイルス・細菌・寄生虫などによる，嘔吐または下痢をきたす消化管感染症（enteric infection）と定義される。

一方，食中毒は，食品衛生法第58条で「食品，添加物，器具若しくは容器包装に起因して中毒した患者若しくはその疑いのある者」と定義されている。食中毒の原因には，(1) 細菌（毒素型・感染型），(2) ウイルス（ノロウイルス・E型肝炎など），(3) 自然毒（キノコ・魚毒・貝毒等），(4) 化学物質（ヒスタミン・有機水銀・ヒ素など），(5) 寄生虫（アニサキス・クドアなど）がある。日本の2014年度の事件数の集計によると，3大原因はカンピロバクター，ノロウイルス，アニサキスであった。
(1)の細菌性食中毒には，

- 毒素型（生体外毒素型）：食品中で細菌が増殖して毒素が産生される
- 感染型：細菌が腸管に感染して発症する

の2つがある。感染型はさらに，生菌を摂取し腸管内で細菌が増殖して毒素を産生する感染毒素型と，生菌が腸管内で増殖し腸管へ侵入する感染侵入型に分類される。

毒素型食中毒は，「摂取から1～8時間以内の嘔吐」〔黄色ブドウ球菌・セレウス菌（*Bacillus cereus*）〕，「8～16時間以内の腹部仙痛・下痢」〔ウェルシュ菌（*Clostridium perfringens*）・セレウス菌〕といった感染性胃腸炎のタイプがある。加熱しても予防できない，発症までの潜伏期間が短い，発熱はまれといった特徴がある。自然軽快する。また「18～36時間以内の麻痺（脳神経麻痺→呼吸筋麻痺）」〔ボツリヌス菌（*Clostridium botulinum*）〕という神経毒のタイプもある。これは真空パックや缶詰が原因となる。嘔吐・下痢はそれぞれ，50%・20%でしか認めない。なお感染症法では，感染性胃腸炎は5類小児定点，ボツリヌス症は4類に指定されている。細菌性食中毒のうち抗菌薬の適応になるものは少ない。毒素型の感染性胃腸炎は適応ではない。感染型では，赤痢菌（*Shigella*）・カンピロバクターによる感染性胃腸炎で重症や免疫抑制の場合に使用する。最も重要な適応は，(1) 感染性胃腸炎からの合併症が問題になる場合（サルモネラ菌血症・感染性大動脈瘤）と，(2) 非感染性腸炎の臨床像をとる場合（リステリア菌血症・髄膜炎，*Vibrio vulnificus* による敗血症・壊死性筋膜炎，腸チフス），がある。

Regina C, et al. Syndromes of Enteric Infection. In Bennett JE, Dolin R, Blaser MJ. Mandell, Douglas and Bennett's Principles and practice of infectious diseases, 8th ed. Philadelphia：Elsevier, 2014；1238-47.
Rajal K, et al. Foodborne Disease. In Bennett JE, Dolin R, Blaser MJ. Mandell, Douglas and Bennett's Principles and practice of infectious diseases, 8th ed. Philadelphia：Elsevier, 2014；1283-96.
厚生労働省のホームページ 食中毒（www.mhlw.go.jp/stf/seisakunitsuite/bunya/kenkou_iryou/shokuhin/syokuchu/）．閲覧日：2016/10/23

A 腹痛＋下痢があれば，虫垂炎は否定できるか？

否定できない。

虫垂炎を除外できる単独の症候・血液検査はない。虫垂炎は典型的には，食欲低下，心窩部痛・臍周囲痛，嘔気・嘔吐，右下腹部への移動，発熱の順に出現するが，典型例は5歳以上の小児の3分の1，高齢者の20%といわれる。Alvarado score〔MANTRELS：migration（痛みの移動），anorexia（食欲低下），N/V（嘔気・嘔吐），

tenderness of RLQ★¹(右下腹部圧痛), rebound tenderness(反跳痛), elevation temperature(発熱)≧37.3℃, leukocytosis(白血球増加)＞1万/μL, shift to the left (好中球)＞75％〕は, LR★² ＋4.0, LR －0.2(7点以上)であり有用である。しかし, これのみで非典型的な虫垂炎をすべて除外できるわけではない。小児の虫垂炎では下痢の頻度が高い(＜2歳：18～46％, 6～12歳：9～16％), 膿瘍形成性虫垂炎では下痢がありうる, などのポイントをおさえることが重要である。

一般に下痢は, 頻回かつ大量の水様であれば腸炎を示唆するといわれるが, <u>ERでは安易に「(胃)腸炎」と診断してはならない</u>。臨床現場での「頻回」「大量」は主観的な面があり,「下痢」が便失禁やタール便, あるいは蠕動運動亢進や腸閉塞の症状のこともある。骨盤内で直腸に接する炎症があれば(<u>虫垂炎, 骨盤内炎症性疾患, 膿瘍</u>), 頻回な下痢になりうる。また腸管膜虚血では, 腹痛＋下痢を呈しうるため, 下痢＝蠕動亢進⇒「腹膜炎なし」と安心できない。さらに, 下痢の原因は腹腔外のことも多く, 非感染症でも(副腎不全など), 感染症でもありうる。下痢を呈しうる腹腔外感染症の例としては, (1)ウイルス：インフルエンザ(8～18％)・SFTS・デング熱(37％)・HIV(15～60％)・MERS★³・エボラ(86～96％), (2)細菌：菌血症(20～40％)・レジオネラ肺炎(25％)・リケッチア(19～45％)・レプトスピラ(58％)・トキシックショック症候群, (3)原虫：マラリア(5～38％)などがある。

Alvarado A. A practical score for the early diagnosis of acute appendicitis. Ann Emerg Med 1986；15：557-64. PMID：3963537
Rothrock SG, Pagane J. Acute appendicitis in children：emergency department diagnosis and management. Ann Emerg Med 2000；36：39-51. PMID：10874234
急性腹症診療ガイドライン出版委員会. 急性腹症診療ガイドライン 2015. 東京：医学書院, 2015；CQ27.
Reisinger EC, Fritzsche C, Krause R, et al. Diarrhea caused by primarily non-gastrointestinal infections. Nat Clin Pract Gastroenterol Hepatol 2005；2：216-22. PMID：16265204

★1 ─ RLQ　右下腹部(right lower quadrant)
★2 ─ LR　尤度比(likelihood ratio)
★3 ─ MERS　中東呼吸器症候群(Middle East respiratory syndrome)

軟部組織感染症

関 藍

Ⓑ 壊死性筋膜炎の CPR★¹ は何か？

壊死性筋膜炎のCPRとして, LRINEC★² scoreがある(表10-11)。合計6点以上であれば可能性が高まり, 8点以上では75％の確率となる。後ろ向き研究であることや, 外的妥当性の評価が行われていないため, 致死的疾患である壊死性筋膜炎の除外診断に使用はできない。<u>あくまで, 参考所見であり, 疑ったら外科コンサルト, 外科的探索が必須であることに注意したい</u>。

Wong CH, Khin LW, Heng KS, et al. The LRINEC(Laboratory Risk Indicator for Necrotizing Fasciitis) score：a tool for distinguishing necrotizing fasciitis from other soft tissue infections. Crit Care Med 2004；32：1535-41. PMID：15241098

★1 ─ CPR　臨床プレディクションルール(clinical prediction rule)

表10–11　LRINECスコア

CRP*¹	150 mg/L	4点
白血球	15,000〜25,000/μL	1点
	>25,000/μL	2点
Hb*²	11.0〜13.5 g/dL	1点
	≦11 g/dL	2点
Na	<135 mEq/L	2点
Cr*³	>1.6 mg/dL	2点
血糖	>180mg/dL	1点

〔Wong CH, Khin LW, Heng KS, et al. The LRINEC(Laboratory Risk Indicator for Necrotizing Fasciitis) score : a tool for distinguishing necrotizing fasciitis from other soft tissue infections. Crit Care Med 2004 ; 32 : 1535–41 (http://journals.lww.com/ccmjournal/pages/default.aspxl)の1,536ページのTable 2より〕

★1 ― CRP　C反応性蛋白(C–reactive protein)
★2 ― Hb　ヘモグロビン(hemoglobin)
★3 ― Cr　クレアチニン(creatinine)

★2 ― LRINEC　Laboratory Risk Indicator for Necrotizing Fasciitis

A 丹毒と蜂窩織炎の原因病原体や症状における違いは何か？

丹毒は真皮表層とリンパ管の感染で，蜂窩織炎は真皮深部から皮下にかけての感染であり，丹毒のほうがより表層の感染である。蜂窩織炎は辺縁は比較的不明瞭である。

　蜂窩織炎は，局所の培養は不能なことが多く，血液培養陽性も約8％であり，原因菌が判明するのは一部のみだが，A群溶血レンサ球菌〔group A *Streptococcus*，もしくは化膿性レンサ球菌(*Streptococcus pyogenes*)〕が最多で，黄色ブドウ球菌が次に多いといわれている。市中MRSA*¹の蔓延も懸念されており，特に，スポーツ選手，小児，MSM(men who have sex with men)，囚人，兵士，施設入居者，IVDU*²，MRSA感染の既往がある場合は，MRSAのカバーも考慮する必要がある。

　丹毒は，蜂窩織炎よりも表層の感染であるため，辺縁境界が明瞭であり，表皮が盛り上がった鮮紅色をしていることが多い。原因菌は，ほとんど蜂窩織炎と一致しているが，たいていがレンサ球菌であり，ブドウ球菌の関与は少ない。マネージメントなども共通する部分が多いため，蜂窩織炎の一種とされることもある。

Raff AB, Kroshinsky D. Cellulitis : A Review. JAMA 2016 ; 316 : 325–37.　PMID : 27434444

★1 ― MRSA　メシチリン耐性黄色ブドウ球菌(methicillin–resistant *Staphylococcus aureus*)
★2 ― IVDU　静注薬物使用者(intravenous drug user)

B NSTIとは何か？

NSTIは necrotizing soft tissue infection の略で，壊死性軟部組織感染症のことである。

壊死性蜂窩織炎(necrotizing cellulitis)や壊死性筋炎(necrotizing myositis)，NF★を含む概念である。従来，病巣の深度や原因菌，ガスの有無などにより，さまざまな疾患名に分類されていたが，劇的な組織破壊と高い死亡率やマネージメントの大部分が共通しているため，NSTIとして包括して扱われるようになった。NSTIは表 10–12 のように type 1 と type 2，および type 3 に分類される。

従来，ガス壊疽と呼ばれていたものは，狭義では，クロストリジウム(Clostridium)属による筋炎を指していたが，以下の type 1 に包括されている。

表 10–12　NSTIの分類

	type 1	type 2	type 3
原因菌	複数菌感染症 嫌気性菌〔バクテロイデス(Bacteroides)，Clostridium，Peptostreptococcus など〕＋腸内細菌〔Escherichia coli，エンテロバクター(Enterobacter)，クレブシエラ(Klebsiella)，プロテウス(Proteus)〕	A群溶血レンサ球菌 CA–MRSA★	海洋のグラム陰性菌 （主に Vibrio vulnificus）
その他の呼称	Fournier壊疽（陰部壊死性筋膜炎）	人食いバクテリア	
患者層	糖尿病，末梢血管疾患，免疫不全，手術，割礼など	特に既往のない人に起こる（外傷・術後・IVDUなどでも）	肝硬変，アルコール，ヘモクロマトーシスなど
侵入部位	明らかであることが多い	不明が多い	海での外傷のほか，カキの接触でも
症状など	糖尿病患者では疼痛は強くないことも多い	局所痛がきわめて激烈 一部は TSS を合併	水疱形成が特徴的
好発部位	腹壁，会陰部，鼠径部など	下肢	
検査	surgical exploration（外科的探索）が最重要 X線検査，CTなどは補助的に使用		
治療	全身管理（集中治療） 外科的デブリードマン 抗菌薬全身投与（カルバペネム＋クリンダマイシン＋バンコマイシンまたはリネゾリド）		

(Hakkarainen TW, Kopari NM, Pham TN, et al. Necrotizing soft tissue infections : review and current concepts in treatment, systems of care, and outcomes. Curr Probl Surg 2014 ; 51 : 344–62．および Giuliano A, Lewis F Jr, Hadley K, et al. Bacteriology of necrotizing fasciitis. Am J Surg 1977 ; 134 : 52–7 をもとに作成)

★―CA–MRSA　市中感染型メチシリン耐性黄色ブドウ球菌(community–acquired methicillin–resistant Staphylococcus aureus)

Hakkarainen TW, Kopari NM, Pham TN, et al. Necrotizing soft tissue infections : review and current concepts in treatment, systems of care, and outcomes. Curr Probl Surg 2014 ; 51 : 344–62. PMID : 25069713

Giuliano A, Lewis F Jr, Hadley K, et al. Bacteriology of necrotizing fasciitis. Am J Surg 1977 ; 134 : 52–7. PMID : 327844

★── NF　壊死性筋膜炎（necrotizing fasciitis）

Ⓑ 海水曝露と淡水曝露にて NSTI の原因菌は異なるか？

海水・淡水曝露により生じる，軟部組織感染症の原因菌としては，AEEVMの語呂合わせで知られる以下の菌が挙げられる：Aeromonas 属，Edwardsiella tarda，Erysipelothrix rhusiopathiae（ブタ丹毒菌），Vibrio vulnificus，Mycobacterium marinum。

このうち，Vibrio vulnificus は主に海水曝露で，Aeromonas 属は淡水曝露で生じるとされるが，淡水と海水が混合した領域での感染などもあり，必ずしも病歴からは鑑別できない。それぞれの菌の特徴について表 10–13 にまとめた。

表 10–13　海水・淡水曝露による軟部組織感染症（AEEVM★）

AEEVM	曝露/場所	患者層	特徴的な所見など	治療
Aeromonas 属	河口・湖など/ワニ・魚・ヘビなど		膿疱	メロペネム＋シプロフロキサシン
Edwardsiella tarda	淡水	肝疾患	出血性膿疱	ペニシリン・セファロスポリン系など
Erysipelothrix rhusiopathiae	魚介類　まれに豚肉・鶏肉・牛肉からも	海産物を扱う職業	肘，膝，手掌などの丘疹	ペニシリン・セファロスポリン系，マクロライド系など
Vibrio vulnificus	海水と淡水が混じる場所　カキの摂食	肝硬変	水疱	ドキシサイクリン/ミノサイクリン＋第四世代セファロスポリン
Mycobacterium marinum	水槽・プール	水族館漁業等	紫色丘疹	ドキシサイクリンなど

（Diaz JH. Skin and soft tissue infections following marine injuries and exposures in travelers. J Travel Med 2014 ; 21 : 207–13．および青木 眞．レジデントのための感染症診療マニュアル，第 3 版．東京：医学書院，2015 をもとに作成）

★── AEEVM　Aeromonas species, Edwardsiella tarda, Erysipelothrix rhusiopathiae, Vibrio vulnificus, Mycobacterium marinum

Diaz JH. Skin and soft tissue infections following marine injuries and exposures in travelers. J Travel Med 2014 ; 21 : 207–13．　PMID : 24628985

青木 眞．レジデントのための感染症診療マニュアル，第 3 版．東京：医学書院，2015 ; 798.

B 適切な切開排膿をした膿瘍の管理にてその後の抗菌薬は必要か？

85％の皮下膿瘍は適切な切開排膿（I&D）のみで治癒する。2 cm未満の，免疫状態が正常な患者の皮下膿瘍のI&D後は，基本的には抗菌薬は不要であるが，以下の該当があれば，抗菌薬の処方を考慮する必要がある。

- 多発膿瘍
- 2 cm以上の膿瘍
- 周囲の蜂窩織炎所見
- 免疫不全患者
- 乳幼児，高齢者
- 静脈炎合併例
- 顔面・手・会陰部
- 全身の感染を示唆する所見（SIRS，qSOFAスコア，白血球増加など）
- I&D単独での臨床症状改善が不十分
- 人工異物がある（人工関節，血管グラフト，ペースメーカーなど）
- 黄色ブドウ球菌を他人にうつすリスクが高いスポーツ選手や軍人など

Singer AJ, Talan DA. Management of skin abscesses in the era of methicillin-resistant Staphylococcus aureus. N Engl J Med 2014；370：1039-47. PMID：24620867

感染管理

関 藍

A ユニバーサルプリコーションとは何か？

HIVが社会的問題となっていた1985年，CDCは医療従事者の血液媒介感染予防を目的として，ユニバーサルプリコーション（普遍的予防策）を提案した。すべての患者の血液・体液は，潜在的に感染力を有すると考えるべきであるという概念に基づく感染予防策である。

　その後，CDCは，この概念を拡張し，1996年にスタンダードプリコーション（標準予防策）という概念を提唱した。これは，接触感染を中心とした予防策であるユニバーサルプリコーションに，空気感染，飛沫感染なども加えた，すべての感染経路に対する感染予防策である。

CDCのホームページ Isolation Precautions Guideline for Isolation Precautions：Preventing Transmission of Infectious Agents in Healthcare Settings（2007）（www.cdc.gov/infectioncontrol/guidelines/isolation/index.html）閲覧日：2016/10/20

A マキシマルバリアプリコーションとは何か？

帽子やマスク，滅菌ガウン，滅菌手袋，大型の滅菌ドレープを用いて無菌操作で処置を行うことを指し，主に中心静脈カテーテルの挿入時を中心にCDCが遵守を推奨している。これにより，CRBSI★を減少させることができると証明されている。

CDC. Guidelines for the Prevention of Intravascular Catheter-Related Infections, 2011（www.cdc.gov/hai/pdfs/bsi-guidelines-2011.pdf）．閲覧日：2016/10/20

★── CRBSI　カテーテル関連血流感染（catheter related blood stream infection）

A PPE★の実際の手順を説明せよ。

PPEの基本的な着脱の手順は以下のとおりである。
- 着け方：手指衛生→ガウン・エプロン→マスク→ゴーグル，フェイスシールド→手袋
- 脱ぎ方：手袋を外す→手指衛生→ゴーグルを外す→ガウン，エプロンを外す→手指衛生→マスク，フェイスシールドを外す→再度手指衛生を行う

なお，エボラウイルス感染症などの際に行う最高レベルのPPEの着脱の手順は複雑であるため，トレーニングを要し，また，単独で行わず，オブザーバーの監視下のもとで行う必要がある。詳細は，CDCやWHOのホームページを参照。

CDC. Guidance for the Selection and Use of Personal Protective Equipment(PPE) in Healthcare Settings(https://www.cdc.gov/hai/pdfs/ppe/PPEslides6-29-04.pdf). 閲覧日 2016/10/20

★── PPE　個人用防護具(personal protective equipment)

C ER内ではどのパソコンのキーボードが最も汚いか？

米国デトロイトにあるHenry Ford Hospitalsにおける研究によると，救急治療室のパソコンのキーボードは治療エリアよりも，トリアージブースや受け付けなど非治療エリアのほうが，より細菌に汚染されていることがわかった。これは治療エリアでは，洗浄可能な抗菌キーボードマットや手指の消毒などが徹底されているが，非治療エリアでは，予防対策がおろそかになっているためではないかと予測される。病院内では，非治療エリアでの，キーボードの感染予防対策も重要である。

Pugliese A, Garcia AJ, Dobson W, et al. The prevalence of bacterial contamination of standard keyboards in an urban ED. Am J Emerg Med 2011 ; 29 : 954-5. PMID : 21820257

ウイルス感染症　　　　　　　　　　　　　　　　　　　　関 藍

A 帯状疱疹におけるred flag signは何か？

顔面帯状疱疹を診た場合，鼻尖部に皮疹がないか確認すべきである。このような鼻背部の病変を，Hutchinson徴候と呼び，帯状疱疹ウイルスによる，角膜病変のリスクを示唆する。Hutchinson徴候は，帯状疱疹ウイルスの三叉神経第1枝(V1，眼神経)の枝である鼻毛様体神経(nasociliary nerve)への感染を示唆し(図10-2)，角膜炎など，眼球への炎症・感染波及の予測因子である〔相対リスク 3.35 (CI★ 95％：1.82～6.15)〕。ただし他の研究によると，Hutchinson徴候は必ずしも眼合併症を予測するものではなく，眼球結膜充血(眼合併症の感度100％，特異度68％)の有無が，眼合併症の予測にはより重要とされている。

Zaal MJ, Völker-Dieben HJ, D'Amaro J. Prognostic value of Hutchinson's sign in acute herpes zoster ophthalmicus. Graefes Arch Clin Exp Ophthalmol 2003 ; 241 : 187-91. PMID : 12644941

★── CI　信頼区間(confidence interval)

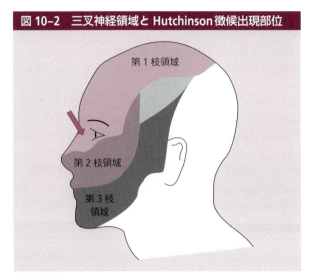

図10-2 三叉神経領域とHutchinson徴候出現部位

矢印はHutchinson徴候出現部位。
(Adam RS, Vale N, Bona MD, et al. Triaging herpes zoster ophthalmicus patients in the emergency department : do all patients require referral? Acad Emerg Med 2010 ; 17 : 1183–8 のFigure 1 より)

A インフルエンザに感染した場合に抗ウイルス薬の内服が推奨されるのはどのような場合か？

各ガイドラインによって多少推奨は異なるが，代表的な，CDCとIDSAのガイドラインの推奨について表10-14にまとめた。各ガイドラインとも，原則48時間以内の治療開始を推奨している。発症48時間以降の抗インフルエンザ薬の効果や安全性について検討された有用な研究は今のところないが，IDSAガイドラインでは，入院を要する患者群において発症48時間以降の治療を考慮してよいとしている。

Fiore AE, Fry A, Shay D, et al. Antiviral agents for the treatment and chemoprophylaxis of influenza —recommendations of the Advisory Committee on Immunization Practices(ACIP). MMWR Recomm Rep 2011 ; 60 :1–24.　PMID：21248682
Harper SA, Bradley JS, Englund JA, et al. Seasonal influenza in adults and children—diagnosis, treatment, chemoprophylaxis, and institutional outbreak management : clinical practice guidelines of the Infectious Diseases Society of America. Clin Infect Dis 2009 ; 48 : 1003–32.　PMID：19281331

A 水痘患者の皮疹の特徴を述べよ。

新旧の皮疹が混在することが特徴である。斑丘疹→小水疱→小膿疱→痂疲化の過程の各ステージの皮疹が混在してみられる。水疱は中心に臍窩を伴い，"dewdrop on rose petal(バラの花びらの上の雫)"と呼ばれる特徴的な形態をとる。口腔内や頭髪内にも発生するが，手掌や足底には出現しない点も特徴的である。また皮疹は瘙痒感を伴う。

Heininger U, Seward JF. Varicella. Lancet 2006 ; 368 : 1365–76.　PMID：17046469

表 10-14 抗インフルエンザ薬の投与適応

	CDC / ACIP[★1]	IDSA
治療推奨		(1) 入院加療を要する患者 (2) 重症，全身状態が悪い患者 (3) 以下の合併症リスクが高い患者
	● 65 歳以上 ● 施設入所者 ● 慢性呼吸器疾患 ● 血液疾患（鎌状赤血球症含む） ● 免疫抑制患者（HIV，薬剤性）	● 長期アスピリン使用（川崎病・関節リウマチなど） ● 高血圧単独を除く心血管系疾患・重症心疾患 ● 肝疾患 ● 慢性腎不全
	● 2 歳未満 ● 代謝異常（糖尿病含む） ● 神経疾患（脳性麻痺・脳卒中・てんかん，精神発達遅滞，中等度以上の発達遅延，筋ジストロフィー，脊髄損傷など） ● 妊婦，産後 2 週間以内 ● ネイティブアメリカン ● 高度肥満（BMI[★2] 40 以上）	● ワクチン接種していない生後 12～24 か月の児 ● 担がん患者 ● 糖尿病など代謝疾患 ● 神経筋疾患・てんかん・認知症他，喀痰排出困難を伴う患者
その他	上記以外の，従来健康な外来治療可能な患者については，確定された，もしくは臨床的に強く疑われる場合は，発症 48 時間以内であれば，抗インフルエンザ薬を考慮してもよい	上記以外で，48 時間以内に受診し，有症状期間の短縮を望む患者，家族に上記の高リスク患者がいる場合は抗インフルエンザ薬の投与を検討

〔Fiore AE, Fry A, Shay D, et al. Antiviral agents for the treatment and chemoprophylaxis of influenza—recommendations of the Advisory Committee on Immunization Practices(ACIP). MMWR Recomm Rep 2011；60：1-24, および Harper SA, Bradley JS, Englund JA, et al. Seasonal influenza in adults and children—diagnosis, treatment, chemoprophylaxis, and institutional outbreak management：clinical practice guidelines of the Infectious Diseases Society of America. Clin Infect Dis 2009；48：1003-32 をもとに作成〕

★1 — ACIP　Advisory Committee on Immunization Practices
★2 — BMI　肥満度指数（body mass index）

A 手足口病の皮疹の特徴を述べよ。

病名のとおり，典型例では，手掌や足底，口腔粘膜などに水疱性の皮疹を生じる。水疱は周囲に紅量を伴う。手掌や足底では，指紋方向に長軸が一致した水疱が認められる。瘙痒感を伴うことはまれであり，痂疲化もせずに治癒する。

　近年，上記のような手足口に限局した典型的な皮疹ではなく，全身広範囲にさまざまな種類の皮疹をきたすタイプの手足口病が増加しており，主に，コクサッキーウイルス A6 型によるといわれている。手足口以外の四肢・体幹に出現している場合も，手足口病を疑う必要がある。

Ventarola D, Bordone L, Silverberg N. Update on hand-foot-and-mouth disease. Clin Dermatol 2015；33：340-6.　PMID：25889136

A 伝染性単核球症をきたしうるウイルスと鑑別法を述べよ。

伝染性単核球症は主に，EBV[*1]によるが，HIVやCMV[*2]の他トキソプラズマやHBV[*3]，HHV[*4]–6，HHV–7などによっても，同様の症状をきたすため，EBV陰性伝染性単核球症，または伝染性単核球症様症候群などと呼ばれる。

このうち，EBVは比較的若年に，CMVは非若年者に多い。CMVによる伝染性単核球症は咽頭痛がほとんどなく，EBVによるものよりも，穏やかな臨床症状であることが多い。

HIVによるものは，急性HIV感染症の一部として生じるため，sexual historyが重要である。特に，粘膜潰瘍と皮疹を伴う場合は，EBVによる伝染性単核球症ではなく，HIV感染症を強く疑う必要がある。

Bravender T. Epstein–Barr virus, cytomegalovirus, and infectious mononucleosis. Adolesc Med State Art Rev 2010 ; 21 : 251–64. PMID : 21047028

[*1]— EBV　EBウイルス（Epstein–Barr virus）
[*2]— CMV　サイトメガロウイルス（cytomegalovirus）
[*3]— HBV　B型肝炎ウイルス（hepatitis B virus）
[*4]— HHV　ヒトヘルペスウイルス（human herpes virus）

A デング熱のwarning signとは何か？

デング熱は，以前はDF[*1]とDHF[*2]に分類されていたが，グレイゾーンが存在し分類が難しかった。重症化をより鋭敏に予測することを目的に，2009年にWHOのガイドラインが改訂され，以下のwarning signが分類において重視された。

（1）腹痛・腹部圧痛
（2）持続的な嘔吐
（3）腹水・胸水
（4）粘膜出血
（5）無気力・不穏
（6）肝腫大（2 cm以上）
（7）ヘマトクリット値の増加（20％以上，同時に急速な血小板減少を伴う）

これらをもとに，warning signを伴わないデング熱，warning signを伴うデング熱，重症デング熱に大きく3つに分類され，warning signを伴うデング熱は重症デング熱へ移行するリスクが高いとして，慎重な経過観察と医療介入を要する群とされている。日本の蚊媒介性感染症ガイドラインでも，warning signを伴うデング熱は入院治療を選択することとなっている。

WHO. Dengue guidelines, for diagnosis, treatment, prevention and control, New ed, 2009（www.who.int/tdr/publications/documents/dengue-diagnosis.pdf）. 閲覧日：2016/10/20
国立感染症研究所（NIID）のホームページ 蚊媒介感染症ガイドライン，第4版；10（https://www.niid.go.jp/niid/ja/diseases/sa/zika/6950-zika-medical-g4.html）. 閲覧日：2016/10/20

[*1]— DF　デング熱（dengue fever）
[*2]— DHF　デング出血熱（dengue hemorrhagic fever）

Ⓑ 🗨 MERSとは何か？

MERSはMiddle East respiratory syndromeの略で，中東呼吸器症候群と呼ばれる，新種のウイルス（MERS-CoV[★1]）による急性呼吸器感染症である。2012年にサウジアラビアのZaki医師により最初に発見された。2003年に中国で大流行したSARS-CoV[★2]と同じ，コロナウイルス科である。患者の発生報告は主に中東地域であるが，輸入感染としてヨーロッパや韓国でも症例報告がある。SARS[★3]と比較すると，ヒト-ヒト感染は持続的には認めず，濃厚接触者のみに限られているため，爆発的な流行とはならなかった。感染源はヒトコブラクダであると推定されている。

Zaki AM, van Boheemen S, Bestebroer TM, et al. Isolation of a novel coronavirus from a man with pneumonia in Saudi Arabia. N Engl J Med 2012；367：1814-20. PMID：23075143

★1 — MERS-CoV　MERSコロナウイルス（Middle East respiratory syndrome coronavirus）
★2 — SARS-CoV　SARSコロナウイルス（severe acute respiratory syndrome coronavirus）
★3 — SARS　重症急性呼吸器症候群（severe acute respiratory syndrome）

Ⓑ 🗨 麻疹は現在，日本では感染する可能性はあるか？

2015年3月，WHO西太平洋事務局により，日本は，新たに麻疹の排除状態（measles elimination）であると認定された。

　WHOによる排除（elimination）の定義は，「広大な面積と十分な人口を有する地理的領域において，麻疹ウイルスの常在的伝播が起こりえず，また，輸入症例により麻疹ウイルスが再度持ち込まれても持続的伝播が起こりえないような状態で，孤発例および連鎖的に伝播する症例はすべて輸入症例に関連づけられ，それを維持するために地域はワクチン接種による高いレベルの人工免疫を維持することが不可欠な動的な状態」である。世界的に伝播が遮断された状態である，根絶（eradication）とは異なるので，用語の使用に注意したい。

　定義内にもあるように，土着のウイルスによる流行は起こらなくとも，海外からの輸入感染症としての麻疹感染はありうる状態である。

　事実，2013年冬にはフィリピンからの輸入症例で，2016年夏には，インドネシアのバリ島からの帰国者により，日本国内の流行が発生した。今後とも，帰国者，輸入感染症としての症例を中心に警戒を緩めないで対応する必要がある。

国立感染症研究所（NIID）のホームページ（https://www.niid.go.jp/niid/ja/diseases/ha/polio/392-encyclopedia/518-measles.html）．閲覧日：2016/10/20

Ⓑ 🗨 修飾麻疹とは何か？

過去に罹患やワクチン接種などにより，麻疹に対する免疫は有するが不十分な人が麻疹ウイルスに感染した場合に発症する，軽症で非典型的な麻疹のことを修飾麻疹と呼ぶ。高熱が出ない，皮疹が全身に広がらず融合しないなど非典型的であり，麻疹と認識されず，他のウイルス性発疹と誤認されることもある。近年は，ワクチン接種者が，接種後に麻疹ウイルスに曝露する機会が減ってしまったため，ブースター効果が得られずに，中和抗体が十分量維持できないSVF[★]が増加し，修飾麻疹を発症しうるといわれている。これらの修飾麻疹は，感染力は通常の麻疹と変わらないうえ，所見が非典型的で，麻疹と診断されにくく，見逃すと感染拡大の原因となるため，注意が必要である。

Edmonson MB, Addiss DG, McPherson JT, et al. Mild measles and secondary vaccine failure during a sustained outbreak in a highly vaccinated population. JAMA 1990 ; 263 : 2467–71. PMID : 2278542

★— SVF　secondary vaccine failure

Ⓑ 妊婦が風疹患者に曝露したときの対応を述べよ。

妊娠初期に風疹に感染した場合，胎児に難聴や白内障，先天性心疾患を起こす，CRS[★1]をきたす可能性がある。妊娠20週以降に感染した場合はほとんど生じないとされている。

　妊娠中に風疹患者に曝露した場合は，風疹抗体検査（HI[★2]）を行い，通常妊娠12週までに実施されているHIの結果を確認し，比較する。また，HI抗体に加え，IgM[★3]抗体も提出し，2週間後に再検し比較する。2週間後にHI抗体が4倍以上，IgM抗体が陽性化すれば，風疹罹患の可能性が高いと判断される。

　しかし，母体感染は必ずしも胎児感染を意味しない。CRS発症リスクは，妊娠4～6週で100％，7～12週で80％，13～16週で50％，17～20週で6％，20週以降は0％とされている。胎児感染の確認には羊水検査が必要となるため，対応のできる施設への紹介を検討する（対応のできる施設は，下記のガイドラインおよび，国立感染症研究所のホームページを参照）。

日本産婦人科学会. 産婦人科診療ガイドライン—産科編 2014 ; 303（www.jsog.or.jp/activity/pdf/gl_sanka_2014.pdf）．閲覧日：2016/10/20

★1— CRS　先天性風疹症候群（congenital rubella syndrome）
★2— HI　赤血球凝集抑制試験（hemagglutination inhibition test）
★3— IgM　免疫グロブリンM（immunoglobulin M）

Ⓑ 水痘患者の帰宅時の家族に対するアドバイスは何か？

水痘ウイルスは感染力が強く，免疫がない家族への感染は90％以上にのぼる。そのため，水痘の診断をした場合，以下のアドバイスが必要である。
(1) 接触・空気感染予防を行うように指示
(2) 免疫不全者，妊婦に患者が接触しないように指示
(3) 免疫がなく患者と濃厚接触した者がいれば，72時間以内できるだけ早期に水痘ワクチンを接種するように推奨
(4) ワクチンを使用できない妊婦・免疫不全者で濃厚接触した者がいれば，接触後96時間以内のガンマグロブリンの投与を推奨
(5) ワクチン・免疫グロブリンともに使用できなければ，接触後7日目から7日間アシクロビルの経口投与を行うことを検討
(6) 発症後5日間，すべての皮疹が痂疲化するまでは感染性があるとして，登園・登校・登社を避けるように指示
(7) Reye症候群の恐れがあるので，アスピリンが含まれる薬を内服しないように指示（市販薬も含む）

Marin M, Güris D, Chaves SS, et al. Prevention of varicella : recommendations of the Advisory Committee on Immunization Practices（ACIP）. MMWR Recomm Rep 2007 ; 56 : 1–40. PMID : 17585291

ジカ熱のジカとはどこか？

ジカ熱は近年の流行から，南米の疾患というイメージが強いが，ジカの名はアフリカ由来である．ジカウイルスは，1947年にウガンダのZika forest（ジカ森林）のアカゲザルから初めて分離されたためジカ熱の名前がつけられた．南米だけでなく，東南アジアでの感染も多く，「南米の病気」という決めつけをしないように気をつけたい．

また，「ジカ熱」は通称であり，感染症法における届出疾病名は「ジカウイルス感染症」である．臨床的に必ずしも高熱を伴わないことが多く，「ジカ熱」よりも「ジカウイルス感染症」の呼称が適切である．

Wikan N, Smith DR. Zika virus : history of a newly emerging arbovirus. Lancet Infect Dis 2016 ; 16 : 119-26. PMID : 27282424

デング熱とチクングニア熱を見分けるポイントはあるか？

デング熱とチクングニア熱の流行地はほぼ一致しており，渡航歴のみからの鑑別は困難である．臨床的には，チクングニア熱のほうがデング熱よりも，より関節痛が強いという特徴がある（「チクングニア」は，アフリカの言語であるマコンデ語で「身を屈めた状態にする」という意味であり，「身を屈めるほどひどい関節痛」という臨床症状が疾患名となっている）．また，この関節痛は場合によっては数か月以上遷延することがある．

皮疹の見た目からの鑑別は難しいが，デング熱の皮疹が解熱後に遅発性に出現するのに対して，チクングニアでは皮疹は初期から出現しやすいという点は鑑別のポイントである．

Pialoux G, Gaüzère BA, Jauréguiberry S, et al. Chikungunya, an epidemic arbovirosis. Lancet Infect Dis 2007 ; 7 : 319-27. PMID : 17448935

黄熱病のFaget徴候とは何か？

黄熱病の際に，高熱に比して脈拍が上がらない，いわゆる比較的徐脈のことである．フランス人医師であり，黄熱病研究者であったJean Charles Faget（1818〜1884年）が発見したためこの名がついている．この比較的徐脈は，黄熱病による心筋障害を示唆するともされ，心電図では，ブロックを伴わない洞徐脈，ST-T変化などをきたす．

Wittesjö B, Björnham A, Eitrem R. Relative bradycardia in infectious diseases. J Infect 1999 ; 39 : 246-7. PMID : 10714809

渡航歴と感染症

久保健児，関 藍

日本国内の旅行歴で注意を払うべき組み合わせは何か？

- 北海道：*Borrelia miyamotoi*感染症，ダニ媒介性脳炎，ライム病[*1]，多包性エキノコックス症，（北海道出身者は日本脳炎の予防接種を受けていない）
- 北海道を除く全国：ツツガムシ病
- 東北より以南：日本紅斑熱
- 西日本：SFTS[*]，アナプラズマ症

- 沖縄：夏のインフルエンザ，レプトスピラ症*2，広東住血線虫症*2（好酸球性脳脊髄膜炎），沖縄県出身の高齢者は糞線虫の保菌者の可能性がある　　　＜久保健児＞

忽那賢志. 付. マダニ地図 2016. In：忽那賢志. 感染症診療とダニワールド [Enfection シリーズ]. Kindle 版. 東京：シーニュ, 2016.

★― SFTS　重症熱性血小板減少症候群（severe fever with thrombocytopenia syndrome）

*1―注　ライム病は，本州・九州でも報告がある。
*2―注　レプトスピラ症，広東住血線虫症は，沖縄以外でも報告がある。

A 日本国内の動物咬傷から狂犬病を発症することはあるか？

基本的にはない。

　狂犬病ウイルス（Rabies virus）は，ラブドウイルス科（Rhabdoviridae）リッサウイルス属（Lyssavirus）に属する RNA ウイルスである。ほぼすべての哺乳動物に感染し，さまざまな動物（アライグマ，スカンク，リス，キツネ，コウモリなど）がウイルスのリザーバー（供給源）となる。インドなど途上国においては，イヌ（特に野良イヌ）が問題である。ヒトは通常，動物に咬まれて感染するが，感染したコウモリから分泌されるエアロゾルを吸入しても感染する。米国例の大多数は明確な動物咬傷歴がなく，70％は2種類のコウモリに関連していた。

　日本では 1957 年以降，国内でのヒト・動物の狂犬病の報告はない。輸入例 3 例のみ（1970 年のネパール渡航者 1 例と 2006 年のフィリピン渡航者 2 例）が報告されている。2016 年現在の狂犬病清浄国は，日本とグアム，ハワイ，フィジー，オーストラリア，ニュージーランド，アイスランドの 6 地域である（2012 年に英国，北欧，2013 年に台湾が，農林水産大臣の指定から外された）。

　したがって，日本での動物咬傷では，基本的には狂犬病を考慮する必要はない。例外として想定されるのは，（1）不法に輸入された感染動物に咬まれた，（2）港町近くで海外からの貨物船・漁船にまぎれた感染動物に咬まれた（あるいはそれらの動物に咬まれた動物に咬まれた）場合である。なお，日本で飼育されているイヌは，狂犬病予防法第 27 条で毎年 1 回の狂犬病ワクチン接種が義務づけられているが，接種率は推定 39％ とする報告があり，国内に狂犬病ウイルスが持ち込まれた場合の潜在的リスクとして注意を要する。　　　＜久保健児＞

Messenger SL, Smith JS, Rupprecht CE. Emerging epidemiology of bat-associated cryptic cases of rabies in humans in the United States. Clin Infect Dis 2002；35：738-47.　PMID：12203172
厚生労働省のホームページ 狂犬病（www.mhlw.go.jp/bunya/kenkou/kekkaku-kansenshou10/）．閲覧日：2016/10/26
農林水産省動物検疫所のホームページ 指定地域（農林水産大臣が指定する狂犬病の清浄国・地域）（www.maff.go.jp/aqs/animal/dog/rabies-free.html）．閲覧日：2016/10/26
狂犬病臨床研究会のホームページ（www.rabies.jp/）．閲覧日：2016/10/26
日本獣医師会提言. 狂犬病対策について 2010（http://nichiju.lin.gr.jp/kousyu/pdf/h22_0401_kyouken.pdf）．閲覧日：2016/10/26

A 狂犬病を発症した場合の致死率はどの程度か？

狂犬病の致死率は，ワクチン未接種者では，ほぼ 100％ である。

　例外的に，ミルウォーキー・プロトコール（Milwaukee protocol）により救命できたとする報告がある。オリジナルの報告は，2004 年に米国ウィスコンシン州のミル

ウォーキーで，コウモリに咬まれた15歳の女性が1か月後に狂犬病による脳炎を発症し，脳波で群発抑制交代(burst–suppression pattern)を維持するように深昏睡にまで鎮静する脳保護療法(ケタミン＋ミダゾラム)と抗ウイルス薬(アマンタジン)などの集中治療によって救命された。

　ウィスコンシン医科大学(Medical College of Wisconsin)のホームページにプロトコールが載っていて，生存例は5例となっている。2012年版(第4版)では，オリジナルで含まれていたリバビリンが除かれている。また，鎮静薬として，バルビツレート，プロポフォールは推奨しないと記載されている。生存例に共通する点として，狂犬病ウイルスの抗原が陰性で，抗体が陽性であった点が指摘されており，こういった例では適応になるかもしれないという意見がある。

　しかしながら，ミルウォーキー・プロトコールを適応して救命できなかったとする報告(少なくとも20例)があり，残念ながら，有効性が確立したものではない。

<久保健児>

Willoughby RE Jr, Tieves KS, Hoffman GM, et al. Survival after treatment of rabies with induction of coma. N Engl J Med 2005；352：2508–14. PMID：15958806
CDC. Recovery of a patient from clinical rabies—California, 2011. MMWR Morb Mortal Wkly Rep 2012；61：61–5. PMID：22298301
Medical College of Wisconsin. Pediatrics：Infectious Diseases. Rabies Registry Website(www.mcw.edu/Pediatrics/InfectiousDiseases/PatientCare/Rabies.htm). 閲覧日：2016/9/21
Jackson AC. Rabies in the critical care unit：diagnostic and therapeutic approaches. Can J Neurol Sci 2011；38：689–95. PMID：21856570

A 海外渡航後の患者でマラリアを疑うのはどんな場合か？

渡航歴と潜伏期間の組み合わせにより疑う。サハラ以南のアフリカやパプアニューギニアなどへの渡航後1週間以上経ってからの発熱では，症状・所見のみから否定せずに，マラリアを念頭において対応する。ヒトにマラリアを起こす5種類のうち，見逃すと致死的になるのは熱帯熱マラリアであり，数日で重症マラリアへ移行しうるので緊急性が高い。

　マラリアの主な流行地は，サハラ以南のアフリカ，パプアニューギニアである。詳細は，MALARIA.comや，Malaria Atlas Project，および国別情報として，Yellow book(CDC)の"Yellow Fever & Malaria Information, by Country"もしくはFit For Travel(UK)の国別のサイトがわかりやすい。

　潜伏期間は，熱帯熱マラリア，三日熱マラリア，卵形マラリアは1〜4週間，四日熱マラリアは2〜6週間程度である。ただし，三日熱マラリア原虫と卵形マラリア原虫は肝臓内で休眠体になり，数か月〜数年後に発症・再発することもある。

<久保健児>

国立国際医療研究センター国際感染症センター国際感染症対策室. マラリア診断・治療・予防の手引き. 国立国際医療研究センター国際感染症センター. グローバル感染症マニュアル. 東京：南江堂, 2015；9–15.

C 10歳男児。南米から移住。けいれんで来院。CTで円形の石灰化を伴う病変を認める。診断は何か？

神経嚢虫症(中枢神経系の有鉤嚢虫症)を疑う。
　有鉤条虫(Taenia solium)という条虫(cestode, tapeworm)の感染は，(1) 嚢虫(幼

虫)を含む豚肉の摂取による腸管の感染(有鉤条虫症)と，(2) 虫卵の経口摂取による脳などの感染(有鉤囊虫症)という2種類の経路によって生じる。

(a) 有鉤条虫症：有鉤条虫は，ブタを中間宿主，ヒトを終宿主として生活環が回っている。ヒトが加熱不十分な豚肉を食べて筋肉内の囊虫(幼虫)を摂取すると，ヒトの小腸内で有鉤条虫(成虫)にまで発育し，便から排出される。排出された虫卵あるいは繁殖力のある片節をブタが摂取すると，ブタの小腸内で幼虫が孵化して六鉤幼虫となり，小腸壁から血流に乗って筋肉内で囊虫となる。この経路では，ヒトの腸管内に成虫が寄生しているだけで予後は良好である

(b) 有鉤囊虫症：一方，ヒトが排泄する虫卵で汚染された食品・水を，ヒトが経口摂取すると，中間宿主であるブタと同様の機序で小腸内で幼虫に成長し，小腸壁から血流に乗って各所に囊虫をつくり，有鉤囊虫症となる。囊虫が脳に生じた場合，数年かけて脳内や脳室内に集簇し，囊胞内で幼虫が死んで融解すると石灰化する。頭部CTでは，石灰化，囊胞がみられ，成人発症のけいれんや閉塞性水頭症などによる頭蓋内圧亢進症として発症する。皮下にも小指頭大の囊胞を認めたり，X線写真で筋肉内に石灰化した桿状物を認めることがある。南米の一部の農村地域では，住民の20％に画像検査で無症候性囊胞を認めるという。米国では，ヒスパニック系の移民など推定で4.1万〜16.9万人の感染者がいるとされる。

日本では，株式会社エスアールエルを通じて宮崎大学で検査可能な抗寄生虫抗体スクリーニングの12項目の1つに有鉤囊虫が含まれている。治療は，ステロイド，アルベンダゾール，抗けいれん薬，脳室−腹腔シャント術などである

<久保健児>

Hotez PJ. Neglected parasitic infections and poverty in the United States. PLoS Negl Trop Dis 2014；8：e3012. PMID：25188455

Kapelusznik L, Caplivski D. Case 3d：頭痛と視力低下を発症した建築作業員. In：本郷偉元(監修), 岡秀昭(監訳). 感染症プラクティス 72症例で鍛える診断・治療力. 東京：メディカル・サイエンス・インターナショナル, 2014.

A 海外渡航者の発熱で，感染症情報はどこから入手できるか？

- FORTH(For Traveler's Health)(www.forth.go.jp)：日本の厚生労働省検疫所によるインターネットウェブサイトである。日本語ベースで，国・地域別に流行している感染症などについての情報を検索できる。
- Fit For Travel(www.fitfortravel.nhs.uk/home.aspx)：スコットランドNHS[*]が提供する，インターネットウェブサイトである。英語ベースで国，地域別の感染症流行状況を検索できる。

 特にMalaria Mapは国ごとにどの地域がマラリア感染の高リスク地域かを視覚的に確認でき，便利である。
- Yellow Book：2年に一度アップデートされるCDCのHealth Information for International Travelのことで，表紙が黄色いので通称Yellow Bookと呼ばれている。現在は書籍のほかにオンライン版もある。

<関 藍>

[*]— NHS　国民保健サービス(National Health Service)

11 内分泌

木村信彦，横山和久

AKA

木村信彦

A🅰 AKA★とは何か？　その起こりやすいタイミングはいつか？

AKAとは，アニオンギャップ開大性の代謝性アシドーシスで，慢性的な飲酒歴のある患者が急に飲酒を止めたときに生じることが多く，嘔気・嘔吐などの消化器症状をきたすことが多い。1940年にDillonらによって，大量に長時間飲酒した後にケトアシドーシスを生じた糖尿病既往のない9症例が報告された。alcoholic ketoacidosis（アルコール性ケトアシドーシス）という疾患名は，1970年にJenkinsらによって名づけられた。ケトアシドーシスの約20%を占めるといわれ，臨床症状/所見としては，嘔気・嘔吐，腹痛などの消化器症状をはじめ，意識障害などをきたすこともあり，また死亡の報告例もある（表11-1）。典型的には，アルコール依存症の患者が大量に飲酒し，何らかの理由（嘔吐，胃炎，膵炎，肝炎，誤嚥性肺炎など）で飲酒が中断された1〜3日後に生じることが多い。ただし，初めての大量飲酒でAKAを生じたという報告もある。また，約半数の患者はAKAを繰り返すといわれている。

表11-1　AKAの症状と所見

嘔気（76%）
嘔吐（73%）
腹痛（62%）
呼吸苦（20%）
頻脈（58%）
頻呼吸（49%）
腹部圧痛（43%）
意識障害（18%）

（Adams JG. Emergency Medicine：clinical essentials, 2nd ed. Philadelphia：Elsevier/Saunders, 2013のBox 161.1を改変）

McGuire LC, Cruickshank AM, Munro PT. Alcoholic ketoacidosis. Emerg Med J 2006；23：417-20. PMID：16714496
CHAPTER161. In：Adams JG. Emergency Medicine：clinical essentials, 2nd ed. Philadelphia：Elsevier/Saunders, 2013：1365-8.
CHAPTER 226. In：Tintinalli J, Stapczynski JS, Ma OJ, et al. Tintinalli's Emergency Medicine：a comprehensive study guide, 8th ed. New York：McGraw-Hill Education, 2016：1464-5.

★― AKA　アルコール性ケトアシドーシス（alcoholic ketoacidosis）

Ⓑ AKAで主に上昇する血清のケトン体は何か？

ケトン体と総称される化合物は，アセト酢酸，βヒドロキシ酪酸，アセトンの3つである．AKAでは，そのいずれもが上昇するが，主に上昇するケトン体はβヒドロキシ酪酸である．

まず，エタノールが肝臓で代謝される過程でアセトアルデヒド，アセチルCoA★1などを経てアセト酢酸がつくられる．その際，NAD★2が使用され，NADH*となる．アセト酢酸はNADHにより還元され，βヒドロキシ酪酸となる（一部は血中で非酵素的にアセトンとなり，揮発性のアセトンは呼気に排泄される）．アセト酢酸とβヒドロキシ酪酸の平衡はNADH/NAD比で決定される．エタノールの代謝のためにNADHが大量につくられ，NADが枯渇し，それによりβヒドロキシ酪酸が増加する．AKAでのβヒドロキシ酪酸とアセト酢酸の比は10：1ともいわれている（糖尿病性ケトアシドーシスでは3：1）．

食事を十分にとらずに飲酒することによって急性の飢餓状態になり，グリコーゲンが枯渇し，インスリン分泌が抑制される．それにより，グルカゴンやコルチゾール，成長ホルモンなどの分泌が促進されることで脂肪の分解が進み，これによってもケトン体は増加する．また，脱水により尿量が減少し，ケトン体の腎排泄が障害される．

Allison MG, McCurdy MT. Alcoholic metabolic emergencies. Emerg Med Clin North Am 2014；32：293-301. PMID：24766933
石崎泰樹, 丸山 敬. イラストレイテッド生化学 原書6版. 東京：丸善出版, 2015；254-6.
CHAPTER161. In：Adams JG. Emergency Medicine：clinical essentials, 2nd ed. Philadelphia：Elsevier / Saunders, 2013：1365-8.

★1─CoA　コエンザイムA（coenzyme A）
★2─NAD　ニコチンアミドアデニンジヌクレオチド（nicotinamide adenine dinucleotide）
*─注　NADHはNAD$^+$の還元型．

Ⓑ AKAの診断について述べよ．

診断基準としては，次のようなものが挙げられる．
（1）大量に飲酒し，その後，嘔気・嘔吐が生じ，経口摂取が減ったという病歴
（2）アニオンギャップ開大性の代謝性アシドーシス
（3）血中ケトン陽性
（4）血糖値は低い〜わずかに高い（著しい高血糖ではない）
（5）アニオンギャップ開大性代謝性アシドーシスをきたすその他の疾患の除外

（2）と（5）について，アニオンギャップ開大性代謝性アシドーシスには，表11-2のような語呂合わせがあり，覚えておくと便利である．

（3）について，血中のケトン体検査には，アセト酢酸とβヒドロキシ酪酸を合わせて総ケトン体として測定するものや，それぞれ別個に測定するものもある．AKAで有意に上昇するのはβヒドロキシ酪酸である．一方，尿試験紙法でのケトン体の反応原理は，ニトロプルシド反応に基づきアセト酢酸を検出するものであり，βヒドロキシ酪酸には反応しないため，尿ケトン陰性をもってAKAを否定することはできない．また，血中のアルコール濃度は検出不可か検出できてもごく低値である．

最後に，AKAをきたす慢性的な飲酒歴のある患者は，低カリウム血症や低マグネシウム血症，低リン血症などの電解質異常や肝疾患，膵炎，さらには誤嚥性肺炎など

表 11-2 CAT-MUDPILES

C =	carbon monoxide（一酸化炭素），cyanide（シアン化物）
A =	alcoholic ketoacidosis（アルコール性ケトアシドーシス：AKA）
T =	toluene（トルエン）
M =	methanol（メタノール）
U =	uremia（尿毒症）
D =	diabetic ketoacidosis（糖尿病性ケトアシドーシス）
P =	paraldehyde（パラアルデヒド），phenformin（フェンホルミン）
I =	isoniazid（イソニアジド），iron（鉄中毒）
L =	lactic acidosis（乳酸アシドーシス）
E =	ethylene glycol（エチレングリコール）
S =	salicylates（サリチル酸），starvation（飢餓），strychnine（ストリキニーネ）

（Adams JG. Emergency Medicine：clinical essentials, 2nd ed. Philadelphia：Elsevier/Saunders, 2013 の 1,367 ページの表を改変）

を合併することも多く，それらも見逃さないようにすべきである。

CHAPTER 226. In：Tintinalli J, Stapczynski JS, Ma OJ, et al. Tintinalli's Emergency Medicine：a comprehensive study guide, 8th ed. New York：McGraw-Hill Education, 2016：1464-5.
CHAPTER161. In：Adams JG. Emergency Medicine：clinical essentials, 2nd ed. Philadelphia：Elsevier/Saunders, 2013：1365-8.
Allison MG, McCurdy MT. Alcoholic metabolic emergencies. Emerg Med Clin North Am 2014；32：293-301. PMID：24766933

Ⓑ AKAの治療について述べよ。

2つの大きな治療の軸はブドウ糖の投与と細胞外液の投与である。ブドウ糖の投与はインスリン分泌を促し，それが脂肪分解を抑制し，さらなるケトン体の産生を抑える。また，ブドウ糖はNADHからNADへの酸化を促進し，それによりさらにケトン体の産生が抑えられる。生理食塩液にブドウ糖を5％となるように混注して投与することを推奨している者が多い。

　来院時から低カリウム血症や低マグネシウム血症，低リン血症を認めることもあれば，輸液が進むにつれて生じてくる場合もあり，適宜，電解質の補正が必要である。救急外来においてルーチンでAKAの患者にチアミン（ビタミンB$_1$）を補充すべきかどうかは議論の分かれているところである。チアミン補充の理論的背景は，Wernicke

脳症の予防と併存する乳酸アシドーシスの改善である。補充する場合は 100 mg のチアミンを静注する。

　炭酸水素ナトリウムの投与はほとんど必要になることはない。pH＜7.1 のアシデミアがある際には考慮されるが，AKA 単独でそこまでのアシデミアをきたすことは非常にまれであるため，他疾患の併存の可能性を考えるべきである。

　アシドーシスはおよそ 12～24 時間で改善するといわれており，他に合併症のない患者では，経口摂取できることを確認したうえで，帰宅可能となることが多い。<u>逆に，輸液やブドウ糖投与で治療をしていてもアシドーシスが改善しない場合は，むしろ，積極的に他のアシドーシスの原因を探しにいかなければならない</u>（敗血症，急性腹症，メタノールなどの他の中毒の合併など）。AKA の死亡率は 1％以下である。患者の帰宅時には，アルコール依存症の可能性について言及し，適切なカウンセリングを受けられるように外来へとつなぐことが重要である。

CHAPTER 226. In：Tintinalli J, Stapczynski JS, Ma OJ, et al. Tintinalli's Emergency Medicine：a comprehensive study guide, 8th ed. New York：McGraw–Hill Education, 2016：1464–5.
Allison MG, McCurdy MT. Alcoholic metabolic emergencies. Emerg Med Clin North Am 2014；32：293–301. PMID：24766933
McGuire LC, Cruickshank AM, Munro PT. Alcoholic ketoacidosis. Emerg Med J 2006；23：417–20. PMID：16714496
CHAPTER161. In：Adams JG. Emergency Medicine：clinical essentials, 2nd ed. Philadelphia：Elsevier / Saunders, 2013：1365–8.

甲状腺

木村信彦

B 甲状腺クリーゼの日米の診断基準の相違点について述べよ。

甲状腺クリーゼの診断基準として，世界的に最も使用されているのは，1993 年に Burch と Wartofsky によって提唱された診断基準であろう（表 11–3）。この基準は，臓器障害を伴う甲状腺クリーゼと甲状腺中毒症を区別するためにつくられたものである。(1) 体温，(2) 中枢神経症状，(3) 消化器症状 / 肝機能異常，(4) 脈拍数，(5) うっ血性心不全，(6) 心房細動，(7) 誘因になりうる病歴の 7 項目から成り，それぞれの項目にスコアが与えられている。その総計が 25 点未満で甲状腺クリーゼは否定的，25～44 点では甲状腺クリーゼの切迫状態，45 点以上では甲状腺クリーゼが強く疑われる，と評価する。この診断基準の問題点として，甲状腺機能が含まれていないこと，スコアの設定根拠が不明であること，煩雑であること，治療法の選択や生命予後との関連が不明であることが挙げられる。

表 11–3　Burch と Wartofsky による診断基準

		点数
体温（℃）	37.2～37.7	5
	37.8～38.2	10
	38.3～38.8	15
	38.9～39.3	20

	39.4〜39.9	25
	40.0 以上	30
中枢神経症状	なし	0
	軽度(興奮)	10
	中等度(せん妄,精神病,高度の嗜眠)	20
	重度(けいれん,昏睡)	30
消化器症状・肝機能異常	なし	0
	中等度(下痢,嘔気,嘔吐,腹痛)	10
	高度(原因不明の黄疸)	20
脈拍数(回/分)	90〜109	5
	110〜119	10
	120〜129	15
	130〜139	20
	140 以上	25
うっ血性心不全	なし	0
	軽度(浮腫)	5
	中等度(両肺底部のラ音)	10
	重度(肺水腫)	15
心房細動	なし	0
	あり	10
誘因になりうる病歴	なし	0
	あり	10

甲状腺クリーゼである可能性は,各項目の総計が 25 点未満では unlikely,25〜44 点では impending,45 点以上で highly likely と評価する。
(Burch HB, Wartofsky L. Life-threatening thyrotoxicosis. Thyroid storm. Endocrinol Metab Clin North Am 1993;22:263-77 より)

　日本では,2008 年に日本甲状腺学会と日本内分泌学会によって診断基準を作成され,全国疫学調査をもとに,2012 年に診断基準の改定が行われた(表 11–4)。この基準では,FT*3 もしくは FT4 が高値であることが必須項目とされている点,甲状腺クリーゼの症状のなかで中枢神経症状の頻度が高い(84％)ことから優先的に位置づけられている点,症状をスコア化ではなく有無で判定する点などが特徴である。

表 11–4　甲状腺クリーゼの診断基準(第 2 版)

必須項目
甲状腺中毒症の存在(遊離 T3 および遊離 T4 の少なくともいずれか一方が高値)
症状[*1]
1. 中枢神経症状[*2]
2. 発熱(38℃以上)
3. 頻脈(130 回/分以上)[*3]

(次ページへ続く)

4. 心不全症状 *4
5. 消化器症状 *5

確実例
必須項目および以下を満たす *6
a. 中枢神経症状＋他の症状項目1つ以上，または
b. 中枢神経症状以外の症状項目3つ以上

疑い例
a. 必須項目＋中枢神経症状以外の症状項目2つ，または
b. 必須項目を確認できないが，甲状腺疾患の既往・眼球突出・甲状腺腫の存在があって，確実例条件のaまたはbを満たす場合 *6

〔日本内分泌学会検討委員会. 甲状腺クリーゼの診断基準(第2版)(http://square.umin.ac.jp/endocrine/rinsho_juyo/pdf/koujosen01.pdf)より〕

*1―注 明らかに他の原因疾患があって発熱(肺炎，悪性高熱症など)，意識障害(精神疾患や脳血管障害など)，心不全(急性心筋梗塞など)や肝障害(ウイルス性肝炎や急性肝不全など)を呈する場合は除く．しかし，このような疾患のなかにはクリーゼの誘因となるものもあるため，クリーゼによる症状か単なる併発症か鑑別が困難な場合は誘因により発症したクリーゼの症状とする．このようにクリーゼでは誘因を伴うことが多い．甲状腺疾患に直接関連した誘因として，抗甲状腺薬の服用不規則や中断，甲状腺手術，甲状腺アイソトープ治療，過度の甲状腺触診や細胞診，甲状腺ホルモン薬の大量服用などがある．また，甲状腺に直接関連しない誘因として，感染症，甲状腺以外の臓器手術，外傷，妊娠・分娩，副腎皮質機能不全，糖尿病ケトアシドーシス，ヨード造影剤投与，脳血管障害，肺血栓塞栓症，虚血性心疾患，抜歯，強い情動ストレスや激しい運動などがある．
*2―注 不穏，せん妄，精神異常，傾眠，けいれん，昏睡．Japan Coma Scale(JCS) 1以上またはGlasgow Coma Scale(GCS) 14以下．
*3―注 心房細動などの不整脈では心拍数で評価する．
*4―注 肺水腫，肺野の50％以上の湿性ラ音，心原性ショックなど重度な症状．New York Heart Association 心機能分類Ⅳまたは Killip 分類Ⅲ度以上．
*5―注 嘔気・嘔吐，下痢，黄疸(血中総ビリルビン＞3 mg/dL)．
*6―注 高齢者は，高熱，多動などの典型的クリーゼ症状を呈さない場合があり(apatheticthyroid storm)，診断の際注意する．

Burch HB, Wartofsky L. Life-threatening thyrotoxicosis. Thyroid storm. Endocrinol Metab Clin North Am 1993；22：263-77． PMID：8325286
赤水尚史. 甲状腺クリーゼの診断と治療. 日本臨牀 2012；70：2000-4.
Akamizu T, Satoh T, Isozaki O, et al. Diagnostic criteria, clinical features, and incidence of thyroid storm based on nationwide surveys. Thyroid 2012；22：661-79． PMID：22690898
栗山 明. 特集：内分泌・代謝・電解質 甲状腺クリーゼ：極期を乗り切り，甲状腺疾患の治療につなげる. INTENSIVIST 2015；7：579-88.

★―FT 遊離サイロキシン(free thyroxine)

A 甲状腺クリーゼの誘発因子を述べよ．

甲状腺クリーゼの発症機序は不明であるが，70％の症例では誘発因子があるといわれている．抗甲状腺薬の怠薬が最多で，他は感染，手術，外傷，精神的ストレス，妊娠などが代表的である．

De Leo S, Lee SY, Braverman LE. Hyperthyroidism. Lancet 2016；388：906-18． PMID：27038492

B 甲状腺クリーゼの治療を述べよ．

甲状腺クリーゼは内科救急疾患であり，致死率は8～25％といわれ，多くの場合，ICUでの治療が必要になる．甲状腺クリーゼの治療の4つの柱は，(1) 甲状腺ホルモ

ン産生と分泌の抑制，(2) 甲状腺ホルモン作用の減弱，(3) 全身管理，(4) 誘因の除去に集約される．

　ガイドラインや主要教科書，各レビューによって各薬剤の投与量には違いがあり，注意を要する．ここでは，2016 年の日本甲状腺学会・日本内分泌学会発表のガイドラインに準拠する．

1. 甲状腺ホルモン産生と分泌の抑制
- **抗甲状腺薬の投与：**
  - チアマゾール(MMI)：30 mg/日静注投与，もしくは 60 mg/日経口投与
    プロピルチオウラシル(PTU)：600 mg/日経口投与
  - 意識障害を伴う場合や嘔吐，下痢などの消化器症状が強い場合などは，チアマゾールの静注投与が推奨されている
  - 甲状腺クリーゼ治療における MMI と PTU の優劣に関しては，現時点で明確なエビデンスはない
  - 漸減に関しては，TSH[★1] ではなく甲状腺ホルモンを指標に行う
  - 抗甲状腺薬の代表的な副作用には，皮疹/瘙痒感，無顆粒球症，肝機能障害がある
- **ヨードの投与(順序は抗甲状腺薬投与→ヨード投与)：**ヨウ化カリウム 200 mg/日経口投与，代わりにルゴール液(ヨードが 6.3 mg/滴の製剤で 10 滴を 6〜8 時間ごとなど)を使用することもある
  - 高用量のヨードは甲状腺ホルモンの分泌を抑制する(Wolff–Chaikoff 効果)
  - ヨードには甲状腺ホルモン産生を促進する作用もあるため，必ず，抗甲状腺薬投与から 1 時間後に投与する
  - 作用機序は不明であるが，炭酸リチウムは甲状腺からの甲状腺ホルモン放出を抑制することが知られており，抗甲状腺薬やヨードにアレルギーのある患者では使用が考慮される

2. 甲状腺ホルモン作用の減弱
- **ステロイドの投与：**ヒドロコルチゾン 100 mg 8 時間ごと
  - 甲状腺クリーゼに伴う代謝亢進状態による相対的副腎不全に対して有効であるとされる
  - 高用量のステロイドは甲状腺ホルモンの産生を抑制し，末梢での T4 → T3 の変換を抑制することが示されている

3. 全身管理
- **輸液：**嘔吐，下痢・発熱・発汗による著明な脱水をきたしていることがあり，細胞外液の輸液が必要となることが多い．うっ血性心不全をきたしていることもあり，体液量管理は患者ごとに個別化して行うべきである
- **β 遮断薬：**ランジオロール 1〜10 μg/kg/分で調整．持続静注
  - 心拍数が 150 回/分以上などの重症例では，短時間作用型のランジオロール(もしくはエスモロール)が推奨される
  - 心拍数は 130 回/分以下にコントロールする
  - 現時点の海外のガイドラインやレビューでは，依然として，プロプラノロール(60〜80 mg を 4 時間ごとに経口投与)を第 1 選択としているものが多い
  - 喘息や COPD[★2] などで β 遮断薬が使用できない場合は，ジルチアゼムが代替薬

となる
- 心房細動出現時は，リスクに応じて（CHADS2★3 スコアなど），必要なら抗凝固療法を行う
- **体温管理**：クーリングやアセトアミノフェンによる積極的な解熱が推奨されている。発熱に伴う中枢神経や循環への影響を減じるためである。
　アスピリンを含むNSAIDs★4 は推奨されない。NSAIDsは甲状腺ホルモン結合蛋白と甲状腺ホルモンの結合を（in vitroでは）阻害し，遊離甲状腺ホルモンを増加させてしまう可能性があるためである
- **その他**：重篤な意識障害や呼吸不全があれば，人工呼吸管理が必要となる。二次性に腎機能障害が生じれば，腎代替療法も必要になる可能性がある。しばしば，代謝の亢進でグリコーゲンが枯渇していることがあるため，血糖値をみて必要に応じてブドウ糖の投与も行う。コレスチラミン（4gを6時間ごと経口投与）は甲状腺ホルモンの腸管循環を阻害することで甲状腺ホルモンの排泄を促進するといわれている

4．誘因の除去

誘発因子を積極的に探しにいく必要がある。明確な誘発因子がわかることもあるが，初療時点では判然としないこともあり，とりわけ，敗血症を否定することは難しいため，重症例では各種培養を提出した後に経験的に抗菌薬投与を行うことが多い。

De Leo S, Lee SY, Braverman LE. Hyperthyroidism. Lancet 2016；388：906–18．PMID：27038492
Satoh T, Isozaki O, Suzuki A, et al. 2016 Guidelines for the management of thyroid storm from The Japan Thyroid Association and Japan Endocrine Society (First edition). Endocr J 2016；63：1025–64．PMID：27746415
Bahn Chair RS, Burch HB, Cooper DS, et al. Hyperthyroidism and other causes of thyrotoxicosis：management guidelines of the American Thyroid Association and American Association of Clinical Endocrinologists. Thyroid 2011；21：593–646．PMID：21510801
Marx J, Hockberger RS, Walls R, et al. Rosen's Emergency Medicine：concepts and clinical practice, 8th ed. Philadelphia：Elsevier / Saunders, 2014；1676–92．

★1 ─ TSH　甲状腺刺激ホルモン（thyroid stimulating hormone）
★2 ─ COPD　慢性閉塞性肺疾患（chronic obstructive pulmonary disease）
★3 ─ CHADS2　congestive heart failure, hypertension, age≧75 years, diabetes mellitus, prior stroke or TIA or thromboembolism
★4 ─ NSAIDs　非ステロイド性抗炎症薬（nonsteroidal anti-inflammatory drugs）

C 甲状腺クリーゼの際に使用してはいけない薬剤は何か？

甲状腺ホルモンは，β受容体の発現を促進し，カテコラミンに対する心筋等の感受性を亢進させる。そのため，交感神経作動薬の使用は特に慎重に行うべきである。また前述のとおり，NSAIDsは甲状腺ホルモン結合蛋白と甲状腺ホルモンの結合を阻害し，遊離甲状腺ホルモンを増加させてしまうため，投与禁忌とされている。

Marx J, Hockberger RS, Walls R, et al. Rosen's Emergency Medicine：concepts and clinical practice, 8th ed. Philadelphia：Elsevier / Saunders, 2014；1676–92．

C 無顆粒球症の既往のある患者の甲状腺クリーゼの治療について述べよ。

これについて，現時点で確立した治療法はなく，内分泌内科専門医とよく協議して治療方針を決定していく必要があろう。無顆粒球症の既往がある場合は，抗甲状腺薬の

使用は避けたい。また，MMIとPTUには交差反応性(cross-reactivity)があることがあり，一方の抗甲状腺薬で無顆粒球症が出現した場合，他方への切り替えは原則禁忌とされている。やむをえず，抗甲状腺薬以外の高用量ヨード，ステロイド，β遮断薬の使用と他の支持療法で治療し，甲状腺機能の改善を待つことも選択肢であろう。2016年の日本甲状腺学会・日本内分泌学会のガイドラインでは，<u>無顆粒球症の既往のある場合は血漿交換も考慮すべき</u>としている。

　無顆粒球症などの抗甲状腺薬に禁忌がある場合のほかに，血漿交換を考慮すべき状況としては，重篤な循環・神経症状をきたした場合や急激な病勢の悪化がみられた場合，初期治療に不応性の場合(具体的には，24～48時間で改善が認められない場合)が挙げられる。

Bahn Chair RS, Burch HB, Cooper DS, et al. Hyperthyroidism and other causes of thyrotoxicosis : management guidelines of the American Thyroid Association and American Association of Clinical Endocrinologists. Thyroid 2011 ; 21 : 593-646.　PMID : 21510801
Satoh T, Isozaki O, Suzuki A, et al. 2016 Guidelines for the management of thyroid storm from The Japan Thyroid Association and Japan Endocrine Society (First edition). Endocr J 2016 ; 63 : 10205-64.　PMID : 27746415

Ⓑ 粘液水腫性昏睡の診断基準を述べよ。

現時点で確立した診断法がないのが現状である。日本甲状腺学会の診断基準第3次案と，American Association of Clinical Endocrinologistsの2014年発表の粘液水腫性昏睡の診断のスコアリングシステムを活用することが多いであろう。それぞれを表11-5，11-6に示す。

表11-5　粘液水腫性クリーゼ誘発因子

寒冷曝露
感染症または敗血症
消化管出血
うっ血性心不全
低血糖
CO_2貯留
外科手術
熱傷または外傷
薬物(麻酔薬，鎮静薬，精神安定薬，麻薬，アミオダロン，リチウム)
脳卒中
甲状腺ホルモン薬の怠薬

(神宮司成弘．特集：内分泌・代謝・電解質　粘液水腫性クリーゼ：早期の診断・治療で予後を改善する．INTENSIVIST 2015；7の表1より)

田中祐司, 白石美絵乃, 大野洋介ほか. 粘液水腫性昏睡の診断基準と治療方針. 日本甲状腺学会雑誌 2013；4：47-52.
Popoveniuc G, Chandra T, Sud A, et al. A diagnostic scoring system for myxedema coma. Endocr Pract 2014；20：808-17.　PMID：24518183
神宮司成弘．特集：内分泌・代謝・電解質　粘液水腫性クリーゼ：早期の診断・治療で予後を改善する．INTENSIVIST 2015；7：589-96.

表 11-6 粘液水腫性クリーゼの症状と検査所見

心血管系

徐脈
低血圧
心拡大
低心拍出量
心囊液貯留
心原性ショック
不整脈（房室ブロック，QT延長など）

精神神経系

昏迷
感覚鈍麻
無気力
昏睡
けいれん
抑うつ，精神異常
認知機能低下

呼吸器系

低酸素血症
高二酸化炭素血症
喉頭浮腫
胸水貯留

腎臓機能・泌尿器系

水分貯留
全身浮腫
低ナトリウム血症
膀胱弛緩

消化器系

食欲不振
嘔気
腹痛
便秘
麻痺性イレウス
中毒性巨大結腸
神経原性口腔咽頭嚥下障害

代謝

低体温
低血糖

(Mathew V, Misgar RA, Ghosh S, et al. Myxedema coma : a new look into an old crisis. J Thyroid Res 2011 ; 2011 : 493462 の Table 1 より)

B 粘液水腫性クリーゼの誘発因子を述べよ。

一般に粘液水腫性昏睡と呼ばれることが多いが，意識障害の程度は傾眠～昏睡とばらつきがあり，多くの症例では，粘液水腫性クリーゼのほうが適する。粘液水腫性クリーゼは，甲状腺機能低下症が基礎にあり，多くの場合，何らかの誘発因子によって引き起こされる病態である。誘発因子を表 11-7 に示す。

表 11-7 粘液水腫性クリーゼの誘発因子

感染・敗血症
寒冷曝露
薬剤 　意識変容をきたす薬剤：鎮静薬，睡眠薬，精神安定剤，麻酔薬 　甲状腺ホルモンの放出抑制：アミオダロン，リチウム，ヨウ化物 　甲状腺ホルモンの排出促進：フェニトイン，リファンピシン 　その他（甲状腺ホルモンの再吸収阻害など）：コレスチラミン，鉄剤，カルシウム製剤
心疾患：心筋梗塞，心不全
消化器疾患：消化管出血
脳血管疾患
呼吸不全：低酸素血症，高二酸化炭素血症
電解質異常：低ナトリウム血症，高カルシウム血症
血糖異常：低血糖，糖尿病性ケトアシドーシス
外傷，熱傷

(Marx J, Hockberger RS, Walls R, et al. Rosen's Emergency Medicine : concepts and clinical practice, 8th ed. Philadelphia : Elsevier / Saunders, 2014 の 1,687 ページの Box128-9 を改変)

Marx J, Hockberger RS, Walls R, et al. Rosen's Emergency Medicine : concepts and clinical practice, 8th ed. Philadelphia : Elsevier / Saunders, 2014 ; 1676-92.

A 粘液水腫性クリーゼの病態生理を述べよ。

粘液水腫性昏睡は，甲状腺機能低下症が基礎にあり，直接あるいは何らかの誘因で中枢神経系の機能障害をきたす内分泌救急疾患である。背景となる甲状腺機能低下症の原因としては，慢性甲状腺炎が最多である。甲状腺機能低下症に何らかの誘因が加わり，生体の代償機構が破綻することで発症するといわれている。粘液水腫性クリーゼの病態生理を図 11-1 に示す。

図 11-1 粘液水腫性クリーゼの病態生理

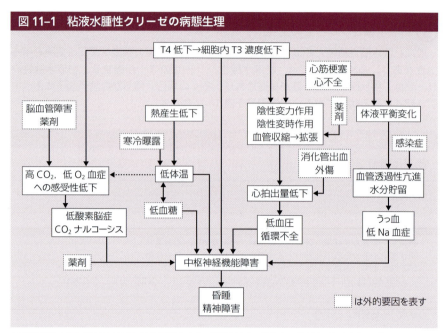

(小西美絵乃, 盛田幸司, 田中祐司. 特集 甲状腺疾患:診断と治療の進歩 Ⅳ. 難治性甲状腺疾患 3. 粘液水腫性昏睡. 日内会誌 2010;99:771 の図より)

小西美絵乃, 盛田幸司, 田中祐司. 特集 甲状腺疾患:診断と治療の進歩 Ⅳ. 難治性甲状腺疾患 3. 粘液水腫性昏睡. 日内会誌 2010;99:769-75.

C 甲状腺機能異常をきたす薬剤について述べよ。

薬剤性甲状腺機能障害をきたす代表的な薬剤として, アミオダロンとリチウムが挙げられる。アミオダロンにより誘発される甲状腺機能異常は, 甲状腺中毒症(AIT[*1])である場合と, 甲状腺機能低下症(AIH[*2])である場合がある。AITは投与開始後, 数か月〜数年で現れるといわれており, AIT ⅠとAIT Ⅱに分けられる。AIT Ⅰは, 背景に潜在性Basedow病や非中毒性多結節性甲状腺腫をもち, ヨード摂取に伴い, 甲状腺ホルモンの過剰産生・放出が起こることによるとされ, (可能な場合)アミオダロンの中止や抗甲状腺薬による治療が適用される。一方, AIT Ⅱはアミオダロンによる破壊性甲状腺炎であり, ステロイドにより治療される。ただし, AIT ⅠとAIT Ⅱを鑑別するには, 放射性ヨウ素摂取率やカラー超音波Dopplerなどが必要となり, また, これらはオーバーラップすることもあり, 救急外来での鑑別は困難である。AIHはヨード摂取が多い地域で多く, 投与開始後6〜12か月で生じることが多いといわれている。特に, 慢性甲状腺炎などの基礎疾患がある場合は, 甲状腺機能が正常となっていても, アミオダロン開始によりAIHを発症するリスクが高くなるといわれている。一般的には, AIHは軽症であり, 治療は, (可能なら)アミオダロンの中止と必要に応じてレボチロキシンを投与することである。

リチウムの甲状腺に対する影響としては, 甲状腺腫大と甲状腺機能低下症が挙げられる。甲状腺腫大は投与開始から2年以内に半数に起こるとされる。甲状腺ホルモ

ン分泌を抑制する機序ははっきりしていないが，リチウム内服患者の5〜20％に起こるとされ，多くは軽症であり，一般にリチウムの投与中断は不要である。

その他，薬剤性甲状腺機能異常をきたす薬剤としては，フェニトイン，フェノバルビタール，カルバマゼピン，バルプロ酸，インターフェロンα，チロシンキナーゼ阻害薬などがある。

Kundra P, Burman KD. The effect of medications on thyroid function tests. Med Clin North Am 2012 ; 96 : 283–95.　PMID：22443976

★1 — AIH　アミオダロン誘発性甲状腺機能低下症（amiodarone-induced hypothyroidism）
★2 — AIT　アミオダロン誘発性甲状腺機能中毒症（amiodarone-induced thyrotoxicosis）

Ⓑ 亜急性甲状腺炎の病歴，身体所見を述べよ。

亜急性甲状腺炎は甲状腺のウイルス感染が原因と考えられており，しばしば，先行する上気道感染を伴う。40代〜50代の女性に多い（男女比 7:1）。通年にみられるが，夏〜初秋に多いといわれている。症状は全身症状，局所症状，甲状腺中毒症症状に分けられる。全身症状として，発熱・全身の筋肉痛・倦怠感，局所症状として<u>前頸部痛があり</u>，下顎や耳下への放散を伴うことがある。頭を動かしたときや，嚥下時，咳嗽時の増悪を訴えることもある。発汗や動悸，振戦などの甲状腺中毒症の症状は約半数に認めるといわれている。身体所見では<u>びまん性</u>または非対称性の甲状腺腫大を認め，ほぼ例外なく<u>圧痛</u>を伴う。はじめから両葉に疼痛・甲状腺腫大や圧痛を認めることが多いが，片側に所見がまず出現し，数日〜数週後に両側に広がることもある（いわゆる creeping thyroiditis）。

Marx J, Hockberger RS, Walls R, et al. Rosen's Emergency Medicine : concepts and clinical practice, 8th ed. Philadelphia : Elsevier/Saunders 2014 ; 1676–92.
Nishihara E, Ohye H, Amino N, et al. Clinical characteristics of 852 patients with subacute thyroiditis before treatment. Intern Med 2008 ; 47 : 725–9.　PMID：18421188
Lazarus JH. Silent thyroiditis and subacute thyroiditis. In : Braverman LE, Utiger RD. Werner and Ingbar's the thyroid : a fundamental and clinical text, 7th ed. Philadelphia : Lippincott Williams & Wilkins, 1996 ; 577.

副腎不全

木村信彦

Ⓐ 副腎不全のタイプ別の特徴，原因について述べよ。

副腎では，副腎皮質でステロイドホルモンが，副腎髄質でカテコラミンが分泌される。副腎不全とは，副腎皮質からのホルモン分泌の低下・欠損と定義される。副腎不全は，副腎自体の障害（原発性）か，あるいは HPA axis★の機能低下により生じ，後者はさらに，下垂体性（二次性），視床下部性（三次性）に分かれる。また，副腎クリーゼ（adrenal crisis）とは，副腎不全の致死的な増悪で，急激なコルチゾール欠乏によりショックや意識障害を呈する状態のことである。副腎不全のタイプ別の特徴と原因を表11–8に示す。

表 11-8　副腎不全のタイプ別の特徴，原因

タイプ	特徴	原因
原発性 （副腎）	ACTH[★1] 非依存性 ACTH は上昇 皮膚色素沈着（＋） 他の副腎ホルモンも低下	自己免疫性（70～90％）：APS[★2]，特発性 感染症：HIV[★3]，結核 炎症性 悪性腫瘍：リンパ腫，肺がん（35.4％），胃がん（14.3％），食道がん（12.1％），胆道がん（10.7％），膵がん（6.9％），大腸がん（5.4％），腎がん（4.3％） 副腎出血，梗塞 薬物性，遺伝性
二次性 （下垂体）	ACTH 依存性 アルドステロンは保たれる （低血圧，高カリウム血症は少ない）	下垂体炎（リンパ球性，自己免疫性，特発性，IgG4 関連性） ACTH 単独欠損症 下垂体腫瘍，出産後，放射線療法後 頭部外傷，くも膜下出血，髄膜炎，脳炎
三次性 （視床下部）	長期間のステロイド投与で生じることが多い （Cushing 症候群の所見を認める） アルドステロンは保たれる （低血圧，高カリウム血症は少ない）	ステロイド長期投与，脳腫瘍

（高岸勝繁，植西憲達．特集：内分泌・代謝・電解質　副腎不全：非特異的な症状からどのように診断するか．INTENSIVIST 2015；7：616 の表 1 より）

★1 ─ ACTH　副腎皮質刺激ホルモン（adrenocorticotropic hormone）
★2 ─ APS　多腺性自己免疫症候群（autoimmune polyendo-crine syndrome）
★3 ─ HIV　ヒト免疫不全ウイルス（human immunodeficiency virus）

CHAPTER 230. In : Tintinalli J, Stapczynski JS, Ma OJ, et al. Tintinalli's Emergency Medicine : a comprehensive study guide, 8th ed. New York : McGraw-Hill Education, 2016 : 1479-82.
Charmandari E, Nicolaides NC, Chrousos GP. Adrenal insufficiency. Lancet 2014；383：2152-67. PMID：24503135
高岸勝繁，植西憲達．特集：内分泌・代謝・電解質　副腎不全：非特異的な症状からどのように診断するか．INTENSIVIST 2015；7：615-26.

★─ HPA axis　視床下部-下垂体-副腎系（hypothalamic-pituitary-adrenal axis）

A　救急外来において，副腎不全を疑うべき臨床所見・一般血液検査所見は何か？

副腎不全の症状は，倦怠感，意欲低下，食思不振，嘔気・嘔吐，体重減少など非特異的なものが多く，疑わないと診断できない．また，基本的な血液検査において，好中球減少，好酸球増加，正球性貧血，低ナトリウム血症，低血糖などをきたすことがあり，副腎不全を疑うきっかけとなることがある．特徴的な副腎不全の症状と所見の頻度を原発性・続発性に分けて表 11-9 に示す．原発性と二次性の鑑別に最も有用なの

表11-9 原発性, 二次性副腎不全の症状, 所見頻度

症状, 所見	原発性	二次性	症状, 所見	原発性	二次性	血液検査	原発性	二次性
倦怠感, 意欲低下	84%	64%	腋毛, 陰毛減少	24%	45%	低ナトリウム血症	57~88%	32%
体重減少	66%	30%	四肢の疼痛	36%	28%	高カリウム血症	64~85%	まれ
性欲減退	39%	47%	嘔吐	44%	21%	低血糖	67%	NA★
低血圧	55%	32%	皮膚蒼白	15%	37%	好酸球増加	17%	NA★
食欲低下	53%	29%	色素沈着	41%	0			
頭痛	32%	45%	salt craving	38%	0			
嘔気	49%	24%	胃痛	23%	5%			
皮膚乾燥	34%	37%	下痢	23%	6%			

(高岸勝繁, 植西憲達・編:内分泌・代謝・電解質 副腎不全:非特異的な症状からどのように診断するか. INTENSIVIST 2015;7:617の表2より)

★—NA not assessed

は，色素沈着と塩分渇望の2つで，どちらかがあればほぼ原発性といえる．

高岸勝繁,植西憲達.特集：内分泌・代謝・電解質　副腎不全：非特異的な症状からどのように診断するか. INTENSIVIST 2015；7：615-26.
Bleicken B, Hahner S, Ventz M, et al. Delayed diagnosis of adrenal insufficiency is common: a cross-sectional study in 216 patients. Am J Med Sci 2010；339：525-31. PMID：20400889

Ⓑ 副腎クリーゼの誘因について述べよ．

副腎クリーゼの大半は原発性副腎不全（Addison病）で生じ，Addison病患者の約半数に副腎クリーゼの既往があった，という報告もある．一方，二次性・三次性副腎不全の患者でも，副腎クリーゼを発症することがある．Hahnerらは，副腎クリーゼの誘因について，原発性，二次性に分けて報告した．副腎クリーゼの誘因としては，消化器感染症状（原発性 33％ vs. 二次性 22％）が最多であり，発熱・他の感染症状（原発性 24％ vs. 二次性 15％），外科手術（原発性 7％ vs. 続発性 16％）などが挙げられており，その他には，怠薬，外傷，熱傷，心筋梗塞，身体運動，精神的ストレスなどがある．

Bancos I, Hahner S, Tomlinson J, et al. Diagnosis and management of adrenal insufficiency. Lancet Diabetes Endocrinol 2015；3：216-26. PMID：25098712
Tucci V, Sokari T. The clinical manifestations, diagnosis, and treatment of adrenal emergencies. Emerg Med Clin North Am 2014；32：465-84. PMID：24766944

Ⓑ 副腎クリーゼの治療について述べよ．

副腎クリーゼの治療の鍵は以下の4点に集約される．救急医は副腎クリーゼを疑えば，確定診断を待つことなく治療介入すべきである．

1. 細胞外液の投与±昇圧薬の投与を考慮
ショックに対して輸液を行う．最初の数時間で2～3L必要になることもある．細胞外液，ステロイド投与後もショックが遷延するような難治性のショックには昇圧薬（ノルアドレナリンやドパミンなど）の投与を考慮する．

2. 低血糖や危機的な電解質異常に対する介入
しばしば，低血糖をきたすことがあり，ブドウ糖を外液に混注したり，静注するなどして補正する．高カリウム血症など緊急で介入の必要な場合は対処する．

3. ステロイドの投与
ヒドロコルチゾン 100 mgの静注か，迅速ACTH刺激試験を今後診断の過程で行う予定ならば，デキサメタゾン 4 mgを静注する*．

4. 原因検索
敗血症や副腎出血など副腎クリーゼの誘因を積極的に検索し，必要に応じて対処する．

Chapter 230. In：Tintinalli J, Stapczynski JS, Ma OJ, et al. Tintinalli's Emergency Medicine：a comprehensive study guide, 8th ed. New York：McGraw-Hill Education, 2016：1479-82.
Tucci V, Sokari T. The clinical manifestations, diagnosis, and treatment of adrenal emergencies. Emerg Med Clin North Am 2014；32：465-84. PMID：24766944

*一注　デキサメタゾンは，コルチゾール値とACTH刺激試験の結果に影響を与えないとされるが，ヒドロコルチゾンは両者に影響を与える．

医原性副腎不全をきたしうるステロイド投与量はどのくらいか？

長期間にわたりステロイドの投与を受けている患者では，何らかの理由でステロイドを中止されたり，新たな侵襲やストレスが加わったときにステロイドが適切に追加されないことにより，急性副腎不全を発症することがある。長期間にわたり生理的分泌量を上回るステロイドが投与された場合に，HPA-axis が抑制され，副腎からの内因性ステロイドの分泌が低下する。しかし，HPA-axis の機能抑制を起こすとされるステロイドの投与量や投与期間については一定の見解はなく，また，大きく個人差があることが示されている。LaRochelle らは，prednisone を 10 mg/日以下で投与されていた膠原病患者に対して行われた 50 症例の ACTH 刺激試験を後ろ向きに観察し，5 mg/日未満の投与群では，明らかな HPA-axis の抑制はなかった，と報告した。経口投与のみならず，ステロイドの吸入薬や経鼻・経皮投与などでも副腎不全をきたした，とする報告もある。

綿貫 聡．特集：内分泌・代謝・電解質　ステロイドカバー：ステロイド内服者の重症化時対応．INTENSIVIST 2015；7：627-30．
LaRochelle GE Jr, LaRochelle AG, Ratner RE, et al. Recovery of the hypothalamic-pituitary-adrenal (HPA) axis in patients with rheumatic diseases receiving low-dose prednisone. Am J Med 1993；95：258-64．PMID：8368224
Borresen SW, Klose M, Rasmussen AK, et al. Adrenal Insufficiency Caused by Locally Applied Glucocorticoids-Myth or Fact? Curr Med Chem 2015；22：2801-9．PMID：26180005

副腎不全を初めて報告したのは誰か？

副腎不全は，1855 年に英国人医師 Thomas Addison（1793〜1860 年）によって初めて報告され，その症状には脱力，易疲労感，食思不振，腹痛，体重減少，起立性低血圧，塩分渇望，皮膚の色素沈着が含まれていた。原発性副腎不全が，別名 Addison 病と呼ばれるのはこのためである。Thomas Addison はうつ病に苦しみ，1860 年に自らその生涯を閉じたといわれている。

Charmandari E, Nicolaides NC, Chrousos GP. Adrenal insufficiency. Lancet 2014；383：2152-67．PMID：24503135

低血糖

横山和久

低血糖発作が疑われる症例に関して，救急救命士ができるようになったことは何か？

心肺機能停止前の患者に対する静脈路確保および輸液，血糖測定ならびに低血糖発作症例へのブドウ糖液の投与について，平成 26 年 4 月を目途に，必要な講習・実習を修了する等の諸条件を満たした救急救命士に，限定的に認めるべきとされた。

　血糖測定については，2013 年，「救急救命士の処置範囲に係る研究」において，安全に意識障害の鑑別を行うことが可能な処置であるため，医師の具体的な指示を受けなくても，救急救命士法第 2 条第 1 項に規定する救急救命処置として行うことができることとなった。

ブドウ糖液の投与の対象は，心肺機能停止状態にない重度傷病者であって，血糖測定により低血糖状態が確認されたものである。
　具体的には，
- **血糖測定**：以下の(1)，(2)をともに満たす傷病者
  (1) 意識障害(JCS★≧10を目安)：血糖測定を行うことで意識障害の鑑別，搬送先選定に利益があると判断(ただし，くも膜下出血が疑われる症例などで，血糖測定のため皮膚の穿刺による痛み刺激が傷病者にとって不適切と考えられる場合は対象から除外する)
  (2) 上記(1)による血糖測定後に医師による再測定を求められた傷病者
- **静脈路確保とブドウ糖液の投与**：血糖値＜50 mg/dLかつ15歳以上(推定を含む)

「救急救命士法施行原則の一部を改正する省令」(平成26年1月31日厚生労働省令第7号)
「救急救命士施行規則第二十一条第三号の規定に基づき厚生労働大臣の指定する薬剤の一部を改正する件」(平成26年1月31日厚生労働省告示第16号)

★── JCS　Japan Coma Scale

A 救急外来で低血糖を考えるべき訴えは何があるか？

低血糖症状には，中枢神経症状と自律神経症状がある。
　中枢神経症状(neuroglycopenic symptom)とは，神経細胞のブドウ糖欠乏による症状であり，自律神経症状(neurogenic symptom)とは，低血糖によって引き起こされる中枢神経系を介する症状で，アドレナリン作動性(交感神経節後ニューロンから放出されるノルアドレナリンや，副腎髄質から放出されるアドレナリン)とコリン作動性(交感神経節後ニューロンから放出されるアセチルコリン)に分類される。
　中枢神経症状では，行動変化，錯乱，疲労，けいれん発作，意識消失を認める。
　自律神経症状では，アドレナリン作動性として動悸，振戦，不安，コリン作動性として発汗，空腹感，異常感覚を認める。

Tintinalli J, Stapczynski JS, Ma OJ, et al. Tintinalli's Emergency Medicine : a comprehensive study guide, 8th ed. New York : McGraw–Hill Education, 2016 ; 1455.
345 Hypoglycemia. In : Longo DL, Fauci AS, Kasper DL, et al. Harrison's Principles of Internal Medicine, 18th ed. New York : McGraw Hill Medical, 2011.

B 救急外来において，低血糖をみたときに考えなければならない原因を挙げよ。

薬剤が最も多い原因である。1型糖尿病のインスリン治療を受けている患者において最も多くみられる。また，2型糖尿病でも，種々のインスリン促進物質の投与やインスリン治療を受けている患者でみられる。
　糖尿病の治療を受けていない患者にはあまり認めないが，そうした患者が低血糖で搬送されてきた場合は，アルコールを含む他の薬剤や，基礎疾患として肝不全，腎不全，心不全，敗血症や飢餓，熱傷，副腎不全，インスリノーマ，IGF★分泌腫瘍等の疾患を想起し，評価を進めなければならない。
　なかでも，糖尿病を除くと，低血糖の90％はアルコールによるもの，という報告もあり，飲酒歴は非常に重要である。また，運動や妊娠によるブドウ糖消費の増加は，低血糖のリスクとなることが知られている。

Fischer KF, Lees JA, Newman JH. Hypoglycemia in hospitalized patients. Causes and outcomes. N Engl J Med 1986 ; 315 ; 1245-50.　PMID : 3534567
Hart SP, Frier BM. Causes, management and morbidity of acute hypoglycaemia in adults requiring hospital admission. QJM 1998 ; 91 ; 505-10.　PMID : 9797934
Melmed S, Polonsky KO, Larsen PR, et al. Williams Textbook of Endocrinology, 13th ed. Philadelphia : Elsevier / Saunders, 2015 ; 1456.
345 Hypoglycemia. In : Longo DL, Fauci AS, Kasper DL, et al. Harrison's Principles of Internal Medicine, 18th ed. New York : McGraw Hill Medical, 2011.

★── IGF　インスリン様成長因子(insulin-like growth factor)

A 糖尿病患者における低血糖はどのような場合に遷延するか？

低血糖患者に対してブドウ糖投与後も低血糖が改善しない場合，考慮しなければならないのは，敗血症や中毒，インスリノーマ，肝不全，副腎不全等の他の原因である。SU★剤による低血糖は，インスリン誘発性の低血糖よりも遷延する。

Tintinalli J, Stapczynski JS, Ma OJ, et al. Tintinalli's Emergency Medicine : a comprehensive study guide, 8th ed. New York : McGraw-Hill Education, 2016 ; 1456.

★── SU　スルホニル尿素(sulfonylurea)

C 低血糖患者に対するグルカゴン投与のエビデンスについて述べよ。

グルカゴンは皮下注，筋注が可能なため，一般的に，静脈路確保が困難な低血糖患者に対する治療法として知られている。皮下注により約 100 mg/dL の血清ブドウ糖濃度の上昇を得られるが，ブドウ糖静注と比較すると投与から意識状態が改善するまで 7〜10 分と効果発現は遅い。通常は皮下注も筋注も 1 mg の投与となっている。また，経鼻投与も可能である。

　グルカゴン投与の研究に関しては，有症状の低血糖発作の患者に対し訓練を受けた救命救急士がブドウ糖の経口とグルカゴンの皮下注を施行した研究があり，グルカゴン皮下注のほうが有用であったという研究がある。

　また，グルカゴンの経鼻投与の研究もなされており，鼻粘膜からの吸収がすみやかであり，経鼻投与は筋注や皮下注と同等の効果があるといわれている。

Tintinalli J, Stapczynski JS, Ma OJ, et al. Tintinalli's Emergency Medicine : a comprehensive study guide, 8th ed. New York : McGraw-Hill Education, 2016 ; 1456.
Vermeulen MJ, Klompas M, Ray JG, et al. Subcutaneous glucagon may be better than oral glucose for prehospital treatment of symptomatic hypoglycemia. Diabetes Care 2003 ; 26 : 2472-3. PMID : 12882885

C 低血糖性脳症に関して，予後と関連がある因子について述べよ。

低血糖性脳症とは通常，不可逆的な意識障害や高次脳機能障害，麻痺等の神経学的後遺症を残す。低血糖性脳症の予後予測因子に関する研究は少ないが，げっ歯類モデルにおいて予後に影響を与えるとされた 5 項目に関して，低血糖症 165 人を対象とした後ろ向き研究がある。5 項目とは，(a) 血糖値，(b) 低血糖の持続時間，(c) 補正後最高低血糖，(d) 来院時体温，(e) 来院時血中乳酸値，であり，発症 1 週間後の GOS[1]（表 11-10）にて予後良好群(GOS 5)と予後不良群(GOS 1〜4)に分けて比較されている。結果は，予後不良群は良好群に比べて血糖値が低く(18.0 mg/dL vs. 24.0 mg/dL，

$p=0.002$)，低血糖持続時間は長かった（16.0時間 vs. 9.0時間，$p<0.001$）。また予後不良群の体温は，良好群に比べて高く（37.0℃ vs. 35.5℃，$p<0.001$），血中乳酸値は低かった（1.0 mmol/L vs. 2.2 mmol/L，$p=0.032$）。補正後血糖最高値には有意差は認めなかった。

　この論文からは，血糖低値，低血糖の持続時間の長さは予後を増悪させる，と考えられる。血中乳酸値の上昇は，ブドウ糖の代替エネルギーとなり神経細胞に利用されるため，乳酸値が高い患者の予後がよい可能性を示唆した。

　また画像所見も，予後予測に使える可能性が示されている。低血糖性昏睡で受診した36例の患者のMRI[★2]所見において，異常所見のなかった13例は糖の投与後すみやかに意識状態が改善し，DWI[★3]で高信号域が内包に限局していた13例は糖の投与後数時間程度で意識状態は改善したが，両側大脳半球のびまん性の白質病変を示した10例の患者（その他にも基底核や大脳皮質にも異常信号を認めた）では，糖の投与後も意識状態の改善は認めなかった。このことから，MRIにおいてDWIで高信号域が限局的な場合は予後良好であり，両側白質，広範囲大脳皮質，基底核の病変を示す場合は予後不良のことが多い。

表11-10　GOS

1　死亡
2　植物状態
3　身体的精神的障害のため日常生活に介助を要する
4　ある程度の神経学的・知的障害があるが，日常生活を自立して起きることができる
5　後遺症がないか，わずかに障害を残すが，元の生活に戻れている

（Jennett B, Bond M. Assessment of outcome after severe brain damage. Lancet 1975；1：480-4 より）

Ikeda T, Takahashi T, Sato A, et al. Predictors of outcome in hypoglycemic encephalopathy. Diabetes Res Clin Pract 2013；101：159-63.　PMID：23820485
Johkura K, Nakae Y, Kudo Y, et al. Early diffusion MR imaging findings and short-term outcome in comatose patients with hypoglycemia. AJNR Am J Neuroradiol 2012；33：904-9.　PMID：22268090

★1 ─ GOS　Glasgow outcome scale
★2 ─ MRI　磁気共鳴画像（magnetic resonance imaging）
★3 ─ DWI　拡散強調画像（diffusion weighted imaging）

Ⓑ 小児と成人とで低血糖の補正法に違いはあるか？

投与するブドウ糖の濃度が高くなると，ブドウ糖が血管外に漏出し，組織障害を起こすため，小児と成人では血糖の補正法に違いがある。

　成人の血糖補正では，50％ブドウ糖50 mL（25 gブドウ糖）を繰り返し静注投与する。低血糖が改善されれば，低血糖の再発を防ぐために長時間持続型の炭水化物を摂取するか，10％ブドウ糖を持続投与する（血糖＞100 mg/dLを維持するように）。最初の2時間は30分ごとに血糖測定する。

　小児の低血糖では，意識障害がない小児の場合は10～20 g（0.3 g/kg）のブドウ糖を経口投与する。意識障害のある小児の場合は，まずはブドウ糖を0.20～0.25 g/kg（10％ブドウ糖換算で2.5 mL/kg）（最大1回投与量は25 g）投与する。

- ボーラス投与：2〜3 mL/分のスピードで投与する（緩徐に投与することで高血糖を予防する）
- 持続投与：6〜9 mg/kg/分で持続投与する
- 投与速度(mg/kg/分)＝〔ブドウ糖濃度(%)×10×投与割合(mL/時)〕÷〔60×体重(kg)〕

10%ブドウ糖で換算をすると，3 mL/kg/時は5 mg/kg/分，5 mL/kg/時は約8 mg/kg/分で投与できる。血糖が70〜120 mg/dLで安定するまでは，30〜60分ごとに血糖チェックをすべきである。

Thornton PS, Stanley CA, De Leon DD, et al. Recommendations from the Pediatric Endocrine Society for Evaluation and Management of Persistent Hypoglycemia in Neonates, Infants, and Children. J Pediatr 2015 ; 167 : 238-45.　PMID：25957977
Wiethop BV, Cryer PE. Alanine and terbutaline in treatment of hypoglycemia in IDDM. Diabetes Care 1993 ; 16 : 1131-6.　PMID：8375243

DKA

横山和久

A　DKA*の原因となる病態を述べよ。

DKAはインスリン欠乏によって引き起こされる。インスリンは膵臓によってつくり出される同化ホルモンであり，インスリンがないと細胞はブドウ糖を取り込むことができず，結果として，グルカゴン，カテコラミン，コルチゾールや成長ホルモンのような異化ホルモンが増加する。異化の亢進は，脂肪分解を促進し，脂肪酸を分解し，肝臓におけるケトン体（アセト酢酸やβヒドロキシ酪酸）の産生が過剰となる結果，代謝性アシドーシスを引き起こす。

　原因は感染が最も多く（30〜50%），怠薬，新規発症の糖尿病，他の身体的ストレスがある。

　原因として，5I（insulin deficiency, infection or inflammation, ischemia infarction, intoxication, iatrogenic）が有名だが，これらの発症が契機となりインスリン拮抗ホルモンが著明に増加することで，上記病態によりDKAを発症しうる。

Tintinalli J, Stapczynski JS, Ma OJ, et al. Tintinalli's Emergency Medicine : a comprehensive study guide, 8th ed. New York : McGraw-Hill Education, 2016 ; 1458.
Kitabchi AE, Umpierrez GE, Miles JM, et al. Hyperglycemic crises in adult patients with diabetes. Diabetes Care 2009 ; 32 : 1335-43.　PMID：19564476

★— DKA　糖尿病性ケトアシドーシス（diabetic ketoacidosis）

A　DKAの症状について述べよ。

DKA患者では，嘔気・嘔吐や，腹部膨満，腹痛を認める。浸透圧利尿の結果として，多尿，口渇，多飲を認める。また，体重減少や頻呼吸，Kussmaul呼吸や甘い口臭（ケトン臭）を認める。

　DKA患者の腹痛は46%に認めるとの報告もあり，これはHHS*では一般的ではないと考えられている。原因としては，電解質異常や代謝性アシドーシスによって引き起こされるイレウスや胃不全麻痺によると考えられている。また腹痛は，代謝性アシ

ドーシスの重症度と相関があると考えられている。

Tintinalli J, Stapczynski JS, Ma OJ, et al. Tintinalli's Emergency Medicine : a comprehensive study guide, 8th ed. New York : McGraw-Hill Education, 2016 ; 1458.
Umpierrez G, Freire AX. Abdominal pain in patients with hyperglycemic crises. J Crit Care 2002 ; 17 : 63-7. PMID : 12040551

★— HHS　高浸透圧高血糖症候群（hyperosmolar hyperglycemic syndrome）

Ⓑ DKAの診断について述べよ。

- BS★1＞250 mg/dL（13.8 mmol/L）
- HCO_3^-＜15 mEq/L（＜15 mmol/L）
- AG★2＞10 mEq/L（＞10 mmol/L）
- pH＜7.3 で，血中ケトン体と尿中ケトン体が陽性

　ケトン体は，生体がインスリン作用低下やインスリンの絶対的不足により糖質の利用ができない場合に，脂肪を分解して遊離脂肪酸をエネルギー源として利用するものである。遊離脂肪酸が肝臓で代謝されるとケトン体（βヒドロキシ酪酸，アセトン，アセト酢酸）となり，アセトンは呼気中に排出されるため血中では測定できない。

　ケトン体の測定法として血中ケトン体分画測定や尿定性試験紙法があるが，尿定性試験紙法では，主にアセト酢酸が測定されているため，βヒドロキシ酪酸は測定されない。

　重症DKAでは，βヒドロキシ酪酸：アセト酢酸が10：1となることもあり，尿中ケトン体が陰性でも否定はできない。

Tintinalli J, Stapczynski JS, Ma OJ, et al. Tintinalli's Emergency Medicine : a comprehensive study guide, 8th ed. New York : McGraw-Hill Education, 2016 ; 1458.
Miles JM, Haymond MW, Nissen SL, et al. Effects of free fatty acid availability, glucagon excess, and insulin deficiency on ketone body production in postabsorptive man. J Clin Invest 1983 ; 71 : 1554-61. PMID : 6134753
Laffel L. Ketone bodies : a review of physiology, pathophysiology and application of monitoring to diabetes. Diabetes Metab Res Rev 1999 ; 15 : 412-26. PMID : 10634967

★1 — BS　血糖（blood sugar）
★2 — AG　アニオンギャップ（anion gap）

Ⓐ DKAにおいて，インスリン開始前に必ずチェックすべき電解質は何か？

カリウムである。

　DKA患者は健常人に比べ総体内カリウム量は3〜5 mEq/kg欠乏している。この欠乏は，インスリン欠乏や，代謝性アシドーシス，浸透圧利尿，頻回の嘔吐によって生じている。血管内のカリウムは，総体内カリウム量の2％のみであり，初療時の血清カリウム濃度は，アシドーシスや総体内水分量の減少，腎機能障害から正常からやや高値を示す。初療時の血清カリウム濃度が低値であることは，最初の24〜36時間での大量のカリウム補充が必要なことを示唆する。

　インスリン治療により血管内に取り込まれ，細胞外液が補液により希釈され，アシドーシスが改善され，腎臓からの排泄が増加することで，血清カリウムは治療に伴い急速に低下する。低カリウム血症により重篤な不整脈や，呼吸筋麻痺，麻痺性イレウス，横紋筋融解症などの合併症が起こるが，これはDKAの治療における最も致死的

な電解質異常である。
　pHが0.1低下するごとに，血清カリウム濃度は約0.5 mEq/L上昇する。

Tintinalli J, Stapczynski JS, Ma OJ, et al. Tintinalli's Emergency Medicine : a comprehensive study guide, 8th ed. New York : McGraw-Hill Education, 2016 ; 1459.

A 糖尿病性ケトアシドーシスにおいて，インスリンの投与はどのようにいつまで行うか？

最初の外液補充の後か同時に，重篤な低カリウム血症がなければ（K＜3.3 mEq/L），レギュラーインスリンを0.1～0.14単位/kg/時で開始する。

　静脈路の2ルート確保が困難な場合は，0.1単位/kgをボーラスで筋注し，その後，0.1単位/kg/時で投与する方法もある。経静脈でのローディングは，成人ではオプションとしてはよいが，小児や新規発症の成人では推奨されていない。

　血糖値は，50～75 mg/dL/時低下するが，治療開始後1時間で10％ほど，もしくは十分な輸液にもかかわらず，3 mmol/L程度しか低下しなかった場合は，0.14単位/kgをボーラス投与し，再度インスリンの持続投与を行ったり，インスリン投与速度を1単位/時上げる方法がある。

　高血糖の是正は，AGの是正よりも通常早く起こるため，200 mg/dLまで低下したら，輸液にブドウ糖を添加し，インスリン持続投与量を0.02～0.05単位/kg/時に減らす。DKAの改善〔血糖値＜200 mg/dLでかつ，血清重炭酸＞15 mEq/L，静脈血pH＞7.3 mEq/L，AGが正常化（＜12 mEq/L）の3つのうち2つを満たす〕までは，血糖値は150～200 mg/dLを維持する。

　食事摂取が可能になれば，インスリン持続注射は中止してよいが，インスリン持続注射は短期間作用型のため，この時点でインスリンを中止してしまったら，すぐにDKAは再発する可能性があるため，インスリン持続注射を中止する1～2時間前に，インスリン皮下注を開始する。

　皮下注の方法に関しては統一の見解はないが，レギュラーインスリン10単位をインスリン静注中止の30分～1時間前に投与する方法や，長時間作用型インスリンの普段の使用量の80％をインスリン持続注射の1～2時間前に投与する方法，長時間作用型インスリンの普段の使用量の50％をインスリン持続注射中止の2時間前に投与する方法もある。

　初発の糖尿病患者であれば，長時間作用型のインスリンは0.1～0.2単位/kgで開始し，高血糖時は短時間作用型インスリンで対応する。この間2時間おきに血糖測定することが望ましい。

Tintinalli J, Stapczynski JS, Ma OJ, et al. Tintinalli's Emergency Medicine : a comprehensive study guide, 8th ed. New York : McGraw-Hill Education, 2016 ; 1461-2.
Kitabchi AE, Umpierrez GE, Miles JM, et al. Hyperglycemic crises in adult patients with diabetes. Diabetese Care 2009 ; 32 : 1335-43.　PMID : 19564476

C euglycemic diabetic ketoacidosis とは何か？

血糖＜300 mg/dL（＜16.6 mmol/L）のDKAで，インスリン摂取直後に受診した患者や，若年者で嘔吐を認める1型糖尿病や，アルコール中毒や肝機能障害により糖新生障害のある患者，低カロリー摂取や飢餓状態にある患者，うつ病，妊娠中の患者に認める。また最近では，ナトリウム/ブドウ糖共輸送体を阻害する薬剤（SGLT*2阻

薬：カナグリフロジン）でも認める．血糖値が正常に近くても生じるケトアシドーシスのことである．

euglycemic diabetic ketoacidosisの患者では，見落としをなくすために，ケトーシス，静脈血pH，重炭酸，AGを測定すべきである．

Tintinalli J, Stapczynski JS, Ma OJ, et al. Tintinalli's Emergency Medicine : a comprehensive study guide, 8th ed. New York : McGraw-Hill Education, 2016 ; 1461-2.

★― SGLT　ナトリウム依存性グルコース輸送体(sodium-glucose contransporter)

小児におけるDKAの治療に伴う合併症で重要なのは何か？

脳浮腫である．

　一般的に，DKAの治療の柱である大量輸液，インスリン投与の弊害として，心原性肺水腫や脳浮腫が挙げられる．

　脳浮腫は，DKAの治療における致死的な合併症であり，特に小児で多く認める．小児DKAにおける脳浮腫の死亡率は20〜90％と高く，生存した患者の20〜40％は神経学的後遺症が残る．

　機序は，高血糖，高浸透圧血症の是正に伴う脳浮腫と考えやすいが，血糖を下げる手段として使用したインスリンがNa^+チャネルを活性化することで脳浮腫を生じやすくなるという報告もあり，一定した見解は得られていない．

Sprung CL, Rackow EC, Fein IA. Pulmonary edema ; a complication of diabetic ketoacidosis. Chest 1980 ; 77 : 687-8.　PMID : 6767583
Glaser NS, Wootton-Gorges SL, Buonocore MH, et al. Subclinical cerebral edema in children with diabetic ketoacidosis randomized to 2 different rehydration protocols. Pediatrics 2013 ; 131 : e73-80.　PMID : 23230065
Shastry RM, Bhatia V. Cerebral edema in diabetic ketoacidosis. Indian Pediatr 2006 ; 43 : 701-8.　PMID : 16951433
Levin DL. Cerebral edema in diabetic ketoacidosis. Pediatr Crit Care Med 2008 ; 9 : 320-9.　PMID : 18446108
Johanson CE, Murphy VA. Acetazolamide and insulin alter choroid plexus epithelial cell [Na^+], pH, and volume. Am J Physiol 1990 ; 258 : F1538-46.　PMID : 2193541

HHS

横山和久

HHS（高血糖性高浸透圧状態）の病態生理を述べよ．

3つの因子がある．すなわち，(1) インスリン抵抗性またはインスリン欠乏，(2) 炎症性サイトカイン（CRP★1，IL★2 β-6,8，TNF★3-α）の上昇や，成長ホルモンやコルチゾールのような拮抗ホルモンにより，炎症状態となり，糖新生やグリコーゲン分解の亢進，(3) 腎臓からの糖排泄による浸透圧利尿，である．

Tintinalli J, Stapczynski JS, Ma OJ, et al. Tintinalli's Emergency Medicine : a comprehensive study guide, 8th ed. New York : McGraw-Hill Education, 2016 ; 1466.

★1 ― CRP　C反応性蛋白(C-reactive protein)

★2 — IL　インターロイキン（interleukin）
★3 — TNF　腫瘍壊死因子（tumor necrosis factor）

A HHS の治療を述べよ。

HHS の治療の鍵となるのは，組織循環の改善である。

1．輸液

インスリン開始前に生理食塩液で輸液負荷することで，組織循環が改善し，約 35〜70 mg/dL/時の血糖の低下を期待できる。HHS における体液の欠乏は平均約 20〜25％（8〜10 L）であり（高齢者では 50％），まずは正常時の体重を把握し，体液総質量を計算する。

体液喪失量の半量を最初の 12 時間で，残りを 24 時間で補正するのが望ましい。輸液の速さは腎機能や心機能に応じて調整するが，最初の 1 時間は 0.9％の生理食塩液を 15〜20 mL/kg/時で開始し，その後，4〜14 mL/kg/時の速度で投与する。輸液の上限は 4 時間で 50 mL/kg とする。

低血圧，頻脈，尿量が改善すれば，0.45％生理食塩液に変更する。

2．電解質

低カリウム血症は，致死性不整脈の発現の可能性がある。外液負荷とインスリン投与により，血清カリウムは低下すると考えられる。

3．インスリン

十分な外液負荷後にインスリン持続静脈注射を開始する。筋注や皮下注よりは持続静注が勧められている。

American Diabetes Association では，0.1 単位/kg のボーラス投与後の 0.1 単位/kg/時での投与を勧めている。追加のボーラス投与に関しては，最初の 1 時間で血糖が 10％以上低下しなかったときに考慮される。治療のゴールは，十分な輸液と，インスリン治療により，50〜75 mg/dL/時の血糖の低下であり，血糖 300 mg/dL 以下で，5％ブドウ糖液に変更し，血清浸透圧が 315 mOsm/kg 未満でかつ，血糖が 200〜300 mg/dL になるまで，インスリンを 0.02〜0.05 単位/kg/時へと減じる。

患者の状態が安定し，経口摂取可能になれば，インスリン皮下注を考慮する。

Tintinalli J, Stapczynski JS, Ma OJ, et al. Tintinalli's Emergency Medicine : a comprehensive study guide, 8th ed. New York : McGraw–Hill Education, 2016 ; 1467–8.

B HHS と DKA の病態生理の違いを述べよ。

DKA では，インスリン濃度が低下することで，拮抗ホルモン（カテコラミン，コルチゾール，グルカゴン，成長ホルモン）が増加し，高血糖やケトアシドーシスを引き起こす。高血糖は，糖新生の増加，グリコーゲン分解の促進，末梢組織の糖利用障害の 3 つの過程の結果で生じる。インスリン欠乏と拮抗ホルモンの増加は，脂肪組織から遊離脂肪酸を血中に循環させ，肝臓において脂肪酸からケトン体（β ヒドロキシ酪酸，アセト酢酸）の産生を促す。その結果，ケトン血症や代謝性アシドーシスを生じる。

HHS の病態は，浸透圧利尿による，より程度の強い脱水と，インスリン利用障害の存在から，DKA とは異なる。比較的インスリン欠乏も存在してはいるが，内因性インスリン分泌は DKA よりも明らかに多い。HHS における血中インスリン量は，ブドウ糖利用の促進に関しては不十分な量だが，脂肪分解やケトン体産生を防ぐには十

分である（図11-2）。

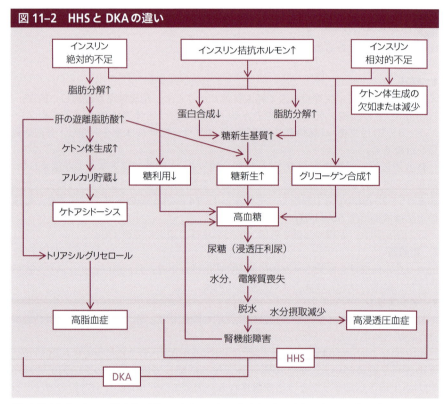

図11-2 HHSとDKAの違い

（Kitabchi AE, Umpierrez GE, Miles JM, et al. Hyperglycemic Crises in Adult Patients With Diabetes. Diabetes care 2009；32：1335-43 のFigure 1より）

Miles JM, Haymond MW, Nissen SL, et al. Effects of free fatty acid availability, glucagon excess, and insulin deficiency on ketone body production in postabsorptive man. J Clin Invest 1983；71：1554-61．PMID：6134753
Kitabchi AE, Umpierrez GE, Miles JM, et al. Hyperglycemic Crises in Adult Patients With Diabetes. Diabetes care 2009；32：1335-43．PMID：19564476

C HHSの治療においてリンを補充する意義について述べよ。

体内のリン濃度は，コントロール不良な糖尿病患者では低下しているが，血清リン濃度は細胞外シフトにより正常から上昇している。

DKA患者では，低リン血症をきたすことは多いが，有症状の低リン血症をきたすことは少ない。DKA患者の血清リン濃度を測定した研究では，インスリン欠乏により細胞外へリンがシフトしていることにより，治療前には高リン血症を94.7％で認めており，血糖，実測血漿浸透圧，AGに関連している。血清リン濃度は，治療に伴い，12時間後には約9.2 mg/dLから2.8 mg/dLまで低下している。

このことから，血清リン濃度は，インスリン治療により低下し，赤血球内の2,3-

DPG★の低下により低酸素血症が助長されると考えられるが，リン投与に関する有用性は証明されていない。血清リン濃度が 1.0 mg/dL 以下であったり，心不全や溶血性貧血，呼吸不全を認めた場合は補充すべきだが，それ以外は補充する意義はないといわれている。

　HHS では，低リン血症が問題になることは DKA ほどは多くなく，リン補充の意義は少ないと考えられるが，インスリン治療によりリンは低下するため，モニターは必要であると思われる。

De Beer K, Michael S, Thacker M, et al. Diabetic ketoacidosis and hyperglycaemic hyperosmolar syndrome – clinical guidelines. Nurs Crit Care 2008；13：5–11.　PMID：18226050
Stoner GD. Hyperosmolar hyperglycemic state. Am Fam Physician 2005；71：1723–30.　PMID：15887451
Kebler R, McDonald FD, Cadnapaphornchai P. Dynamic changes in serum phosphorus levels in diabetic ketoacidosis. Am J Med 1985；79：571–6.　PMID：3933341
Liu PY, Jeng CY. Severe hypophosphatemia in a patient with diabetic ketoacidosis and acute respiratory failure. J Chin Med Assoc 2004；67：355–9.　PMID：15510933

★── DPG　ジホスホグリセリン酸(diphosphoglycerate)

12 血液

石上雄一郎, 菅原誠太郎

貧血

石上雄一郎

A 溶血性貧血を強く疑う血液検査所見を述べよ。

溶血性貧血はまれな疾患で，赤血球の破壊が亢進した状態の貧血である。3大溶血性貧血は，AIHA[★1]，PNH[★2]，HS[★3]，である。間接ビリルビンの上昇（黄疸）と LDH[★4]/AST[★5] の高値をみたら，溶血性貧血を疑う。ヘモグロビン尿や脾腫を伴う場合には，さらに疑う。肝機能上昇なので肝胆道系疾患を考えてしまうが，溶血性貧血も鑑別に入れることが重要である。また，腎機能障害がある場合や血小板減少を認める場合は，TMA[★6]/AHTR[★7] を疑う。溶血性貧血の場合，代償性に網状赤血球の上昇（4～5％以上）がある。網状赤血球の増加があれば，急性の出血か溶血をまず考える。また，血管内溶血により血球から出てきたヘモグロビンはハプトグロビンと結合してしまうため，ハプトグロビンが低下することが知られている。ハプトグロビン≦25 mg/dL は感度 83％，特異度 96％ である。疑う場合は末梢血塗抹標本を行う。破砕赤血球がある場合は TMA を疑い，球状赤血球を認める場合は HS（先天性の溶血性貧血の70％）を疑う。DAT[★8] で陽性であれば，AIHA となる。また，G6PD[★9] 欠損症（世界的には4億人いるとされており，アフリカ系黒人に多い）では特定の薬剤により溶血性貧血が起こるため注意する。

日本における溶血性貧血の病型比率を図 12-1 に示す。

大野良之．溶血性貧血．平成11年度報告書（特定疾患治療研究事業未対象疾患の疫学像を把握するための調査研究班）2000；31-88．
Marchand A, Galen RS, Van Lente F. The predictive value of serum haptoglobin in hemolytic disease. JAMA 1980；243：1909-11． PMID：365971

- ★1 — AIHA　自己免疫性溶血性貧血（autoimmune hemolytic anemia）
- ★2 — PNH　発作性夜間ヘモグロビン尿症（paroxysmal nocturnal hemoglobinuria）
- ★3 — HS　遺伝性球状赤血球症（hereditary spherocytosis）
- ★4 — LDH　乳酸脱水素酵素（lactate dehydrogenase）
- ★5 — AST　アスパラギン酸アミノトランスフェラーゼ（aspartate aminotransferase）
- ★6 — TMA　血栓性微小血管障害症（thrombotic microangiopathy）
- ★7 — AHTR　急性溶血性輸血副作用（acute hemolytic transfusion reaction）
- ★8 — DAT　直接 Coombs 試験（direct antiglobulin test）
- ★9 — G6PD　グルコース6リン酸脱水素酵素（glucose-6-phosphate dehydrogenase）

A 急性貧血の主な原因は何か？

全貧血の69％が鉄欠乏性貧血で，22％が慢性疾患（anemia of chronic disease）である。救急における急性出血の原因は，(1) 出血（blood loss），(2) 赤血球産生の減少

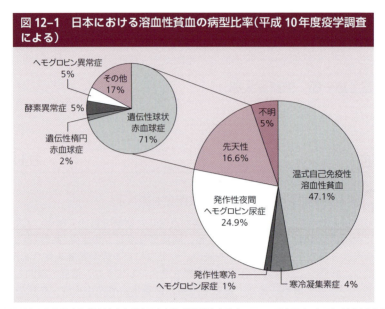

図 12-1 日本における溶血性貧血の病型比率(平成10年度疫学調査による)

〔厚生労働科学研究費補助金 難治性疾患政策研究事業 特発性造血障害に関する調査研究. 自己免疫性溶血性貧血 診療の参照ガイド(平成26年度改訂版)(http://zoketsushogaihan.com/file/guideline_H26/AIHA.pdf)等をもとに作成〕

(decreased RBC[★1] production),(3)赤血球破壊の増加(increased RBC destruction)のなかで(1)の出血が最も多いといわれており,具体的には,外傷性の出血,消化管出血,動脈瘤破裂,産後出血や異所性妊娠を含む不正性器出血,がある。

アフリカ系の患者で考慮すべきなのは,鎌状赤血球症の無形成発作(aplastic crisis)・脾臓遮断(splenic sequestration),とされている。さらに,まれで時々みかけるのが,AIHAとDIC[★2]である。日本には鎌状赤血球症の患者は少ないため,HSの無形成発作を考えるべきだろう。

Kahn R, Romslo I, Lamvik J. Anemia in general practice. Scand J Clin Lab Invest Suppl 1990;200:41-5. PMID:2399436
Perkins JC, Davis JE. Hematology/Oncology Emergencies. Emerg Med Clin North Am 2014;32:495-746. PMID:25060246〜25060259

★1— RBC　赤血球(red blood cell)
★2— DIC　播種性血管内凝固(disseminated intravascular coagulation)

B 貧血患者の輸血の前に行ったほうがよい検査項目は何か?

輸血前検査として,血液型検査,不規則抗体検査,交差試験(クロスマッチ),感染症検査がある。

輸血前検査の最大目的は輸血による溶血を防ぐことである。時間が許せば,輸血が必要な患者に対しては上記すべてを行うことが望まれる。今後輸血が必要になりそうだが今すぐに必要なさそうなケースでは,T&S[★1]が有用であろう。T&Sは待機的手術や出血量が少なそうな手術のときにオーダーされることが多く,交差試験を省くことができるという点で,輸血製剤の有効利用や業務効率化を図ることができる。救急の場面で診断がついていないが手術が必要になりそうな場合は,最低限,血液型検査,

不規則抗体検査を出せばよい．また，輸血3か月後に輸血後検査で，厚生労働省はHBV[2]（NAT[3]），HCV[4]コア抗原・HIV[5]抗体を推奨しているが，輸血前にも感染症の検査は必要である．また，ビタミン欠乏の可能性のある場合には事前の検査を検討する．

厚生労働省医薬食品局血液対策課. 血液製剤等に係る遡及調査ガイドライン 平成17年3月（平成26年7月一部改正）(www.mhlw.go.jp/new-info/kobetu/iyaku/kenketsugo/dl/140814_02a.pdf). 閲覧日：2017/05/26

- ★1 ─ T&S　タイプ&スクリーン（Type and Screen）
- ★2 ─ HBV　B型肝炎ウイルス（hepatitis B virus）
- ★3 ─ NAT　核酸増幅検査（nucleic acid amplification test）
- ★4 ─ HCV　C型肝炎ウイルス（hepatitis C virus）
- ★5 ─ HIV　ヒト免疫不全ウイルス（human immunodeficiency virus）

Ⓑ 鎌状赤血球症（SCD[1]）の緊急症にはどのようなものがあるか？

日本で遭遇することはきわめてまれであるが，多彩な症状を呈する緊急・重症疾患であり，血液疾患救急では重要なトピックである．アフリカ系米国人の500人に1人は鎌状赤血球症をもっているといわれ，Hb[2]のgenotypeは5つに分かれ，そのうちのHbSSをもつ患者は重症の転機をたどることが多い．症状としては，血管閉塞，急性胸部症候群，感染症，肺高血圧，肺塞栓，脳卒中，急性冠症候群，腎障害，眼合併症，脾臓遮断（splenic sequestration），無形成発作（aplastic crisis），持続勃起，胆石，骨壊死が起こりやすいとされている．最もcommonな症状は急性の四肢や腰部の痛みであり，血管閉塞が多いが合併症を検索する必要がある．痛みはかなり強いため，オピオイドを使用することが多い．

　急性胸部症候群（acute chest syndrome）は，発熱（80%），呼吸器症状，咳（62〜74%），頻呼吸（28〜45%），胸痛に伴い，新規の肺浸潤影が現れたものと定義される．原因は，肺炎（30%），肺塞栓（16%），脂肪塞栓（9%）など多岐にわたるが，45.7%は原因不明とされている．SCDの最も多い死亡原因（12%）であり，80%で再発する．脾臓遮断はHbSSをもつ小児に好発する脾腫とショックをきたす症候群である．鎌状赤血球症が脾臓でトラップされることにより，循環血液量が減少する．50%で再発するため，脾臓切除が重要である．無形成発作はパルボウイルスB19が感染することによる重症貧血であり，日本ではHSをもつ患者に感染することで有名であるが，SCDをもつ患者にも感染する（図12-2）．

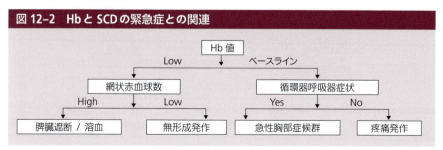

図12-2 HbとSCDの緊急症との関連

(Raam R, Mallemat H, Jhun P, et al. Sickle Cell Crisis and You : A How-to Guide. Ann Emerg Med 2016；67：787-90の788ページの図より)

Raam R, Mallemat H, Jhun P, et al. Sickle Cell Crisis and You: A How-to Guide. Ann Emerg Med 2016；67：787-90． PMID：27217132
Lovett PB, Sule HP, Lopez BL. Sickle cell disease in the emergency department. Emerg Med Clin North Am 2014；32：629-47． PMID：25060254

★1— SCD　鎌状赤血球症（sickle cell disease）
★2— Hb　ヘモグロビン（hemoglobin）

凝固障害

石上雄一郎

A 血友病患者の外傷における凝固因子補充はどうすればよいか？

血友病は，血友病Aと血友病Bに分かれる．血友病はX連鎖劣性の遺伝形式をとるため，ほとんど男性であるが女性患者も存在はする．血液凝固障害の日本国内の集計は表12-1のとおりであり，血友病はAが8割を占める．血友病は先天性の凝固因子欠乏による凝固障害であり，第Ⅷ因子欠乏が血友病A，第Ⅸ因子欠乏が血友病Bである．

血友病は凝固因子活性のレベルで重症度が決まる．凝固因子活性＜1％が重症（全体の25％），1～5％が中等症（15％），＞5％が軽症（60％）となっている．血友病患者の出血における治療の中心は凝固因子の補充となる．出血の重症度によって凝固因子補充の目標が違い，軽症から中等症の場合は50％，重症の場合は100％を目指して補充する必要がある．軽症から中等症は軟部組織，筋肉内，関節内，鼻出血であり，重症は頭蓋内，消化管，頸部，咽頭，重症外傷となっている．軽症の場合は必ずしも凝固因子の補充は必要ない．凝固因子補充の既往がある場合はインヒビターが出来ている場合があり，その場合はインヒビターの値により治療が異なり，場合によってはバイパス製剤（第Ⅷ因子や第Ⅸ因子が関与する凝固経路を迂回する）を使用しなければならないことがある．出血が重症か軽症か，存在しないか，の定義は存在せず臨床判断である．たとえば，筋肉内出血は軽症かもしれないが，コンパートメント症候群であれば重症になる（図12-3）．

表12-1　日本全国における血液凝固異常症患者総数（2009年5月31日現在）

血友病A	4,317人
血友病B	933人
von Willebrand病	917人
類縁疾患*	474人
合計	6,641人

〔血液凝固異常症全国調査委員会．厚生労働省委託事業・血液凝固異常症全国調査 平成21年度報告書，（財）エイズ予防財団，2010の3ページの表1（http://api-net.jfap.or.jp/library/alliedEnt/02/images/h21_research/h21_research.pdf）を改変〕

*一注　先天性フィブリノゲン異常症，第XII異常症，第VI因子異常症など．

図 12-3 血友病患者における凝固因子補充

ER における血友病の対応

①凝固因子活性(factor level)を患者に聞く
　知らなければ 0 とみなす
　インヒビターの既往を患者に聞く

②検査結果を待たずに治療を開始
　早期に血液内科へコンサルト

③出血はどの程度か確認する
　目標の凝固因子活性レベルを設定する

軽症から中等症	重症
(軟部組織・筋肉内・関節内・鼻出血)	(頭蓋内・消化管・頭部・咽頭・腹腔内出血)
目標：凝固因子活性は 30～50%	目標：凝固因子活性は 50～100%

血友病 A 第Ⅷ因子欠損	血友病 B 第Ⅸ因子欠損
1 単位/kg で 2%上昇する(半減期 12 時間)	1 単位/kg で 1%上昇する(半減期 24 時間)
(クロスエイト®MC, コージネイト®FS, アドベイト® など)	(ノバクト®M, クリスマシン®M など)

World Federation of Hemophilia(WFM). Guidelines for the management of hemophilia, 2nd ed. Oxford：Blackwell Publishing, 2012；48–71(www1.wfh.org/publication/files/pdf-1472.pdf). 閲覧日：2017/05/26

日本血栓止血学会. インヒビターのない血友病患者に対する止血治療ガイドライン：2013年改訂版. 血栓止血誌 2013；24：619–33(www.jstage.jst.go.jp/article/jjsth/24/6/24_619/_pdf). 閲覧日：2017/05/26

Bhat R, Cabey W. Evaluation and management of congenital bleeding disorders. Emerg Med Clin North Am 2014；32：673–90. PMID：25060256

Ⓑ 血友病 A の患者が口腔内の出血にて来院。どのように対応するか？

図 12-3 のように凝固因子活性のレベルを聞き，インヒビターではないかを確認する。口腔内出血は気道に関連がなければ軽症となる。まずは圧迫や場所によっては縫合してトラネキサム酸を内服するという対応となる。出血が咽頭付近であれば，重症となるため凝固因子の補充が必要である。

World Federation of Hemophilia(WFM). Guidelines for the management of hemophilia, 2nd ed. Oxford：Blackwell Publishing, 2012；48–71(www1.wfh.org/publication/files/pdf-1472.pdf). 閲覧日：2017/05/26

Ⓑ 後天性血友病とは何か？

100万人あたり1人の発症率でかなりまれな疾患であるが，何らかの背景疾患が関与しているといわれている。悪性腫瘍(CLL[*1], 腺がん)，妊娠，出産後，自己免疫疾患(SLE[*2], RA[*3])，天疱瘡などがあり，高齢者と若年産婦に多く，男女関係なく発症する。aPTT[*4]が延長しており，第Ⅷ因子に対する抗体(インヒビター)が出来ることで，第Ⅷ因子活性が低下している。原因不明で aPTT が延長しているときにクロスミキシング試験を行い，インヒビターパターンであれば，APS[*5]か血友病の可能性が高くな

る．インヒビターが5 BU[★6]（インヒビターの単位）以下であれば凝固因子を補充し，それ以上であればⅦa製剤やPCC[★7]を考慮する（図12-4）．

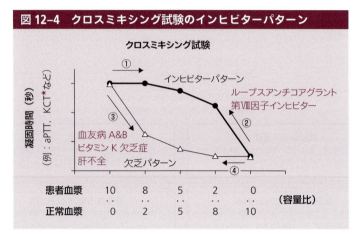

〔金沢大学血液内科・呼吸器内科のホームページ（www.3nai.jp/weblog/entry/28868.html）より図を改変〕

★ー KCT　カオリン凝固時間（kaolin clotting time）

金沢大学血液内科・呼吸器内科のHP（www.3nai.jp/weblog/entry/28868.html）．閲覧日：2017/05/26

★1ー CLL　慢性リンパ性白血病（chronic lymphocytic leukemia）
★2ー SLE　全身性エリテマトーデス（systemic lupus erythematosus）
★3ー RA　関節リウマチ（rheumatoid arthritis）
★4ー aPTT　活性化部分トロンボプラスチン時間（activated partial thromboplastin time）
★5ー APS　抗リン脂質抗体症候群（antiphospholipid antibody syndrome）
★6ー BU　ベセスダ単位（Bethesda unit）
★7ー PCC　プロトロンビン複合体製剤（prothrombin complex concentrate）

Ⓑ 中心静脈穿刺や腰椎穿刺はどのような凝固障害があるときに禁忌となるか？

救急外来で侵襲的検査や治療を開始することはよくある．血小板減少の場合は手技によっては，血小板輸血が必要になることがある．特に，血小板数が50,000/μLを切る場合には，血小板輸血を検討する．中心静脈留置は20,000/μLでも大丈夫だったという報告はある．PT-INR[★]は1.5を超える場合には手技前に補正したほうがよいという意見と，2.5を超える場合のみでよいという意見がある（図12-5）．

Patel IJ, Davidson JC, Nikolic B, et al. Consensus guidelines for periprocedural management of coagulation status and hemostasis risk in percutaneous image-guided interventions. J Vasc Interv Radiol 2012；23：727-36．PMID：22513394
Zeidler K, Arn K, Senn O, et al. Optimal preprocedural platelet transfusion threshold for central venous catheter insertions in patients with thrombocytopenia. Transfusion 2011；51：2269-76. PMID：21517892
Baron TH, Kamath PS, McBane RD. Management of antithrombotic therapy in patients undergoing invasive procedures. N Engl J Med 2013；368：2113-24．PMID：23718166

★ー PT-INR　プロトロンビン時間国際標準化比（prothrombin time international normalized ratio）

図12-5　凝固障害と侵襲的検査や治療の禁忌

脳外科・眼科手術：100,000/μL
他の手術・内視鏡治療：50,000/μL
気管支鏡・CV留置・腰椎穿刺・骨髄穿刺：20,000/μL

手技（出血リスクは小） 胸水・腹水穿刺・皮膚表面の生検など マネジメント PT-INR＞2：FFP，ビタミンKでリバース aPTT：コンセンサスなし 血小板数：50,000/μL以下なら輸血 クロピドグレル：前5日間中止 アスピリン：中止必要なし ヘパリン：注射1回スキップ	**手技**（出血リスクは中等度） CVC★・腰椎穿刺・Aライン・動脈造影など マネジメント PT-INR：1.5以下にする aPTT：コンセンサスなし 血小板数：50,000/μL以下なら輸血 クロピドグレル：前5日間中止 アスピリン：中止必要なし ヘパリン：注射1回スキップ	**手技**（出血リスクは大） ERCP・胃瘻など マネジメント PT-INR：1.5以下にする aPTT：ヘパリンはリバース（×1.5） 血小板数：50,000/μL以下なら輸血 クロピドグレル：前5日間中止 アスピリン：前5日間中止 ヘパリン：注射2回か24時間スキップ

（Patel IJ, Davidson JC, Nikolic B, et al. Consensus guidelines for periprocedural management of coagulation status and hemostasis risk in percutaneous image-guided interventions. J Vasc Interv Radiol 2012；23：727-36の733ページのTable 3を改変）

★― CVC　中心静脈カテーテル（central venous catheter）

輸血

石上雄一郎

A　未クロス輸血とは何か？

未クロス輸血とは，クロスマッチ試験の結果を待たずに輸血を開始することである。輸血をするときに検査室では，まず通常，ABO血液型（オモテ試験，ウラ試験それぞれ約5分）とRh血液型D抗原（約5分）を調べる。そして次に，不規則抗体スクリーニング検査を行い，最後に同型であったとしても，溶血副作用を起こすことがあるので交差適合試験（クロスマッチ試験）を行う。オーダーしてからすべて揃って輸血するまでには，40分から1時間程度かかることが多いようだ。緊急時に一刻も早く輸血をしたい場合はその限りではなく，溶血副作用はあるかもしれないが輸血することは可能（未クロス輸血）といわれている。実際に，救急では患者の血液型がわからないことも多いので，RCC[1]はO型（+），FFP[2]はAB型（+）と決めてもよいだろう。特に，外傷や消化管出血など一刻も早くRCCを入れたい場面や，産科大出血のようにFFPを一刻も早く入れたい場面は存在するので，未クロス輸血は重要である。

★1― RCC　赤血球濃厚液（red cells concentrates）
★2― FFP　新鮮凍結血漿（fresh frozen plasma）

A　MTP[1]とは何か？

大量輸血は外傷・産婦人科・心臓外科など大きな手術のときに必要とされるが，MTPは，主に外傷の患者で用いられるプロトコールである。外傷患者の40%は出血による死亡であり，5%の患者には大量輸血が必要である。大量輸血が必要かどうかを予測するスコアとして，ABC[2]スコアがある。穿通性外傷，SBP[3]＜90 mmHg，HR[4]＞120回/分，FAST[5]（+）の4つがあり，2つ陽性であれば41%の確率でMTPが必要

となる，と予測される．MTPの目標パラメータとして，表12–2がある．

表12–2 MTP適応の目標パラメータ

MTP適応の各種パラメータ	
体温	>35℃
血液ガス	pH>7.2，塩基過剰（−6），乳酸 4 mmol/L
イオン化カルシウム	>1.1 mmol/L
Hb	値だけでなく循環動態・組織還流と合わせて検討する
血小板数	≧50,000（頭部外傷なら≧100,000/μL）
PT★ / aPTT	≦1.0 g/L

〔National Blood Authority. Patient Blood Management Guidelines：Module 1 – Critical Bleeding / Massive Transfusion. Canberra：National Blood Authority，2011（https://acem.org.au/getattachment/9246ad26-d8a9-437b-a04d-d24f26ea0b6f/National-Blood-Authority.aspx）の5ページの表を改変〕

★— PT　プロトロンビン時間（prothrombin time）

National Blood Authority. Patient Blood Management Guidelines：Module 1 – Critical Bleeding / Massive Transfusion. Canberra：National Blood Authority，2011（https://acem.org.au/getattachment/9246ad26-d8a9-437b-a04d-d24f26ea0b6f/National-Blood-Authority.aspx）．閲覧日：2017/05/26

★1— MTP　大量輸血プロトコール（massive transfusion protocol）
★2— ABC　assessment of blood consumption
★3— SBP　収縮期血圧（systolic blood pressure）
★4— HR　心拍数（heart rate）
★5— FAST　外傷検索のための超音波検査（focused assessment sonography for trauma）

A 危機的出血時には，どのように迅速に対応するか？

危機的出血が起こったときにどのように対応すべきかは，アルゴリズムやフローチャートを作成しておくとよい．輸血係をおき，院内で検査課などとどのようにコミュニケーションをとるか，シミュレーションするとよいだろう．大量輸血プロトコールにのっとって，未クロス輸血をすることもある．

A 貧血による心不全時の輸血はどうするか？

急性心不全の原因として貧血があるが，輸血の閾値については議論がある．ACP[★1]では，Hb 7〜8 と Hb 10 とでは，Hb 7〜8 のほうを閾値として輸血を勧めている（Grade 2C）．エリスロポエチンによる治療は推奨しない（RED–HFトライアルやTREATトライアルで合併症が多いことが知られている）．輸血を投与するときはTACO[★2]などの合併症もあるため，循環血液量を考えて投与すべきである．

Qaseem A, Humphrey LL, Fitterman N, et al. Treatment of anemia in patients with heart disease: a clinical practice guideline from the American College of Physicians. Ann Intern Med 2013；159：

770–9. PMID：24297193

★1— ACP　米国内科学会（American College of Physicians）
★2— TACO　輸血関連循環負荷（transfusion-associated circulatory overload）

Ⓑ TACOとTRALIの違いは何か？

輸血中もしくは輸血後6時間以内（多くは2時間以内）に起きる急性肺障害に，TRALI★1とTACOがある．TRALIはARDS★2のような血管透過性更新による非心原性肺水腫であり，TACOは静水圧が上昇した心原性肺水腫である．TRALIの場合はARDSに準じた呼吸管理が必要となり，13～18％の患者は死亡してしまう．TRALIの診断基準は2004年に発表されたConsensus Conferenceのものが使用されるが，ARDSの診断基準とかなり似ている．ERにおける重症呼吸不全の患者でARDSか重症の心不全か迷うことがあるのと同様に，輸血後の重症呼吸不全では，TRALIかTACOを中心に考えればよいだろう．具体的には，BNP★3の測定やX線写真での心拡大の所見や心臓超音波でのEF★4などを測定し鑑別することが多い．なお，輸血後にアナフィラキシーを起こすこともあるため，必ず鑑別に入れなければならない．

Vlaar AP, Hofstra JJ, Determann RM, et al. The incidence, risk factors, and outcome of transfusion-related acute lung injury in a cohort of cardiac surgery patients: a prospective nested case-control study. Blood 2011；117：4218-25.　PMID：21325598
Gajic O, Gropper MA, Hubmayr RD. Pulmonary edema after transfusion: how to differentiate transfusion-associated circulatory overload from transfusion-related acute lung injury. Crit Care Med 2006；34：S109-13.　PMID：16617253

★1— TRALI　輸血関連急性肺障害（transfusion-related acute lung injury）
★2— ARDS　急性呼吸促迫症候群（acute respiratory distress syndrome）
★3— BNP　脳性ナトリウム利尿ペプチド（brain natriuretic peptide）
★4— EF　駆出率（ejection fraction）

Ⓑ 急性溶血反応（acute hemolytic transfusion reaction）とは何か？

主に，ABO不適合型輸血によって起こりうる輸血後24時間以内の合併症である．静脈に沿った熱感，発熱，呼吸困難，胸痛，腹痛などを認め，血圧低下，ヘモグロビン尿が出る．赤血球上の抗原にIgM★1型の抗体（抗A，抗Bなどの規則抗体）が結合することにより，補体を活性化させ，血管内溶血を起こすことが原因とされている．

一方，遅発性溶血反応（delayed hemolytic transfusion reaction）は，Rh不適合輸血などによって起こりうる輸血後24時間以降の合併症である．発熱，貧血が進行し，ビリルビンが上昇して気づかれることが多いが，重症ではないので気づかれないことも多い．2度目の輸血により感作され増加したIgG型の抗体（抗Dなど不規則抗体）により，血管外溶血を起こすことが原因とされている．

また，輸血後4時間以内に発熱をきたすものをFNHTR★2と呼ぶが，39℃以上の発熱をきたす場合は，血液製剤の汚染など含めて敗血症を考えなければならない．

前川 平．輸血療法とその副作用 ― 見逃されている臨床病態 ―．日内会誌 2013；102：2433-9.

★1— IgM　免疫グロブリンM（immunoglobulin M）
★2— FNHTR　発熱性非溶血輸血副作用（febrile non-hemolytic transfusion reaction）

ⓑ Rh陰性患者の輸血はどのように行うか？

Rh陰性とはD抗原が陰性という意味だ．Rh陰性の患者への輸血はなるべく，Rh陰性の血液製剤確保に努める．しかし，大量出血などで緊急輸血が必要になった場合には，Rh陽性の輸血をしてもよいということになっている．Rh陰性は日本では少なく，0.5%程度といわれている．輸血や妊娠・出産歴のない患者は抗Rh(D)抗体が存在しないので，Rh陽性の血液製剤を輸血しても抗原抗体反応は起こらない．もし，出産歴や輸血歴があり抗体を保有しているRh陰性患者であったとしても，血管外溶血反応は軽いことが多い．Rh陰性輸血を取り寄せることはいいが，緊急で輸血が必要なときはRh陽性でも輸血をしてよいということになる．ただし，輸血後には，高力価RhIG★を投与する必要がある．

輸血のための検査マニュアル（http://yuketsu.jstmct.or.jp/wp-content/uploads/2017/02/9e95505098a34391cfa7151af59b6e89.pdf）．閲覧日：2017/09/11

★── RhIG　抗Dヒト免疫グロブリン（anti-D human immunoglobulin）

ⓑ エホバの証人を信仰する患者に対して輸血が必要なときはどうするか？

エホバの証人は現在日本で21万人，世界ではJehovah's Witnessesとして800万人の信仰者がいるとされている．患者が信者だった場合は，輸血に対する考えを聞く必要がある．絶対的無輸血（生命の危機に至るとしても輸血拒否）と相対的無輸血（生命の危機や重篤な障害に至る危機がない限りで輸血拒否）のどちらかをはっきりさせる．実際に，絶対的無輸血患者に相対的無輸血の立場と考えて投与してしまったケースでは，裁判判例があり訴訟で敗訴している．そのため，<u>エホバの証人を信仰する患者に輸血を検討するときは，宗教的無輸血のガイドラインにのっとり，図12-6に従って対応する必要がある</u>．未成年者に関してはフローチャートが決まっているためガイドラインにのっとった対応が必要になるが，親権者がいないケースや意識障害があり意思が不明な場合などは，苦慮することになるだろう．病院組織としての対応がよりいっそう必要になる．

宗教的輸血拒否に関する合同委員会．宗教的輸血拒否に関するガイドライン 2008年2月28日（http://yuketsu.jstmct.or.jp/wp-content/themes/jstmct/images/medical/file/guidelines/Ref13-1.pdf）．閲覧日：2017/05/26

ⓒ エホバの証人を信仰する患者が輸血を避ける理由はなぜか？

「その魂つまりその血を伴う肉を食べてはならない」（創世記9：3, 4），「［あなた］はその血を注ぎ出して塵で覆わねばならない」（レビ記17：13, 14），「淫行と絞め殺されたものと血を避けるよう（に）」（使徒15：19〜21），と聖書に書いてあるため，血を避けるようにしている．いったん体から採り出された血液は廃棄すべきであると考えているため，赤血球製剤，濃厚血小板，新鮮凍結血漿，自家輸血などは受け入れられないとされている．アルブミン製剤，免疫グロブリン製剤などは可能である．ただし，透析や人工心肺など体外循環を中断せずに行われるものや，造血幹細胞移植や臓器移植に関しては，人によって受け入れたり受け入れられなかったりするようなので，しっかりした説明が必要である．

エホバの証人のホームページ（www.jw.org/ja/）．閲覧日：2017/05/26

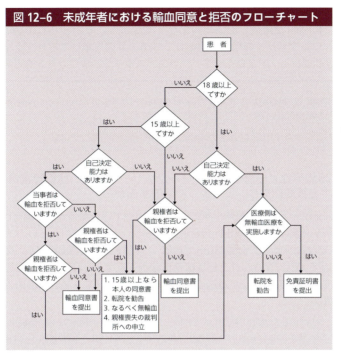

〔日本麻酔科学会．宗教的輸血拒否に関するガイドライン＜2008年2月28日制定＞の図1（http://www.anesth.or.jp/guide/pdf/flow%20chart.pdf）より〕

C 血液製剤の価格はいくらか？

2017年3月現在，以下のようになっている．
- RCC–LR 2単位：17,726円
- FFP–LR 480 4単位：23,617円
- PC–LR–10 10単位：79,478円
- 5％アルブミン 6,027円
- 25％アルブミン 6,204円

抗凝固薬

石上雄一郎

A ワルファリンと相互作用を起こす薬剤は何か？

ワルファリンと相互作用を起こす薬剤は **8A** で知られている．**a**ntibiotics，**a**nti-inflammatories（NSAIDs★），**a**ntifungals，**a**ntidepressants，**a**ntiplatelets，**a**miodarone，**a**cetoaminophen，**a**lternative remedies が挙げられる．なかでもいちばん重要といえるのは STOPP criteria でも挙げられている NSAIDs だろう．NSAIDs と併用することに

より，消化管出血のリスクが高くなるといわれている．老健施設での薬物相互作用top 10のなかにワルファリン関連が5つあり，NSAIDs／スルファメトキサゾール・トリメトプリム（ST合剤）／マクロライド系薬／キノロン系薬／フェニトインが挙げられており，PT-INRが延長し出血傾向になってしまうことが知られている．Drugs.comでは，ワルファリンの相互作用として826の薬剤を挙げており，上記のほかにも，クロピドグレル，デュロキセチン，ロスバスタチン，フロセミドなどを注意喚起している．

Gurwitz JH, Field TS, Avorn J, et al. Incidence and preventability of adverse drug events in nursing homes. Am J Med 2000；109：87-94. PMID：10967148

★ー NSAIDs　非ステロイド性抗炎症薬（nonsteroidal anti-inflammatory drugs）

Ⓑ 75歳男性．心房細動にてワルファリン治療中．意識障害あり．CT★¹で右被殻血あり．どのように治療するか？

出血はmajorかminorかで層別化する．頭蓋内出血で意識障害がある場合は，緊急で止血・治療が必要なmajorな出血の状態であろう．治療としては，（1）ワルファリン中止，（2）ビタミンK 10 mgを30分で点滴，（3）FFP新鮮凍結血漿 15〜30 mL/kg点滴，（4）4因子-PCC（プロトロンビン複合体製剤）50 IU/kg静注を行う．<u>重症出血の場合は，PT-INRの数値にかかわらず行う．FFPよりもPCCをACCP★²のガイドラインでは推奨している．</u>

Holbrook A, Schulman S, Witt DM, et al. Evidence-based management of anticoagulant therapy: Antithrombotic Therapy and Prevention of Thrombosis, 9th ed：American College of Chest Physicians Evidence-Based Clinical Practice Guidelines. Chest 2012；141：e152S-84S. PMID：22315259

★1ー CT　コンピュータ断層撮影（computed tomography）
★2ー ACCP　米国胸部専門医学会（American College of Chest Physicians）

Ⓑ NOAC内服中の出血患者にどう対応するか？

NOAC★¹は新しい抗凝固薬として使用されており，心房細動，深部静脈血栓症などに使用することが増えてきている．ISTH★²では，DOAC★³に統一するという流れにもなってきている．NOACの種類は現時点では，トロンビン阻害薬であるダビガトラン（aPTTと相関）と，Xa阻害薬であるリバーロキサバン，アピキサバン，エドキサバン（PTに相関）に分かれる．

　ダビガトランは血液透析をすることで取り除くことができる可能性があり，イダルシズマブという拮抗薬が存在する．そのほかの対処方法は基本的に同じである．（1）NOACを中止する，（2）内服2時間以内なら胃洗浄を試みる，（3）PCC 50 IU/kg点滴静注を行う，（4）aPCC★⁴〔乾燥ヒト血液凝固因子抗体迂回活性複合体（ファイバ®）〕50 IU/kg点滴静注を行う．

★1ー NOAC　新規経口抗凝固薬（new oral anticoagulant）
★2ー ISTH　国際血栓止血学会（International Society on Thrombosis and Haemostasis）
★3ー DOAC　直接経口抗凝固薬（direct oral anti coagulant）
★4ー aPCC　活性型プロトロンビン複合体製剤（activated prothrombin complex concentrate）

ⓑ PCC製剤の使い分けは？

PCCによる止血として現在下記の種類が存在する。
- 4因子-PCC製剤（PPSB®-HT）
- 3因子-PCC製剤
- 活性化-PCC製剤（ファイバ®）
- リコンビナント活性型第Ⅶ因子製剤（ノボセブン®）

　凝固因子製剤には血漿由来とリコンビナント（遺伝子組み換え）の2種類がある。血漿由来の製剤はコンファクト®Fという第Ⅷ因子製剤だが，純度が悪くvWF★も混ざっているため，von Willebrand病の管理で止血として有効といわれている。大半はリコンビナント製剤である。現時点では，上記の薬剤について詳しい使い分けの方法はない。血栓症のリスクはリコンビナント活性型第Ⅶ因子製剤が10～20％で，PCCは1～4％と異なるデータもあるが，さらなる研究が必要である。

Godier A, Susen S, Samama CM. Treatment of massive bleeding with prothrombin complex concentrate : argument against. J Thromb Haemost 2010 ; 8 : 2592-5. PMID : 20860676

★― vWF　フォン・ヴィレブランド因子（von Willebrand factor）

白血病

菅原誠太郎

ⓑ 急性白血病の分類・発症年齢について述べよ。

急性白血病には，主に骨髄性とリンパ球性がある。米国がん協会（American Cancer Society）の報告によると，2012年に米国では，AML[★1]が年間新規に13,780例で発症しており，発症率は乳児期に小さなピークを迎え，その後減少し，35歳から徐々に上昇していき，高齢者で最も大きくなる。ALL[★2]は，年間6,050例新規に発症しており，1～4歳で最大のピークを迎え，20～60歳の間減少し，60歳以降に上昇して2回目の小さなピークを迎える。以上より，AMLは主に成人，ALLは主に小児の疾患といえるだろう。

Siegel R, Naishadham D, Jemal A. Cancer statistics, 2012. CA Cancer J Clin 2012 ; 62 : 10-29. PMID : 22237781

★1― AML　急性骨髄性白血病（acute myeloid leukemia）
★2― ALL　急性リンパ球性白血病（acute lymphocytic leukemia）

Ⓐ 救急外来において，急性白血病をいつ疑うか？

白血病の症状はきわめて広く，しかも腹痛，出血，発熱など救急外来で多く認めるcommonな症状が多い。しかも，それらのほとんどが非特異的であり，救急外来ではどのようなときに白血病を鑑別として挙げるかを難しくしている。病態としては，芽球の浸潤の結果，貧血，血小板減少，白血球上昇が起こり，さまざまな症状が出現する。白血病の初期症状の60％は出血であるとの報告があり，歯肉，鼻出血が多いとされている。再発症例では消化器症状が多く，潰瘍が口腔内のみならず，肛門周囲など消化管のどこにでも出来うると報告されている。また，感染を繰り返したり，創傷治癒が遅いなどの症状も認めることもあり，鑑別として挙げるのは困難かもしれな

い。さまざまな症状のなかで，特定の疾患として典型的ではない場合には，鑑別として挙げるべきであろう．普段，ER型救急で勤務している筆者も，たとえば，小児の鼻出血にて受診された患者で，適切な圧迫にて止血できない，出血している時間が長い，紫斑が出現しているなど典型的でない症例に関しては，採血をするようにしている．多くはないが，<u>年間平均で1症例程度だが白血球の増加，血小板減少が認められ，転院後に白血病と診断された症例が認められている．救急外来で，白血病の確定診断を行うことは困難であるが，</u>このように普段と何か違うという考えをもつことが重要であると考える．

Dixit A, Chatterjee T, Mishra P, et al. Disseminated intravascular coagulation in acute leukemia at presentation and during induction therapy. Clin Appl Thromb Hemost 2007 ; 13 : 292–8.　PMID : 17636191

Rose–Inman H, Kuehl D. Acute leukemia. Emerg Med Clin North Am 2014 ; 32 : 579–96.　PMID : 25060251

 AMLのリスクは何か？

AMLは，化学療法が行われる以前は平均生存期間が6週間という難病であった．しかし現在，45歳未満では5年生存率50％で，75歳以上では改善が認められるのは2％と，年齢により大きな差がある．予後リスクとしては，患者関連因子とAML因子がある．患者因子としては，発症年齢，PS[★1]が挙げられ，AML因子としては，白血球数，MDS[★2]の既往，抗がん剤使用の既往など，が挙げられている．寛解率は年齢により大きな差があり，小児では90％，若年者では70％，中年で60％，高齢者で40％と徐々に低下しており，年齢による再発率の違いが予後と関連していると予想される．また，患者のPSも重要であり，50代の患者を比較した場合，歩行可能な患者で化学療法中の死亡率が5〜10％なのに対し，同年齢のPSが悪い患者では40％と報告されている．

Dohner H, Estey EH, Amadori S, et al. Diagnosis and management of acute myeloid leukemia in adults : recommendations from an international expert panel, on behalf of the European Leukemianet. Blood 2010 ; 115 : 453–74.　PMID : 19880497

Parikh SA, Jabbour E, Koller CA. Adult acute myeloid leukemia. In : Kantarjian HM, Wolff RA, Koller CA. The MD Anderson Manual of Medical Oncology, 2nd ed. New York : McGraw–Hill Education LLC, 2011.

★1— PS　全身状態(performance status)
★2— MDS　骨髄異形成症候群(myelodysplastic syndromes)

 ALLのリスクは何か？

過去数十年で，ALLの予後は改善してきており，米国のChildren's Oncology Groupの2010年の報告によると，1990〜2000年まで生後12か月以上の小児では，5年生存率は83％から90％以上まで改善しているが，生後12か月未満の乳児では，明らかな改善は認められなかったとされている．このような進歩にもかかわらず，小児のALLの再発率は依然，約20％と高値である．

　リスクとしては，小児ではT細胞型，男性，高年齢(1〜9歳では低リスク)，白血球数($50×10^9$未満で低リスク)，フィラデルフィア染色体陽性例が挙げられている．

　成人では多くは寛解が得られるものの，いまだにleukemia–freeの生存率は30〜

40％とされており，フィラデルフィア染色体陽性，t(4;11)，t(8;14)の染色体変異が高リスクであると述べられている。

Salzer WL, Devidas M, Carroll WL, et al. Long–term results of the pediatric oncology group studies for childhood acute lymphoblastic leukemia 1984–2001 : a report from the children's oncology group. Leukemia 2010 ; 24 : 355–70.　PMID：20016527
Rabin KR. Attacking remaining challenges in childhood leukemia. N Engl J Med 2012 ; 366 : 1445–6.　PMID：22494125
Rose–Inman H, Kuehl D. Acute leukemia. Emerg Med Clin North Am 2014 ; 32 : 579–96.　PMID：25060251

A　救急外来において，急性白血病の診断に最も有用なのは何か？

白血病というと，文字どおり白血球増加を思い浮かべるが，そもそも最初に報告されたのが1800年代初期で，脾腫を認めた患者の末梢血において白血球増加が認められたことに由来する。しかし，白血球増加は全白血病の3分の1程度にしか認められないため，注意が必要になる。では，救急外来で白血病を疑った際に，どのような検査を行いより確率を上げていくべきだろうか？　白血病の確定診断は骨髄穿刺にて行われるが，救急外来での施行は困難であり，末梢血での芽球の出現が白血病を疑う指標になる。骨髄でも末梢血でも標本細胞の20％が芽球と認められた場合は，分類の確定のための検査が必要になる。中国での研究であるが，白血球増加を認める白血病では，末梢血塗抹標本と骨髄塗抹標本で相関があり，有用であると報告されている。以上より，救急外来では，症状，身体所見から検査前確率を上げ，末梢血での芽球に注目し，すみやかに専門科へコンサルトすることが重要になる。

Rossbach HC. Diagnostic pitfalls in acute leukemia. Fetal Pediatr Pathol 2009 ; 28 : 69–77.　PMID：19241238
Liu Y, Liu H, Wang W, et al. Analysis of bone marrow and peripheral blood cytologic features in hyperleukocytic acute leukemia. Zhongguo Shi Yan Xue Ye Xue Za Zhi 2013 ; 21 : 562–6.　PMID：23815898

B　救急外来での急性白血病に対する治療について述べよ。

白血病の治療では，分類により化学療法などのレジメンが決まっているが，救急外来ではそのような治療は困難である。では，救急外来ではどのような治療ができるだろうか？　出血，感染など白血病の結果生じる症状に対する対症療法が，救急外来では重要になってくる。たとえば，出血，凝固障害は重篤な合併症の1つであり，白血病患者の死亡の7％を占めるという報告もある。白血病患者における凝固障害の正確な病態生理は，十分に解明されていないが，結果として，PT延長，血小板の減少が認められ，皮膚，眼球，鼻，腔，消化管，頭蓋内などに出血をきたす。出血に関しては，適宜，FFP，血小板の補充が必要になる。また，感染であれば，培養を採取したうえで早期の抗菌薬投与が必要になる。白血病自体の治療は非常に専門性が強いため，救急外来では状態の安定化のための対症療法を行い，専門医へ引き継ぐことが最大の治療となるであろう。

Rabizadeh E, Pickholtz I, Barak M, et al. Historical data decrease complete blood count reflex blood smear review rates without missing patients with acute leukaemia. J Clin Pathol 2013 ; 66 : 692–4.　PMID：23505267

Rose–Inman H, Kuehl D. Acute leukemia. Emerg Med Clin North Am 2014；32：579–96. PMID：25060251

TMA（TTP / HUS）

菅原誠太郎

> **TMAについて述べよ。**

TMAは，日本語では血栓性微小血管障害症と訳され，共通の臨床的，病理学的特徴で定義される症候群である。臨床的特徴としては，<u>微小血管症性溶血性貧血，消費性血小板減少，臓器障害</u>があり，病理学的特徴としては，<u>血管壁，内皮細胞異常を伴う細血管血栓症による血管損傷</u>がある。
 Jamesらは，TMAを以下の9つの病態に分類している。

1. 遺伝性

(1) TTP[*1]（ADAMTS13欠損）：<u>ADAMTS13遺伝子の変異が原因</u>。典型的には小児で発症し，臓器障害が起こるが，急性腎障害は一般的でない。初期治療は血漿輸血である
(2) 補体関連性TMA：CFH，CF1CFB，C3，CD24など補体遺伝子の変異が原因。小児で多く，急性腎障害が多い。初期治療は血漿輸血，血漿交換，抗補体因子である
(3) 代謝関連性TMA：MMACHC遺伝子の変異が原因。典型的には1歳未満の小児で発症。初期治療はビタミンB_{12}，葉酸の投与である
(4) 凝固関連性TMA：DGKE遺伝子の変異が原因。典型的には，DGKE変異をもつ1歳未満の小児で発症。初期治療は血漿輸血である

2. 後天性

(5) TTP（ADAMTS13欠損）：<u>ADAMTS13活性の抑制する自己抗体が原因</u>。小児ではまれ。臓器障害が起こるが，急性腎障害は一般的でない。初期治療は血漿交換と免疫抑制剤投与である
(6) HUS[*2]（志賀毒素関連性）：志賀毒素による腸の感染が原因。小児で多い。急性腎障害が多い。散発するが，時折アウトブレイクが起こる。初期治療は対症療法である
(7) 薬剤性（免疫反応）：キニーネなどが原因となる。突然発症で，無尿性の急性腎障害を伴う重篤な全身症状を呈する。初期治療は薬剤の中止と対症療法である
(8) 薬剤性（中毒反応）：原因として，VEGF抑制などさまざまなメカニズムが提唱されている。数週～数か月かけて起こる段階的な腎不全。初期治療は原因薬剤の中止と対症療法である
(9) 補体関連性：自己抗体による補体抑制が原因。小児，成人ともに，初期から腎障害を認める。初期治療は血漿交換，免疫抑制剤投与，抗補体因子投与である

 このなかで代表的な疾患が，TTPとHUSで，以前はこの両者の臨床症状が類似しているため，TTP / HUSと合わせて考えられていた。しかし，疾患の原因が解明されたことにより，症候群としてTMAと定義されるようになった。

George JN, Nester CM. Syndromes of thrombotic microangiopathy. N Engl J Med 2014 ; 371 : 654–66. PMID：25119611

★1 — TTP　血栓性血小板減少性紫斑病（thrombotic thrombocytopenic purpura）
★2 — HUS　溶血性尿毒症症候群（hemolytic uremic syndrome）

 TTPとHUSの違いについて述べよ．

以前は1つの疾患として扱われていたTMAを代表する両疾患であるが，現在は原因が明らかになり，異なるものとして扱われている．TTPの患者では，vWF切断酵素であるADAMTS13という酵素の活性が著減していることが原因となる．ADAMTS13は止血因子であり，内皮細胞より分泌されるvWF重合体を切断する働きをしており，これが欠損することにより高分子のvWF重合体が蓄積し，血小板凝集を引き起こすことで全身血栓形成が生じることが病因となる．Jessicaらが2013年に報告したコホート研究では，TTPの年間の発症率は18歳以上で100万人中2.9症例であり，18歳未満では100万人中0.1症例と小児では非常にまれな疾患であると報告されている．また，性別，種族で疾患頻度に差があり，女性，黒人でTTPの相対的な発症率が高いとされている．

一方HUSには，志賀毒素に起因する典型的HUSと，補体制御異常に起因する非典型的HUSがある．非典型的HUSの発症はまれで，典型的HUSの5％という報告がある．典型的HUSでは，志賀毒素の受容体であるグロボトリアオシルセラミドに結合することにより細胞障害が起こる．この受容体は，血管内皮細胞や尿路上皮細胞に発現しているため，腎機能障害が生じる．Karpacらの研究でオクラホマでは，成人と比較し小児では，10倍HUSの発症率が高いと報告されている．

Reese JA, Muthurajah DS, Kremer Hovinga JA, et al. Children and adults with thrombotic thrombocytopenic purpura associated with severe, acquired Adamts13 deficiency : comparison of incidence, demographic and clinical features. Pediatr Blood Cancer 2013 ; 60 : 1676–82.　PMID：23729372
Karpac CA, Li X, Terrell DR, et al. Sporadic bloody diarrhoea-associated thrombotic thrombocytopenic purpura-haemolytic uraemic syndrome : an adult and paediatric comparison. Br J Haematol 2008 ; 141 : 696–707.　PMID：18422775

Ⓑ 救急外来でTMAを疑うような症状は何か？

TTPの古典的五徴として挙げられているものには，（1）溶血性貧血，（2）血小板減少，（3）腎機能障害，（4）発熱，（5）精神神経症状がある．このうち，（1）～（3）はHUSにおける三徴として挙げられている．しかし，これらの症状はすべての症例で生じるわけではなく，<u>古典的五徴すべてを満たす症例は全体の5％にすぎず，来院時の所見で，発熱は23％，急性腎障害は9％，神経症状は66％のみであった</u>，と報告されている．神経症状のなかでも，昏睡，けいれん発作や巣症状などの重度の症状を認めた症例は35％にすぎず，残り31％には意識混濁，頭痛など軽い症状しかなかった，と報告されている．その他，腸管虚血による下痢，腹痛などの消化器症状や貧血による脱力，倦怠感，出血傾向による血痰などの症状を認めることもあるが，いずれも非特異的で一般的ではないと報告されている．救急外来では，貧血，血小板減少を認めた症例で，鑑別として挙げておくことが最もreasonableであろう．

George JN. How I treat patients with thrombotic thrombocytopenic purpura : 2010. Blood 2010 ; 116 : 4060–9.　PMID : 20686117

A TTP / HUS の診断基準は何か？

TTPにおける明確な診断基準はない．さらに，別記されているように症状も多様であり，診断は難しいといわれてきた．しかし，TTPは診断が困難であるにもかかわらず，1980年代と比較し，年間発症率は8倍になっているというデータもある．これは，疾患が認知されてきたこともあるが，疾患の重症度と緊急性から早期治療が必要なため，過剰診断されている可能性も示唆されている．なぜ，このようなことになったのだろうか？

TTPはその特徴として，ADAMTS13活性が診断の一助となるが，これは特殊な検査であり，結果まで時間を要してしまう．結果を待っていると，治療の機会を逃してしまうこともある．血漿交換療法以前のTTPの生存率は10％と報告されている．血漿交換療法導入後の1991年に発表されたデータでは，生存率は70％と著明な改善を認めており，治療の重要性が示唆される．以上より，救急医は確定診断をつけようとせずに，症状，臨床的特徴から疑い，専門家（血液内科医，腎臓内科医）に相談し，早期の血漿交換療法を検討することが重要であると思われる．

HUSでは，腹痛，下痢，血便などの消化器症状が認められ，その後に血小板減少，腎障害が起こる．便検査より志賀毒素が同定されれば確定するが，治療としては対症療法が中心で，重症例では血液透析が必要になることもある．

Clark WF, Garg AX, Blake PG, et al. Effect of awareness of a randomized controlled trial on use of experimental therapy. JAMA 2003 ; 290 : 1351–5.　PMID : 12966127

Amorosi EL, Ultmann JE. Thrombotic thrombocytopenic purpura : report of 16 cases and review of the literature. Medicine 1966 ; 45 : 139–59.

Rock GA, Shumak KH, Buskard NA, et al. Comparison of plasma exchange with plasma infusion in the treatment of thrombotic thrombocytopenic purpura. Canadian Apheresis Study Group. N Engl J Med 1991 ; 325 : 393–7.　PMID : 2062330

A TTP / HUS の治療法は何か？

前述のとおり，TTPの最も確立した治療法は血漿交換療法である．1991年に血漿交換療法と血漿輸血とを比較するRCT★が行われ，血漿交換療法の優位性が示された．血漿交換によりADAMTS13抗体の除去，高分子vWF重合体の除去が行われるのであれば，病態とも合致すると思われる．

しかし最近では，Bashiarらは短期的な予後は著明に改善しているが，6か月間のフォローアップで再発率は中央値で18％（3〜84％）と高値であり，発症3年以内に10％の患者が死亡している，と報告している．救急の現場では，TTPの既往がある患者は再発率が高いことに留意し，早期の治療を考慮することが必要であろう．HUSでは，前述のように，対症療法で補液がメインの治療になる．補液反応不良例，尿毒症症状，高カリウム，代謝性アシドーシスが著明な場合（pH＜7.2）などは透析も考慮される．

Rock GA, Shumak KH, Buskard NA, et al. Comparison of plasma exchange with plasma infusion in the treatment of thrombotic thrombocytopenic purpura. Canadian Apheresis Study Group. N Engl J Med 1991 ; 325 : 393–7.　PMID : 2062330

Thejeel B, Garg AX, Clark WF, et al. Long–term outcomes of thrombotic microangiopathy treated with plasma exchange : A systematic review. Am J Hematol 2016 ; 91 : 623–30.　PMID : 26910131

★— RCT　ランダム化比較試験（randomized controlled trial）

Ⓑ TTP / HUSの予後リスクについて述べよ。

前述のように，TTPはいまだに死亡率10%と重篤な病態である。Shrutiらの研究では，ADAMTS13活性を5%未満と5%以上で比較した場合，生存率，再発率に変化はないとされている。しかし，5%以上の症例では，5%未満と比較し，有意にクレアチニン値が高く，腎機能予後が悪いとしている。

　また，60歳以上の年齢（RR★ 7.08），知覚鈍麻（RR 18.37）が死亡率の上昇と関連し，死亡者では血漿交換2回施行後も，non-survivorでLDHの値が高かったとされている。

Chaturvedi S, Carcioppolo D, Zhang L, et al. Management and outcomes for patients with TTP : analysis of 100 cases at a single institution. Am J Hematol 2013 ; 88 : 560–5.　PMID : 23605996

★— RR　相対リスク（relative risk）

DIC

菅原誠太郎

Ⓑ DICの診断基準とその特徴は何か？

現在，DICの診断基準でgold standardとなるようなものはない。日本では，主に3つの診断基準（厚生労働省基準，国際血栓止血学会診断基準，日本救急医学会急性期DIC基準）が使用されることが多く，それぞれ，感度・特異度が異なり，対応できない診断基準もある。これを踏まえて，2014年に日本血栓止血学会は，新しく診断基準の暫定案を発表している。

　各基準のそれぞれの項目，各基準の利点と欠点をまとめると，表12-3〜6のようになる。日本血栓止血学会の基準に関しては，今後の検証が待たれる。しかしWadaらは，各診断基準の優劣を比較することは意味をもたず，目的により適切な診断基準を選択すべきであると述べている。

DIC診断基準作成委員会. 日本血栓止血学会DIC診断基準暫定案. 血栓止血誌 2014 ; 25 : 629–46.
Wada H, Thachil J, Di Nisio M, et al. Guidance for diagnosis and treatment of DIC from harmonization of the recommendations from three guidelines. J Thromb Haemost 2013.　PMID : 23379279

Ⓑ DICの病態について述べよ。

DICについては，1999年に"New England Journal of Medicine"からレビューが発表されている。このレビューでは，病態は凝固の広範囲での活性化により，(1)血管内でフィブリンが形成され，微小血管の閉塞を引き起こし，臓器への血流を減少させ臓器障害を引き起こす，(2)血小板とその他の凝固因子の消費により出血が引き起こされる，とされている。細かな病態としては，(1)凝固系の亢進，(2)抗凝固系の低下，(3)線溶系の抑制が挙げられている。凝固系では，基礎疾患によりサイトカインが分泌され，単球や血管内皮細胞の表面に組織因子が発現し，第Ⅶ因子を活性化し，直接

表 12-3 厚生労働省による DIC の診断基準

評価項目			点数
基礎疾患		あり	1
臨床症状	出血症状	あり	1
	臓器症状	あり	1
検査成績	血清 FDP★値（μg/mL）	10≦，＜20	1
		20≦，＜40	2
		40≦	3
	血小板数（×10^4/μL）	8＜，≦12	1
		5＜，≦8	2
		≦5	3
	血漿フィブリノゲン濃度（mg/dL）	100＜，≦150	1
		≦100	2
	PT比	1.25≦，＜1.67	1
		1.67≦	2
判定	DIC 可能性少ない		≦5
	DIC 疑い		6
	DIC		7≦

★ーFDP　フィブリン/フィブリノゲン分解産物（fibrin / fibrinogen degradation products）

表 12-4 国際血栓止血学会による DIC の診断基準

DICスコア	0点	1点	2点	3点
血小板数（×10^3/μL）	＞100	＜100	＜50	
フィブリノゲン関連産物			中程度増加	著明増加
PT延長（秒）	＜3	3＜，＜6	＜6	
フィブリノゲン（mg/dL）	＞100	＜100		

合計≧5 で DIC 診断。

表 12-5 日本救急医学会による急性期 DIC 基準

	SIRS★	血小板数(mm³)	PT比	FDP(μg/mL)
0	0〜2	≧12万	<1.2	<10
1	≧3	≧8万，<12万 あるいは 24時間以内に 30％以上の減少	≧1.2	≧10，<25
2	—	—	—	—
3	—	<8万 あるいは 24時間以内に 50％の減少	—	≧25

4点以上で DIC 診断。

★— SIRS　全身性炎症反応症候群（systemic inflammatory response syndrome）

表 12-6 DIC 診断基準の比較

	利点	欠点
厚生労働省による基準	● 線溶亢進型 DIC の診断によい	● 線溶抑制型 DIC では過小評価 ● 出血症状は医師で判断が異なる可能性 ● 必須の基礎疾患に点数がつく
国際止血学会による基準	● 特異度が高い ● 基礎疾患が必須	● 感度が低い
日本救急医学会による急性期 DIC 基準	● 感度が高い ● 24時間以内の診断を重視 ● SIRS を項目に含む → 線溶抑制型 DIC ターゲット	● 特異度が低い ● すべての基礎疾患に適応できない（悪性腫瘍などの非 SIRS 疾患）

的に，もしくはその他の因子と第X因子を活性化する。第X因子によりトロンビンが生成され，凝固の亢進が起こる。抗凝固系の低下では，アンチトロンビンⅢ，プロテインC，TFPI★1 といった抗凝固因子が機能しなくなる。線溶系では，PAI★2-1 という物質によりフィブリンの除去が抑制される。結果として，血中のフィブリン過形成により，微小血管の閉塞をまねく。

表 12-3〜6 を参照。

Levi M, Ten Cate H. Disseminated intravascular coagulation. N Engl J Med 1999；341：586–92. PMID：10451465

Kienast J, Juers M, Wiedermann CJ, et al. Treatment effects of high–dose antithrombin without concomitant heparin in patients with severe sepsis with or without disseminated intravascular coagulation. J Thromb Haemost 2006；4：90–7．PMID：16409457

★1— TFPI　組織因子経路インヒビター（tissue factor pathway inhibitor）
★2— PAI　plasminogen– activator inhibitor

DICにアンチトロンビンは有用か？

アンチトロンビンとは肝臓で生成される糖蛋白質で，トロンビン，活性化第Ⅸ，Ⅹ因子と結合し，これらを不活化させる．DIC患者では，凝固亢進による消費，肝臓での産生低下などによりAT★活性が低下することがわかっている．このような病態がある場合，アンチトロンビン製剤は，保険診療上もAT活性が70％以下の症例で認められている．

アンチトロンビン製剤に関しては，DIC患者に限定された研究ではないが，2001年に，KyberSept Trialという，重症敗血症患者に対するATⅢ製剤のRCTが行われたが，28日死亡率に変化はないとされている．しかし，この研究から国際止血学会基準を満たし，ヘパリンを投与されていない症例をアンチトロンビン投与群とプラセボ群で比較したところ，アンチトロンビン群で有意に28日死亡率が低いというデータもある．

2008年に発表され，2015年に改訂されたコクランのレビューでは，<u>敗血症患者に対するATⅢ投与で生存率に統計的に有意な変化は認められず，しかも出血イベントが増加した，と結論づけている</u>．が，最後に，ヘパリン未投与での大規模RCTが必要であるとしており，今後の研究が待たれる．

Warren BL, Eid A, Singer P, et al. Caring for the critically ill patient. High–dose antithrombin III in severe sepsis: a randomized controlled trial. JAMA 2001; 286: 1869–78. PMID：11597289
Kienast J, Juers M, Wiedermann CJ, et al. Treatment effects of high–dose antithrombin without concomitant heparin in patients with severe sepsis with or without disseminated intravascular coagulation. J Thromb Haemost 2006；4：90–7. PMID：16409457
Allingstrup M, Wetterslev J, Ravn FB, et al. Antithrombin III for critically ill patients. Cochrane Database Syst Rev 2016；2：CD005370. PMID：26858174

★── AT　アンチトロンビン（antithrombin）

 DICに対するトロンボモジュリンの効果について述べよ．

トロンボモジュリンは，血管内皮細胞上に発現している膜糖蛋白であり，トロンビンと結合し，プロテインCを活性化することにより，抗凝固作用，抗炎症作用を示すと報告されている．日本では，世界に先駆けて第Ⅲ相試験が行われ，未分化ヘパリン投与群と比較し，統計的な有意差はないものの，DIC離脱率，出血症状の消失率，28日死亡率で非劣性を示し，有害事象として出血症状は有意に少ないことが示された．2008年5月より使用が可能になっている．

世界的には，2013年に17か国のデータで，敗血症が原因でDICが疑われる患者に対する二重盲検ランダム化比較試験が行われ，28日死亡率に有意差は認めないものの，低い傾向を認めている．現時点では，有害性はなく効果が示唆されているが，大規模RCTがないため，こちらも今後の研究が待たれる．

Saito H, Maruyama I, Shimazaki S,et al. Efficacy and safety of recombinant human soluble thrombomodulin（ART–123）in disseminated intravascular coagulation: results of a phase Ⅲ, randomized, double–blind clinical trial. J Thromb Haemost 2007；5：31–41. PMID：17059423
Vincent JL, Ramesh MK, Ernest D, et al. A randomized, double–blind, placebo–controlled, Phase 2b study to evaluate the safety and efficacy of recombinant human soluble thrombomodulin, ART–123, in patients with sepsis and suspected disseminated intravascular coagulation. Crit Care Med 2013；

41 : 2069–79. PMID : 23979365

A DICの治療の基本とは何か？

前述のとおり，DICに対してさまざまな治療法が研究されているが，DICの治療について現時点でエビデンスの強いRCTはない．British Committee for Standards in Haematology(BCSH)，the Japanese Society of Thrombosis and Hemostasis(JSTH)，the Italian Society for Thrombosis and Hemostasis(SISET)と各国よりDICに関するガイドラインが発表されており，それらを比較検討した研究もあるが，DICの治療として，共通して強く推奨されているものは，原病の治療である．今後，研究により上記のような治療がより推奨される可能性はあるが，現時点ではまず，DICの原因を探し，治療を早期に開始することが基本だと思われる．

Kienast J, Juers M, Wiedermann CJ, et al. Treatment effects of high–dose antithrombin without concomitant heparin in patients with severe sepsis with or without disseminated intravascular coagulation. J Thromb Haemost 2006 ; 4 : 90–7. PMID : 16409457

A DICの原因は何か？

前述のとおり，DICの治療の根本は原病の治療であり，これを治療する必要がある．原病といえどもさまざまあり，日本救急医学会誌では以下のようにまとめられている．さらに，急性期基準で診断された症例の基礎疾患の症例数と死亡率は，割合，死亡率ともに感染症が多いという結果になっている．これは急性期基準が，感染症を基礎疾患とするDICの検出に優れていることもあるが，感染症自体が原因として多いのは，臨床的にみても納得がいくところであろう．DICの診断自体は各種基準があり（表12–7, 8），早期診断には困難なことも多いが，原病の治療が最優先されること，原病に感染症が多いことより，早期に鑑別し，その治療を開始することが重要であろう．

表12–7 急性期DIC診断基準

基礎疾患（すべての生体侵襲はDICを引き起こすことを念頭におく）

1. 感染症（すべての微生物による）
2. 組織損傷
    外傷
    熱傷
    手術
3. 血管性病変
    大動脈瘤
    巨大血管腫
    血管炎
4. トキシン/免疫学的反応
    ヘビ毒
    薬物
    輸血反応（溶血性輸血反応，大量輸血）
    移植拒絶反応
5. 悪性腫瘍（骨髄抑制症例を除く）

（次ページへ続く）

6. 産科疾患
7. 上記以外に SIRS を引き起こす病態
    急性膵炎
    劇症肝炎(急性肝不全，劇症肝不全)
    ショック / 低酸素
    熱中症 / 悪性症候群
    脂肪塞栓
    横紋筋融解
    他
8. その他

(日本救急医学会 DIC 特別委員会. 急性期 DIC 診断基準 第二次多施設共同前向き試験結果報告. 日救急医会誌 2007；18：238より)

表 12-8　急性期 DIC 診断基準による DIC 診断症例の基礎病態別転帰

	症例数	死亡(死亡率)
感染症	98	34(34.7%)
外傷	95	10(10.5%)
手術	39	2(5.1%)
ショック	16	2(12.5%)
熱症	15	7(46.7%)
急性膵炎	9	0(0%)
その他	57	17(29.8%)
全体	329	72(21.8%)

(日本救急医学会 DIC 特別委員会. 急性期 DIC 診断基準 第二次多施設共同前向き試験結果報告. 日救急医会誌 2007；18の247ページの表1より)

日本救急医学会 DIC 特別委員会. 急性期 DIC 診断基準 第二次多施設共同前向き試験結果報告. 日救急医会誌 2007；18：237-72.

13 外傷

國谷有里，高橋 仁，佐藤信宏

多発外傷

國谷有里

A 外傷性出血に対するトラネキサム酸の使い方について述べよ。

2011年に発表されたCRASH–2★ studyで受傷8時間以内で重篤な出血が示唆される（収縮期血圧＜90 mmHg，心拍数＞110回/分）外傷性出血患者にトラネキサム酸 1 gを10分で投与，次いで1 gを8時間で投与することで全死因の死亡率が低下し，出血による死亡率も有意に低下することが示された。しかし，2011年のvalidation studyでは，受傷後3時間以内の投与であれば出血による死亡率は改善するが，3時間以降だと出血による死亡率が上昇するという結果が出ている。

CRASH–2 trial collaborators, Shakur H, Roberts I, et al. Effects of tranexamic acid on death, vascular occlusive events, and blood transfusion in trauma patients with significant haemorrhage(CRASH–2): a randomised, placebo–controlled trial. Lancet 2010 ; 376 : 23–32. PMID : 20554319

CRASH–2 Collaborators, Intracranial Study. Effect of tranexamic acid in traumatic brain injury : a nested randomised, placebo controlled trial(CRASH–2 Intracranial Bleeding Study). BMJ 2011 ; 343 : d3795. PMID : 21724564

CRASH–2 collaborators, Roberts I, Shakur H, et al. The importance of early treatment with tranexamic acid in bleeding trauma patients : an exploratory analysis of the CRASH–2 randomised controlled trial. Lancet 2011 ; 377 : 1096–101, 1101. e1–2. PMID : 21439633

★── CRASH–2　Clinical Randomization of an Antifibrinolytic in Significant Hemorrhage 2

A ワルファリン内服患者の出血において，リバースは何で行うか？

PCC[★1]で行う。

　ワルファリンはビタミンK依存因子であるⅡ，Ⅶ，Ⅸ，Ⅹ因子を阻害することでトロンビン活性を抑制して，抗凝固作用を発揮する。そのため，ワルファリンによる重篤な出血を認めた際は，枯渇した因子を補充しビタミンKを補充する必要があり，治療選択肢としては，ビタミンK，FFP[★2]，PCC，遺伝子組み換え活性型第Ⅶ因子（rFⅦa）がある。

　しかし，ビタミンKを投与したのでは効果発現までに12〜24時間かかり，急性出血や緊急手術までのワルファリンリバースには有効でない。

　PCCはⅡ，Ⅶ，Ⅸ，Ⅹ因子の濃縮液，FFPは新鮮凍結血漿であり，すべての凝固因子とフィブリノゲンが含まれている。

　PCCとFFPを比較すると，PCC投与群で全死因の死亡率が低下し（OR[★3]＝0.56, 95% CI[★4] 0.37〜0.84, $p=0.006$），早期にPT–INR[★5]が回復し（OR 10.80, 95% CI 6.12〜19.07），輸血によるvolume overloadからくる心不全も有位に少ない（OR 0.27, 95% CI 0.13〜0.58）ことが認められた。

ただし，PCCには4 factor PCCと3 factor PCCがあり，3 factor PCCにはⅦ因子が入っていないことに注意が必要である．日本では，APCC★6やPPSB®–HTが当てはまるが，血友病の治療以外には保険適応外である．

また，rFⅦa製剤はすみやかな凝固障害の是正が得られる可能性もあるが，反面，動脈血栓症等の有害事象発生率が上昇する可能性もあり，その安全性は確立していない．

Huttner HB, Schellinger PD, Hartmann M, et al. Hematoma growth and outcome in treated neurocritical care patients with intracerebral hemorrhage related to oral anticoagulant therapy : comparison of acute treatment strategies using vitamin K, fresh frozen plasma, and prothrombin complex concentrates. Stroke 2006 ; 37 : 1465–70.　PMID : 16675739
Chai–Adisaksopha C, Hillis C, Siegal DM, et al. Prothrombin complex concentrates versus fresh frozen plasma for warfarin reversal A systematic review and meta–analysis. Thromb Haemost 2016 ; 116 : 879–90.　PMID : 27488143
尾田琢也．特集●神経集中　コラム　コントロールできない頭蓋内出血に対するrFⅦa製剤の使用．Intensivist 2013 ; 5 : 591–7.

★1 ― PCC　プロトロンビン複合体製剤（prothrombin complex concentrate）
★2 ― FFP　新鮮凍結血漿（fresh frozen plasma）
★3 ― OR　オッズ比（odds ratio）
★4 ― CI　信頼区間（confidence interval）
★5 ― PT–INR　プロトロンビン時間国際標準化比（prothrombin time–international normalized ratio）
★6 ― APCC　activated prothrombin complex concentrate

B　開放骨折には高圧洗浄が推奨されるか？

開放骨折を洗浄する際に，超低圧洗浄群 vs. 低圧洗浄群 vs. 高圧洗浄群に分けて比較した研究がある．超低圧は1～2 psi（自然滴下程度），低圧　5～10 psi，高圧 20 psi以上で洗浄しており，各群の12か月以内の再手術率を比較しているのだが，各群間に有意差は認められなかった．高圧洗浄により細菌は除去されるが，骨の損傷や軟部組織や髄腔内への菌の押し込め，幹細胞の損傷等がその理由と考えられている．また，生理食塩液と石鹸水との比較もされているが，こちらは石鹸水群のほうが再手術率が高いという結果になった（ハザード比　1.32，95％ CI 1.06～1.66，$p=0.01$）．

FLOW Investigators, Bhandari M, Jeray KJ, et al. A Trial of Wound Irrigation in the Initial Management of Open Fracture Wounds. N Engl J Med 2015 ; 373 : 2629–41.　PMID : 26448371

頭部外傷

國谷有里

A　頭部外傷におけるセカンドインパクト症候群とは何か？

初回の脳震盪症状が治らないうちに2度目の頭部打撲を受傷することで，脳浮腫や脳血管の循環障害が起こること．頭部打撲により血管内ボリュームが増加し，続けて受傷することによって，脳血管の自動調節能が破綻し脳浮腫に至ると考えられている．頻度は定かでないが，コンタクトスポーツ人口に比して非常にまれである．しかし，死亡例や重篤な神経学的後遺症例もあるため，予防，すなわち，脳震盪症状が完全に治癒するまではスポーツに参加しないことが重要である．

Jordan BD. The clinical spectrum of sport-related traumatic brain injury. Nat Rev Neurol 2013 ; 9 : 222-30.　PMID：23478462

McCrory P, Davis G, Makdissi M. Second impact syndrome or cerebral swelling after sporting head injury. Curr Sports Med Rep 2012 ; 11 : 21-3.　PMID：22236821

14歳男児。サッカー中に他の選手と接触して5秒ほど意識消失あり。頭痛を訴える。プレーに戻っていいのはいつからか？

脳震盪の評価ツールとして国際的に広く使用されているSCAT3★という評価スケールがある。自覚症状，認知機能，身体機能をもとに脳震盪症状を評価するものである。脳震盪が疑われる際には，受傷当日は競技に復帰してはならない。競技に復帰するまでには段階的トレーニングプログラム（表13-1）を行い，すべてクリアするまで競技には戻ってはならない。10日以上症状が持続する場合は，脳震盪の専門科を受診することが推奨される。

表13-1　段階的トレーニングプログラムの1例

ステージ	各ステージにおける運動	各ステージの目標
活動なし	身体と認知活動の休息	回復
軽い有酸素運動	歩行・水泳またはエアロバイク　強度は最大予測心拍数の70%以下。筋力トレーニングはなし	心拍数の増加
スポーツ特有の運動	アイスホッケーにおけるスケート練習やサッカーにおけるランニング練習。頭部に衝撃の加わるものは行わない	動作の追加
接触のない運動・練習	より複雑な練習，たとえば，アイスホッケーやアメリカンフットボールにおけるパス練習など。段階的な筋力トレーニングを開始してよい	運動・協調・認知負荷
接触を含む運動・練習	医学的問題がなければ通常練習	自信の回復とコーチングスタッフによる機能評価
競技復帰	通常の競技参加	

SCAT3. Br J Sports Med 2013 ; 47 : 259.　PMID：23479480

★― SCAT3　Sport Concussion Assessment Tool version3（スポーツによる脳振盪評価ツール）

55歳男性。飲酒後転倒。左前額部に3 cmの挫創あり。頭部CT★1にて骨折・出血を認めず。帰宅にあたって，大事な説明事項は何か？

酩酊患者を帰宅させる場合，意識清明になったのを確認して帰宅させる。
　初回診察時にCT陰性であっても，硬膜外血腫や硬膜下血腫が遅発性に起こること

がある。また，前額部や眼窩打撲の場合，明らかな骨傷が認められない場合でも視神経損傷が起こることがあるため，視野や対光反射，視力の評価を行い，遅発性の視神経障害が起こる可能性も説明しておく必要がある。

上記の項目や「意識レベルの低下（GCS★2＜15），頭痛，嘔吐，神経障害，けいれん等が起こった際には受診するように」といった説明をする必要があるが，本人に健忘の可能性があるため，文書を用いたり，家族や同居者などに説明することが望ましい。

Newton E. Chapter 84 – Head Trauma. In：Markovchick VJ, Pons PT, Bakes KM, et al. Emergency Medicine Secrets, 6th ed. St. Louis：Elsevier Health Sciences, 2016.
Ventura RE, Balcer LJ, Galetta SL. The neuro-ophthalmology of head trauma. Lancet Neurol 2014；13：1006–16. PMID：25231523
Fung M, Willer B, Moreland D, et al. A proposal for an evidenced-based emergency department discharge form for mild traumatic brain injury. Brain Inj 2006；20：889–94. PMID：17062420

★1 ― CT　コンピュータ断層撮影（computed tomography）
★2 ― GCS　Glasgow coma scale

顔面外傷

國谷有里

28歳男性。飲酒後，第三者に殴られて，右内眼角に1 cmの挫創あり。縫合時に注意すべきことは何か？

眼瞼の受傷時にはまず，眼球を受傷していないか評価する。眼球の解剖学的損傷，機能的損傷がないかを確認したうえで眼瞼の縫合を行うが，その際，注意を払うべきなのは，眼角，涙腺，瞼板，眼瞼縁である。眼角正中から6〜8 mm内眼角よりの場合，涙小管損傷に留意する。眼瞼内側や涙管，眼瞼縁，瞼板の損傷がある場合や眼瞼下垂がみられる場合は，眼科医にコンサルトすべきである。

Sabatino F, Moskovitz JB. Facial wound management. Emerg Med Clin North Am 2013；31：529–38. PMID：23601487
Chapter 241 Eye Emergencies. In：Tintinalli JE, Stapczynski JS, Ma OJ, et al. Tintinalli's Emergency Medicine：a comprehensive study guide, 8th ed. New York：McGraw-Hill Education, 2016；1566.

耳介の裂創。縫合の際に選択する伝達麻酔の方法を述べよ。

耳介神経ブロックが有用である。耳介の前側は三叉神経第3枝の分枝である耳介側頭神経，後ろ側は第2〜3頸神経の枝である大耳介神経の支配領域である。図13–1のように耳の上下から針を刺入し前後に麻酔薬を注入し，神経に浸潤させる。

Duchicela S, Lim A. Pediatric nerve blocks：an evidence-based approach. Pediatr Emerg Med Pract 2013；10：1–19. PMID：24191378
Gleeson AP, Gray AJ. Management of retained ear-rings using an ear block. J Accid Emerg Med 1995；12：199–201. PMID：8581247

口唇の穿通性の裂創。縫合の際に注意すべきことは何か？

赤色唇に創が及んでいる場合，まず，1針目に赤色唇の境界を合わせることである。上口唇の近くは眼窩下神経，下口唇の神経はオトガイ神経の支配であり，キシロカイ

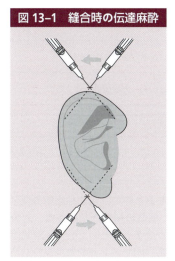

図 13-1　縫合時の伝達麻酔

(Duchicela S, Lim A. Pediatric nerve blocks : an evidence-based approach. Pediatr Emerg Med Pract 2013 ; 10 : 1-19 の Figure 4 より)

ンを局所注射すると赤色唇の境界が不明瞭になってしまうため，神経ブロックが望ましい。口腔内粘膜の創は必ずしも縫合する必要はないが，異物があれば必ず除去し，縫合前に洗浄することが必須である。創が大きい，あるいは創縁が合っていない，などで縫合が必要な際には，吸収性縫合糸で縫合する。穿通創の場合，粘膜層は吸収性縫合糸を用い洗浄し，次に筋層を 4-0 または 5-0 の吸収性縫合糸で結節縫合または水平マットレス縫合する。再度洗浄したうえで表皮を 6-0 非吸収性縫合糸で結節縫合する。赤色唇のズレをつくらないことと，十分に洗浄することが重要なポイントである。

Sabatino F, Moskovitz JB. Facial wound management. Emerg Med Clin North Am 2013 ; 31 : 529-38.　PMID : 23601487
Chapter 245 Oral and Dental Emergencies. In : Tintinalli JE, Stapczynski JS, Ma OJ, et al. Tintinalli's Emergency Medicine : a comprehensive study guide, 8th ed. New York : McGraw-Hill Education, 2016 ; 1608.

A　Ellis 分類とは何か？

International Association of Dental Traumatology による歯の外傷分類である（表 13-2）。

表 13-2　Ellis 分類

class Ⅰ	エナメル質のみの歯牙破折
class Ⅱ	象牙質まで及ぶ歯牙破折
class Ⅲ	露髄を伴う歯牙破折

（次ページへ続く）

class Ⅳ	歯牙死に陥った外傷歯
class Ⅴ	歯の完全脱臼
class Ⅵ	歯根破折を伴うもの
class Ⅶ	外傷による転位
class Ⅷ	歯冠から歯根に及ぶ歯牙破折

　救急外来で歯科口腔外傷をみた際に，まずは歯髄の保全と歯根から歯冠の形態に注意すべきである（図13–2）。歯髄の損傷が及ぶ場合，治療まで24〜48時間以上かかる場合，歯髄壊死の可能性が高まる。もし24〜48時間以内に歯科治療ができないのであれば，露出した歯髄を歯科用セメントやカルシウムハイドロサイト基材で被覆したほうがよい。

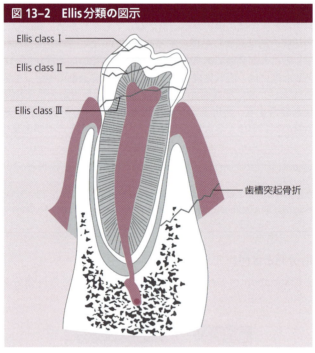

図13–2　Ellis分類の図示

(Chapter 245 Oral and Dental Emergencies. In：Tintinalli JE, Stapczynski JS, Ma OJ, et al. Tintinalli's Emergency Medicine：a comprehensive study guide, 8th ed. New York：McGraw–Hill Education, 2016；1604 より McGraw–Hill Education の許可を得て転載)

Chapter 245 Oral and Dental Emergencies. In：Tintinalli JE, Stapczynski JS, Ma OJ, et al. Tintinalli's Emergency Medicine：a comprehensive study guide, 8th ed. New York：McGraw–Hill Education,

2016 ; 1604–8.

Ⓑ 2歳女児。顔面外傷にて上顎の門歯が脱臼。門歯を戻すべきか？

乳歯の脱臼は整復しないでよい。逆に，乳歯の整復や再植は永久歯の成長を妨げてしまうことがあるため避けるべきであり，乳歯の一部が残存する場合は抜去したほうがよいことが多い。

Chapter 121 Mouth and Throat Disorders in Infants and Children. In : Tintinalli JE, Stapczynski JS, Ma OJ, et al. Tintinalli's Emergency Medicine : a comprehensive study guide, 8th ed. New York : McGraw–Hill Education, 2016 ; 785.
Malmgren B, Andreasen JO, Flores MT, et al. International Association of Dental Traumatology guidelines for the management of traumatic dental injuries : 3. Injuries in the primary dentition. Dent Traumatol 2012 ; 28 : 174–82.　PMID : 22583659

Ⓐ 17歳男性。第三者に殴られて鼻が変形している。整復のタイミングはいつまでか？

鼻骨骨折単独であれば緊急性は高くないが，眼窩底骨折や頭蓋底骨折が並存する場合は各専門科への迅速なコンサルテーションが必要である。また，鼻中隔血腫がある場合は血腫除去をして軟骨壊死を防ぐ必要がある。鼻骨骨折の受傷直後は，出血や浮腫によりランドマークの測定が困難なため，受傷から6〜10日後に専門科的な整復が望ましい。

Chapter 244 Nose and Sinuses. In : Tintinalli JE, Stapczynski JS, Ma OJ, et al. Tintinalli's Emergency Medicine : a comprehensive study guide, 8th ed. New York : McGraw–Hill Education, 2016 ; 1594–5.
Chouinard AF, Troulis MJ, Lahey ET. The Acute Management of Facial Fractures. Curr Trauma Rep 2016 ; 2 : 55–65.

Ⓐ Le Fort分類とは何か？

Rene Le Fortによって100年以上前に提唱された上顎骨骨折の分類である。以下の3つの型がある（図13-3）。
- Le fort Ⅰ型：上顎体から翼状板と鼻中隔にかけての骨折
- Le fort Ⅱ型：上顎骨硬口蓋にかけて鼻骨複合体も含めた骨折
- Le fort Ⅲ型：骨折線が眼窩後壁，鼻骨，篩骨を通り，頭蓋底と顔面骨が分離する骨折

Roumeliotis G, Ahluwalia R, Jenkyn T, et al. The le fort system revisited : Trauma velocity predicts the path of le fort I fractures through the lateral buttress. Plast Surg(Oakv) 2015 ; 23 : 40–2.　PMID : 25821772
Chouinard AF, Troulis MJ, Lahey ET. The Acute Management of Facial Fractures. Curr Trauma Rep 2016 ; 2 : 55–65.
Chapter 259 Trauma to the Face. In : Tintinalli JE, Stapczynski JS, Ma OJ, et al. Tintinalli's Emergency Medicine : a comprehensive study guide, 8th ed. New York : McGraw–Hill Education, 2016 ; 1730–2.

Ⓑ tongue blade signとは何か？

下顎骨骨折を疑う際，舌圧子を奥歯で噛んでもらい，舌圧子を舌側にひねり，舌圧子

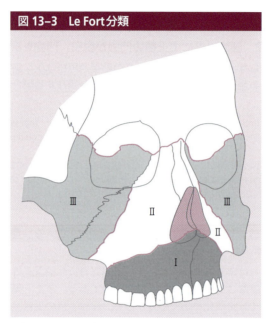

図 13-3　Le Fort分類

(Chapter 259 Trauma to the Face. In：Tintinalli JE, Stapczynski JS, Ma OJ, et al. Tintinalli's Emergency Medicine：a comprehensive study guide, 8th ed. New York：McGraw-Hill Education, 2016；1,731ページの図をMcGraw-Hill Educationの許可を得て転載)

が壊れなかったら陽性(＝下顎骨骨折が疑わしい)，壊れれば陰性(＝下顎骨骨折の疑いが低い)とした試験である．痛みのため試験を続けられない場合は陽性，痛くても舌圧子を壊せられれば陰性としている．感度 95％，特異度 68％，陽性尤度比 2.95，陰性尤度比 0.07，PPV[★1] 0.77，NPV[★2] 0.92との追試結果が出てきており，下顎骨骨折の除外に有用かもしれない．

Alonso LL, Purcell TB. Accuracy of the tongue blade test in patients with suspected mandibular fracture. J Emerg Med 1995；13：297-304.　PMID：7673618
Caputo ND, Raja A, Shields C, et al. Re-Evaluating the Diagnostic Accuracy of the Tongue Blade Test：Still Useful as a Screening Tool for Mandibular Fractures? J Emerg Med 2013；45：8-12.　PMID：23490109

★1 ─ PPV　陽性的中率(positive predictive value)
★2 ─ NPV　陰性的中率(negative predictive value)

C　顎関節脱臼整復のシリンジ法とは何か？

非外傷性顎関節脱臼の整復法の1つである．患者を座位にし，5 mLあるいは10 mLのシリンジを患側の臼歯あるいは歯茎でくわえさせる．患者自身が咬合したままシリンジを前後に動かし，患者自身に整復してもらう，という手技である．シリンジを加えることで下顎骨が下に下がり，シリンジを前後に動かすことで下顎骨が後方にスライドし，下顎頭が関節窩を越え整復できる，という仕組みである(図 13-4)．

Gorchynski J, Karabidian E, Sanchez M. The "syringe" technique：a hands-free approach for the reduction of acute nontraumatic temporomandibular dislocations in the emergency department. J

Emerg Med 2014；47：676-81． PMID：25278137

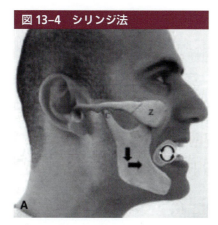

図 13-4　シリンジ法

（Gorchynski J, Karabidian E, Sanchez M. The "syringe" technique : a hands-free approach for the reduction of acute nontraumatic temporomandibular dislocations in the emergency department. J Emerg Med 2014；47：676-81 の A を McGraw-Hill Education の許可を得て転載）

頸部外傷

國谷有里

A　頸部外傷の Zone Ⅰ，Ⅱ，Ⅲとは何か？

頸部の解剖学的分類である。Zone Ⅰは輪状甲状靭帯から鎖骨まで，Zone Ⅲは下顎角から頭蓋底まで，Zone Ⅱは Zone Ⅰと Ⅲ の間である（図 13-5）。

　穿通性頸部外傷について言及すると，気道合併症・巨大皮下気腫や創部の気泡，血腫の拡大や拍動触知，活動性出血，ショック，神経学的異常，血性嘔吐などの，いわゆる hard sign が認められる場合は受傷部位に限らず気道確保と止血を施行し手術介入が必要となる。特に hard sign が認められない場合でも，Zone Ⅱの受傷＋有症状であれば外科的介入を考慮し，Zone Ⅰ/Zone Ⅲ，無症状の Zone Ⅱの受傷の場合はCT血管造影法が推奨される。

Brywczynski JJ, Barrett TW, Lyon JA, et al. Management of penetrating neck injury in the emergency department : a structured literature review. Emerg Med J 2008；25：711-5． PMID：18955599
Sperry JL, Moore EE, Colmbra R, et al. Western Trauma Association critical decisions in trauma : management of complicated diverticulitis. J Trauma Acute Care Surg 2012；77：1365-71． PMID：24256663
Chapter 260 Trauma to the Neck. In : Tintinalli JE, Stapczynski JS, Ma OJ, et al. Tintinalli's Emergency Medicine : a comprehensive study guide, 8th ed. New York : McGraw-Hill Education, 2016；1733-7.

B　貫通性頸部外傷の hard sign/soft sign とは何か？

表 13-3 参照。

図 13-5 頸部の解剖学的分類

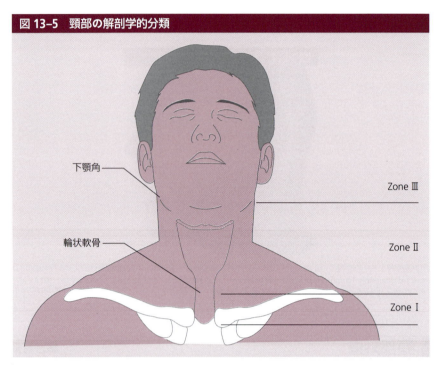

(Chapter 260 Trauma to the Neck. In : Tintinalli JE, Stapczynski JS, Ma OJ, et al. Tintinalli's Emergency Medicine : a comprehensive study guide, 8th ed. New York : McGraw-Hill Education, 2016 ; 1,733 ページの図より McGraw-Hill Education の許可を得て転載)

表 13-3 貫通性頸部外傷の hard sign と soft sign

- **血管損傷の hard sign**
  - 輸液に反応しないショック
  - 重症あるいは止血困難な出血
  - 脈触知困難
  - 拡大傾向あるいは脈触知する血腫
  - スリルあるいは血管雑音
- **気道食道の hard sign**
  - ストライダー
  - 血痰
  - 発声困難
  - 創部からの気泡あるいは空気漏れ
  - 気道閉塞
- **血管損傷の soft sign**
  - 血圧低下
  - 動脈出血の病歴
  - 脈触知しない、あるいは拡大傾向でない血腫
  - 近位部の損傷

- **気道食道の soft sign**
  - 嗄声
  - 頸部痛
  - 皮下気腫
  - 皮下出血斑あるいは皮下血腫
  - 気管偏位あるいは軟骨脱落
  - 喉頭浮腫あるいは喉頭血腫
  - 声帯運動制限
- **咽頭食道の soft sign**
  - 嚥下時痛
  - 皮下気腫
  - 嚥下障害
  - 血性嘔吐
  - 口腔内出血
  - 創部からの唾液排出
  - 重度の頸部痛
  - 脊椎前の空気漏出
  - 正中線を越えた偏位

(Tintinalli JE, Stapczynski JS, Ma OJ, et al. Tintinalli's Emergency Medicine : a comprehensive study guide, 8th ed. New York : McGraw-Hill Education, 2016 の Chapter 260 Trauma to the Neck の 1,735 ページの表を McGraw-Hill Education の許可を得て転載)

Ⓑ 貫通性頸部外傷時の挿管法について説明せよ。

頸部の組織が保たれていれば，RSI★を選択する。

　バッグバルブマスクでの換気は創部の気腫を増悪させるため，過度な送気は望ましくない。また，バックアッププランとして，外科的気道確保の準備をしておく。

Mandavia DP, Qualls S, Rokos I. Emergency airway management in penetrating neck injury. Ann Emerg Med 2000 ; 35 : 221–5.　PMID : 10692187
Brywczynski JJ, Barrett TW, Lyon JA, et al. Management of penetrating neck injury in the emergency department : a structured literature review. Emerg Med J 2008 ; 25 : 711–5.　PMID : 18955599

★— RSI　迅速気管挿管(rapid sequence intubation)

胸部外傷

國谷有里

Ⓑ NEXUS★ Chest Rule とは何か？

NEXUS Chest Rule とは，鈍的胸部外傷患者に対して胸部CTが必要ない患者を除外するためのスコアリングである。

　14歳以上の鈍的胸部外傷について，(1) 急速減衰機転，(2) 60歳以上，(3) 他部位の著明な疼痛，(4) 中毒，(5) 意識障害，(6) 胸痛，(7) 胸部圧痛という7項目が1つも当てはまらないならば，CTの必要性は低いと判断できる。感度 98.8％，陰性尤度比 98.5％と高感度の評価スコアである。

　しかし，1項目でも当てはまるのであれば，胸腔内損傷の可能性は否定できず，CTによる評価の必要性をさらに吟味する必要がある。

Rodriguez RM, Hendey GW, Marek G, et al. A pilot study to derive clinical variables for selective chest radiography in blunt trauma patients. Ann Emerg Med 2006 ; 47 : 415–8.　PMID : 16631976
Rodriguez RM, Anglin D, Langdorf MI, et al. NEXUS chest : validation of a decision instrument for selective chest imaging in blunt trauma. JAMA Surg 2013 ; 148 : 940–6.　PMID : 23925583

★— NEXUS　National Emergency X-Radiography Utilization Study Low-Risk Criteria

Ⓑ 胸部外傷への胸腔ドレーン留置，先端位置が胸腔内で位置異常があった場合，入れ替えが必要か？

気胸にはドレーン先端を肺尖部に向けて，血胸であれば肺底部に向けて留置することを意識することが多いだろう。では，予定する位置でなかった場合に追加処置が必要かというと，必要ではないという報告がある。肋間の高さや先端の位置等の異常では追加処置の必要性は低いが，外傷の重症度を示すAIS★スコアが高く，穿通性外傷，初回の排液量などの因子があれば，有意に追加処置の必要性が有意に上昇する，という結果になった。

Benns MV, Egger ME, Harbrecht BG, et al. Does chest tube location matter? An analysis of chest tube position and the need for secondary interventions. J Trauma Acute Care Surg 2015 ; 78 : 386–90.　PMID : 25757126

★— AIS　Abbreviated Injury Scale

A 胸腔ドレーン留置時に予防的抗菌薬投与は必要か？

必要とはいえない。

外傷性血胸あるいは外傷性気胸の患者において，抗菌薬投与をせずに胸腔ドレーンを挿入した際の外傷後膿胸の発生率を調べた後ろ向き研究がある。外傷性血胸・気胸で胸腔ドレーン挿入された 1,002 例のうち，外傷後膿胸となったのは 15 例のみであり，抗菌薬投与なしでも膿胸の発生率はごくわずかであった。

ちなみに，穿通性外傷と鈍的外傷とどちらが膿胸になりやすいかでは有意差がなかったが，気胸と比較し，血胸のほうが有意に膿胸を起こしやすいという結果となった。

Kong VY, Sartorius B, Oosthuizen GV, et al. Prophylactic antibiotics for tube thoracostomy may not be appropriate in the developing world setting. Injury 2015 ; 46 : 814–6.　PMID : 25669963

A ER での緊急開胸術の適応について述べよ。

2015 年の EAST★ガイドラインによると，開胸術が強く推奨されるのは，
- 胸部穿通性外傷受傷した生命徴候のある脈を触れない患者のみ

である。

さらに，開胸術を状況により推奨するのは，
- 胸部穿通性外傷受傷した生命徴候のない脈を触れない患者
- 胸部以外の穿通性外傷後の生命徴候のある脈を触れない患者
- 胸部以外の穿通性外傷後の生命徴候のない脈を触れない患者
- 鈍的外傷後の生命徴候のある脈を触れない患者

であり，開胸術を状況により推奨しないのは，
- 鈍的外傷後の生命徴候のない脈を触れない患者

となっている。

開胸術を受けた鈍的外傷患者のなかで神経学的予後が良好だったのは 1.5％というメタ解析もあり，鈍的外傷患者に開胸術の適応があるかは賛否の分かれるところであろう。

Seamon MJ, Haut ER, Van Arendonk K, et al. An evidence-based approach to patient selection for emergency department thoracotomy : A practice management guideline from the Eastern Association for the Surgery of Trauma. J Trauma Acute Care Surg 2015 ; 79 : 159–73.　PMID : 26091330

Slessor D, Hunter S. To be blunt : are we wasting our time? Emergency department thoracotomy following blunt trauma : a systematic review and meta-analysis. Ann Emerg Med 2015 ; 65 : 297–307.e16.　PMID : 25443990

★── EAST　Eastern Association for the Surgery of Trauma

腹部外傷
國谷有里

B 40 歳女性。自転車走行中に時速 20 km にて走行する乗用車と出会い頭に衝突。右上腹部痛を訴える。どのような場合に腹部 CT を撮影するか？

身体診察，FAST★1，採血，尿検査を施行したうえで判断する。

受傷機転のみでの CT の要否の判断は困難であり，身体所見では反跳痛(LR[*2] 6.5)，シートベルト痕(LR 5.6〜9.9)が比較的有用とされる．FAST 陽性であれば，腹腔内損傷の疑いは高まる(LR 30)．しかし，FAST 陰性であっても腹腔内損傷は否定できない．腹部所見なし，肋骨縁圧痛なし，低血圧なし(収縮期血圧＜90 mmHg)，血尿なし(≧25 RBC[*3]/HPF[*4])，貧血なし(Ht[*5]＜30％)，意識障害なし，というすべての項目が当てはまれば，腹腔内損傷の除外に最も有用である(LR 0.02)．

Nishijima DK, Simel DL, Wisner DH, et al. Does this adult patient have a blunt intra-abdominal injury? JAMA 2012；307：1517–27． PMID：22496266

★1 ─ FAST　外傷検索のための超音波検査(focused assessment sonography for trauma)
★2 ─ LR　尤度比(likelihood ratio)
★3 ─ RBC　赤血球(red blood cell)
★4 ─ HPF　high power field
★5 ─ Ht　ヘマトクリット(hematocrit)

B 骨盤 X 線写真で大量出血を示唆する所見は何か？

5 mm 以上の閉鎖孔の左右差，閉鎖孔骨折の転位，恥骨結合の 25 mm 以上の離開が，大量出血を伴う骨盤骨折の予測因子となる．これらの骨盤前方成分の骨折は後方成分骨折を示唆し，不安定型の骨盤骨折が予測される．不安定型骨折は大量出血を示唆し，特に，Young–Burgess 分類の APC[*1] type Ⅱ，Ⅲ，LC[*2] Ⅲ，VS[*3]，CM[*4] などでは動脈性出血を伴うリスクが高く，止血術の選択を考慮する必要がある(図 13–6 〜8)．

Young JW, Burgess AR, Brumback RJ, et al. Pelvic fractures：value of plain radiography in early assessment and management. Radiology 1986；160：445–51． PMID：3726125
谷崎眞輔，前田重信，又野秀行ほか．骨盤骨折における初期診療での大量出血の予測に関する検討．日救急医会誌 2015；26：5–12.
日本外傷学会，日本救急医学会．改訂第 4 版 外傷初期診療ガイドライン JATEC，東京：へるす出版，2012；107–16.
Manson T, O'Toole RV, Whitney A, et al. Young–Burgess classification of pelvic ring fractures：does it predict mortality, transfusion requirements, and non-orthopaedic injuries? J Orthop Trauma 2010；24：603–9． PMID：20871246

★1 ─ APC　anteroposterior compression
★2 ─ LC　lateral compression
★3 ─ VS　vertocal shear
★4 ─ CM　combined mechanical injuries

A 小児腹部外傷で CT をとる判断基準について述べよ．

小児の腹部鈍的外傷のリスクについての CPR[*1] がある．すなわち，低血圧，腹部所見の異常(腹部膨満，圧痛，腹膜刺激徴候，打撲傷)，AST[*2]＞200 単位/L，顕微鏡的血尿(＞5 RBC/HPF)，Ht＜30％，アミラーゼ＞100 単位/L，である．

　これらのうち 1 項目以上当てはまれば，腹腔内損傷が疑われるという研究がある．この研究では検証が行われ，上記の 6 項目に加え，胸部 X 線，骨盤 X 線，大腿骨 X 線の画像所見，年齢，心拍数，意識変容などの項目も評価されている．その結果，AST 上昇，Ht 値，腹部所見，胸部 X 線などの項目が，腹腔内損傷を疑うのに有用な所見と判明した．CPR のみで CT 評価の要否を断定することはできないが，循環動態

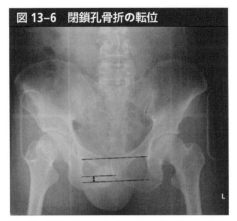

(谷﨑眞輔, 前田重信, 又野秀行ほか. 骨盤骨折における初期診療での大量出血の予測に関する検討. 日救急医会誌 2015；26：5-12 の Figure 2 より)

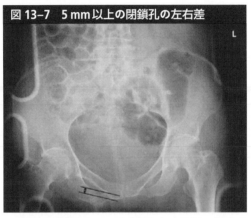

(谷﨑眞輔, 前田重信, 又野秀行ほか. 骨盤骨折における初期診療での大量出血の予測に関する検討. 日救急医会誌 2015；26：5-12 の Figure 3 より)

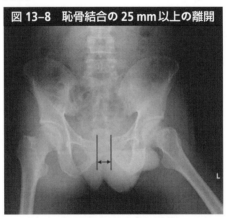

(谷﨑眞輔, 前田重信, 又野秀行ほか. 骨盤骨折における初期診療での大量出血の予測に関する検討. 日救急医会誌 2015；26：5-12 の Figure 4 より)

が安定しており，上記の所見がない場合は，血液検査や単純X線写真評価を待って判断してもよいだろう．

Holmes JF, Sokolove PE, Brant WE, et al. Identification of children with intra-abdominal injuries after blunt trauma. Ann Emerg Med 2002 ; 39 : 500–9.　PMID : 11973557
Streck CJ Jr, Jewett BM, Wahlquist AH, et al. Evaluation for intra-abdominal injury in children after blunt torso trauma : can we reduce unnecessary abdominal computed tomography by utilizing a clinical prediction model? J Trauma Acute Care Surg 2012 ; 73 : 371–6.　PMID : 22846942

★1 — CPR　クリニカルプレディクションルール(clinical prediction rule)
★2 — AST　アスパラギン酸アミノトランスフェラーゼ(aspartate aminotransferase)

脊椎損傷

高橋 仁

A　中心性脊髄損傷とは何か？

脊髄損傷には完全型と不完全型があり，不完全型には前方性，中心性，ブラウンセカール型などがある．中心性脊髄損傷は，その名のとおり脊髄の中心部のみ損傷されたものである．病態は，変形性脊椎症などで狭くなった脊柱管が過伸展し，脊髄の背側にある黄靭帯が脊髄中心部を圧迫し症状が起きる．骨折の有無にかかわらず起こり，頸髄に多く起きる．脊髄の灰白質の損傷により，同レベルの温痛覚が侵され，同レベルの感覚障害が起きる(温痛覚の求心路は中心部で交差し反対側の脊髄視床路に入るため)．白質の脊髄視床路が侵されると，損傷レベル以下の感覚障害が起きる．また，白質の錐体路の損傷により，損傷レベル以下の麻痺が起きるが，中心近くを走行する上肢に麻痺が起きる．症状は改善することが多いといわれている．

Kanwar R, Delasobera BE, Hudson K, et al. Emergency department evaluation and treatment of cervical spine injuries. Emerg Med Clin N Am 2015 ; 33 : 241–82.　PMID: 25892721

A　頸椎骨折の画像検査の適応に関して述べよ．

頭部打撲後などで後頸部痛を訴える患者に関して，頸椎骨折を診断するための画像検査の必要性を判断する必要がある．ここでは2つのCPRを紹介する．

1つ目はNEXUSである(表13-4)．このルールは臨床上重要な頸椎骨折に対し，感度99％，特異度12.9％であった．この「臨床上」が重要で，棘突起骨折など小さな骨折は見逃す可能性がある．また，他の欠点は，「中毒なし」，「意識障害なし」や"distracting painful injury"の評価が難しいところである．利点は覚えやすいことである．

2つ目は，CCR★である(図13-9)．このルールでは，臨床上重要な骨折に対し，感度100％，特異度42.4％，NPV 100％であった．また，臨床上重要ではない骨折もほぼ100％診断できた．CCRの利点はその精度で，欠点は覚えにくいこと，また，16歳以下は除外されていること，がある(NEXUSは全年齢)．

NEXUSとCCRはどちらが優れているかを調査した，前向きのコホート研究がある．この研究では，CCRが感度99.4％，特異度45.1％．NPV 100％で，NEXUSが感度90.7％，特異度36.8％，NPV 99.4％と，CCRのほうがよい結果であった．また，2012年のシステマティックレビューでは，CCR(感度90〜100％，特異度1〜

77％）のほうが，NEXUS（感度 83～100％，特異度 2～46％）と比べ，より正確であろう，との結果だった。

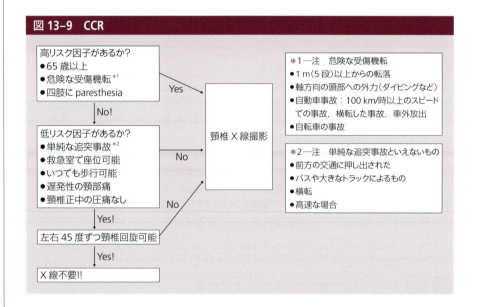

Steill IG, Clement CM, McKnight RD, et al. The Canadian C-spine rule versus the NEXUS low-risk criteria in patients with trauma. N Engl J Med 2003；349：2510-8. PMID：14695411
Michaleff ZA, Maher CG, Verhagen AP, et al. Accuracy of the Canadian C-spine rule and NEXUS to screen for clinically important cervical spine injury in patients following blunt trauma：a systematic review. CMAJ 2012；184：E867-76. PMID：23048086

★── CCR　カナダ頸椎ルール（Canadian C-Spine Rules）

A スパイナルショック（spinal shock）について述べよ。

スパイナルショック（spinal shock）は脊髄ショックともいわれ，急性期 24 時間以内の脊髄損傷の症状および所見を表している。主な症状として，受傷部位レベル以下の反射の消失，弛緩性麻痺，肛門の筋トーヌスの消失，感覚の完全消失である。
　神経原性ショックとは，脊髄損傷により血管の交感神経作用が消失し血管が拡張することにより，血液分布異常性ショック（distributive shock）を起こした状態である。低血圧と徐脈を起こし，四肢は温かいこと（warm shock）が特徴である。

ともに脊髄損傷に起因する「ショック」で，合併して起きることもあり混同されがちだが，意味している病態は異なっており，区別して用いる必要がある。

Boswell K, Menaker J. Assessment and treatment of the trauma patient in shock. Emerg Med Clin N Am 2014；32：777-95. PMID：25441034

Ⓑ 脊椎骨折の患者の何％に別の脊椎骨折が合併するか述べよ。

脊椎骨折では，連続しない2部位以上の椎体に骨折を合併することがある。文献により異なり，数字は多少変化するが，10〜20％といわれている。Nelsonらの文献では，2箇所以上に脊椎骨折を認めた群では，1箇所のみの群と比較し，交通外傷などの高エネルギー外傷が多く，入院期間やICU滞在期間が長く，他の部位に重症な外傷を合併し，より重症であったと報告している。

Nelson DW, Martin MJ, Martin ND, et al. Evaluation of the risk of noncontiguous fractures of the spine in blunt trauma. J Trauma Acute Care Surg 2013；75：135-9. PMID：23940857

四肢外傷

高橋 仁

Ⓐ 爪下血腫のドレナージ適応と方法について述べよ。

指尖を挟んだり，ぶつけたりすることにより受症し，爪の下と爪床の間に血液が溜まった状態である。患者は拍動性の指痛を訴え受診することが多い。

骨折が疑わしい場合はX線撮影を行う。ドレナージの適応は，疼痛があり，受傷から24時間以内のものである。痛みがない爪下血腫や，受症から24時間以上経過したものは，穿孔術の効果はないことが多く，感染のリスクがわずかにあることから，施行に関して患者と相談する必要がある。

治療は，爪体に穴を空け血液をドレナージすること（穿孔術）である。日本では，熱したクリップで代替されることが多い。この際に指ブロックなどの局所麻酔は不要である。熱したクリップ尖端を爪体に当て圧を加えると，一定の所で穿刺し，血液の排液を得られる。爪床の損傷を防ぐため，抵抗がなくなった所からさらに圧を加えないように注意が必要である。指痛は直後から改善することが多い。施行後は患者に，感染を防ぐため汚れた水に浸けるなどを行わないようにすること，感染徴候があるときには再受診すること，数か月後に受傷した爪が脱落し新たな爪が生えること，を説明する必要がある。

Chapter 156 Subungual Hematoma. In：Buttaravoli P, Leffler SM. Minor Emergencies, 3rd ed. Philadelphia：Elsevier/Sanders, 2012；623-6.

Ⓐ Gustilo分類に関して述べよ。

開放骨折の分類で最も知られているものとして，以下のGustilo分類がある。
- TypeⅠ：創が1 cm以下で，汚染や軟部組織損傷は軽度
- TypeⅡ：創が＞1 cmで，汚染や軟部組織損傷は中等度
- TypeⅢA：汚染や軟部組織損傷は高度であるが，骨の被覆は可能
- TypeⅢB：汚染や軟部組織損傷・欠損は高度であり，骨の被覆は不可能
- TypeⅢC：汚染や軟部組織損傷・欠損は高度であり，修復を必要とする血管損傷を

伴う

Gustilo分類は，評価者間の一致が60％で不十分だという問題があるが，最もポピュラーな分類であり覚えておく必要がある。

感染率と抗菌薬を表13-5にまとめる。受傷から6時間以内での投与が推奨されている。院内感染を示唆するときは緑膿菌やMRSAを考慮する必要がある。

また，破傷風予防の検討も必要である。デブリートマンが必要で，整形外科へのコンサルトを早急に行う。

表13-5 Gustilo分類と感染率，および推奨される抗菌薬※

Gustilo分類	感染率(％)	抗菌薬
Ⅰ	0～2	セファゾリン
Ⅱ	2～5	セファゾリン＋アミノグリコシド系薬
ⅢA	5～10	Ⅱと同じ
ⅢB	10～50	Ⅱと同じ
ⅢC	20～50	Ⅱと同じ

（Murray CK, Obremskey WT, Hsu JR, et al. Prevention of infections associated with combat-related extremity injuries. J Trauma 2011；71：S235-57，および Hoff WS, Bonadies JA, Cachecho R, et al. East Practice Management Guidelines Work Group：Update to Practice Management Guidelines for Prophylactic Antibiotic Use in Open Fractures. J Trauma 2011；70：751-4をもとに作成）

※一注　農場の受傷などで糞便汚染やクロストリジウム汚染が疑われるときは＋ペニシリン200万～400万単位静注，4時間ごと。

Gustilo RB, Mendoza RM, Williams DN. Problems in the management of type Ⅲ (severe) open fractures：a new classification of type Ⅲ open fractures. J Trauma 1984；24：742-6.　PMID：6471139

Brumback RJ, Jones AL. Interobserver agreement in the classification of open fractures of the tibia. The results of a survey of two hundred and forty-five orthopaedic surgeons. J Bone Joint Surg Am 1994；76：1162-6.　PMID：8056796

Murray CK, Obremskey WT, Hsu JR, et al. Prevention of infections associated with combat-related extremity injuries. J Trauma 2011；71：S235-57.　PMID：21814090

Hoff WS, Bonadies JA, Cachecho R, et al. East Practice Management Guidelines Work Group：update to practice management guidelines for prophylactic antibiotic use in open fractures. J Trauma 2011；70：751-4.　PMID：21610369

Ⓑ FOOSH injuryとは何か？

FOOSHは，Fall On Out-Stretched Handの略語で，「フーシュ」と発音する。転倒時に背屈位で手のひらをついた受傷機転を表している。FOOSHで受傷する代表例として，舟状骨骨折，橈骨遠位端骨折，橈骨頭骨折，肘関節脱臼，上腕骨顆上骨折，肩関節脱臼などがある。そのため，FOOSHの受傷機転を聴取したときには，上記部分の症状や所見（圧痛，腫脹，変形）がないか，確認する必要がある。舟状骨骨折はタバコ

窩(長母指伸筋と短母指伸筋・長母指外転筋の間)の圧痛を確認するが，タバコ窩の圧痛は感度 87〜100％であり，タバコ窩の圧痛がなくても完全には否定できない。舟状骨結節の圧痛や，longitudinal thumb compression test(母指を伸展させた状態で長軸方向に押して痛みが増強するか)など他の所見と組み合わせて判断する必要がある。

　小児では，上腕骨顆上骨折が肘周囲の骨折のなかで最も多いといわれ，その9割がFOOSHが原因とされている。小児では成人と比較し，骨よりも靭帯がより強靭であり，さらに肘が過伸展しやすい。そのため，FOOSHの際に肘関節が過伸展して肘頭が上腕骨顆上部にあたり，てこの原理で骨折する。上腕骨顆上骨折は，血管損傷，神経損傷，コンパートメント症候群など重篤な合併症をきたすため，見逃さないように注意が必要である。そのため，X線検査では骨折線以外に，anterior fat-pad sign (sail sign)，posterior fat-pad sign，anterior humeral line，radiocapetellar lineなどにも注意して読影する必要がある。

Mallee WH, Henny EP, van Dijk CN, et al. Clinical diagnostic evaluation for scaphoid fractures : a systematic review and meta-analysis. J Hand Surg Am 2014 ; 39 : 1683-91.　PMID : 25091335
Wu J, Perron AD, Miller MD, et al. Orthopedic pitfalls in the ED : pediatric supracondylar humerus fractures. Am J Emerg Med 2002 ; 20 : 544-50.　PMID : 12369030

Ⓑ Mallet finger と Jersey finger について述べよ。

Mallet fingerは，指尖部がDIP[★1]関節で屈曲し，伸展できない状態で，下垂指ともいわれている。原因は伸筋機構の損傷で，伸筋腱のみの障害である腱性と，腱の付着部の剥離骨折による骨性がある。野球やバスケットボールでボールを捕球する際に，指尖部の尖端に当たり受傷することが多い。DIP関節脱臼と視診上鑑別が困難なことがあるが，DIP関節脱臼では全く動かない一方，槌指では自動での屈曲運動，他動での関節可動域は良好である。診察で腱性か骨性かは判断できないため，単純X線検査を施行する。

　治療は，DIP関節をやや過伸展の状態でアルフェンスシーネやペーパークリップを使用し固定するが，拘縮等の予防のため，PIP[★2]まで固定してはいけない。

　後日，整形外科に紹介するが，剥離骨折が関節面の3分の1以上を占める場合，末節骨が掌側に亜脱臼している場合，非外科的治療でよくならないときは手術が必要になるため，手の外科に紹介が必要である。

　なお同じような損傷に，指の屈曲を担う深指屈筋腱断裂による屈曲障害があり，jersey finger(ジャージ指)というものがある。この名前はアメリカンフットボールの選手が相手をつかもうとして，指尖部が「ジャージ」に引っかかり受傷することに由来する。指尖部の屈曲に障害があるが，一見正常に見え，患者に屈曲を指示しないと見逃すことがあるので注意が必要である。こちらは手術が必要であり，全例専門医への紹介が必要である。

Chapter 108 Extensor Tendon Avulsion-Distal Phalanx. In : Buttaravoli P, Leffler SM. Minor Emergencies, 3rd ed. Philadelphia : Elsevier / Sanders, 2012 ; 415-8.
Wang QC, Johnson BA. Fingertip injuries. Am Fam Physician 2001 ; 63 : 1961-6.　PMID : 11388710

★1 ― DIP　遠位指節間(関節)(distal interphalangeal joint)
★2 ― PIP　近位指節間(関節)(proximal interphalangeal)

B 😊 Galeazzi骨折とMonteggia骨折について述べよ。

Galeazzi骨折は，橈骨の中間から遠位1/3の骨折に遠位橈尺関節の不安定性を伴ったもので，1934年にGaleazziによって報告された。すべての前腕骨折の3～7％とまれである。X線写真では，側面像で遠位橈骨骨折が背側変位し，橈尺関節の尺骨頭が背側変位してるのがみられ，正面像では橈尺間が広くなり，橈骨が短くなっているのがみられる（図13-10）。Galeazzi骨折は不安定であり，治療は手術が必要となる。

Monteggia骨折は，尺骨の近位1/3の骨折に橈骨頭の脱臼を伴ったもので，Monteggiaによって報告された。尺骨の骨折部位と橈骨頭の脱臼する方向による，Badoの4分類がある。初回の診断の際に，20～50％で橈骨頭の脱臼が見逃されていたという報告がある。そのため，X線検査では，肘関節部位まで入れて撮影する必要がある。読影では側面像で，橈骨の長軸の延長線上（radiocapetellar line）に上腕骨の小頭があるかどうかも確認する。脱臼の場合，橈骨長軸の延長線上に小頭はない（図13-11）。治療はGaleazzi骨折と同じで手術が必要である。

図13-10 Galeazzi骨折のX線像

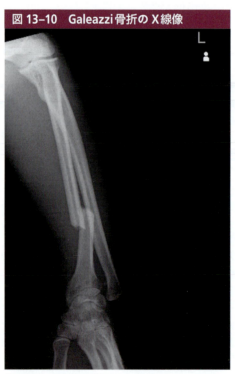

橈骨骨折と尺骨頭脱臼があることがわかる。

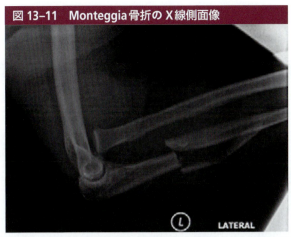

図 13-11　Monteggia骨折のX線側面像

橈骨の長軸の延長線上（radiocapetellar line）に上腕骨の小頭が無い（脱臼している）ことがわかる（Falcon-Chevere JL, Mathew D, Cabanas JG, et al. Management and treatment of elbow and forearm injuries. Emerg Med Clin N Am 2010；28：765-87 の769ページのdより）。

Falcon-Chevere JL, Mathew D, Cabanas JG, et al. Management and treatment of elbow and forearm injuries. Emerg Med Clin N Am 2010；28：765-87.　PMID：20971391

Ⓑ 肩関節脱臼整復におけるCunningham法と，Fares法について述べよ。

肩関節脱臼の約95％は前方脱臼であるが，その整復法は多様にある。代表的なものとして，ヒポクラテス法，Kocher法，Milch法，Stimson法，肩甲骨回旋法などがある。ただ，ヒポクラテス法やKocher法は，整復の合併症として骨折，腋窩神経叢や血管の損傷などが多く発生するため，避けるべきだといわれている。

　Cunningham法は2003年にCunninghamにより5例の症例報告として発表された整復法で，鎮静・鎮痛を必要とせず，整復者1人でできることが特徴とされている。具体的な方法は，患者を椅子に座らせ，脱臼した患肢を内転させ体幹に近づけ，肘関節を90度で屈曲させるようにすることである。整復者は患者に対面するように膝立ち，患肢の手が整復者の肩にくるように位置する。整復者は片方の手で，患者の内転位の患肢を下方へ牽引する。もう片方の手で患肢の僧帽筋，三角筋，二頭筋をマッサージする（図13-12）。

　ポイントとしては，(1) 患者にリラックスしてもらい，背筋をピンと伸ばすように指示すること，(2) 痛みが起きないように愛護的に行い，痛みが出たら牽引を緩めること，(3) 整復の音を感じることはないため，外観上整復が得られたかを観察すること，などがある。

　Fares法は，fast, reliable, and safeの頭文字を取ったものである。この方法も整復者は1人でできること，鎮痛薬がなくてもそれほど痛みを感じないことが特徴といわれている。具体的な方法としては，患者を仰臥位にし，整復者は患肢側に立つ。患者の患肢を肘関節が伸展，前腕が良肢位の状態で長軸方向に牽引し，患肢を徐々に外転させていく（図13-13）。この際，筋緊張をとるため，患肢を約5cm上下に，1秒に2〜3サイクルのペースで，振り子のように動かす。90度まで外転させた所から，振り子運動と外転を続けながら患肢を外旋させる。120度外転すると整復を得られ

る。ヒポクラテス法やKocher法と比較し良好な整復率が得られ，かつより痛みが少なかったという報告もある。

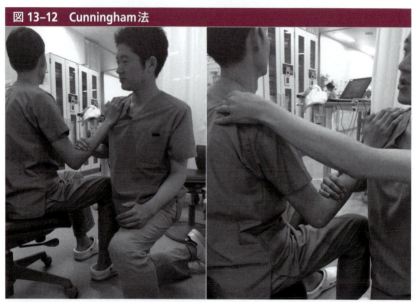

図13-12　Cunningham法

左：患者を椅子に座らせ，肘関節を90度で屈曲させるようにする。整復者は患者に対面するように膝立ちし，患肢の手が整復者の肩にくるように位置する。**右**：整復者は片方の手で，患者の内転位の患肢を下方へ牽引し，もう片方の手で患肢の僧帽筋，三角筋，二頭筋をマッサージする。

Chapter 49(Management of Common Dislocation). In : Roberts JR, Hedges JR. Roberts and Hedges' Clinical Procedures in Emergency Medicine, 6th ed. Philadelphia : Elsevier Health Sciences, 2013.
Cunningham N. A new drug free technique for reducing anterior shoulder dislocations. Emerg Med 2003 ; 15 : 521-4.　PMID : 14992071
Sayegh FE, Kenanidis EI, Papavasiliou KA, et al. Reduction of acute dislocation : a prospective randomized study comparing a new technique with the Hippocratic and Kocher methods. J Bone Joint Surg Am 2009 ; 91 : 2775-82.　PMID : 19952238

図 13-13　Fares 法

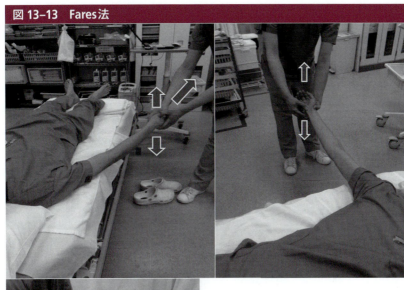

左上：患者は仰臥位，整復者は患肢側に立つ．肘関節が伸展，前腕が良肢位の状態で長軸方向に牽引する．筋緊張を取るため，患肢を約 5 cm 上下に，1 秒に 2～3 サイクルのペースで，振り子のように動かしながら，患肢を外転させる．右上：振り子運動と外転を続けながら 90 度まで外転させたところから，患肢を外旋させる．左：120 度外転すると整復を得られる．

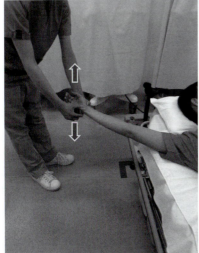

Ⓑ no man's land とは何か？

手掌の屈筋腱損傷は Zone Ⅰ～Ⅴに分かれる（図 13-14）．手指には中節骨に付着する浅指屈筋と，末節骨に付着する深指屈筋がある．Zone Ⅰは浅指屈筋付着部から深指屈筋付着部，Zone Ⅱは浅指屈筋付着部から遠位手掌皮線まで，Zone Ⅲは遠位手掌皮線〔最近位の輪状滑車（A1）〕から横手根靭帯の遠位端，Zone Ⅳは横手根靭帯の付近，Zone Ⅴは横手根靭帯の近位から前腕を含む範囲である．

　Zone Ⅱでは，浅指屈筋腱と深指屈筋腱の両方の損傷を意味し，縫合後に癒着を起こすことから，no man's land（誰も「手」を触れてはいけない場所），といわれている．そのため，縫合治療は専門医へ依頼する必要がある．

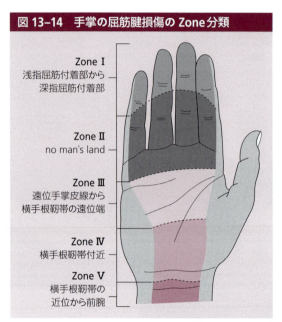

図 13-14　手掌の屈筋腱損傷の Zone 分類

Zone I
浅指屈筋付着部から
深指屈筋付着部

Zone II
no man's land

Zone III
遠位手掌皮線から
横手根靭帯の遠位端

Zone IV
横手根靭帯付近

Zone V
横手根靭帯の
近位から前腕

（Campbell's Operative Orthopaedics, 12th ed. Philadelphia：Elsevier／Mosby, 2013 の Figure 66-32 より）

Chapter 66（Flexor and Extensor Tendon Injuries）. In：Terry Canale S, Beaty JH. Campbell's Operative Orthopaedics, 12th ed. Philadelphia：Elsevier／Mosby, 2013；3247-304.

Ⓒ Toddler's fracture について述べよ。

Toddler は，「よちよち歩く人，歩き始めの子ども」の意味であり，1〜4 歳の子どもを表す。Toddler's fracture は，転位のない脛骨遠位の斜もしくは螺旋骨折で，この 1〜4 歳の幼児に起きる。歩行や走行中につまずいたり，比較的低いところから転落したり，軽度な受傷機転で起きるが，外傷機転の目撃がないこともある。救急外来には，跛行や体重を掛けたがらない，などの主訴で来院することがある。同部位に圧痛を認めるものの，腫脹や変形を認めないこともある。

　重要なことは虐待による骨折との区別である。長管骨の螺旋骨折は虐待を疑う重症な所見になるが，Toddler's fracture は上記のように軽微な外傷で起こりうる。Toddler's fracture は脛骨遠位 1/3 に起きやすいのに対し，虐待では骨幹部の螺旋骨折が多いといわれている。

Thornton MD, Della-Giustina K, Aronson PL. Emergency department evaluation and treatment of pediatric orthopedic injures. Emerg Med Clin N Am 2015；33：423-49.　PMID：25892730
Mellick LB, Milker L, Egsieker E. Childhood accidental spiral tibial（CAST）fractures. Pediatr Emerg Care 1999；15：307-9.　PMID：10532655

Ⓒ luxatio erecta とは何か？

luxatio erecta とは，ラテン語で「直立脱臼」を意味し，肩関節では下方脱臼のことを表している。肩関節下方脱臼は非常にまれで，頻度は全肩関節脱臼の 1％以下といわれている。患者は，肩関節が過外転位，肘関節が屈曲位となり，前腕が頭の上で固定

された特徴的な姿位をとる（図13-15）。お手上げのポーズに似ている。合併症が80％と多く，大結節や関節窩の骨折，回旋腱板損傷，血管損傷，神経損傷などがあるが，特に，腋窩神経麻痺に注意が必要である。そのため，血管損傷や神経損傷の症状や所見をしっかりと確認する必要がある。X線写真では，上腕骨頭が関節窩より下にあるのを確認することができる。

整復方法は，Traction-Countertraction法，Milch法などが有効である。前者は外転した上肢をそのまま長軸方向に牽引し，一方でもう一人が肩関節の上にタオルなどをかけて反対側に牽引する方法である。後者は外転位の上肢をより外転位で牽引し，一方でもう一人がタオルなどをかけて反対側に牽引し，上腕骨頭を関節窩に向かって頭側に押す方法である。タオルなどの掛け方が普段の前方脱臼の場合と逆であることに注意が必要である。

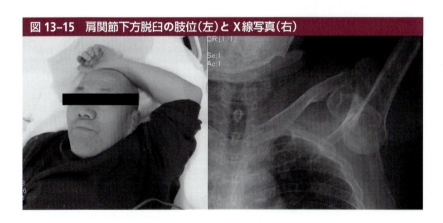

図 13-15　肩関節下方脱臼の肢位（左）とX線写真（右）

Sogut O, Yigit M, Karayel E, et al. Luxatio Erecta Humeri : Hands-up Disolocation. J Emerg Med 2015 ; 49 : e53-5. PMID : 26004854

Chapter 49 Management of Common Dislocation. In : Roberts JR, Hedges JR. Roberts and Hedges' Clinical Procedures in Emergency Medicine, 6th ed. Philadelphia : Elsevier Health Sciences, 2013.

Maisonneuve とはどのような人物か？

Maisonneuve骨折とは，(1) 腓骨近位部骨折，(2) 脛腓関節の骨間膜や靭帯の損傷，(3) 足関節の内果骨折や三角靭帯損傷，が合併したものである。足関節を外旋・外反して受傷し発生することが多い。Maisonneuve骨折の頻度は足関節骨折の5％といわれている。足関節損傷や足関節骨折（特に内側）の診察では，腓骨近位部の触診をする必要がある。

フランス語でメゾヌーヴと発音し，この骨折を発表した医師 Jules Germain Francois Maisonneuve（1809～1897年）の名前に由来する。彼はフランス人の外科医であり，Dupuytren拘縮で有名なDupuytrenの弟子である。

Millen JC, Lindberg D. Maisonneuve fracture. J Emerg Med 2011 ; 41 : 77-8.　PMID : 19157747
Sturfkens SA, van den Bekerom MP, Doomberg JN, et al. Evidence-based treatment of maisonneuve fractures. J Foot Ankle Surg 2011 ; 50 : 62-7.　PMID : 21172642

penetrating trauma

高橋 仁

B 腹部の穿通性外傷における手術適応を述べよ。

腹部刺創による患者の緊急開腹術の適応は，ショック，腹膜刺激徴候であり，大網もしくは腸管の脱出である。その他，ナイフなどが刺さったままの状態や，腸管損傷を示唆する吐血/血便も手術適応である。図13-16にWestern Trauma Associationのアルゴリズムを載せるが，ポイントとして，来院時に上記の緊急開腹術の適応がない場合は，local wound explorationを行う。これは創に局所麻酔を行い観察し，必要により切開を加え，腹腔へ達しているかを直視下で観察することである。腹膜への貫通を認めない場合は，創処置を行い帰宅可能である。腹膜への貫通を認めた場合や貫通が評価できない場合は入院での観察となる。

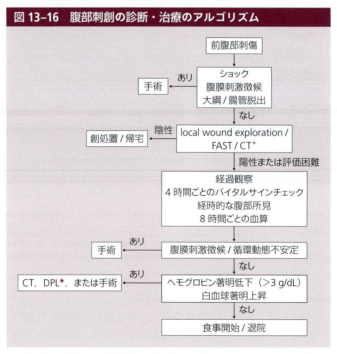

図13-16 腹部刺創の診断・治療のアルゴリズム

〔Biffl WL, Kaups KL, Pham TN, et al. Validating the Western Trauma Association algorithm for managing patients with anterior abdominal stab wound：a Western Trauma Association multicenter trial. J Trauma 2011；71：1494-502 (http://journals.lww.com/jtrauma/pages/default.aspx) のFigure 1 より〕

★― DPL　診断的腹腔洗浄法（diagnostic peritoneal lavage）

＊―注　CTは，肥満（BMI＞30）や創が深く，接線方向のときに考慮する。

Biffl WL, Kaups KL, Pham TN, et al. Validating the Western Trauma Association algorithm for managing patients with anterior abdominal stab wound：a Western Trauma Association multicenter trial. J Trauma 2011；71：1494-502.　PMID：22182859

Ⓑ 胸部の穿通性外傷における手術適応を述べよ。

緊急手術として、(1) 心肺停止患者および心肺停止に至る可能性が高い患者に ER での緊急開胸術、(2) 胸腔ドレーンや心嚢穿刺で初期対応後に手術室で緊急対応、(3) ER で循環動態が安定しており、CT や気管支鏡、食道造影などの検査により病態が判明し手術、の3つがある。

(1) に関しては、ER でバイタルサインがある、もしくは途切れた場合には適応がある。ER 搬送前に心肺停止に至っているものに関しては、心肺停止から15分未満のものとされている。(2) に関しては、心タンポナーデ、大量血胸、気管支損傷などがある。心タンポナーデでは、ER で心嚢穿刺／カテーテルの留置を行う一方で、手術室での開胸の準備を整える。大量血胸の手術適応は初回排液が1,500 mL (20 mL/kg) 以上の際に検討するが、循環動態や経過なども加味する必要がある。胸腔チューブからの持続するエアリーク（吸気呼気でリークあり、チューブ留置後もX線写真で気胸が改善しない）は気管支損傷を示唆するため、緊急の手術適応である。

Demetriades D, Velmahos GC. Penetrating njuries of the chest : Indications of operation. Scand J Surg 2002 ; 91 : 41–5.　PMID : 12075833
Burlew CC, Moore EE, Moore FA, et al. Westren Trauma Association critical decisions in trauma : resuscitaticve thoracotomy. J Trauma Acute Care Surg 2012 ; 73 : 1359–63.　PMID : 23188227
Bernardin B, Thoquest JM. Intitial management and resuscitation of severe chest trauma. Emerg Med North Am 2012 ; 30 : 377–400.　PMID : 22487111

疼痛管理

高橋 仁

Ⓐ フェンタニル 100 μg に相当するモルヒネの mg 数はいくらか？ また、フェンタニルとモルヒネの長短をそれぞれを比較して述べよ。

フェンタニルはモルヒネの100倍の力価があるため、フェンタニル 100 μg＝0.1 mg は、モルヒネの10 mg に相当する。

フェンタニルの利点は、水溶性であるため作用発現が2～3分と速いこと、ヒスタミンを放出する作用が少ないため循環動態への影響が少ないといわれていることである。欠点は、脳内から他の部位に再分布するため、作用時間が30分ほどと短く、繰り返しの投与や持続投与が必要になることである。

モルヒネの利点は作用時間が長いこと、また経口薬があることである。欠点は循環動態への影響が強く、循環動態が不安な患者には使用しにくいことである。

Innes GD, Zed PJ. Basic pharmacology and advances in emergency medicine. Emerg Med Clin North Am 2005 ; 23 : 433–65.　PMID : 15829391

Ⓐ 虫垂炎が疑われる20代男性。外科医の診察前に鎮痛管理をしてもよいか？

虫垂炎を含めた急性腹症の患者に、外科医の診察前に鎮痛薬を投与することは、身体所見などへの影響から躊躇されることがあるかもしれない。しかし、さまざまな研究により、モルヒネなどオピオイドの使用は、身体所見を変化させる可能性は多少あるが、間違った診断につながることはなく、患者は有意に鎮痛を得ることができたと報

告されている。

Manterola C, Vial M, Moraga J, et al. Analgesia in patients with acute abdominal pain. Cochrane Database Syst Rev 2007 ; 19 : CD005660.　PMID : 21249672
Sinert R, Blackstock U. Evidence-based emergency medicine / systematic review abstract. Analgesia in patients with acute abdominal pain : to withhold or not to withhold? Ann Emerg Med 2008 ; 52 : 563-6.　PMID : 18294728

創傷管理 高橋 仁，佐藤信宏

A 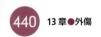 5歳男児。後頭部裂創にて縫合処置後，創部を洗浄し始める時期はいつからか？

単純な裂創の縫合処置後であれば，12時間から創部の洗浄が可能である。Healらのランダム化試験では，縫合後の12時間以内に洗浄を始めた群と，縫合後から48時間はドレッシング材で覆い48時間以降に洗浄を始めた群，を比較している。感染率は順に，8.4％と8.9％で非劣性が示されている。　　　　　　　　　　　＜高橋 仁＞

Heal C, Buettner P, Raasch B, et al. Can sutures get wet? Prospective randomized controlled trial of wound management in general practice. BMJ 2006 ; 332 : 1053-6.　PMID : 16636023

A fight biteとは何か？　診察で気をつけることは何か？

fight bite〔別名：clenched fist injury（握り拳受傷）〕とは，喧嘩などで殴ろうとした握り拳の第3～5の中手指関節背面が相手の歯に当たり受傷することである。この部位は骨や靭帯などを覆う軟部組織が薄いため，腱や関節の損傷が起き，化膿性関節炎や骨髄炎などの重篤な感染症を発症する。しかし患者は，法的影響などから正確な受傷を隠すことがあり，中手指関節の挫創をみたときには注意が必要である。

　診察では，腱や関節の損傷の有無を確認し，X線検査で骨折の有無を確認する。腱/関節の損傷や骨折が疑われるときは，すぐに整形外科にコンサルトを行う。皮膚のみの損傷であれば，中までしっかりと洗浄を行い，openで管理する。口腔内常在菌は多岐にわたり，βラクタマーゼ産生菌もいることから，アモキシシリン・クラブラン酸が推奨されている。外来フォローアップは早めに専門医へ紹介する。515ページ「ケンカで相手の人に噛みつかれた。診察で気をつけることは何か？」も参照。
＜高橋 仁＞

Ball V, Younggren BN. Emergency management of difficult wounds : Part I. Emerg Med Clin N Am 2007 ; 25 : 101-21.　PMID : 17400075

A 顔面の創傷での気をつけるべきポイントを述べよ。

前額部の挫創では縫合の際に眉毛を剃ってはいけない。眉毛が縫合の際の重要なメルクマールとなるからである。また縫合糸は，眉毛の色と異なるものを使用し，長めに残しておくと抜糸が楽になる。眼球周囲の創傷では，眼窩骨折から視神経管損傷を，内眼角より内側の挫創で涙小管損傷を合併することがあり，注意が必要である。涙小管損傷や，眼瞼縁や眼瞼内膜（貫通創）の損傷は早急に専門医にコンサルトする。

　鼻部の損傷では，鼻中隔血腫を確認する必要がある。鼻中隔血腫をそのままにする

と，鼻中隔壊死に至る可能性がある。

　唇の挫創では，赤唇縁（vermilion dorder）を合わせることが美容的に非常に大事である。創部に局所麻酔を行うと縁がわからなくなるため，無麻酔で縁を縫合したのち局所麻酔を追加するか，口腔内の神経ブロックを行うなどの工夫が必要である。

<高橋 仁>

Sabatino F, Moskovitz JB. Facial wound management. Emerg Med Clin N Am 2013；31：529–38. PMID：23601487

Ⓑ 抜糸後の皮膚のケロイドを少なくするために日焼け止めを使うことのエビデンスはあるか？

抜糸後の線状の裂創に限らず，熱傷や擦過傷で広範囲の傷に対して，紫外線は炎症などの作用により色素沈着やケロイド形成を起こす。そのため，日焼けを避けること，日焼け止めを創部に塗ることは有効である。ヒトを対象としたランダム化比較試験で，日焼け止めを塗らないと紫外線により有意に悪くなったとDueらは報告している。

<高橋 仁>

Monstrey S, Middelkoop E, Vranckx JJ, et al. Updated scar management practical guidelines：non-invasive and invasive measures. J Plast Reconstr Aesthet Surg 2014；67：1017–25. PMID：24888226

Due E, Rossen K, Sorensen LT, et al. Effect of UV irradiation on cutaneous cicatrices：a randomized, controlled trial with clinical, skin reflectance, histological, immunohistochemical and biochemical evaluations. Acta Derm Venereol 2007；87：27–32. PMID：17225012

Ⓑ 創処置の局所麻酔の際に，痛がらせないコツは何か？

皮膚を貫かずに，創の内側から細い針を刺入すると痛みが少ない。また，局所麻酔薬を37度に温めたり，ゆっくりと投与するのも効果的である。リドカインに炭酸ナトリウムを加えると，痛みを減らすという報告もある。

　また，部位によっては神経ブロックが有効である。指ブロックや耳介神経ブロックなど，広い範囲を少ない量で麻酔でき，かつ創縁が局所麻酔薬で腫れたりせず，縫合処置しやすい。

　小児の場合は，子どもであっても処置をする説明をしっかりと行う。音楽やゲーム，アニメを見せることで不安を軽減し，痛みを最小限にすることが可能である。

<佐藤信宏>

Moreira ME, Markovchick VJ. Wound management. Emerg Med Clin North Am 2007；25：873–99, xi. PMID：17826222

Bartfield JM, Sokaris SJ, Raccio-Robak N. Local anesthesia for lacerations：pain of infiltration inside vs outside the wound. Acad Emerg Med 1998；5：100–4. PMID：9492127

Brogan GX, Jr., Giarrusso E, Hollander JE, et al. Comparison of plain, warmed, and buffered lidocaine for anesthesia of traumatic wounds. Ann Emerg Med 1995；26：121–5. PMID：7618771

Bartfield JM, Gennis P, Barbera J, et al. Buffered versus plain lidocaine as a local anesthetic for simple laceration repair. Ann Emerg Med 1990；19：1387–9. PMID：2240750

Sinha M, Christopher NC, Fenn R, et al. Evaluation of nonpharmacologic methods of pain and anxiety management for laceration repair in the pediatric emergency department. Pediatrics 2006；117：1162–8. PMID：16585311

Ⓑ 創傷の感染リスクは何か？

創部感染のリスク因子は，患者，創部，治療方法の3つがある。

患者の要因としては，高齢者と小児，肥満，低栄養，糖尿病，慢性腎不全や免疫抑制疾患の既往，ステロイドや化学療法中がある。

創部の要因としては，部位（四肢の感染率が高く，なかでも下肢が最も高い），創の深さ，創の形状（辺縁が不整，創が長い，広い），汚染の強さ，異物がある。

治療法としては，アドレナリン含有剤の使用，縫合数，縫合施行医の経験がある。

創の処置の際，感染リスクを総合的に評価し，処置の方法，フォローアップの方法（期間や医療機関など）を決めるべきである。　　　　　　　　　　　　＜佐藤信宏＞

Nakamura Y, Daya M. Use of appropriate antimicrobials in wound management. Emerg Med Clin North Am 2007 ; 25 : 159–76.　PMID：17400079
Singer AJ, Hollander JE, Quinn JV. Evaluation and management of traumatic lacerations. N Engl J Med 1997 ; 337 : 1142–8.　PMID：9329936
Hollander JE, Singer AJ, Valentine SM, et al. Risk factors for infection in patients with traumatic lacerations. Acad Emerg Med 2001 ; 8 : 716–20.　PMID：11435186

Ⓑ 救急外来の創傷管理に清潔手袋は必須か？

救急外来において，糖尿病，腎不全，動物咬傷などの感染リスクの高い患者を除外した単純裂創については，清潔手袋と非清潔手袋で感染率に差がなかったと報告されている。また，外来小手術についても，メタ解析で，清潔手袋と非清潔手袋で術後感染に差がなかったとの報告もある。清潔手袋はフィット感という点で優れているが，創傷管理の処置後感染率の点では，必須とはいえない。　　　　　　　　　＜佐藤信宏＞

Perelman VS, Francis GJ, Rutledge T, et al. Sterile versus nonsterile gloves for repair of uncomplicated lacerations in the emergency department : a randomized controlled trial. Ann Emerg Med 2004 ; 43 : 362–70.　PMID：14985664
Brewer JD, Gonzalez AB, Baum CL, et al. Comparison of Sterile vs Nonsterile Gloves in Cutaneous Surgery and Common Outpatient Dental Procedures : A Systematic Review and Meta-analysis. JAMA Dermatol 2016 ; 152 : 1008–14.　PMID：27487033

14 外傷以外の筋骨格の障害

武部弘太郎, 林 実

総論　　　　　　　　　　　　　　　　　　　　　　　　　　　　武部弘太郎

A 四肢の運動に関する表現として，屈曲，伸展，外転，内転，外旋，内旋をそれぞれ説明せよ。

関節の運動において，一般的には，隣接する2つの部分が近づく動きが屈曲，遠ざかる動きが伸展とされる。肩関節・頸部・体幹に関しては，前方への動きが屈曲，後方への動きが伸展とされる。また，体幹から遠ざかる動きが外転，近づく動きが内転とされ，四肢の軸を中心として外方へ回旋する動きが外旋，内方へ回旋する動きが内旋とされる（前腕の動きは回外，回内とされる）。

中村利孝, 松野丈夫(監修). 標準整形外科学, 第13版. 東京：医学書院, 2017；934.

B 病的骨折の原因となる基礎疾患にはどういったものがあるか？

病的骨折とは，骨の局所的な病変による強度低下が基盤となって，通常では骨折を起こすとは考えられないような軽微な外力で生じる骨折である。救急外来においては，原因となるすべての疾患を覚えることよりも，病歴や身体所見，画像所見から病的骨折を疑えるかどうかが重要である（表14–1，図14–1）。

表14-1　病的骨折の原因疾患

分類	疾患名
骨の形成異常	骨形成不全 大理石病 先天性下腿弯曲症
廃用性の骨萎縮	外傷後の廃用性骨萎縮 麻痺性骨萎縮 関節リウマチ 人工関節挿入によるストレス遮蔽
骨自体の疾患	人工関節摩擦粉による骨溶解 急性骨髄炎 梅毒性骨炎 骨Paget病

（次ページへ続く）

骨腫瘍と腫瘍類似疾患	単発性骨嚢腫 線維性骨異形成症 多発性骨髄腫 原発性骨腫瘍 転移性骨腫瘍
代謝性骨疾患	骨粗鬆症 骨軟化症 副甲状腺機能亢進症 副腎皮質ステロイドの長期連用

〔中村利孝, 松野丈夫(監修). 標準整形外科学, 第 13 版. 東京：医学書院, 2017 の 112 ページの表(16. 病的骨折の原因疾患)(寺山和雄(創案))より〕

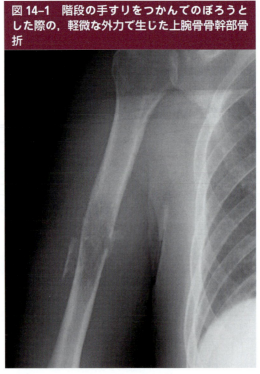

図 14-1　階段の手すりをつかんでのぼろうとした際の，軽微な外力で生じた上腕骨骨幹部骨折

本症例は腎がんの骨転移(溶骨性変化)による病的骨折と考えられた。

Ⓑ 疲労骨折の好発部位と画像検査について述べよ。

疲労骨折とは，通常の骨折とは異なり，度重なる負荷により生じる骨折をいう。好発部位としては，脛骨(23.6％)，足舟状骨(17.6％)，中足骨(16.2％)，腓骨(15.5％)が有名で，下肢で多い。もちろん，運動方法や競技によって負荷のかかる部位は異なるため，病歴と身体所見が重要である。

　初回の X 線検査(図 14-2)は感度が低く，次なる検査として，超音波検査，骨シン

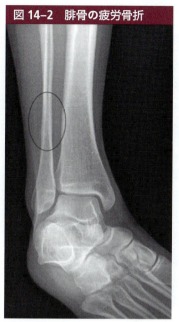

図 14-2　腓骨の疲労骨折

(Patel DS, Roth M, Kapil N. Stress fractures : diagnosis, treatment, and prevention. Am Fam Physician 2011；83：39-46 の Figure 2 より Springer の許可を得て転載)

チグラフィー，MRI★などで精査を行うことが多い。

Patel DS, Roth M, Kapil N. Stress fractures : diagnosis, treatment, and prevention. Am Fam Physician 2011；83：39-46．PMID：21888126

★― MRI　磁気共鳴画像（magnetic resonance imaging）

頸部痛

武部弘太郎

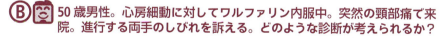
50 歳男性。心房細動に対してワルファリン内服中。突然の頸部痛で来院。進行する両手のしびれを訴える。どのような診断が考えられるか？

突然発症の頸部痛としては，くも膜下出血・椎骨動脈解離などの脳卒中，急性大動脈解離などの心血管系イベント，脊髄硬膜外血腫などの脊椎・脊髄疾患が鑑別に挙がり，そのなかで脳神経系の障害を伴わない両側の神経症状となると，脊椎・脊髄病変を考える。この症例では進行する両手のしびれから，頸髄硬膜外血腫を想定して検査（CT★，MRI）を進めることになるだろう（図 14-3）が，神経症状に左右差のある症例では，脳卒中との鑑別で苦慮することもある。一方で，神経症状を伴わない特発性頸髄硬膜外血腫もあり，診断に苦慮することがある。国内の報告では，27 例中の 4 例で神経所見を伴わず疼痛のみであった。特発性脊髄硬膜外血腫は 10 万人あたり 0.1 とまれな疾患であり，症状に幅があることも診断を難しくしている。原因として，血管奇形，凝固障害，抗凝固療法，白血病，血友病，高血圧，妊娠などの要素が関与していると

いわれているが，十分な検討はなされていない．

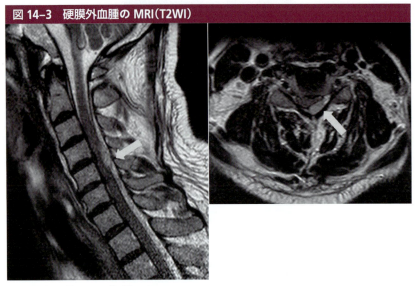

図 14-3 硬膜外血腫の MRI(T2WI)

血腫が脊髄を圧排している(矢印)．

Saritas A, Guneysu F, Guneysu S, et al. An unusual presentation of spontaneous spinal epidural hematoma. J Emerg Med 2014 ; 47: 689–91. PMID：25256411
Thiele RH, Hage ZA, Surdell DL, et al. Spontaneous spinal epidural hematoma of unknown etiology : case report and literature review. Neurocrit Care 2008 ; 9 : 242–6.　PMID：18373224

★— CT　コンピュータ断層撮影(computed tomography)

B CDS[*1] と石灰沈着性頸長筋腱炎の違いは何か？

両者とも頸部痛を主訴に来院されることが多く，結晶誘発性関節炎として臨床像や病態も似ている(表 14-2)．両者の違いとしては，前者は軸椎歯突起を支持する環椎十字靭帯(環椎横靭帯ともいう)に，後者は頸長筋の上外側腱に結晶が沈着して起こる．また，解剖学的な違いから，後者では嚥下時痛を生じることもある．好発年齢は，前者が高齢者に多いのに比べて，後者は 20 代～60 代と若い．両者とも治療は NSAIDs[*2] で，基本的には予後良好と考えられている(図 14-4～6)．

表 14-2 CDS と石灰沈着性頸長筋腱炎の違い

	CDS	石灰沈着性頸長筋腱炎
症状	頸部痛(特に回旋時)，発熱	頸部痛，発熱，嚥下時痛
原因	歯突起周囲(環椎十字靭帯)への結晶の沈着	頸長筋の上外側腱への結晶の沈着
好発年齢	高齢者	比較的若い(20 代～60 代)

| 画像検査 | CTでは歯突起周囲に石灰化を認める | CTでは上位頸椎の前面に石灰化を認める
MRIで同部位に液体貯留像を認めることがある
(咽後膿瘍と似た所見を呈する) |

図 14-4 CDS の CT

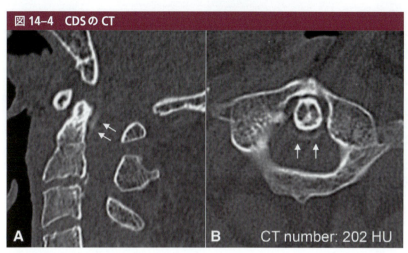

歯突起周囲に石灰化を認める(矢印)。

図 14-5 石灰沈着性頸長筋腱炎の CT および MRI の所見

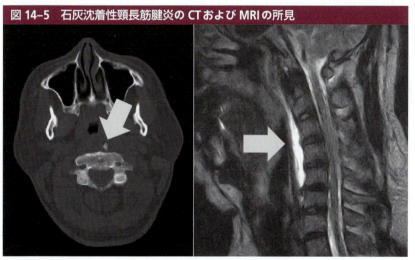

左：CTで椎体前面に石灰化を認める。右：MRI(STIR)で椎体前面(咽頭後間隙)に液体貯留を認める。

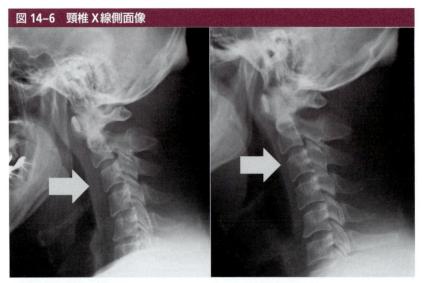

図 14-6　頸椎 X 線側面像

左が初診時，右が 1 週間後の再診時。初診時の X 線（左）では，椎体前面の軟部陰影の肥厚が認められたが，NSAIDs による治療で 1 週間後の X 線（右）は著明に改善した。

Oka A, Okazaki K, Takeno A, et al. Crowned Dens Syndrome : Report of Three Cases and a Review of the Literature. J Emerg Med 2015 ; 49 : e9–e13.　PMID : 25910825
Zibis AH, Giannis D, Malizos KN, et al. Acute calcific tendinitis of the longus colli muscle : case report and review of the literature. Eur Spine J 2013 ; 22 : S434–8.　PMID : 23179983

★1 ─ CDS　crowned dens 症候群（crowned dens syndrome）
★2 ─ NSAIDs　非ステロイド性抗炎症薬（nonsteroidal anti-inflammatory drugs）

Ⓑ 頸椎疾患で，脊髄症と神経根症とを鑑別するのに有用な身体診察にはどのようなものがあるか？

頸椎疾患の神経症状には，圧迫などで脊髄が障害されて生じる脊髄症と，椎間孔狭窄などで神経根が障害されて生じる神経根症とがあり，身体所見により鑑別が可能なことがある。

　脊髄症では，錐体路障害として，それ以下の深部反射，Hoffmann 反射が亢進し，Babinski 反射も陽性となる。さらには，指離れ徴候（finger escape sign：小指の内転位保持が困難となり，環指と小指の間を閉じることが不可能になる）がみられ，10 秒テスト（10 秒間でグーパーを繰り返し何回できるかを調べる検査）では，通常 20 回以下になる。

　神経根症では，Jackson test（頸椎を後屈させて頭部を軽く押さえる）や Spurling test（頸椎を患側へ側屈させ，やや後屈位として頭頂部から下方へ圧迫する）が陽性となる。どちらも椎間孔を狭め，神経根の圧迫により上肢の疼痛や誘発・増強されるかを調べる検査である。

中村利孝，松野丈夫（監修）．標準整形外科学，第 13 版．東京：医学書院，2017 ; 514–9．

B 6歳女児が首を傾げた状態から動かさない，と母に連れられて救急外来を受診した．先行する上気道炎症状あり．最も考えられる疾患は何か？

環軸関節回旋位固定（AARF★）である．

AARF は後天性斜頸の 1 つで，環軸関節の回旋性の亜脱臼により，頸椎回旋制限，運動痛，斜頸がみられる．小児に多く，原因は不明なことが多いが，感染などの炎症や（軽微な）外傷，口腔外科・耳鼻咽喉科の手術などを契機に発症するといわれている．

検査は単純 X 線（頸椎の正面開口位および側面）が基本とされるが，CT（3D-CT）（図 14-7）のほうが容易に判断できる．治療は，原疾患があれば，その治療，安静，カラー固定，消炎鎮痛薬など．数日〜1 週間程度で改善がなければ，専門医による介入（牽引治療や外科的治療）が必要になる．

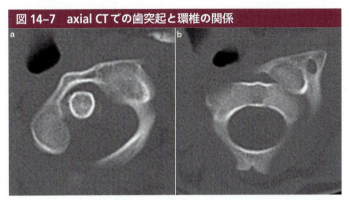

図 14-7 axial CT での歯突起と環椎の関係

（Tauchi R, Imagama S, Ito Z, et al. Atlantoaxial rotatory fixation in a child after bilateral otoplastic surgery. Eur J Orthop Surg Traumatol 2014 ; 24 Suppl 1 : S289-92 の Figure 1 より Springer の許可を得て転載）

日本小児整形外科学会（監修）．小児整形外科テキスト，第 2 版．東京：メジカルビュー社，2016；219-21．
Tauchi R, Imagama S, Ito Z, et al. Atlantoaxial rotatory fixation in a child after bilateral otoplastic surgery. Eur J Orthop Surg Traumatol 2014；24：S289-92． PMID：23754633

★— AARF　環軸関節回旋位固定（atlantoaxial rotatory fixation）

腰痛・骨盤痛　　　　　　　　　　　　　　　　　　　　武部弘太郎

A 腰痛の "red flag" とは何か？

急性の腰痛患者に対するルーチンの画像検査は勧められていない．では，どういった患者に対して検査を選択すればよいのだろうか？　急性腰痛症の 90% が自然軽快するなかで，大切なのは重篤な疾患（腫瘍，感染，骨折，など）を見逃さないことである．

ACP★では，表 14-3 のような患者に対して迅速な画像検査を推奨している．

表 14-3 迅速な画像検査が推奨される腰痛患者

悪性腫瘍の高リスクを有する患者
脊椎の感染症が疑われる患者
馬尾症候群の徴候のある患者
進行する神経障害を有する患者

また，もう少し細かいもので，表 14-4 のような患者を"red flag"と提唱しているものもある。

表 14-4 腰痛患者の red flag

＜20 歳，または＞55 歳	持続する前屈の著しい制限
外傷歴	広範囲の神経障害
持続痛，痛みの増悪，安静時痛，悪性腫瘍，	脊椎の変形
ステロイド使用，薬物依存，HIV★の既往	馬尾症候群
原因不明の体重減少	炎症

★— HIV　ヒト免疫不全ウイルス（human immunodeficiency virus）

日本にも腰痛診療ガイドラインがあり，後者と似た背景の患者を red flag としている。

最後に，画像検査といっても，X線・CT・MRIなど幅があり，どの検査を選択するかは想定する疾患によって選択される。

Campbell J, Colvin LA. Management of low back pain. BMJ 2013 ; 347 : f3148.　PMID：24308922

★— ACP　米国内科学会（American College of Physicians）

Ⓑ 78 歳女性。骨粗鬆症にて内服中。くしゃみをした後に腰痛を訴え来院。腰椎圧迫骨折の可能性はあるか？

骨粗鬆症性骨折（脆弱骨折ともいう）は，転倒など軽度の外傷機転で受傷する骨折で，なかでも胸腰椎の圧迫骨折は頻度が高い。明確な受傷機転がない場合もしばしばで，椎体圧迫骨折の約 3 分の 2 が診断されていないという報告もある。前かがみや咳嗽，物を持ち上げるなどの動作でも生じ，もちろん，くしゃみでも生じうる。

Rosen HN, Walega DR. Osteoporotic thoracolumbar vertebral compression fractures : Clinical manifestations and treatment. UpToDate（www.uptodate.com/contents/osteoporotic-thoracolumbar-vertebral-compression-fractures-clinical-manifestations-and-treatment）.　閲覧日：2016/10/31

Ⓑ 腰下肢痛に仙骨硬膜外ブロックは効くか？

腰下肢痛（特に神経痛を有するもの）に対する治療戦略は，NSAIDs などの内服薬が第 1 選択となるが，内服薬のみで改善しない場合に神経ブロックを選択することがある。硬膜外ブロック，仙骨硬膜外ブロック，神経根ブロック，経椎間孔ブロック，椎間関節ブロックなど，さまざまな手法があるが，なかでも仙骨硬膜外ブロックは比較的容易であり，救急外来でもよく施行される。

腰痛に対する仙骨硬膜外ブロックの効果を調べた研究は多数あるが、対象とする疾患や手技、薬剤、薬液量などに差があるのが実情であり、一概に効くといい切れるものではない。手技に関しては、盲目的手技よりも望ましいとされてきたX線透視下での手技よりも、最近の報告では超音波ガイド下のほうが要する時間が短く、効果は同等であったとする報告もあり、より救急外来での機会が増えることが予想される。

Hazra AK, Bhattacharya D, Mukherjee S, et al. Ultrasound versus fluoroscopy-guided caudal epidural steroid injection for the treatment of chronic low back pain with radiculopathy : A randomised, controlled clinical trial. Indian J Anaesth 2016 ; 60 : 388–92.　PMID : 27330199

Ⓑ 14歳男児。サッカー部での練習中、ボールを蹴った後に右骨盤部に激痛が走り、歩けなくなったため救急外来を受診した。他者との接触や転倒はなし。骨折の可能性はあるか？

運動時（特に、スタートダッシュやボールを蹴る動作など）に生じた突然の骨盤痛では、筋肉の急激な収縮により骨盤の筋付着部が牽引されて生じた骨折（骨盤裂離骨折）の可能性を考える。特に、成長期の骨盤では骨端線が残っているため、骨端線離開の形をとることが多く、中高生の男子によくみられる。

関連する部位と筋の関係について以下に列挙する（図14–8）。
- **上前腸骨棘**：縫工筋、大腿筋膜張筋の付着部。全力疾走などの動作に関係する
- **下前腸骨棘**：大腿直筋の付着部。ボールを蹴るなどの動作に関係する
- **坐骨結節**：ハムストリングの付着部。この部位の裂離骨折は受傷機転がはっきりしない（緩徐発生）こともあり注意が必要である
- **腸骨稜**：腹斜筋の付着部。柔道の投技や野球の空振りなどの動作に関係する
- **大腿骨小転子**：腸腰筋の付着部

図14–8　骨盤裂離骨折に関連する部位

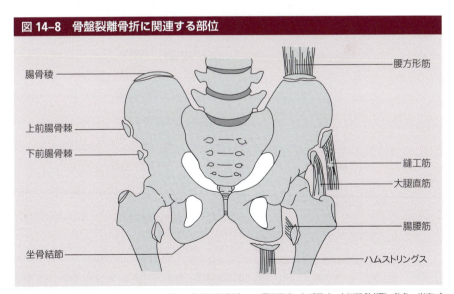

〔大谷卓也（著）．第8章 骨盤・股関節・大腿 4．骨盤裂離骨折．In：福田国彦, 丸毛啓史, 小川武希（編）．救急・当直で必ず役立つ！骨折の画像診断 改訂版：全身の骨折分類のシェーマと症例写真でわかる読影のポイント. 東京：羊土社, 2014の187ページの図（中島育昌．骨盤剥離骨折の治療．整形・災害外科 2001 ; 44 : 1303–7をもとに作成）より〕

Sundar M, Carty H. Avulsion fractures of the pelvis in children : a report of 32 fractures and their outcome. Skeletal Radiol 1994 ; 23 : 85–90.　PMID : 8191306

上肢（肩関節，手関節など）

武部弘太郎

A 肩腱板断裂を身体診察にて疑う場合とは，どのような場合か？

腱板は棘上筋，棘下筋，小円筋，肩甲下筋の4つの筋で構成され（図14-9），構成成分が断裂したもの（棘上筋が最も多い）を腱板断裂といい，部分断裂から完全断裂まで幅がある。断裂の原因としては外傷性と非外傷性に分けられ，非外傷性としては加齢によるものが多い。身体診察では，痛みに加えて断裂している筋に関連する筋力低下を認めるときに腱板断裂を疑う。たとえば，棘上筋が断裂している場合は，患側の上肢を外転させたところから負荷をかけると，痛みと筋力低下のために外転位を保持できなくなる〔棘上筋テスト（supraspinatus muscle test）〕。ほかにも，painful arc test（図14-10）やdrop arm test, Neer test, Hawkins-Kennedy test, speed test, infraspinatus muscle testなどがあり，どれも単独では腱板断裂に特異的な身体診察とはいえないが，JAMAのシステマティックレビューでは，特に3つの身体診察が重要であるとしている。painful arc testとexternal rotation resistance test（図14-11）は陽性で診断精度が高く，external rotation lag test（図14-12）が陽性なら完全断裂の率が高いという。確定診断には超音波検査やMRIが有用であるが，超音波検査はその場で行えるため，救急外来でも診断が可能である。

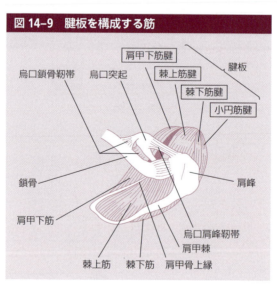

図14-9　腱板を構成する筋

〔井樋栄二（著）．第27章　肩関節．In：中村利孝，松野丈夫（監修）．標準整形外科学，第13版．東京：医学書院，2017；439の図27-27より〕

図 14–10　painful arc test

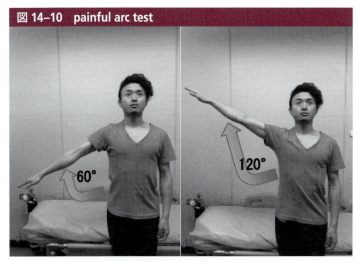

外転の60～120度で痛みが誘発されれば陽性。

図 14–11　external rotation resistance test

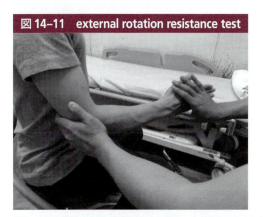

外旋に対して抵抗し，筋力低下があれば陽性。左右を比べるとわかりやすい。

図 14–12　external rotation lag test

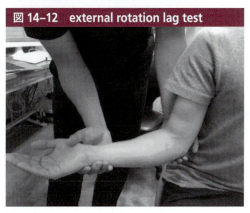

最大外旋位にして，保持できなければ陽性。

Hermans J, Luime JJ, Meuffels DE, et al. Does this patient with shoulder pain have rotator cuff disease? : The Rational Clinical Examination systematic review. JAMA 2013;310:837–47. PMID:23982370

A 肩関節周囲炎を身体診察にて疑う場合とは，どのような場合か？

身体診察において肩関節の可動時痛，夜間痛，可動域制限を生じ，腱板断裂や石灰性腱炎，変形性肩関節炎など他の疾患が除外されたものが肩関節周囲炎とされ，国際的には，frozen shoulderと呼ばれている。具体的な肩の診察については，BMJでassessment of shoulder pain for non-specialistsとして動画付きで紹介されており（フリーアクセス），参考になると思われる。

Gray M, Wallace A, Aldridge S. Assessment of shoulder pain for non-specialists. BMJ 2016;355:i5783. PMID:27927638

B 石灰沈着性腱板炎の診断と治療について述べよ。

石灰沈着性（肩峰下）滑液包炎ともいわれ，突然〜急性に発症する肩の痛み・運動制限で受診することが多い。病態はリン酸カルシウムの肩腱板内の沈着で，肩関節X線で石灰化を認めることで診断に至る（超音波やMRIが有効との報告もある）。

治療は三角巾固定での安静，NSAIDs内服といった保存的治療から，滑液包内へのステロイド注射，（超音波ガイド下での）滑液包内への穿刺・吸引・洗浄といった低侵襲的治療，侵襲的治療としての手術がある。

ElShewy MT. Calcific tendinitis of the rotator cuff. World J Orthop 2016;7:55–60. PMID:26807357

A 40歳女性が右手首から親指にかけて痛みが強く，料理や手作業もできないと救急外来を受診した。外傷歴はない。Eichhoff test（Finkelstein test）が陽性。診断は何か？

de Quervain病である。これは，長母指外転筋腱および短母指伸筋腱の通る手関節第1背側区画での狭窄性腱鞘炎である。周産期の女性や作業などで手をよく使う人でみられる。親指を他の4本の指で握り込み，手関節を尺屈することで痛みが誘発される（Eichhoff testまたはFinkelstein testという）。非外傷性で近い部位の痛みとしては，母指CM★関節症，石灰性腱炎，変形性手関節症，関節リウマチ，偽痛風などが鑑別に挙がる。

中村利孝，松野丈夫（監修）．標準整形外科学，第13版．東京：医学書院，2017；486.

★— CM　手根中手（関節）（carpometacarpal joint）

B 前骨間神経麻痺と後骨間神経麻痺は，身体診察でどう区別できるか？

神経麻痺・損傷の評価は，救急外来では骨折の合併症などで重要である。各神経の走行などは成書を調べていただくとして，ここでは，前骨間神経麻痺と後骨間神経麻痺の診察上の違いを述べる。両者とも感覚は障害されず，運動が障害される。前骨間神経は正中神経から分岐し，主に母指と示指のDIP★関節を動かす筋肉を支配する。前骨間神経麻痺では，DIP関節が屈曲できず，伸展したままになり，指で"OK sign"がつくれない〔涙のしずくサイン（teardrop sign）（図14–13左）陽性〕。一方で，後骨間

神経は橈骨神経から分岐し，指を伸展させる筋肉を支配する。後骨間神経麻痺では，指が進展できずに下垂指〔drop finger（図 14-13 右）。橈骨神経麻痺の下垂手とは別〕となる。両者とも，外傷以外にも，神経炎，絞扼性神経障害でも生じる。

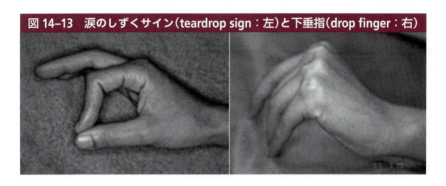

図 14-13　涙のしずくサイン（teardrop sign：左）と下垂指（drop finger：右）

中村利孝, 松野丈夫（監修）. 標準整形外科学, 第 13 版. 東京：医学書院, 2017；469-70.
日本整形外科学会のホームページ　前骨間神経麻痺と後骨間神経麻痺（www.joa.or.jp/public/sick/condition/anterior_interosseous_nerve_palsy.html）. 閲覧日：2016/11/14

★── DIP　遠位指節間（関節）（distal interphalangeal joint）

下肢（股関節・膝関節） 武部弘太郎

Ⓑ 5 歳男児が，昨日からの右下肢痛が悪化して歩けないと受診した。外傷歴はない。どのような疾患が考えられるか？

単純性股関節炎は小児の股関節痛で最も多い原因疾患であり，安静加療で軽快する予後良好な疾患である。股関節痛だけでなく，膝痛や異常歩行の訴えで受診することもある。好発年齢は 3〜8 歳（特に 5〜6 歳）で男児に多く，通常は単関節に発症する。外傷，アレルギー，感染（32〜50％に先行する上気道症状を認める）の関与が提唱されているが原因は明らかにはなっていない。

　単純性股関節炎の特徴として以下の(1)〜(6)のようなものがあるが，救急外来での確定診断は難しく，後述する鑑別疾患，そのなかでも重篤化する化膿性股関節炎を除外することが重要である。
(1) 急性, 亜急性の股関節痛（大腿部痛, 膝痛）
(2) 異常歩行または歩行不能
(3) 股関節の可動域制限（特に屈曲位での内旋制限）
(4) 単純 X 線像で骨変化がない
(5) 超音波検査, MRI で関節液貯留の証明
(6) 2 週間程度（最長 2 か月）で症状が消失する

　鑑別疾患には，化膿性股関節炎などの感染症性疾患，Perthes 病，股関節結核，大腿骨頭すべり症，若年性特発性股関節炎，悪性腫瘍に伴う股関節炎などがあり，なかでも化膿性股関節炎は，治療介入の遅れが予後に影響するため要注意である。化膿性

股関節炎では，発熱・血液検査での炎症反応の上昇を伴うことが多く，疑わしければ，関節穿刺を行う必要がある。

以下の所見を満たせば化膿性股関節炎の可能性は下がるものの，慎重な経過観察は必要である。
- 発熱（38.5℃以上）がない
- 白血球＜12,000/mm^3
- 赤沈＜20 mm/時
- CRP★＜2.0 mg/dL

460 ページの「化膿性股関節炎と中毒性滑膜炎はどのように鑑別するか？」も参照。

Kocher MS, Mandiga R, Zurakowski D, et al. Validation of a clinical prediction rule for the differentiation between septic arthritis and transient synovitis of the hip in children. J Bone Joint Surg Am 2004 ; 86–A : 1629–35.　PMID : 15292409

Caird MS, Flynn JM, Leung YL, et al. Factors distinguishing septic arthritis from transient synovitis of the hip in children. A prospective study. J Bone Joint Surg Am 2006 ; 88 : 1251–7.　PMID : 16757758

Singhal R, Perry DC, Khan FN, et al. The use of CRP within a clinical prediction algorithm for the differentiation of septic arthritis and transient synovitis in children. J Bone Joint Surg Br 2011 ; 93 : 1556–61.　PMID : 22058311

★― CRP　C 反応性蛋白（C-reactive protein）

Pellegrini-Stieda lesion とは何か？

膝関節 X 線などでみられる膝内側側副靱帯の骨化または石灰化を Pellegrini-Stieda lesion（図 14-14）といい，Stieda 骨折（大腿骨内顆での内側側副靱帯付着部の剝離骨折）などの治癒過程に発生するものと考えられており，過去の外傷を示唆する所見である。イタリアの外科医 Augusto Pellegrini（1877～1958 年）とドイツの外科医

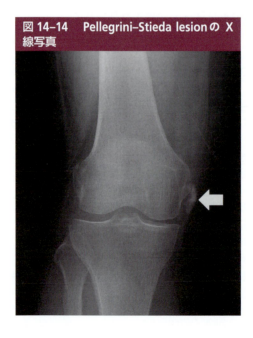

図 14-14　Pellegrini-Stieda lesion の X 線写真

Alfred Stieda(1869〜1945年)にちなんで名づけられた。基本的には，無症状で偶発的に発見されることが多いが，炎症によって痛みを伴う場合はステロイドなどの消炎鎮痛薬で治療する。

手の感染症

林 実

A 手の感染症の代表的なものを述べよ。

表14-5を参照。

表14-5 代表的な手の感染症

感染症	原因菌	抗菌薬	特徴
蜂窩織炎	黄色ブドウ球菌，化膿性レンサ球菌	CEX[*1] 500 mg 1日4回経口	疼痛による可動域制限なし
爪囲炎	黄色ブドウ球菌，化膿性レンサ球菌，嫌気性菌など	蜂窩織炎を合併していれば，CEX 500 mg 1日4回経口	爪の側面に腫脹や圧痛があり，疼痛は強くない。軽傷であれば，洗浄のみで治療可能でありドレナージを要することは少ない
瘭疽	同上	同上	指腹膿瘍であり，爪囲炎と異なり疼痛が強く，指腹は緊満している。多くの場合，ドレナージを要し，爪囲炎とドレナージ方法は異なる(後述)
ヘルペス瘭疽	単純ヘルペスウイルス	対症療法 抗ウイルス薬の使用で罹患期間を短縮するかもしれない	指腹は軟らかく，水疱形成している 瘭疽と誤診してドレナージをすると二次感染を起こすため注意！

(次ページへ続く)

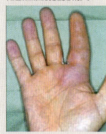

| 化膿性屈筋腱腱鞘炎 | 黄色ブドウ球菌，レンサ球菌，グラム陰性菌 | ABPC[*2]/SBT[*3] 1.5 g 1 日 4 回静注 最近の性感染症の既往があれば，淋菌を疑い CTRX[*4] | Kanavel徴候（後述） 抗菌薬は静注投与 整形外科へコンサルト |

(Clark DC. Common acute hand infections. Am Fam Physician 2003；68：2167-76 の Table 2 および Figure 2，Figure 4，Figure 6，Figure 8 をもとに作成)

★1 — CEX　セファレキシン（cefalexin）
★2 — ABPC　アンピシリン（ampicillin）
★3 — SBT　スルバクタム（sulbactum）
★4 — CTRX　セフトリアキソン（ceftriaxone）

Clark DC. Common acute hand infections. Am Fam Physician 2003；68：2167–76．PMID：14677662

A Kanavel徴候とは何か？

（1）屈筋腱鞘に沿った圧痛
（2）紡錘状腫脹
（3）他動伸展時の疼痛
（4）屈曲肢位

　Kanavel徴候は，1900年代初頭にAllen B. Kanavel（1874〜1938年）が報告した化膿性屈筋腱腱鞘炎の際に認める上記の4徴候のことである。必ずしも4徴候のすべてが揃うわけではなく，早期には他動伸展時の疼痛が出現し，屈筋腱鞘に沿った圧痛は遅れて出現する傾向がある。腱鞘に沿って感染が拡大し（場合によって他の手指まで），腱の壊死，腱鞘の障害，指の拘縮に至ることがあるため，上記の徴候を認めた際には，蜂窩織炎と安易に考えてはならない。抗菌薬静注で 24 時間以内に改善なければ手術が必要であり，整形外科的救急疾患である。

Barry RL, Adams NS, Martin MD. Pyogenic（Suppurative）Flexor Tenosynovitis：Assessment and Management. Eplasty 2016；16：ic7．PMID：26933471

A 爪囲炎と瘭疽の違いを述べよ。

爪囲炎（paronychia）はさかむけ，爪噛みなどが原因で起こる爪周囲の感染症で，治療は軽傷であれば洗浄のみで，蜂窩織炎の合併を疑えば抗菌薬投与する。膿瘍形成があれば，爪縁を持ち上げて，開放するドレナージを施行する（図 14-15）。
　瘭疽（felon）は指尖部の指腹膿瘍で，爪囲炎と異なり，疼痛はきわめて強く指腹が硬い。放置すると骨髄炎まで達するため，爪囲炎と間違えてはならない！　完全治癒が困難で慢性化しうるのでグラム染色や培養を行い，骨髄炎や異物検索目的にX線撮影を施行する。波動を触れる際は，指尖からDIP付近まで長軸方向に側方切開を入れてドレナージを施行する（図 14-16）。抗菌薬を投与して，翌日に皮膚科外来受診を

指示する。

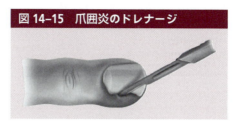

図 14-15　爪囲炎のドレナージ

(Rockwell PG. Acute and chronic paronychia. Am Fam Physician 2001；63：1113-6 の Figure 3 より)

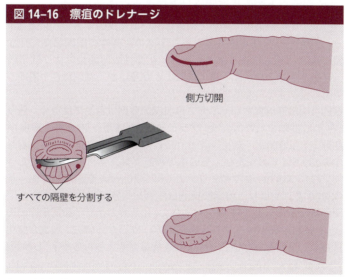

図 14-16　瘭疽のドレナージ

側方切開

すべての隔壁を分割する

(Chapter 78 Hand infections. In：Canale ST, Beaty JH. Campbell's Operative Orthopaedics, 12th ed. Philadelphia：Mosby / Elsevier, 2012 の Figure 78-6 より)

Clark DC. Common acute hand infections. Am Fam Physician 2003；68：2167-76. PMID：14677662

A　動物咬傷（イヌ・ネコ）で抗菌薬予防投与は必要か？

2014 年の IDSA[★1] ガイドラインによると，イヌ・ネコ咬傷では，免疫抑制者，無脾症，高度肝疾患，創部にもともと浮腫がある，顔面や手のひどい創，咬傷が骨膜や関節包まで達している可能性があれば，抗菌薬予防投与が推奨され，AMPC[★2] / CVA[★3] 1 錠＋AMPC 1 錠を経口で 1 日 3 回（通称オグサワ），3～5 日投与する。しかし，ネコの創は小さく深くなりやすいため，感染率 80％と高率である一方，イヌは感染率 5％と低い。ネコでは全例抗菌薬を予防投与し，イヌでは上記のガイドラインを参照して投与するのが妥当である。

Stevens DL, Bisno AL, Chambers HF, et al. Practice guidelines for the diagnosis and management of skin and soft tissue infections：2014 update by the Infectious Diseases Society of America. Clin

Infect Dis 2014 ; 59 : e10–52. PMID：24973422
Gilbert DN, Chambers HF, Eliopoulos GM, et al（編）. 菊池 賢, 橋本正良（日本語版監修）. サンフォード感染症治療ガイド 2015. 東京：ライフサイエンス出版, 2016 ; 87.

★1 — IDSA　米国感染症学会(Infectious Diseases Society of America)
★2 — AMPC　アモキシシリン(amoxicillin)
★3 — CVA　クラブラン酸(clavulanic acid)

関節の感染症

林 実

A 化膿性股関節炎と中毒性滑膜炎はどのように鑑別するか？

中毒性滑膜炎は小児の急性股関節痛で頻度の高い良性疾患である。原因は不明で，好発年齢は 3～8 歳で 95％が片側性である。突然の片側性の股関節痛で発症し，無熱～微熱程度で全身状態は良好である。一方，化膿性股関節炎はより低年齢で 3 歳未満に多く，発熱があり全身状態不良であることが多いが，易刺激性や麻痺，時には膝の疼痛を主訴に受診することもある。

　両者の鑑別は関節液培養だが，小児では股関節穿刺は容易ではなく，鑑別診断は難しい。1999 年に提唱された Kocher クライテリア（体温＞38.5 度，荷重がかけられない，白血球＞12,000/μL，赤沈＞40 mm/時）のすべてを満たすと，化膿性股関節炎の予測的中率 99.6％であったが，その後の検証では，すべて満たしても予測的中率は 59％であった。Kocher クライテリアに CRP＞20 mg/L を追加しても，予測的中率は 59.9％であった。やはり，股関節穿刺は両者の鑑別に必須手技であり，超音波ガイド下股関節穿刺法については 462 ページの「超音波ガイド下股関節穿刺の方法について述べよ」を参照。455 ページの「5 歳男児が，昨日からの右下肢痛が悪化して歩けないと受診した。外傷歴はない。どのような疾患が考えられるか？」も参照。

Sultan J, Hughes PJ. Septic arthritis or transient synovitis of the hip in children : the value of clinical prediction algorithms. J Bone Joint Surg Br 2010 ; 92 : 1289–93. PMID：20798450

A 膝関節穿刺の際の穿刺部位や勘所を述べよ。

成功率は外側上方 91％，外側膝蓋骨中部 85％，前内側 72％，前外側 67％であり，成功率の高い外側上方からのアプローチについて説明する（図 14–17）。

　穿刺部位周囲に広めに消毒をする。穿刺部位である膝蓋骨の外側上方に向けて左手で関節液を集めつつ（白矢印），膝蓋骨を外側に圧排する（色矢印）。20 mL シリンジを付けた 18G 針を用いて，膝蓋骨の下をもぐるように陰圧をかけながら，平行に穿刺をする。

　関節液が多い際にはシリンジ交換が必要となる。その際，介助者に鑷子で針を固定してもらい，シリンジ交換をする（図 14–18）。1 本目のシリンジと穿刺針を緩めに接続しておくと交換がしやすい。

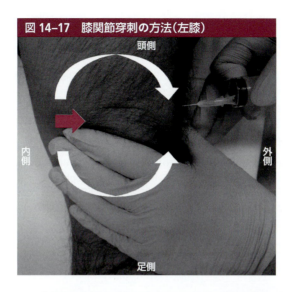

図 14-17 膝関節穿刺の方法（左膝）

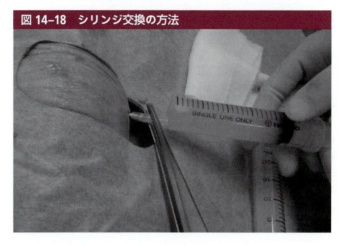

図 14-18 シリンジ交換の方法

Hermans J, Bierma-Zeinstra SM, Bos PK, et al. The most accurate approach for intra-articular needle placement in the knee joint : a systematic review. Semin Arthritis Rheum 2011 ; 41 : 106-15. PMID : 22036252

A 痛風と偽痛風について述べよ。

中年男性が「急に足の親指（MTP★1 関節）が腫れて痛い。以前にも同じような痛みがあり，検診では尿酸値が高かった」と訴えるのが典型的な痛風発作で，NSAIDs を処方して帰宅させるのが ER の典型的対応であろう。発作時に 30％の患者は尿酸値正常で検査は不要であり，関節液採取したら偏光顕微鏡やグラム染色で針のような尿酸結晶が見えるがけっこう難しい。

　治療は NSAIDs 以外にコルヒチンとステロイドも推奨されている。コルヒチンは NSAIDs が使えない患者で使用し，ローディングで 1 mg 投与して 1 時間後に 0.5 mg

を投与する。肝・腎障害では使いづらく，嘔気や下痢が出やすいので注意する。ステロイドは糖尿病がなければ，PSL[★2] 0.5 mg/kgを経口投与する。

偽痛風はCPP[★3]が原因で，より高齢者の膝関節に発症することが多い。治療は痛風発作と同様である。ちなみに，急性頸部痛で髄膜炎と鑑別が問題となるcrowned dens症候群も軸椎歯突起周囲に起こる偽痛風である。

結晶性関節炎のうち1.5％は化膿性関節炎を合併していたという報告があり，関節液で尿酸やCPP結晶が見えても化膿性関節炎の除外はできず，疑わしい場合は抗菌薬投与や整形外科へのコンサルトが必要である。

Khanna D, Khanna PP, Fitzgerald JD, et al. 2012 American College of Rheumatology guidelines for management of gout. Part2 : therapy and antiinflammatory prophylaxis of acute gouty arthritis. Arthritis Care Res(Hoboken) 2012 ; 64 : 1447–61.　PMID：23024029
Shah K, Spear J, Nathanson LA, et al. Does the presence of crystal arthritis rule out septic arthritis? J Emerg Med 2007 ; 32 : 23–6.　PMID：17239729

★1 — MTP　中足指節（関節）（metatarsophalangeal joint）
★2 — PSL　プレドニゾロン（prednisolone）
★3 — CPP　ピロリン酸カルシウム（calcium pyrophosphate）

Ⓑ 超音波ガイド下股関節穿刺の方法について述べよ。

急性股関節痛を呈する疾患は多彩であるが，超音波で股関節液貯留を認めれば，化膿性股関節炎，中毒性滑膜炎，骨髄炎などに絞られる。さらに，関節液貯留を認めれば，化膿性股関節炎の検索のために超音波ガイド下股関節穿刺が可能である。中毒性滑膜炎では，4分の1に両側性の関節液貯留を認めるため，必ず両側を比較する。正常でも少量の関節液は認めるが，関節液貯留＞5 mm，左右差＞2 mmが有意な所見である。

小児ではリニアプローブ（成人ではコンベックスプローブ）を大腿骨に平行に当てる。関節液貯留を認めたら，穿刺には図14–19のように平行法で施行する。

大腿骨頭と大腿骨頸部，関節包を描出する。関節液は関節包と大腿骨頸部の間に図14–20のように貯留する。

Plumb J, Mallin M, Bolte RG. The role of ultrasound in the emergency department evaluation of the acutely painful pediatric hip. Pediatr Emerg Care 2015 ; 31 : 54–8.　PMID：25560622

Ⓑ 超音波ガイド下膝関節穿刺の利点について述べよ。

超音波ガイド下法とランドマーク法（超音波を用いずに解剖学的な目印を参考にして穿刺する方法）を比較したRCT[★]では，穿刺成功率や採取関節液量に差はないが，5段階で評価した患者の疼痛が低い（1.67 vs. 2.11，$p=0.02$），短時間で済む（10.58分 vs. 13.37分，$p=0.05$）点で，超音波ガイド下法の利点がある（図14–21，14–22）。

Wiler JL, Costantino TG, Filippone L, et al. Comparison of ultrasound–guided and standard landmark techniques for knee arthrocentesis. J Emerg Med 2010 ; 39 : 76–82.　PMID：19062223
Johnson B, Lovallo E, Mantuani D, et al. How to Perform Ultrasound–Guided Knee Arthrocentesis. ACEP NOW（www.acepnow.com/article/how-to-perform-ultrasound-guided-knee-arthrocentesis/）．閲覧日：2017/07/08

★ — RCT　ランダム化比較試験（randomized controlled trial）

14章●外傷以外の筋骨格の障害 463

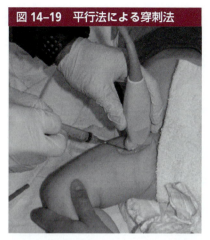

図 14-19　平行法による穿刺法

〔Plumb J, Mallin M, Bolte RG. The role of ultrasound in the emergency department evaluation of the acutely painful pediatric hip. Pediatr Emerg Care 2015；31：54-8(http://journals.lww.com/pec-online/pages/default.aspx)の Figure 3 より〕

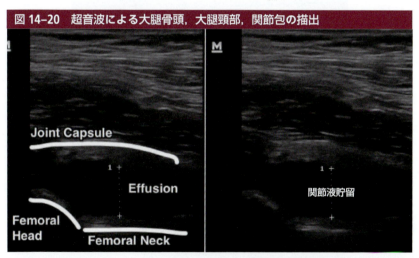

図 14-20　超音波による大腿骨頭，大腿頸部，関節包の描出

〔Plumb J, Mallin M, Bolte RG. The role of ultrasound in the emergency department evaluation of the acutely painful pediatric hip. Pediatr Emerg Care 2015；31：54-8(http://journals.lww.com/pec-online/pages/default.aspx)の Figure 2 より〕
Joint Capsule：関節包，Effusion：滲出液，Femoral Head：大腿骨頭，Femoral Neck：大腿骨頸部

Ⓑ 関節穿刺において，穿刺液の細胞数から細菌性関節炎を判断することは可能か？

不可能である。

　一般的に，白血球＞50,000/mm^3，多核球＞90％で細菌性関節炎を疑うが，白血球＞50,000/mm^3 は感度 56％，特異度 90％で，グラム染色も感度 29〜65％と，菌が見えなくても細菌性関節炎を除外できないという悲しい結果である。糖に関して

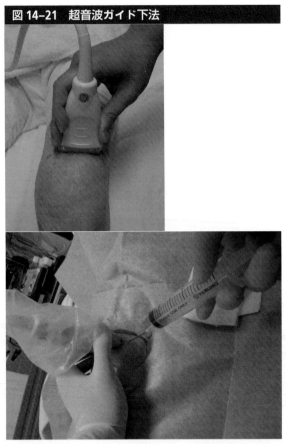

図 14-21 超音波ガイド下法

上：膝蓋骨の上縁・外側縁にリニアプローブを置き，関節液の貯留の有無を確認。下：関節液貯留を認めたら，平行法を用いて，穿刺針の位置を超音波で確認しながら穿刺し，関節液採取する。

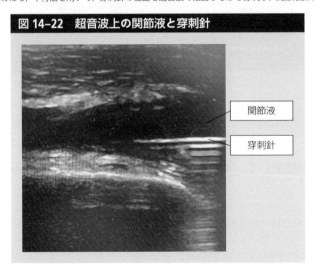

図 14-22 超音波上の関節液と穿刺針

関節液
穿刺針

も，関節液の糖≦27 mg/dLもしくは血糖との解離≧45 mg/dLで，感度 64％，特異度 85％程度である．関節液 LDH[★1]＞250 単位/Lで，感度 100％，特異度 51％，関節液の乳酸値＞10 mmol/Lで，感度 86％，特異度 100％といった所見も参考に，関節液培養の結果を待ち，疑わしい症例では，抗菌薬投与して整形外科へのコンサルトが現実的である．また，関節液 PCT[★2] 値＞0.5 で，感度 87％，特異度 94％と有用である．ちなみに，関節液培養陰性で血液培養陽性となる症例も 11％もあるため，細菌性関節炎を疑った際は，血液培養採取も必須である．

Carpenter CR, Schuur JD, Everett WW, et al. Evidence-based diagnostics : adult septic arthritis. Acad Emerg Med 2011 ; 18 : 781–96.　PMID : 21843213
Wang C, Zhong D, Liao Q, et al. Procalcitonin levels in fresh serum and fresh synovial fluid for the differential diagnosis of knee septic arthritis from rheumatoid arthritis, osteoarthritis and gouty arthritis. Exp Ther Med 2014 ; 8 : 1075–80.　PMID : 25187799

★1 ― LDH　乳酸脱水素酵素（lactate dehydrogenase）
★2 ― PCT　プロカルシトニン（procalcitonin）

Ⓑ 滑液包炎について述べよ．

滑液包は全身に 150 以上あり，筋骨格のクッションの役割を果たしている．外傷や痛風，偽痛風，感染などが刺激となり滑液包に炎症が起こったものが滑液包炎であり，好発部位は肩で，肘や膝にも起こる．

　膝蓋前滑液包炎（prepatellar bursitis）は housemaid's knee といわれ，膝をついて家事をする女性に多い．罹患したことがない筆者は，家事手伝いがまだ足りないのか！肘頭滑液包炎（olecranon bursitis）は student's elbow といわれ，肘をついて勉強する勤勉な学生に起こる．非感染性は緩徐に増大して圧痛や発赤も認めず，ERで遭遇する機会は多くない．

　治療は NSAIDs や原因刺激の除去であり，穿刺吸引しても再貯留するので感染性を疑わない限りは必要ない．見逃してはならないのは感染性の滑液包炎である．急速に増大し，局所の発赤や熱感，圧痛を認めるが，発熱は 50％以下でしか認めない．診断は滑液包の穿刺液培養であり，グラム染色，白血球＞3,000/mm^3，多核球＞50％，糖＜31 mg/dLや滑液包液と血清の糖比＜50％も感染性を考慮する．

　原因菌は 80％以上が黄色ブドウ球菌であり，抗菌薬は黄色ブドウ球菌とレンサ球菌をカバーしたものを選択する．

CHAPTER 284 Joints and Bursae. In : Tintinalli J, Stapczynski JS, Ma OJ, et al. Tintinalli's Emergency Medicine : a comprehensive study guide, 8th ed. New York : McGraw-Hill Education, 2016.

Ⓑ 超音波ガイド下肘関節穿刺の方法について述べよ．

ランドマーク法は肘を 90 度屈曲して，上腕骨外側上顆，肘頭，橈骨頭よりなる三角形の中心を穿刺する方法である．穿刺して関節液が引けない場合に液体貯留がないのか，少量であり引けないのか，針の位置が悪く引けないのかはわからない．それに対して，超音波を用いて関節液貯留の有無を確認し貯留を認めた場合に，超音波ガイド下穿刺をするほうが安全である（図 14–23）．

Boniface KS, Ajmera K, Cohen JS, et al. Ultrasound-guided arthrocentesis of the elbow : a posterior approach. J Emerg Med 2013 ; 45 : 698–701.　PMID : 23988143

図 14-23 超音波ガイド下肘関節穿刺の方法

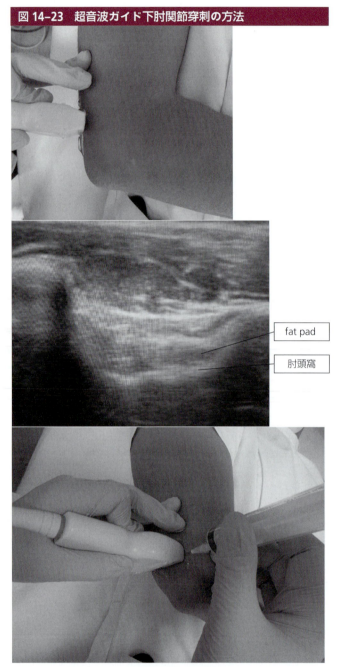

上：肘を90度屈曲し、リニアプローブを用いて肘関節後方で左右ともに評価する。中：正常であれば、写真のように肘頭窩に posterior fat pad が付着している。関節液貯留は肘頭窩と posterior fat pad の間に貯留して、fat pad が浮き上がる。超音波であれば 1～3 mL と少量の液体貯留を同定できるが、X線では 5～10 mL 貯留しないとわからない。X線で fat pad sign がはっきりしない小児の肘部骨折を疑う際にも、超音波が使える。下：関節液貯留を認めたら針先を超音波で確認しながら平行法で穿刺する。

Ⓑ 人工関節置換部の急性発症の疼痛は安静・鎮痛のみでよいか？

PJI★を疑う必要があり，採血（赤沈とCRP），人工関節の単純写真，血液培養を行い，関節穿刺や整形外科へのコンサルトが必要である．IDSAのガイドラインによると，（1）人工関節部位の瘻孔の存在や創部から排膿が続く，（2）急性発症の人工関節部の痛みを認める，（3）人工関節部に慢性的な痛みを認める場合には，PJIを疑う．米国で2009年に行われた約100万件の初回の人工股関節置換術と膝関節置換術のうち，約1〜2％の患者がのちにPJIを発症していた．人工関節置換術は日本でも，ここ10年で2倍増となっており，ERでもPJIを診療する機会は増えていくと考えられる．急性発症の疼痛に対しては，人工関節脱臼以外にPJIも考慮する必要がある．

Osmon DR, Berbari EF, Berendt AR, et al. Diagnosis and management of prosthetic joint infection : clinical practice guidelines by the Infectious Diseases Society of America. Clin Infect Dis 2013 ; 56 : e1–e25. PMID：23223583

★— PJI 人工関節感染（prosthetic joint infection）

Ⓒ 成長痛（growing pains）の治療について述べよ．

「急に足が痛いと泣き出した」と，夜に子どもを抱えてくる親が時々いる．成長痛は4〜14歳に好発する，夜間に目が覚めるほどの下肢痛で，3分の1の小児が経験する．原因はよくわかっておらず，エビデンスレベルの高い治療法もない．唯一あるのが36人の小児におけるRCTで，1日2回，10分間の大腿四頭筋，ハムストリング，下腿三頭筋の筋肉ストレッチで，疼痛の改善が早いという結果であった（表14-6）．しかし，親によるストレッチ介入を施行しており，精神的影響などのバイアスが残る．

その他には，寝つくまで温める，さする，鎮痛薬の使用などがある．ビタミンDが神経–精神，筋機能に影響し，治療法となる可能性があるが，現時点ではエビデンスは不十分である．家族は心配であろうが，自然治癒する良性疾患であり心配はない，何度も罹患している子どもでも，本当に痛いのかと疑わずに，抱っこしたりさすったり添い寝したりして安心させてあげることが大切だと説明し，不安で受診する親子をともにケアするのもERでの大切な役割である．

表14-6 36人の小児における成長痛に関するRCTの結果

疼痛エピソード残存	筋肉ストレッチ群（n＝18）	対照群（n＝16）
試験開始	10	10
3か月	1	6
9か月	0	3
18か月	0	2

（Evans AM. Growing pains : contemporary knowledge and recommended practice. J Foot Ankle Res 2008 ; 1 : 4 のTable 3 を改変）

Evans AM. Growing pains : contemporary knowledge and recommended practice. J Foot Ankle Res

2008;1:4. PMID:18822152

C ダウンタウンの松本人志(松ちゃん)とレディガガがなった病気は何か？

股関節唇損傷である。

　股関節唇は股関節にある大腿骨頭と寛骨臼がぶつかり合わないようにするクッションの役割と，股関節を外れないように安定させる役割がある。損傷の原因はFAI★という大腿骨頭や臼蓋に骨棘などのでっぱりに関節唇が繰り返し挟み込まれて損傷を起こすものや，臼蓋形成不全，外傷などがある。松ちゃんは46歳のときに左股関節唇損傷に対して内視鏡手術を受けており，原因は，立ち位置が左であるつっこみの浜田雅功(浜ちゃん)が，右に立つ松ちゃんの左頭部をどつくために左股関節に負荷がかかったから，と語っている。

★── FAI　femoroacetabular impingement

足の感染症　　　　　　　　　　　　　　　　　　　　　　　　　　　　　　林 実

A 足底腱膜炎の病態と治療法について述べよ。

足底腱膜は足底の踵骨から中足骨にかけて広がる腱膜で，足のアーチ(土踏まず)を保持して衝撃を吸収する役割をもつ。ジャンプやランニングなどで繰り返し強い刺激を受けることで足底腱膜炎を発症する。足底腱膜炎は成人の踵痛の最多原因である。

　寝起きの第1歩が最も疼痛が強く徐々に改善する，運動後に疼痛が増悪する，踵骨付着部の足底腱膜に圧痛があり足の背屈で圧痛が増悪する際に，足底腱膜炎と診断する。典型例では，画像検査は不要である。初期治療は安静，冷却，ストレッチ(足底腱膜や腓腹筋)，鎮痛である。80％の患者が12か月以内に自然治癒するが，難治性の場合にはステロイド局所注射や手術も検討される。

AAOS(American Academy of Orthopaedic Surgeons) Ortho Info.orgのホームページ Plantar faciitis and bone spurs(http://orthoinfo.aaos.org/topic.cfm?topic=a00149).　閲覧日：2017/05/05

B 40歳男性。ゴム底のスニーカーを履いて，釘を踏んだ。抗菌薬を処方するべきか？

使い込んだスニーカーで靴下を履いた状態は非常に湿潤した環境で，緑膿菌が繁殖しやすくなっており，釘を踏むとスニーカーから釘を介して体内に緑膿菌が侵入し，1～2％で骨髄炎を発生する。そのため，抗緑膿菌作用のあるキノロン系の抗菌薬の経口予防投与を検討する。

　ちなみに，未使用・新品のスニーカーであれば，緑膿菌感染の心配はまずない。破傷風トキソイドはupdateしていなければ施行する。スニーカー以外で釘を踏んだ際，原因菌は黄色ブドウ球菌やレンサ球菌であり，抗菌薬予防投与は第一世代セファロスポリン系薬が適している。予防投与を検討するのは，免疫不全患者や，受傷時に全体重がかかり皮下組織も薄く創部が深層に達しやすい中足骨頭からつま先にかけての創である。

Saha P, Parrish CA, McMillan JA. Pseudomonas osteomyelitis after a plantar puncture wound through a rubber sandal. Pediatr Infect Dis J 1996 ; 15 : 710-1. PMID：8858679
Gilbert DN, Chambers HF, Eliopoulos GM, et al（編）. 菊池 賢, 橋本正良（日本語版監修）. サンフォード感染症治療ガイド 2015. 東京：ライフサイエンス出版, 2016 ; 13, 30.

C Sever病について述べよ。

1912年に米国人整形外科医 James Warren Sever（1878～1964年）が発表した踵骨骨端炎のことで，小児の踵痛の原因でよくみられる。踵骨骨端は踵骨の後下方に位置してアキレス腱に付着する部分で，ランニングやジャンプなどのスポーツで繰り返し刺激されて同部位に痛みが出現する。好発年齢は10～12歳で，男児に多く，3分の2が両側性である。緩徐に発症し，運動やスポーツシューズを履くと増悪，踵骨後方に圧痛を認めることで診断される（足底腱膜炎とは圧痛部位が違う！）。画像検査は不要であり，初期治療は運動制限，ストレッチ，冷却，そして鎮痛薬を処方し，整形外科受診を指示する。通常は4～8週で改善する。

Scharfbillig RW, Jones S, Scutter SD. Sever's disease : what does the literature really tell us? J Am Podiatr Med Assoc 2008 ; 98 : 212-23. PMID：18487595

15 中毒

上條吉人，中谷宣章，北元 健

標準治療

中谷宣章，上條吉人

B アニオンギャップと，その開大性代謝性アシドーシスを認める薬毒物は何か？

アニオンギャップとは，リン酸イオンや硫酸イオンなどのアニオン（anion：陰イオン）の存在に相当する。

$$Na^+ - (CL^- + HCO_3^-)$$

で表され，基準値は 10±2 mEq/L である。

アニオンギャップ開大性代謝性アシドーシスの原因となる薬毒物の覚え方として，我々は"CHEMIST（化学者）"を提唱している（表 15–1）。272 ページの「アニオンギャップが開大する代謝性アシドーシスの病態を述べよ」も参照。

表 15–1 CHEMIST

C = **C**O, **c**yanide（シアン化合物）
H = **h**ydrogen sulfide（硫化水素）
E = **e**thanol（エタノール），**e**thylene glycol（エチレングリコール）
M = **m**ethanol（メタノール）
I = **i**ron（鉄剤），**i**soniazid（イソニアジド）
S = **s**alicylate（サリチル酸塩），**s**eizure（けいれん発作）
T = **t**heophylline（テオフィリン）

上條吉人（著），相馬一亥（監修）. 臨床中毒学. 東京：医学書院, 2009；511.
上條吉人（著），相馬一亥（監修）. 急性中毒診療レジデントマニュアル, 第 2 版. 東京：医学書院, 2012；5–6.
Wiener SW. Toxicologic acid–base disorders. Emerg Med Clin North Am 32：2014；149–65. PMID：24275173

Ⓑ 浸透圧ギャップと，その開大を認める薬毒物は何か？

浸透圧ギャップとは，蛋白と結合しない低分子物質の存在に相当し，実測値－計算値（$2Na^+$＋glucose/18＋BUN/2.8）で定義される。

浸透圧ギャップ開大の原因薬毒物として代表的なものには，
- **アルコール類**：エタノール，メタノール，イソプロピルアルコール
- **グリコール類**：エチレングリコール，プロピレングリコール
- **糖類**：マンニトール，グリセリン，ソルビトール
- **その他**：アセトン，エチルエーテル，マグネシウム，カルシウム

などがある。

覚え方として我々は"GAME（ゲーム）"を提唱している（表15–2）。271ページの「浸透圧ギャップとは何か？」も参照。

表15–2　GAME

G＝**g**lycols（グリコール類），**g**lycerin（グリセリン）
A＝**a**lcohols（アルコール類）
M＝**m**agnesium（マグネシウム），**m**annitol（マンニトール）
E＝**e**thylether（エチルエーテル）

上條吉人（著），相馬一亥（監修）．臨床中毒学．東京：医学書院，2009；512–3．
上條吉人（著），相馬一亥（監修）．急性中毒診療レジデントマニュアル，第2版．東京：医学書院，2012；6．
Coulter CV, Farquhar SE, McSherry CM, et al. Methanol and ethylene glycol acute poisonings – predictors of mortality. Clin Toxicol 2011；49：900–6．　PMID：22091788

Ⓒ Triage DOA® の偽陽性や偽陰性に注意する薬物は何か？

Triage DOA®は尿を用いた乱用薬物の定性キットである。化学構造が類似しているものが陽性となったり，薬理作用が類似していても陰性となるものがあることに注意が必要である。漢方薬や感冒薬の成分でも，麻黄やdl–メチルエフェドリンなどでAMP[★1]がプラスになることがある。

- **BZO**[★2]
  偽陽性：オキサプロジン
  偽陰性：ゾルピデム，ゾピクロン，エスゾピクロンなどの非ベンゾジアゼピン系睡眠薬，エチゾラム，ブロチゾラム，ブロマゼパム，クロチアゼパムなどのチエノジアゼピン誘導体
- **TCA**[★3]
  偽陽性：マプロチリン，カルバマゼピン，クロルプロマジンなどのフェノチアジン系抗精神病薬
  偽陰性：アモキサピン（第二世代三環系抗うつ薬）
- **AMP**

疑陽性：エフェドリン，dl-メチルエフェドリン塩酸塩，麻黄
- OPI★4

疑陽性：コデイン，ジヒドロコデイン

山本理絵, 斉藤 剛, 青木弘道ほか. 急性薬物中毒におけるTriage DOA®の臨床的有用性. 日救急医会誌 2014；25：865-73.
上條吉人(著), 相馬一亥(監修). 臨床中毒学. 東京：医学書院, 2009；134-6.
上條吉人, 相馬一亥(監修). 急性中毒診療レジデントマニュアル, 第2版. 東京：医学書院, 2012；13-8.

★1─ AMP　アンフェタミン系覚醒剤(amphetamines)
★2─ BZO　ベンゾジアゼピン(benzodiazepines)
★3─ TCA　三環系抗うつ薬(tricyclic antidepressant)
★4─ OPI　モルヒネ系麻薬(オピエート類)(opiates)

催吐，胃洗浄，(単回の)下剤投与は不要か？

以前は消化管内に残留する薬毒物の吸収を阻害すれば予後は改善すると直感的に信じられていたため，催吐，胃洗浄，(単回の)下剤投与が行われてきた。ところが，これらによって予後が改善するエビデンスはなく，その一方で合併症は有意に増加するため，国際的なガイドラインではいずれも推奨されていない。国際的なガイドラインでは「胃洗浄は生命を脅かす量を服用して1時間以内であれば考慮」するとされているが，活性炭に吸着される薬毒物であれば活性炭の投与のみでよい。炭酸リチウムのように活性炭に吸着されない薬毒物を服用して1時間以内であれば考慮してもよい。

上條吉人(著), 相馬一亥(監修). 臨床中毒学. 東京：医学書院, 2009；15-22.
上條吉人(著), 相馬一亥(監修). 急性中毒診療レジデントマニュアル, 第2版. 東京：医学書院, 2012；35-6.
Henry JA & Hoffman JR. Continuing controversy on gut decontamination. Lancet 1998；352：420-1. PMID：9708747
Christophersen AB, Levin D, Hoegberg LC, et al. Activated charcoal alone or after gastric lavage: a simulated large paracetamol intoxication. Br J Clin Pharmacol 2002；53：312-7. PMID：11874395

Ⓑ 活性炭はどうして有効なのか？

活性炭は，木材・泥炭などを熱分解した炭をさらに600～900℃に加熱して活性化した炭素である。この操作により病原菌は消失し，内部には多数の空洞(孔)がつくられ，950～1,500 m^2/gの巨大な表面積を得る。非特異的に多くの薬毒物がこの孔に吸着される。理論的には，分子量100～1,000程度の非イオン型の塩や疎水性の化合物がよく吸着される。

　活性炭は多くの薬毒物を吸着するが，それ自身は不活性で消化管から体内に吸収されないため，服用した中毒物質の吸収を減少させる。活性炭の投与が予後を改善するという大規模なランダム化比較試験はないが，活性炭の吸着効果は動物実験とボランティアによる研究などで証明されている。また，活性炭には，腸管を通してすでに血中に吸収されている薬毒物の排泄促進効果(腸管透析)もある。

上條吉人(著), 相馬一亥(監修). 臨床中毒学. 東京：医学書院, 2009；15-22.
上條吉人(著), 相馬一亥(監修). 急性中毒診療レジデントマニュアル, 第2版. 東京：医学書院, 2012；35-6.

Seger D. Single-dose activated charcoal-backup and reassess. J Toxicol Clin Toxicol 2004 ; 42 : 101-10.　PMID：15083946

 活性炭が無効な薬毒物は何か？

活性炭に吸着されないまたはされにくい薬毒物で代表的な物の覚え方として，我々は"A Fickle agent(気まぐれもの)"を提唱している(表15-3)。

表15-3　A Fickle agent

A = alcohols(アルコール類)，alkalis(アルカリ類)	
F = fluorides(フッ化物)	
I = iron(鉄剤)，iodide(ヨード)，inorganic acids(無機酸類)	
C = cyanide(シアン化合物)	
K = kalium(カリウム)	
L = lithium(リチウム)	
E = ethylene glycol(エチレングリコール)	

上條吉人(著), 相馬一亥(監修). 臨床中毒学. 東京：医学書院, 2009 ; 15-22.
上條吉人(著), 相馬一亥(監修). 急性中毒診療レジデントマニュアル, 第2版. 東京：医学書院, 2012 ; 35-6.

 尿のアルカリ化の適応がある薬毒物は何か？

代謝経路が主として腎排泄である弱酸性の薬毒物に有用な可能性がある。弱酸性の薬毒物はアルカリ性の尿中ではイオン化の割合が増加し，尿細管細胞からの再吸収が阻害されて尿中排泄が促進される(イオン・トラッピング)。国際的なガイドラインでは，「血液透析法の適応のない中等症～重症のアスピリン中毒では第1選択の治療として考慮する」とされている。具体的には，炭酸水素ナトリウム 200 mEq(メイロン® 静注8.4％ 200 mL)を1時間以上かけて点滴静注して，尿中のpHを7.5～8.5に維持する。この際に低カリウム血症に注意する。

上條吉人(著), 相馬一亥(監修). 臨床中毒学. 東京：医学書院, 2009 ; 23-30.
上條吉人(著), 相馬一亥(監修). 急性中毒診療レジデントマニュアル, 第2版. 東京：医学書院, 2012 ; 40-2.
Prescott LF, Balali-Mood M, Critchley JA, et al. Diuresis or urinary alkalinisation for salicylate poisoning? Br Med J 1982 ; 286 : 1383-6.　PMID：6291695

 活性炭の繰り返し投与が必要な薬毒物は何か？

肝臓でグルクロン酸抱合されて胆汁中に排泄され，大腸の腸内細菌が有するグルクロ

ン酸分解酵素によって再び元の薬毒物となり，吸収されて肝臓に至る．すなわち，腸肝循環する薬毒物，または腸管を介して血中の薬毒物が腸管内の活性炭に吸着されるため，腸管透析される薬毒物には有効な可能性がある．国際的なガイドラインでは，「生命を脅かす量のジアフェニルスルホン，カルバマゼピン，フェノバルビタール，キニーネ，テオフィリンの服用では考慮する」とされている．初回に1 g/kgの活性炭を投与し，その後は4時間ごとに同量もしくは半量を投与する．

上條吉人(著)，相馬一亥(監修)．臨床中毒学．東京：医学書院，2009；25-6．
上條吉人(著)，相馬一亥(監修)．急性中毒診療レジデントマニュアル，第2版．東京：医学書院，2012；42-4．
Eddleston M, Juszczak E, Buckley NA, et al. Multiple-dose activated charcoal in acute self-poisoning: a randomized controlled trial. Lancet 2008；371：579-87． PMID：18280328

A 急性血液浄化法が有効な薬毒物は何か？

血液灌流(吸着)法と血液透析法がある．いずれも半減期がある程度長く(数時間以上)，分布容積が小さい(＜1.0 L/kg)薬毒物でないと有効ではない．血液灌流法はビーズ状の活性炭を吸着剤としているので，活性炭に吸着される薬毒物でないと有効ではない．血液透析法は半透膜を介して拡散のメカニズムで薬毒物を除去するので，分子量が比較的小さく，蛋白結合率が低い薬毒物でなくては有効でない．国際的なガイドラインでは，「血液灌流法はカルバマゼピン，フェノバルビタール，フェニトイン，テオフィリンによる中毒，血液透析法はメタノール，エチレングルコール，アスピリン／サリチル酸塩，リチウムによる中毒では考慮する」とされている．

上條吉人(著)，相馬一亥(監修)．臨床中毒学．東京：医学書院，2009；23-30．
上條吉人(著)，相馬一亥(監修)．急性中毒診療レジデントマニュアル，第2版．東京：医学書院，2012；44-53．
Satar S, Alpay NR, Sebe A, et al. Emergency hemodialysis in the management of intoxication. Am J Ther 2006；13：404-10． PMID：16988535
Woo OF, Pond SM, Benowitz NL, et al. Benefit of hemoperfusion in acute theophylline intoxication. J Toxicol Clin Toxicol 1984；22：411-24． PMID：6530699

C 大量輸液は不要か？

以前は薬毒物の排泄の促進を目的として，大量輸液と利尿薬を併用した強制利尿は広く実施されていた．ところが，臨床的な有効性は限られるうえに，容量負荷による肺水腫や電解質異常などの合併症を生じる可能性があり，現在では推奨されていない．

上條吉人(著)，相馬一亥(監修)．臨床中毒学．東京：医学書院，2009；23-30．
上條吉人(著)，相馬一亥(監修)．急性中毒診療レジデントマニュアル，第2版．東京：医学書院，2012；40-53．

抗うつ薬

北元 健，上條吉人

B 三環系抗うつ薬の心毒性のメカニズムについて述べよ．

抗うつ薬は，主として中枢性のノルアドレナリンやセロトニンの再取り込みを阻害し

て，シナプス間隙でこれらの濃度を高めることにより抗うつ作用を発揮する．第一世代三環系抗うつ薬は，そのほかに抗コリン作用，抗ヒスタミン作用，α_1受容体阻害作用，Na^+チャネル阻害作用などさまざまな薬理作用を有する．このうち，Na^+チャネル阻害作用は，心筋細胞における脱分極相を遅延させたり，再分極時間および不応期を延長させて，QRSおよびQTc時間の延長や房室ブロックなどの伝導障害，心室頻拍および心室細動などの心室性不整脈，心筋収縮力の低下による低血圧を引き起こす．

上條吉人(著), 相馬一亥(監修). 臨床中毒学. 東京：医学書院, 2009；69–75.

A 三環系抗うつ薬中毒で，QRS時間の延長を認めたらどうするか？

三環系抗うつ薬中毒では，無症状でも6時間，症状がある場合は24時間，心電図モニターの監視下におく．過量服薬後数時間以内の死因の多くは，心室頻拍や心室細動などの心室性不整脈である．心室性不整脈の発生予測の指標としては心電図上のQRS時間が有用で，QRS時間が0.16秒以上で心室性不整脈は有意に発生しやすい．心電図検査でQRS時間が0.1秒以上の場合には，炭酸水素ナトリウムを投与して血液のアルカリ化およびナトリウム負荷を行う．血液をアルカリ化することで，血中の薬物の蛋白結合率を上昇させ，薬理活性をもつ遊離型を減少させる．血液pHは7.45～7.55を目標にコントロールする．また，ナトリウム負荷することで阻害されていないNa^+チャネルを有効利用する．

八木啓一. 三環系抗うつ薬の過量服用への対応. 上條吉人(編). 知っておきたい急性中毒の知識. Modern Physician 2014；34：150–3.
Boehnert MT, Lovejoy FH Jr. Value of the QRS duration versus the serum drug level in predicting seizures and ventricular arrhythmias after an acute overdose of tricyclic antidepressants. N Engl J Med 1985；313：474–9. PMID：4022081
Groleau G, Jotte R, Barish R. The electrocardiographic manifestations of cyclic antidepressant therapy and overdose: a review. J Emeg Med 1990；8：597–605. PMID：2254609
Glauser J. Tricyclic antidepressant poisoning. Cleve Clin J Med 2000；67：704–6, 709–13, 717–9. PMID：11060957
Knudsen K, Abrahamsson J. Epinephrine and sodium bicarbonate independently and additively increase survival in experimental amitriptyline poisoning. Crit Care Med 1997；25：669–74. PMID：9142034

A 三環系抗うつ薬中毒で，心室性不整脈や血圧低下が生じたらどうするか？

三環系抗うつ薬中毒で心室性不整脈や血圧低下が認められる場合には，炭酸水素ナトリウム投与による治療を行う．投与前の血液pHを参考にして，1～2 mEq/kgの投与量を目安に炭酸水素ナトリウムを適宜静注する．また，三環系抗うつ薬中毒による低血圧に対して，NaClの投与が有効であると報告があり，炭酸水素ナトリウムの投与によって，血液のアルカリ化とNa負荷を同時に行うことができる．細胞外液を十分補充しても低血圧が続く場合はカテコラミン投与を行うが，それでも循環動態が保てない場合，PCPS★の導入を検討する．また，脂肪乳剤の有用性も近年報告されている．その機序として，血管内の脂肪乳剤が心筋や脳組織から薬物を血中へ引き戻すという仮説が立てられている．投与量としては，米国の局所麻酔薬中毒の投与量に準じると，20％脂肪乳剤 1.5 mL/kgをボーラス静注し，その後，0.25 mL/kg/分(低血圧持

続などの難治例では 0.5 mL/kg/分）で持続静注する．投与量は，最初の 30 分で 10 mL/kg を超えないようにする．

　抗不整脈を使う際は，リドカイン（Ib 群）を投与する．三環系抗うつ薬と同様に，Na チャネルを抑制する Ia 群や Ic 群の使用は不適である．心室細動に対しては除細動を施行する．

Groleau G, Jotte R, Barish R. The electrocardiographic manifestations of cyclic antidepressant therapy and overdose : a review. J Emeg Med 1990 ; 8 : 597–605.　PMID：2254609
八木啓一．三環系抗うつ薬の過量服用への対応．上條吉人（編）．知っておきたい急性中毒の知識．Modern Physician 2014 ; 34 : 150–3.
Neal JM, Bernards CM, Butterworth JF 4th, et al. ASRA practice advisory on local anesthetic systemic toxicity. Reg Anesth Pain Med 2010 ; 35 : 152–61.　PMID：20216033

★— PCPS　経皮的心肺補助法（percutaneous cardiopulmonary support）

A　アモキサピン中毒で，けいれん重積が生じたらどうするか？

第二世代三環系抗うつ薬であるアモキサピンは，中枢神経系に対する毒性が強く，中毒の際はけいれん発作を誘発することがある．けいれん発作はジアゼパムを静注するか，ミダゾラムを静注または筋注する．通常の抗てんかん薬では効果のないこともしばしば存在し，けいれん重積発作にベンゾジアゼピン系薬物が無効であっても，プロポフォールの持続静注が有効なことがある．

井出文子，上條吉人，相馬一亥．急性アモキサピン中毒による難治性けいれん重積にプロポフォールが有効であった一例．中毒研究 2006 ; 19 : 407–8.
Merigian KS, Browning RG, Leeper KV. Successful treatment of amoxapine–induced refractory status epilepticus with propofol (diprivan). Acad Emerg Med 1995 ; 2 : 128–33.　PMID：7621219

C　SSRI[★1]，SNRI[★2] はどんなに飲んでも大丈夫なのか？

近年は従来の三環系抗うつ薬とは異なり，より副作用の少ない抗うつ薬である SSRI，SNRI が使用されることが多い．これらの薬物は Na^+ チャネル阻害作用が少なく，三環系抗うつ薬と比べて安全性が高いといわれている．しかし，大量服用によってはけいれん，心電図異常，セロトニン症候群，難治性けいれん重積および循環不全を生じた症例，さらには死亡に至った症例も報告されているため，過量服薬時には注意が必要である．

Pellicciari A, Balzarro B, Scaramelli A, et al. Generalized tonic–clonic seizure secondary to duloxetine poisoning : a short report with favorable out come. Neurotoxicology 2012 ; 33 : 189–90.　PMID：22306002
Isbister GK. Electrocardiogram changes and arrhythmias in venlafaxine overdose. Br J Clin Pharmacol 2009 ; 67 : 572–6.　PMID：19552753
Cooper JM, Brown JA, Cairns R, et al. Desvenlafaxine overdose and the occurrence of serotonin toxicity, seizures and cardiovascular effects. Clin Toxicol 2017 ; 55 : 18–24.　PMID：27622824
Kan'o T, Kamijo Y, Hattori J, et al. Refractory status epilepticus, circulatory collapse after cardiac arrest, and acute respiratory distress syndrome caused by severe isolated fluvoxamine poisoning : a case report. Acute Medicine & Surgery 2015 ; 2 : 53–5.
Kraai EP, Seifert SA. Citalopram overdose: a fatal case. J Med Toxicol 2015 ; 11 : 232–6.　PMID：25326372

★1— SSRI　選択的セロトニン再取り込み阻害薬（selective serotonin reuptake inhibitor）

★2 — SNRI　セロトニン・ノルアドレナリン再取り込み阻害薬(serotonin–norepinephrine reuptake inhibitor)

睡眠薬(ベンゾジアゼピン系薬物，バルビツレート)　　北元 健，上條吉人

C　ベンゾジアゼピンはどんなに飲んでも安全なのか？

ベンゾジアゼピン系薬物は治療係数(LD_{50}[★1]/ED_{50}[★2])が高く，<u>過量服薬時でも比較的安全である</u>。しかし，過量服薬してから発見までに時間がかかると，遷延する意識障害や咳嗽反射の低下により，脱水，誤嚥性肺炎，褥瘡，コンパートメント症候群，環境障害による異常体温などの身体合併症が起こるリスクがあり，必ずしも安全とはいえない。また，<u>アルコールとの併用では作用が増強されるため，注意が必要である</u>。<u>嘔吐物による窒息や過量服薬による死亡例の報告も散見される</u>。

上條吉人. ベンゾジアゼピン類. 相馬一亥(監修). 急性中毒診療レジデントマニュアル, 第2版. 東京：医学書院, 2012：112-9.
Moriya F, Hashimoto Y. A case of fatal triazolam overdose. Leg Med 2003；5：91-5.　PMID：12935561
Carmelo F, Valeria O, Michela DL. A fatal case of poisoning by lormetazepam. Forensic Toxicology 2008；26：85-6.

★1 — LD_{50}　50％致死量(lethal dose 50)
★2 — ED_{50}　50％有効量(effective dose 50)

B　フルマゼニル(アネキセート®)はどんなときに使うのか？

ベンゾジアゼピン受容体拮抗薬であるフルマゼニルは，消失半減期が短いため(約50分)，継続的な治療薬としてよりも診断のために用いられることが多い。診断の有用性としては，フルマゼニル投与により覚醒が図れるかを確認することで，ベンゾジアゼピン受容体作動薬の単剤急性中毒か，あるいは他剤の併用による複合中毒もしくは中毒以外の原因による意識障害かを判別する。フルマゼニルはベンゾジアゼピン誘導体のみならず，Triage DOA®では検出できない，エチゾラムやブロチゾラムなどのチエノジアゼピン誘導体，ゾピクロン，エスゾピクロン，ゾルピデムといった非ベンゾジアゼピン系睡眠薬にも有効である。<u>一方で，三環系抗うつ薬などけいれんを起こしやすい薬物中毒が併存していたり，長期間ベンゾジアゼピン系薬物を投与されているてんかん患者には，フルマゼニルによってベンゾジアゼピンの抗けいれん作用が減弱し，けいれんが誘発されるリスク性があるため使用は控える</u>。治療薬としては，急性中毒の意識障害による舌根沈下や低酸素血症が存在するにもかかわらず，すぐに気道確保ができない際に，一時的に薬剤の効果を減弱させるためにフルマゼニルを用いることがある。また，ジアゼパム，フルニトラゼパム，ミダゾラムの急速静注で呼吸抑制・停止が生じた際に用いることがある。

加藤陽一. ベンゾジアゼピン中毒. 治療 2014；96：1120-4.
上條吉人. フルマゼニル. In：山口 登, 酒井 隆, 宮本聖也ほか(編). こころの治療薬ハンドブック, 第9版. 東京：星和書店, 2014；262-3.

A 短時間型～中時間型バルビツレート中毒で呼吸抑制・停止が生じたらどうするか？

バルビツレートのうち，ペントバルビタール・カルシウムおよびアモバルビタールは呼吸中枢抑制作用が強く，徐呼吸，浅呼吸などの呼吸抑制や呼吸停止を生じるリスクがある。その場合はバッグバルブマスクによる補助換気や酸素投与を行うが，重症であれば，気管挿管のうえで呼吸器管理を行う。ペントバルビタール・カルシウム，アモバルビタールは蛋白結合率が高く，重症の場合には血液灌流による排泄の促進が有効な可能性がある。

上條吉人．バルビツール酸類．In：相馬一亥(監修)．急性中毒診療レジデントマニュアル，第2版．東京：医学書院，2012：120-7．

A フェノバルビタール中毒の治療はどうするか？

フェノバルビタールは腸肝循環をするため，活性炭の反復投与が有効である。フェノバルビタール中毒に対する活性炭投与について，単回投与と比べて反復投与を行った患者のほうが，フェノバルビタールの半減期は有意に短縮されたとの報告がある。治療例として，初回は活性炭 1 g/kgを微温湯 300 mLに懸濁して投与する。2回目以降は活性炭 0.5～1 g/kgを微温湯に懸濁して，臨床症状やフェノバルビタール血中濃度をみながら，4～6時間ごとに繰り返し投与する。ただし，昏睡の患者では誤嚥のリスクが高いため，気管挿管を行い，気道確保したうえで活性炭を投与する。また，活性炭の反復投与と比べて除去率は低いものの，フェノバルビタールは弱酸性物質で25～40％が未変化体として尿中に排泄されるため，尿のアルカリ化が有効な可能性がある。さらに重症例では，フェノバルビタールは半減期が長く，分布容積が比較的小さく，蛋白結合率が比較的低いため，血液灌流または血液透析が有効な可能性がある。

Pond SM, Olson KR, Osterloh JD, et al. Randomized study of the treatment of phenobarbital overdose withrepeated doses of activated charcoal. JAMA 1984；251：3104-8． PMID：6726981
上條吉人．バルビツール酸類．In：相馬一亥(監修)．急性中毒診療レジデントマニュアル．第2版．東京：医学書院，2012；120-7．

B バルビツレート中毒の後に離脱症状が生じたらどうするか？

バルビツレートの長期投与や依存・乱用によって身体依存が形成され，その後に何らかの理由で薬剤投与が急激に中断されると，バルビツレート離脱症候群が生じることがある。過量服薬で入院した場合も，急速に体内のバルビツレートが排泄されるため，排泄後に発症することがある。慢性摂取の場合は，摂取中断から2～4日後に出現する。離脱症状では，頻脈，血圧上昇，発汗，振戦，めまい，不眠，不安，せん妄や全般性けいれんなど種々の身体・精神症状が生じる。治療としては，通常量のフェノバルビタールを投与し，漸減する。

上條吉人．バルビツール酸類．In：相馬一亥(監修)．急性中毒診療レジデントマニュアル．第2版．東京：医学書院，2012；120-7．
Sarecchia C, Sordillo P, Conte G, et al. Barbiturate withdrawal syndrome：a case associated with the abuse of a headache medication. Ann Ital Med Int 1998；13：237-9． PMID：10349206
Romero CE, Baron JD, Knox AP, et al. Barbiturate withdrawal following Internet purchase of Fioricet.

Arch Neurol 2004;61:1111-2. PMID:15262744

感情安定薬(リチウム, カルバマゼピン, バルプロ酸ナトリウム)　北元 健, 上條吉人

Ⓑ リチウムの薬物動態の特徴について述べよ。

リチウムは内服後すみやかに吸収され, 血漿蛋白と結合せずに全身に分布する。血中に入ったリチウムは, 膜チャネルやポンプを通り, 徐々に細胞内に移行していく。そのため, 時間が経つにつれて分布容積は大きくなっていく(0.4～0.9 L/kg)。細胞内濃度が上昇するには時間がかかる一方, 一度細胞内に移行したものが血中に再分布するのにも時間がかかる。そのため, 中枢神経毒性は数日～数週間持続することがある。リチウムは生体内で代謝されることはなく, ほとんどが腎臓から排泄される。脱水, 既往の腎疾患やナトリウム欠乏下, 高齢者, 非ステロイド性抗炎症薬やループ利尿薬などの薬物の併用によりリチウムクリアランスは低下するため, リチウム中毒を起こしやすくなる。

上條吉人. リチウム. In：相馬一亥(監修). 急性中毒診療レジデントマニュアル. 第2版. 東京：医学書院, 2012；106-2.
南海昌博, 山田佐登留. リチウム中毒とその対策. 医薬ジャーナル 1989；25：1201-6

Ⓐ 急性リチウム中毒における血液透析法の意味とその適応について述べよ。

急性リチウム中毒は, 自殺目的での過量服薬やリチウムによる治療導入の初期に生じることがあり, 血液透析法は, リチウムが血中から細胞内に移動する前, すなわち, 中毒症状が出現もしくは重症化する前に, リチウムの排泄を促進させることを目的として施行される。すなわち, 予防的な意味合いが強い。Zimmermanは, 腎機能障害, 重篤な神経症状, 補液によっても循環動態が不安定, 急性中毒で血中リチウム濃度が4 mEq/L以上の場合は, 血液透析の適応があるとした。

Zimmerman JL. Poisonings and overdoses in the intensive care unit：general and specific management issues. Crit Care Med 2003；31：2794-801. PMID：14668617

Ⓐ 慢性リチウム中毒における血液透析法の意味とその適応について述べよ。

腎臓からのリチウム排泄が低下し, 生体内にリチウムが蓄積することによって, 慢性リチウム中毒が生じる。慢性中毒では, すでに細胞内にリチウムが入り込んでいるために, 血液透析後に細胞から血液へのリチウムの再分布が起こり, 血中リチウム濃度が再上昇することがある。その際は, 血液透析終了6～12時間後に血中濃度の再測定を行い, 必要に応じて, 血液透析法を繰り返して行う。Timmerらは, 血中リチウム濃度が4 mEq/L以上, 2.5～4.0 mEq/Lでは重篤な中枢神経症状, 腎不全, 循環動態が不安定な場合には, 血液透析の適応があるとした。一方でZimmermanは, 血中リチウム濃度が2.5 mEq/L以上では血液透析の適応になると述べている。

　リチウムの投与量の変更がなく, 血中濃度の上昇や中毒症状の発現に気づかれずに経過することが多いため, 発見が遅れて後遺症も残しやすい。

Timmer RT, Sands JM. Lithium intoxication. J Am Soc Nephrol 1999；10：666-74. PMID：10073618

Zimmerman JL. Poisonings and overdoses in the intensive care unit : general and specific management issues. Crit Care Med 2003 ; 31 : 2794–801. PMID : 14668617

 バルプロ酸でアンモニアが上昇するのはなぜか？

バルプロ酸は肝機能低下と関係なく，二次的に尿素サイクルを障害させてアンモニアを上昇させることがある．バルプロ酸はカルニチンやCoA[★1]と結合して尿中へ排泄されるが，カルニチンとCoAが減少すると，尿素サイクルの第1段階であるアンモニアからカルバミルリン酸への変換に必要なCPS[★2]－Ⅰが阻害され，アンモニアが蓄積するといわれている．肝逸脱酵素が正常にもかかわらず，高齢者では約83％に高アンモニア血症を認めたとの報告や，バルプロ酸濃度が有効血中濃度未満であっても高アンモニア血症をきたした症例も報告されており，注意が必要である．

廣瀬智也, 吉田 寛, 山川一馬ほか. 症例短報 高度の高アンモニア血症を呈したが症状が傾眠・ふらつきのみであった急性バルプロ酸中毒の1例. 中毒研究 2016 ; 29 : 30–2.
Holroyd S, Overdyke JT. Hyperammonemia associated with valproic acid use in elderly psychiatric patients. J Neuropsychiatry Clin Neurosci 2012 ; 24 : 372–4. PMID : 23037652
松岡 義, 並木 淳, 岩野雄一ほか. 有効血中濃度未満のバルプロ酸投与中に高アンモニア血症を来した頭部外傷の1例. 日救急医会誌 2014 ; 25 : 23–8.

★1 ― CoA　コエンザイムA（coenzyme A）
★2 ― CPS　カルバミルリン酸合成酵素（carbamyl phosphate synthetase）

 カルバマゼピン中毒の治療はどうするか？

吸収阻害のために活性炭を投与する．カルバマゼピンは，フェノバルビタールと同様に腸肝循環をするため，活性炭の反復投与を行う．カルバマゼピンは半減期が長く，分布容積が比較的小さく，蛋白結合率が比較的高いため，重症例には血液灌流（吸着）法が有効である．一方で，高性能膜を使用することで血液透析法でも十分な除去効果が得られるとの報告や，血液透析法は血液灌流法よりも副作用が少なく，カルバマゼピン濃度を約25％減弱することができたとの報告もある．

上條吉人. カルバマゼピン. 相馬一亥（監修）. 急性中毒診療レジデントマニュアル, 第2版. 東京：医学書院, 2012 : 102–6.
Schuerer DJ, Brophy PD, Maxvold NJ, et al. High-efficiency dialysis for carbamazepine overdose. J Toxicol Clin Toxicol 2000 ; 38 : 321–3. PMID : 10866333
Ram Prabahar M, Raja Karthik K, Singh M, et al. Successful treatment of carbamazepine poisoning with hemodialysis : A case report and review of the literature. Hemodial Int 2011 ; 15 : 407–11. PMID : 21624045

市販薬

北元 健，上條吉人

 アセトアミノフェン中毒では，なぜ遅延性肝障害が生じるのか？

常用量のアセトアミノフェンのほとんどはグルクロン酸抱合および硫酸抱合されて，水溶性の代謝物となって尿中に排泄される．しかし，過量服薬の場合には抱合が飽和して両物質が枯渇するために，シトクロムP450酵素系による代謝に移行して，

NAPQI[★1]の産生が増加する。NAPQIはすみやかに肝細胞内のグルタチオンと結合して無毒化され，最終的に，acetaminophen–3–mercapturic acidとなり尿中に排泄される。しかし，<u>グルタチオンの消費が亢進して基準値の30％以下に枯渇すると，処理しきれなくなったNAPQIが細胞蛋白のSH基[★2]と結合して細胞死をもたらす</u>。以上の機序を経るには時間がかかるため，遅延性の肝障害が生じる。<u>過量服薬後，24～72時間で肝障害（ビリルビンまたは肝酵素の上昇）が生じる</u>。

上條吉人. アセトアミノフェン. 相馬一亥（監修）. 急性中毒診療レジデントマニュアル, 第2版. 東京：医学書院, 2012：127–36.

★1— NAPQI　N–アセチル–p–ベンゾキノンイミン（N–acetyl–p–benzoquinone imine）
★2— SH基　スルフヒドリル基（sulfhydryl group）

Ⓐ N–アセチルシステインのメカニズムと適応について述べよ。

N–アセチルシステインは，肝臓で代謝されてSH基をもつシステインとなり，<u>細胞内に取り込まれて肝毒性のあるNAPQIと結合し，これを無毒化する</u>。また，N–アセチルシステインは，前駆物質としてグルタチオンの貯蔵を増加させる。アセトアミノフェンの単回の過量服薬では，薬物動態が安定する服用後4時間以降の血中濃度を測定して，Smilksteinらの治療線より上にくれば，N–アセチルシステイン療法を施行する。アセトアミノフェンの血中濃度が即時に測定できない場合，150 mg/kg以上を服薬していれば，N–アセチルシステイン療法を施行する。

Smilkstein MJ, Bronstein AC, Linden C, et al. Acetoaminophen overdose : a 48–hour intravenous N–acetylcystein treatment protocol. Ann Emerg Med 1991；20：1058–63. PMID：1928874
上條吉人. アセトアミノフェン. 相馬一亥（監修）. 急性中毒診療レジデントマニュアル, 第2版. 東京：医学書院, 2012：127–36.

Ⓑ アスピリン中毒では，どうしてアシドーシスの補正が重要なのか？

アスピリンは体内吸収後に腸管，血中，肝臓などで加水分解されてサリチル酸となる。過量服薬では，サリチル酸によりTCA[★]回路が阻害されて嫌気性代謝が亢進し，乳酸の産生が増加する。また，アミノ酸や脂質の代謝が亢進して代謝性アシドーシスが生じる。<u>アシドーシスの状態では，遊離型のサリチル酸のうち非イオン型の割合が増加し，中枢神経をはじめとした組織への移行が増大する</u>。サリチル酸の分布容積は通常は0.2 L/kgであるが，アシドーシスの状態では0.6 L/kgに増大するといわれており，アシドーシスを補正することでサリチル酸の毒性を緩和することができる。

Aggarwal N, Kupfer Y, Chawla K, et al. Altered mental status and complete heart block : an unusual presentation of aspirin toxicity. BMJ Case Rep 2013；2013. PMID：23761511
横山 隆. アスピリン含有製剤の過量服薬への対応. 上條吉人（編）. 知っておきたい急性中毒の知識. Modern Physician 2014；34：183–7

★— TCA　tricarboxylic acid cycle

Ⓐ アスピリン中毒の治療はどう行うのか？

服用後1時間以内であれば，気道が確保されていることを確認し，吸収の阻害のために活性炭を投与する。サリチル酸の血中濃度の持続的な上昇や腹部X線またはCTより胃内の薬物塊が疑われたら，内視鏡を施行する。また，前述のようにアシドーシスがある場合には，組織移行性が高くなるため，炭酸水素ナトリウムを投与するなどし

て，できるだけすみやかにアシドーシスを補正する。

　サリチル酸の一部は未変化体として尿中に排泄されるが，過量服薬例では肝臓での抱合が飽和状態となり，未変化体の尿中排泄が増加する。さらに尿をアルカリ化すると，サリチル酸の遊離型のうちイオン型の割合が増加し，尿細管細胞から再吸収されにくくなる。そのため，前述（474ページ）のように，血液透析法の適応がない軽〜中等症では，尿中排泄率を増加させる尿のアルカリ化が適応になる。具体的には，過量服薬後6時間のサリチル酸血中濃度が 35 mg/dL 以上，血中濃度が低くても症状が著しいといったケースでは，適宜，炭酸水素ナトリウムを投与して，尿 pH を 7.5〜8.5 に維持する。サリチル酸血中濃度が 100 mg/dL 以上，代謝性アシドーシスの補正が困難，けいれん発作や肺水腫などの重篤な症状がみられる，急性腎不全を併発しているといった重症例では，血液透析を施行する。

上條吉人．アスピリン．相馬一亥（監修）．急性中毒診療レジデントマニュアル，第 2 版．東京：医学書院，2012：136–42.
横山 隆．アスピリン含有製剤の過量服薬への対応．上條吉人（編）．知っておきたい急性中毒の知識．Modern Physician 2014；34：183–7.

C ジフェンヒドラミン中毒の症状が成人と小児では異なるというのは本当か？

ジフェンヒドラミンは第一世代の抗ヒスタミン薬で，構造がヒスタミンに類似している。ジフェンヒドラミンはヒスタミン H_1 受容体に拮抗的に作用するが，側鎖の構造がアセチルコリン，カテコラミンとも類似しているため，ムスカリン受容体拮抗作用やドパミン受容体拮抗作用を併せもつ。過量服薬時には，成人では，ヒスタミン H_1 受容体拮抗作用が増強されて，鎮静による傾眠，昏睡などの中枢神経抑制症状が生じやすい。小児や若年者では，ムスカリン受容体拮抗作用が増強されて，抗コリン毒性による不穏，興奮，けいれん発作などの中枢神経興奮症状が生じやすい。

織田 順．ジフェンヒドラミン含有製剤の過量服薬への対応．上條吉人（編）．知っておきたい急性中毒の知識．Modern Physician 2014；34：188–90.
上條吉人．ジフェンヒドラミン．相馬一亥（監修）．急性中毒診療レジデントマニュアル，第 2 版．東京：医学書院，2012：147–52.

循環器用薬

中谷宣章，上條吉人

B ジギタリス中毒における高カリウム血症，徐脈，房室ブロックのメカニズムについて述べよ。

ジギタリスは心筋細胞膜に存在している Na^+/K^+–ATPase に細胞外から結合して活性を抑制することによって ATP 依存性 Na^+/K^+ ポンプを阻害し，細胞内への K^+ の流入および細胞外への Na^+ の流出を抑制する。この結果，細胞外では K^+ 濃度が上昇し，細胞内では Na^+ 濃度が上昇する。これによってジギタリス濃度が高くなると高カリウム血症となる。血清カリウム値は，ジギタリスによる ATP 依存性 Na^+/K^+ ポンプの阻害の程度に相関しているため，急性ジギタリス中毒の重症度の指標となる。

　ジギタリスは，心筋細胞の再分極の際に迷走神経の緊張を高める。この結果，房室結節の自動能は抑制され〔陰性変時作用（negative chronotropic effect）〕，房室結節の

刺激伝導は抑制され〔陰性変伝導作用（negative dromotropic effect）〕，不応期の延長が起こり，徐脈や房室ブロックが生じる。

　男性，55歳以上，心疾患の既往，Ⅱ度またはⅢ度の房室ブロック，アトロピン 1 mgを静注しても心拍数＜60回/分，血清カリウム＞4.5 mEq/Lの高カリウム血症がある場合には予後が悪い。

上條吉人（著），相馬一亥（監修）．臨床中毒学．東京：医学書院，2009；140-5．

C Fab*抗体とは何か？

分子量が約 50,000 ダルトンの Fab抗体〔ジゴキシン特異抗体（fragments of digoxin-specific antibodies）とも表現される〕は，分子量 781ダルトンのジゴキシンに対して特異的な親和性があるため，細胞外の遊離ジゴキシンは Fab抗体と結合して不活化される。さらに，細胞外の遊離ジゴキシン濃度が低下すると，細胞に結合しているNa^+/K^+-ATPaseの受容体部位における薬物・受容体平衡は解離に向かい，細胞外に遊離したジゴキシンは，Na^+/K^+-ATPaseよりも親和性の高い Fab抗体と結合して不活化される。Fab抗体は著しく死亡率を低下させるが，残念ながら日本では未承認である。

- **Fab抗体の適応**：心室頻拍や心室細動などの致死性不整脈，アトロピン 1 mg静注も心拍数＜40回/分，血清カリウム値＞5 mEq/Lの高カリウム血症，急性循環不全である。
- **Fab抗体の投与**：投与量は中毒の重症度と体内のジゴキシンの量による。1バイアルは 40 mgの Fab抗体を含有し，約 0.6 mgのジゴキシンと結合する。体内のジゴキシンの推定量から必要な Fab抗体の量を計算し，生理食塩液で 2〜4 mg/mLに調整し，基本的には 30分以上かけて投与するが，重篤な不整脈では急速静注する。

上條吉人（著），相馬一亥（監修）．臨床中毒学．東京：医学書院，2009；140-5．

★— Fab　抗原結合性フラグメント（fragment antigen binding）

A β遮断薬中毒の治療法について述べよ。

β遮断薬中毒で，徐脈および低血圧があれば，アトロピンの静注と輸液負荷を行う。ただし，重症例ではアトロピンの反応が不十分なことが多く，経静脈的心筋ペーシングやPCPS（経皮的心肺補助法）による救命も考慮する。Swan-Ganzカテーテルや心臓超音波検査を利用して，低血圧が心筋収縮力の低下によるものか，末梢血管抵抗の低下によるものかを評価して投与するカテコラミンの種類を決定する。過去には，グルカゴンが β遮断薬中毒の第1選択の解毒・拮抗薬とされていたが，最近では，20％脂肪乳剤を 1〜1.5 mL/kgを急速投与する ILE*療法も注目されている。

上條吉人（著），相馬一亥（監修）．臨床中毒学．東京：医学書院，2009；145-52．
Kerns W 2nd. Management of beta-adrenergic blocker and calcium channel antagonist toxicity. Emerg Med Clin North Am 2007；25：309-31．　PMID：17482022

★— ILE　静脈脂肪乳剤（intravenous lipid emulsion）

A Ca拮抗薬中毒の治療法について述べよ。

徐脈および低血圧があれば，アトロピンの静注と輸液負荷を行う。解毒・拮抗薬とし

て8.5％グルコン酸カルシウム溶液で35〜70 mL（0.7 mL/kg）を5〜15分かけて静注する。その後，10〜20分ごとに3〜4回繰り返す。当初は30分ごとに，その後は2時間ごとに血清カルシウム濃度を測定して，血清カルシウム濃度を基準値のおよそ2倍にする。あるいは，グルカゴンを初期投与量として5〜10 mg（50〜150μg/kg）を1〜2分かけて静注する。その後は反応をみながら5〜10分ごとに静注を繰り返すか，5〜10 mg/時（50〜150μg/kg/時）で持続静注する。

　カルシウムやグルカゴンに反応しない場合は，インスリン血症・正常血糖療法として50％ブドウ糖液を50 mL急速静注し，短時間型インスリン1 IU/kgを5分以上かけて静注する。その後，インスリン0.5 IU/kg/時の持続静注より開始し，収縮期血圧100 mmHgまでを目標にする。また，β遮断薬中毒と同様に，最近では20％脂肪乳剤1〜1.5 mL/kgを急速投与するILE療法も注目されている。また，ホスホジエステラーゼ阻害薬（アムリノンまたはミルリノン）を静注することで，細胞内のカルシウム濃度を上昇させるという研究もある。上記が無効であれば，PCPSも考慮する。

上條吉人（著），相馬一亥（監修）．臨床中毒学．東京：医学書院，2009；153–61．
Greene SL, Gawarammana I, Wood DM, et al. Relative safety of hyperinsulinaemia / euglycaemia therapy in the management of calcium channel blocker overdose: a prospective observational study. Intensive Care Med 2007；33：2019–24． PMID：17622512

A 硝酸塩中毒でメトヘモグロビン血症が生じたらどうするか？

硝酸は有機物との接触などによりNO[★1]を発生させる。そしてNOは，空気中で容易に酸化されてNO_2となる。NO_2は生体内の水分と接触し，徐々に亜硝酸となり，組織中のアルカリと反応して亜硝酸塩へと変化する。亜硝酸塩は容易に血液に吸収され，ヘムを直接酸化してヘモグロビンをメトヘモグロビンに変える。また，亜硝酸塩がグアニレートシクラーゼを活性化させ，cGMP[★2]量を増加させることによる血管拡張作用を示す。したがって，理論上，NO_2曝露によるメトヘモグロビン血症と血圧低下などが起こる。

　メトヘモグロビン濃度＞30％であれば，1％メチレンブルー溶液0.1〜0.2 mL/kg（1〜2 mg/kg）を5分以上かけて静注する。

上條吉人（著），相馬一亥（監修）．臨床中毒学．東京：医学書院，2009；166–8．
Marshall JB, Ecklund RE. Methemoglobinemia from overdose of nitroglycerin. JAMA 1980；25：330． PMID：6771417

★1— NO　一酸化窒素（nitric oxide）
★2— cGMP　環状グアノシン一リン酸（cyclic guanosine monophosphate）

麻薬・覚醒剤・危険ドラッグ　　　中谷宣章，上條吉人

A 麻薬中毒の症状とナロキソンの適応について述べよ。

法律上，麻薬とは「麻薬及び向精神薬取締法（平成2年に従来の麻薬取締法より改正）」の第2条により「別表1に掲げる物」として指定されたものをいう。具体的には，ヘロイン，モルヒネ，コデイン，コカイン，フェンタニル，LSD★などがある。覚醒剤，大麻，向精神薬は麻薬とは区別され，それぞれに法的規制が定められている。このよ

うに「麻薬」は法律用語であるが，医療現場ではモルヒネ，コデイン，ヘロインなどのオピオイド類を総称する用語として用いられることが多い．

　オピオイド類は中枢神経系にあるオピオイド受容体のアゴニストとして作用して，中枢神経抑制作用や呼吸抑制作用を発揮する．急性中毒では，意識障害，呼吸抑制，針穴（針の目）縮瞳の三徴が有名である．昏睡，呼吸抑制または呼吸停止を認めたら，オピオイド受容体の競合的拮抗薬であるナロキソン®（ナロキソン塩酸塩）0.4〜2.0 mgを静注する．同量を2〜3分ごとに中毒症状が消失するまで繰り返す．

厚生労働省HP「麻薬及び向精神薬取締法」(http://law.e-gov.go.jp/htmldata/S28/S28HO014.html)　閲覧日：2016/11/08
上條吉人(著), 相馬一亥(監修). 臨床中毒学. 東京：医学書院, 2009；139.
Chamberlain JM, Klein BL. A comprehensive review of naloxone for the emergency physician. Am J Emerg Med 1994；12：650–60.　PMID：7945608

★― LSD　リゼルグ酸ジエチルアミド(lysergic acid diethylamide)

A　覚醒剤中毒で，どうして交感神経興奮症状が伴うのか？

メタンフェタミンは血液–脳関門を通過し，脳内ではノルアドレナリン，ドパミン，セロトニンなどのモノアミンの遊離を促進し，モノアミンの再取り込みを阻害して，シナプス間隙のモノアミンの濃度を上昇させることにより中枢神経興奮作用を発揮する．

　さらに，末梢ではノルアドレナリンなどのカテコラミンの遊離を促進し，カテコラミンの再取り込みを阻害し，モノアミン・オキシダーゼによるカテコラミンの分解を阻害することによってシナプス間隙のカテコラミン濃度を上昇させ，間接的交感神経興奮作用も発揮する．

上條吉人(著), 相馬一亥(監修). 臨床中毒学. 東京：医学書院, 2009；204–12.

A　覚醒剤中毒で生じやすい身体合併症とは？

急性覚醒剤中毒では錯乱・精神病症状（幻覚・妄想，精神運動興奮など）・舞踏病アテトーゼ様運動・けいれん発作などの中枢神経興奮症状，発汗・高体温・散瞳・頻脈・高血圧などの交感神経興奮症状がしばしば認められる．より重症な循環器・呼吸器症状としては，上室性不整脈，心室性不整脈，伝導障害，高血圧緊急症，急性大動脈解離，急性冠症候群，ショック，心停止が重要である．ほかには横紋筋融解症，頭蓋内出血，肝不全，肺水腫，DIC（播種性血管内凝固）の合併も起こすことがある．

上條吉人(著), 相馬一亥(監修). 臨床中毒学. 東京：医学書院, 2009；204–12.
De Letter EA, Piette MH, Lambert WE, et al. Amphetamines as potential inducer of fatalities：a review in the distinct of Ghent from 1976–2004. Med Sci Law 2006；46:37–6.

B　危険ドラッグの合成カンナビノイドとカチノン系薬物はどう違うか？

危険ドラッグに添加されている薬物の主流は，合成カンナビノイド系化合物とカチノン系化合物である．合成カンナビノイドは大麻と類似作用を有する化合物で，カンナビノイドタイプ(CB★)1受容体の完全アゴニストである．陶酔感，多幸感，幻覚などの体験を得るために摂取されるが，中毒症状として，不穏・興奮，攻撃性，発語困難，記銘力障害，傾眠や昏睡などの意識障害，パニック発作，幻覚・妄想，錯乱，けいれ

ん，めまい，散瞳，嘔気・嘔吐，胸痛，動悸などが生じる。カチノン系化合物は覚醒剤と類似した作用を有する化合物で，脳内では，ドパミンなどのモノアミンの遊離の促進作用や再取り込みの阻害作用などにより，神経末端でモノアミンを増加させて，中枢神経興奮作用を発揮する。

　高揚感，多幸感，陶酔感，性感の高まり，興奮などの体験を得るために摂取されるが，中毒症状として，不穏・興奮，攻撃性，暴力行為，幻覚，妄想，錯乱，自殺念慮，脱水，頻脈，胸痛，高血圧，不整脈，心不全，急性循環不全，横紋筋融解症，腎障害，肝障害，多臓器不全，死亡などが生じる。

上條吉人（編）．知っておきたい急性中毒の知識．Mod Physician 2014；34：201–4.
沼澤 聡．乱用薬物の最前線 ― 違法ドラッグのトレンド ―．昭和大薬誌 2013；4：13–25.
上條吉人．救急現場における危険ドラッグ中毒の実態．医薬ジャーナル 2016；52：85–87.

★― CB　カンナビノイド（cannabinoid）

C 危険ドラッグはどうなったのか？

危険ドラッグは2006年頃より日本での流通が確認されていたが，2011年の秋頃より店舗（ショップ）の急増に伴い大流行した。厚生労働省は2007年から「指定薬物」制度をスタートさせていたが，主成分の化学構造の一部を変えて規制の網をくぐり抜ける「新製品」が後を絶たず，いたちごっこが続いていた。そこで2013年，化学構造が似た物質を一括して規制する「包括指定」制度を導入し，<u>さらに2014年には，指定薬物の所持・使用を禁じる法改正も行った。さらには，インターネットでの広告や販売も禁止とした。</u>これにより，2014年の秋頃より店舗が激減し，2015年には壊滅が確認された。これに伴い，危険ドラッグは一気に表舞台から姿を消したと考えられている。

脱法ドラッグの乱用の根絶のための緊急対策・薬物乱用対策推進会議 2014.
危険ドラッグの乱用の根絶のための緊急対策（www8.cao.go.jp/souki/drug/pdf/know/kiken-drug.pdf）
Kamijo Y, Takai M, Fujita Y, et al. A multicenter retrospective survey of poisoning after consumption of products containing synthetic chemicals in Japan. Intern Med 2014；53：2439–45. PMID：25366001
Kamijo Y, Takai M, Fujita Y, et al. A multicenter retrospective survey of poisoning after consumption of products containing novel psychoactive substances from 2013 to 2014 in Japan. Am J Drug Alcohol Abuse 2016；42：513–9. PMID：27314752

ガス（一酸化炭素，硫化水素，刺激性ガス）　北元 健，上條吉人

A 一酸化炭素中毒に高気圧酸素療法は本当に有効なのか？

高気圧酸素療法は体内から一酸化炭素を迅速に排泄する作用があるが，<u>予後の改善に寄与するかどうかはいまだに結論が出ていない</u>。Weaverらは，一酸化炭素曝露後24時間以内に高気圧酸素療法を3回実施することで，6～12週間後の認知機能低下のリスクが軽減したと報告した。しかし，その効果を否定する報告もあり，さらに治療適応，治療期間，治療圧などは定まっていないため，今後，良質な多施設研究に基づく治療指針の策定が望まれる。

Weaver LK, Hopkins RO, Chan KJ, et al. Hyperbaric oxygen for carbon monoxide poisoning. N Engl J Med 2002 ; 347 : 1057–67.　PMID : 12362006
Raphael JC, Elkharrat D, Jars-Guincestre MC, et al. Trial of normobaric and hyperbaric oxygen for acute carbon monoxide intoxication. Lancet 1989 ; 2 : 414–9.　PMID : 2569600
Scheinkestel CD, Bailey M, Myles PS, et al. Hyperbaric or normobaric oxygen for acute carbon monoxide poisoning : a randomised contolled clinical trial. Med J Aust 1999 ; 170 : 203–10.　PMID : 10092916
青木弘道, 猪口貞樹, 山本五十年. 一酸化炭素・シアン中毒のトピックス. 救急医学 2015 ; 39 : 802–8.

A　一酸化炭素中毒の遅発性脳症とは何か？

急性期症状が回復した2〜40日後に，認知機能障害，自発性の低下，性格変化，精神病症状，失禁，Parkinson病様症状などが出現することがあり，これを遅発性脳症（間欠型脳症）という。発症のリスク因子として，36歳以上，24時間以上の曝露，頭部画像異常，髄液中のIL[★1]-6の上昇やMBP[★2]上昇，長時間の曝露を示唆するCK[★3]上昇や褥瘡の存在の有無などがある。遅発性脳症は軽微な認知機能障害のみを認めるものから，失外套症候群を呈するものまで，重症度はさまざまである。予後に関しても，自然軽快するものから，症状が永続的に固定化するもの，進行性で死亡するものまである。<u>発症のメカニズムは不明で，有効とするエビデンスのある治療法は存在しないのが現状である。</u>

Pepe G, Castelli M, Nazerian P, et al. Delayed neuropsychological sequelae after carbon monoxide poisoning : predictive risk factors in the emergency department. Scand J Trauma Resusc Emerg Med 2011 ; 19 : 16.　PMID : 21414211
Ku HL, Yang KC, Lee YC, et al. Predictors of carbon monoxide poisoning-induced delayed neuropsychological sequelae. Gen Hosp Psychiatry 2010 ; 32 : 310–4.　PMID : 20430235
Weaver LK, Valentine KJ, Hopkins RO. Carbon monoxide poisoning. Risk factors for cognitive sequelae and the role of hyperbaric oxygen. Am J Respir Crit Care Med 2007 ; 176 : 491–7. PMID : 17496229
岩崎泰昌, 三上貴司, 世良昭彦ほか. 一酸化炭素中毒20例の画像診断と予後. 救急医学 1996 ; 20 : 1561–4.
Ide T, Kamijo Y. The early elevation of interleukin 6 concentration in cerebrospinal fluid and delayed encephalopathy of carbon monoxide poisoning. Am J Emerg Med 2009 ; 27 : 992–6.　PMID : 19857421
Ide T, Kamijo Y. Myelin basic protein in cerebrospinal fluid : A predictive marker of delayed encephalopathy from carbon monoxide poisoning. Am J Emerg Med 2008 ; 26 : 908–12.　PMID : 18926351
Kitamoto T, Tsuda M, Kato M, et al. Risk factors for the delayed onset of neuropsychologic sequelae following carbon monoxide poisoning. Acute Med Surg 2016 ; 3 : 313–9.　PMID : 28163920

★1 — IL　インターロイキン（interleukin）
★2 — MBP　ミエリン塩基性蛋白質（myelin basic protein）
★3 — CK　クレアチンキナーゼ（creatine kinase）

B　硫化水素中毒に亜硝酸塩は有効なのか？

硫化水素は解離してスルフヒドリル・イオン（HS^-）となり，ミトコンドリア内のシトクロムオキシダーゼ中のFe^{3+}と結合してこの酵素を失活させる。この結果，細胞呼吸障害が生じる。亜硝酸塩（亜硝酸アミルの吸入，亜硝酸ナトリウムの静注）は，ヘモグロビン中のFe^{2+}をFe^{3+}に酸化し，メトヘモグロビンを生成する。メトヘモグロビ

ン中の Fe^{3+} は HS^- と結合し，毒性の低い硫化メトヘモグロビンとなり，シトクロムオキシダーゼを保護する．しかし，亜硝酸塩の効果は曝露初期のみであり，一定時間経過後の投与については十分なエビデンスがない．また，亜硝酸の血管拡張作用による急激な血圧低下の可能性や，メトヘモグロビン形成により酸素運搬可能なヘモグロビンが減少し，逆に酸素供給不足を引き起こす可能性があるため（メトヘモグロビン血症），リスクとベネフィットを考えたうえで慎重に投与を行い，使用時には血圧やメトヘモグロビン量のモニタリングが必要である．

高畑昌代, 小林道生, 飯田優太郎ほか. 硫化水素中毒対応マニュアルの作成. 日集団災医会誌 2010；15：76–81.

C 2008年頃に流行した硫化水素自殺とは何か？

2007～2008年にかけて，インターネットで多硫化カルシウム（CaSx）を含有する入浴剤の六一〇ハップ®と塩酸（HCl）を含有するトイレ洗浄剤のサンポール®を混合させて硫化水素ガスを発生させる方法が流布され，その方法を用いた自殺行為が急増した．この方法では高濃度の硫化水素ガスが発生するため，自殺を試みた本人のみならず，発見者，家族，周辺住民，救助者を巻き込む二次被害をもたらしたため社会問題となった．

Kamijo Y, Takai M, Fujita Y, et al. A multicenter retrospective survey on a suicide trend using hydrogen sulfide in Japan. Clin Toxicol 2013；51：425–8.
廣瀬保夫. ガス：22. 硫化水素. 上條吉人（編）. 急性中毒攻略法. 救急集中治療 2013；25：920–5.

B 刺激性ガス中毒はどうして水溶性の程度で症状が違うのか？

水溶性の高い刺激性ガス（二酸化硫黄，塩化水素，アンモニアなど）は，大部分は眼，鼻，口咽頭・喉頭および上気道の粘膜にすみやかに吸収されて，急速に粘膜を障害する．水溶性の低い刺激性ガス（二酸化窒素，ホスゲンなど）は，気道の上部ではほとんど吸収されることなく，気管支，細気管支，肺胞などの下気道の粘膜に緩徐に吸収・蓄積されて，遅延性に粘膜を障害する．一方で，水溶性の中等度の刺激性ガス（塩素など）は，上・下気道の粘膜に広範囲に吸収されて粘膜を障害する．水溶性が中等度および低い刺激性ガスの場合は，曝露後に不快な症状がただちに生じないため，曝露に気づかれずに長期曝露となりやすい．

上條吉人（著）, 相馬一亥（監修）. 急性中毒診療レジデントマニュアル, 第2版. 東京：医学書院, 2012；333–48.

工業用品

中谷宣章，上條吉人

A メタノール・エチレングリコール中毒にどうしてエタノールが有効なのか？

メタノール，エチレングリコール，エタノールはいずれも，まずは肝臓でアルコール脱水素酵素によって代謝される．ところが，この酵素はメタノールやエチレングリコールよりもエタノールに対する親和性がはるかに高い．したがって，エタノールを摂取すると優先的にエタノールに作用するので，競合阻害により，「メタノール→代謝→毒性物質（ギ酸）」，「エチレングリコール→代謝→毒性物質（グリコール酸，シュ

ウ酸など）」という変化が抑制される。

ホメピゾール添付文書 武田薬品工業 2015（http://database.japic.or.jp/pdf/newPINS/00063296.pdf#search='%E3%83%9B%E3%83%A1%E3%83%94%E3%82%BE%E3%83%BC%E3%83%AB'）閲覧日：2016/08/09

A メタノール・エチレングリコール中毒でのホメピゾールのメカニズムについて述べよ。

ホメピゾールは，アルコール脱水素酵素阻害薬である。エチレングリコールおよびメタノールの代謝酵素であるアルコール脱水素酵素を阻害することでそれらの代謝を抑制し，中毒症状の原因となる毒性代謝物の生成を阻害する。

具体的には，エチレングリコール中毒に対する作用として，ホメピゾールを投与することにより，中毒症状や代謝性アシドーシスの改善作用およびグリコール酸産生を抑制した。同様に，メタノール中毒に対する作用として，ホメピゾールを投与したとき，中毒症状や代謝性アシドーシスの改善作用およびギ酸産生を抑制した。

ホメピゾール添付文書 武田薬品工業 2015（http://database.japic.or.jp/pdf/newPINS/00063296.pdf#search='%E3%83%9B%E3%83%A1%E3%83%94%E3%82%BE%E3%83%BC%E3%83%AB'）閲覧日：2016/08/09

B 青酸中毒でのヒドロキソコバラミンのメカニズムについて述べよ。

青酸中毒では，シアン化物イオン（CN^-）はミトコンドリア内のシトクロムオキシダーゼ中の Fe^{3+} と結合して，この酵素を失活させる。この結果，細胞呼吸障害が生じる。ヒドロキソコバラミン分子中のコバルトイオン（Co^+）は，シトクロムオキシダーゼのヘム鉄（Fe^{3+}）よりも CN^- に対する親和性が高いため，シトクロムオキシダーゼに結合している，もしくは血中に遊離している CN^- と，Co^+ に結合している水素イオン（OH^-）を置換して結合する。この結果，CN^- とヒドロキソコバラミンは無毒なシアノコバラミン（ビタミン B_{12}）に変換されて尿中に排泄され，シトクロムオキシダーゼは活性を取り戻す。

上條吉人（著），相馬一亥（監修）．臨床中毒学．東京：医学書院，2009；404-11．

C 火災で青酸中毒になるというのは本当か？

建物火災などが起こったとき，プラスチックやポリウレタンなどのポリマー，ナイロンやアクリル繊維などの合成繊維，絹，羊毛などの窒素を含む有機物などの燃焼によって，シアン化水素（HCN）が発生する。シアン化水素は揮発性のある無色・透明の液体で，沸点は26℃である。気体の中毒濃度は50 ppmで，致死濃度は150～200 ppmである。

上條吉人（著），相馬一亥（監修）．臨床中毒学．東京：医学書院，2009；404-11．

C アジ化ナトリウム混入事件とはどんな事件だったのか？

アジ化ナトリウムは白色または無色，無臭の結晶で，融点は275℃だが水によく溶け，弱塩基性を示す。また，酸性溶液中に入るとアジ化水素を生じる。

1998年夏から秋にかけて，新潟・三重・愛知・京都でポットの湯などにアジ化ナ

トリウムが混入される事件が相次いだ。アジ化ナトリウムは分析室や研究室では防腐剤として用いられていたが，薬品のずさんな管理体制が明らかになった一連の事件を受けて，厚生省（現厚生労働省）は1999年に「毒物及び劇物取締法」により，アジ化ナトリウムを毒物に指定した。

上條吉人（著），相馬一亥（監修）. 臨床中毒学. 東京：医学書院, 2009；412–5.

酸塩基

中谷宣章，上條吉人

A 酸はどうして食道より胃を腐食するのか？

酸性物質（pH＜2）では，急速な凝固壊死により焼痂が形成される。この焼痂は障害がさらに深部に進行することを抑える働きがある。酸はすみやかに食道を通過するが，胃内では酸の刺激で幽門括約筋が反射的に収縮して胃の幽門洞に貯留する傾向があり，その先には流れにくい。

胃の障害＞食道の障害≫十二指腸以後の障害

上條吉人（著），相馬一亥（監修）. 臨床中毒学. 東京：医学書院, 2009；301–8.

A 塩基はどうして胃より食道を腐食するのか？

アルカリ性物質（pH＞11）では，鹸化を伴う融解壊死をきたし，次第に深層の組織に浸潤して障害を広げる。アルカリのほうが酸より障害が深達する傾向がある。アルカリは粘度が高いので食道を緩徐に通過し，胃内で中和される。しかし，量が多ければ胃内への障害も大きくなる。

食道の障害＞胃の障害≫十二指腸以後の障害

上條吉人（著），相馬一亥（監修）. 臨床中毒学. 東京：医学書院, 2009；301–8.

C どうして酸塩基を飲んだら牛乳を飲ませるのか？

口腔内洗浄と（穿孔に注意して）食道や胃粘膜の保護に冷たい水や牛乳を摂取させる。さらには，摂取物質の希釈の目的や蛋白質により不活化する目的もあり，そういう意味では水よりも牛乳を用いる。成人では牛乳250 mL以下を摂取するが，小児では15 mL/kg以下を目標にする。

中和熱が障害を悪化させるので中和（酸 vs. アルカリ）は禁忌であり，活性炭の投与は無効であるうえに内視鏡の妨げとなるので施行しない。

上條吉人（著），相馬一亥（監修）. 臨床中毒学. 東京：医学書院, 2009；301–8.

A 内視鏡検査はいつ行うか？ 何の意味があるのか？

酸やアルカリ摂取後に，重症度および予後の評価のために内視鏡を行うことは一般に認識されている。基本的には，摂取後12時間以内なら行う。24時間過ぎたら，医原性穿孔を防ぐために行わない。

上條吉人(著), 相馬一亥(監修). 臨床中毒学. 東京：医学書院, 2009；301-8.

Ⓑ 超音波内視鏡が狭窄の予測に有効というのは本当か？

酸・塩基の経口摂取による腐食性胃・食道炎の存在および重症度を確認するために，注意深い内視鏡検査が適応になる。さらに内視鏡では，びらんや潰瘍など粘膜の病変や穿孔の有無は描出できるが，狭窄の形成に関与する深部の筋層を巻き込んだ障害の程度を評価することはできない。深部の障害の評価のためには超音波内視鏡が有用な可能性がある。超音波内視鏡で筋層が不明瞭である，または筋層が同定できないと，食道や胃の狭窄が生じる可能性が高い。

上條吉人(著), 相馬一亥(監修). 臨床中毒学. 東京：医学書院, 2009；301-8.
Kamijo Y, Kondo I, Soma K, et al. Alkaline esophagitis evaluated by endoscopic ultrasound. J Toxicol Clin Toxicol 2001；39：623-5.　PMID：11762671
Kamijo Y, Kondo I, Kokuto M, et al. Miniprobe ultrasonography for determining prognosis in corrosive esophagitis. Am J Gastroenterol 2004；99：851-4.　PMID：15128349

農薬
中谷宣章，上條吉人

Ⓑ パラコート中毒に有効な治療法がないというのは本当か？

解毒薬や拮抗薬はなく，また，抗酸化薬や免疫抑制剤などさまざまな治療法が試みられたが，いずれも予後を改善するというエビデンスには至らなかった。以前は積極的に血液灌流法が施行されたが，急性期の死亡率は低下させることができても最終的に呼吸不全による死亡を防ぐことはできないという研究があり，予後を改善するというエビデンスには至っていない。

上條吉人(著), 相馬一亥(監修). 臨床中毒学. 東京：医学書院, 2009；260-7.

Ⓑ 有機リン中毒にプラリドキシム（パム®）は本当に有効なのか？

有機リンはアセチルコリンエステラーゼをリン酸化して失活させる。この結果，神経終末でアセチルコリンが過剰となって毒性を発揮する。プラリドキシムはリン酸化アセチルコリンエステラーゼからリン酸基を剥がし，アセチルコリンエステラーゼを再活性化させる。しかし，リン酸化アセチルコリンエステラーゼからリン酸エステルを離脱させて自身がリン酸化されたプラリドキシムは，再度，アセチルコリンエステラーゼをリン酸化させてしまうという報告や，死亡率がむしろ上昇したという報告もあり，効果が疑問視されている。一方，低用量では無効であるが，高用量(2 g を 10〜20分かけて静注し，その後，1,000 mg/時で48時間持続投与するという方法である)では予後を改善したとする報告もある。

上條吉人(著), 相馬一亥(監修). 臨床中毒学. 東京：医学書院, 2009；238-46.
Pawar KS, Bhoite RR, Pillay CP, et al. Continuous pralidoxime infusion versus repeated bolus injection to treat organophosphorus pesticide poisoning：a randomized controlled trial. Lancet 2006；368：2136-41.　PMID：17174705

A 有機リン中毒でのアトロピンの適応と投与法について述べよ．

気管支分泌の増加や気管支れん縮による喘鳴が認められたら，ただちにアトロピンを投与する．アトロピンはムスカリン受容体で，アセチルコリンと拮抗することによって作用を発揮する．したがって，ニコチン作用には拮抗しない．

　投与法は繰り返しの静注と持続静注がある．静注では，1～3 mgを静注し，その後は気管支分泌物の量や喘鳴が改善するまで2～5分ごとに繰り返し投与する．持続静注は0.05 mg/kg/時で開始し，適宜増減する．症状が安定したら，気管支分泌物の量を厳重にモニターしながら漸減する．

上條吉人(著), 相馬一亥(監修). 臨床中毒学. 東京：医学書院, 2009；238–46.

A グルホシネート含有除草剤中毒の遅発性呼吸停止にはどうやって対応するのか？

グルホシネート中毒では，遅発性に昏睡，けいれん発作，呼吸停止などの重篤な症状が急速に生じる．そのため，呼吸停止の発見や対応が遅れて死亡することもある．すなわち，この中毒では，重症例をいかに予測して，必要に応じて予防的気管挿管・呼吸器管理をするかが重要であり，服毒量の確認とノモグラムを用いた血中濃度測定が推奨されている．しかし，服毒量の推定は誤差が大きいことや，血中濃度の測定ができる施設が限られていることなど，いまだ障壁が多い．日本において遅発性呼吸障害をきたした15例の文献を考察したところ，高齢者に多く，服毒量や症状出現時期にはかなりばらつきがみられた．現時点では，たとえ服毒量が少なく全身状態が良好であっても，突然の呼吸停止など急変する可能性を念頭におき，服毒後72時間は人工呼吸管理が可能なICUで厳重に管理すべきであると考えられている．

上條吉人(著), 相馬一亥(監修). 臨床中毒学. 東京：医学書院, 2009；267–71.
小山完二, 広瀬保夫, 奥田孝範ほか. グルホシネート含有除草剤(バスタ®液剤)の服毒中毒における患者の重症化と血清グルホシネート濃度との関係. 日救急医会誌 1997；8：617–8.

C グリホサート界面活性剤含有除草剤中毒では，界面活性剤のほうが毒性が強いというのは本当か？

経口摂取されて消化管から吸収されたグリホサートは，服毒後2～4時間で最高血中濃度となり，ほとんどが尿中に排泄される．中毒症状は，主に製剤に配合されている界面活性剤によるものである．界面活性剤はグルホシネートの植物の表面への拡散や吸収を促進することによって除草剤としての効果を高めるために混入されている．臨床症状としては，早期の症状は界面活性剤の消化管粘膜刺激作用による消化器症状で，遅発性の症状はグルホシネートの中枢神経毒性と界面活性剤の血管透過性の亢進や心筋抑制作用による中枢神経症状と心循環器症状が特徴である．ただし，2006年以降に販売されている製品に含有されているグリホサートは，これまでのイソプロピルアミン塩やアンモニウム塩ではなくカリウム塩のため，経口摂取すると，高カリウム血症による致死性不整脈が生じることがある．

上條吉人(著), 相馬一亥(監修). 臨床中毒学. 東京：医学書院, 2009；272–7.
Kamijo Y, Takai M, Sakamoto T. A multicenter retrospective survey of poisoning after ingestion of herbicides containing glyphosate potassium salts or other glyphosate salts in Japan. Clin Toxicol

金属

中谷宣章，上條吉人

A ヒ素中毒や水銀中毒でのジメルカプロール（バル®）のメカニズムについて述べよ。

第二次世界大戦中にドイツ軍のヒ素を含んだ化学兵器であるLewisiteの解毒剤として開発されたBAL®〔British anti–Lewisitの略。ジメルカプロール（dimercaprol），IUPAC★名は2,3–dimercapto–1–propanol〕は隣接する2つのSH基をもち，これらが生体内の酵素系などがもつSH基と競合して，ヒ素や水銀と共有結合して安定した5員環を形成する。この複合体は毒性が低く尿中に排泄される。BAL®は脂溶性で容易に酸化されるので筋注のみで投与される。

上條吉人（著），相馬一亥（監修）．臨床中毒学．東京：医学書院，2009；350–65．

★— IUPAC　国際純正・応用化学連合（International Union of Pure and Applied Chemistry）

C ヒ素は女性が殺人目的で使った歴史があるというのは本当か？

無機ヒ素化合物は無味・無臭で白砂糖に似ているため，犯罪に利用されてきた歴史がある。16世紀フランスのアンリ2世の妻カトリーヌ・ド・メディチは，溺愛した自分の三男（のちのアンリ3世）を王座につけるために，長男と次男をヒ素化合物によって毒殺したとする説がある。また，17世紀フランスのブランヴィリエ侯爵夫人も，パリ市立慈善病院の患者でヒ素化合物によって人体実験を行った後に父親や自分の兄弟を殺害した，という説もある。さらに最近では，ナポレオンの死因も胃がんでなくヒ素中毒という説もある。

上條吉人（著），相馬一亥（監修）．臨床中毒学．東京：医学書院，2009；355．

A 鉛中毒でのEDTAカルシウムの適応と投与法について述べよ。

EDTA★1カルシウム二ナトリウム，通称EDTAカルシウム，一般名はエデト酸カルシウム二ナトリウム水和物（ブライアン®）は，Pb^{2+}（鉛）を捕集して錯体（PB^{2+}–EDTAキレート錯体）を形成し，尿中に排泄される。臨床研究では，EDTAカルシウムによるキレート療法によって血中の鉛濃度は低下し，尿中の鉛排泄量は増加，臨床症状は改善し，死亡率は低下した。ただし，RCT★2はこれまで実施されていないのでエビデンスは乏しい。また，四アルキル鉛中毒では有効性は乏しい。

上條吉人（著），相馬一亥（監修）．臨床中毒学．東京：医学書院，2009；365–71．

★1— EDTA　エチレンジアミン四酢酸（エデト酸）（ethylenediaminetetraacetic acid）
★2— RCT　ランダム化比較試験（randomized controlled trial）

C 鉛中毒では，どうして成人よりも小児のほうが重症になりやすいのか？

ヒトが摂取した鉛成分は細胞膜を通過し体内に蓄積されるが，神経系を含め体が発達

段階にある小児（特に幼児期）は，少量でも知的障害，注意力欠陥，言葉などの発達障害，あるいは脳浮腫などを起こしやすい。

Lidsky TI & Schneider JS. Lead neurotoxicity in children : basic mechanisms and clinical correlates. Brain 2003 ; 126 : 5–19.　PMID : 12477693
Lin-Fu J. Undue absorption of lead among children — a new look at an old problem. N Engl J Med 1972 ; 286 : 702–10.　PMID : 4551386
上條吉人（著），相馬一亥（監修）．臨床中毒学．東京：医学書院，2009；365–71．

C　モーツァルトは水銀中毒で，ベートーベンは鉛中毒というのは本当か？

モーツァルト（1756～91年）の死因は不明であり，心不全が有力と思われているが，サリエリ（1750～1825年）の毒殺説や（当時の梅毒の治療として水銀を薄めて飲むことが行われていたので）恋多き男として有名であったモーツァルトも治療に使っていたという説がある。

　ベートーベン（1770～1827年）の鉛中毒説は毛髪から1,000倍の鉛が検出されたことに由来するが，彼のイライラやうつ状態，さらには難聴の原因も鉛中毒であった可能性があるといわれている。

上條吉人（著），相馬一亥（監修）．臨床中毒学．東京：医学書院，2009；357–65．

生物毒

中谷宣章，上條吉人

A　真っ白いキノコを食べたら死ぬというのは本当か？

「ドクツルタケ」，「シロタマゴテングタケ」，「タマゴテングタケ」は，世界の毒キノコ中毒死の原因菌の90％を占めるため，猛毒菌御三家と呼ばれている。このうち，タマゴテングタケは北海道でまれに自生しているのを発見される程度である。残りの2種は日本に広く自生しているが，いずれも傘，ヒダ，ツバ，柄，ツボのどこをとっても白色である。したがって，日本では真っ白いキノコを食べないようにするのが無難である。

大作晃一，吹春俊光，吹春公子．おいしいきのこ毒キノコハンディ図鑑．東京：主婦の友社，2016；88–90．
上條吉人（著），相馬一亥（監修）．臨床中毒学．東京：医学書院，2009；453–8．

A　トリカブト中毒で心室性不整脈が起きたらどうするか？

毒に特異的な解毒剤や拮抗薬はない。徐脈性不整脈（洞性徐脈，高度房室ブロック）には，アトロピンの静注が第1選択となる。アトロピンに反応せず臓器循環が保てなければ，経静脈的ペースメーカーを挿入する。心室性不整脈には，アミオダロンとフレカイニドが第1選択となる。硫酸マグネシウムが有効だったという報告もあるが，リドカインや電気的除細動などは無効なことが多い。難治性心室細動には，PCPS（経皮的心肺補助法）が有効である。

上條吉人（著），相馬一亥（監修）．臨床中毒学．東京：医学書院，2009；426–32．

フグ中毒では，意識が JCS★ 300 にみえても，全部覚えてるというのは本当か？

テトロドトキシンは骨格筋を麻痺させるだけなので，最後まで意識ははっきりしている。人工呼吸管理下にある患者の瞳孔は散大しており対光反射も消失しているため，一見すると深昏睡にみえるが，鎮静していなければ意識はあって，周囲の声も聞こえている。

上條吉人(著), 相馬一亥(監修). 臨床中毒学. 東京：医学書院, 2009；475–80.

★— JCS　Japan Coma Scale

マムシ咬傷では，縛ったり冷やしたり毒を吸いだしたりしてはいけないというのは本当か？

マムシ咬傷に対しての緊縛は以前は行われていたが，現在は予後を改善するエビデンスがないうえに，循環障害や神経障害，さらに組織の壊死を生じる可能性があるため行わない。冷却は，局所の循環障害を生じる可能性があるため行わない。毒の吸引や切開・排毒は有効とする意見もあるが，明らかに予後を改善するというエビデンスはなく，欧米の教科書では，緊縛，切開，吸引，冷却はいずれも推奨されていない。ただし，腫脹によりコンパートメント症候群を生じた場合は緊急筋膜切開を行う。

上條吉人(著), 相馬一亥(監修). 臨床中毒学. 東京：医学書院, 2009；498–503.

16 環境による障害

小林靖孟，花木奈央，佐藤信宏

寒冷

小林靖孟

A 体温低下に伴う生理学的変化について説明せよ。

低体温症とは，寒冷曝露や熱産生障害により，中心体温が35℃以下に低下した状態を指す。原因を病態生理学的に分類すると，熱喪失の増加（寒冷曝露，寒冷輸液，血管拡張，中毒/飲酒など），体温産生の減少（高齢者，乳児，低栄養，副腎不全など），体温調節能の低下（脊髄損傷，糖尿病など），に分けられる。低体温症そのものへのアプローチとともに，低体温の誘因となった基礎疾患の検索も重要である。

中心部体温が35℃以下になると，熱産生を高めるために戦慄（ふるえ，シバリング）が起こる。32～28℃になると，戦慄が消失して筋硬直へ移行し，意識レベルの低下や不整脈がみられ始める。28℃以下では，筋緊張は消失し，機械的刺激により心室細動が起きるリスクが大きくなる。表16–1に中心部体温と所見の目安を示す。

表16–1 体温低下に伴う生理学的変化

中心部体温		神経・筋	循環	その他
軽度 (35～32℃)	35℃	戦慄が最大		
	34℃	健忘や運動失調出現	血圧正常	
中等度 (32～28℃)	32℃	戦慄が徐々に消失	Osborn-J波出現	酸素消費量25%減少
	30℃	意識レベル低下，筋硬直	心房細動など不整脈出現	分時換気量減少
	29℃	瞳孔散大		
高度 (28℃未満)	28℃	筋緊張消失	心室細動のリスク	酸素消費量50%減少
	27℃	腱反射消失	肺水腫出現	
	23℃	角膜反射消失	著しい低血圧	

（次ページへ続く）

22℃		心室細動のリスク最大	酸素消費量75%減少
19℃	平坦脳波	高度徐脈，心静止	

　低体温は酸素消費量を著明に抑制し脳保護作用があるため，長時間の心停止でも回復する可能性がある。

Brown DJ, Brugger H, Boyd J, et al. Accidental Hypothermia. N Engl J Med 2012；367：1930–8. PMID：23150960
Chapter 203 Hypothermia. In：Tintinalli JE, Stapczynski JS, Ma OJ, et al. Tintinalli's Emergency Medicine：a comprehensive study guide, 7th edition. New York：McGraw–Hill Companies, Inc., 2010.
Giesbrecht GG, Wilkerson JA（著），栗栖 茜（訳）．低体温症と凍傷，全面改訂第二版．東京：海山社，2014；31–41．
日本救急医学会（監修）．救急診療指針 改訂第4版．東京：へるす出版，2011；535–7．

A 低体温における復温法について述べよ。

　復温法には，保温（passive external rewarming），表面加温（active external rewarming），中心加温（active internal rewarming）の3種がある。復温時には中心部体温のモニタリングが必要であり，下部食道が望ましいが，膀胱温が簡便で広く用いられる。

　保温は低体温を確認した時点から開始し，冷たい衣類を除去して，室温下で毛布を用いる。中等度より進行した低体温では戦慄が十分に起こらないため積極的な加温が必要であり，電気毛布や温風ブランケットなどを用いる表面加温を追加する。中心加温には，加温酸素投与，40～42℃に加温した生理食塩液を投与する加温輸液，胃や膀胱での灌流，胸腔や腹腔での灌流，ECMO★などの体外循環式復温などがあり，重症度と侵襲の大きさから適応を考慮する。循環動態が不安定となる高度低体温では，心室細動を含めた心停止に対応できるため，早期にV–A ECMOの導入を検討すべきである。

　表面加温開始後の復温過程では，中心部体温が低下することがしばしばみられ，after drop現象という。これは末梢血管拡張により中枢循環系に冷たい血液が流入することで生じ，不整脈の誘因になるとの指摘もある。

　復温は中心部体温 35℃，循環動態の安定を目標とする。加温終了後に中心部体温が2～3℃上昇するovershoot現象が時々みられ，通常は35℃で加温は終了とし，以後は保温により対応する。

Brown DJ, Brugger H, Boyd J, et al. Accidental Hypothermia. N Engl J Med 2012；367：1930–8. PMID：23150960
Morita S, Inokuchi S, Yamagiwa T, et al. Efficacy of portable and percutaneous cardiopulmonary bypass rewarming versus that of conventional internal rewarming for patients with accidental deep hypothermia. Crit Care Med 2011；39：1064–8.　PMID：21317649
日本救急医学会（監修）．救急診療指針，改訂第4版．東京：へるす出版，2011；535–7．

★― ECMO　体外膜型肺（extracorporeal membrane oxygenetation）

A 低体温の患者において，何℃まで復温すれば一般の患者と同様に扱うことが可能か？

1つの目安として30℃が挙げられる。AHA[*1]のガイドラインを参照すれば，30℃未満の低体温患者に対しては修正を加えたCPR[*2]を要するとの記載がある。

30℃未満の低体温患者では，心筋の被刺激性が著しく高まり，ベッド移乗などの身体操作で突然，VF[*3]が出現することが報告されている。低体温患者が心停止に至っていない場合はすべての手技を愛護的に行い，挿管操作や不用意な中心静脈カテーテル留置などは避け，復温を急ぐ。心静止やVF以外では，脈拍触知は30秒以上かけて慎重に確認し，VFを誘発するような不必要な胸骨圧迫は避ける。

心停止患者に対する電気的除細動と薬剤投与については，確立されたエビデンスはない。AHAのガイドラインでは，30℃未満での除細動は1回のみを推奨していたが，2010年以降のガイドラインでは，その根拠は乏しく，通常のアルゴリズムで2分ごとの除細動が認められた。一方でERC[*4]のガイドラインでは，3回除細動を施行した後は，それ以降の施行を遅らせるようにとされている。薬剤投与についても確立された方法はないが，過量投与は避けるべきとされる。これは，低体温下では薬剤の効果が出にくいうえ，代謝低下のため蓄積しやすく復温後の中毒につながるためである。

低体温患者への死亡診断についても，一般の患者とは取り扱いが異なる。明らかな致命的外傷がない場合や凍結のためにCPRができない場合を除いて，正常温まで復温してからの判断が推奨されている。この体温についてはいくつかの意見があるが，AHAやAAFP[*5]では，30～32℃，ERCのガイドラインでは32～35℃と示されている。なお，日本における法的脳死判定においては，32℃以下の低体温は除外例とされている。

Brown DJ, Brugger H, Boyd J, et al. Accidental Hypothermia. N Engl J Med 2012；367：1930–8. PMID：23150960

Truhalar A, Deakin CD, Soar J, et al. European Resuscitation Council Guidelines for Resuscitation 2015：Section 4. Cardiac arrest in special circumstances. Resuscitation 2015；95：148–201. PMID：26477412

★1— AHA　米国心臓協会（American Heart Association）
★2— CPR　心肺蘇生法（cardiopulmonary resuscitation）
★3— VF　心室細動（ventricular fibrillation）
★4— ERC　ヨーロッパ蘇生協議会（European Resuscitation Council）
★5— AAFP　米国家庭医学会（American Academy of Family Physicians）

B 低体温時の循環管理について説明せよ。

低体温症の患者では，腎臓における尿の濃縮能が障害されることにより寒冷利尿が生じ，循環血液量の減少をきたす。そのため，中等度以上の低体温では初療時より加温された輸液を十分に投与し，循環血液量を適切に保つことが重要である。低体温時には代謝低下状態にあるため，昇圧薬を含めたすべての薬剤は少なめとして過量投与に注意する。

高体温時にはすみやかな冷却が望ましい一方で，低体温の復温については1時間に1℃程度を目安に緩やかな復温を行う。もちろん，循環動態が不安定ならばこの限りではないが，復温に伴う組織や臓器の酸素需要上昇に対して十分な循環が得られなければ，臓器障害が進行する場合もある。特に，表面加温による末梢血管の拡張と，低

体温による循環血液量減少が重なることで，著明な血圧低下がみられることがある。これを rewarming shock といい，after drop 現象とともに表面加温による復温時に注意すべき病態であり，中心加温の積極的な導入を考慮する。

Brown DJ, Brugger H, Boyd J, et al. Accidental Hypothermia. N Engl J Med 2012 ; 367 : 1930-8. PMID : 23150960
Giesbrecht GG. Cold stress, near drowning and accidental hypothermia : a review. Aviat Space Environ Med 2000 ; 71 : 733. PMID : 10902937

B 35歳女性。両手の凍傷にて来院。両手に著明な冷感あり。どのように復温するか？

凍傷は組織が凍結することによって起きる局所性の寒冷障害であり，ほとんどの場合，手足や耳，鼻といった末端で起きる。組織傷害に至るメカニズムとしては，組織そのものが凍結することに加え，組織への血流低下が重要な因子となる。すなわち，凍傷の治療過程において，組織の代謝回復に対して血流回復が間に合わない場合，組織傷害が大きくなることが予想されるため，急速な加温が望ましい。

凍傷の治療としては，最初は 37〜39℃の湯を入れた大きな容器で急速に加温を行う。温度をできるだけ保ち，組織が軟らかくなり赤みがさしてくるまで加温を行う。凍傷部位への摩擦やマッサージは組織傷害を進めるため禁忌である。低体温の場合には末梢血管は収縮しているため，体温を正常に戻してから凍傷組織の加温を行うほうが理想的である。

加温中や加温後には，強い痛みが起こることがあるため鎮痛薬を用いる。血液循環を改善するために，アスピリン，プロスタグランジンE1，ヘパリンを投与することもある。高圧酸素療法は組織酸素化や創傷治癒促進に有用とされ，エビデンスは十分でないが，保険適応になっている。

皮膚の損傷については熱傷に準じて軟膏療法などを行う。抗菌薬投与は必須ではないとされるが，明らかな感染徴候があれば蜂窩織炎として抗菌薬加療を追加する。凍傷になった指趾や四肢の外科的な切断は，壊死組織の範囲がはっきりするまでに6週以上かかるためすぐに必要となることはほとんどないが，局所の壊死については必要に応じてデブリードマンや皮膚移植を検討する。

Zafren K. Frostbite : prevention and initial management. High Alt Med Biol 2013 ; 14 : 9-12. PMID : 23537254
Chapter 202 Frostbite and Other Localized Cold Injuries. Tintinalli JE, Stapczynski JS, Ma OJ, et al. Tintinalli's Emergency Medicine : a comprehensive study guide, 7th edition. New York : McGraw-Hill Companies, Inc., 2010.
Giesbrecht GG, Wilkerson JA(著)，栗栖 茜(訳)．低体温症と凍傷，全面改訂第二版．東京：海山社，2014 ; 105-19.
日本救急医学会(監修)．救急診療指針，改訂第4版．東京：へるす出版，2011 : 537.

C 冷水中に転落し低体温症になるのにどのくらいの時間がかかるか？

装備によって異なるが30分以上，意識障害をきたすまでには1時間以上かかる。

死亡原因としては，数分後から進行する血行障害による運動障害，あるいはパニックによる過換気からの溺水が多い。その他，転落直後に起こる循環動態の急激な変動からの心血管イベントや，救助前後に起こるショック（末梢血管拡張による深部体温低下や代謝性アシドーシス進行）もみられる。

すなわち，冷水中に転落したとしても，救命胴衣など溺れないための装備をしており，不必要な運動を避けて低体温の進行を抑えれば，1時間程度は救助を待つことができると見込まれる。とはいえ，冷水中に転落しないという「予防」が最も効果的であることはいうまでもない。

Giesbrecht GG, Wilkerson JA（著），栗栖 茜（訳）．低体温症と凍傷，全面改訂第二版．東京：海山社，2014；80–95．

熱中症等

小林靖孟

A 熱中症の重症度分類について述べよ。

一般的に熱中症は「暑熱環境における身体適応障害によって発生する状態の総称」と定義される。

　従来の分類の多くは heat syncope：熱失神，heat cramp：熱性けいれん，heat exhaustion：熱疲労，heat stroke：熱射病の用語が用いられ，概ね，この順に軽症から重症とされてきた。しかし，定義自体が曖昧で混乱があることや，専門家以外にも理解しやすい分類と疾患概念が必要とされたことから，1999年，安岡らにより重症度によってⅠ～Ⅲ度の3段階に分類する新分類が提唱され，現在，日本では日本救急医学会を含め広く用いられるようになってきている（表16–2）。なお，日本国外への論文寄稿においては，この新分類は用いないほうが適切かもしれない。

日本救急医学会熱中症に関する委員会．熱中症の実態調査 ─ 日本救急医学会 Heatstroke STUDY2012 最終報告 ─．日救急医会誌 2014；25：846–62．
日本救急医学会（編）．熱中症 〜日本を襲う熱波の恐怖〜．東京：へるす出版，2011；40–6．
澤田晋一（編著）．熱中症の現状と予防 ─ さまざまな分野から予防対策を見つけ出す ─．東京：杏林書院，2015；32–4．

A 熱中症の発症リスク，予後リスクについて述べよ。

熱中症の発症には複数の因子が影響するが，個人要因，活動要因，環境要因の3つが特に重要である。

　まず，高齢者や精神疾患を有する群では，基礎疾患や年齢などの個人要因が発症と予後の双方にとって重要となり，暑熱環境を不快に感じにくい場合や暑熱環境から退避できない場合に発症のリスクが高まる。また，心不全やβ遮断薬内服中の高血圧患者では，熱のくみ出しに対応するための心拍出量が確保できず，体内に熱がうっ滞しやすい状態となる。同様に，塩分や飲水の制限がある患者や，血管内脱水の状態にあることもリスクとなる。一方で若年層では，スポーツや肉体労働など活動要因が重要となり，適切に休憩をとらずに強度が大きい活動を行った場合に，数時間以内に急激発症するパターンが多い。

　環境要因としては，高い気温，高い湿度，日射および輻射，風の有無が挙げられ，これらを反映したWBGT[*1]が指標として望ましいとされている（図16–1）。若年者では同様の気象条件であっても梅雨明け前後で初めて高温となる時期は発症や死亡例が多く，暑熱未順化もリスクに影響していると考えられる。

　重症患者における予後不良の予測因子として，日本救急医学会熱中症に関する委員

表 16-2　日本救急医学会熱中症分類 2015

	症状	重症度	治療	臨床症状からの分類	
Ⅰ度	めまい，大量の発汗，欠神，筋肉痛，筋肉の硬直（こむら返り）（意識障害を認めない）		通常は現場で対応可能→冷所での安静，体表冷却，経口的に水分とNaの補給	熱性けいれん 熱失神	Ⅰ度の症状が徐々に改善している場合のみ，現場の応急処置と見守りでOK
Ⅱ度	頭痛，嘔吐，倦怠感，虚脱感，集中力や判断力の低下（JCS★¹ 1以下）		医療機関での診察が必要→体温管理，安静，十分な水分とNaの補給（経口摂取が困難なときには点滴にて）	熱疲労	Ⅱ度の症状が出現したり，Ⅰ度に改善がみられない場合，すぐ病院へ搬送する
Ⅲ度（重症）	下記の3つのうちいずれかを含むC：中枢神経症状（意識障害 JCS≧2，小脳症状，けいれん発作）H/K：肝・腎機能障害（入院経過観察，入院加療が必要な程度の肝または腎障害）D：血液凝固異常［急性期DIC★² 診断基準（日本救急医学会）にてDICと診断］→Ⅲ度のなかでも重症型		入院加療（場合により集中治療）が必要→体温管理（体表冷却に加え体内冷却，血管内冷却などを追加）呼吸，循環管理，DIC治療	熱射病	Ⅲ度か否かは救急隊員や，病院到着後の診察・検査により診断される

（日本救急医学会熱中症に関する委員会．熱中症の実態調査 ― Heatstroke STUDY2012 最終報告 ―．日救急医会誌 2014；25：860 の図 19 より）

★1 ― JCS　Japan Coma Scale
★2 ― DIC　播種性血管内凝固（disseminated intravascular coagulation）

図 16-1　1 日の最高暑さ指数と熱中症患者発生率の相関

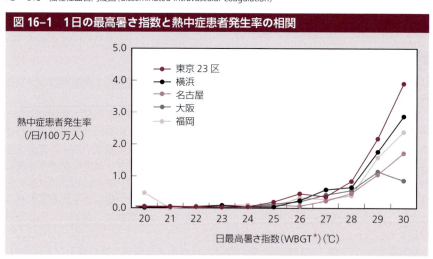

〔環境省熱中症予防情報サイト（www.wbgt.env.go.jp/wbgt.php）より〕

*―注　WBGTは，人体の熱収支に影響の多い湿度，輻射熱，気温の3つを取り入れた指標で，以下のように乾球温度，湿球温度，黒球温度の値を使って計算する．
・屋外：WBGT＝0.7×湿球温度＋0.2×黒球温度＋0.1×乾球温度
・屋内：WBGT＝0.7×湿球温度＋0.3×黒球温度

会の行った調査（Heatstroke STUDY 2008）では，現場での血圧低下，現場でのSpO$_2$[★2]低下，来院後の動脈血 base excess低値が挙げられた．発症や来院から中心部体温38℃に至るまでの時間については予後不良群で長い結果になったものの，有意差ではなかった．無論，この結果は冷却治療が無効であることを示すものではない．

日本救急医学会熱中症に関する委員会. 熱中症の実態調査 ― 日本救急医学会 Heatstroke STUDY2012 最終報告 ―. 日救急医会誌 2014；25：846–62.
鶴田良介, 有賀 徹, 井上健一郎ほか. 人工呼吸管理を要した熱中症患者の予後予測因子. 日救急医会誌 2010；21：786–91.
日本救急医学会（編）. 熱中症 〜 日本を襲う熱波の恐怖 〜. 東京：へるす出版, 2011；24–32, 62–70.
澤田 晋一（編著）. 熱中症の現状と予防 ― さまざまな分野から予防対策を見つけ出す ―. 東京：杏林書院, 2015；2–7, 104–9.

★1 ― WBGT　暑さ指数（Wet Bulb Globe Temperature）
★2 ― SpO$_2$　経皮的酸素飽和度（percutaneous oxygen saturation）

A 熱中症における冷却法について述べよ．

熱中症，特に熱射病あるいはⅢ度の場合には，予後が高体温の持続時間に依存するため，緊急冷却が不可欠である．冷却には，蒸散法，冷水浸漬，冷却ブランケット，冷却した輸液剤による血液冷却，胃や膀胱で灌流を行う体腔冷却，体外循環などのあらゆる手段を併用する．

　最も推奨される方法としては蒸散法が挙げられ，室温水や微温湯の噴射と扇風機を用いて，気化熱による冷却を図る．噴射する液体について，冷水では戦慄（シバリング）のリスクがあり，アルコールでは経皮的な吸収による中毒のリスクから，推奨されない．欧米では身体ごと冷水につける冷水浸漬を推奨する専門家も多い．冷却効率に優れるが，モニタリングや急変対応が難しいという欠点がある．冷却ブランケット，血液冷却，体腔冷却については，効果について評価が定まっておらず補助的手段と考える．ECMOによる冷却は，冷却効率は非常に高いが侵襲が大きく，特に重症熱中症では，血液凝固異常による出血傾向が問題になることもあり，ルーチンでの使用は勧められない．

　冷却の目標は中心部体温 39℃を最初の目標とする．39℃まで下降すれば冷却を緩め，38℃まで下降すれば冷却を中止して，過冷却やリバウンドに注意する．重症熱中症では体温中枢が機能できないため，解熱剤の投与は効果がないのみならず，臓器障害のリスクとなるため禁忌となる．

Chapter 204 Heat Emergencies. In：Tintinalli JE, Stapczynski JS, Ma OJ, et al. Tintinalli's Emergency Medicine：a comprehensive study guide, 7th edition. New York：McGraw–Hill Companies, Inc., 2010.
Bouchama A, Knochel JP. Heat Stroke. N Engl J Med 2002；346：1978–88.　PMID：12075060

B 横紋筋融解症の治療について述べよ．

横紋筋融解症は熱中症やクラッシュ症候群においてみられる病態であり，重篤な急性腎障害につながることがあるため注意が必要である．明確な診断基準は示されていないが，血液検査でのCK[★]やミオグロビンなどの上昇や，ミオグロビン尿の存在から本症を疑い，すぐに治療を開始する．ミオグロビン尿はいわゆるコーラ色を示し，尿検査で潜血反応陽性だが尿沈渣で血球を認めないというパターンをとる．

治療については，ミオグロビンによる腎障害の予防を考慮し，生理食塩液による大量輸液をまず開始すべきであるが，それ以外に確立された治療法は示されていない。輸液量の目安として尿量 4 mL/kg/時を維持できるように輸液を行うとされているが，強い根拠はない。理論的には，尿のアルカリ化によりミオグロビンによる腎障害を抑えることができるため，尿 pH 6.5以上を目安とした炭酸水素ナトリウムの投与も考慮されるが，これについても強いエビデンスはない。マンニトール投与やループ利尿薬投与，pentoxifyllineやビタミンEなどの活性酸素除去剤も治療法として示されているが，エビデンスレベルは低くルーチンでの使用は推奨されない。

Bosch X, Poch E, Grau JM. Rhabdomyolysis and acute kidney injury. N Engl J Med 2009；361：62–72. PMID：19571284

Kellum JA, Cerda J, Kaplan LJ, et al. Fluids for prevention and management of acute kidney injury. Int J Artif Organs 2008；31：96–110. PMID：18311727

Chapter 204 Heat Emergencies. In：Tintinalli JE, Stapczynski JS, Ma OJ, et al. Tintinalli's Emergency Medicine：a comprehensive study guide, 7th edition. New York：McGraw–Hill Companies, Inc., 2010.

Bouchama A, Knochel JP. Heat Stroke. N Engl J Med 2002；346：1978–88. PMID：12075060

★─ CK　クレアチンキナーゼ（creatine kinase）

市民マラソンにおける熱中症対応について説明せよ。

近年日本では，市民マラソン大会が各地で開催されているが，暑熱環境での持久走は熱中症の発症リスクがきわめて高いため，対策が不可欠である。また，環境条件に応じた熱中症のリスクを参加者に啓蒙することも大切である。市民マラソンのための指針がHughsonによって提唱され，米国やカナダで用いられている（表16–3）。

多数の熱中症患者が同時に発生した場合に備えて，十分な収容能力と冷房の完備された体育館などをクールダウンスペースとして前もって整備しておくなどの対策も望ましい。コース上に水分補給場所（エイド）を設置することも重要で，水分補給は「喉が渇いたら飲む」という戦略で低ナトリウム血症に注意することが推奨されている。

　熱中症患者発生時の応急処置は"FIRE"と教えられている。fluid：水分と塩分の補給，ice：冷却，rest：安静，emergency：緊急事態の認識，の頭文字である。ただし，

表16–3　市民マラソンのための指針

WBGT	危険度	警告
28℃〜	きわめて高い	ペースを十分落としても不快が起こる，競技を行ってはならない
23〜28℃	高い	ペースダウン，トレーニング不足のものは中止
18〜22℃	中程度	熱中症の徴候に注意し必要ならばペースダウン
〜18℃	低い	熱中症は起こりうるので注意が必要

（Hughson RL, Staudt LA, Mackie JM. Monitoring Road Racing in the Heat. Phys Sportsmed 1983；11：94–105. PMID：27431552をもとに作成）

実際の対応は逆順でEから開始することが重要で，見当識障害などⅡ度以上の熱中症を疑う症状があれば，すみやかな救急要請および搬送が望ましい。

日本救急医学会（編）．熱中症 〜 日本を襲う熱波の恐怖 〜．東京：へるす出版，2011；79–87．
Hughson RL, Staudt LA, Mackie JM. Monitoring Road Racing in the Heat. Phys Sportsmed 1983；11：94–105． PMID：27431552
Hew–Butler T, Rosner MH, Fowkes–Godek S, et al. Statement of the 3rd International Exercise–Associated Hyponatremia Consensus Development Conference, Carlsbad, California, 2015. Br J Sports Med 2015；49：1432–46． PMID：26227507

溺水

小林靖孟

A 溺水患者に対する現場での心肺蘇生について説明せよ．

救助者の安全確保を前提として，水からの引き上げと心肺蘇生を開始する．溺水における心停止の原因は窒息による低酸素が主と予想されるため人工呼吸を優先し，可能であれば，水の引き上げ前であっても接触直後から人工呼吸を開始する．すなわち，C–A–BではなくA–B–Cとして，最初に数回の人工呼吸（レスキューブレス）を行う．病院前では気道から液体を除去する処置は不要であり，心肺蘇生および酸素投与を継続しつつ病院へ搬送する．頸椎保護については，ガイドライン2010では全例で行う必要はないとされ，頭部からの飛び込みなどの情報が明らかでない場合には，むしろ気道確保を重視する．一方で，飛び込みや転落による外傷の可能性が高ければ，頸椎保護や全脊柱固定など，外傷初期診療に準じた対応を行う．

Vanden Hoek TL, Morrison LJ, Shuster M, et al. Part 12：cardiac arrest in special situations：2010 American Heart Association Guidelines for Cardiopulmonary Resuscitation and Emergency Cardiovascular Care. Circulation 2010；122：S829–61． PMID：20956228
Lavonas EJ, Drennnan IR, Gabrielli A, et al. Part 10：Special Circumstances of Resuscitation：2015 American Heart Association Guidelines Update for Cardiopulmonary Resuscitation and Emergency Cardiovascular Care. Circulation 2015；132：S501–18． PMID：26472998

B 溺水患者のGrade 1〜6の分類とは何か？

液体への浸水（immersion）あるいは浸漬（submersion）により窒息をきたした状態を溺水（drowning）と定義する．以前はこのようなタイプを湿性溺水と呼び，一方で，溺水時に声門が早期閉鎖することで液体が気道に入らずに窒息する病態が存在し，乾性溺水（near–drowning）と呼んでいたが，前述の定義では溺水として成立しないため，湿性/乾性溺水という用語は用いられなくなった．

溺水診療においては，低酸素血症，高二酸化炭素血症，体温異常症への治療が主体となる．また，溺水に至った背景の検索は重要で，失神やけいれんなどに関するフォローアップが必要になる場合もある．

溺水患者への処置については，Gradeごとの対応フローが有用である（図16–2）．詳細については，Szpilmanらの文献の2,105ページのFigure 1を参照されたい．このGrade分類は予想される生存率に対応しており，救助，Grade 1〜6に分類されている．Gradeが1から6へと上がるに従って重症および予後不良となる．聴診所見に

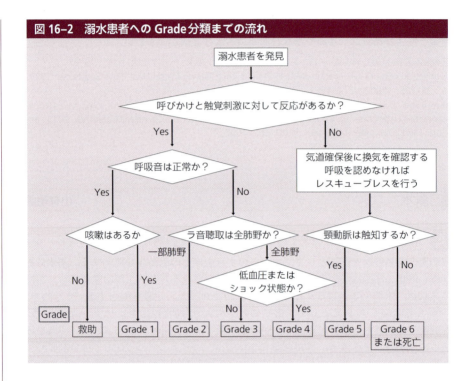

図16-2 溺水患者へのGrade分類までの流れ

異常のないGrade 1や異常があっても軽微なGrade 2はERでの対応が可能である。急性肺水腫をきたしていればICU管理が必要であり，加えて循環不全がみられていればGrade 4として対応する。Grade 5は脈拍触知する呼吸停止，Grade 6は心停止であり，いずれも自発呼吸再開後はGrade 4の介入へと移行する。

Szpilman D, Bierens JJ, Handley AJ, et al. Drowning. N Engl J Med 2012；366：2102–10. PMID：22646632

Ⓑ 45歳男性。海水浴場で溺水。現場で意識なし，呼吸停止，脈拍は触知。入院後の呼吸管理で気をつけることは何か？

前述の分類ではGrade 5に相当する。現場から人工呼吸と酸素投与を開始し，入院後はICUでの管理が必要となる。誤嚥性肺炎のリスクは高く，喀痰や血液培養の採取を行うが，抗菌薬投与は議論されるところであり，各症例で投与有無を検討する。透過性亢進や誤嚥性肺炎から，ARDS[★1]をきたす可能性が高く，陽圧換気を用いた肺保護戦略が望ましい。人工呼吸導入症例では通常24時間以内にはウィーニングを開始すべきでない。

呼吸状態が悪化しECMOを必要とする症例においては，人工サーファクタント，一酸化窒素（NO）吸入，PFC[★2]を用いた部分的液体換気療法なども考慮されるが，効果については研究中の段階で，推奨には至っていない。

Szpilman D, Bierens JJ, Handley AJ, et al: Drowning. N Engl J Med 2012；366：2102–10. PMID：22646632

★1 — ARDS　急性呼吸促迫症候群（acute respiratory distress syndrome）
★2 — PFC　パーフルオロカーボン（perfluorocarbons）

C　diving reflex とは何か？

2歳以下の小児では，顔面が20℃以下の冷たい水に曝露すると，反射的無呼吸，徐脈，末梢血管収縮が起きる。これを diving reflex といい，脳や心臓への血流が相対的に増えるため臓器保護に有利に働く。小児では体重あたりの体表面積が大きく中心部体温が下がりやすいことも重なり，小児の低体温溺水において不可逆的な脳障害に至るまでに時間的猶予が生じる一因となる。

Giesbrecht GG. Cold stress, near drowning and accidental hypothermia : a review. Aviat Space Environ Med 2000 ; 71 : 733–52.　PMID : 10902937

電撃傷
小林靖孟

B　電撃傷の特徴を低電圧，高電圧のそれぞれについて説明せよ。

電気が身体を流れることに伴う障害や損傷を狭義の電撃傷というが，スパークやアークなど通電を伴わない体表の熱傷を含めて広義の電撃傷という。

　電撃傷の症状には電圧による特徴がある。一般的な家庭のコンセントでみられる100Vや200Vの低電圧では，心室細動による感電現場での心停止のリスクが高くなる。街中の送電線でみられる6,600Vを超える高電圧になると感電の可能性が低くなり，広義の電撃傷が主となる。20,000V以上になるとスパークによる熱傷がほとんどとなる。高エネルギーの電流による受傷においては，その衝撃で跳ね飛ばされることによる鈍的外傷にも注意が必要である。

　電撃傷では，電流の皮膚流入部に出来る流入創，流出部に出来る流出創がみられ，流入部から流出部の通電経路に当たる臓器，組織も傷害される。流入創と流出創は通常の熱傷に準じた局所処置でよいが，通電経路では電気抵抗の低い筋肉，神経，血管が損傷を受けやすく，注意を要する。筋肉では，通電による直接的損傷，コンパートメント症候群が発生する。末梢神経が通電により傷害されると不可逆性の障害が残ることがある。血管では，血管内皮細胞の傷害により，血栓形成を原因とした血行障害や，動脈瘤形成をきたすことがある。動脈瘤形成は生命予後の面から重要であるが，主に2～4週後に起こるとされており，その時期の受傷部血管造影は有用であるとの報告もある。

Jain S, Bandi V. Electrical and lightning injuries. Crit Care Clin 1999 ; 15 : 319–31.　PMID : 10331131
横山智哉, 山中恵一, 伊藤英明子ほか. 動脈瘤を合併した電撃傷の1例. 皮膚臨床 2003 ; 45 : 899–902.
Chapter 212 Electrical Injuries. In : Tintinalli JE, Stapczynski JS, Ma OJ, et al. Tintinalli's Emergency Medicine: a comprehensive study guide, 7th ed. New York : McGraw–Hill, 2010.
日本救急医学会（監修）. 救急診療指針, 改訂第4版. 東京 : へるす出版, 2011 ; 520–1.

B 直流電流と交流電流では，電圧が同じならどちらが危険か？

電撃傷では，エネルギー量，通電時間，電流が直流か交流か，通電経路，によって傷害の性状が異なってくる。なお，通常の家庭用電源は交流電流であり，電池や落雷は直流電流である。

通常，直流と交流のいずれでも電圧や電流の大きさが大きいほど，電撃傷の程度は重くなる。50〜60 Hzの低周波数の交流電流では，心室細動を引き起こしやすく，同程度の直流電流よりもリスクが高いといえる。さらに，交流電流ではテタニーを起こすことがあり，受傷者が電源から離れることができず，通電時間が長くなってしまう場合もある。

直流電流による電撃傷として，落雷による雷撃傷は特殊であり，高電圧であるが通電時間がきわめて短い。皮膚の表面に発生するアーク放電により現れるシダの葉状の電紋は有名ではあるが，重篤な皮膚損傷や内部組織の損傷は起きにくい。電荷が影響して起こる不整脈や，衝撃による鈍的外傷がみられず，現場で心肺停止を認めなかった症例の生命予後は良好である。

Chapter 212 Electrical Injuries, 213 Lightning Injuries. In : Tintinalli JE, Stapczynski JS, Ma OJ, et al. Tintinalli's Emergency Medicine : a comprehensive study guide, 7th ed. New York : McGraw-Hill, 2010.
Lee RC, Zhang D, Hannig J. Biophysical injury mechanisms in electrical shock trauma. Annu Rev Biomed Eng 2000 ; 2 : 477-509. PMID : 11701521
Davis C, Engeln A, Johnson E, et al. Wilderness medical society practice guidelines for the prevention and treatment of lightning injuries. Wilderness Environ Med 2012 ; 23 : 260-9. PMID : 22854068

B 2歳女児。電撃傷にて口唇に挫創あり。創部の管理において気をつけることは何か？

口唇の電撃傷では全身性合併症はまれであり，局所の管理が中心となる。受傷直後には血管れん縮や血栓形成による血行障害のため出血はほとんど起きないが，約5日後より顔面動脈の分枝からの出血が約10%の症例でみられる。この遅発性動脈出血は受傷後2週間まで注意を要し，この経過観察のため入院を考慮する場合もある。前述の血行障害は進行性壊死の原因にもなり，日数の経過とともに壊死範囲が拡大する場合には，適切なデブリードマンが必要となることに加え，機能的あるいは美容的な問題から形成外科へのコンサルトを考慮する。

Chapter 212 Electrical Injuries. In : Tintinalli JE, Stapczynski JS, Ma OJ, et al. Tintinalli's Emergency Medicine : a comprehensive study guide, 7th ed. New York : McGraw-Hill, 2010.
Canady JW, Thompson SA, Bardach J. Oral commissure burns in children. Plast Reconstr Surg 1996 ; 97 : 738-44. PMID : 8628768
Garcia C, Smith G, Cohen DM, et al. Electrical injuries in a pediatric emergency department. Ann Emerg Med 1995 ; 26 : 604-8. PMID : 7486370

C 水中における感電事故の特徴を述べよ。

濡れた状態では電気抵抗は小さくなるため，同じ電圧でも電流は大きくなる。家庭用電源の100 Vであっても，心室細動を引き起こすに十分な電流量となる場合もあり，秒単位の通電時間になると危険である。加えて，持続的に電流が流れている水中に人

体が入った場合には，筋肉の自由を失い溺死のリスクが高くなる。

田中隆二，市川健二．産業安全研究所安全資料 電撃危険性と危険限界．労働省産業安全研究所，1971；24–8．
市川紀充，冨田 一．労働安全衛生総合研究所安全資料 感電の基礎と過去30年間の死亡災害の統計．独立行政法人 労働安全衛生総合研究所，2009：NO.25；11–5．

トリアージ（救急外来 / ER における）

小林靖孟

B JTAS と ESI について比較しながら述べよ。

救急外来にはさまざまな重症度や緊急度の患者が多数来院し，一度に対応可能な患者数を超える数の受診が生じることがある。その混雑した状況下でも，患者到着後短時間で重症度や緊急度を評価し，診療の優先順位を割り当てる方法は，救急外来の運用上重要であり，この方法は「院内トリアージ」としてさまざまな手法が考案され，検証されてきた。代表的なものとしては，米国の ESI[★1]，カナダの CTAS[★2]，英国の MTS[★3] などが挙げられる。日本でも ER 型救急の広まりに伴い，日本臨床救急医学会と日本救急看護学会が合同で設置したトリアージナース育成検討委員会により，カナダの CTAS を翻訳改編した JTAS[★4] の開発が進められている。

CTAS および JTAS は，広範な主訴別のリストを有し，主訴別に定められた臨床症状とバイタルサインや，訴えに関連づけられたパラメータ（痛みの程度など）に基づいて緊急度が決定される。緊急度の判定レベルは5段階で，蘇生レベルが青色，緊急が赤色，準緊急が黄色，低緊急が緑色，緊急受診が不要なものは白色と定義されている。災害時に行われるトリアージとの互換性を考えるなら，CTAS での青色は，災害現場や人材・資器材が不足している場合には黒色になる，と考えることで理解できる。成人と小児で異なる尺度が設定されていることや，オンラインのソフトでトリアージ判定がなされることも特徴で，観察者間一致率が優れているとする報告もみられる。

米国の ESI は，緊急度がバイタルサインや疾患の重症度に加えて，予想される検査や処置数に基づいて決定されることが特徴で，トリアージ担当看護師に訓練と経験を要するが，有用性は高いとされている（図16–3）。

日本救急医学会, 日本救急看護学会, 日本小児救急医学会, 日本臨床救急医学会(監修). 緊急度判定支援システム JTAS2012 ガイドブック. 東京：へるす出版, 2012；4–14.
日本救急医学会, 日本救急看護学会, 日本臨床救急医学会(監修). 緊急度判定支援システム CTAS2008 日本語版 / JTAS プロトタイプ. 東京：へるす出版, 2010；1–3.
Emergency Severity Index(ESI)：A Triage Tool for Emergency Department Care Version 4, Implementation Handbook 2012 Edition(http://www.ahrq.gov/professionals/systems/hospital/esi/index.html). 閲覧日：2017/04/23
Grafstein E, Innes G, Westman J, et al. Inter–rater reliability of a computerized presenting–complaint–linked triage system in an urban emergency department. CJEM 2003；5：323–9. PMID：17466140
Dallaire C, Poitras J, Aubin K, et al. Interrater agreement of Canadian Emergency Department Triage and Acuity Scale scores assigned by base hospital and emergency department nurses. CJEM 2010；12：45–9. PMID：20078918
Tanabe P, Gilboy N,Travers DA. Emergency Severity Index version 4：clarifying common questions. J Emerg Nurs 2007；33：182–5. PMID：17379042

Farrohknia N, Castren M, Ehrenberg A, et al. Emergency department triage scales and their components: a systematic review of the scientific evidence. Scand J Trauma Resusc Emerg Med 2011 ; 19 : 42. PMID : 21718476

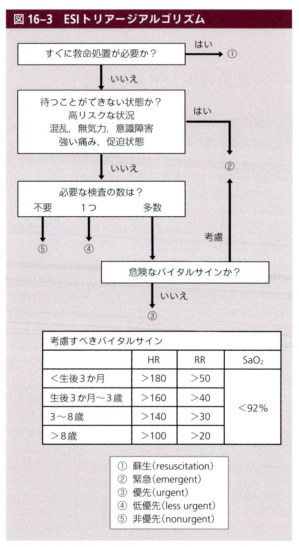

図16-3　ESIトリアージアルゴリズム

〔Emergency Severity Index（ESI）: A Triage Tool for Emergency Department Care version 4, Implementation Handbook 2012 Edition.（www.ahrq.gov/professionals/systems/hospital/esi/index.html）page.8 Figure 2–1a. ESI Triage Algorithm をもとに作成〕

★1― ESI　Emergency Severity Index
★2― CTAS　Canadian Triage Acuity Scale
★3― MTS　Manchester Triage Scale
★4― JTAS　日本版緊急度判定支援システム（Japan Triage and Acuity Scale）

C 「トリアージ」発祥の国はどこか？

フランス語の"triage"が語源であり，「選別」を意味する。17世紀よりコーヒー豆などを選別するという意味で用いられていたが，18世紀のフランス革命後の戦争においてフランス軍の衛生隊が野戦病院で始めたシステムがルーツである。それまでは重症度に関係なく身分の高い貴族から優先して治療されていたが，フランス革命により民主主義が誕生したことで，身分に関係なく医学的必要性による選別が始まった。

19世紀に入り，ナポレオン戦争の時期には軍事的あるいは社会的必要性も加味されたトリアージが行われるようになり，ヨーロッパ全体にトリアージシステムが広まった一方で，重症者は不衛生な環境下で満足な治療を受けられずに命を落とす状況となっていた。クリミア戦争の時代になり，トリアージ重症患者収容施設の医療衛生改革を統計に基づいて進め，死亡率を改善させたのがナイチンゲールである。3ページの「トリアージの語源は何か？」も参照。

高山病

小林靖孟

B 高山病において，緊急に下山すべき場合について述べよ。

高山病は低酸素が原因で起こる症候群であり，高地順応していない状態で2,000 m以上の高地に行ったことを前提として発症し，標的臓器は脳と肺である。高地性頭痛，高地脳浮腫は脳の病態生理を反映し，高地肺水腫は肺の病態生理を反映する。高地性頭痛は酸素投与や鎮痛薬による対症療法で十分といえる。二日酔いのような初発症状を示す急性高山病には重症度に幅があり，急性高山病の症状を認めている最中に高度上昇を続けていくと，失調性歩行や意識障害を示す高地脳浮腫に至ることがある。<u>高地脳浮腫や高地肺水腫を疑った場合，すなわち，意識障害や呼吸困難をきたしていれば，緊急下山が必要である。</u>

急性高山病の管理は，症状が改善するまで登高しない，内科的治療で改善しない場合には下山する，という原則に従う。<u>アセタゾラミドは高地順応を早め，急性高山病に対して予防にも治療にも有効とされるが，効果を得るまでに12～24時間を要する。</u>デキサメサゾンは迅速に急性高山病や高地脳浮腫への治療効果を発揮するが，順応を改善するわけではない。したがって，緊急下山のために時間を要する状況下では，これら両方の薬剤を使用することは理に適っているといえる。

Luks AM, McIntosch SE, Grissom CK, et al. Wildernss Medical Society consensus guidelines for the prevention and treatment of acute altitude illness : 2014 update. Wilderness Environ Med 2014 ; 25 : S4-14. PMID : 25498261
Imray C, Booth A, Wright A, et al. Acute altitude illnesses. BMJ 2011 ; 343 : d4943. PMID : 21844157
Low EV, Avery AJ, Gupta V, et al. Identifying the lowest effective dose of acetazolamide for the prophylaxis of acute mountain sickness : systematic review and meta-analysis. BMJ 2012 ; 345 : e6779. PMID : 23081689
Keystone JS, Freedman DO, Kozarsky PE, et al(編), 岩田健太郎(監訳). キーストンのトラベル・メディシン. 東京：メディカル・サイエンス・インターナショナル, 2014 ; 397-409.

Ⓑ 高地肺水腫の治療法を述べよ。

高地肺水腫は肺高血圧と毛細血管圧の上昇を特徴とする非心原性肺水腫であり，左室機能は一般に正常である．高地に上った2〜4日後に起こり，運動能の低下や乾性咳嗽を初期症状として，次第に呼吸困難が進行する．重症度はさまざまであるが，2〜3時間で致死的になることもあり，高地に関連した死亡原因として最多である．

高地肺水腫の治療は酸素投与あるいは再圧であるが，実際は重症度とロジスティクスによって決まる．酸素が利用できる場合は$SpO_2>90\%$を保つように酸素投与を行い，酸素が利用できない場合は高圧チャンバーを使用する．酸素も高圧チャンバーも利用できない場合には，運動と低温によるストレスを最小限に抑えつつただちに下山させる．下山も難しい場合には，ニフェジピン(初回10 mg経口投与，以後は12時間ごとに徐放製剤30 mg経口投与)を用いる．シルデナフィルとタダルナフィルは肺動脈圧を減少させ高地肺水腫予防に有用ではあるが，治療としての有効性に関してはまだ示されていない．

Luks AM, McIntosch SE, Grissom CK, et al. Wildernss Medical Society consensus guidelines for the prevention and treatment of acute altitude illness : 2014 update. Wilderness Environ Med 2014 ; 25 : S4–14. PMID : 25498261

Imray C, Booth A, Wright A, et al. Acute altitude illnesses. BMJ 2011 ; 343 : d4943. PMID : 21844157

Keystone JS, Freedman DO, Kozarsky PE, et al(編), 岩田健太郎(監訳). キーストンのトラベル・メディシン. 東京 : メディカル・サイエンス・インターナショナル, 2014 ; 397–409.

Ⓒ 富士登山で高山病を発症しやすいルートはどれか？

富士山は日本国内の最高峰である一方，アクセスのよさから初心者が登山しやすく，高山病の発症には注意が必要である．主要な登山道は富士宮ルート，須走ルート，御殿場ルート，吉田ルートの4つがあり，一般的には五合目からの登山となるが，五合目の標高はルートによって大きく異なる．

富士登山による高山病についてルート別に検討した先行研究はみられないため，リスク評価による考察を行う．一般に，登山による高山病予防には，順応時間の設定とオーバーペースの回避が重要である．ガイドやツアー利用のない個人登山では，順応時間を十分に設定していないケースが多く，高山病発症のリスクとなる．また，林などの障害がない登山道はペースが上がりやすく，リスクといえる．

以上を踏まえ，マイカー使用で標高の高い登山口に到達しやすく，登山開始直後よりオーバーペースになりやすいルートとして，富士スバルライン五合目からの吉田ルートが挙げられる．富士宮口も登山口の標高が高いが，すぐに登り斜面になるためペースが上がりにくい．

いずれにせよ，登山口に到着してまず数時間の順応時間をおき，ゆっくりとしたペースで登山を行うよう意識すべきであり，高山病を発症した際には無理をせず下山することが重要である．

減圧障害 / 圧外傷

小林靖孟

> **B** スキューバダイビングの際に起こる合併症について説明せよ。

潜水中の圧外傷と，浮上後に起こる減圧症への理解が重要である。

圧外傷は肺外病変と肺病変に大別される。肺外病変は中耳，内耳，副鼻腔で発症し，ゆっくりとした潜降により対応可能だが，痛みがあるにもかかわらず潜降を続ければ鼓膜破裂によるめまいを起こすこともある。肺の圧外傷は浮上中に圧縮空気が膨張することで起きる肺胞破裂から，気胸，縦隔気腫，皮下気腫，動脈ガス塞栓症を引き起こす。動脈ガス塞栓症は浮上中の息こらえや急浮上をリスク因子として浮上後5〜10分以内に起こり，脳塞栓症，急性冠症候群などの症候をきたす。

減圧症は，ダイビング中に血液や組織に溶け込んだ窒素などの気体が浮上後，主に静脈系で気泡化することをきっかけに，大半が浮上後24時間以内に発症する。非全身性の1型減圧症は，じんま疹などの皮膚症状や筋骨格系の痛みを呈する。中枢神経症状，脊髄症状，前庭症状，心肺症状があれば，2型減圧症として緊急再加圧を要する。ダイビング後の早すぎる飛行機搭乗は減圧症のリスクを増加させるため，ダイビング1回の場合は少なくとも12時間，複数回のダイビングの場合は18時間待つことが推奨されている。

減圧症および動脈ガス塞栓症に対しては，応急処置として100％酸素と全身状態の安定化を行い，その後に可及的すみやかに高気圧室（多人数用チャンバー）での再加圧を行う。米国海軍治療表6（US navy "Table 6"）は最もよく使われる再加圧スケジュールであり，水深60フィート（2.8絶対気圧）まで加圧して約5時間かけて治療を行うが，酸素中毒を防ぐために100％酸素投与にインターバルを設定することや，減圧速度は1フィート/分と時間をかけることなどに注意する（図16-4）。

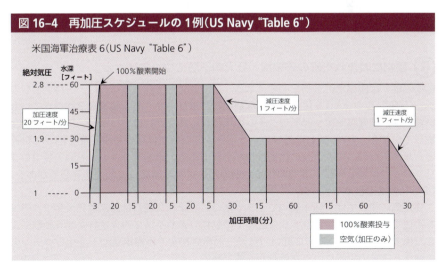

図16-4 再加圧スケジュールの1例（US Navy "Table 6"）

〔Chapter 17 Diagnosis and treatment of decompression sickness and arterial gas embolism. in : Naval Sea Systems Command, U.S. Department of the Navy. U.S. Navy Diving Manual, Revision 7. 2016, volume 5（www.navsea.navy.mil/Home/SUPSALV/00C3-Diving/Diving-Publications/より入手可）の Figure 17-5 を改変〕

Lynch JH, Bove AA. Diving medicine: a review of current evidence. J Am Borad Fam Med 2009;22:399–407.　PMID:19587254
Keystone JS, Freedman DO, Kozarsky PE, et al(編),岩田健太郎(監訳).キーストンのトラベル・メディシン.東京:メディカル・サイエンス・インターナショナル,2014;411–7.
日本救急医学会(監修).救急診療指針,改訂第4版,東京:へるす出版,2011;537–9.
Chapter 17 Diagnosis and treatment of decompression sickness and arterial gas embolism. In : Naval Sea Systems Command, U.S. Department of the Navy. U.S. Navy Diving Manual, Revision 7. 2016, volume 5(www.navsea.navy.mil/Home/SUPSALV/00C3-Diving/Diving-Publications/より入手可).
閲覧日:2017/04/23

虫刺症・動物咬傷　　　　花木奈央,佐藤信宏

A　動物咬傷において,ネコとイヌのどちらが危険か? その理由も述べよ。

動物咬傷において,ネコ咬傷は感染率20〜80%と感染のリスクが高いことが知られている。その理由としては,ネコ咬傷では開口部は小さいが深いために洗浄が難しく,深部感染に発展しやすいためと考えられている。

　ネコ咬傷・イヌ咬傷ともに口腔内細菌である好気性菌・嫌気性菌と受傷者の皮膚の常在菌が感染の原因となる。*Pasteurella multocida*やβラクタマーゼ産生の嫌気性グラム陰性桿菌が原因となることがあり,これらに対してはペニシリン・第一世代セファロスポリン系単剤では無効なことがあるため,抗菌薬はアモキシシリン・クラブラン酸を選択する。　　　　　　　　　　　　　　　　　　　<花木奈央>

Thomas N, Brook I. Animal bite-associated infections: microbiology and treatment. Expert Rev Anti Infect Ther 2011;9:215–26.　PMID:21342069
Talan DA, Citron DM, Abrahamian FM, et al. Bacteriologic analysis of infected dog and cat bites. Emergency Medicine Animal Bite Infection Study Group. N Engl J Med 1999;340:85–92.　PMID:9887159

B　動物に咬まれた際の破傷風・狂犬病予防について述べよ。

動物咬傷では破傷風の予防が必要となる。特に注意が必要となるのは,三種混合ワクチン(DTP[★1]ワクチン)を接種していない場合であり,ワクチン接種を3回行っていない場合は,破傷風トキソイドワクチンの接種を行わなければいけない。ワクチンを接種していても,10年以上経過している場合は破傷風抗体価が基準値を下回っている場合があるため,ワクチンの追加接種が必要である。破傷風トキソイドや免疫グロブリンの投与に関しては,患者の年齢や創の汚染状況を考慮して判断する必要がある。CDC[★2]の推奨基準を表16-4に示す。

　狂犬病に関しては,日本国内でイヌやネコに咬まれた場合は通常は狂犬病ワクチンを接種する必要はない。狂犬病蔓延国での動物咬傷や不法に輸入された哺乳動物による咬傷では,WHOの勧告に従い,洗浄・消毒に加えて組織培養型不活化ワクチンの接種など接触の程度に応じた処置が必要である。　　　　　　　　　<花木奈央>

山根一和,八木哲也,高橋元秀ほか.外傷後の破傷風予防のための破傷風トキソイドワクチンおよび抗破傷風ヒト免疫グロブリン投与と破傷風の治療.IASR 2002;23:4–5(idsc.nih.go.jp/iasr/23/263/dj2632.html).　閲覧日:2017/04/17

表 16-4 創傷処置における破傷風予防

年齢(歳)	ワクチン接種歴	創の状況 きれいな小さい創	創の状況 それ以外の創
0〜6	年齢に応じたDTPワクチン接種歴がない，もしくは不明	DTPワクチン	DTPワクチン，免疫グロブリン
	年齢に応じたDTPワクチン接種歴がある	推奨なし	推奨なし
7〜10	DTP接種が未完了，もしくは不明	DTPワクチン	DTPワクチン，免疫グロブリン
	DTP接種が完了し，最終接種から5年未満	推奨なし	推奨なし
	DTP接種が完了し，最終接種から5年以上	推奨なし	破傷風トキソイド，患児が10歳に達していればワクチン接種が望ましい
11以上	ワクチン接種不明，あるいは投与が3回未満	DTPワクチン	DTPワクチン，免疫グロブリン
	3回以上のワクチン接種あり，最終接種から5年未満	推奨なし	推奨なし
	3回以上のワクチン接種あり，最終接種から5〜10年	推奨なし	破傷風トキソイド
	3回以上のワクチン接種あり，最終接種から10年以上	破傷風トキソイド	破傷風トキソイド

〔CDCのTetanus Prevention after a Disaster(www.cdc.gov/disasters/disease/tetanus.html)の表を改変〕

Prevention C for DC and Tetanus Prevention I Health and Safety Prevention(www.cdc.gov/disasters/disease/tetanus.html) 閲覧日：2017/04/17
世界狂犬病デー実行委員会(WRD). Rabies Information(nichiju.lin.gr.jp/kousyu/rabies/index.html) 閲覧日：2017/04/17

★1— DTP ジフテリア・破傷風・百日咳(diphtheria–tetanus–pertussis)
★2— CDC 米国疾病対策センター(Centers for Disease Control and Prevention)

Ⓑ ケンカで相手の人に噛みつかれた。診察で気をつけることは何か？

ヒトに噛みつかれた場合(ヒト咬傷)では，感染率10〜15％という報告がある。ヒトの口腔内の好気性菌・嫌気性菌や受傷者の皮膚の常在菌・汚染菌が感染の原因となり，*Eikenella*やβラクタマーゼ産生の嫌気性グラム陰性桿菌などに対しては，ペニシリ

ン・第一世代セファロスポリン系単剤では無効なことがあるため，抗菌薬はアモキシシリン・クラブラン酸を選択する．また，加害者の口腔内に血液がある場合は，加害者のHIV[★1]，HBV[★2]，HCV[★3]，梅毒を調べる．

また，握りこぶしで相手の顔面を殴った際に加害者側のMCP[★4]/PIP[★5]関節に歯が当たって出来た傷を"clenched fist injury"という．創が小さいため受傷直後は軽傷に見えるが，深部に達しやすく，感染が周囲に広がり重症化しやすいため注意が必要である．440ページの「fight biteとは何か？ 診察で気をつけることは何か？」も参照．

<花木奈央>

Thomas N, Brook I. Animal bite-associated infections: microbiology and treatment. Expert Rev Anti Infect Ther 2011；9：215-26. PMID：21342069

- ★1 — HIV　ヒト免疫不全ウイルス（human immunodeficiency virus）
- ★2 — HBV　B型肝炎ウイルス（hepatitis B virus）
- ★3 — HCV　C型肝炎ウイルス（hepatitis C virus）
- ★4 — MCP　中手指節（関節）（metacarpophalangeal joint）
- ★5 — PIP　近位指節間（関節）（proximal interphalangeal）

A　日本紅斑熱とはどのような虫に刺されて起こる，どのような病態か？

日本紅斑熱とは，*Rickettsia japonica*を起因病原体とするリケッチア症で，マダニに刺咬されることで感染する．症状は非特異的なものが多く，発熱・頭痛・倦怠感・意識レベルの低下（いつもと違ってぼんやりしている，など）である．

日本では，太平洋側の温暖な地域が好発地帯として知られている．これらの地域に居住・滞在した人で，マダニが生息する草むらや山に立ち入ったというエピソードがあり潜伏期間2〜7日の後，発熱・皮疹・痂皮を三徴候として発症する．採血結果では，CRP上昇，AST[★1]/ALT[★2]上昇，白血球減少，血小板減少が認められる．診断に際しては，ペア血清を各都道府県衛生研究所へ提出し，抗体価の上昇をもって診断する．主にPCR[★3]にて診断となることもある．なお，第4類感染症に指定されており，診断をした医師はただちに最寄りの保健所に届け出る必要がある．

<花木奈央>

Mahara F. Japanese spotted fever：report of 31 cases and review of the literature. Emerg Infect Dis 1997；3：105-11. PMID：9204291
高垣謙二．皮膚と微生物 日本紅斑熱とつつが虫病．Prog Med 2015；35：1863-68．

- ★1 — AST　アスパラギン酸アミノトランスフェラーゼ（aspartate aminotransferase）
- ★2 — ALT　アラニンアミノトランスフェラーゼ（alanine aminotransferase）
- ★3 — PCR　ポリメラーゼ連鎖反応（polymerase chain reaction）

B　10歳女児．ハチに刺された．診察すると，右上腕にハチの針が残っている．除去する際に注意すべき点は何か？

ハチに刺されたとき，特にミツバチに刺された場合は，針が患部に残っている場合が多い．針の根元には毒嚢という毒液が溜まった袋が存在している．毒液は数秒にわたって体内に放出されるので，できるだけ早く除去したほうがよい．数秒以上経過すると毒液はすべて注入されており，毒液が入らないように除去しても意味がないという報告がある．針が残っているとアレルギー反応を起こすことがあるため，針の除去は行ったほうがよい．

針を除去する際は，ピンセットでつまむようにして取るほうが毒嚢を破損しにくい

という点で望ましい．野外などでピンセットがない場合は，指やカードなどで横から払うようにする． 〈花木奈央〉

Visscher PK, Vetter RS, Camazine S. Removing bee stings. Lancet 1996；348：301-2． PMID：8709689
Jain V, Shome D, Natarajan S. Corneal bee sting misdiagnosed as viral keratitis. Cornea 2007；26：1277-8． PMID：18043193

A 22歳男性．海で泳いでいてクラゲに刺された．救急外来で行う処置は何か？

クラゲ刺傷は海洋生物刺傷のなかで最も多い．日本各地沿岸では，アンドンクラゲ，カツオノエボシによる被害が多く，7〜9月に多発する．沖縄近海では，ハブクラゲという毒性の強いクラゲが多くみられ，死亡事故も報告されている．患者はクラゲに気づかず，突然の痛みから刺されたことに気がつくことが多い．クラゲの触手から毒が注入され，痛み・かゆみ・膨疹といった皮膚症状や全身症状を引き起こす．

救急外来で行う処置としては，呼吸・循環の異常がある場合は安定化を図ることになる．皮膚症状に対しては，触手が残っている場合は海水をかける，プラスチックのカードで優しくこするなどを行い除去する．食酢を受傷部位にかけることで，毒の放出が抑制される可能性（カツオエボシ以外による受傷）が報告されているが，逆に悪化するという報告もあり，食酢の効果についての結論は得られていない．鎮痛に対しては，冷却よりも45℃の温水に20分程度浸すほうが効果的という報告がある．その後の局所症状に対しては，外用薬や鎮痛剤内服により対応する． 〈花木奈央〉

Hartwick R, Callanan V, Williamson J. Disarming the box-jellyfish：nematocyst inhibition in Chironex fleckeri. Med J Aust 1980；1：15-20． PMID：6102347
Birsa LM, Verity PG, Lee RF. Evaluation of the effects of various chemicals on discharge of and pain caused by jellyfish nematocysts. Comp Biochem Physiol C Toxicol Pharmacol 2010；151：426-30. PMID：20116454
Loten C, Stokes B, Worsley D, et al. A randomised controlled trial of hot water（45 degrees C）immersion versus ice packs for pain relief in bluebottle stings. Med J Aust 2006；184：329-33. PMID：16584366

C クラゲ以外の海の生物に刺された・咬まれた際の対処法を述べよ．

クラゲ以外の海洋生物による刺傷としては，サンゴ，ウニ，アカエイが挙げられる．サンゴはクラゲと類似した症状を呈することが多く対処法も同じであるが，火炎サンゴといわれる一部のサンゴ・イソギンチャクは強い毒を有しており，痛みも強く，嘔気・嘔吐・下痢などの全身症状を呈するため注意が必要である．

ウニの棘が刺さった際の症状は局所の発赤・腫脹・出血である．棘はすぐに取り除く必要がある．皮膚の色が変化している場合は棘が残存している恐れがあるが，受傷から48時間以内に消退した場合は棘が残存している可能性は低い．棘の残存の評価に際しては超音波やX線検査が有効である．

アカエイは尾の裏側の棘に毒を有しており，浅瀬にいるアカエイを踏んで受傷することが多い．棘がギザギザしているため，受傷部位からは大量に出血し痛みも激しい．また，多くのケースで，失神・脱力・嘔気・不安感などの症状がみられる．棘が残存していると感染のリスクが増加するため，海水（塩水）で優しく洗い流すなどして，破片を取り除く．破傷風予防も含めた創処置が必要である． 〈花木奈央〉

Perkins RA, Morgan SS. Poisoning, envenomation, and trauma from marine creatures. Am Fam Physician 2004；69: 885–90.　PMID：14989575

 ダニ咬傷の患者においてダニが皮膚に付着していた場合の適切な除去方法は何か？

ダニが皮膚に付着している場合に無理に除去しようとしてはいけない．ダニが吸血中の場合は皮膚に口先が食い込んでいるため，無理に引っ張ることで口が皮膚に残存し，皮膚切開による除去が必要となるためである．
　安全な除去方法は以下のとおりである．
（1）ピンセットや鉗子を用いて，できるだけ皮膚表面に接するところでダニをつまむ
（2）ひねることなく，一定の力で垂直方向にゆっくりとダニを持ち上げる
（3）この際，傷口からの感染を防ぐため，ダニをつぶしたりしてはいけない
　これ例外の方法としては，市販されている専用の器具を用いることも1つである．除去後は傷口の洗浄・消毒を行い，日本紅斑熱・リケッチア症の可能性を考慮し，発疹の出現に注意するなどの説明を行う．　　　　　　　　　　　　　＜花木奈央＞

Hu L. Evaluation of a tick bite for possible Lyme disease. UpToDate（www.uptodate.com/contents/evaluation-of-a-tick-bite-for-possible-lyme-disease）．

 マムシ咬傷で抗毒素の使用を考慮するのはどういうときか？

琉球諸島以外の日本においてみられるヘビ咬傷の多くがマムシ咬傷である．ヘビ咬傷でも，ハブとマムシでは受傷直後から疼痛・腫脹がみられるのが特徴である．
　アナフィラキシー症状を呈することもあるため，呼吸・循環状態など全身状態の評価を行い，わずかでも腫脹などの症状があれば，経過観察を行う．腫脹・疼痛部位を確認し，症状の進行速度を把握するために油性ペンなどでマーキングを行う．腫脹の広がりがあれば，血管確保を行う．多くの症例で，毒に対する直接的な作用はもたないものの溶血阻止や抗炎症作用を期待してセファランチンが投与される．
　抗毒素の投与に際しては，Grade分類を用いた重症度に従って判断される（表16–5）．受傷後数時間で腫脹範囲がGrade Ⅱを超える，腫脹が広がっていなくても血圧低下や複視などの全身症状が認められれば，重症化するリスクがあるため抗毒素を投与する．抗毒素投与時はアナフィラキシーなどの重篤な副作用が生じるリスクが高

表 16–5　マムシ咬傷の Grade 分類

Grade Ⅰ	咬まれた局所の腫脹
Grade Ⅱ	手関節，足関節までの腫脹
Grade Ⅲ	肘・膝関節までの腫脹
Grade Ⅳ	1肢全体に及ぶ腫脹
Grade Ⅴ	体幹に及ぶ腫脹・全身症状を伴うもの

〔堺 淳．特集 毒蛇咬傷（マムシ，ヤマカガシ）の診断と治療．中毒研究 2013；26：の196ページのTable 5を改変〕

い．アナフィラキシー予防のために，抗ヒスタミン薬とステロイド投与について考慮し，気道確保やアドレナリン投与の準備をしたうえで実施する． ＜花木奈央＞

崎尾秀彦，横山孝一，内田朝彦．当院におけるマムシ咬傷について．臨外 1985；40：1295-7．
堺 淳．特集 毒蛇咬傷（マムシ，ヤマカガシ）の診断と治療．中毒研究 2013；26：193-9．

A SFTS[★1]とはどのような病態か？

SFTSとは，マダニが媒介するSFTSウイルスによって引き起こされる感染症であり，日本・中国・韓国で患者が発生している．感染経路はウイルスを保有するマダニに咬まれることによると考えられているが，患者の血液からも感染するという報告もあり，注意が必要である．

　SFTSウイルスに感染すると，6日～2週間の潜伏期を経て，発熱や食欲低下・嘔吐・下痢などの消化器症状が前駆症状として出現する．1週間ほどの前駆症状ののち，頭痛，筋肉痛，意識障害や失語などの神経症状，リンパ節腫脹，出血症状が出現する．検査結果としては，血小板減少，白血球減少，低Na血症・低Ca血症，AST・ALT・LDH[★2]・CK上昇，尿検査異常（蛋白尿・血尿）が認められる．確定診断は急性期の血液や咽頭ぬぐい液や尿などの体液を用いたウイルス学的検査法によってなされる．

　死亡率は15％前後とされ，重症度は免疫抑制状態とウイルス血症の程度と相関する．抗ウイルス薬やワクチンなどの特異的な治療法はなく，対症療法が行われる．

＜花木奈央＞

Kim WY, Choi W, Park S-W, et al. Nosocomial transmission of severe fever with thrombocytopenia syndrome in Korea. Clin Infect Dis 2015；60：1681-3．　PMID：25694652
Zhang Y-Z, He Y-W, Dai Y-A, et al. Hemorrhagic fever caused by a novel Bunyavirus in China：pathogenesis and correlates of fatal outcome. Clin Infect Dis 2012；54：527-33．　PMID：22144540

★1— SFTS　重症熱性血小板減少症候群（severe fever with thrombocytopenia syndrome）
★2— LDH　乳酸脱水素酵素（lactate dehydrogenase）

B ヒアリに咬まれたと患者が来院した．どうするか？

ヒアリ（RIFA★，*Solenopsis invicta*）は，体長2.5～6 mmと小型であるが，攻撃性が強い．毒針を有しており，刺されると焼けるような局所的な痛みが生じる．アナフィラキシーショックを生じることがあり，呼吸状態や循環動態に問題がないか確認が必要である．また，24時間くらいしてから，無菌性膿疱が生じる．無菌性膿疱が破れると，二次感染を生じることがあり，糖尿病の既往がある場合は要注意である．虫刺部の瘙痒感や痛みには，抗ヒスタミン薬内服とステロイド軟膏を使用する．

＜佐藤信宏＞

夏秋 優．海外の危険なアリ．In：Dr. 夏秋の臨床図鑑 虫と皮膚炎：皮膚炎をおこす虫とその生態／臨床像・治療・対策．東京：学研メディカル秀潤社，2013；51.
Haddad Junior V, Larsson CE. Anaphylaxis caused by stings from the Solenopsis invicta, lava-pés ant or red imported fire ant. An Bras Dermatol 2015；90：22-5．　PMID：26312665
Wong SS, Yuen KY. Red imported fire ants in Hong Kong. Hong Kong Med J 2005；11：131-2．　PMID：15815069

★— RIFA　ヒアリ（red imported fire ants）

熱傷

花木奈央

A 熱傷におけるParkland（Baxter）の公式とは何か？　また，他の公式はあるか？

日本熱傷学会の熱傷診療ガイドラインでは，成人で15％TBSA★以上，小児で10％TBSA以上では，熱傷受傷2時間以内の初期輸液開始が推奨されている。初期輸液では，乳酸リンゲルなどのほぼ等張の糖質液を使用するのが標準的である。

適切な初期輸液の量とその速度に関しては現時点で結論は得られていないが，Parkland（Baxter）やmodified Brookeの公式が知られている。

Parkland法は％TBSA×体重（kg）×乳酸リンゲル液 4 mLで求められた総輸液量を最初の8時間で半量を投与し，残りを次の16時間で投与する，というものである。

modified Brooke法は％TBSA×体重（kg）×乳酸リンゲル液 2 mLで求められた総輸液量を24時間で投与する，というものであり，輸液による合併症を少なくすることができるという研究もある。

一方で，近年，熱傷の初期輸液でParkland法が推奨するよりも多くの輸液を要したという報告もある。初期輸液開始後は，主に尿量を指標に輸液を調節し，成人では0.5 mL/kg/時以上，小児では1.0 mL/kg/時以上の尿量が目安となる。また，小児では成人と比較してより多くの輸液を必要とすることが多いことに留意すべきである。

日本熱傷学会．熱傷診療ガイドライン，改訂第2版；40–1（http://jsbi-burn.org/members/guideline/index.html）．閲覧日：2017/04/17

Chung KK, Wolf SE, Cancio LC, et al. Resuscitation of severely burned military casualties : fluid begets more fluid. J Trauma 2009；67：231–7．PMID：19667873

★— TBSA　熱傷面積（total body surface area）

A 気道熱傷を疑う患者とはどのような患者か？　また，気道熱傷が疑われる場合の対処法を述べよ。

気道熱傷は，火災や爆発の際に生じる煙やガス，高温の水蒸気を吸入することによって引き起こされる。室内や閉所での火災という受傷機転や，口腔・咽頭内にススが付着している，嗄声，聴診でラ音を聴取する，という身体所見は気道熱傷を疑うきっかけとなる。

気道熱傷が疑われるときは気管支ファイバースコープを用いて，気管支壁へのススの付着，粘膜の発赤・壊死の有無を確認し，これらの所見があれば気道熱傷と診断される。気道熱傷の初期治療としては，予防的な早期気管挿管を考慮してもよいが，気道熱傷単独の理由ですぐに挿管するのではなく，慎重にモニタリングを行い，上気道閉塞症状が出た時点で挿管する方針でもよいとされており，施設の状況に応じた対応を行うべきである。また，抗菌薬のルーチンでの予防投与は望ましくないとされており，1970〜1980年代に推奨されていたステロイド投与は推奨されていない。

日本熱傷学会．熱傷診療ガイドライン，改訂第2版；19–25（http://jsbi-burn.org/members/guideline/index.html）．閲覧日：2017/04/17

A 小児の熱傷を診察する際に児童虐待早期発見の観点から重要なことは何か？

日本小児科学会による『子ども虐待診療手引き，第2版』によると，身体的虐待におい

て熱傷は約9％という報告があるが，タバコ熱傷が多く存在するために見逃さないようにすべき，と記載されている．虐待による熱傷の特徴としては，(1) 外部から見えにくい大腿内側部や背部などに存在する，(2) 新旧混在している，(3) 熱傷痕が境界明瞭で熱傷深度が均一である，ことが挙げられる．具体的には，熱湯をかぶったという受傷機転であるにもかかわらず飛び散りによる痕がない，アイロンなどの受傷の原因となった熱源の形態がはっきり残っている，などである．

付添人・本人から受傷時の状況を詳細に聴取するとともに，熱さによる子どもの本能的な逃避・回避行動が熱傷面にみられるかどうかを見極めることが，虐待による熱傷の診断には重要である．

日本小児科学会. 子ども虐待診療手引き, 第2版；9-10（www.jpeds.or.jp/modules/guidelines/index.php?content_id=25）. 閲覧日：2017/04/17

Ⓑ 小児と成人の熱傷にて高次医療機関に搬送する基準は何か？

米国熱傷学会によるABLS★による熱傷専門施設の搬送基準は表16-6のとおりであり，1つでも合致するものがある場合は専門施設に連絡し指示を仰ぐべきであるとされている．

表16-6　熱傷専門施設への搬送基準

- 10％TBSAを超える部分層熱傷（Ⅱ度熱傷）
- 顔面，手，足，性器，会陰，大関節を含む熱傷
- Ⅲ度熱傷（年齢を問わない）
- 雷撃傷を含む電気熱傷
- 化学熱傷
- 気道熱傷
- 管理が難しい，回復に時間がかかる，死亡率に影響を及ぼす可能性のある疾患を有する場合
- 熱傷と同時に外傷があり，熱傷による発病や死亡がもたらされる可能性がある場合
- 小児のケアを専門的に行えない施設である場合（小児熱傷患者において）
- 特別な社会的，心理的，リハビリテーションの介入が必要である場合

（American Burn Association. Advanced Burn Life Support Provider Manual, Chicago：American Burn Association, 2011；75-80をもとに作成）

American Burn Association. Advanced Burn Life Support Provider Manual, Chicago：American Burn Association, 2011；75-80.

★— ABLS　advanced burn life support

Ⓑ 特殊な対応をすべき熱傷は何か？

特殊な対応をすべき熱傷について，(1) 部位，(2) 受傷形態に分けて記す．

(1) **部位**
- **手指**：手指は創傷処置が難しい部位であるが，1本ずつ分けて処置をしないと癒合をするリスクがあるためガーゼなどで分けて処置をしなければいけない，また，浮腫や瘢痕拘縮などにより可動制限が生じる恐れがある
- **顔面**：鼻や耳介は軟骨が露出することで創治癒が遷延し瘢痕を残すことがあり，眼瞼は瘢痕拘縮により機能障害を残すことがあるため注意が必要である

(2) 受傷形態
- **低温熱傷**：受傷早期は一見浅い熱傷に見える場合もあるが，皮膚壊死は全層に至ることが多いため注意が必要である
- **化学熱傷**：原因となる化学物質の除去が重要であり，水洗いを十分に行う必要がある。

野村 正，寺師浩人．急性創傷のピットフォール！ 誤った対応をしないポイント　すぐに家に帰らせてはいけない一見軽微な急性創傷を見逃さないポイント．薬局 2013；64：2979–83．

CO中毒

花木奈央

A　CO中毒における，COHb[★1]血中濃度の有用性，意義について述べよ。

一酸化炭素中毒（CO[★2]中毒）でみられる症状は，頭痛（90％），嘔気・嘔吐（50％），倦怠感（50％），意識障害（30％），脱力（20％）と非特異的なものが多い。COHb血中濃度上昇は，血中の酸化ヘモグロビン濃度の低下と相関するため，CO中毒の診断に有用である。日常診療で頻繁に測定されるSpO₂は，重症のCO中毒患者であっても良好な値が出るため診断の参考とはならない。

COHb濃度は血液ガス採血により測定されるが，循環動態が安定している患者では，静脈血ガスと動脈血ガスで結果が相関していたという報告がある。COHb血中濃度は非喫煙者では通常5％以下，喫煙者でも10〜15％以下であり，この値を超えていた場合はCO中毒と診断ができる。

一方，来院時のCOHb濃度はCO中毒の重症度と必ずしも相関しないこともいわれており，治療に際しては注意が必要である。

Harper A, Croft-Baker J. Carbon monoxide poisoning : undetected by both patients and their doctors. Age Ageing 2004；33：105–9.　PMID：14960423

Bozeman WP, Myers RA, Barish RA. Confirmation of the pulse oximetry gap in carbon monoxide poisoning. Ann Emerg Med 1997；30：608–11.　PMID：9360570

Lopez DM, Weingarten-Arams JS, Singer LP, et al. Relationship between arterial, mixed venous, and internal jugular carboxyhemoglobin concentrations at low, medium, and high concentrations in a piglet model of carbon monoxide toxicity. Crit Care Med 2000；28：1998–2001.　PMID：10890654

Hampson NB. Myth busting in carbon monoxide poisoning. Am J Emerg Med 2016；34：295–7. PMID：26632018

★1― COHb　一酸化炭素ヘモグロビン（carboxyhemoglobin）
★2― CO　一酸化炭素（carbon monoxide）

B　CO中毒を疑う患者で，臨床症状がCO中毒だけでは説明できない場合に考慮することは何か？

CO中毒を疑う患者で，臨床像とCOHb濃度が一致しない場合は次の2つの状況が考えられる。
(1) 救急搬送中に酸素投与がなされ，時間経過とともにCOHb濃度が低下した
(2) CO中毒に加えて，シアン化水素中毒，二酸化炭素中毒，硫化水素中毒などの混合ガス中毒が存在する

特に，シアン化水素中毒は火事場から救出された患者の35％に存在するという報告もある。閉鎖空間での火事現場ではリスクが高いといわれており，高乳酸血症でアニオンギャップ開大性の代謝性アシドーシスに加えて，動静脈酸素分圧差があまりない場合，COHb濃度が低いにもかかわらずショックがある場合には，シアン化水素中毒を考慮する必要がある。

Sauer SW, Keim ME. Hydroxocobalamin : improved public health readiness for cyanide disasters. Ann Emerg Med 2001 ; 37 : 635–41.　PMID：11385334

B　CO中毒において，高圧酸素療法はどのような場合に適応になるか？また，それによる予後改善効果はどのようなものか？

CO中毒を疑った患者には，ただちに100％酸素投与を行わなければいけない。CO中毒における高圧酸素療法が考慮されるのは，以下の症状のうちいずれかが存在する場合である。その症状とは，(1) 意識障害の存在，(2) 神経症状の出現・意識レベルの悪化，(3) 組織の虚血を示唆する所見の存在(心電図の虚血性変化，pH＜7.1のアシドーシス)，(4) COHb＞25％，(5) 妊婦でのCOHb＞20％，である。

高圧酸素療法の予後改善効果としては，議論はあるものの，遅発性脳症の発生を抑制すること，神経症状の予後を改善すること，が挙げられる。

高圧酸素療法が実施できる施設は限られているため，実施できない施設で高圧酸素療法の適応になると考えられる患者を治療している場合は，上記の高圧酸素療法の特性を踏まえて保有施設にコンサルトをする必要がある。

Kao LW, Nañagas KA. Carbon monoxide poisoning. Emerg Med Clin North Am 2004 ; 22 : 985–1018.　PMID：15474779
Buckley NA, Juurlink DN, Isbister G, et al. Hyperbaric oxygen for carbon monoxide poisoning. Cochrane database Syst Rev 2011 ; 13 : CD002041.　PMID：21491385

アナフィラキシー

花木奈央

A　アナフィラキシーで出現する症状・頻度は何か？

日本アレルギー学会のアナフィラキシーガイドラインによると，アナフィラキシーとは「アレルゲン等の侵入により，複数臓器に全身性にアレルギー症状が惹起され，生命に危機を与える過敏反応」と定義される。通常，症状は，皮膚・粘膜，上気道・下気道，消化器，心血管系，中枢神経系の2つ以上の器官系に生じる。

アナフィラキシーの患者に出現する症状と頻度は，皮膚および粘膜症状が最大90％，気道症状は最大70％，消化器症状は最大45％，心血管系症状は最大45％，中枢神経症状は最大15％である。症状の出現パターンや経過は患者により異なり，同じ患者でもアナフィラキシー発症時によって違いが認められる。

症状が一度消失した後に，アレルゲンに曝露していないにもかかわらず再度アナフィラキシー症状を呈することを「二相性反応」と呼び，その頻度は約5％と報告されている。二相性反応の多くは初回症状出現後12時間以内に出現する。

日本アレルギー学会．アナフィラキシーガイドライン．2014 ; 11 (http://jsaweb.jp/modules/journal/index.php?content_id=4)．閲覧日：2016/07/06

Simons FER. Anaphylaxis. J Allergy Clin Immunol 2010 ; 125 : S161–81. PMID : 20176258
Lee S, Bellolio MF, Hess EP, et al. Time of Onset and Predictors of Biphasic Anaphylactic Reactions : A Systematic Review and Meta–analysis. J Allergy Clin Immunol Pract ; 2015 : 3 : 408–16. PMID : 25680923

Ⓑ 🗐 アナフィラキシーショックにおける二相性反応の予防にステロイド薬は有用か？

ステロイド薬（糖質コルチコイド）のアナフィラキシー治療において使用を推奨する明確なエビデンスは存在していない．二相性反応や遅延性反応の防止を目的としてステロイド薬の投与を勧めるガイドラインもあるが，<u>ステロイド薬はこれらの予防に対し有効ではないとする論文も存在する</u>．

　静注であっても最大効果発現まで4～6時間を要するため，急性期に投与するように勧められており，その投与量はメチルプレドニゾロン 静注〔成人 50～100 mg，小児 1 mg/kg（最大 50 mg）〕，プレドニゾロン内服 1 mg/kg（成人 60～80 mgまで），である．

Choo KJL, Simons FER, Sheikh A. Glucocorticoids for the treatment of anaphylaxis. Cochrane database Syst Rev 2012 ; 18 : CD007596. PMID : 22513951
Boyce JA, Assa'ad A, Burks AW, et al. Guidelines for the diagnosis and management of food allergy in the United States : summary of the NIAID–Sponsored Expert Panel report. J Am Acad Dermatol 2011 ; 64 : 175–92. PMID : 21167411
Grunau BE, Wiens MO, Rowe BH, et al. Emergency Department Corticosteroid Use for Allergy or Anaphylaxis Is Not Associated With Decreased Relapses. Ann Emerg Med 2015 ; 66 : 381–9. PMID : 25820033

Ⓑ アナフィラキシーショックの初期治療にヒスタミンH_1受容体拮抗薬は有効か？

H_1受容体拮抗薬は，かゆみ，紅潮，じんま疹，血管性浮腫，鼻や眼症状など，皮膚粘膜症状への効果は確認されているが，上気道閉塞，低血圧・ショックといった重篤な症状を改善する効果はない．コクランレビューでも，アナフィラキシーにH_1受容体拮抗薬投与を推奨する十分なエビデンスはないとされている．しかしながら，各ガイドラインにおいては第1選択薬であるアドレナリン投与後の第2選択薬として<u>H_1受容体拮抗薬の投与が勧められている</u>．投与に際しては，発現作用が遅いこと，鎮静作用があることにも留意すべきである．

日本アレルギー学会．アナフィラキシーガイドライン，改訂第2版；16(http://jsaweb.jp/modules/journal/index.php?content_id=4)．閲覧日：2016/07/06
Boyce JA, Assa'ad A, Burks AW, et al. Guidelines for the diagnosis and management of food allergy in the United States : summary of the NIAID–Sponsored Expert Panel report. J Am Acad Dermatol 2011 ; 64 : 175–92. PMID : 21167411
Sheikh A, Ten Broek V, Brown SG, et al. H1–antihistamines for the treatment of anaphylaxis : Cochrane systematic review. Allergy 2007 ; 62 : 830–7. PMID : 17620060
Simons FER, Ardusso LRF, Bilò MB, et al. World Allergy Organization anaphylaxis guidelines : summary. J Allergy Clin Immunol 2011 ; 127 : 587–93. PMID : 21377030

Ⓑ アナフィラキシーショックの初期治療にヒスタミンH_2受容体拮抗薬は有効か？

H_2受容体拮抗薬には，上気道閉塞，低血圧・ショックといった重篤な症状を改善する効果はない．ヒスタミンH_1受容体拮抗薬単独よりも，<u>H_2受容体拮抗薬と併用する</u>

ほうが皮膚症状に効果が認められたという報告がある。

　システマティックレビューでは，H_2受容体拮抗薬のアナフィラキシーへの投与を推奨する十分な研究が確認されていない。しかしながら海外のガイドラインでは，投与を考慮してもよいと記載されている。なお，日本ではH_2受容体拮抗薬はアナフィラキシーに対して保険適用となっていない点に留意する必要がある。

Simons FER, Ardusso LRF, Bilò MB, et al. World Allergy Organization anaphylaxis guidelines：summary. J Allergy Clin Immunol 2011；127：587-93． PMID：21377030
Lin RY, Curry A, Pesola GR, et al. Improved outcomes in patients with acute allergic syndromes who are treated with combined H1 and H2 antagonists. Ann Emerg Med 2000；36：462-8． PMID：11054200
Nurmatov UB, Rhatigan E, Simons FE, et al. H2-antihistamines for the treatment of anaphylaxis with and without shock：a systematic review. Ann Allergy Asthma Immunol 2014；112：126-31． PMID：24468252
Boyce JA, Assa'ad A, Burks AW, et al. Guidelines for the diagnosis and management of food allergy in the United States：summary of the NIAID-Sponsored Expert Panel report. J Am Acad Dermatol 2011；64：175-92． PMID：21167411
Boyce JA, Assa'ad A, Burks AW, et al. Guidelines for the Diagnosis and Management of Food Allergy in the United States：Summary of the NIAID-Sponsored Expert Panel Report. J Allergy Clin Immunol 2010；126：1105-18． PMID：21134568

アナフィラキシーでアドレナリン筋注の効果がないときに考慮される薬剤は何か？

β遮断薬（内服薬・点眼薬）を使用中の患者ではアドレナリンの効果が阻害され，アドレナリンを投与しても低血圧が遷延することがある。グルカゴンはβ受容体を介さずに作用し，徐脈・低血圧・気管支けいれんの改善に有効であり，海外のガイドラインにおいてアドレナリン投与後も低血圧が遷延する際にグルカゴンを投与することが推奨されている。急速静注をすると嘔吐を引き起こすため，投与時は成人では1〜5 mgを，小児では20〜30 μg/kg（最大 1 mg）を5分以上かけて緩徐に投与し，意識がない患者では側臥位での投与が推奨される。

　なお，日本では，グルカゴンはアナフィラキシーに対して保険適用となっていない点に留意する必要がある。

Boyce JA, Assa'ad A, Burks AW, et al. Guidelines for the Diagnosis and Management of Food Allergy in the United States：Summary of the NIAID-Sponsored Expert Panel Report. J Allergy Clin Immunol 2010；126：1105-18． PMID：21134568
Thomas M, Crawford I. Best evidence topic report. Glucagon infusion in refractory anaphylactic shock in patients on beta-blockers. Emerg Med J 2005；22：272-3． PMID：15788828

Ⓑ アナフィラキシーでエピペン®の処方を考慮すべき患者はどのような患者か？

アドレナリン自己注射器エピペン®はアナフィラキシーに対する院外での即時使用を目的としており，本人もしくは訓練を受けたバイスタンダー（救命救急士，家族など）が緊急的に使用することが認められている。

　エピペン®の添付文書には，適応となるのは「アナフィラキシーの既往のある人・アナフィラキシーを発現する危険性の高い人」と記載がされている。アナフィラキシーの原因がわからない場合，アナフィラキシーの原因がわかっていても除去が困難

である場合（例：養蜂業者・林業従事者，微量のアレルゲンで誘発されている，運動誘発アナフィラキシー）の場合には特に処方が考慮される．

なお，エピペン®の処方に際しては，適正使用のために処方医に制限があり，講習を受講し処方登録医となる必要がある．

白髪宏司．よく使う日常治療薬の正しい使い方 小児・成人のアナフィラキシーへの正しい薬の使い方：エピペンの使用法，正しい使用のタイミング，わかりますか!? レジデントノート 2014；16：1177-81
柴田瑠美子．食物アナフィラキシーの現状と対応．日本職業・環境アレルギー学会雑誌 2015；22：33-40

放射線障害

花木奈央

A 腹部CT 1回分に相当する胸部X線の撮影回数は何回か？

放射線の被曝線量は，被曝をした（検査をした）部位と検査法，機種によって異なる．1回の胸部X線撮影における生物学的影響は正側2方向の撮影で 0.02〜0.25 mSv である．一方，胸部CT撮影における生物学的影響は単純撮影で 8.2 mSv，造影剤を利用した撮影で 8.3 mSv であり，腹部CT撮影では単純撮影で 15 mSv，造影剤を利用した撮影で 16 mSv である．

以上から，腹部CT 1回分に相当する胸部X線の撮影回数は，単純計算で約60〜750回となる．なお，CT撮影においてはマルチスライス撮影や動脈相・静脈相に合わせた撮影では被曝線量がさらに増加する．

Diederich S, Lenzen H. Radiation exposure associated with imaging of the chest : comparison of different radiographic and computed tomography techniques. Cancer 2000；89：2457-60. PMID：11147626
Smith-Bindman R, Lipson J, Marcus R, et al. Radiation dose associated with common computed tomography examinations and the associated lifetime attributable risk of cancer. Arch Intern Med 2009；169：2078-86. PMID：20008690

B 頭部CTを3回撮影した場合，一生涯における発がんのリスクはリスク調整後どれだけ増えるか？

画像検査に伴う被曝によってもたらされる発がんリスクについては議論のあるところであるが，現時点では「影響はあるが個人レベルではわずかである」というコンセンサスが得られている．

2012年に発表された論文では，15歳以下の幼少時に頭部CT★を数回撮影した場合は脳腫瘍のリスクが，5〜10回撮影した場合は白血病のリスクがそれぞれ一生涯で3倍増加すると報告されている．

また，American Society of Radiologic Technologistsが，年齢や，画像検査の種類，回数を入力して画像検査による発がんのリスクを計算するツールをオンライン上で提供している．

Pearce MS, Salotti JA, Little MP, et al. Radiation exposure from CT scans in childhood and subsequent risk of leukaemia and brain tumours : a retrospective cohort study. Lancet 2012；380：499-505. PMID：22681860

Technologists the AS of R X–Ray Risk(www.xrayrisk.com/index.php). 閲覧日：2017/04/17

★── CT　コンピュータ断層撮影（computed tomography）

A　妊娠の可能性がある女性に対し画像検査を計画する際に重要な点は何か？

すべての妊娠可能年齢にある女性は，妊娠の可能性を念頭において診療をする必要があり，画像検査に際しては妊娠の有無を確認しなければいけない。妊娠の可能性がある女性に対し画像検査を計画する際には，妊娠週数と線量を推定することが重要である。

　日本産科婦人科学会によるガイドラインでは，受精後10日までの被曝では奇形発生の上昇はなく，受精後11日〜妊娠10週での胎児被曝は奇形を発生する可能性があるが，<u>50 mGy未満では奇形発生と被曝量間に関連は認められず，妊娠10〜27週では中枢神経障害を起こす可能性があるが，100 mGy未満では影響しない</u>と記載されている。発がんや遺伝的障害の発生率は高線量を浴びるほど高まると考えられているが十分には解明されていない。

　国際放射線防護委員会により報告された検査別の胎児被曝線量を示す（表16–7）。機種によって同じ検査でも被曝線量が異なる場合があり，カウンセリングでは最大被曝線量をもとに行われるが，診断用放射線は通常50 mGy以下の線量であり，胎児への影響は小さいと考えられる。

　救急外来では一刻を争う場面で画像検査の実施を検討することも多いが，これらの事象を踏まえつつ検査の必要性について患者や家族と検討し，必要に応じて産婦人科医ともコミュニケーションをとることが求められる。画像検査後に妊娠が明らかになった場合にはトラブルになりやすい。

表16–7　検査別の胎児被曝線量

検査法	平均被曝線量（mGy）	最大被曝線量（mGy）
単純撮影		
頭部	0.01以下	0.01以下
胸部	0.01以下	0.01以下
腹部	1.4	4.2
腰椎	1.7	10
骨盤部	1.1	4
CT検査		
頭部	0.005以下	0.005以下
胸部	0.06	0.96
腹部	8	49
腰椎	2.4	8.6
骨盤部	25	79

（International Commission on Radiological Protection. Pregnancy and medical radiation. Ann ICRP 2000 ; 30 : iii–viii, 1–43より作成）

Applegate K. Pregnancy screening of adolescents and women before radiologic testing : does radiology need a national guideline? J Am Coll Radiol 2007 ; 4 : 533–6.　PMID : 17660116

日本産科婦人科学会. 産婦人科診療ガイドライン ― 産科編 2014；78-61（www.jsog.or.jp/activity/guideline.html）. 閲覧日：2017/04/17
International Commission on Radiological Protection. Pregnancy and medical radiation. Ann ICRP 2000；30：iii–viii, 1–43.　PMID：11108925

Ⓑ 腎機能低下が疑われる患者に対し，造影CT撮影をするときの注意点を述べよ。

ヨード造影剤投与後24〜48時間でクレアチニン値が検査前よりも悪化する，尿量減少が認められる場合，造影剤による腎障害が疑われる．リスク因子としては，慢性腎疾患，糖尿病性腎症，うっ血性心不全，高齢者，脱水，多発性骨髄腫，内服薬ではACE[*1]阻害薬やARB[*2]内服などが知られている．腎機能低下が疑われる患者やこれらのリスクがある患者に対しては，超音波検査や造影剤を用いないCTやMRI[*3]などの画像検査での代用が可能か検討し，検査に際しては患者に対して十分な説明を行う必要がある．

　造影剤投与量もリスク因子の1つであり，<u>造影CTでは投与量が100 mLを超えた場合には発症リスクが高くなるため，診断能を保つことができる範囲で減量をすることが推奨される</u>．また，予防としてはさまざまな方法が検討されており，議論はあるが<u>水分負荷として造影剤投与の6〜12時間前から生理食塩液を1 mL/kg/時で検査後6〜12時間投与する方法</u>が知られている．

Azzalini L, Spagnoli V, Ly HQ. Contrast-Induced Nephropathy：From Pathophysiology to Preventive Strategies. Can J Cardiol 2016；32：247–55.　PMID：26277092
Weisbord SD, Mor MK, Resnick AL, et al. Incidence and outcomes of contrast-induced AKI following computed tomography. Clin J Am Soc Nephrol 2008；3：1274–81.　PMID：18463172
Nijssen EC, Rennenberg RJ, Nelemans PJ, et al. Prophylactic hydration to protect renal function from intravascular iodinated contrast material in patients at high risk of contrast-induced nephropathy (AMACING): a prospective, randomised, phase 3, controlled, open-label, non-inferiority trial. Lancet 2017；389：1312–22.　PMID：28233565

★1 ― ACE　アンギオテンシン変換酵素（angiotensinconverting enzyme）
★2 ― ARB　アンジオテンシンⅡ受容体拮抗薬（angiotensin Ⅱ receptor blocker）
★3 ― MRI　磁気共鳴画像（magnetic resonance imaging）

17 特殊領域

植松悟子，多賀谷貴史，東 秀律，青木信也，久村正樹

小児救急
植松悟子，多賀谷貴史

A 熱性けいれんの既往のある患者に解熱剤を使用してもよいか？

解熱剤の使用により，熱性けいれんの再発を予防することは期待できない，と考えられている。しかし，解熱剤を使用しても，その後の再発熱時に熱性けいれんの再発が増加するというエビデンスもない。よって，小児でよく処方されるアセトアミノフェン，イブプロフェンは，熱性けいれんの既往のある小児にも使用可能である。適切に解熱，鎮痛を図ることは，子どもの医学的ケアに必須であるのみならず，子どもと家族のストレスを大きく軽減することにつながる。　　　　　　　　　　　　　　＜多賀谷貴史＞

Rosenbloom E, Finkelstein Y, Adams-Webber T, et al. Do antipyretics prevent the recurrence of febrile seizures in children? A systematic review of randomized controlled trials and meta-analysis. Eur J Paediatr Neurol 2013；17：585-8.　PMID：23702315
日本小児神経学会（監修）. 熱性けいれん診療ガイドライン 2015. 東京：診断と治療社, 2015；61-4.

A 胃腸炎に経口補水は有効か？

有効である。軽度から中等度の脱水を呈する急性胃腸炎に対しては，経静脈的補液による治療と比較して，入院率，血清ナトリウム異常の出現，嘔吐，下痢の継続，臨床的経過に差は認めない。経口補水治療の利点は，迅速に開始することが可能で，手間が少なく，自宅でも行うことができる。経口補水液の組成は，WHO★推奨の組成をはじめ，いくつか存在する（表 17-1）。先進国における軽症〜中等症の脱水例では，2倍希釈のリンゴジュースとWHO推奨の組成の経口補水液との比較においては，味覚の好みもあり，リンゴジュース群での成功率が高い，という報告もある。

　摂取量は，はじめの3〜4時間で50〜100 mL/kgを目標にティースプーン1杯（5 mL）を数分ごとに繰り返し与える。嘔吐1回ごとに2 mL/kg，下痢1回ごとに10 mL/kgの水分投与も考慮する。失敗率は約5％であり，症状が遷延したり，状態が悪化したりする場合には必ず再度診療を行い，胃腸炎以外の疾患も含めて鑑別する。

　脱水の評価は，以下の(1)〜(7)のスコアを合計する。2歳未満では10〜17点，2歳以上では8〜15点が軽症から中等症に該当する。(1) 皮膚つまみテスト（1＝ただちに戻る，2＝2秒以下，3＝それ以上），(2) 皮膚の性状（1＝正常，2＝乾燥，3＝冷感），(3) 口腔内粘膜（1＝湿潤，2＝乾燥，3＝非常に乾燥），(4) 流涙（1＝あり，2＝減少，3＝なし），(5) 心拍数（1＝正常，2＝正常＋≦10％，3＝正常＋≧10％），(6) 尿量（1＝正常，2＝減少，濃い，3＝6時間以内になし），(7) 意識（1＝正常，2＝ぼんやり，易刺激性，3＝ふらふら，ぐったり）。　　　　　　　　　　　　　　　　　　＜植松悟子＞

表 17-1　経口補水液とその他飲料の組成

	糖質 (gm/L)	ナトリウム (mmol/L)	カリウム (mmol/L)	クロール (mmol/L)	浸透圧 (mOsm/L)
経口補水液					
WHO 2002	13.5	75	20	65	245
WHO 1975	20	90	20	80	311
Pediatric Electrolyte®*	25	45	20	35	250
OS-1®	18	50	20	50	270
アクアライト®	40	35	20	30	200
ジュースなど					
リンゴジュース	120	<1	44	45	730
½ リンゴジュース	60	0	22	22	365
オレンジジュース	120	<1	50	—	550
ポカリスエット®	67	21	5	16.5	300

＊北米のドラッグストアで販売している経口補水液。

Freedman SB, Adler M, Seshadri R, et al. Oral ondansetron for gastroenteritis in a pediatric emergency department. N Engl J Med 2006；354：1698-705.　PMID：16625009

Hartling L, Bellemare S, Wiebe N, et al. Oral versus intravenous rehydration for treating dehydration due to gastroenteritis in children. Cochrane Database Syst Rev 2006；19：CD004390.　PMID：16856044

Spandorfer PR, Alessandrini EA, Joffe MD, et al. Oral versus intravenous rehydration of moderately dehydrated children：a randomized, controlled trial. Pediatrics 2005；115：295-301.　PMID：15687435

Freedman SB, Willan AR, Boutis K, et al.Effect of Dilute Apple Juice and Preferred Fluids vs Electrolyte Maintenance Solution on Treatment Failure Among Children With Mild Gastroenteritis：A Randomized Clinical Trial. JAMA 2016；315：1966-74.　PMID：27131100

Worl Health Organization. The treatment of diarrhea：A manual for physicians and other senior health workers（www.who.int/maternal_child_adolescent/documents/9241593180/en/）　閲覧日：2017/04/30

★─WHO　世界保健機関（World Health Organization）

 軽症頭部外傷の CT 撮影の基準はあるか？

前向き研究を基盤とした以下の3つの撮影基準が存在する。

(1) PECARN★1（図17–1）
(2) CHALICE★2（表17–2）
(3) CATCH★3（表17–3）

「臨床的に重要な頭部外傷」を検出することを目的とした3つの撮影基準の比較では，感度はそれぞれ，100％，84％，91％とPECARNが最も高く，特異度はそれぞれ65％，85％，44％とCHALICEで最も高かった．見逃しをしないことが最も重要だとすれば，PECARNの信頼度が高いといえる．

軽症頭部外傷は，GCS★4 14〜15，神経学的異常所見がなく，かつ，受傷機転が高エネルギーでないものと定義され，「臨床的に重要な頭部外傷」とは，死亡，緊急手術，24時間以上の人工呼吸管理，または，2泊以上の入院管理を要した例をいう．

軽症頭部外傷のなかで緊急手術を要する例は1％未満であるが，見逃すと重篤な転帰や合併症のリスクが高い．一方で，CT★5撮影は機器の普及により，20年間で検査数は2倍に増加しており，過剰な検査被曝による悪性腫瘍発症が懸念されている．症状の訴えや所見がわかりにくい小児の頭部外傷を見逃さずに，過剰な被曝を避ける重要なバランスが要求されるために，適切なCT撮影基準を取り入れることは有用であろう．

＜植松悟子＞

Kuppermann N, Holmes JF, Dayan PS, et al. Identification of children at very low risk of clinically-important brain injuries after head trauma : a prospective cohort study. Lancet 2009 ; 374 : 1160–70.　PMID：19758692

Dunning J, Daly JP, Lomas JP, et al. Derivation of the Children's head injury algorithm for the prediction of important clinical events decision rule for head injury in children. Arch Dis Child 2006 ; 91 : 885–91.　PMID：17056862

Osmond MH, Klassen TP, Wells GA, et al. CATCH : a clinical decision rule for the use of computed tomography in children with minor head injury. CMAJ 2010 ; 182 : 341–8.　PMID：20142371

Easter JS, Bakes K, Dhaliwal J, et al. Comparison of PECARN, CATCH, and CHALICE rules for children with minor head injury : a prospective cohort study. Ann Emerg Med 2014 ; 64 : 145–52, e1–5.　PMID：24635987

Pearce MS, Salotti JA, Little MP, et al. Radiation exposure from CT scans in childhood and subsequent risk of leukaemia and brain tumours : a retrospective cohort study. Lancet 2012 ; 380 : 499–505.　PMID：22681860

★1— PECARN　Pediatric Emergency Care Applied Research Network rule
★2— CHALICE　Children's Head Injury Algorithm for the Prediction of Important Clinical Events
★3— CATCH　Canadian Assessment of Tomography for Childhood Head Injury
★4— GCS　Glasgow coma scale
★5— CT　コンピュータ断層撮影（computed tomography）

B 重篤な小児救急患者はどのくらいいるのか？

総務省消防庁の「平成28年度版 救急・救助の現況」によれば，救急搬送5,478,370例のうち，小児患者は464,424例（8.5％）であり，傷病程度が重症と判断されたものは9,939例（0.18％），死亡例は768例（0.014％）にすぎなかった，と報告されている．

ただし，重篤小児症例の全例が救急搬送されるわけではないため，PICU★に入室を要する重篤患者の発生率に関しても調査が行われている．平井らによる熊本での調査によれば，PICU入室を要する小児重症患者の発生率は，16歳未満人口1,000人あたり1.44人であり，海外の既報告（1.46〜1.92人/1,000人）と同等であった．この発生率に基づき，日本の小児人口（16歳未満1,750万人）で換算した場合，日本では，

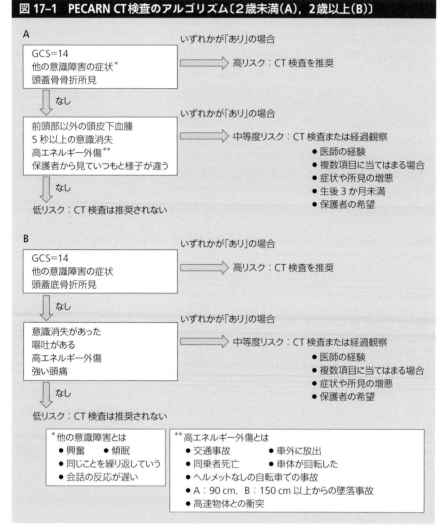

図17-1 PECARN CT検査のアルゴリズム〔2歳未満(A),2歳以上(B)〕

(Kuppermann N, Holmes JF, Dayan PS, et al. Identification of children at very low risk of clinically-important brain injuries after head trauma : a prospective cohort study. Lancet 2009 ; 374 : 1168のFigure 3のA, Bを改変)

<u>25,200人/年の小児重症患者が発生すると推測されている。</u> 　　　　　　　　　＜多賀谷貴史＞

Ⅰ 救急編 第2章 救急業務の実施状況. 平成28年度版 救急の現況. 総務省消防庁, 2016 ; 14-35(www.fdma.go.jp/neuter/topics/kyukyukyujo_genkyo/h28/01_kyukyu.pdf). 閲覧日：2017/05/31
平井克樹, 大平智子, 武藤雄一郎. 地方における小児重症患者の発生率に関する調査報告. 日集中医誌 2016 ; 23 : 679-81.
ANZICS Centre for Outcome and Resource Evaluation(CORE). Report of the Australian and New Zealand Paediatric Intensive Care Registry 2015. Australian and New Zealand Intensive Care society (ANZICS), 2016 ; 12-3(www.anzics.com.au/Downloads/ANZPICR%20Annual%20Report%202015.pdf). 閲覧日：2017/05/31

表17-2 CHALICEルール

以下の基準のうち，1つでも該当すればCT検査を要する

病歴	5分以上の意識消失の目撃 5分以上の記憶障害（順行性・逆行性を問わない） 傾眠 嘔吐3回以上（連続した嘔吐は1回とみなす） 虐待の可能性を疑う（診察医が疑ったとき） 頭部外傷後のけいれん（てんかんのない患者の場合）
診察	GCS＜14，1歳未満ではGCS＜15 穿通性や陥没骨折の疑い，または，大泉門の膨隆 頭蓋底骨折所見 脳神経異常所見（運動・感覚障害を含む巣症状，協調運動障害，反射の障害） 5 cm以上の頭部打撲痕，腫脹，挫創が1歳未満にある
受傷機転	時速40 km以上の交通外傷（歩行者・自転車・同乗者いずれでも） 3 m以上の墜落 高速物体による外傷

(Dunning J, Daly JP, Lomas JP, et al. Derivation of the Children's head injury algorithm for the prediction of important clinical events decision rule for head injury in children. Arch Dis Child 2006；91：888のBOXをBMJ Publishing Group Ltd.より許可を得て改変)

表17-3 CATCHルール

高リスク　脳神経外科介入の必要性がある

受傷2時間後のGCS＜15
頭蓋骨の開放骨折または，陥没骨折
悪化する頭痛
易刺激性がある

中等度リスク

頭蓋底骨折所見（眼瞼部皮下出血，鼓室内出血，髄液鼻漏/耳漏，乳突部皮下出血）
頭部の大きな皮下血腫
高エネルギーによる外傷
　　3フィート（91 cm）以上または，階段5段以上からの墜落，
　　自動車事故，ヘルメット着用なしの自転車事故

(Osmond MH, Klassen TP, Wells GA, et al. CATCH：a clinical decision rule for the use of computed tomography in children with minor head injury. CMAJ 2010；182：347のBox 1を改変)

Universities of Leeds and Leicester. Paediatric Intensive Care Audit Network Annual Report 2013-2015. Paediatric Intensive Care Audit Network（PICANet），2016；7-8（www.picanet.org.uk/Audit/Annual-Reporting/PICANet_Annual_Report_2016_Summary.pdf）．閲覧日：2017/05/31

★— PICU　小児集中治療室（pediatric intensive care unit）

Ⓑ 日本に小児救急専門医はいるのか？

小児科医は，その専門分野にかかわらず，小児の総合医として，救急診療に従事しているが，その対象疾患は内因性疾患が多い．外傷，熱傷，および，中毒といった外因性疾患は，救急医，外科，脳外科医，整形外科医などが，小児診療に対する苦手意識を抱えつつ，診療を行っているのが現状ではないだろうか．しかし，日本でも2002年以降に始まった小児救急医療により，軽症から重症例まで，内因系・外因系を問わずに小児疾患全般に対応できる人材の育成が進みつつある．残念ながら，現時点で，日本には小児救急専門医という専門医制度や標準化された育成プログラムはないものの，今後は，小児科・救急分野の両面からアプローチできる，米国のような研修目標が設置され，専門医資格も検討されていくであろう．同時に，小児救急分野として小児の発達・発育を考慮に入れた内因系，外因系の救急疾患の体系化を進めることが課題である．

<多賀谷貴史>

山田至康, 市川光太郎, 伊藤泰雄ほか. 救命救急センターにおける小児の診療に関する全国調査. 日救急医会誌 2012；23：65-85.

Ⓑ 生後3か月未満の乳児における発熱の検査はどこまで必要か？

発熱とは，直腸温で38℃以上を指す．
- 状態が不良：血液検査（血算，CRP★，培養），尿検査（尿分析，培養），髄液検査（細胞数，蛋白，糖，培養）をすべて行う．
- 状態が良好：血液検査，尿検査，呼吸器症状があれば胸部X線検査も含む．これらの検査結果に白血球数の減少や増加（<5,000/mm^3，>15,000/mm^3），またはCRPの上昇（>20 mg/L）があれば，髄液検査を考慮する．尿路感染症と診断した際には，血液検査に異常があるか，38.6℃以上であれば，髄液検査を考慮する．

定期予防接種済みの日齢60日以上で身体所見に炎症巣がない場合には，体温が38.6℃以下であれば，尿分析および尿培養のみ．予防接種が未接種の場合には，血算と血液培養を加える．

参考までに，日齢28日以下の新生児では，活気が良好でも12％に細菌感染を認めることから，全例で血液，尿，髄液検査および各培養検査が必要である．母体からの垂直感染症も考慮し，周産期の母の発熱，B群溶連菌検査と抗菌薬治療の有無，ヘルペスウイルス感染などの病歴聴取は重要である．

<植松悟子>

Pantell RH, Newman TB, Bernzweig J, et al. Management and outcomes of care of fever in early infancy. JAMA 2004；291：1203-12.　PMID：15010441
Biondi E, Evans R, Mischler M, et al. Epidemiology of bacteremia in febrile infants in the United States. Pediatrics 2013；132：990-6.　PMID：24218461
Greenhow TL, Hung YY, Herz AM. Changing epidemiology of bacteremia in infants aged 1 week to 3 months. Pediatrics 201；129：e590-6.　PMID：22371459
Jain S, Cheng J, Alpern ER, et al. Management of febrile neonates in US pediatric emergency departments. Pediatrics 2014；133：187-95.　PMID：24470644

★― CRP　C反応性蛋白（C-reactive protein）

Ⓑ 胃内にあるボタン電池は，無症状であっても摘出すべきか？

ボタン電池は，胃内にあっても，迅速な摘出が求められる異物の1つと考えられてき

た．現在でも，日本においては，ボタン電池が胃内にある場合に無症状であっても，マグネットカテーテル等などを用いて，積極的に摘出する施設が多い．しかし，米国のNBIH★のガイドラインにおいては，ボタン電池とともに磁石が誤飲されたような特殊な状況を除き，症状がなければ，経過観察が可能とされている．ただし，6歳未満，電池の直径が15 mm以上の場合は，合併症のリスクが高いため，4日後に腹部X線検査を行い，胃内に残存していれば，無症状でも，内視鏡的に取り除く必要があるとされている．また，年齢や電池の直径によらず，経過観察中に腹痛などの症状が生じた場合には，内視鏡的，または，外科的に摘出が検討される．医療機関へのアクセスや，医療経済的な問題，また，使用可能なデバイスの違いなどがあり，このガイドラインを一概に日本に当てはめることは難しいものの，今後は検討されるべきである．

<多賀谷貴史>

Litovitz T, Whitaker N, Clark L, et al. Emerging battery-ingestion hazard : Clinical implications. Pediatrics 2010 ; 125 : 1168-77. PMID : 20498173
National Capital Poison Center. Poison Control NBIH Button Battery Ingestion Triage and Treatment Guideline（www.poison.org/battery/guideline）．閲覧日：2016/10/30

★── NBIH　National battery ingestion Hotline

Ⓑ 咽頭外傷のマネージメントに関して述べよ．

咽頭外傷の診療ポイントは，創部の処置に加えて，重篤な合併症の管理である．(1) 深頸部膿瘍および縦隔炎など感染症，(2) 中枢神経系への直達損傷，(3) 頸動脈などの血管損傷，および，血管攣縮による血栓形成とそれに伴う血管閉塞であり，迅速な血栓除去の必要性がある．血栓形成による合併症は1％未満とごくまれであるが，見逃さない意識が大切である．血栓による合併症は受傷から3〜72時間後に発症しうる．

　気道の緊急介入の必要性について判断することはいうまでもない．受傷のメカニズムとエネルギーの聴取，および，受傷原因物があれば，先端の欠損の有無について確認する．身体所見では，創部の位置と性状，出血の有無を確認するが，見た目の創部の大きさと重症度は必ずしも一致しない．

　診断的画像検査は，神経学的異常所見，活動性出血，頸動脈の雑音があるときは頸動脈造影の適応である．血栓を認めれば，迅速に脳神経外科へのコンサルテーションを要する．咽頭側面と深い後咽頭創，異物の残存の疑いがあるときは，造影CT検査（CTA★1）または，造影MRI★2検査を行う（感度47〜100％，特異度98〜100％）．画像検査が正常で浅い創部，または，上記に該当しない咽頭外傷は外来通院で対応可能である．

　2 cm未満の創部で転倒による受傷は，創部縫合なく自然治癒することが多いが，フラップ，扁桃裂傷，異物の残存，汚染がひどい例など，約10〜20％の症例で，耳鼻科医による全身麻酔下での処置が必要である．

　予防的抗菌薬投与について明確なエビデンスはないが，1〜5％が1週間以内に感染を合併する．1〜2 cm以上の創があれば，投与を考慮する．外来治療では，アモキシシリン・クラブラン酸の5〜7日間投与が推奨される．1〜2週間後に，深頸部膿瘍などの合併症の有無について耳鼻科診察を要する．

<植松悟子>

Soose RJ, Simons JP, Mandell DL. Evaluation and management of pediatric oropharyngeal trauma. Arch Otolaryngol Head Neck Surg 2006 ; 132 : 446-51. PMID : 16618916

Brietzke SE, Jones DT. Pediatric oropharyngeal trauma : what is the role of CT scan? Int J Pediatr Otorhinolaryngol 2005 ; 69 : 669–79. PMID : 15850688
Hennelly K, Kimia A, Lee L, et,al. Incidence of morbidity from penetrating palate trauma. Pediatrics 2010 ; 126 : e1578–84. PMID : 21041279

★1 — CTA　コンピュータ断層血管造影法（computerized tomographic angiography）
★2 — MRI　磁気共鳴画像（magnetic resonance imaging）

Ⓑ 虐待を疑うのは，どんな場合か？　また疑った場合，どうしたらよいか？

外因系疾患（外傷，熱傷，中毒，誤飲，溺水など）で救急外来を訪れた小児の診察をする際には，鑑別疾患として，必ず虐待を念頭において診察にあたる。

受傷機転の説明が曖昧，矛盾する場合，外傷，熱傷，骨折が複数か所に存在，または，新旧混在する場合などには，虐待を強く疑う。

診療録の記載のポイントとしては，家族の言葉を可能な限りそのまま記録し，家族の誰が発言したかわかるように明示するのが望ましい。受傷機転の矛盾や説明の変化がある場合も，記載しておく。身体所見に関しては，外傷や熱傷は治療が必要なものだけでなく，治癒過程にあるものも記録を残す。部位，大きさ，形，数，色などを詳細に記載，図示し，可能な限り写真をとるようにすることで，虐待診断の医学的根拠を積み上げることができる。

虐待を疑った場合には，個人ではなく，医師，看護師，ソーシャルワーカーなどの多職種からなる院内の小児虐待対応チームを通して，児童相談所への通告を行うことが望ましい。小児虐待対応チームが存在しない病院では，チームを有する病院へ相談，助言を求めるか，転院を検討する。受診時，入院時，転院時のすべての過程において患児と家族だけの環境をつくってはならない。児童相談所は通告を受けた場合，48時間以内に児童を目視，調査，保護を行うことになっている。　　　＜多賀谷貴史＞

Reece RM, Christian C. Child Abuse : Medical Diagnosis & Management, 3rd ed. Elk Grove Village : American Academy of pediatrics, 2008 ; 19–52.
桃井真理子．小児虐待医学的対応マニュアル－医療現場で子どもを守るために－．東京：真興交易医書出版部，2006；17–32．
厚生労働省．児童虐待防止医療ネットワーク事業に関する検討会．「児童虐待防止医療ネットワーク事業推進の手引き」(http://www.mhlw.go.jp/file/04-Houdouhappyou-11908000-Koyoukintoujidoukateikyoku-Boshihokenka/0000042510.pdf)．閲覧日：2016/10/30

Ⓑ 小児の鎮静はリスクが高い理由について述べよ。

小児の鎮静時の呼吸停止や心肺停止の報告は1～2万件に1例程度の頻度であり，日本では，416施設から3件のMRI検査中の心肺停止の報告がある。小児では，協力が得られないために深い鎮静レベルが必要であることに加えて，酸素消費量が多い，肺の機能的残気量が少ないという生理学的特徴，および舌が大きい，アデノイドや扁桃肥大が多いという解剖学的特徴がリスクを高める理由である。鎮静時の合併症が多い因子は，生後6か月未満，麻薬使用，多剤併用（2剤で2倍，3剤で5倍の合併症が発生），非麻酔科医，ASA★ PS分類（physical status classification）Ⅲ以上である。

鎮静中のモニタリングは必須であるが，呼吸障害が起きやすい小児では，酸素飽和度モニターのみならず，呼気終末炭酸ガスモニターの使用が強く推奨されている。

＜植松悟子＞

Cravero JP, Blike GT, Beach M, et al. Incidence and nature of adverse events during pediatric sedation / anesthesia for procedures outside the operating room : report from the Pediatric Sedation Research Consortium. Pediatrics 2006 ; 118 : 1087–96. PMID: 16951002
日本小児科学会・日本小児麻酔科学会・日本小児放射線科学会. MRI検査時の鎮静に関する共同提言. 日児誌 2013 ; 117 : 1172–201.
Bhatt M, Kennedy RM, Osmond MH, et al. Consensus–based recommendations for standardizing terminology and reporting adverse events for emergency department procedural sedation and analgesia in children. Ann Emerg Med 2009 ; 53 : 426–35. PMID: 19026467
Lightdale JR, Goldmann DA, Feldman HA, et al. Microstream capnography improves patient monitoring during moderate sedation : a randomized, controlled trial. Pediatrics 2006 ; 117 : e1170–8. PMID : 16702250

★— ASA　米国麻酔科学会（American Society of Anesthesiologists）

B　小児の気道の特殊性に関して述べよ。

以下，気管，口咽頭，喉頭に分けて説明する。
- 気管：小児の気管径は細く，成人レベルに達するのは10代半ばである。乳児では気管径は4 mm，成人では8 mmであり，断面積では4分の1の細さである。生理学的には，気流抵抗は，気道半径の4乗に反比例する（Hagen–Poiseuilleの式）。このため，小児では，気流抵抗の増加が起こりやすい状況にあり，軽微な組織の浮腫や，啼泣などによる気流の増加でさえ，気流抵抗の原因となると考えられる。そのほか，以下の口咽頭および喉頭の解剖学的特徴が小児の気道管理にあたって，重要である。
- 口咽頭：小児，特に乳幼児では，口腔容積に占める舌の割合が大きく，扁桃やアデノイドの肥大が存在することも多い。このため，上気道閉塞をきたしやすく，気管挿管にあたっては，喉頭鏡による喉頭蓋，声門の視認を困難とする場合がある。
- 喉頭：高さと最狭部が成人との相違点として重要である。喉頭の高さは，成人ではC5–C6であるのに対し，新生児期ではC2，小児期ではC3–C4と頭側に位置している。このため，小児，特に乳幼児では，舌根と声門との角度が急峻となっており，Millerのような直型ブレードを用いるほうが喉頭展開を容易にする。喉頭の最狭部は，近年の報告では，全身麻酔・人工呼吸管理下では，成人と同様に声帯部であるとの報告もあるが，一般的には，古典的な病理解剖の結果によると，8歳に達するまでの小児では，気道の最も狭い部位は声門下腔（輪状軟骨レベル）であると考えられている。このため，小児では，気管チューブが声帯を通過しても，声門下腔を通過できない場合もある。　　　　　　　　　　　＜多賀谷貴史＞

Nichols DG. Rogers' Textbook of Pediatric Intensive Care, 4th ed. Philadelphia : Lippincott Williams & Wilkins, 2008 ; 303.
Airway management. In : Madden MA. Pediatric Fundamental Critical Care Support, 2nd ed. Mount Prospect : Society of Critical Care Medicine, 2013.
Dalal PG, Murray D, Messner AH, et al. Pediatric laryngeal dimentions : an age–based analysis. Anesth Analg 2009 ; 108 : 1475–9. PMID : 19372324

C　「小児は小さな大人ではない」という言葉は正しいのか？

この金言には，正しい面と誤解を生みやすい面がある。この金言のとおり，小児救急

診療にあたっては，小児の解剖学，生理学的特徴，発達に伴うそれらの変化について理解しておく必要がある。また，体格に応じた小児用物品，薬剤の準備を行う必要がある。一方で，これらを理解し，準備ができると前提とした場合には，救急・集中治療分野における診療，治療介入にいたずらに大きな違いを感じる必要はないと思われる。成人救命救急センターにおいて，体重に応じた小児用の物品，薬剤の整備を行えば，成人と同水準の診療提供が可能であったという報告がある。　　　＜多賀谷貴史＞

問田千晶，六車 崇，松岡哲也．救命救急センターにおける小児診療体制整備の効果 ― 成人同等の外傷診療を発揮できるのか？ ―．日本救急医会誌 2011；22：205-12.

産婦人科

東 秀律

患者の妊娠していないという自己申告はあてにしてよいのか？

あてにしてはいけない。

　何らかの理由で救急外来を受診した妊娠可能年齢の女性 191人のうち，自覚していない妊娠女性の頻度は 6.3％と報告されている。

　病歴で妊娠を否定できるかを検討した前向き研究では，3つの自己申告の病歴（最終月経が普段どおり，妊娠を否定，妊娠の機会がない）が実際に妊娠していないことに対する予測因子であったが，このいずれの因子も満たした患者のうち 10％は妊娠していた。病歴だけでは妊娠を除外できず，救急外来では妊娠検査を行うべきであろう。

　避妊は妊娠を 100％防ぐものではない。最も有効とされる子宮内デバイス，精管切除，卵管結紮術でも 1％以下の確率で妊娠する。経口避妊薬は適切に使用すれば 1％以下だが，内服忘れや薬剤相互作用での作用減弱で 9％まで上昇する。ちなみにコンドームは 2％である。

Stengel CL, Seaberg DC, MacLeod BA. Pregnancy in the emergency department : risk factors and prevalence among all women. Ann Emerg Med 1994；24：697-700.　PMID：8092596
Ramoska EA, Sacchetti AD, Nepp M. Reliability of patient history in determining the possibility of pregnancy. Ann Emerg Med 1989；18：48-50.　PMID：2462800
Trussell J. Contraceptive failure in the United States. Contraception 2011；83：397-404.　PMID：21477680

30週の妊婦が，玉突き衝突の交通事故で腹部をシートベルトで圧迫され受診した。バイタルは安定し，FAST*陰性，自覚症状はない。帰宅させてよいか？

帰宅させてはいけない。

　妊婦では胸腔腹腔内出血に対する FAST の感度は 61％と低く，腹腔内出血の除外には不十分である。非妊婦の外傷と同様に詳細な腹腔内損傷の評価には CT 検査が有用であるが，検査のメリットと被曝のリスクを必ず勘案して行うか判断しなければならない。

　軽微な腹部鈍的外傷でも，胎盤剥離や早産，子宮破裂，羊水塞栓症，母体胎児間での同種免疫（Rh不一致）などの重篤な合併症が報告されており，最低6時間の母体お

よび胎児心拍モニタリングが必要である。モニタリングを行わずに安全に帰宅できる信頼に足る予測スコアなどは存在しない。モニタリング中に以下の徴候がある場合，すみやかな介入が必要となる。
- 遅発一過性徐脈 / 遷延一過性徐脈
- 子宮収縮
- 重症の腹痛
- 破膜
- 性器出血

Smith KA, Bryce S.Trauma in the pregnant patient : an evidence-based approach to management. Emerg Med Pract 2013 ; 15 : 1–18.　PMID : 23847860
Richards JR, Ormsby EL, Romo MV, et al .Blunt abdominal injury in the pregnant patient : detection with US. Radiology 2004 ; 233 : 463–70.　PMID : 15516618

★— FAST　外傷検索のための超音波検査(focused assessment sonography for trauma)

A 妊娠可能年齢の女性の腹痛で考えるべき疾患は何か？

図17-2に，部位別の鑑別疾患を示す。
　通常の腹部救急疾患のほかに，産婦人科関連疾患として考えるべきものを挙げる。
　異所性妊娠の診断に対しての尤度比は，病歴のみではLR+★ 1.5以下と低く，以下の場合はそれぞれ付属器圧痛(LR+ 1.9)，付属器腫瘤(LR+ 2.4)，子宮頸部他動時痛(LR+ 4.9)，付属器腫瘤があり経腟超音波で子宮内に胎嚢が確認されない(LR+ 111)ので，婦人科診察が診断には必須である。異所性妊娠で有症状となる時期では尿による妊娠反応検査で陽性となるため，可能性が少しでもある場合には妊娠反応検査を行うべきである。
　妊娠20週以前の腹痛では着床出血，絨毛膜下出血，自然流産，枯子卵，20週以後の腹痛では常位胎盤早期剥離，前置胎盤などが鑑別に上がる。

Chapter 97, 98. In : Tintinalli JE, Stapczynski JS, Ma OJ, et al. Tintinalli's Emergency Medicine : a comprehensive study guide, 8th ed. New York : McGraw–Hill Education, 2016.
Crochet JR, Bastian LA, Chireau MV. Does this woman have an ectopic pregnancy? : the rational clinical examination systematic review. JAMA 2013 ; 309 : 1722–9.　PMID : 23613077

★— LR+　陽性尤度比(likelihood ratio for a positive finding)

A 非妊娠女性の異常性器出血で考えるべき疾患は何か？

鑑別疾患を表17-4に挙げる。
　異常な性器出血を表す単語には，menorrhagia(月経過多)，metrorrhagia(不正性器出血)，menometrorrhagia(機能性性器出血)，などがあるが，明確な定義は定まっていない。ACOG[★1]は，異常性器出血を出血量が過剰なものと，通常の月経周期28日±7日以外の時期の出血の2種類に分け，さらに，PALM[★2]–COEIN[★3]の語呂で鑑別診断することを推奨している。PALMは器質的な疾患を，COEINは非器質的疾患の頭文字を表現している。
　異常性器出血の50％近くは排卵機能不全が原因である。無排卵の場合，黄体が形成されず，プロゲステロンを産生できないため，エストロゲンが拮抗されないまま，結果として内膜が増殖し，通常の周期に合わない時期に通常より量の多い出血をきたす。

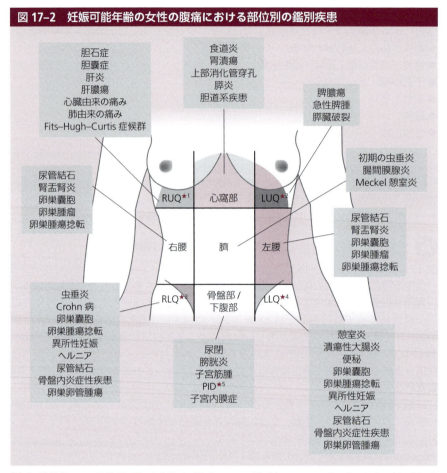

図 17-2　妊娠可能年齢の女性の腹痛における部位別の鑑別疾患

(Tintinalli JE, Stapczynski JS, Ma OJ, et al. Tintinalli's Emergency Medicine : a comprehensive study guide, 8th ed. New York : McGraw-Hill Education, 2016 の Chapter 97 の 626 ページの Figure 97-1 を McGraw-Hill Education の許可を得て改変)

★1 — RUQ　右上腹部(right upper quadrant)
★2 — LUQ　左上腹部(left upper quadrant)
★3 — RLQ　右下腹部(right lower quadrant)
★4 — LLQ　左下腹部(left lower quadrant)
★5 — PID　骨盤内炎症性疾患(pelvic inflammatory disease)

年齢別の診断アプローチが有効である。

12〜18歳では，異常性器出血のほとんどは視床下部下垂体卵巣の未成熟による無排卵が原因である。月経周期が正常の28日周期になるのには初潮から3年を要し，個々の月経周期が確立するのに6年を要する。STD[★4]によるPIDでも異常性器出血を起こす。その他，凝固異常，出血傾向をきたす疾患(von Willebrand disease，ITP[★5]など)の症状のこともある。

19〜39歳では，ポリープや子宮筋腫が増える。子宮頸部ポリープは加齢とともに増加し，多くは無症状であるが出血を起こすこともある。子宮筋腫も多くは無症状だ

表 17-4 非妊婦の異常性器出血の鑑別疾患：PALM-COEIN

P = polyp（ポリープ）	
A = adenomycosis（子宮腺筋症）	
L = leiomyoma（fibroid）（平滑筋腫）	
M = malignancy / hyperplasia（悪性腫瘍／過形成疾患）	
C = coagulopathy（凝固異常）	
O = ovulatory dysfunction（排卵機能不全）	
E = endometrial（子宮内膜症）	
I = iatrogenic（医原性）	
N = not yet classified（その他）	

が，粘膜下にあるものは出血を起こしやすくかつ双手診では検知しにくい。多嚢胞性卵巣症候群は頻度の多い疾患で無排卵周期による異常性器出血を起こす。悪性腫瘍は比較的まれであるが，内膜がんや子宮頸がんも，この年齢層では鑑別に挙げるべき疾患である。

40歳以上では閉経が近づくに連れ，卵巣機能が低下し無排卵周期となる。<u>異常性器出血で最も多いのは子宮内膜の萎縮であるが，悪性腫瘍は常に鑑別に挙げなければならない</u>。閉経後の性器出血の10％は内膜腫瘍と診断されたという報告もある。

Munro MG, Critchley HO, Broder MS, et al. FIGO Classification System（PALM–COEIN）for causes of abnormal uterine bleeding in nongravid women of reproductive age. Int J Gynaecol Obstet 2011； 113：3-13． PMID：21345435
Borhart J. Emergency department management of vaginal bleeding in the nonpregnant patient. Emerg Med Pract 2013；15：1-20． PMID：24044770

★1 — ACOG　米国産科婦人科学会（American College of Obstetricians and Gynecologists）
★2 — PALM　ポリープ，子宮腺筋症，平滑筋腫，悪性腫瘍／過形成疾患（polyp, adenomyosis, leiomyoma, malignancy and hyperplasia）
★3 — COEIN　凝固異常，排卵機能不全，子宮内膜症，医原性，その他（coagulopathy, ovulatory dysfunction, endometrial, iatrogenic, and not yet classified）
★4 — STD　性感染症（sexually transmitted disease）
★5 — ITP　特発性血小板減少症（idiopathic thrombocytopenic purpura）

A　卵巣腫瘍茎捻転はどのくらいのサイズで起こるか？

<u>卵巣腫瘍のサイズが5 cm以上のときに茎捻転を起こしやすい。</u>

　茎捻転を起こした患者の83〜93％は卵巣の大きさが5 cm以上の大きさ，別の研究では卵巣の大きさは1〜30 cm，中央値が9.5 cmという結果であった。ただし，

5cm以下のサイズでも捻転は起こりうるので，特に15歳以下の小児では卵巣茎捻転の50％が正常卵巣であったため，卵巣のサイズが小さいからといって否定してはいけない。

サイズが大きすぎると，逆に骨盤腔内で回転しにくくなるため，茎捻転を起こしにくい。また，悪性腫瘍より良性腫瘍のほうが周囲への癒着が少なく捻転しやすい。このほか，妊婦，不妊治療で排卵誘発を行っている，過去に卵巣捻転の既往がある，などが茎捻リスク因子となる。

Laufer MR. Ovarian and fallopian tube torsion. UpToDate, 2015（www.uptodate.com/contents/ovarian-and-fallopian-tube-torsion）．閲覧日：2017/05/25
Houry D, Abbott JT. Ovarian torsion：a fifteen-year review. Ann Emerg Med 2001；38：156-9. PMID：11468611

Ⓑ 妊娠反応が陽性で，子宮内に胎嚢があれば，異所性（子宮外）妊娠は否定できるか？

否定できない。

異所性妊娠は，妊娠可能な年齢の女性の腹痛や性器出血で必ず鑑別に挙げるべき疾患である。妊娠の2.6％，妊娠早期の母体死亡の6％を占める。定義上，子宮内に胎嚢を確認すれば異所性妊娠は否定的，と考えられがちであるが，実際はそうではない。

救急医はHP★,＊という病態を知っておく必要がある。子宮内の正常妊娠と同時に異所性妊娠を起こしているものを指し，自然妊娠では30,000例に1例だが，体外受精などの不妊治療を行っている場合100〜300例に1例，と決してまれではない。妊娠早期にHPの診断は困難であり，経腟超音波検査でも，妊娠5〜6週で感度は56％しかない。子宮内の妊娠を維持しながら異所性妊娠を治療する必要がある。

また，異所性妊娠ではホルモンの影響で子宮内の液体貯留を認め，一見，子宮内に胎嚢があるように見えることがある（pseudogestational sac）。卵黄嚢など胎嚢の構造物を確認するまでは，やはり異所性妊娠の可能性を考えておかねばならない。

Huancahuari N. Emergencies in early pregnancy. Emerg Med Clin North Am 2012；30：837-47. PMID：23137398
Murray H, Baakdah H, Bardell T, et al. Diagnosis and treatment of ectopic pregnancy. CMAJ 2005；173：905-12. PMID：16217116

★―HP　子宮内外同時妊娠（heterotopic pregnancy）
＊―注　異所性妊娠と訳すのは誤り。

Ⓑ 妊婦の死亡原因で最も多いものは何か？

日本産婦人科医会の報告によると，2010〜2017年に報告があり，事例検討を行った妊産婦死亡は279件で，年間平均で44.1件が報告されている。原因として多いものの順に，産科危機的出血が23％，脳出血15％，羊水塞栓（心肺虚脱）13％と続いている（図17-3）。産科危機的出血を頻度の高いものの順に挙げると，DIC先行型羊水塞栓症，子宮破裂，弛緩出血，胎盤早期剥離，子宮内反症，がある。死亡割合は35〜39歳の層が高い傾向にある。

産科危機的出血に対する初期治療が重要といえる。

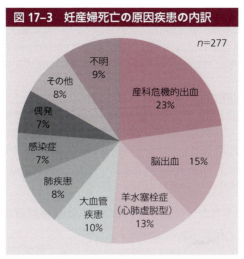

図 17-3 妊産婦死亡の原因疾患の内訳

〔妊産婦死亡症例検討評価委員会/日本産婦人科医会. 母体安全への提言 2016 Vol.7 平成 29 年 8 月の図 7 (http://www.jaog.or.jp/wp/wp-content/uploads/2017/08/botai_2016.pdf) より〕

妊産婦死亡症例検討評価委員会/日本産婦人科医会. 母体安全への提言 2016 Vol.7 平成 29 年 8 月 (www.jaog.or.jp/wp/wp-content/uploads/2017/08/botai_2016.pdf). 閲覧日：2017/09/20

Ⓑ 死戦期帝王切開の適応は何か？

子宮底部が臍部以上の高さの妊婦（20 週以後相当）の心停止で，蘇生行為を行っても心拍再開しない場合に適応となる。児を娩出することで下大静脈，大動脈に対する子宮の圧迫を解除し，循環動態の改善により母体救命の可能性が高まる。

　母体の予後が最もよいのは，心停止後 4 分以内の帝王切開といわれているが，実際に，この時間内に娩出できた症例は少ない。母体を救命できた症例は娩出まで平均 10 分，死亡した症例は平均 20 分と報告されており，可及的すみやかに娩出を行う必要がある。

　母体の救命が不可能と予測される場合でも，胎児の救命が可能ならば，死戦期帝王切開も適応となる。児の予後は 24～25 週以後であれば心停止から 5 分以下が最もよいが，30 週以後では心停止から 5 分以上経過していても救命の可能性はあり，30 分でも救命された症例が報告されている。

　死戦期帝王切開を行うためには，施設内の産婦人科，救急科，麻酔科，新生児科など関連部署間で連携をとり，体制づくりを行うことが必要不可欠といえる。

Jeejeebhoy FM, Zelop CM, Lipman S, et al. Cardiac Arrest in Pregnancy : A Scientific Statement From the American Heart Association. Circulation 2015 ; 132 : 1747-73. PMID : 26443610
Katz V, Balderston K, DeFreest M. Perimortem cesarean delivery : were our assumptions correct? Am J Obstet Gynecol 2005 ; 192 : 1916-20. PMID : 15970850

Ⓒ 飛行機，新幹線の中に産科婦人科医，助産師が 1 人も乗っていない確率はどのくらいか？

国際線で使用される航空機は 1 機あたり約 250 人，東海道新幹線車両は約 1,300 人

の乗客定員である。

厚生労働省の調べでは，就業助産師は約34,000人，産科婦人科医は約13,000人であるから，人口比で単純計算すれば，航空機内に助産師が0.067人，産科婦人科医が0.026人，新幹線には助産師が0.35人，産科婦人科医が0.13人しか乗っていないことになる。

参考までに，航空機では604フライトに1件の割合で機内急変があり，産科婦人科関連での機内急変は約12万フライトに1件，陣痛は65万フライトに1件であった，と報告されている。成田国際空港のみで年間発着回数は23万件であることから，機内での陣痛による医師呼び出しは決して希少なケースでないことがわかる。

Peterson DC, Martin–Gill C, Guyette FX, et al. Outcomes of medical emergencies on commercial airline flights. N Engl J Med 2013；368：2075–83. PMID：23718164

 記録されているなかでの最年少，最高齢の出産は何歳か？

最年少は5歳7か月，最高齢は72歳である。

1939年，当時5歳7か月のLina Medinaが帝王切開で男児を出産したという記録が残っている。生後8か月で初経を迎えたとされ，男児は健康に成長した。

2016年，インドでDaljinder Kaurは推定70歳で第1子Armanを出産した。Kaurは初産で2年間の体外受精治療を行った結果であった。Armanは健康に成長している。ただしインドでは，現在50歳以上の人は出生日の記録が残っていないことが多く，Kaurの正確な年齢は不明である。ギネスブックに登録されている記録では，2006年スペインでMaria del Carmen Bousada Laraが66歳で双生児を出産したのが最高齢である。こちらも体外受精治療の成果である。

La Presse Medicale. "La Plus Jeune Mère du Monde." 1939；47：875.
Zargar AR, Welch A. Woman in her 70s may be oldest ever to give birth. CBS NEWS, 2016（www.cbsnews.com/news/woman-in-her-70s-may-be-oldest-ever-to-give-birth/）. 閲覧日：2017/05/25
Oldest person to give birth. Guinness World Records 2017（www.guinnessworldrecords.com/world-records/oldest-person-to-give-birth）. 閲覧日：2017/05/25

眼科耳鼻科領域 青木信也

 緑内障発作を疑ったときの検査法を説明せよ。

ペンライトを用いて対光反射の消失・減弱，中等度散瞳，角膜混濁を確認する。眼圧測定器・トノペン®（電子眼圧計）を用いて，眼圧20 mmHg以上のときに強く疑う（症状が強いときは50 mmHg以上となることが多い）。非接触型眼圧計は角膜の影響を強く受けるため，LASIK★などを受けたことのある人の場合は，眼圧の解釈に注意が必要である（角膜が薄いと眼圧が低くなる）。

緑内障発作は頭痛の鑑別に挙げよ，とよくいわれるが，忘れがちになる。また，救急外来や診療所で眼圧測定器やトノペン®がすぐに使えないことも多く，診察では何よりも眼を見ることが大切である。問診時に眼を見ていると，片側の瞳孔がおかしいこと（角膜混濁・毛様充血・中等度散瞳）に気づく。優しく眼球を触って硬かった場合は，強く疑いさらにペンライトを用いて確認し，初期治療と眼科へのコンサルトをス

ムーズに行うこと。カルテに目を奪われることなく，患者の眼を見ることが大切である。

日本緑内障学会．緑内障診療ガイドライン，第3版，2012（www.ryokunaisho.jp/guidelines/guidelines_all.pdf）　閲覧日：2016/04/06

★─ LASIK　レーザー光線による近視手術（laser in situ keratomileusis）

Ⓐ 外傷性視神経障害を疑う外傷起点はどのようなものか？

外傷後に視力低下を認める場合に疑わなければならない。そのためにも，患者に外傷起点を注意深く聞くべきである。TON[★1]は損傷部位（前方または後方）と障害の起点（直接的または間接的）で分類することができる。直接的な外力によるTONでは，圧迫，打撲，牽引により障害をきたす。最も多いのは眼窩出血による直接圧迫である。ほかには眼内異物による圧迫などがある。間接的な外力によるTONで多いのは牽引性障害である。眼窩内に連続する軟部組織が牽引されることで視神経も牽引され，障害をきたす。眼窩周囲を殴られた，野球ボールが眼に当たった，鉄棒で頭をぶつけた，頭を強く振られるように転倒した（自転車での転倒），転倒して地面で頭をぶつけた，という場合でも，視力低下（特に片側性）を訴えるときは注意深く診察を行い，交互対光反射試験（swinging flashlight test）を行い，RAPD[★2]の有無を確認すること。

Singman EL, Daphalapurkar N, White H, et al. Indirect traumatic optic neuropathy . Military Med Res 2016；3：2．PMID：26759722

★1─ TON　外傷性視神経障害（traumatic optic neuropathy）
★2─ RAPD　相対的瞳孔求心路障害（relative afferent pupillary defect）

Ⓑ 白内障手術を受けたことのある人が再度視力障害を訴えるときは，どのような疾患を想起すべきか？

(1) 術後眼内炎，(2) 高眼圧，(3) 眼内レンズ位置異常を考える。術後眼内炎は術後3週間以内，特に10日以内に起こる場合，急速に悪化する可能性があり，薬物療法だけでなく，硝子体手術も考慮しないといけない。翌日には眼科へコンサルトをすること。数か月のちにも遅発性眼内炎を起こすこともあるが，この場合は硝子体まで炎症が波及することは少なく，薬物療法のみで改善する場合が多い。高眼圧は，術後すぐの合併症として鑑別に挙げないといけないが，眼痛・嘔気・嘔吐を伴うことがあり，他の疾患も鑑別に挙がる。眼圧測定をすぐ行う。マンニトールの点滴を行いながら，同日に眼科に相談することが望ましい。Zinn小帯断裂，後囊破損，硝子体脱出などで眼内レンズの固定が緩い場合に位置異常が起こる。瞳孔を観察すれば，明らかにレンズがずれていることがわかる。翌日眼科へコンサルトすること。

Rejdak R, Choragiewicz T, Kalinowska A, et al. Vancomycin in infusion during vitrectomy in surgical treatment of acute postoperative and posttraumatic endophthalmitis. BMC Infect Dis 2016；16：496．PMID：27647122

Ⓑ 眼球超音波検査が有用な疾患はどのようなものがあるか？

眼球超音波検査は，眼球破裂以外に禁忌はなく，救急外来でとても有用なツールである。特に急な視野異常をきたした場合や，鈍的外傷などで眼球破裂を疑わない場合の評価にとても有用である。(1) 眼内異物，(2) 眼内レンズの脱臼，(3) 網膜剥離，硝子

体剝離，硝子体出血の評価に用いることができる。
- 眼内異物は問診と身体所見で疑い，評価のゴールドスタンダードはCTでの評価であるが，眼球超音波検査も有用である。CTに比べると感度は低いが（87％），金属片であれば，眼球の前面か後面かといったところまでわかる
- 眼内レンズは鈍的外傷で位置がずれることがある。超音波を当てながら，患者に眼球を動かしてもらうと，よりレンズがずれていることがわかりやすくなる
- 網膜剝離では，眼球後面にひらひらした網膜を観察することができ，硝子体出血では硝子体内に血腫を観察できる

Baivas M. Bedside emergency department ultrasonography in the evaluation of ocular pathology. Acad Emerg Med 2000；7：947–50. PMID：10958141

 網膜剝離を起こしたボクサーは引退しないといけないか？

スポーツをしていて，網膜剝離を起こすことはいろいろな場面で生じる。野球のボールが眼に当たった，サッカー中にボールが当たった，テニスボールが当たった，など，中高生にも多く，注意すべき疾患である。そのなかでボクシングはプロ生活に問題が及ぶほど網膜剝離は大きく取り上げられている。ボクサーは網膜剝離をきたすと，以前はコミッショナー通知が届いて，引退勧告を受けていた。そのうちの1人 辰吉丈一郎選手は，現役続行を訴え特別に認められ，試合を行った。治療進歩に伴い，2013年4月，日本ボクシングコミッショナーより，指定専門医が完治したと判断した場合は，現役続行が可能となった。

一般財団法人 日本ボクシングコミッション．平成27年度事業計画（www.jbc.or.jp/outline/jigyokeikaku2015.pdf）．閲覧日：2016/03/16

Ⓑ 鼻出血止血困難例では，どのような止血方法があるか？

基本は，ガーゼによる前方パッキングである。解剖をイメージして，なるべく奥からしっかりと詰める。後方出血の際には止血困難となることが多く，ベロックタンポンが推奨されているが，常備していない施設では，尿道カテーテルを使用して止血することもできる。ある程度太めのもの（14 Fr）を用意し，バルーンよりも先端を切って，鼻腔から挿入し，口腔内に先端が見えたところでバルーンに7〜10 mL程度の空気を入れる（水を入れると，破損した際に誤嚥する可能性があるため）。

カテーテルを牽引し抜けないことを確認し，ずれないために頬部にテープ固定をする。合わせて，ガーゼでの前方パッキングを行う。注意すべきは，まれにTSS★を起こす患者がいることである。ただし，ルーチンでの抗菌薬処方は不要で，患者の状態を注意深く観察すること。

上段あずさ．実践で使えるERのマイナー 2. 耳鼻咽喉科 2）鼻出血．ER magazine 2014；11：427–32.
Singer AJ, Blanda M, Cronin K, et al. Comparison of nasal tampons for the treatment of epistaxis in the emergency department：a randomized controlled trial. Ann Emerg Med 2005；45：134–9. PMID：15671968
Whitehead KJ, Sautter NB, McWilliams JP, et al. Effect of Topical Intranasal Therapy on Epistaxis Frequency in Patients With Hereditary Hemorrhagic Telangiectasia：A Randomized Clinical Trial. JAMA 2016；316：943–51. PMID：27599329

★── TSS　トキシックショック症候群（toxic shock syndrome）

C 内耳性めまいにメイロン®は効果的か？

メイロン®静注7％は，大塚製薬から販売されている歴史ある薬剤である。添付文書によると，薬価収載は1967年9月からとなっている。大阪大学耳鼻咽喉科の長谷川高敏が長崎医大の教授であったころに日本海軍からの要請で開発された。急降下爆撃時の空酔いを予防することが軍事作戦遂行のカギとなっていたようだ。当時の臨床データは長崎に投下された原子爆弾により灰燼に帰することとなり，詳細は不明である。もともとは動揺病に対する薬剤であったが，現在，多くの救急現場で内耳性めまいに対して使用されている。使用法は40 mLをゆっくり静注するとされているが，日本独自の治療であり，米国のテキストには治療薬として記載されていない。めまい改善効果については，残念ながら，エビデンスを示すデータはない。今後，しっかりとしたデータを出せるとなれば，日本からの治療法として確立することができるのではないかと考える。

武田憲昭. めまいといえば，メイロンでよいのか？ 治療増刊 2006；88：1098-9.
Ropper AH, Samuels MA, Klein JP. Adams and Victor's Principles of Neurology, 10th ed. New York：McGraw-Hill Education Medical, 2014；302-14

B Bell麻痺 / Hunt症候群の患者に抗ウイルス薬は効果的なのか？

Ramsay Hunt症候群の患者に効果的な治療はウイルスの排除と神経浮腫改善である。そのため，第1選択薬はステロイド投与である。実際には，抗ウイルス薬を使用する場面をよくみかけるが，研究では，プラセボ群，抗ウイルス薬単剤投与群，ステロイド投与群，抗ウイルス薬にステロイドを加えた投与群の4つを比較すると，ステロイドを加えた群は改善率がよく，プラセボ群と抗ウイルス薬単剤群では改善率にほとんど有意差がない。メタ解析では，ステロイド治療に抗ウイルス薬を加えると，ステロイド単剤での治療では改善不十分だった群に対して，より効果的な治療効果が得られる結果となった。以上より，まずはステロイド治療を行い，次に抗ウイルス薬を投与するかどうかは患者適応を考慮すべきである。

Sullivan FM, Swan IR, Donnan PT, et al. Early treatment with prednisolone or acyclovir in Bell's palsy. N Engl J Med 2007；357：1598-607.　PMID：17942873
Jackson JL, Gibbons R, Meyer G, et al. The effect of treating herpes zoster with oral acyclovir in preventing postherpetic neuralgia. A meta-analysis. Arch Intern Med 1997；157：909-12.　PMID：9129551
de Almeida JR, Al Khabori M, Guyatt GH, et al. Combined corticosteroid and antiviral treatment for Bell palsy：a systematic review and meta-analysis. JAMA 2009；302：985-93.　PMID：19724046

A 耳異物どのようなものが多いか？

耳異物は，鼻の異物同様に救急外来を受診する人が多い。8歳以下が多く，自分で入れてしまうことが多いため，小石，種，ビーズ，綿，紙，プラスチックのおもちゃ，クレヨン，あめ玉など，耳に入れやすいものが例として挙がる。成人では，昆虫（ダニやムカデ，コバエなど），ワタなど自然に入ってくるものが多い。除去時には，外耳道の裂傷に気をつけること。昆虫など生物を除去する際には，2％キシロカインや鉱油を外耳道に垂らし，動かなくなってから除去するが，鼓膜穿孔がないことを確認すべきである。小児では，2つ3つと異物が外耳道に入ることはまれだが，除去時に

は1つ除去したからといって安心せず，必ず，再度耳鏡で異物が残っていないかを確認することが必要だ。

Heim SW, Maughan KL. Foreign bodies in the ear, nose, and throat. Am Fam Physician 2007 ; 76 : 1185-9. PMID : 17990843

B 耳介血腫への対応について述べよ。

耳介血腫は耳へのどんな外傷でも起こる。特に，柔道やレスリングなど格闘技をしている人に多い。すぐに血腫除去を行わないと，ギョウザ耳とかカリフラワーイヤーといわれるような変形を起こす。これは外傷時に軟骨膜が裂け，軟骨膜下に血腫が溜まることが刺激となり，軟骨生成時，非対称に生成することに起因する。一般的に血腫に対して太めの針を刺して血腫除去を行っていることがあるが，時間が経ったものは，穿刺だけでは固まってしまった血腫の除去が困難となる。このような場合は，局所麻酔下で小切開を行い，血腫除去を行うことがある。その後，ガーゼ圧迫とともに，アルミ副木などを使い圧迫止血する。抗菌薬の予防投与は，免疫抑制状態の患者や緑膿菌・黄色ブドウ球菌を疑う外傷後軟骨炎の患者に行う。

Greywoode JD, Pribitkin EA, Krein H. Management of auricular hematoma and the cauliflower ear. Facial Plast Surg 2010 ; 26 : 451-5. PMID : 21086231

精神科領域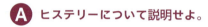

久村正樹

A ヒステリーについて説明せよ。

ヒステリーとは，意識しないままに出現する，心を守る働きの結果として出てくる症状である。心の働きのうち自分が意識している部分が狭くなっていき，狭くなったことにより記憶がなくなる「解離」と，狭くなった部分に別の心の働きが入ってきて，さまざまな身体症状を呈する「転換」に区別される。1980年につくられたDSM★-Ⅲからはヒステリーという用語は使われなくなり，症状から解離障害と転換症状に分類された。心因反応としての症状であり，病気の症状ではない。性格の特徴である神経症に分類される。なお，先のDSM-Ⅲ以降は，神経症という言葉も使用されなくなり，症状により不安障害や心気障害など，症状により分類されるようになった。

諏訪 望. C. ヒステリーの概念と病態. In : 諏訪 望. 内因性精神病と心因性障害 – 概念・病態・診断. 東京 : 金剛出版, 1987 ; 179-91.

★── DSM　精神疾患の診断統計マニュアル(Diagnostic and Statistical Manual of Mental Disorders)

A せん妄について説明せよ。

せん妄とは，身体疾患，薬物の中毒症状，または離脱症状が中枢神経系(脳)に侵襲を加えた結果の機能性脳症である。機能性とは「もとに戻る」という意味で，せん妄の原因となる疾患が治癒，ないし薬物の影響が消退することにより回復する。臨床的には「見当識障害＋中枢神経系の興奮(不眠，不穏など)」が1日のうちで動揺することにより診断する。治療はせん妄を起こしている要因の治療であるが，不穏が著しく身体治療の障害となる場合，対症療法的に抗精神病薬を用いて鎮静を図る。せん妄には不穏

の著しい「活動型せん妄」と，中枢神経系の興奮（不眠，不穏など）がほとんど認められない「低活動型せん妄」，および両者の混合型である「混合型せん妄」の3亜型がある。低活動性せん妄は転帰が悪いことを示唆する。

Practice guideline for the treatment of patients with delirium. American Psychiatric Association. Am J Psychiatry 1999；156：1-20. PMID：10327941

A　ERで詐病を診断することは可能であるか？

不可能である。詐病とは何らかの目的をもって，意識的に病気のまねをしたり，病気を装ったりすることをいう。ERで身体所見，検査所見に似合わない身体症状を訴える患者に対して，「詐病」の診断がついていることがある。このような場合，確かに詐病の可能性がないとはいえないが，詐病と診断することは「嘘をいっているのではないか」と判断することである。これは医学的な誤りのみならず，患者に対する不適切な対応につながる。実際の詐病の診断は，精神科医が詳細に医療面接を重ねても困難なものである。また，ERに限らないが，詐病と診断されている場合，医療者自身の合理化のために診断が患者へ押しつけられているように思われる件に遭遇することがある。そもそも詐病の診断というのは，たいへん難しいものであるという認識をもつべきである。

宮岡 等．Ⅵ．心気症への対応と治療．In：宮岡 等．内科医のための精神症状の見方と対応．東京：医学書院，1995；70-1．

A　認知症の患者が家族に連れてこられたときの注意点を述べよ。

認知症はもともともっていた知的能力が失われた状態である。認知症の患者とともに生活している家族は，普段の様子を知っているため，このような家族が「認知症が急激に進んだ」としてERを受診したときは，治療可能な認知症が隠れていないか，診察を行う。治療可能な認知症とは，甲状腺機能低下症，正常圧水頭症，慢性硬膜下血腫，である。いずれも病歴と血液検査，CTで診断がつくので，この3つは必ず除外すべきである。この3つ以外ではせん妄が多く，せん妄の原因となっている身体疾患や薬物を調べるが，薬物の原因として抗認知症薬がせん妄の原因になることは覚えておくべきである。2016年現在，日本で発売されている抗認知症薬はすべて，治療効果がそれほど高くなく，かつ薬価が高い。漫然と処方されている場合が多く，せん妄の原因がわからなく，抗認知症薬が処方されていれば，抗認知症薬使用の是非につき精神科医に相談すべきである。

久村正樹．認知障害．JIM 2014；24：989-91．

A　うつ病と診断されている患者がERを受診したときの注意点を述べよ。

うつ病は現状の日本（2017年）では，診断と治療が混乱している病である。内因性と呼ばれる本物のうつ病がきちんと診断されていることは，少ない印象がある。ERを受診するうつ病患者は身体的な問題を訴えて受診するのであろうが，不眠など精神症状絡みで受診したときには以下のことを必ず問診しておきたい。(1)いつからうつ病の症状が出たか。本物のうつ病はくも膜下出血での頭痛のときのように，抑うつ気分が出てきたときを明確に覚えている。(2)どのくらいの期間うつ病を治療しているか。本物のうつ病は波のようなもので，長くても1年以内に寛解（回復）する。これ以

上遷延するうつ病は，本物のうつ病ではないことが多い．(1)でうつ病の発症時期をしっかりいえ，(2)で治療期間1年以内で寛解しているうつ病患者が精神症状で受診したときは，必ず精神科医にコンサルトする．夜間や精神科医の常勤がいない施設であれば，必ず精神科への紹介状を作成し，精神科治療につなぐとともに，カルテに「すみやかな精神科受診を勧めた」と記載すべきである（この際，カルテには受診時期を「明日」などと具体的に書かず，「すみやか」と記載すべきである．患者が病院から帰宅時に，受診を勧めた日以外に自殺や自傷に至った場合，医療者側の責任が問われるときがある）．

宮岡 等．IV．抑うつの見方と対応．In：宮岡 等．内科医のための精神症状の見方と対応．東京：医学書院，1995；37–41．

A 境界性パーソナリティ障害と診断されている患者がERを受診したときの注意点を述べよ．

境界性パーソナリティ障害とは，虚無感（むなしい感じ）を自身の心のなかでは処理できず，第三者に虚無感を投影（第三者に虚無感を感じさせる）させ，第三者を操作することにより心の安定を得るという「操作性」を中核症状にもつ，性格の特徴のことをいう．投影は原始的な心の働きである．対応としては必要な検査を淡々としたのちに，わかった事実を伝えることに集中する．患者から医療従事者に対し不適切な言葉をいわれ続けられた場合は，カルテに患者がいったままのことを書き連ねておく．人の弱いところと喜ぶところをすぐに見抜ける能力があるため，何をいわれても感情的な対応はしない．暴力や医療的に不必要な要求をしてきた場合，警察を呼び，医療者だけで対応しようとしないこと．ただし，境界性パーソナリティ障害の患者は，双極性障害の患者の誤診であることが多い．怒りが強く，話が止まらないような患者は躁状態の可能性がある．境界性パーソナリティ障害の患者は，自分の不利にしかならないような行動はしない傾向がある．このような場合は，まずは精神科医にコンサルトするとよい．

ジョセフ・ダン（著），阿尾正子（訳）．ボーダーライン（境界）・パーソナリティ．In：ジョセフ・ダン．他人を平気でいじめる人困らせる人 – 身近にいるトラブル人間の撃退法教えます –．東京：日本文芸社，1997：116–20．

A 酩酊患者がERを受診したときの注意点を述べよ．

酩酊患者は意識障害患者と同様に扱う．対応としてまずすることは，気道の確保である．酩酊患者は意識が悪く，気道を保護できていない場合が多い．気管挿管はためらわず行う．人工呼吸管理が必要となることは少ない．次に留意することは，脊髄損傷と離脱症候群である．これは酩酊患者に限らないが，意識障害患者は脊髄損傷があると思い，粗雑な扱いはしない．具体的には深部健反射の消失，肛門括約筋緊張低下，腹式呼吸，前腕の屈曲・伸展ができるか，鎖骨より上の疼痛刺激にしか反応しない，血圧低下と徐脈の神経原性ショック，持続性陰茎勃起をチェックする．1つでもあれば脊髄損傷として対応する．また，次に気を付けるのはアルコール離脱症候群である．アルコール離脱症候群は最終飲酒後の6〜8時間後より現れ，96時間続く．この予防には，アルコールと基本骨格がよく似たベンゾジアゼピン系薬を96時間投与する．量は決まっていないが，ジアゼパム換算で1日15 mg程度入ればよい．酩酊患者はアルコール使用障害であることが多く，覚醒時は精神科医にアルコール使用状況

についてコンサルトするのが望ましい。

久村正樹, 寺澤秀一. 精神科医師以外の精神科救急 第8回薬物離脱症状への対応法. レジデントノート 2006；8：255-9.

Ⓑ 昏迷状態の患者がERを受診したときの治療法を述べよ。

昏迷状態とは，意志の力が働かなくなることである。食欲，性欲，睡眠欲といったものを欲動といい，意志が欲動に働きかけ欲動が発動する。これが意志の力の低下により発動できないため，意識障害のように何もできなくなる状態である。昏迷状態は意識障害ではなく，もともとは意志の障害をいう。通常の意識障害と異なり，生命徴候や検査所見には問題がない。うつ病や統合失調症の緊張型に認められるもので，食事摂取もできないため，放置すると死亡する。精神科の疾患で死ぬというのはこういうことをいう。早急に精神科へのコンサルトが必要である。治療は電気けいれん療法が第1選択である。

大熊輝雄. 個々の精神症状. In：大熊輝雄. 現代臨床精神医学, 第10版. 東京：金原出版, 2005；77.

Ⓑ 神経症について説明せよ。

神経症とは，悩みやすい性格の特徴をもった人たちのことをいう。もともとは広義の神経系の疾患を意味していた。これは神経症がさまざまな身体症状を呈するためである。その後，神経症はさまざまな分類の変遷をたどり，神経症を心因と絡めて臨床症状で分類する動きが出てきた。精神分析で有名なフロイト(1856～1939年)は，現実神経症(不安障害，心気障害など)と精神神経症(解離性障害，転換性障害など)に分け，現実神経症は精神神経症の前段階であると分類した。そのフロイトの流れを受け，1980年のDSM-Ⅲでは神経症という言葉はなくなり，臨床症状により不安障害，心気障害などに分類した。したがって，DSMによれば，現在は神経症というカテゴリーは存在しなくなっている。

諏訪 望. A.神経症および心因反応の概念. In：諏訪 望. 内因性精神病と心因性障害 - 概念・病態・診断. 東京：金剛出版, 1987；151-72.

Ⓑ パーソナリティ障害について説明せよ。

パーソナリティ障害とは，悩めない性格の特徴をもった人々のことをいう。男性では反社会性パーソナリティ障害，自己愛性パーソナリティ障害，女性では境界性パーソナリティ障害が，操作性の面から，最も対応が困難である。虚無感を投影する第三者がいないとき，マイクロサイコーシスという精神症状を呈する。マイクロサイコーシスは錯乱，興奮，不穏などを呈し，しばしば大量服薬やリストカットなどの自傷行為に至る。

ジョセフ・ダン(著), 阿尾正子(訳). 第2章「困った人」たちのパーソナリティ. In：ジョセフ・ダン. 他人を平気でいじめる人困らせる人 - 身近にいるトラブル人間の撃退法教えます -. 東京：日本文芸社, 1997：74-120.

Ⓒ 笑顔うつ病とは何か？

うつ病の抑うつ気分などが前景にはみえず，精神科の病気に罹患しているとは思えないようなうつ病のことである。患者は，精神内界ではぎりぎり残された意志の力で支

えられた欲動により，日常生活を送っている．今までの生活史でも，問題となるようなことは認められないことが多い．精神科医が時間をかけて医療面接をしても，客観症状である思路の障害や思考内容の障害を認めないことがある．自殺企図や自傷でかなり計画的で確実な手段をとりながら救命された患者で，明らかな精神症状を認めない患者の場合には，鑑別疾患の1つとして疑うとともに，精神科医の診察なくしては帰してはいけない．このような患者を精神科治療せずに帰すと，再度自殺企図に至る．

久村正樹, 上石貴之, 阿南英明ほか. 精神科医師以外の精神科救急 第3回自殺企図への対応法. レジデントノート 2005 ; 7 : 1302–5.

 偽神経症性統合失調症とは何か？

統合失調症と神経症の症状の境界に位置するものと定義されているもの．統合失調症の幻聴や妄想などの明らかな陽性症状を呈さず，不安が前掲に立つ「汎不安」と呼ばれる状態が前景に立つ疾患である．これは不安があらゆる方向に広がり，かつ対人交流では緊張なくして人と交わることができない状態である．偽神経症性統合失調症と診断された109例を5年から20年追跡調査したところ，約50%が統合失調症に至った，という報告があり，病態的には統合失調症として捉えられている．ERに不安が強い患者が受診した場合は，不安の強い性格の人だと思っても，精神科受診を勧めるべきである．統合失調症は慢性で進行性の疾患ゆえ，早期の治療が進行の抑制に寄与する．

中安信夫. 偽神経症性統合失調症. 精神医学 2014 ; 56 : 636–8.

 ER受診患者の診察を精神科医に依頼し拒まれたときの対応を述べよ．

このようなケースにはよく遭遇すると思う．精神科医としては身体疾患が本当に否定されたかどうかが不安なケースが多い．このような場合，まずは医師同士の相談の形で精神科医に相談する．そのうえで精神科医が，精神科加療が必要だと判断した場合，共同で診療する姿勢をとることがよい．この際，精神科医が診療を拒んだ理由を，医学的な疑問として話し合い，次回の解決策として扱うべきである．共同診療では，忙しいERの現場で救急医が他科の診療に付き合うことは現実的にはたいへんであるが，精神科に限らず救急医は他科の診療にできるだけ立ち会うべきである．「あとはよろしく」といったコンサルトの仕方は救急医にとって，他科の知識を吸収する機会と，他科と協調して仕事をする，「ER」という文化を施設に浸透させる機会を失うこととなる．

宮岡 等. XIV. コンサルテーションリエゾン精神医学. In：宮岡 等. 内科医のための精神症状の見方と対応. 東京：医学書院, 1995 ; 132–8.

18 検査とクリニカルプレディクションルール

内御堂亮，有野 聡

超音波，統計
内御堂亮

A 救急外来で超音波が活用できる局面を挙げよ。

超音波検査は簡便にほぼ侵襲なく繰り返し行うことができ，多忙な救急外来では診断や病態の把握に有用な検査の1つである。救急医の行う超音波検査は，検査室で時間をかけて実施されるような高い専門性や技術が求められるわけでは必ずしもない。多岐にわたる疾患を対象としながら，短時間で必要なポイントのみを捉えるという特徴がある。このような特徴をもつ救急外来での超音波検査を，point-of-care ultrasonographyと呼称し，その専門性を高める流れができつつある。ショックの分類を行うRUSH[★1] Examinationや，外傷患者に対するFAST[★2] などはそのよい例であろう。

また救急医は，内科・外科にかかわらず，臓器横断的に，老若男女幅広く対応することが多い。そのため，眼球，頸部，心臓，肺，腹部（肝胆膵，脾臓，腎臓，消化管，女性器，前立腺），骨/軟部組織など多くの臓器に対する超音波検査に熟知しておく必要もある。ただし，いずれの超音波検査も検査技師や各専門医が行うような専門性が高いものを求められているわけではない。忙しい救急外来では時間的制約もあり，それは難しい。ポイントを絞った超音波検査を多疾患にわたって施行できる技術と知識がpoint-of-care ultrasonographyであり，それが救急外来超音波の専門性となる。

Whitson MR, Mayo PH. Ultrasonography in the emergency department. Crit Care 2016；20：227. PMID：27523885
鈴木昭広. Lesson 2. In：鈴木昭広（編）. あてて見るだけ！劇的！救急エコー塾：ABCDの評価から骨折、軟部組織まで、ちょこっとあてるだけで役立つ手技のコツ. 東京：羊土社, 2014.

[★1] — RUSH　Rapid Ultrasound in Shock
[★2] — FAST　外傷検索のための超音波検査（focused assessment sonography for trauma）

A 超音波プローブの特徴について述べよ。

プローブは超音波を発生するとともに，はね返ってきた超音波を探知する役割をもち，プローブのもつ周波数帯域やその形によって対象とする臓器が異なる。プローブには大きく分けて3種類あり，リニア型・コンベックス型・セクタ型がある（図18-1）。

リニア型は2.5〜12 MHzの高周波数帯域をもち，体表付近の視野を大きくとることが可能である。救急外来では主に血管を描出する際に用いられるが，それ以外にも，腱，関節診断，肺野を精査する際にも使用される。DVT[★]や気胸，アキレス腱断裂などの診断をすることができる。超音波ガイド下での中心静脈穿刺の際に用いるの

もリニア型プローブである。

　コンベックス型は 2.0〜7.5 MHz の周波数帯域をもち，リニア型よりも深部でより広角の観察が可能である。腹部の評価でよく用いられ，救急外来では一番使用頻度の高いプローブといえる。

　セクタ型は 2.5〜7.5 MHz の周波数帯域をもち，接地面がきわめて小さい。体表近くの視野は狭いが，深部では扇状の視野で広範囲の観察が可能である。主に心臓の評価で用いられる。急性心筋梗塞や弁膜症，心不全，心タンポナーデ，肺塞栓など急性期心疾患の精査に非常に有用であるし，肺超音波として肺の間質性浮腫の診断をすることもできる。各プローブが対象とする臓器・疾患を把握し，特に初学者はプローブ選択を間違えないよう習熟することが必要である。

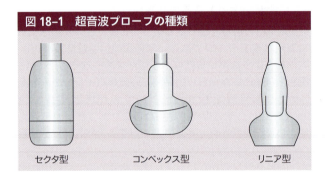

図 18-1　超音波プローブの種類

セクタ型　　　コンベックス型　　　リニア型

小尾口邦彦(監訳)．まずはここから 救急超音波ポケットアトラス．東京：中外医学社，2012．

★── DVT　深部静脈血栓症(deep vein thrombosis)

A　検査における感度・特異度・陽性的中率・陰性的中率について述べよ。

　診断の有無を行，検査の陽性/陰性を列にした，2 行 × 2 列の表(表 18-1)から求められる検査の特性を示す指標である。診断するということは，想起している鑑別診断が目の前の患者に「ある」か「ない」かの二択について，その確率を推定するということである。検査はその確率を推定する方法の 1 つといえるだろう。検査がその確率の推定にどれほど寄与するかを評価する指標として，感度・特異度・陽性的中率・陰性的中率・陽性尤度比・陰性尤度比などがある。感度とは疾患が「ある」人が検査「陽性」である確率，特異度とは疾患が「ない」人が検査「陰性」である確率と定義され，検査の識別能を表す。

　陽性的中率とは検査「陽性」の人に疾患が「ある」確率，陰性的中率とは検査「陰性」の人に疾患が「ない」確率と定義される。これらは検査の予測能を表し臨床的に有用な指標であるが，検査前確率(目の前の患者が想起している疾患を罹患している，「検査を行う前の」確率。患者が属する集団の有病率と言い換えてもよい)の影響を受けるため，報告された数値をそのまま，目の前の患者にあてはめることはできない。

　感度・特異度を臨床現場で使用するときには，偽陰性率，偽陽性率という指標が役に立つ。偽陰性率とは疾患が「ある」人が検査「陰性」である確率(＝1－感度)，偽陽性率とは疾患が「ない」人が検査「陽性」である確率(＝1－特異度)と定義される。感度が

高い場合は偽陰性率が低く，特異度が高い場合は偽陽性率が低い．よって，感度（sensitivity）は疾患を除外する→rule outする能力を表す指標として，特異度（specificity）は疾患を絞り込む→rule inする能力を表す指標として臨床現場で使用することが多い．

　感度をsensitivityとrule outから"Snout"，特異度をspecificityとrule inから"Spin"と覚える記憶術もある．

表18-1　検査特性の指標

	疾患あり	疾患なし	計
検査陽性	a人	b人	a+b人
検査陰性	c人	d人	c+d人
計	a+c人	b+c人	a+b+c+d人

- 感度＝a/(a+c)
- 特異度＝d/(b+d)
- 偽陰性率＝c/(a+c)
- 偽陽性率＝b/(b+d)
- 1－感度＝偽陰性率
- 1－特異度＝偽陽性率
- 陽性的中率＝a/(a+b)
- 陰性的中率＝d/(c+d)
- 検査前確率（事前確率・有病率）＝(a+c)/(a+b+c+d)
- 陽性尤度比（+LR）＝感度/(1－特異度)
- 陰性尤度比（－LR）＝(1－感度)/特異度
- 検査前オッズ＝(a+c)/(b+d)
- 検査後オッズ＝a/b
- オッズ＝確率/(1－確率)
- 確率＝オッズ/(1+オッズ)

第3章．In：パインズ，カーペンター，ラジャほか（著），阿部智一（監訳）．EBM救急医学：クリニカル・ディシジョン・ルールと診断テスト．東京：西村書店，2016．
第1章．In：杉岡 隆，野口善令，大西良浩ほか．診断法を評価する：いつも行っている検査は有用か？〔臨床家のための臨床研究デザイン塾テキスト / 臨床研究デザイン塾（編）7〕．京都：健康医療評価研究機構，2014．
Haynese RB, Sackett DL, Guyatt GH. Clinical Epidemiology : How to Do Clinical Practice Research, 3rd ed. Philadelphia : Wolters Kluwer, 2005.

A 検査における陽性尤度比，陰性尤度比，検査前確率，検査後確率について述べよ．

検査における陽性尤度比（LR*+）とは，疾患がない場合と比べて疾患がある場合は，何倍，検査が陽性になりやすいかを表す．一方，陰性尤度比（LR－）とは，疾患がない場合と比べて疾患がある場合は，何倍，検査が陰性になりやすいかを表す指標であ

る．尤度比は検査前確率と組み合わせることで検査後確率を推定することができるため，臨床現場で有用な指標である．実際の検査前確率と尤度比がわかれば，検査後確立を算出することも可能である（オッズという確率の一種を介して）．加えて，図18-2のような尤度比ノモグラムを用いて，検査前確率と尤度比から検査後確率を求めることもできる．尤度比ノモグラムは検査前確率，尤度比，検査後確率の関係性を視覚的に理解するのにも有用であり，検査後確率の推定には，検査の尤度比だけではなく，検査前確率の推定も重要であることがわかるだろう．

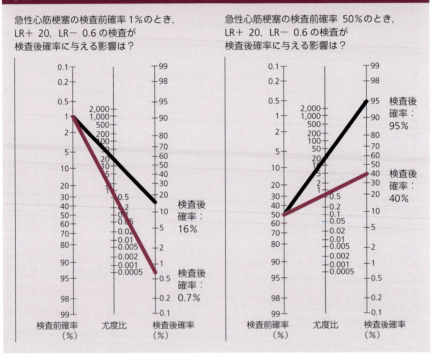

図18-2 尤度比ノモグラムを用いて検査前確率と尤度比から検査後確率を求める方法

第3章．In：パインズ，カーペンター，ラジャほか（著），阿部智一（監訳）．EBM救急医学：クリニカル・ディシジョン・ルールと診断テスト．東京：西村書店，2016．
第1章．In：杉岡 隆，野口善令，大西良浩ほか．診断法を評価する：いつも行っている検査は有用か？〔臨床家のための臨床研究デザイン塾テキスト／臨床研究デザイン塾（編）7〕．京都：健康医療評価研究機構，2014．

A 検査におけるAUC[*1]について述べよ．

検査結果は，たとえば血液検査のように連続した値（連続変数）で表される場合もある．その場合はカットオフ値を設定し，その値より高い場合は陽性，低い場合は陰性とすることが一般的である．この種の検査の疾患に対する識別能は，図18-3のようなROC[*2]曲線を作成し，曲線よりも下の部分の面積（AUC）で評価する．AUCは0.5〜

1の値をとり，1に近いほど検査の識別能が高いことを意味する。

連続変数で表される検査結果にカットオフ値を複数設定し，その値よりも高い場合は陽性，低い場合は陰性とし，それぞれのカットオフ値で感度・特異度を算出する。ROC曲線は，X軸を1－特異度，Y軸を感度とプロットすることで描くことができる。また，ROC曲線から感度・特異度がともに最大になるカットオフ値を導くこともできる。感度と特異度がトレードオフの関係にあることも，この曲線から理解できるだろう。

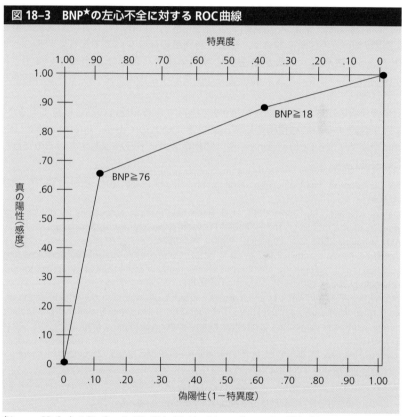

（Haynese RB, Sackett DL, Guyatt GH. Clinical Epidemiology : How to Do Clinical Practice Research, 3rd ed. Philadelphia : Wolters Kluwer, 2005 の Figure 8–2 より）

★― BNP　脳性ナトリウム利尿ペプチド（brain natriuretic peptide）

第3章. In：パインズ，カーペンター，ラジャほか（著），阿部智一（監訳）. EBM救急医学：クリニカル・ディシジョン・ルールと診断テスト. 東京：西村書店, 2016.
第1章. In：杉岡 隆, 野口善令, 大西良浩ほか. 診断法を評価する：いつも行っている検査は有用か？〔臨床家のための臨床研究デザイン塾テキスト／臨床研究デザイン塾（編）7〕. 京都：健康医療評価研究機構, 2014.
Chapter 8. In：Haynese RB, Sackett DL, Guyatt GH. Clinical Epidemiology : How to Do Clinical Practice Research, 3rd ed. Philadelphia : Wolters Kluwer, 2005.

★1 — AUC　曲線下面積（area under the curve）
★2 — ROC　受信者動作特性（receiver operating characteristic）

Ⓑ 肺超音波の利点について述べよ。

従来，救急外来で肺の病変を調べる検査法としては胸部 X 線検査と胸部 CT[★1] 検査が主であったが，近年，肺超音波検査の有用性が次々と報告されている。代表的な疾患としては外傷性気胸があり，臥位胸部 X 線検査と比較して肺超音波は感度が高く（48.8％ vs. 20.9％），特異度は同等（99.6％ vs. 98.7％）という報告もある。また，ARDS[★2] 患者を対象とした研究では，肺超音波は聴診や臥位胸部 X 線検査と比較して，胸水，コンソリデーション，alveolar–interstitial syndrome（びまん性の間質障害をきたす疾患の総称）の診断において，感度・特異度のほぼすべてで優れていることも示されている。さらに，呼吸苦を主訴に救急外来を受診した患者についても，NT–proBNP[★3] と合わせることで，肺超音波が慢性心不全の診断に使用できる可能性も示されている。

　超音波検査は比較的簡便にかつ短時間で施行できる利便性の高い検査であるから，肺疾患を精査する際にも積極的に使っていきたいものである。International Liaison Committee on Lung Ultrasound から，肺超音波ガイドラインも出ているのでぜひ参考にしてほしい。

Moore CL, Copel JA. Point–of–care ultrasonography. N Engl J Med 2011；364：749–57.　PMID：21345104
Kirkpatrick AW, Sirois M, Laupland KB, et al. Hand–held thoracic sonography for detecting post–traumatic pneumothoraces：the Extended Focused Assessment with Sonography for Trauma (EFAST). J Trauma 2004；57：288–295.　PMID：15345974
Lichtenstein D, Goldstein I, Mourgeon E, et al. Comparative diagnostic performances of auscultation, chest radiography, and lung ultrasonography in acute respiratory distress syndrome. Anesthesiology 2004；100：9–15.　PMID：14695718
Liteplo AS, Marill KA, Villen T, et al. Emergency thoracic ultrasound in the differentiation of the etiology of shortness of breath（ETUDES）: sonographic B–lines and N–terminal pro–brain–type natriuretic peptide in diagnosing congestive heart failure. Acad Emerg Med 2009；16：201–10.　PMID：19183402
Volpicelli G, Elbarbary M, Blaivas M, et al. International evidence–based recommendations for point–of–care lung ultrasound. Intensive Care Med 2012；38：577–91.　PMID：22392031

★1 — CT　コンピュータ断層撮影（computed tomography）
★2 — ARDS　急性呼吸促迫症候群（acute respiratory distress syndrome）
★3 — NT–proBNP　ヒト脳性ナトリウム利尿ペプチド前駆体 N 端フラグメント（N–terminal pro–brain natriuretic peptide）

Ⓑ 有用な CPR[★1] を具体的に述べよ。

忙しい救急外来業務のなかでは，不適切・不必要な検査や治療，入院などはできる限り避けたいものである。足関節捻挫を主訴に来た患者全員に X 線検査を行う必要はなく，咽頭痛を訴える患者にすべからく抗菌薬を投与する必要もない。また，外来で治療可能な市中肺炎もある。目の前の患者の診断にその検査が必要か，治療の適応があるか，そして，外来もしくは入院治療のどちらが適切かなどを判断する際に役に立つのが，CPR である。CPR は病歴・身体所見・簡単な検査結果を組み合わせてつくられた基準であり，科学的根拠に基づいて上記のような判断をすることを助けてくれる。

CPRとして有名なのは足関節捻挫におけるX線検査の適応を決めるOttawa Ankle Rule，小児頭部外傷に対する頭部CT検査の適応を判断するPediatric Emergency Care Applied Research NetworkによるHead Injury Clinical Prediction Rules，急性肺塞栓を疑った際にD-ダイマー検査や造影CTを施行するかどうかの判断に役に立つWell's CriteriaやPulmonary Embolism Rule-Out Criteria，溶連菌による咽頭炎の診断・治療開始の判断に有用なCentor基準（表6-1）などがある。患者の重症度を判断するCPRとしては，市中肺炎に対するPneumonia Severity IndexやCURB-65（表6-12）などがある。

　<u>検査前確率や疾患の診断，重症度，予後を科学的に見積もることがより適切な臨床判断の一助になり，結果として患者の利益につながる可能性は高い。</u>臨床経験や施設の方針，患者の価値観，そこに科学的な根拠の1つとしてのCPRを加えることで，質の高いEBM★2が提供できるといえるだろう。564ページの「CPRはどのようにでき，検証されるか？」も参照。

第3章，第4章，第12章，第13章，第29章，第31章，第52章. In：パインズ，カーペンター，ラジャほか（著），阿部智一（監訳）. EBM救急医学：クリニカル・ディシジョン・ルールと診断テスト. 東京：西村書店, 2016.
第1章. In：杉岡 隆，野口善令，大西良浩ほか. 診断法を評価する：いつも行っている検査は有用か？〔臨床家のための臨床研究デザイン塾テキスト / 臨床研究デザイン塾（編）7〕. 京都：健康医療評価研究機構, 2014.

★1 ─ CPR　クリニカルプレディクションルール（clinical prediction rule）
★2 ─ EBM　evidence based medicine

Ⓑ CPRの使い方について述べよ。

CPRの適切な利用は臨床現場におけるさまざまな判断に科学的根拠を与えてくれるが，当然ながら，ルールの内容を正確に把握せずに使用すると，間違った判断につながる可能性がある。

　たとえば，Ottawa Ankle Ruleは足関節捻挫におけるX線検査の適応を判断するためのルールであるが，原著論文におけるその対象は「成人」患者である（のちに小児での有用性を示すシステマティックレビューが報告されているが，受傷前は歩行可能で診察時に意思の疎通が可能であることが前提）。

　Pediatric Emergency Care Applied Research NetworkによるHead Injury Clinical Prediction Rulesは，小児頭部外傷における頭部CTの適応を判断するためのルールである。その対象は受傷から24時間以内に受診した18歳以下でGCS★が14〜15点の小児患者である。ただし，ルールのアウトカムは重篤な頭部外傷（死亡，脳神経外科的手術，24時間以内の気管内挿管，2日以上の入院）であり，小さな頭蓋骨骨折や軽度な脳挫傷など臨床的に重要度の低い頭部外傷は含まれていない。<u>目の前の小児患者とその家族にこのルールが適応できるかについては現場医師の判断が求められる。</u>

　Canadian C-spine rulesという鈍的頸椎外傷に対するX線検査の適応を判断するルールがあるが，対象患者はGCS 15点でバイタルサインが安定している患者である。16歳以下，頭頸部以外に鈍的外傷がある，受傷から48時間経過している，妊婦，椎体疾患の既往がある，などの患者は対象から除外されている。たとえば，軽度酩酊状態の頭頸部外傷患者において，GCS 15点未満と判断すれば，Canadian C-spine ruleの使用は適当ではない。

対象患者やそのアウトカムを把握せずに使用するCPRは科学的な判断の根拠とはなりえない．CPRを使う前に，一度は原著論文を読み，研究の背景，対象患者，そしてそのアウトカムについては最低限理解しておく必要があるだろう．

第3章, 第7章, 第13章. In：パインズ，カーペンター，ラジャほか（著），阿部智一（監訳）. EBM救急医学：クリニカル・ディシジョン・ルールと診断テスト．東京：西村書店, 2016.
Stiell IG, Greenberg GH, McKnight RD, et al. Decision rules for the use of radiography in acute ankle injuries. Refinement and prospective validation. JAMA 1993；269：1127–32.　PMID：8433468
Kuppermann N, Holmes JF, Dayan PS, et al. Identification of children at very low risk of clinically-important brain injuries after head trauma：a prospective cohort study. Lancet 2009；374：1160–70.　PMID：19758692
Stiell IG, Wells GA, Vandemheen KL, et al. The Canadian C-spine rule for radiography in alert and stable trauma patients. JAMA 2001；286：1841–8.　PMID：11597285

★— GCS　Glasgow coma scale

Ⓑ 超音波ガイド下での中心静脈路確保について述べよ．

中心静脈路確保には，ランドマーク法と超音波ガイド下法があるが，成功率・合併症率ともに超音波ガイド下法が優れているという報告が多く，ACEP[*1]ガイドラインでは，超音波ガイド下法が推奨されている．救急外来における中心静脈路確保については複数の報告があるが，Julie Leungらによれば，超音波ガイド下法はランドマーク法と比較して，15.4％（95％ CI[*2] 3.8〜27.0％，$P=0.009$）成功率が高く，12.3％（95％ CI 1.9〜22.8％，$P=0.009$）合併症発生率が低かった．ランドマーク法では，動脈誤穿刺や血腫，気胸（内頸静脈・鎖骨下静脈の場合）などの合併症が増えるとされている．超音波を使用すれば，穿刺の前に内頸静脈の解剖学的奇形の有無について確認でき，上記合併症を未然に防ぐことができる可能性がある．ランドマーク法と比較して超音波ガイド下での中心静脈路確保が簡単というわけではないが，訓練と経験に基づいて正しく超音波を使用できれば，超音波ガイド下での中心静脈路確保のほうが患者利益が多いといえるだろう．

American College of Emergency Physicians. Emergency ultrasound guidelines. Ann Emerg Med 2009；53：550–70.　PMID：19303521
Miler AH, Roth BA, Mills TJ, et al. Ultrasound guidance versus the landmark technique for the placement of central venous catheters in the emergency department. Acad Emerg Med 2002；9：800–5.　PMID：12153885
Atkinson P, Boyle A, Robinson S, et al. Should ultrasound guidance be used for central venous catheterisation in the emergency department? Emerg Med J 2005；22：158–64.　PMID：15735260
Leung J, Duffy M, Finckh A. Real-time ultrasonographically-guided internal jugular vein catheterization in the emergency department increases success rates and reduces complications：a randomized, prospective study. Ann Emerg Med 2006；48：540–7.　PMID：17052555

★1— ACEP　米国救急医学会（American College of Emergency Physicians）
★2— CI　信頼区間（confidence interval）

Ⓑ 超音波ガイド下での橈骨動脈確保について述べよ．

橈骨動脈路確保は循環動態が不安定な患者の観血的動脈圧測定のために，救急/集中治療領域では必須の手技である．従来は触知法が主流であったが，近年，超音波ガイド下での橈骨動脈確保のほうが成功率が高いという報告が数多く発表されている．ShilohらやTangらによるメタ解析では，触知法に比べて超音波ガイド下法の初回成

功率がそれぞれ，1.71倍（95% CI 1.25〜2.32），1.51倍（95% CI 1.07〜2.14）高いと報告されている。Stephen Shiverらは救急外来のセッティングで両者を比較した結果を報告しているが，超音波ガイド下での橈骨動脈確保は触知法と比較して動脈路留置にかかる時間（107秒 vs. 314秒，$P=0.0004$），回数（1.2回 vs. 2.2回，$P=0.001$）において有意に優れていた，という結果であった。

　触知法で職人技のようにスパッと1回で橈骨動脈が確保できればいいが，失敗が続いていたずらに時間だけが過ぎていくこともあるだろう。超音波ガイド下での橈骨動脈路確保についても熟知しておくことで，そのような事態を回避できる可能性がある。

Ailon J, Mourad O, Chien V, et al. Videos in clinical medicine. Ultrasound-guided insertion of a radial arterial catheter. N Engl J Med 2014；371：e21.　PMID：25295509

Tang L, Wang F, Li Y, et al. Ultrasound guidance for radial artery catheterization：an updated meta-analysis of randomized controlled trials. PLoS One 2014；9：e111527.　PMID：25375152

Shiloh AL, Savel RH, Paulin LM, et al. Ultrasound-guided catheterization of the radial artery：a systematic review and meta-analysis of randomized controlled trials. Chest 2011；139：524-9. PMID：20724734

Shiver S, Blaivas M, Lyon M. A prospective comparison of ultrasound-guided and blindly placed radial arterial catheters. Acad Emerg Med 2006；13：1275-9.　PMID：17079789

Ⓑ 超音波ガイド下での末梢静脈路確保について述べよ。

肥満，浮腫，慢性疾患，血管内脱水，違法薬物中毒，血管疾患，小児などは，末梢静脈路確保を困難にする要素として知られている。触知法を用いて末梢静脈路確保を試みることが一般的ではあるものの，穿刺前から確保困難と予測できる場合においては，超音波ガイド下のほうが成功率が高いという報告がある。Eganらによるメタ解析では，超音波ガイド下静脈路確保は触知法と比較して，オッズ比にして2.42（95% CI 1.26〜4.68，$P=0.008$），成功しやすいと報告されている。Baumanらは，救急外来のセッティングで超音波ガイド下と触知法による末梢静脈路確保について比較しているが，初回成功率には有意な差がないものの，超音波ガイド下のほうが静脈路確保にかかる時間が2分（95% CI 1.3〜3.1）有意に短く，合併症発生率も23.2%（95% CI 0.6〜42.7）有意に低かった。また，穿刺回数も2.0回（95% CI 1.6〜3.6）有意に少なかったと報告されている。

　あらかじめ末梢静脈路確保が難しいと予測される場合は，従来どおりの触知法で失敗を重ねるよりも，最初から超音波ガイド下法で試みたほうがより早く，より患者の苦痛がない末梢静脈路確保になる可能性が高いといえるだろう。

Brannam L, Blaivas M, Lyon M, et al. Emergency nurses' utilization of ultrasound guidance for placement of peripheral intravenous lines in difficult-access patients. Acad Emerg Med 2004；11：1361-3.　PMID：15576530

Egan G, Healy D, O'Neill H, et al. Ultrasound guidance for difficult peripheral venous access：systematic review and meta-analysis. Emerg Med J 2013；30：521-6.　PMID：22886890

Bauman M, Braude D, Crandall C. Ultrasound-guidance vs. standard technique in difficult vascular access patients by ED technicians. Am J Emerg Med 2009；27：135-40.　PMID：19371518

Ⓑ 気管挿管における超音波の有用性について述べよ。

気管挿管は救急・集中治療領域における非常に重要な手技である。挿管チューブが気

管に留置されていることを確認する方法としては，聴診，食道挿管検知器，CO_2チェッカー，呼気終末二酸化炭素濃度モニターなどが従来は使われてきた．しかし，聴診による確認法は初心者のうち3分の1が誤認するといわれており信頼性が低い．最も信頼性が高いといわれている呼気終末二酸化炭素濃度モニターも，それを配置している救急外来は限られている．そのような背景のなか，おそらくほとんどすべての救急外来に設置されている超音波検査機が気管挿管の確認に利用でき，かつ信頼性も高いことが，近年多数報告されている．感度93％，特異度97％と報告しているシステマティックレビューもあり，呼気終末二酸化炭素濃度モニターに比する信頼性があるといえるだろう．画像化することでチューブの位置を複数人で確認できる点は，緊迫した状況での気管挿管が多い救急外来では特に有用かもしれない．食道挿管を避ける，もしくは確実に早期に認識するためにも，従来の方法のみに頼るのではなく超音波検査も積極的に使っていきたいものである．

鈴木昭広. Lesson 13. In：鈴木昭広（編）. あてて見るだけ！劇的！救急エコー塾：ABCDの評価から骨折、軟部組織まで、ちょこっとあてるだけで役立つ手技のコツ. 東京：羊土社, 2014.
Werner SL, Smith CE, Goldstein JR, et al. Pilot study to evaluate the accuracy of ultrasonography in confirming endotracheal tube placement. Ann Emerg Med 2007；49：75–80. PMID：17014927
Chou EH, Dickman E, Tsou PY, et al. Ultrasonography for confirmation of endotracheal tube placement：a systematic review and meta–analysis. Resuscitation 2015；90：97–103. PMID：25711517

C 蘇生予後の予測に有用な可能性がある眼球超音波検査とは何か？

心停止–自己心拍再開後の蘇生予後予測は重要であるが，非常に難しいことが知られている．よって単一の指標ではなく，可能な限り多くの指標を用いて総合的に判断することが現在のガイドラインでも推奨されている．

眼球超音波を用いて計測した視神経鞘径が，新しい蘇生予後予測の指標となる可能性が日本から報告されている．自己心拍再開患者の視神経鞘径が5.4 mm以下のとき，感度83％，特異度73％，陽性尤度比3.1，陰性尤度比0.23で，28日後神経学的予後良好（GOS★ 4〜5点）を予測できるとされている．低酸素脳症に伴う脳浮腫による頭蓋内圧亢進を，視神経鞘径の開大が反映しているという機序が考えられている．

蘇生予後を予測するための他の検査としては，CTやMRI，バイオマーカー，脳波検査などがあるが，超音波検査は非侵襲的にベッド上で簡便に繰り返し施行できるという利点がある．研究がさらに進み，眼球超音波検査を組み込んだ蘇生予後予測の方法が提案される日が来るかもしれない．また，このような興味深い臨床研究が日本から発信されていることも注目に値するだろう．

Sandroni C, Cariou A, Cavallaro F, et al. Prognostication in comatose survivors of cardiac arrest：an advisory statement from the European Resuscitation Council and the European Society of Intensive Care Medicine. Intensive Care Med 2014；40：1816–31. PMID：25398304
Ueda T, Ishida E, Kojima Y, et al. Sonographic Optic Nerve Sheath Diameter：A Simple and Rapid Tool to Assess the Neurologic Prognosis After Cardiac Arrest. J Neuroimaging 2015；25：927–30. PMID：25890995

★── GOS　Glasgow outcome scale

指導医の教育下で救急研修医が行う診療と，救急指導医が単独で行う診療の間で医療資源の利用に差があるか？

研修病院は非研修病院と比較して，検査・入院など医療資源の利用が多く，診療にかかるコストが増えるとの研究報告がある．教育的であるためにより慎重でより考え抜かれた診療内容が求められ，結果的に指導医が単独で診療するのに比べて検査や入院が増えると考えられている．

救急外来での研修医教育の有無が医療資源利用の増加と関連があるかを調べた多施設研究が報告されている．指導医の監督下で研修医が診療した場合と，指導医が単独で診療した場合での，血液検査施行率・画像検査施行率，救急外来滞在時間，入院率について比較検討されており，血液検査施行率では有意な差が認められなかったが（aOR* 1.18，95％ CI 0.96〜1.46），その他の指標では，指導医監督下での研修医診療で有意に高かったと報告されている（画像検査施行率：aOR 1.27，95％ CI 1.06〜1.51，救急外来滞在時間：aOR 1.32，95％ CI 1.19〜1.45，入院率：aOR 1.42，95％ CI 1.09〜1.85）．

教育の重要性はいうまでもないが，そのコストについて議論することも必要である．教育的診療の結果として医療コストが増加する可能性があることを認識したうえで，コスト面でも効率的でかつ中身のある教育を行っていくことが今後の課題といえるだろう．

McNamara RM, Kelly JJ. Cost of care in the emergency department : impact of an emergency medicine residency program. Ann Ernerg Med 1992 ; 21 : 956–62.　PMID : 1497164

Scholer SJ, Pituch K, Orr DP, et al. Effect of health care system factors on test ordering. Arch Pediatr Adolesc Med 1996 ; 150 : 1154–9.　PMID : 8904855

Pitts SR, Morgan SR, Schrager JD, et al. Fmergency department resource use by supervised residents vs attending physicians alone. JAMA 2014 ; 312 : 2394–400.　PMID : 25490330

★— aOR　調整オッズ比(adjusted odds ratio)

救急外来における針刺し事故の特徴とは何か？

針刺し事故に代表される医療従事者の経皮的体液・血液暴露の発生頻度が，救急外来の立地や救急病院の特徴と関連があることが報告されている．たとえば，小規模病院（250床未満）の救急外来では，大規模病院（250床以上）と比較して針刺し事故の割合が高く〔13.7％ vs. 8.6％（ベッド100床に対して・5年間），$P=0.0001$〕，また，都会の救急外来は郊外の救急外来と比較して事故の頻度が高い〔20.3％ vs. 5.9％（外来患者10万人に対して・年間），$P<0.001$〕などの報告がある．

経皮的体液・血液曝露は，そのすべてが報告されないことが問題ともなっている．米国救急科レジデントに行われたアンケートでは，全発生件数のうち報告されたものは46.7％のみとの結果が出ている．外科レジデントを対象とした研究でも，報告された経皮的体液・血液曝露事故は49％のみとの結果であった．同報告では，曝露の報告がなされなかったことと関連がある要因が調べられており，レジデントの性別が男性・HIV*の既往などの高リスク患者ではないこと・手術室での事故であること・事故に対する知識が乏しいこと，などが挙げられている．

Babcock HM, Fraser V. Differences in percutaneous injury patterns in a multi-hospital system. Infect Control Hosp Epidemiol 2003 ; 24 : 731–6.　PMID : 14587932

Wilson SP, Miller J, Mahan M, et al. The Urban Emergency Department : A Potential Increased Occupational Hazard for Sharps-related Injuries. Acad Emerg Med 2015 ; 22 : 1348–50. PMID : 26468634

Lee CH, Carter WA, Chiang WK, et al. Occupational exposures to blood among emergency medicine residents. Acad Emerg Med 1999 ; 6 : 1036–43. PMID : 10530663

Makary MA, Al-Attar A, Holzmueller CG, et al. Needlestick injuries among surgeons in training. N Engl J Med 2007 ; 356 : 2693–9. PMID : 17596603

★─ HIV　ヒト免疫不全ウイルス（human immunodeficiency virus）

各種検査

有野 聡

A CPRはどのようにでき，検証されるか？

救急領域でCPRというと，**c**ardio**p**ulmonary **r**esuscitation（心肺蘇生法）を意味することが多いかもしれないが，ここでいうCPRは**c**linical **p**rediction **r**ule（以下，CPR）である。clinical decision rule，日本語では臨床予測ルールと呼ばれることもある。

具体的な例として，溶連菌感染の診断を予想するCentor基準（表6–1）や新生児の全身状態の評価に用いるAPGAR scoreは有名である。

CPRは臨床研究と実臨床を結ぶツールである。さまざまな疾患の診断，検査や治療の方針，予後の予測をアウトカムとして，リスク因子，バイタルサイン，年齢，性別，主訴，身体所見などの因子とアウトカムとの関連を検証する研究は数多い。得られた結果から，いくつかの強い関連を示す因子をまとめることで前向きな予測を行いたいと考えることがCPRの作成であり実臨床への応用である。

CPRのモデルを作成して，元研究の対象群に対する関連性を後ろ向きに検証することを内的妥当性の検証という。ここまでの研究をderivation studyと呼ぶ。

「もともと関連する因子を抽出した対象に行うderivation studyで高い感度，特異度が示されたとしても，それは他の対象群に対しても有用なCPRなのか」という疑問に対する検証をする研究がvalidation studyである。環境や対象を変えて利用した場合の有用性，つまり外的妥当性（external validity）の検証が行われる。実臨床での患者アウトカムの改善への寄与を検証する研究はimpact analysisという。558ページの「有用なCPRを具体的に述べよ」も参照。

McGinn TG, Guyatt GH, Wyer PC, et al. Users' guides to the medical literature : XXII : how to use articles about clinical decision rules. Evidence-Based Medicine Working Group. JAMA 2000 ; 284 : 79–84. PMID : 10872017

森 浩介. プレディクション・ルールを使おう！. In : 志賀 隆. 考えるER ─ サムライ・プラクティス. 東京 : シービーアール, 2014 ; 108–10.

A 質の高いCPRの見分け方を述べよ。

CPRにはヒエラルキーがある。最も優れたCPR（Level 1）は，最低1つの元研究と異なる対象で前向き研究がされており，かつimpact analysisによって臨床的な方針の変更や患者のアウトカムの変更をもたらすことが証明されたルールである。Level 2は1つの大規模な前向き研究で幅広い患者に有用性が検証されたか，対象が異なる

多くの小規模研究で検証されているルールである。Level 3 は限られた患者に対して立証されたにすぎないルールで，この Level になると，使用においては慎重になる必要があり，対象の患者と研究対象がとても似ている場合に限られる。Level 4 は validation がされていないか不十分（対象が分裂，後ろ向きデータなど）なルールで，この Level 1 のルールは臨床応用するには追加研究が必要である。これら研究デザインやその数の違いに加えて，文献でサンプルサイズ不足，プロトコールやフォローアップのミスが多くないかどうかを確認することで CPR の質を確認する。

McGinn TG, Guyatt GH, Wyer PC, et al. Users' guides to the medical literature：XXII：how to use articles about clinical decision rules. Evidence-Based Medicine Working Group. JAMA 2000；284：79-84. PMID：10872017

森 浩介. プレディクション・ルールを使おう！. In：志賀 隆. 考える ER — サムライ・プラクティス. 東京：シービーアール, 2014；108-10.

A 小児の頭部外傷に対して，いつ CT を撮像すべきか？

小児では被曝によるリスクが成人よりも高いと考えられるため，特に，軽症頭部外傷の際に CT を撮像すべきか否かは重要な問題である。この問題に対して研究が行われてつくられた代表的な CPR を 3 つ紹介する。

　CATCH[★1]，CHALICE[★2]，PECARN[★3] グループのクライテリアである。ほかにも，CHALICE に項目が似ている NICE[★4] の criteria を採用している施設もある。

　まず，それぞれの特徴を説明する。PECARN は 2 歳未満と 2 歳以上で項目を変えていて，アウトカムが臨床的に重要な外傷に限られている。また 18 歳以下が対象となる。CATH の secondary outcome（副次評価項目），CHALICE の primary outcome（主要評価項目）には，CT での異常所見が含まれている。どちらも 16 歳以下が対象である。CHALICE の原著では，高い特異度（86.9％）を示している。CHALICE には参加の拒否以外の除外基準が存在しないが，PECARN，CATCH には受傷機転などの除外基準がある。

　3 つの CPR と臨床医の推測を併せた 4 つの感度，特異度を比較する研究が行われた。結果としては，PECARN と臨床医の直観には重要な外傷の見逃しはなかった。結果は図 18-4 に示すが，AUC は医師の直観 0.94，PECARN 0.81，CATCH 0.67，CHALICE 0.84 であった。derivation と比較して，PECARN は感度を下げなかったが，CATCH と CHALIS には感度の低下がみられた。この研究からは，医師の推測が感度，特異度ともに満足のいく結果であったが，特に，経験の浅い医師が選択的に CT を撮像する際には，PECARN などの CPR を利用することも有用であると考える。

Easter JS, Bakes K, Dhaliwal J, et al. Comparison of PECARN, CATCH, and CHALICE rules for children with minor head injury：a prospective cohort study. Ann Emerg Med 2014；64：145-52, 152.e1-5. PMID：24635987

★1 — CATCH　　Canadian Assessment of Tomography for Childhood Head Injury
★2 — CHALICE　　Children's Head Injury Algorithm for the Prediction of Important Clinical Events
★3 — PECARN　　Pediatric Emergency Care Applied Research Network rule
★4 — NICE　　National Institute for Health and Care Excellence

A 検査前確率を見積もることはなぜ重要か？

「特異度が 90％の検査が陽性だったから 90％の確率でその疾患だ」，「感度が 90％の

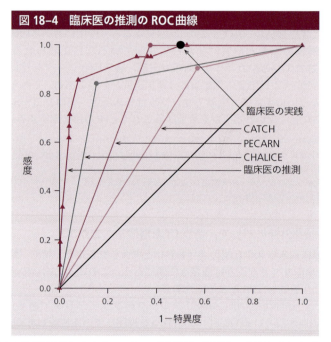

図18-4 臨床医の推測のROC曲線

(Easter JS, Bakes K, Dhaliwal J, et al. Comparison of PECARN, CATCH, and CHALICE rules for children with minor head injury : a prospective cohort study. Ann Emerg Med 2014 ; 64 : 145-52 の152.e1-5 より)

検査が陰性だったからその疾患は90%否定できた」とはならないから，検査前確率が重要である。

まず，

陽性尤度比＝（感度）/（1－特異度）
陰性尤度比＝（1－感度）/（特異度）

である。また，

検査後オッズ＝検査前オッズ × 尤度比

これを式変換すると，

検査後確率＝1/[1 ＋（1/検査前オッズ）×（1/尤度比）]

であるため，感度90％，特異度90％の検査が陽性であった場合は，

検査後確率＝9/[9＋（1/検査前オッズ）]

この検査が陰性であった場合は，

検査後確率＝1/[1＋（9/検査前オッズ）]

となる。ここで，検査前確率が20％であった場合と80％であった場合を考える。
● 検査前確率が20％のとき：陽性なら検査後確率は69％，陰性なら検査後確率は3％
● 検査前確率が80％のとき：陽性なら検査後確率は97％，陰性なら検査後確率は

31%

このように特異度が高い検査でも，検査前確率が低ければ検査後確率は低くなり，感度が高い検査でも，検査前確率が高ければ検査後確率はある程度残ってしまう。

そのために，検査前確率を見積もることは重要である。

事前オッズに尤度比をかけて事後オッズを得るという条件付き確率の考え方を唱えたのが Bayes の定理であるが，ここでは，これ以上の詳述を控えて，これらを視覚的に表す 2 つの図を紹介する（図 18-5，18-6）。

Fagan TJ. Letter : Nomogram for Bayes theorem. N Engl J Med 1975 ; 293 : 257.　PMID : 1143310
Chapter 2. In : McGee SR. Evidence-Based Physical Diagnosis, 3rd ed. Philadelphia : Elsevier/Saunders, 2012 ; 9-21.

Ⓑ 吐血患者への緊急内視鏡の必要性をどう判断するか？

一般的に，上部消化管出血に対する 24 時間以内の内視鏡検査が推奨される。24 時間以上経過しての内視鏡よりも死亡や手術，入院日数を減らすことに寄与する。

より早期の内視鏡に関しては，高リスクの出血斑や止血術が増えることがわかっているが，患者アウトカムへの寄与は立証されていない。入院を回避することなどを目的とした低リスク患者への日勤帯の範疇での早期内視鏡が有用な選択肢であることは確かだが，一方で高リスクな症例への緊急内視鏡は選択的に行う必要がある。ここで，高リスクであることをどう判断したらよいだろうか？

「胃管を入れて洗浄液が赤ければ緊急内視鏡をする」というだけでは不十分である。上記の所見の高リスクな出血（アクティブな出血や露出血管）に対するオッズ比は 4.82 なので検査後確率を上げるが，特異度は 75.8％，陰性尤度比は 77.9％ で，見逃す可能性もある。

ランダム化比較試験のサブ解析や観察研究の結果によると，12～13 時間以内の内視鏡は，Glasgow-Blatchford score（以下，Blatchford）≧12，胃管からの排液が血性，低血圧，頻脈である患者ではアウトカムを改善する。また，静脈瘤の出血が疑われる際には早期の内視鏡が推奨される。

では，Blatchford が最も優れた CPR なのか？　ほかに主な CPR として Rockall score や AIMS65* があるが，最も妥当性の検証が広くなされているのは Blatchford である。Blatchford が 0～2 点では，医学的介入が必要である可能性は低い（陰性尤度比 0.08）。Clinical Rockall は 0 より大きくても重症な出血を増加させないが，0 であれば可能性を下げる（陰性尤度比 0.41）。

complete Rockall は死亡の予測に優れているが，救急外来での初療時には利用できない。AIMS65 は妥当性の検証がまだ不十分ではあるが，Blatchford と比較した結果，再出血や ICU 入室，入院期間などの予測は同等であり，院内死亡の予測は優れていた。輸血の予測は Blatchford が優れていた。現時点では妥当性の検証とその結果の優位性から Blatchford への信頼が高いが，AIMS65 は簡便であるため，今後有用性が注目される。224 ページの「75 歳男性。吐血にて来院。頭痛も訴える。内視鏡検査以外に考えることは何か？」も参照。

Loren L. CLINICAL PRACTICE. Upper Gastrointestinal Bleeding Due to a Peptic Ulcer. N Engl J Med 2016 ; 374 : 2367-76.　PMID : 27305194
Lu Y, Chen YI, Barkun A. Endoscopic management of acute peptic ulcer bleeding. Gastroenterol Clin N Am 2014 ; 43 : 677-705.　PMID : 25440919

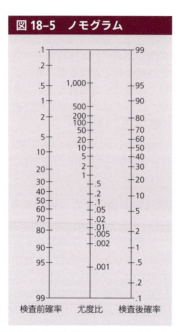

図18-5 ノモグラム

検査前確率と尤度比を直線で結ぶと検査後確率が交点で示される。

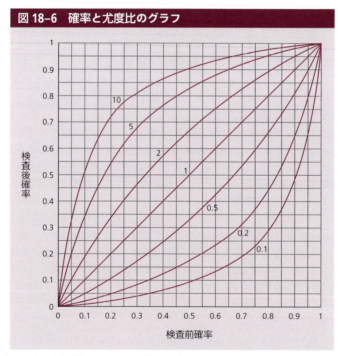

図18-6 確率と尤度比のグラフ

0.1～10までの尤度比の曲線が描写されている。検査前確率と曲線の交点のX軸の値が検査後確率となる。
(McGee SR. Evidence-Based Physical Diagnosis, 3rd ed. Philadelphia : Elsevier/Saunders, 2012；9-21の15ページより)

Aljebreen AM, Fallone CA, Barkun AN. Nasogastric aspirate predicts high-risk endoscopic lesions in patients with acute upper-GI bleeding. Gastrointest Endosc 2004；59：172-8. PMID：14745388
Srygley FD, Gerardo CJ, Tran T, et al. Does this patient have a severe upper gastrointestinal bleed? JAMA 2012；307：1072-9. PMID：22416103
Hyett BH, Abougergi MS, Charpentier JP, et al. The AIMS65 score compared with the Glasgow-Blatchford score in predicting outcomes in upper GI bleeding. Gastrointest Endosc 2013；77：551-7. PMID：23357496

★— AIMS65　albumin, international normalized ratio(INR), mental status, systolic blood pressure, age ＞65 years

Ⓑ 頭部外傷に対する CPR では，CCHR[★1] と NOC[★2] のどちらが優れているか？

CCHR も NOC も，軽症頭部外傷のうち CT 撮像が必要な患者を選択するために広く利用されている CPR である。

　2つの CPR の違いを比較してみる。アウトカムは，CCHR では primary outcome は7日以内の死亡・脳外科的介入，secondary outcome は入院やフォローアップが必要な CT での異常所見であるのに対して，NOC では，入院に至るような CT の異常所見をアウトカムとしている。導入基準，除外基準に関しては，CCHR のほうが NOC よりも詳細な設定で，GCS 13 点以上で，目撃のある意識消失や見当識障害，健忘が導入基準にある。また，バイタルサインの不安定な患者や抗凝固薬内服患者は除外されるので，注意が必要である。一方で NOC は3歳以上で導入されるものの，GCS 15 点であることが基準であることに注意が必要である。

　意識清明でありさえすれば，NOC のほうが幅広い患者を対象とするので，適応しやすい。脳外科的介入や臨床的に重要な外傷，CT でのすべての異常所見への感度は双方 100％ であったが，特異度はどちらも CCHR が優れていた。システマティックレビューでも，CCHR 以外は NOC を含めて特異度が劣ると結論づけた。2011 年の多施設前向き研究では，CT の削減は CCHR 27.0％ に対して NOC 20.2％ と，CCHR が優位であった。

　以上のように CCHR は CT を削減するという目的では優位な CPR であるが，対象患者の適応には注意が必要なルールであるといえる。

Papa L, Stiell IG, Clement CM, et al. Performance of the Canadian CT Head Rule and the New Orleans Criteria for predicting any traumatic intracranial injury on computed tomography in a United States Level I trauma center. Acad Emerg Med 2012；19：2-10. PMID：22251188
Stiell IG, Clement CM, Rowe BH, et al. Comparison of the Canadian CT Head Rule and the New Orleans Criteria in patients with minor head injury. JAMA 2005；294：1511-8. PMID：16189364
Ro YS, Shin SD, Holmes JF, et al. Comparison of clinical performance of cranial computed tomography rules in patients with minor head injury：a multicenter prospective study. Acad Emerg Med 2011；18：597-604. PMID：21676057
Harnan SE, Pickering A, Pandor A, et al. Clinical decision rules for adults with minor head injury：a systematic review. J Trauma 2011；71：245-51. PMID：21818031

★1 — CCHR　Canadian head CT rule
★2 — NOC　New Orleans criteria

Ⓑ CPR を実臨床で使用する際に気をつけるべきことは何か？

どんなに優れた CPR であっても利用する側の理解不足で質が担保されないことがあるので注意が必要である。

まず，元の研究が対象としていた患者と目の前にいる患者の違いを検討する必要がある．CPRの有用性が示された研究のinclusion criteria（導入基準），exclusion criteria（除外基準）には目の前の患者が含まれるか，研究が行われた環境と自身の施設は同質か，背景因子として人種や年齢構成に差はないか，など，自分の目の前の患者が元の研究の対象にあるか否か考える必要がある．

さらに，研究のアウトカムが自身や患者の懸念している内容と異なることがある．たとえば，小児の頭部外傷に関するCPRであるPECARNグループのcriteria（565ページの「小児の頭部外傷に対して，いつCTを撮像すべきか？」を参照）は，臨床的に重要な脳外傷をアウトカムに設定していて，保存的治療可能で軽微な頭蓋骨骨折はこのアウトカムに入らない．しかし，日本の患児の保護者や担当医にとっては，軽微な頭蓋骨骨折はみつけられなくてもかまわないと割り切れる問題であろうか？　実際には，骨折がわかれば，dispositionやフォローアップの方法が変わることが多い．

このように，CPRは実臨床での懸念事項をすべて予想しているわけではない．加えて，CPRが予想するのは期間限定のアウトカムである．元の研究で設定されたアウトカムの発生する期間や，観察期間など詳細な内容を把握して利用する必要がある．治療法を予測するCPRに関しては，比較する治療が変われば結果が変化するため，比較対象が何かを意識することも重要である．また，<u>CPRを利用した結果，医療介入が増える可能性があるため，利用によりコストがどのように変化するかを把握することも重要である</u>．

Haskins R, Cook C. Enthusiasm for prescriptive clinical prediction rules（eg, back pain and more）: a quick word of caution. Br J Sports Med 2016 ; 50 : 960–1.　PMID : 26994126

C 鼻骨骨折は超音波検査で診断できるか？

超音波検査は，機器の進歩とその利便性，低侵襲性から利用の範囲が拡大しているが，鼻骨骨折の診断は超音波検査で行えるのだろうか？

熟練した医師が10 MHzのリニアプローブを直接皮膚に使用した場合，CTと比較した感度は100％，特異度は91％であった．ちなみにX線検査では，感度79％，特異度95％であった．また近年の研究では，鼻骨の3つのコンポーネント（正中，左右の側壁）のうち，正中の特異度，陽性的中率，陰性的中率は超音波検査のほうがCTより優れていた．ちなみに，ホッケースティック型など小型プローブの高周波数のほうが優れているとされる．鼻骨を超音波で診る方法としては，検査の感度や特異度への影響は未知であるが，水を入れたビニール手袋などstandoff padを利用する方法もある．

鼻骨骨折があったとしても，変位が小さく合併症や美容的問題がなければ，保存的治療が可能なことを考えれば，個人的には，超音波検査は有用な鼻骨骨折の診断法になりうると考える．

Lee IS, Lee JH, Woo CK, et al. Ultrasonography in the diagnosis of nasal bone fractures : a comparison with conventional radiography and computed tomography. Eur Arch Otorhinolaryngol 2016 ; 273 : 413–8.　PMID : 25749616

Mohammadi A, Ghasemi-Rad M. Nasal bone fracture—ultrasonography or computed tomography? Med Ultrason 2011 ; 13 : 292–5.　PMID : 22132401

C 超音波検査の侵襲性はゼロか？

一般的に，超音波検査の利点として，患者にとって非侵襲的であることが強調される。しかし本当に超音波検査には侵襲性がないのであろうか？

新生児領域では，体温が低下することを超音波検査の侵襲性と考え，また，眼球破裂が疑われるときは超音波プローブの圧力が侵襲性となりうるが，ここでは，超音波そのものの有害性を考えたい。

結論からいうと，超音波検査での超音波による有害事象の報告はない。しかし，装置機能の向上や動作モードの多様化により音響出力は増加傾向にあるため，注意が必要である。

超音波の生体作用は，熱的作用（音響エネルギーの吸収による温度上昇）と，非熱的作用（放射圧や振動など機械的刺激のこと。キャビテーションと呼ばれる極短時間の間に起こる気泡の発生と消失が主な原因であり，他にフリーラジカルの発生の関与も考えられる）に分類できる。

超音波の熱的作用の安全性を評価する指標としてはTI[★1]があり，生体温度を1℃上昇させる値が1である。非熱的作用の安全性を評価する指標としてはMI[★2]があり，キャビテーションの発生頻度に関与する。造影剤使用後や気泡を多く含む肺や腸管の超音波ではTIが特に重要で，胎児超音波や眼球超音波ではMIが特に重要となる。

送信出力を下げればTI，MIは下がる。照射時間の短縮や流速レンジの低下でTIは下がり，周波数を上げるとMIは下がる。近年有用性が注目されている眼球超音波では，MI＜0.23，TI＜1であることが安全基準とされている。胎児超音波では4℃を超える温度上昇が5分を超えるとリスクがあるといわれている。

日本超音波医学会/危機及び安全に関する委員会（編纂），電子情報技術産業協会超音波専門委員会（編）．超音波診断装置の安全性に関する資料，第3版，2014（www.jsum.or.jp/committee/uesc/pdf/safty.pdf）．閲覧日：2016/10/24
Haar GT. 診断用超音波の安全な使用, 第3版(The British Institute of Radiology), 2012（www.jsum.or.jp/committee/uesc/pdf/download.PDF）．閲覧日：2016/10/24
The World Federation for Ultrasound in Medicine and Biology のホームページ PUBLICATIONSの Safety Statement（www.wfumb.org/about/statements.aspx）．閲覧日：2016/10/24

★1 ─ TI　サーマルインデックス（thermal index）
★2 ─ MI　メカニカルインデックス（mechanical index）

19 その他

今長谷尚史，大高俊一

薬理学

今長谷尚史

A 抗菌薬のPK[★1]/PD[★2]理論とは何か？

PKとは薬物動態を意味するpharmacokineticsの略であり，薬物の用法・用量と生体内での薬物濃度推移（吸収，分布，代謝，排泄）の関係を表す。投与された抗菌薬がどの程度，全身の血流に到達するのかという概念である生体内利用率（bioavailability）や，血中濃度の推移を考慮することになる。血中濃度は保たれていても，病巣組織へ移行するという関門があるので，薬物の分布の特性についても留意する。

また，PDとは薬力学を意味するpharmacodynamicsの略であり，薬物の生体内での曝露と作用（期待される作用および副作用）の関係を表す。薬物が濃度依存性（高い血中濃度のピークが重要）なのか，時間依存性（一定の濃度をできるだけ長い時間保つことが重要）なのかを考慮する。

抗菌薬におけるPK/PDとは，PKとPDを組み合わせて関連づけることにより，抗菌薬の用法・用量と作用の関係を表し，抗菌薬の有効性や安全性の観点から，最適な用法・用量を設定し，適正な臨床使用を実践するための考え方なのである。

PK/PD検討委員会．抗菌薬のPK/PDガイドライン．日本化学療法学会雑誌 2016；64：139-51．

★1 — PK 薬物動態学（pharmacokinetics）
★2 — PD 薬力学（pharmacodynamics）

A 救急外来で頻用する注射薬で併用するといけないものは何か？

2種類以上の注射薬を混合したときに起こる物理的・化学的変化を配合変化という。物理的変化としては溶解性など，化学的変化としては濃度，pH変動，酸-塩基反応，酸化-還元反応，加水分解，光分解，凝析・塩析など，がある。

救急外来で頻用する注射薬で注意すべき主なものについて，表19-1と19-2に示す。

名德倫明．輸液製剤の特徴から見た輸液ライン管理のあり方〜輸液ライン管理における医薬品に関連した諸問題とその対策〜．静脈経腸栄養 2014；29：717-24．

B ペンタジンを使用するとフェンタニルやモルヒネの効果が減少するというのは本当か？

オピオイドは，μ受容体に対するアゴニストとなることで鎮痛作用を発揮する。

ペンタジンは，フェンタニルやモルヒネとともにμ受容体のアゴニストになるが，ペンタジンは部分アンタゴニスト，フェンタニルやモルヒネはアゴニストなので，

表 19–1 代表的な配合変化の例

要因	注射薬	現象	臨床での使用法
物理的溶解性	イミペネム	0.5 g 溶解に 100 mL 以上の溶解液が必要	使用量と溶解量に注意
物理的溶解性	ジアゼパム フェノバルビタール フェニトイン	水が加わると溶解力が低下し，主成分は析出	ジアゼパムは原液で使用 ノーベルバール®であれば溶解可能 アレビアチン®は生理食塩液 100 mL 以下で溶解 ホストイン®であれば溶解可能
化学的濃度	アンピシリン	調整 24 時間後の分解率は 25％溶液のとき約 80％，1％溶液のとき約 10％	アンピシリンは糖入りの輸液で溶解しない 長時間の持続静注の際，濃度を低くする，同じ輸液バッグでの長時間投与を行わない
化学的酸化–還元	アンピシリン	六単糖類（ブドウ糖・果糖）は還元作用で分解促進する	
化学的 pH 変動	酸性注射薬 アルカリ性注射薬	混合すると pH 変化により薬剤の溶解度が減少し，混濁や沈殿を生じる	酸性とアルカリ性の表 19–2 を参照
化学的 pH 変動	オメプラゾール ランソプラゾール	高い pH で安定な化合物であり，溶液との混合で pH が低下すると混濁する	5％ブドウ糖液もしくは生理食塩液で溶解し，ルートからの投与では前後フラッシュを行う
化学的酸–塩基	グルコン酸カルシウム 硫酸マグネシウム	リン酸塩や炭酸塩と反応して難溶性の塩を生成して沈殿	リン酸イオンや炭酸イオンの入った輸液のルートから投与しない
化学的酸–塩基	炭酸水素ナトリウム	酸と反応して炭酸ガスを発生する	酸性の薬剤ルートから投与しない
化学的加水分解	チアミン塩酸塩	亜硫酸塩（酸化防止剤）との混合で分解される	酸化防止剤の含まれた輸液には混注しない

化学的光分解	総合ビタミン剤	光は溶液中の薬剤の酸化–還元反応 or 加水分解を促進する	ビタミン剤を混注した輸液は遮光する
化学的結晶化	セフトリアキソン	カルシウムを含有する輸液や注射薬との同時投与でセフトリアキソン–カルシウム塩となり，結晶析出し，体内で結晶による障害を起こしうる	カルシウムを含む輸液投与中にセフトリアキソンの投与を行わない
その他 力価低下	ドリペネム メロペネム	アミノ酸製剤（特にL–システインを含むもの）との併用で力価は低下する	アミノ酸を含んだ輸液（高カロリー輸液など）ルートからは投与しない

（名徳倫明．輸液製剤の特徴から見た輸液ライン管理のあり方～輸液ライン管理における医薬品に関連した諸問題とその対策～．静脈経腸栄養 2014；29：717–24 の 718 ページの表 1 を改変）

表 19–2　pH 依存性配合変化を起こしやすい代表的な薬剤と pH

	一般名	pH
酸性側の注射薬 （pH 3.0 以下）	アドレナリン	2.3〜5.0
	ドブタミン塩酸塩	2.7〜3.3
	ノルアドレナリン	2.3〜5.0
	バンコマイシン塩酸塩	2.5〜4.5 （5 mg/mL，生理食塩液で溶解）
	プロプラノロール塩酸塩	2.8〜3.5
	ブロムヘキシン塩酸塩	2.2〜3.2
	ミダゾラム	2.8〜3.8
	ミノサイクリン塩酸塩	2.0〜3.5（10 mg/mL 水溶液）
	メトクロプラミド	2.5〜4.5
	レボドパ	2.5〜4.5

（次ページへ続く）

アルカリ性側の注射薬 (pH 7.0以上)	アシクロビル	約 10.4 (2.5 mg/mL，生理食塩液で溶解)
	アセタゾラミド	9.0〜10.0 (100 mg/mL，注射用蒸留水で溶解)
	アミノフィリン	8.0〜10.0
	アンピシリンナトリウム	8.0〜10.0 (100 mg/mL，生理食塩液で溶解)
	オメプラゾールナトリウム	9.5〜11.0 (20 mL注射用蒸留水で溶解)
	含糖酸化鉄	9.0〜10.0
	カンレノ酸ナトリウム	9.0〜10.0 (10 mg/mL，生理食塩液もしくは5％ブドウ糖液で溶解)
	ジノプロスト	7.0〜9.5
	スルバクタム・アンピシリン	8.0〜10.0(0.15 g/mL水溶液)
	セフォゾプラン塩酸塩	7.5〜9.0 (10 mg/mL，生理食塩液もしくは5％ブドウ糖液で溶解)
	ダントロレンナトリウム	9.0〜10.5 (1 mg/3 mL，注射用蒸留水で溶解)
	フェニトインナトリウム	約 12
	フロセミド	8.6〜9.6
	ランソプラゾール	10.6〜11.3 (30 mg/5 mL，生理食塩液で溶解)

(名德倫明. 輸液製剤の特徴から見た輸液ライン管理のあり方〜輸液ライン管理における医薬品に関連した諸問題とその対策〜. 静脈経腸栄養 2014；29：717-24の719ページの表2を改変)

フェンタニルやモルヒネとペンタジンを併用すると，フェンタニルやモルヒネが結合するはずの μ 受容体にペンタジンが結合し，フェンタニルやモルヒネが結合したときに発揮されるはずの効果を減らしてしまうという現象(拮抗作用)が生じる。ペンタジンは κ 受容体のアゴニストでもあり，鎮痛作用の主因は κ 受容体に対する作用だとされており，フェンタニルやモルヒネを低用量で使用しているときには相加的に働

くとされている。しかし，個人により，どの程度の用量が低用量かという点が異なるため，併用には注意を要する。

　救急外来でペンタジンを使用した後，フェンタニルを使用し効果が弱いと感じることがあるが，それは上述した点が問題なのか，当該患者にとっては純粋に血中濃度が足りないのか，結局のところ判別できない。ただ，薬理学的作用を単純化して考えるうえでは，併用は避けることが望ましいといえる。

9. オピオイド鎮痛薬．In：黒山政一（編集代表）．この患者・この症例にいちばん適切な薬剤が選べる 同効薬比較ガイド1．東京：じほう，2014；121–40．

 アドレナリンとエピネフリンの違いは何か？

アドレナリン／エピネフリンは，化合物（物質）として全く同一のものであり，呼び名が違うだけである。

　日本やヨーロッパではアドレナリン，米国ではエピネフリンと呼ばれている。この違いは，歴史を紐解くことで明らかになる（表19–3）。

　高峰譲吉が先か，Abelが先かという論争になったが，後年，助手の上中啓三の残した実験ノートにより，高峰と上中のチームが最初のアドレナリンの発見者であったことが確定した。ヨーロッパでは，高峰らの功績を認めて「アドレナリン」の名称が使われている。米国では，Abelの主張を受けて，副腎髄質ホルモンを「エピネフリン」と呼んでいる。

　これまでは米国の学者が命名した「エピネフリン」を使用してきたが，高峰の業績を正しく評価すべきだとの声が高まり，厚生労働省は医薬品の正式名称を定める日本薬局方を改正し，2006年4月より，一般名がエピネフリンからアドレナリン（第15改正日本薬局方）に変更された。

表19–3　アドレナリンとエピネフリンにまつわる歴史

1895年	Oliver G，Schafer E：副腎抽出物に昇圧物質の存在を証明
1897年	Abel JJ，Crawford AC（ジョンスホプキンス大学）：「結晶化に成功」と発表して「エピネフリン（epinephrine）」と名づけた。しかし，これは活性がなくベンゾイル化合物と後に判明
1900年	Takamine J，Uenaka K：活性のある物質の結晶化に成功し「アドレナリン（adrenaline）」と命名。1900年11月5日，特許申請。PD社が"Adrenalin"という商品名で販売開始
1930年代	PD社販売の"Adrenalin"は実は「ノルアドレナリン」を含んでいたことが判明

諏訪邦夫．高峰譲吉とアドレナリンの発見．呼吸 2010；29：844–7．

安全管理

今長谷尚史

A 児童虐待を発見したら，どうするか？

「児童虐待の防止等に関する法律」が制定されている．第5条では，医師は児童虐待の早期発見に努めなければならないとされ，第6条では，児童虐待を受けたと思われる児童を発見した者は，すみやかに福祉事務所あるいは児童相談所に通告しなければならないとされている．事件性が高いと判断される場合には，警察への連絡も行う．

虐待には，身体的虐待，ネグレクト（養育の怠慢），性的虐待，心理的虐待の4種類があり，救急外来では主に，身体的虐待とネグレクトに遭遇するケースが多くなる．虐待を疑えば，基本的に入院して経過観察を行う．その間に，小児科医，精神科医，ソーシャルワーカーなどの協力を得て，また，院内に虐待対策チームや委員会などがあれば，そういったチームと協働して対応する．

入院時の説明では，「入院期間は検査と今後の状況で変わります」と説明するようにする．福祉事務所や児童相談所の職員との面談は平日の日中に行われることがほとんどなので，面談までに入院後数日かかる場合もあることに留意しておく．

厚生労働省のホームページ 児童虐待の定義と現状（www.mhlw.go.jp/seisakunitsuite/bunya/kodomo/kodomo_kosodate/dv/about.html）．閲覧日：2017/06/12

A DV*（特に配偶者からの暴力）を発見したら，どうするか？

「配偶者からの暴力の防止及び被害者の保護に関する法律」が制定されている．「第三章 被害者の保護」の第6条は以下のようになっている．

「第六条 配偶者からの暴力（配偶者又は配偶者であった者からの身体に対する暴力に限る．以下この章において同じ．）を受けている者を発見した者は，その旨を配偶者暴力相談支援センター又は警察官に通報するよう努めなければならない．

2　医師その他の医療関係者は，その業務を行うに当たり，配偶者からの暴力によって負傷しまたは疾病にかかったと認められる者を発見したときは，その旨を配偶者暴力相談支援センターまたは警察官に通報することができる．この場合において，その者の意思を尊重するよう努めるものとする．

3　刑法（明治40年法律第45号）の秘密漏示罪の規定その他の守秘義務に関する法律の規定は，前2項の規定により通報することを妨げるものと解釈してはならない．

4　医師その他の医療関係者は，その業務を行うに当たり，配偶者からの暴力によって負傷し又は疾病にかかったと認められる者を発見したときは，その者に対し，配偶者暴力相談支援センター等の利用について，その有する情報を提供するよう努めなければならない．」

医師の守秘義務は刑法134条第1項に示されているが，配偶者からの暴力については，上記のように刑法の秘密漏示罪にはあたらない．児童虐待，高齢者および身体障害者の虐待についても同様である．

内閣府男女共同参画局のホームページに配偶者からの暴力被害者支援情報があり，相談機関など支援に関する情報が示されているので，被害者へ伝えるとよいだろう．

配偶者からの暴力の防止及び被害者の保護等に関する法律（平成十三年法律第三十一号）（www.gender.go.jp/policy/no_violence/e-vaw/law/pdf/dvhou.pdf）．閲覧日：2017/06/12
内閣府男女共同参画局のホームページ 配偶者からの暴力被害者支援情報（www.gender.go.jp/policy/no_violence/e-vaw/index.html） 閲覧日：2017/06/12

★― DV　家庭内暴力（domestic violence）

A 自殺未遂患者への対応はどうするか？

身体的状況の評価を行う．まずは生命にかかわる異常がないか確認する．必要に応じた検査を行い，身体的な問題で入院が必要な場合，身体的問題の治療を優先して行う．

問診では，希死念慮の有無を確認する．一般的に，自殺について率直に本人に尋ねることは本人の自殺のリスクを増加させず，自殺について考えている患者はむしろ安心するといわれている．希死念慮が強い場合や自傷他害の恐れが強い場合には，必ず，精神科コンサルトを行う．院内に精神科がなければ，精神科救急に対応可能な病院に問い合わせを行うようにする．

自殺未遂患者への対応は，自殺を未然に予防するために今後も重要な課題の1つである．特に自殺未遂者の再企図は，未遂後6か月以内が多いといわれており，その間の積極的な介入が求められる．医療機関の救急医療部門に搬送された自殺未遂者に対しては，介入研究（ACTION-J＊：表19-4）と同様の手法に基づくケース・マネジメントによって自殺の再企図が減少することが期待されている．

表19-4　ACTION-Jにおけるケース・マネージメントの概要

1. 定期的な対象者との面接（あるいは通話）
2. 対象者の生活背景・受療状況に関する情報収集
3. 精神科受療の促進
4. 精神科・身体科かかりつけ医に関する受療調整
5. 受療中断者への受療促進
6. 公的社会資源・民間援助組織の紹介と利用する際の調整
7. 心理教育と情報提供
8. 専用ウェブサイトを利用した情報提供

Kawanishi C, Aruga T, Ishizuka N, et al. Assertive case management versus enhanced usual care for people with mental health problems who had attempted suicide and were admitted to hospital emergency departments in Japan(ACTION-J)：a multicentre, randomised controlled trial. Lancet Psychiatry 2014；193-201．　PMID：26360731

＊一注　ACTION-Jは平成17年度から21年度まで行われた救急部門と精神科のある医療機関における，自殺未遂者に対しケースマネジメントを行う介入研究（厚生労働科学研究）．救急医療部門と精神科がすでに連携関係にある17施設からなる全国規模の研究班（ACTION-Jグループ）が組織され，その効果が多施設共同ランダム化比較試験により検証された．その結果，ケース・マネジメントは，自殺未遂者の自殺再企図を長期間抑止することはできなかったものの，6か月にわたって強力に抑止することが明らかとなった．この効果は，特に，女性，40歳未満，過去の自殺企図歴があった自殺未遂者により強く認められた．

B 暴力・暴言患者がいたら，どう対応するか？

暴力や暴言による医療妨害行為に対してどのように対応するか，日頃から各病院で決めておく必要がある．

悪質な暴言や暴力に対しては，医療従事者だけでなく，警備員や事務職員などとともにチームで対応すること．事実関係を確認し，医療従事者側の過失があればすみやかに謝罪する．過失がなかった場合は，医療上の説明が終了すれば，そこで終わりにすることもある．不当な行為があれば，該当する罪状を根拠として警察に協力を依頼する．以下に主な罪状を挙げる．

- 病院から退出せずいすわる（刑法130条：建造物侵入罪，不退去罪）
- 暴力をふるい，けがをさせる（刑法204条：傷害罪）
- 暴力をふるう（刑法208条：暴行罪）
- 「帰り道，覚悟しておけよ」など脅すような言葉をいう（刑法222条：脅迫罪）
- 土下座や謝罪を強要する（刑法223条：強要罪）
- 暴言をあびせる（刑法231条：侮辱罪）
- 大声や奇声を上げ周囲の人をおびえさせる（刑法234条：威力業務妨害罪）
- 機器や備品を破壊する（刑法261条：器物損壊罪）
- 刃物など危害を与えられる器具を持っている（軽犯罪法1条第2号：法令違反）

日本救急医学会(監修). 救急診療指針 改訂第4版. 東京：へるす出版, 2011；734.

B レイプの被害者への対応はどうするか？

強制わいせつ罪や強姦罪は，告訴がなければ公訴を提起することができない犯罪である．警察への通報は本人の意思を尊重する．警察に被害を訴える場合，各都道府県警には性犯罪専門の相談ダイヤルがあり，そちらに問い合わせてもよいだろう．

被害者は強いストレッサーにさらされた状態であり，慎重な対応を要する．被害者の状態に配慮しながら，被害の事実，日時，最終月経，現在の妊娠の有無などを聴取すること．性感染症と妊娠のリスクが考えられる場合，性器外傷がある場合，産婦人科に診察を依頼し，検査や処置が必要であることを説明する．

また，性的暴行だけでなく，抵抗しないように暴力を受けている場合があり，外傷の評価を行う．すぐに精神科の介入が必要な場合もあるが，多くは時間が経ってから精神科受診が必要になることが多く，いつでも相談に応じられることを伝えておくこと．性暴力被害者支援ワンストップセンターが各県にあり，相談できる．

緊急避妊については，産婦人科に相談し，必要時には，緊急避妊ピル*を処方する．

佐々木靜子. 性暴力・性犯罪とその対応 医療現場における性暴力被害者支援. 日本性科学会雑誌 2012；30：21-4.
田口奈緒. 性暴力被害とその対応. 産婦人科治療 2009；99：617-22.
NPO法人レイプクライシスセンター(http://crisis-center-tsubomi.com/). 閲覧日：2017/06/12

*─注　黄体ホルモン（レボノルゲストレル）を成分とした薬剤が用いられている．

C 応召義務とは具体的にはどういうものか？

医師法19条1項には，「診療に従事する医師は，診療治療の求めがあった場合には，正当な事由がなければ，これを拒んではならない」とあり，これが医師の応召義務といわれている．ただし，罰則規定はない．

正当な事由とは何かということが問題になるが，法律で明示されているわけではなく，「患者の状況，医師本人の状況，地域の医療事情などに鑑みて，社会的に許容される」というしかない．「満床の場合や専門外と考えられる救急傷病の診療を拒否でき

るか」は現実的な問題である。

　胸部外傷の患者を脳神経外科医と整形外科医不在で断った救命救急センターの事例では，正当な事由があったとは認められず，応召義務違反で損害賠償を命じられている．特に救命救急センターでは，救急受け入れ責任は相当厳しく求められている．

　応召義務違反の結果，患者に損害を与えた場合には，医師側（病院側）に過失があるという一応の推定がなされ，この「過失の推定」を覆さない限り，民事上の責任を負うという厳しい判断がなされている．また，医師法第19条は個人である医師を対象とした条文であるが，その法理は病院のような組織体に及ぶとした点に注意が必要である．

神戸地裁判決 平成4年6月30日．判例タイムズ 1993；802：196.
日本救急医学会（監修）．救急診療指針 改訂第4版．東京：へるす出版，2011；727.

他科コンサルト　　　　　　　　　　　　　　　　　　　　　今長谷尚史

A　コンサルト内容の順序立てはどうしたらいいのか？

日本人の話し方は理由→結論になる傾向があるが，短時間に概要を伝えたいときには，結論→理由の順序で話すとよいだろう．理由のところも，以下のSBARを意識して話すとよい（表19-5）．
(1) 自分が誰か，そしてコンサルト相手の確認（必要時），ねぎらいの言葉，今話してよいかを確認する．
(2) 何歳，男性/女性，暫定的な診断名とコンサルト医に相談したいことを述べる．
(3) 診断に至った根拠と現在の状態を述べる．

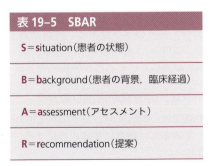

表19-5　SBAR
S＝situation（患者の状態）
B＝background（患者の背景，臨床経過）
A＝assessment（アセスメント）
R＝recommendation（提案）

　　　Rは(2)の中で述べているので，繰り返し話す時間があれば伝える．
(4) 緊急性がない，他の用件がありすぐに来られないといわれたときには，こちらでできること（診察，検査，治療など）を確認しておくとよい．

箕輪良行．デキル！と言わせるコンサルテーション 第7回 ERにおけるコンサルテーション．medicina 2005；42：1290-3.

B　ER physicianの救急外来での役割は何か？

walk-in（独歩での来院患者）や救急車搬送で来院する患者，軽症から重症まで初期対

応する ER physician の役割とは何か？　さまざまな役割を同時に担っていることは間違いない．
- **心構え**：軽症患者のコンビニ感覚での受診は少なくないが，それぞれの事情があって救急外来を受診している．さまざまな事情をもって受診している患者からみて，最初に接する医師が「病院の顔」となっているという自覚をもつこと
- **患者への対応**：緊急性の高い患者を主に，子どもから高齢者，妊婦，内因性・外因性を問わず対応する．適切な診断（確定診断にこだわる必要性は低い）と disposition（入院が必要か，外来フォローでよいか，再診の必要性は低いか，など）を考えることが重要で，そのうえで，各科専門医の診療が必要かどうかも判断する．重症患者に対しては，すみやかに蘇生処置を行いながら，診断と治療を行っていく必要がある

    重症患者へ対応していても，救急外来全体を把握しておくことは重要である．救急外来のベッド状況やどの患者をどの医師や看護師が担当しているのかを把握し，専門医への引き継ぎ，帰宅や入院のタイミングを調整する必要がある

    救急外来での診察／治療のみで帰宅や外来／経過観察でよいのか，救急医がそのまま入院診療を行うのか，救急医が協力しながら専門医が診療するのか，専門医が主治医となるか，など disposition を決定していくとともに，専門医と協議しながら，患者を中心としたケアを組み立てていく
- **多職種協働**：上記のような多くの業務を同時に行っていくためには，救急外来にかかわる医師，看護師，事務職員など多くのスタッフとのチームワークが重要になる．後述するように，コミュニケーションに留意しながら，その場，時機に適切なリーダーシップを発揮することが求められる
- **病院内および地域での役割の理解**：各病院や地域において役割は変化するが，地域の状況に応じ，各病院が果たす役割を理解し，地域に貢献するにはどうしたらよいのかを考えながら行動できる存在になること
- **教育・人材育成**：医学的な問題だけでなく，さまざまな問題を抱えた患者が来院するのが救急外来であり，多くの学びがある．同職種間での教育機会，多職種間での教育機会をつくり，スタッフおのおのが生涯学び続けながら，仕事に積極的にかかわっていく環境を醸成していくことが理想的である

C 他科へのコンサルトは，何分間が適当なのか？

コンサルトする側が話す時間は，電話でのコンサルトであれば，1分以内にする．対面でのコンサルトでも，できるだけ簡潔にするようにする．付け加えるべき内容は，相手の質問があってからでよい．

　コンサルトする側が一方的に話したとき，コンサルトを受ける側は，「仕事を押しつけられている」という感覚をもってしまうこともあるため，内容を簡潔に伝えて，協力してほしい旨を伝えるように心掛ける．ただし，内容が不十分にしか伝わらなければ，相手をより不快にしてしまうので，コンサルト前のアセスメントを十分に行い，伝える内容と聞かれてから答える内容とを整理しておくことが重要である．

　人-人のコミュニケーションでは，言語的内容よりも非言語的内容がより重要である．電話コンサルトでは言語的内容（依頼という，相手にとってあまり望ましくない内容）が主であるが，非言語的内容*によって誤解を生みやすいので注意を要する．そのため，いらだちなど負の感情を出して話してはいけない．そういったつもりでな

くても，電話では声しか伝わらないので，声質・声色・口調など話し方で相手を不快にさせることがある。

さらに，コンサルトの話を聞いた後の相手の対応を聞いて，その後の対応も柔軟に変えられる余裕があれば，なおよいだろう．相手の対応によって，さらに話を積極的に続けていいのか，相手の苦労をねぎらいつつ何とか協力をお願いする，というような対応にするのかなど，柔軟に対応できることが理想的である．

マジョリー・F・ヴァーガス(著)，石丸 正(訳)．非言語コミュニケーション．東京：新潮社，1987．
松浦正浩．実践！交渉学―いかに合意形成を図るか．東京：筑摩書房，2010．

＊一注　コミュニケーションは，言語的コミュニケーションと非言語的コミュニケーションに分類することができる．非言語的内容によって，個人の感情や対人的な態度が伝達されるが，自分自身ではコントロールしにくく，無意識のうちに「本音」が出てしまうことがある．

Ⓒ コンサルト医がなかなか来ないときの対応法はどうするか？

再度連絡して，来るまでの時間を確認する．時間がかかる場合には，救急外来でやっておくべきことを確認するが，このとき注意するのは，いわれたことをすべてやります，という約束をしないこと，すなわち，できたらやっておきます，という程度にしておくことである．

それでも来ない場合には，看護師など他職種から連絡してもらい，「家族や関係者が説明を求めています」などといってもらうようにするとよい．それでもダメなら，そのときは当該科の医長クラス以上のスタッフに連絡して，状況を説明し，当該科としての対応をしてもらうようにする．

救急外来で多くの患者を診療することは，救急外来診療を担当しているスタッフの決めたことではなく，多くの病院が病院の方針として掲げていることである．病院が決めたこととして，救急外来に多くの患者を受け入れているわけで，コンサルトを依頼された専門医も病院の方針として診療を担当しなければならない．コンサルトをしていると，コンサルトを依頼する側が依頼される側よりも下の立場となるような権威勾配があるかのような専門医の振る舞いがみられるが，コンサルトという行為を通した二者の関係ではなく，双方とも「救急外来を受診する患者の診療を十分に行う」という病院の方針のもとに診療に当たっているのだという認識を共有することで，権威勾配を軽減していくことが可能になるだろう．

コミュニケーション　　　　　　　　　　　　　　　今長谷尚史

Ⓑ インフォームドコンセントの意味とは何か？

インフォームドコンセント(informed consent)という用語から，医療従事者が患者や家族に情報を与えて，患者や家族に同意をもらうという「情報提供→同意」という印象が進んでしまった．

しかしながら，医療従事者側のもっている情報と患者や家族がもっている情報とでは量も種類も異なる．医療従事者側のもっている情報は医学的なもの，患者や家族がもっている情報は人生観や趣向など，個人の価値観の情報が主になってくる．これらをお互いが共有し，相談しながら意思決定することが望ましいと考えられるように

なってきた。evidence-based medicine（EBM）とpatient-centered careを合わせて，shared decision makingを行っていくという考え方である。救急外来やICUのような短い時間／日数のなかで実践するのは困難なので，やらなくてもよいということにはならない。医療従事者と患者や家族が情報共有するように努め，相互が納得できる意思決定をできるように相談していくことが重要なのである。

Hoffmann TC, Montori VM, Del Mar C. The connection between evidence-based medicine and shared decision making. JAMA 2014；312：1295-6. PMID：25268434

B 問題志向型思考が行き詰まったら，どうするか？

problem-oriented systemによる診療録記載が推奨されているが，患者をproblem listにしてアセスメントをするというだけでは行き詰まってしまうことが多くある。患者を診るときに，漠然と全体像を捉えることが困難であるため，problemという断面にして観察をするわけである。重症患者では，systemごとにアセスメントをすることが推奨されるが，こちらもsystemという断面で患者を観察するという点において変わりはない。患者をproblemであったり，systemであったり，多面的に捉えることが重要なのである。problem listであったり，by systemであったりといった，主に医学的な問題に対するアセスメントだけではなく，患者の経済的・社会的背景にも目を向ける必要性がある場合もある。多面的に集められた情報をもとに，患者独自の解決法を模索することになる。

　問題点を1つずつ解決していけば，最終的に良好な結果が得られるという思考だけではなく，患者のもっている選択肢を用いて，どの程度の問題点が解決できて，実現可能なゴールを目指せるのか，という考え方も重要なのである。

苅谷剛彦. 知的複眼的思考法　誰でも持っている創造力のスイッチ. 東京：講談社, 2002.
田坂広志. 知性を磨く「スーパージェネラリスト」の時代. 東京：光文社, 2014.

C リーダーシップには，どんなタイプがあるの？

リーダーシップというと，管理・命令といった上からのベクトルで指導するようなイメージをもつだろうか。こういったリーダーシップは支配型リーダーシップと呼ばれる。しかし，メンバーが単に指示に従って動いているだけでは，チームが成果をおさめることはなかなか難しい。状況の変化が大きな現代において，メンバー1人ひとりが主体的にチームにコミットしていく必要があるため，メンバーを動機づけ，活躍しやすい環境をつくることができるリーダーが必要とされている。こういったリーダーシップはサーバントリーダーシップと呼ばれている。また，1人ひとりのなかにあるリーダーとしての資質を引き出しながら，総体としてのリーダーシップを育成するインクルーシブリーダーシップという考え方も出てきている。

　救急外来や手術室，集中治療室においてリーダーシップを発揮するといっても，「時，人，場所，目標」を意識しながら，これらのリーダーシップを使い分けていく必要がある。いくつかのタイプのリーダーシップを使い分けながら，環境を整え，目標を達成していくことが重要なのである。

池田守男, 金井壽宏. サーバント・リーダーシップ入門. 東京：かんき出版, 2007.
NPO法人 日本サーバント・リーダーシップ協会（www.servantleader.jp/index.html）．閲覧日：2017/06/12

救急外来診療指針を功利主義的に考えてみるとどうなるか？

功利主義とは，行為や制度の望ましさは，その結果として生じる効用が最大化するように決定する，という帰結主義の1つである。19世紀に哲学者のベンサム〔Jeremy Bentham（1748〜1832年）〕やミル〔John Stuart Mill（1806〜1873年）〕によって体系化され，当時の行政や立法に影響を与えた。最大多数の最大幸福（功利）をもたらすよう決定を行うが，功利を最大化するために規則を破ることは，直観的に避けたいという場合が生じる。たとえば，貧しい人が子どもに食べ物を与えるために，食べ物を盗む。子どもも親も助かるので，盗みをしてもよいのか，という問題が生じる。

そのため，どのような状況でも常に一般的な行為の規則に従うという規則功利主義という考え方が生まれた。しかし，遵守すべき複数の規則がある場合に，どの規則を優先すればよいのかわからないという問題が生じる。複数の規則の対立が生まれた場合に，最大多数の最大幸福を考えて決定するというレベルに立ち返るわけである。これがヘア〔Hare（1919〜2002年）〕の二層理論と呼ばれるものの概要である。

意思決定を直観的レベル（功利計算を行わず，一般的な行為の規則に従う）と批判的レベル（十分な情報に基づき功利計算を行い，意思決定する）に分けて行う。この理論を医療分野に応用することには議論があるが，理論的な部分と救急診療での実際について検討すると表19-6のようになる。

表19-6　二層理論（批判的レベルと直観的レベル）

	理論	診療での実際
批判的レベル	最大多数の最大幸福となるよう功利計算（功利性の原理＝一次原理に直接訴える） ● 直観的レベルでの一般的な行為の規則や道徳的直観が矛盾・衝突する場合のみに適応	地域医療圏における最大多数の最大幸福 ● 患者・家族を主体とした治療・ケア ● さまざまな患者や家族の幸福に貢献する ● 満足度の高い医療を提供し，医療人の幸福も最大化する
直観的レベル	功利計算を行うことなく，一般的な行為の規則（二次原理）や道徳的直観に従って意思決定する ● 二次原理：法律，倫理指針，医療倫理の4原則，ガイドラインなど行為の規則，道徳的直観など	EBM★ ● マニュアルやガイドラインに従った診療を行う ● 病院の規則，ローカルルールに則った診療を行う

★── EBM　evidence-based medicine

Hare RM. Moral Thinking : Its Levels, Method, and Point. Oxford : Oxford University Press, 1981.
児玉 聡. 功利と直観 英米倫理思想史入門. 東京：勁草書房, 2010 ; 135-60.

医師はコミュニケーション障害が多いか？

医師は，コミュニケーション障害が特に多いという報告はないが，特殊なコミュニケーション能力が求められる職種である。

コミュニケーション（communication）の語源は，ラテン語の communis（common, public：共通の）であり，一般に情報の伝達が起きれば十分ということではなく，人と人の間で互いに理解し合う（共通の理解が得られる）ことが重要である。

権威勾配がある，情報の多寡がある関係のなかで，医師はコミュニケーションをとらなければならない。医療従事者間では権威勾配が生じていることが多く（たとえば，医師と看護師，指導医と研修医など），医師と患者・家族間では情報の多寡も存在する。権威勾配を意識した，また，患者・家族の情報量と理解に留意しながら，コミュニケーションをとらなければならないのである。

その際に重要となる姿勢として，メタ認知（多面的な視点で物事を認知する，自分自身を客観視する）や，現在の状況を批判的に観察できる能力が挙げられる。医師1人でこういった態度を体現することは困難であり，多職種の視点を活かしたり，同職種の意見を積極的に取り入れたりするような姿勢が大切になり，これがチーム医療推進が強調される理由でもある。

医師になる前，大学教育において，医師になっての生涯学習において，こういった特性を意識しながらコミュニケーションを学ぶ機会は少ないため，コミュニケーションに難がある医師が多いといった印象を世間に抱かせてしまうのかもしれない。

日本ヘルスコミュニケーション学会の活動など，ヘルスコミュニケーションについて実践・教育・研修していくことが重要視されてきている。

今長谷尚史, 阪本雄一郎, 川路明人ほか. ER M&M conference（第13回）連載総レビュー（前編）. 救急医学 2016 ; 40 : 1461-8.
日本ヘルスコミュニケーション学会（http://healthcommunication.jp/index.htm）．閲覧日：2017/06/12

蘇生の市民教育

大高俊一

 市民による心肺機能停止傷病者に対する応急手当の実施率また救命効果について説明せよ。

総務省消防庁の発表した「平成27年版 救急・救助の現況」によると，平成26年中に一般市民が目撃した心原性心肺停止の傷病者は25,255人であり，そのうち一般市民がCPR★を実施した傷病者は13,679人（54.2％）であった。1か月後生存率は15.4％であり，心肺蘇生を実施しなかった場合（8.4％）と比較して約1.8倍高かった。また，一般市民が心肺蘇生を実施した傷病者のうち1か月後社会復帰者は1,476人，1か月後社会復帰率は10.8％で，心肺蘇生が実施されなかった場合（4.3％）と比較して約2.5倍高かった。

一般市民による心肺蘇生は今や50％を超えており，非常に有用であることは論をまたないのである。

平成27年版 救急・救助の現況（平成27年12月22日 消防庁 報道資料）（www.fdma.go.jp/neuter/topics/houdou/h27/12/271222_houdou_2.pdf）．閲覧日：2016/09/16

★— CPR 心肺蘇生法（cardiopulmonary resuscitation）

B 市民が bystander CPR を躊躇してしまう理由は何か？

読者の皆さんは何を理由に挙げたであろうか？ 胸骨圧迫をすみやかに行う理由のほかに，躊躇せず傷病者に接触できるように一般市民によるBLS★では mouth-to-mouth を省略してもよくなったというのは記憶に新しい。

CPRの訓練を受けたにもかかわらず胸骨圧迫を行わなかった279人の市民に対して行った研究では，最も多い理由が「パニックになった〔108人(38.7％)〕」，次に「正しく行う自信がなかった〔30人(10.8％)〕」であった。なお，mouth-to-mouth による呼吸補助の蘇生に抵抗があった市民はたった4人(1.4％)であった。

Swor R, Khan I, Domeier R, et al. CPR training and CPR performance : do CPR-trained by standers perform CPR? Acad Emerg Med 2006 ; 13 : 596–601.　PMID : 16614455

★── BLS　一次救命処置(basic life support)

C AHA★2015で推奨されたBLSの胸骨圧迫のテンポ100～120回/分を達成する音楽は何か？

それぞれ曲名/歌手もしくは作曲者/テンポ(回/分)で記載する。なお，テンポは1例である。

アンパンマンのマーチ/三木たかし/96，チェリー/スピッツ/97，世界に一つだけの花/SMAP/99，地上の星/中島みゆき/100，ff(フォルティシモ)/HOUND DOG/101，うさぎとかめ/納所弁次郎/104，Stayin' Alive/Bee Gees/104，Tomorrow/岡本真夜/100～110，森のくまさん/不明/112～120，Diamonds/プリンセスプリンセス/116，あゝ人生に涙あり(テレビドラマ「水戸黄門」の主題歌)/杉良太郎ほか/120，あんたがたどこさ/不明/120，ドラえもんのうた/大杉久美子/130，などである。

なお「森のくまさん」は米国の童話であり，海外では"I Met a Bear"などと題されている。

★── AHA　米国心臓協会(American Heart Association)

C 善きサマリア人の法とは何か？

飛行機や新幹線内あるいは道端でもよい，その場で緊急に医療介入の必要な状況に出会うことは十分考えられる。自信をもって助けを申し出ることができるだろうか？ もし，そこで行った行為が生じた結果に対して関係があっても，さらにはなくても責任を求められるとしたら，どうであろうか？

善きサマリア人の法とは，そのような「病院外」の緊急の場面での緊急医療対応にあたっては，結果をもって責任を問わないという法である。このような自発的な救命行為を促進させる法律が米国やカナダでは存在する。一方日本では，同様に保護を受ける法律・規則は「厳密には」ないが，その要因の1つとして，これまでは，救助する良心，また救助を受ける本人・その家族の良心がそのような問題を起こしにくいという見方もあった。しかし，思考の多様化により法的保護の必要性も謳われてきている。現在の日本では，訴えられる「可能性は低い」であろうとしかいえない。市民の救助を促進するためには法的保護も一助となるだろう。

なぜ「サマリア人」であるのかはルカの福音書10章25〜37節に由来する。以下は，その要約である。

「ある人（ユダヤ人といわれている）がエルサレムからエリコへ下って行く途中，追いはぎに襲われた。追いはぎはその人を半殺しにしたまま立ち去った。まず祭司が，続いて，レビ人がその場所を通ったが，そのまま通りすぎて行った。ところが，次に通ったサマリア人（ユダヤ人と対立関係にある）は，そばに来ると，その人を見て憐れに思い，近寄って傷に油とぶどう酒を注ぎ，包帯をして，自分のロバに乗せ，宿屋に連れて行って介抱した」

一般財団法人 日本聖書協会のホームページ（www.bible.or.jp/read/titlechapter.html）　閲覧日：2016/09/16
平成22年度 総括・分担研究報告書 循環器疾患等の救命率向上に資する効果的な救急蘇生法の普及啓発に関する研究（H21‒心筋‒一般‒001）（http://aed-hyogo.sakura.ne.jp/wpm/archivepdf/22/1.pdf）．閲覧日：2016/09/16
米国の各州の「善きサマリア人の法」（www.cprinstructor.com/legal.htm）．閲覧日：2016/09/16

 アフターショックとは何か？

アフターショックとは，心肺蘇生対応後のPTSD★のことである。
　例として，心肺蘇生法をしているときに写真を撮られる，また周囲から「アレってやめたら死んじゃうんでしょ」などの声や視線による心理的ストレスや，さらに心肺蘇生法を実施しても最終的に亡くなってしまった場合に，「私以外の人が行ったら助かったのでは？」などと自責の念を強く感じてしまったりすることがアフターショックの誘因となりうる。
　これは一般市民だけでなく，医療従事者にも起こりうることである。一般市民による心肺蘇生法実施率，その後の院外心停止蘇生率をさらに上げるには，周囲の理解・サポートや啓蒙活動を含めた社会的体制の整備も取り組む必要がある。

大塚祐司．航空機内での心肺蘇生の実施により心的外傷を負った1例．宇宙航空環境医学 2007；44：71‒82．

★─ PTSD　心的外傷後ストレス障害（post traumatic stress disorder）

医療従事者の教育（シミュレーション含む）　　　大高俊一

 医療従事者の学習法にはどのようなものがあるか？

講義や机上訓練に加え，近年はシミュレータや模擬患者を使用したシミュレーション教育，さらにその手法としてインターネット等を利用したe-learningによる学習方法が普及してきている。e-leaningは時間・場所を問わず，今後さらに普及が予測される。例として，AHAのBLSヘルスケアプロバイダーコースの更新コースでは，e-learningを用いた短時間の受講も行っている。

日本循環器学会 BLSヘルスケアプロバイダー e-learningによる更新コース（http://itc.j-circ.or.jp/bls-e.html）．閲覧日：2017/05/23

志賀 隆. 実践シミュレーション教育 医学教育における原理と応用. 東京：メディカル・サイエンス・インターナショナル, 2014 ; 136–44.

 屋根瓦式教育（multi layered education）とは何か？

例として，1年目が2年目に指導を受け，2年目は3年目に指導を受けるというような屋根瓦のような多数の層を形成しているイメージである．教えることで上級者も学び，記憶の定着のメリットがある．また，経験年数が近いと同じような悩みなどを共有することもできる．同様に，質問，相談などもしやすいことが期待される．

畑尾正彦. 研修医指導ケースアプローチ, 東京：羊土社, 2007 ; 26.

B シミュレーション教育におけるデブリーフィングの GAS 法とは何か？

GAS 法はピッツバーグ大学の WISER★ Simulation Center で開発されたデブリーフィングの手法の1つで，"**g**ather（情報収集）"，"**a**nalyze（分析）"，"**s**ummarize（まとめ）"の頭文字をとっている．"gather"では受講者の行動に対する知見を傾聴し，拾い上げる．"analyze"では受講者の行動を解析，思考回路を一緒に確認し振り返りを促す．"summarize"ではシミュレーションの主旨を含むようにポイントを述べ，まとめる．

特に"gather"はデブリーフィングの第1声であり，指導者もすぐに指導したいこともあるであろうが，まずは受講者の意見を聞くことが大切である．熱くなるのは非常によい教育者かもしれないが，落ち着いて"gather"から始めたい．

Phrampus P, O'Donell J. Debriefing in Simulation Education–Using a Structures and Supported Model (www.wiser.pitt.edu/sites/wiser/ns08/day1_pp_jod_debriefinginsimedu.pdf)．閲覧日：2016/05/22
志賀 隆. 実践シミュレーション教育 医学教育における原理と応用. 東京：メディカル・サイエンス・インターナショナル, 2014 ; 41.

★── WISER　Winter Institute for Simulation, Education, and Research

 To err is human とは誰の言葉か？

To err is human という文章は医療安全では頻出で，聞いたことがない人は少数であろう．英国人のアレキサンダー・ポープ〔Alexander Pope（1688〜1744年）〕が"An Essay on Criticism（批評論）"（1711年）の Part II で "To err is Humane, to Forgive, Divine."（過ちは人の常，許すのは神の業，などと訳される）と記載した．なお綴りが異なるのは当時の表記で「過ち」ではない．

Winter RO, Bimberg BA. Mistakes and disclosure. Fam Med 2008 ; 40：245–7．PMID：18382836

 KYT，CRM とは何か？　どの業界か？

KYT とは "**k**iken **y**ochi **t**raining（危険予知トレーニング）" の略称である．昭和49年に，当時の住友工業和歌山製鉄所労務部長がベルギーのソルベイ社視察の際の安全教育をヒントに開発した．状況から起こりうる危険な事象をあらかじめ予知し，それに対する対策を立て事故を未然に防ぐ方法を考えるトレーニングである．

CRM とは "**c**rew（**c**risis もしくは **c**ockpit とも）**r**esource **m**anagement" の略称で「安

全運航を達成するために，操縦室内で得られる利用可能なすべてのリソース（人，機器，情報など）を有効かつ効果的に活用し，チームメンバーの力を結集して，チームの業務遂行能力を向上させる」というものである。航空業界でヒューマンエラーによる事故が注目され，発達した。

厚生労働省 職場のあんぜんサイト（http://anzeninfo.mhlw.go.jp/yougo/yougo40_1.html）．閲覧日：2016/05/02
Medsafe.Net（医療安全推進者ネットワーク）特集：スペシャリストに聞く 第5回：「航空会社におけるCRM訓練」（http://www.medsafe.net/specialist/5jas.html）．閲覧日：2016/05/02

終末期

大高俊一

A 終末期とはいつか？

日本救急医学会，日本集中治療医学会，日本循環器学会の3学会は，「救急・集中治療における終末期医療に関するガイドライン」を発表している。そのなかで終末期に関して以下のように記載されている。

1．終末期の定義
「救急・集中治療における終末期」とは，集中治療室等で治療されている急性重症患者に対し適切な治療を尽くしても救命の見込みがないと判断される時期である。

2．終末期の判断
救急・集中治療における終末期にはさまざまな状況があり，たとえば，医療チームが慎重かつ客観的に判断を行った結果として，以下の(1)～(4)のいずれかに相当する場合などである。

(1) 不可逆的な全脳機能不全（脳死診断後や脳血流停止の確認後などを含む）であると十分な時間をかけて診断された場合
(2) 生命が人工的な装置に依存し，生命維持に必須な複数の臓器が不可逆的機能不全となり，移植などの代替手段もない場合
(3) その時点で行われている治療に加えて，さらに行うべき治療法がなく，現状の治療を継続しても近いうちに死亡することが予測される場合
(4) 回復不可能な疾病の末期，たとえば，悪性腫瘍の末期であることが積極的治療の開始後に判明した場合

日本救急医学会．「救急・集中治療における終末期医療に関するガイドライン～3学会からの提言～」（www.jaam.jp/html/info/2014/pdf/info-20141104_02_02.pdf）．閲覧日：2016/09/16

A withhold と withdraw とは何か？

"withhold"は「治療の差し控え」と直訳される。開始した生命維持装置や投与中の薬物治療を中止せず，しかし，それ以上積極的な治療は行わないことである。積極的な治療を行わないとは，具体的な例として新たな薬剤を追加したり昇圧薬投与量を増加したりしないことである。つまり「現状維持」である。

一方，"withdraw"は「治療の中止」と直訳される。生命維持装置や投与中の薬剤の中止などが例として挙げられる。誤解を恐れずにいえば「撤退」とも訳される。特に日

本では，医療従事者・家族の強い抵抗感があり統一した意見を得ることが難しいことや，法的整備の問題などがあり，"withhold"のほうを選択することが現状としては多いと思われる。

なお，世界的には"withhold"，"withdraw"ともに法的・倫理的に同様に扱うことが多いようである。

Lesieur O, Leloup M, Gonzalez F, et al. Withholding or withdrawal of treatment under French rules : a study performed in 43 intensive care units. Ann Intensive Care 2015 ; 5 : 56. PMID : 26092498

Ⓑ 終末期医療について家族と話し合うためのコミュニケーション技術である5 step-approachとは何か？

終末期患者家族とのコミュニケーションの手法の1つである。5 step approachはVALUEとも称され，表19-7の5点からなる。

表19-7 VALUE

V＝**v**alue family statements（家族の意向を尊重する）

A＝**a**cknowledge family emotions（家族の感情を知る）

L＝**l**isten to the family（家族の話に耳を傾ける）

U＝**u**nderstand patient as a person（患者を1人の人間として理解する）

E＝**e**licit family question（家族の質問を引き出す）

（飯塚悠祐，橋本圭司．特集：End-pf-Life 用語の解説．INTENSIVIST 2012 ; 4 : 7-16の9ページの表1より）

LautretteらがフランスのICUで126の患者家族を対象にして行った研究では，VALUEを使用してコミュニケーションを行った群（$n=63$）が従来どおりのコミュニケーションを行った対象群（$n=63$）と比較して，不安症状（$p=0.02$）やうつ症状（$p=0.003$），PTSD関連症状（$p=0.01$）がより少なかった，という結果であった。

終末期医療では，家族との信頼関係が非常に重要であり，ぜひとも意識して行いたい。

Lautrette A, Darmon M, Megarbane B, et al. A communication strategy and brochure for relatives of patients dying in the ICU. N Engl J Med 2007 ; 356 : 469-78. PMID : 17267907

Ⓑ 脳死の診断基準を4つ挙げよ。

器質的脳障害により，深昏睡，および自発呼吸を消失した状態と認められ，かつ器質的脳障害の原疾患が確実に診断されていて，原疾患に対して行いうるすべての適切な治療を行った場合であっても回復の可能性がないと認められる者で，以下の(1)～(4)のいずれもが確認された場合。

(1) 深昏睡
(2) 瞳孔が固定し，瞳孔径が左右とも4 mm以上であること
(3) 脳幹反射（対光反射，角膜反射，毛様脊髄反射，眼球頭反射，前庭反射，咽頭反射，

および咳反射）の消失
(4) 平坦脳波
なお除外基準についても非常に重要であり，ぜひ一度ご確認を。

平成22年度厚生労働科学研究補助金厚生労働科学特別研究事業「臓器提供施設における院内体制整備に関する研究(研究代表者　有賀徹)」(www.mhlw.go.jp/stf/shingi/2r9852000001o9dx-att/2r9852000001oa0r.pdf). 閲覧日：2016/09/16

C 二重結果の原理（principle of double effect）とは何か？

ローマ・カトリック倫理における重要な原理である。『新カトリック百科事典（New Catholic encyclopedia）』に収められている。よい結果と悪い結果の2面をもつ行為を倫理的に行うための原則で以下を満たす。
(1) その行為自体はよいものか，倫理的に少なくとも不偏である
(2) よい結果は悪い結果を手段とした場合に得られるものではない
(3) 悪い結果が予見できても，悪い結果を意図せずよい結果を意図してその行為を行う
(4) その行為は悪い結果を許容できるような重大なよい結果のために行う

　我々が行う医療行為は採血1つを考えてみても「結果を得て診療に役立てるという面」と「侵襲的行為，合併症」という2面をもつ行為であり，二重結果の原理のもと行われている（行うべきである）。

　状況として，特に終末期では選択が難しいが多い。呼吸苦や疼痛に関しての鎮痛，鎮静は，場合によっては呼吸・循環抑制などを起こし，死期を早めてしまうかもしれない。また，患者・家族によって何を期待するのか，何を許容できないのかは個々で異なる。十分にニーズを確認してこの原理に基づき医療をしたい。

Marker RL. End-of-Life Decisions and Double Effect : How can this be wrong when it feels so right? National Catholic Bioethics Quarterly 11.1 (Spring 2011) : 99-119.

輸液

大高俊一

A 細胞外液とは何か？

細胞外液とは，血漿と組織液を合わせたものである。血漿には，血液，リンパ液，体腔液が含まれており，病的に循環血液量が減少していると判断される場合には，細胞外液の充足を目標とした輸液治療が必要となる。細胞外液と対する言葉は細胞内液である。人体に含まれる水分は体重の約60%，細胞外液は体重の約40%，細胞内液は体重の約20%である。細胞外液には，細胞内液と比較してNa，Clが多く含まれており，その補充には生理食塩液やリンゲル液が使用される。

小林修三, 土井研人（編）. 救急・ICUの体液管理に強くなる ー 病態生理から理解する輸液、利尿薬、循環作動薬の考え方、使い方 ー. 東京：羊土社, 2015 ; 18.

A リンゲル液と生理食塩液の利点と欠点を比較せよ。

リンゲル液と生理食塩液は前述のように細胞外液の補充液である。理論的には，すべて細胞外に分布する。リンゲル液には，酢酸リンゲル液，乳酸リンゲル液の2種類が

あるが，以下，代表として乳酸リンゲル液について述べる。それぞれの輸液製剤の組成は表19-8のとおりである。

表19-8 輸液製剤の組成

	Na(mEq/L)	K(mEq/L)	Ca(mEq/L)	Cl(mEq/L)	乳酸(mEq/L)
乳酸リンゲル液	131	4	3	110	28
生理食塩液	154	0	0	154	—

いくつか違いがあり，順にみていく。

Naに関しては，Na濃度が生理食塩液で154 mEq/Lと，正常の血清Na濃度が135〜145 mEq/L程度であるのに比較してやや高値である。このことは大量投与で医原性の高Na血症を引き起こす可能性がある。

Kは生理食塩液には含まれていない。腎不全患者，特に透析患者では，乳酸リンゲル液の投与の際には医原性の高K血症に注意が必要である。

Caは乳酸リンゲル液に含まれている。このことは輸血を行う際に，抗凝固薬として輸血バッグに含まれているクエン酸と結合し，フィブリンが析出することがあるので，乳酸リンゲル液と血液製剤は混合しないように注意が必要である。

Clは生理食塩液により多く含まれている。Clの与える影響についてはまだcontroversialな部分があり，結論は出ていない。Yunosらは，Cl制限輸液群と非制限輸液群で死亡率や入院期間等に差はなかったものの，Cl制限輸液群でAKI★の発症の減少と腎代替療法の施行が減少した，と報告した。Krajewskiらも，Cl濃度が高い輸液（111 mmol/L以上）とCl濃度が低い輸液（111 mmol/L未満）とを比較した。その結果，高いCl濃度の輸液群でAKI発生と弱いながら関連があったが，死亡率に有意差はなかった。Young Pらは，ICU患者であるが，晶質液群と生理食塩液群の比較では，AKIの発症に差はなかった，と結論づけている。

最後に，2014年の後ろ向きコホート研究であるが，敗血症でICUに入院した患者が対象で，初期蘇生にリンゲル液と生理食塩液を使用した患者を比較したものでは，乳酸リンゲル液を使用した患者群で院内死亡率が低かった（19.6% vs. 22.8%，$p=0.001$）という結果であった。今後，前向き大規模研究が待たれる。

Yunos NM, Bellomo R, Glassford N, et al. Chloride–liberal vs. chloride–restrictive intravenous fluid administration and acute kidney injury : an extended analysis. Intensive Care Med 2015 ; 41 : 257–64. PMID : 25518951

Krajewski ML, Raghunathan K, Paluszkiewicz SM, et al. Meta–analysis of high– versus low–chloride content in perioperative and critical care fluid resuscitation. Br J Surg 2015 ; 102 : 24–36. PMID : 25357011

Young P, Bailey M, Beasley R, et al. Effect of a Buffered Crystalloid Solution vs Saline on Acute Kidney Injury Among Patients in the Intensive Care Unit : The SPLIT Randomized Clinical Trial. JAMA 2015 ; 314 : 1701–10. PMID : 26444692

Raghunathan K, Shaw A, Nathanson B, et al. Association between the choice of IV crystalloid and in–hospital mortality among critically ill adults with sepsis. Crit Care Med 2014 ; 42 : 1585–91.

PMID：24674927

★— AKI　急性腎障害（acute kidney injury）

A　晶質液と膠質液とは何か？　どのようなものがあるか？

晶質液とは，水と電解質のみから成る輸液製剤である。代表的なものとして，生理食塩液や乳酸リンゲル液などがある。血管内にとどまらず，細胞外にも漏出し，分布するとされる。

　膠質液は輸液した際に，分子学的には血管外に漏れにくい大きさの分子（アルブミンなど）を成分とする輸液製剤である。血管外に漏れにくいことにより，血管内の浸透圧を高く保ち，血管外から血管内へ水を移動させ，循環血液量を維持することを期待する。ヒト由来の膠質液としてはアルブミン，また，人工の膠質液としては，デキストランやHES★製剤がある。デキストランとして低分子デキストランL注®，HES製剤としてヘスパンダー®，サリンヘス®，ボルベン®，などがある。

小林修三，土井研人（編）．救急・ICUの体液管理に強くなる ― 病態生理から理解する輸液、利尿薬、循環作動薬の考え方、使い方 ―．東京：羊土社，2015；57–9．

★— HES　ヒドロキシエチルデンプン（hydroxyethyl starch）

B　急性期のアルブミン製剤の現在の立ち位置について説明せよ。

1998年，Cochrane Injuries Groupがアルブミン製剤の投与は循環血液量減少例や熱傷，低アルブミン血症を伴う重症患者の死亡率を上昇させる，と報告をした。32の研究のメタ解析ではあったが，平均対象患者が46人であったというnの少ない研究であった。

　しかし，2004年のANZICS★1から報告された多施設ランダム化二重盲検試験であるSAFE★2 studyでは，ICU入室患者が対象ではあるが，アルブミンと生理食塩液の投与群の比較で，死亡率や入院期間などにおいて有意差はなかった。ただし，サブグループ解析で，外傷患者ではややアルブミンが不利な傾向〔RR★3 1.36（95% CI 0.99～1.86，$p=0.06$）〕，重症敗血症（severe sepsis）ではややアルブミンが有利な傾向〔RR 0.87（95% CI 0.74～1.02，$p=0.09$）〕，であった。

　2011年のEARSS★4 studyでは，論文化されていないものの，約800人の敗血症性ショックの患者を対象として，アルブミン投与群と生理食塩液投与群では死亡率に差がなかった。

　そのような流れで発表されたSSCG★5 2012では，アルブミンは「severe sepsis，敗血症性ショック（septic shock）の患者で大量の晶質液の輸液が必要な際に考慮（グレード2C）」と弱い推奨になっている。

　最近では，2014年の多施設RCTであるALBIOS★6試験で，血清アルブミン値 3.0 g/dLを目標にアルブミンを投与した群と晶質液のみを投与した群とで比較して，死亡率で有意差なしとの結果であった。しかし，septic shockの患者でのサブグループ解析にてアルブミン投与群での死亡率の低下がみられた（死亡率 43.6% vs. 49.9%，$p=0.03$）。

　2015年のRASP★7 Studyはがん患者 110人を対象にした単施設での前向き試験であるが，30日死亡率はアルブミン投与群と乳酸リンゲル液投与群で差はなかった。

Cochrane Injuries Group Albumin Reviewers. Human albumin administration in critically ill patients : systematic review of randomised controlled trials. BMJ 1998 ; 317 : 235-40. PMID : 9677209
Finfer S, Bellomo R, Boyce N, et al. A comparison of albumin and saline for fluid resuscitation in the intensive care unit. N Engl J Med 2004 ; 350 : 2247-56. PMID : 15163774
SAFE Study Investigators, Australian and New Zealand Intensive Care Society Clinical Trials Group, Australian Red Cross Blood Service, et al. Saline or albumin for fluid resuscitation in patients with traumatic brain injury. N Engl J Med 2007 ; 357 : 874-84. PMID : 17761591
Vincent JL, Russell JA, Jacob M, et al. Albumin administration in the acutely ill : what is new and where next? Crit Care 2014 ; 18 : 231. PMID : 25042164
Charpentier J, Mira JP, EARSS Study Group. Efficacy and tolerance of hyperoncotic albumin administration in septic shock patients : the EARSS study. Intensive Care Med 2011 ; 37 : S115-S438.
Dellinger RP, Levy MM, Rhodes A, et al. Surviving sepsis campaign : international guidelines for management of severe sepsis and septic shock : 2012. Crit Care Med 2013 ; 41 : 580-637. PMID : 23353941
Caironi P, Tognoni G, Masson S, et al. Albumin replacement in patients with severe sepsis or septic shock. N Engl J Med 2014 ; 370 : 1412-21. PMID : 24635772
Park C, Osawa E, Almeida J, et al. Lactated Ringer Versus Albumin in Early Sepsis Therapy(RASP) study : preliminary data of a randomized controlled trial. Critical Care 2015 ; 19 : P355. PMCID : 4471499

- ★1— ANZICS　Australian and New Zealand Intensive Care Society
- ★2— SAFE　Saline versus Albumin Fluid Evaluation
- ★3— RR　相対リスク(relative risk)
- ★4— EARSS　Early albumin resuscitation during septic shock
- ★5— SSCG　Surviving Sepsis Campaign guidelines
- ★6— ALBIOS　Albumin Italian Outcome Sepsis
- ★7— RASP　Lactated Ringer Versus Albumin in Early Sepsis Therapy

血管透過性についてグリコカリックスモデルを用いて説明せよ。

　グリコカリックスは，内皮細胞で作られる糖蛋白質であり，健全な血管内皮を覆っており，グリコカリックスレイヤー(グリコカリックス層)を形成している。グリコカリックスはプロテオグリカン，GAG★側鎖，シアロプロテインから成るが，GAG側鎖はマイナスに帯電している。そのため，通常は同じくマイナスに帯電しているアルブミンは，血管内皮細胞間隙を通過することはできない(正確には，一部間隙が広い部分があり，そこで交通している)。

　しかしながら，このグリコカリックスレイヤーは周囲のpHや機械的刺激で障害される。外傷や敗血症のほかに健常人への大量輸液でも損傷が確認された，という報告もある。グリコカリックスレイヤーが損傷を受けると，アルブミンが血管内皮細胞間隙から間質に漏れることになる。このようなグリコカリックスモデルに基づく血管透過性に対しての治療が現在模索されており，たとえば，このグリコカリックスレイヤーを守る方法，あるいは修復するための方法などが期待されている。

Alphonsus CS, Rodseth RN. The endothelial glycocalyx : a review of vascular barrier. Anaesthesia 2014 ; 69 : 777-84. PMID : 24773303
Rahbar E, Cardenas JC, Baimukanova G, et al. Endothelial glycocalyx shedding and vascular permability in severely injured trauma patient. J Transl Med 2015 ; 13 : 117. PMID : 25889764
Chelazzi C, Villa G, Mancinelli P, et al. Glycocalyx and sepsis-induced alternations in vascular permability. Critical Care 2015 ; 19 : 26. PMID : 25887223

★─ GAG　グリコサミノグリカン（glycosaminoglycan）

輸液の起源はいつか？　誰が始めたか？

輸液の歴史は，1628年，ウイリアム・ハーベー〔Wilium Harvey（1578〜1657年）〕が「血液循環説」を唱えたことから始まる．その後1658年，英国のサー・クリストファー・レン〔Sir Christopher Wren（1632〜1723年）〕がガチョウの羽とブタの膀胱を用いてワインやビールなどをイヌに投与したのが輸液の始まりとされている．

　ヒトに対しては，1832年に英国のトーマス・ラッタ〔Thomas Latta（1796〜1833年）〕が塩化ナトリウム0.5％と炭酸水素ナトリウム0.2％を含む製剤を，コレラの治療に投与したのが始まりとされている．

輸液製剤協議会のホームページ（http://yueki.com）．閲覧日：2016/09/16
大阪府赤十字血液センターのホームページ（http://wanonaka.jp/blood/transfuse.html）．閲覧日：2016/09/16

索引

和文索引

●あ

アイスクリーム頭痛　306
アウトブレイク, バイオテロや新興感染症における　58
アカエイ　517
亜急性甲状腺炎　328, 373
亜急性心内膜炎　323
アクアライト　530
悪性腫瘍　234, 276, 541
── , 尿路　259
アクチノイド　72
アジ化ナトリウム　490
アシクロビル　266, 268, 526
アジスロマイシン　190, 333
アシデミア　364
アシドーシス　364
── , アニオンギャップ開大性代謝性　362, 471
── , 代謝性　234, 272, 273, 361, 381, 385, 482
── , 乳酸　261, 272, 364
亜硝酸アミル　53
亜硝酸塩　488
アスピリン　368, 500
── 中毒　474, 475, 482, 500
アスペルギルス症, 侵襲性　322
アセタゾラミド　574, 576
アセトアミノフェン　302, 326, 529
── 中毒　481
アセト酢酸　362
アセトン　362
圧外傷　513
暑さ指数（WBGT）　501
圧痛, 胸部の　120
圧迫骨折, 腰椎　450
アデノウイルス結膜炎　325
アドレナリン　79, 141, 524, 575, 577
── , 高用量　101
── 自己注射器　525
── , 小児心肺停止の　105
── , 新生児蘇生の　101

── 皮下注　203
── , プレホスピタルでの　81
アトロピン　50, 484, 493, 495
アナフィラキシー　518, 523
── ガイドライン　523
── ショックの初期治療　524
アニオンギャップ　234, 272, 273, 471
アニオンギャップ開大性代謝性アシドーシス　362
── の原因薬物　471
アニサキス　341, 345
── 症　341
アネキセート　476
アピキサバン　400
アフターショック　588
アフタ性口内炎　173
アマンタジン　268
アミオダロン　79, 106, 132, 372, 495
── 誘発性甲状腺機能中毒症（AIT）　372
アミノグリコシド（系薬）　266, 268
アミノフィリン　576
アミラーゼ　257
アミロイドーシス　330
アムホテリシンB　268
アメリシウム　72
アモキサピン中毒　477
アモキシシリン（AMPC）　459
── ・クラブラン酸　440, 514, 516, 535
アルカリ性注射薬　574
アルカリ性物質　491
アルカローシス, 代謝性　234
アルコール　265
── 依存症患者　361
── ケトアシドーシス（AKA）　361
── 離脱症候群　550
アルブミン製剤　594
アレビアチン®　574
アレルギー反応　516
アロプリノール　266
アンカースリープ　20
アンジオテンシン

───Ⅱ受容体拮抗薬（ARB） 167, 266
───変換酵素（ACE）阻害薬 167, 266, 299
安全データシート（SDS） 51
アンチトロンビン 410
───Ⅲ製剤 255
アンドンクラゲ 516
アンピシリン（ABPC） 234, 458, 574
───・スルバクタム 285
───ナトリウム 576
アンモニア 45, 489

● い

イオン・トラッピング 474
医原性副腎不全 377
意識障害 299, 329
───, 低血糖による 306
───の鑑別 300
異常性器出血 541
───, 非妊娠女性の 539
胃静脈瘤
───からの出血 228
───, 孤立性 228
移植腎の位置 291
胃食道逆流症 200
異所性内膜症, 胸腔内 176
異所性妊娠 539, 542
胃洗浄 473
イソギンチャク 517
痛み 215, 216
イダルシズマブ 400
一次救命処置（BLS） 76～80
一時性化学剤 52
一次爆発装置 47
胃腸炎 341
───, ウイルス性 292
───, 感染性 345
───, 急性 232, 529
一過性脳虚血性発作（TIA） 294
一酸化炭素（CO）中毒 301, 487, 488, 522, 523
一酸化炭素ヘモグロビン（COHb）血中濃度 522
遺伝子組み換え組織プラスミノゲン活性化因子（rt–PA） 296
遺伝性球状赤血球症（HS） 389
胃内異物 247

イヌ咬傷 459, 514
異物
───, X線非透過性 221
───, 胃内 247
───, 咽頭腔外 248
───, 眼内 546
───, 気道内 191
───誤飲 219
───, 消化管 247, 249
───, 小腸 248
───, 耳 547
イブプロフェン 529
イホスファミド 268
イミペネム 574
医療介護関連肺炎（NHCAP） 182
医療ケア関連肺炎（HCAP） 182
医療行為
───, 現場での 31
───, ヘリコプター内で行える 31
医療処置に関する医師の指示書（POLST） 108
医療のパフォーマンスと患者安全を高めるためにチームで取り組む戦略と方法（Team STEPPS） 5
医療範囲, ドクターヘリの 31
医療倫理4原則 107
陰圧式全身固定具 30
院外心停止 77, 111
院外心肺停止 81
インクルーシブリーダーシップ 584
陰茎外傷, 思春期の 286
陰茎ブロック 289
咽後膿瘍 171
インシデント コマンド システム（ICS） 41
飲酒
───, 大量 361
───歴 378
インスリン 275, 299, 382, 385
───, 短時間型 485
───, 長時間作用型 383
───, レギュラー 383
陰性的中率 554
陰性尤度比 555
インターフェロンα 373
咽頭炎 173, 324
───, （A群）溶連菌（性） 170, 324

咽頭外傷　535
咽頭腔外異物　248
咽頭痛　169
インドメタシン　306
院内心停止　77
院内トリアージ　509
院内肺炎（HAP）　182
陰嚢の挫創　290
インフォームドコンセント　583
陰部潰瘍　332
インフルエンザ　352
　── ウイルス　185, 186
　── 菌　185, 187, 204
　── 菌b型（Hib）ワクチン　171, 315
　──, 鳥　186
　── 肺炎　327

● う

ウイルス
　──, EB（EBV）　354
　──, MERSコロナ（MERS-CoV）　355
　──, SARSコロナ（SARS-CoV）　355
　──, SFTS　519
　──, アデノ　325
　── 胃腸炎　292
　──, インフルエンザ　185, 186
　──, エコー　315
　──, エボラ　62
　──, エンテロ　315
　── 感染症　351
　　──, AIDS指標疾患　338
　──, 狂犬病　358
　──, コクサッキー　315, 328, 353
　──, コロナ（CoV）
　　──, MERS／SARS　355
　──, サイトメガロ（CMV）　291, 354
　──, ジカ　357
　── 出血熱　322
　──, 水痘　356
　──, 水痘帯状疱疹（VZV）　328
　── 髄膜炎　314, 315
　──, 単純ヘルペス（HSV）　328, 335
　── 伝染性単核球症の　354
　──, ノロ　342, 345
　──, ハンタ　186
　──, ヒト免疫不全（HIV）　186
　──, ヒトライノ　186

　──, フィロ　62
　──, マールブルグ　62
　──, ムンプス　328
　──, ライノ　185
植込み型除細動器（ICD）　161
右室異形成, 不整脈原性　163
右室心筋症, 不整脈原性　113, 163
うっ滞性皮膚炎　326
うつ病　549
　──, 笑顔　551
ウニ　517
ウロキナーゼ　255
運用上の介入レベル（OIL）　72

● え

エアウェイスコープ　90
笑顔うつ病　551
腋窩神経麻痺　437
液体
　── への浸水／浸漬　505
エコーウイルス　315
壊死
　──, 歯髄　418
　──, 進行性　508
　── 性筋炎　348
　── 性筋膜炎（NF）　346, 348
　── 性軟部組織感染症（NSTI）　348
　── 性蜂窩織炎　348
　──, 腸管　240, 254
エスモロール　367
壊疽, ガス　348
エタノール　271, 489
エチドロン酸二ナトリウム　268
エチレングリコール中毒　489, 490, 475, 489
エチレンジアミン四酢酸（エデト酸）（EDTA）　72
　── カルシウム二ナトリウム　494
エデト酸カルシウム二ナトリウム水和物　494
エドキサバン　268, 400
エピネフリン　577
エホバの証人　398
エボラウイルス　62
　── 病（EVD）　62
エレトリプタン　303
遠位指節間（関節）（DIP）脱臼　431

塩化水素　489
嚥下性
　── 肺炎　191, 192
　── 肺臓炎　192
炎症性腸疾患(IBD)　226
塩素系漂白剤　55
エンテロウイルス　315
塩分制限　161
延命措置　110

●お
横隔膜平坦化　205
応召義務　580
黄色ブドウ球菌　186, 336, 347, 465
黄染　251
黄疸　249
　──, 家族性非溶血性　250
　──, 体質性　250
　──, 閉塞性　250
嘔吐　224, 234
黄熱病　357
横紋筋融解症の治療　503
オグサワ　459
汚染, 放射性物質による　63, 68
オタワ SAHルール　301
オッズ　556
オピオイド　486
　── 中毒　298
オメプラゾール　574
　── ナトリウム　526
オレンジジュース　530

●か
外陰部潰瘍　335
開胸 CPR　80
開胸術, 緊急　424
開口障害　171
外耳炎, 急性　325
回収可能型下大静脈フィルター　151
外傷
　──, 陰茎　286
　──, 咽頭　535
　── 患者, 重症　25, 29
　──, 貫通性頸部　421, 423
　──, 顔面　416
　──, 胸部　422, 423
　──, 胸部穿通性　439

　──, 軽症頭部　530
　──, 頸部　421
　── 検索のための超音波検査(FAST)
　　　32, 424, 538
　──, 高エネルギー　532
　──, 歯科口腔　418
　──, 四肢　429
　──, 小児腹部　425
　──, 穿通性頸部　421
　──, 多発　413
　──, 頭部　414, 569
　──, 爆発　46
　──, ファスナー　286
　──, 腹部　424
　──, 腹部穿通性　438
　── 分類, 歯の　417
外傷性
　── 気胸　208, 558
　── 視神経障害(TON)　545
　── 出血　413
海水・淡水
　──・淡水曝露による軟部組織感染症
　　　349
　── による NSTI　349
外的妥当性　564
外部被ばく　63
解剖学的
　── 異常, Load and Go の適用となる
　　　25
　── 右左シャント　180
　── シャント　177
開放骨折　414
　── の分類　429
潰瘍
　──, 陰部　332
　──, 外陰部の　335
　──, 十二指腸　244
　──, 消化管　246
潰瘍性大腸炎(UC)　226, 330
下顎挙上法, バッグ換気の際の　14
下顎骨骨折　419
化学剤　51
　── の解毒剤　52
化学災害　50, 54
化学テロリズム　54, 56
化学熱傷　522
化学物質　48, 51

―― のサンプリング　56
踵歩き　312
可逆性脳血管れん縮症候群　305
顎関節脱臼
　　―― 整復のシリンジ法　420
　　――, 非外傷性　420
拡散強調画像（DWI）　294, 311
拡散障害　177
学習法　14
　　――, 医療従事者の　588
覚醒剤中毒　486
　　――, 急性　486
喀痰培養, 肺炎患者の　187
火災　490
下肢
　　―― の腫脹　326
　　―― 発赤　326
過剰酸素　100
過剰輸液　140
ガス
　　―― 壊疽　348
　　―― 中毒, 刺激性　489
下垂指　455
下垂体性副腎不全　373, 375
下垂体卒中　304
ガストログラフィン造影検査　240
かぜ症候群　326
家族性非溶血性黄疸　250
下大静脈フィルター　151
　　――, 回収可能型　151
肩関節
　　―― 下方脱臼　436
　　―― 周囲炎　454
　　―― 脱臼整復　433
肩腱板断裂　452
カチノン系化合物　487
滑液包炎　465
　　――, 石灰沈着性（肩峰下）　454
　　――, 膝蓋前　465
　　――, 肘頭　465
カツオノエボシ　516
喀血　174
　　―― 患者の院内死亡率予測のスコアリングシステム　177
　　――, 大量　174, 175
　　―― に対するカルバゾクロム　175
　　―― に対するトラネキサム酸　175

　　―― の原因　176
活性炭　473, 479, 481, 482
活動型せん妄　549
滑膜炎, 中毒性　460, 462
家庭内暴力（DV）　578
カテコラミン　76, 476
　　―― 不応の敗血症性ショック　329
カテーテル関連血流感染（CRBSI）　350
カナグリフロジン　384
カナダ頸椎ルール（CCR）　427
化膿性
　　―― 合併症　170
　　―― 関節炎　460, 462
　　―― 屈筋腱腱鞘炎　458
　　―― 股関節炎　455, 460
　　―― 脊椎炎　323
　　―― レンサ球菌　347
下部消化管
　　―― 出血　225
　　―― 穿孔　244
鎌状赤血球症（SCD）　330, 391
粥状硬化　157
　　―― 性変化　157
カリウム　382
　　―― 製剤　279
カルシウム　275
カルシウム拮抗薬　305
カルシトニン　276
カルバゾクロム, 喀血に対する　175
カルバペネム　337
カルバマゼピン　373
　　―― 中毒　475, 481
カルベジロール　133
眼圧, 高　545
簡易 Bernoulli の定理　155
肝移植
　　―― 患者　257
　　―― 後急性期の合併症　257
感覚障害　427
眼窩出血　545
換気血流比不均等　177, 204
眼球超音波検査　545, 562
眼球破裂　545
間欠型脳症　488
眼瞼の受傷　416
肝硬変患者の食道静脈瘤　223
環軸関節回旋位固定（AARF）　449

ガンシクロビル　268
カンジダ　333
　——症, 侵襲性　322
感情安定薬　480
肝障害, 遅延性　481
眼振
　——, 純回旋性　310
　——, 垂直性　309
　——, 注視　308
　——, 注視方向性　310
　——, 中枢性めまいの　309
　——, 非注視　308
　——, 方向交代性上向性　310
　——, 方向固定性水平性　310
がん性髄膜炎　314
乾性溺水　505
関節
　——の運動　443
　——の感染症　460
　——リウマチ（RA）　330
関節液貯留　462
関節炎
　——, 化膿性　460, 462
　——, 結晶性　462
　——, 細菌性　465
感染（症）
　——, A群β溶血レンサ球菌　169
　——, Clostridium difficile　322
　——, HIV　354
　——, Rickettsia　322
　——, 足の　468
　——, ウイルス　338, 351
　——, 壊死性軟部組織　348
　——, カテーテル関連血流　350
　——, 加熱不足喫食による　343
　——, 関節の　460
　——管理　350
　——, 空気　58
　——経路　58
　——, 細菌　324, 338
　——, サイトメガロウイルス　291
　——, ジカウイルス　357
　——指定医療機関　57
　——, 消化管　345
　——, 上気道　373
　——, 人工関節　467
　——新法　57
　——, 性　332
　——, 接触　59
　——, 単純ヘルペスウイルス　335
　——, 胆道　257
　——, 中枢性　315
　——, 手の　457
　——, 渡航歴と　357
　——, 軟部組織　346, 349
　——, 尿路　259, 280, 282, 283, 285
　——の三角錐（ピラミッド）　319
　——, 飛沫　59
　——, 日和見　291
　——, 腹腔外　346
　——, 複雑性尿路　282
　——, 溶連菌　169
　——リスク, 創傷の　442
感染性
　——胃腸炎　345
　——心内膜炎　153
感染制御法, 感染様式別の　58
感染巣の血液培養陽性率　321
貫通性頸部外傷　421, 423
　——時の挿管法　422
　——のhard signとsoft sign　422
感電　45
　——事故, 水中における　508
感度　554
含糖酸化鉄　576
冠動脈バイパス手術（CABG）関連心筋梗塞　122
嵌頓包茎　288
　——の整復法　289
眼内異物　546
眼内炎, 遅発性　545
眼内レンズ
　——位置異常　545
　——の脱臼　546
カンピロバクター　345
顔面外傷　416
顔面創傷　440
灌流強調画像（PWI）　296
寒冷障害　497
寒冷利尿　499
カンレノ酸ナトリウム　576

●き
偽陰性率　554

機械的腸閉塞　238
機械によるCPR　80
気管支炎　324
　──,急性単純性　326
気管支拡張薬　205
気管支喘息　163, 198→喘息もみよ
気管挿管　561
　──時チェックリスト　87
　──準備
　　──,ABCプランニング　87
　　──,SOAPMD　86
　──,助手の役割　91
　──の適応　84
　──,プレホスピタルでの　81
危機的出血　396
気胸　207
　──,外傷性　208, 558
　──患者の胸腔ドレーン　207
　──,緊張性　208, 209
　──,月経随伴性　177
　──,自然　207
　──,続発性　208
　──に対する胸腔ドレーン　209, 210
　──の増悪　34
危険ドラッグ　486
キサントクロミー　305
希釈性低ナトリウム血症　279
気腫
　──,胆道　254
　──,皮下　210
気腫性腎盂腎炎の治療　282
偽神経症性統合失調症　552
偽性低血圧　120
偽前庭神経炎　310
帰宅指示書　10
偽痛風　462
喫煙　200, 218
気道
　──傷害　45
　──,小児の　537
　──内異物　191
　──熱傷　45, 520
　──閉塞　179
気道確保
　──,大量喀血時の　175
　──デバイス　84
気道管理　14, 81

──のABC　23
キニーネ中毒　475
機能性器出血　539
機能性脳症　548
虐待　536
逆行性尿管ステント留置術　282
救急医　1
　──としてのキャリア　4, 13
　──にとっての睡眠　20
　──にとってのチーム医療　5
　──に必要なプロフェッショナリズム　11
　──の進路　3
救急医学　8
救急医療　1
　──,小児　529, 534
救急外来　2
　──におけるトリアージ　509
　──の設計　21
救急科専門医　3
救急救命士　26, 27
　──の特定行為　27
救急疾患, 整形外科的　458
救急隊　26
救急体制, ER型　2
救急搬送体制　25
救急搬送トリアージ　26
吸収缶　51
吸収線量　63
球状赤血球症,遺伝性(HS)　389
急性
　──胃腸炎　232, 529
　──外耳炎　325
　──覚醒剤中毒　486
　──冠症候群(ACS)　120, 124
　──胸部症候群　391
　──血液浄化法　475
　──虹彩炎　302
　──高山病　511
　──喉頭蓋炎　172
　──股関節痛　462
　　──,小児の　460
　──呼吸促迫症候群(ARDS)　328, 397, 506
　──骨髄性白血病(AML)　401
　──骨盤腹膜炎　253
　──細菌性前立腺炎　285

―― 散在性脳脊髄炎（ADEM） 315
―― 重度めまい 307
―― 上気道炎 326
―― 小脳失調症, 小児の 312
―― 心筋梗塞 121
―― 腎障害（AKI） 268, 593
―― 心不全 396
―― 腎不全 483
―― 膵炎 256
―― 僧帽弁逆流症 153
―― 大動脈解離 166
―― 大動脈弁逆流症 153
―― 胆管炎 254
――, 重症 252
―― 胆管閉塞 257
―― 単純性気管支炎 326
―― 胆囊炎 251
―― 虫垂炎 240
―― 肺障害 397
――, 輸血関連 397
―― 肺水腫 160
―― 白血病 403
―― 貧血 389
―― 腹症 439
―― の onset 215
―― の管理プロトコール 220
―― 副腎出血 313
―― 放射線障害 69
―― 放射線症候群（ARS）の病期 69
―― 溶血性輸血副作用（AHTR） 389
―― 溶血反応 397
―― リチウム中毒 480
―― 緑内障発作 302
―― リンパ球性白血病（ALL） 401
急性期
―― DIC 基準, 日本救急医学会による 409
―― DIC 診断基準 411
―― 拒絶反応 257
―― 血栓溶解療法 296
―― 入院医療の定額払い方式 16
牛乳 491
救命救急センター 2
救命の連鎖 76
――, 米国心臓協会（AHA） 77
――, 日本蘇生協議会（JRC） 77
――, ヨーロッパ蘇生協議会（ERC） 77

キュリウム 72
教育
――, 医療従事者の 588
――, 災害医療 36
――, シミュレーション 12, 24, 589
――, 屋根瓦式 589
境界性パーソナリティ障害 550
胸郭包み込み両母指圧迫法 98
狂犬病 358, 514
―― ウイルス 358
―― の致死率 358
胸腔ドレーン
――, 気胸患者の 207
――, 気胸に対する 209, 210
――, 胸部外傷への 424
―― 留置術の合併症 210
―― 留置と予防的抗菌薬投与 210, 424
胸腔内異所性内膜症 176
凝固因子製剤 401
凝固障害 392
――, 中心静脈穿刺と 394
―― と侵襲的検査・治療の禁忌 395
――, 腰椎穿刺と 394
胸骨圧迫 78
――, AHA 78
――, BLS の 587
――, ERC 78
――, ILCOR 78
――, JRC 蘇生ガイドライン 78
――, 小児の 102
――, 新生児の 98
――, 妊婦 95
―― の深さと回数 78
―― のみの CPR 105
――, 用手 80
橋出血 298
狭心症 121
狭心痛 152
偽陽性率 554
強直性けいれん 117
胸痛 119〜121
胸部外傷 423
―― 鈍的 423
―― への胸腔ドレーン留置 424
胸部食道損傷 222
胸部穿通性外傷の手術適応 439

胸部の圧痛　120
棘上筋テスト　452
局所麻酔
　　——，創処置の　441
　　——　薬中毒　476
曲線下面積（AUC）　556
虚血
　　——，心筋　113, 121, 122
　　——，腸管　218, 240
魚骨誤飲　248
虚脱率　212
キレート療法，内部被ばく患者の　72
緊急
　　——　開胸術，ERでの適応　424
　　——　脱気　209
　　　　——　の穿刺部位，サーフローによる　210
　　——　帝王切開　92
　　——　透析　265
　　——　透析の適応，AIUEO　265
　　——　内視鏡的止血術，上部消化管出血患者に対する　230
　　——　避妊ピル　580
緊急時
　　——　活動レベル（EAL）　72
　　——　防護措置を準備する区域（UPZ）　72
緊急度の判定レベル　509
菌血症　322
　　——，髄膜炎菌　313
筋性防御　217
金属　494
緊張性気胸　208, 209
筋膜炎，壊死性　346, 348

●く
空気感染　58
偶発性低体温患者
　　——　の心肺蘇生　79
　　——　の蘇生中止　78
屈筋腱損傷，手掌の　435
くも膜下出血（SAH）　303〜305
クラゲ　517
クラッシュ症候群　503
　　——　の初期医療　47
　　——　の診断基準　48
クラブラン酸（CVA）　459, 535

クラミジア　332, 333
グラム陰性腸内病原菌　186
グリコカリックス　595
クリニカルプレディクションルール（CPR）　558, 564
　　——，失神の　115
　　——，小児の腹部鈍的外傷　425
グリベンクラミド　268
グリホサート界面活性剤含有除草剤中毒　493
クリンダマイシン　234, 337
グルカゴン　379, 484, 485, 525
グルコース６リン酸脱水素酵素（G6PD）欠損症　389
グルコン酸カルシウム　275, 574
グルホシネート含有除草剤中毒　493
クロルヘキシジン　76
クローン病（CD）　226
群発頭痛　302

●け
ケイキサレート®　275
経頸静脈肝内門脈体循環シャント（TIPS）　255
経口避妊薬　304
経口補水　529
　　——　水液　529
警告頭痛　303
憩室
　　——，Meckel　236
　　——　炎　235
　　　　——　の合併症　235
　　——　出血　236
　　——　症　235
　　——，結腸　223
　　——　穿孔　235
軽症頭部外傷，CT撮影基準　530
経静脈的心筋ペーシング　484
頸髄硬膜外血腫　445
　　——，特発性　445
頸長筋腱炎，石灰沈着性　446
頸椎
　　——　骨折の画像検査　427
　　——　疾患　448
経鼻胃管　193
経皮経肝胆管ドレナージ（PTCD）　254
経皮経肝胆道ドレナージ（PTBD）　254

経皮経肝ドレナージ　254
経皮的冠動脈形成術(PCI)関連心筋梗塞　122
経皮的心肺補助法(PCPS)　164, 476, 484
経皮的腎瘻造設術　282
経鼻的ファイバー挿管　90
経皮内視鏡的胃瘻造設術(PEG)　193
経皮ペーシングの注意点　76
頸部
　―― 痛　171, 445
　―― の構造　172
　―― リンパ節炎　173
頸部外傷　421
　――, 貫通性　421, 423
　――, 穿通性　421
けいれん　278, 297
　――, 強直性　117
　―― 重積状態　297
　―― 重積発作　477
　――, 多巣性　117
　―― と失神の鑑別スコア　118
　――, 熱性　501, 529
　―― 発作, てんかん性　298
けいれん性失神　117
劇症型心筋炎　164
下血　224
下剤投与　473
血圧低下, 三環系抗うつ薬中毒　476
血液灌流　479
　―― (吸着)法　475
血液循環量減少性ショック　47
血液浄化療法　48
血液透析(法)　406, 475, 479, 480, 483
血液培養
　―― 採取の適応　323
　――, 肺炎患者の　188
　―― 陽性率, 感染巣の　321
血液分布異常性ショック　428
結核　193, 328, 329
　―― 隔離　194
　―― 菌　186, 193
　―― 菌群　196
　――, 粟粒　322
　―― の 3 連痰　195
　―― の感染様式　193
　――, 肺　194
　―― を疑う身体所見　195

結核性敗血症性ショック　322
血管外溶血　397
血管収縮薬, 小児心停止における　105
血管性浮腫　264
月経
　―― 過多　539
　―― 随伴性気胸　177
結合型 13 価肺炎球菌ワクチン　315
血腫
　――, 頸髄硬膜外　445
　――, 耳介　548
　――, 爪下　429
　――, 特発性頸髄硬膜外　445
　――, 鼻中隔　440
　――, 慢性硬膜下　549
血漿交換　369
　―― 療法　406
結晶性関節炎　462
血小板減少性紫斑病, 血栓性　404
血小板輸血　394
結石
　――, 総胆管　254
　―― 摘出術, 内視鏡的　254
　――, 尿路　259, 282
血栓
　―― 傾向　304
　―― 塞栓症　154
血栓症
　――, 深部静脈　151
　――, ステント内　122
　――, 門脈　255
血栓性
　―― 血小板減少性紫斑病(TTP)　404
　―― 微小血管障害症(TMA)　389, 400
結腸憩室症　223
血糖測定, 特定行為　27
血尿　259
　――, 運動後　261
　――, 肉眼的　259
　――, 無症候性顕微鏡的　259
血便　226
結膜炎, アデノウイルス　325
血友病　392
　―― 患者における凝固因子補充　393
　――, 後天性　393
ケトアシドーシス　234, 272
　――, 糖尿病性(DKA)　381, 383

解毒剤, 化学剤の 52
ケトン
　—— 血症　385
　—— 臭　381
　—— 体　362, 382
解熱剤　529
下痢　226, 232, 234, 346
減圧症　513
　—— の増悪　34
原因微生物　319
嫌気性グラム陰性桿菌, βラクタマーゼ産生の　514, 515
検査前確率　554, 556, 565
原子力災害医療　66
顕性誤嚥　192
原虫症, AIDS指標疾患　338
減張切開　48
原発性副腎不全　373, 375, 376
腱板炎, 石灰沈着性　454
顕微鏡的血尿, 無症候性　259

● こ

誤飲
　——, PTPの　248
　——, 異物　219
　——, 義歯の　248
　——, 魚骨　248
抗Dヒト免疫グロブリン（RhIG）　398
高圧酸素療法　500
　——, CO中毒における　523
高圧洗浄　414
高アンモニア血症　481
広域
　—— 医療搬送　42
　—— 災害救急医療情報システム（EMIS）　37
　—— 自然災害　42
　—— 搬送拠点臨時医療施設（SCU）　42
広域抗菌薬療法　190
抗インフルエンザ薬　268, 353
抗ウイルス薬　547
抗うつ薬　475
高エネルギー外傷　532
硬化性変化　157
高カリウム血症　47, 274～276
高眼圧　545
抗がん剤　266

交感神経興奮症状　486
高気圧酸素療法　487
高気圧室　513
抗凝固薬　399, 400
抗菌薬　170, 205, 314, 319, 324
　——, COPD急性増悪に対する　204
　——, TSSに対する　336
　—— 初回投与量, 腎不全患者の　270
　——, 第三世代セファロスポリン系　234
　——, 内服　323
　—— のデメリット, 溶連菌咽頭炎　170
　—— のメリット, 溶連菌咽頭炎　170
　—— の薬理学　573
　——, 肺炎に対する　189
　——, マクロライド系　191
　—— 予防投与　459, 468
口腔内
　—— 嫌気性菌　186
　—— 出血　393
後頸部痛　427
高血糖　383, 385
高血糖性高浸透圧状態　384
高血圧　165
　—— 緊急症　166
　　—— における降圧目標値　167
　—— 症, 腎血管性　166
　——, 動脈性　117
　——, 妊婦の　167
　——, 無症候性　165
抗原結合性フラグメント（Fab）抗体　484
抗甲状腺薬　367
交互対光反射試験　545
後骨間神経麻痺　454
虹彩炎, 急性　302
高山病　511
　——, 急性　511
膠質液　594
咬傷
　——, イヌ　459, 514
　——, ダニ　518
　——, 動物　358, 459, 514
　——, ネコ　459, 514
　——, ヒト　515
　——, ヘビ　518
　——, マムシ　496, 518
甲状腺腫大　372, 373

甲状腺中毒症 372
甲状腺炎
　——, 亜急性 373
　——, 慢性 371
甲状腺機能
　—— 異常 372
　　——, 薬剤性 373
　—— 中毒症, アミオダロン誘発性 372
　—— 低下症 371, 372, 549
　　——, アミオダロン誘発性 372
甲状腺クリーゼ
　—— の診断基準
　　——, BurchとWartofskyによる 364
　　——, 日本の 365
　—— の治療 366
　—— の誘発因子 366
甲状腺腫, 非中毒性多結節性 372
甲状軟骨 91
口唇
　—— の穿通性裂創 416
　—— の電撃傷 508
高浸透圧高血糖症候群 (HHS) 381
洪水 45
合成カンナビノイド系化合物 486
酵素免疫測定法 (ELISA) 119, 332
交代覆い試験 308
高体温 101
高地性頭痛 511
高地脳浮腫 511
高地肺水腫 511, 512
好中球減少症 330
　——, 発熱性 330, 331
高電圧, 電撃傷 507
後天性血友病 393
喉頭蓋炎
　——, 急性 172
　——, 小児の 171
高度低体温 498
高度肥満 81
口内炎, アフタ性 173
高二酸化炭素血症 179
抗認知症薬 549
高濃度酸素投与 29
後半規管型BPPV 309, 310
紅斑熱, 日本 516
高ビリルビン血症 250

抗不整脈薬, ALS時の 79
硬膜下血腫, 慢性 549
肛門性交 335
鉱油 547
　—— の誤嚥 193
高用量アドレナリン 101
交流電流 508
高齢者の腹腔内出血 217
誤嚥
　——, 顕性 192
　——, 鉱油 193
　——, 不顕性 192
誤嚥性肺炎 191
股関節炎
　——, 化膿性 455, 460
　——, 単純性 455
股関節唇損傷 468
股関節穿刺, 超音波ガイド下 462
股関節痛
　——, 急性 462
　——, 小児の 455
　——, 小児の急性 460
呼気終末持続陽圧 (PEEP) 180
呼吸筋障害 317
呼吸障害, 遅発性 493
呼吸不全 172, 177, 387
　——, 2型 179
　——, 重症 81, 397
呼吸抑制 204
　——, 中枢性の 179
　—— ・停止 477
国際蘇生連絡委員会 (ILCOR) 78
コクサッキーウイルス 315, 328
　—— A6型 353
個人線量計 71
個人用防護具 (PPE) 50
　—— の手順 351
骨髄異形成症候群 (MDS) 402
骨髄炎 468
骨髄性白血病, 急性 (AML) 401
骨折
　——, Galeazzi 432
　——, Maisonneuve 437
　——, Monteggia 432
　——, Stieda 456
　——, 開放 414, 429
　——, 下顎骨 419

──,頸椎 427
──,骨粗鬆症性 450
──,骨盤 425
──,骨盤裂離 451
──,上顎骨 419
──,小児の上腕骨顆上 431
──,脆弱 450
──,脊椎 427, 429
──,鼻骨 419, 570
──,病的 443
──,疲労 444
──,腰椎圧迫 450
──,螺旋 436
骨粗鬆症性骨折 450
骨盤
　── 骨折 425
　── 痛 449
　── 腹膜炎, 急性 253
　── 裂離骨折 451
骨盤内炎症性疾患（PID） 260, 333, 540
固定具 30
コデイン 486
鼓膜切開チューブからの耳漏 325
鼓膜穿孔 547
コミュニケーション 586
　　　── 技術, 終末期医療の 591
コラテラルダメージ 319
孤立性胃静脈瘤 228
コルヒチン 461
五苓散（ゴレイサン） 311
コレスチラミン 368
コロナウイルス（CoV）
　　　──,MERS / SARS 355
混合型せん妄 549
コンサルト, 他科 581
昏睡
　──,低血糖性 306
　──,粘液水腫性 369
コンベックス型超音波プローブ 554
昏迷状態 551

●さ

サイアザイド系利尿薬 266, 278
再加圧スケジュール 513
災害
　──,NBC 53
　── 医療

── 教育 36
──,原子力 66
──,化学 50, 54
── 関連死 42
──,広域自然 42
── サイクル 36
──,自然 42, 44
── 時のトリアージ 509
── 時要配慮者 41
── 大規模 36
── 派遣医療チーム（DMAT） 36
細菌感染症
　　──,AIDS 指標疾患 338
　　── の抗菌薬適応 324
細菌性関節炎 465
細菌性食中毒 345
細菌性髄膜炎 313, 314
細菌性前立腺炎, 急性 285
細菌尿, 無症候性 281, 325
臍帯結紮 101
臍帯遅延結紮, 早産児における 101
最大母体心停止時間, 新生児の 95
臍帯ミルキング, 早産児における 101
催吐 473
サイトメガロウイルス（CMV） 354
　　　── 感染 291
細胞外液 376, 592
再膨張性肺水腫 211
裁量と規律 11
左脚前枝ブロックの診断基準 117
左室後枝ブロック 117
左室心拍出量減少 147
サーバントリーダーシップ 584
詐病 549
サーフローによる緊急脱気の穿刺部位 209
サーベイ, 放射性物質汚染 68
サーベイランス 61
左方骨盤傾斜 92
サーマルインデックス（TI） 571
サリチル酸 482
　　　── 塩中毒 475
サリン 52
サルコイドーシス 330
サルモネラ 343
酸塩基 491
酸塩基平衡異常 271

産科危機的出血　542
酸化マグネシウム　268
三環系抗うつ薬　475
　――中毒　305, 476
三脚 position　172
サンゴ　517
散在性脳脊髄炎, 急性　315
三次性副腎不全　373
三種混合ワクチン　514
酸性注射薬　574
酸性物質　491
三尖弁逆流(TR)　149
三尖弁輪収縮期移動距離(TAPSE)　149
酸素　128
　――運搬量(DO$_2$)　135
　――利用障害, 細胞レベルの　135
サンフランシスコ失神ルール　114

● し

次亜塩素酸水溶液　55
ジアゼパム　50, 297, 477, 574
ジアフェニルスルホン中毒　475
シアン化水素　53, 490
　――中毒　522
シアン中毒　50
ジエチレントリアミン五酢酸(DTPA)　72
耳介
　――血腫　548
　――神経ブロック　416
　――の裂創　416
　――の裂創縫合時の伝達麻酔　417
ジカウイルス　357
歯科口腔外傷　418
耳下腺炎, 流行性　290
シガテラ中毒　342
志賀毒素　405
ジカ熱　357
子癇　166, 167
磁気共鳴胆管膵管撮影法(MRCP)　258
ジギタリス中毒　483
子宮圧排, 用手的　92
子宮筋腫　540
子宮頸管炎　260
子宮頸部ポリープ　540
持久性化学剤　52
糸球体腎炎, レンサ球菌感染後　170
子宮内外同時妊娠(HP)　542

子宮内膜
　――腫瘍　541
　――の萎縮　541
事業継続計画(BCP)　40
シクロスポリン　268
刺激性ガス中毒　489
ジゴキシン　132, 268, 484
(自己)心拍再開(ROSC)　101
　――患者　562
　――後脳保護　96
自己免疫性溶血性貧血(AIHA)　389
自殺
　――未遂患者　579
　――, 硫化水素　489
四肢外傷　429
思春期の陰茎外傷　286
視床下部性副腎不全　373
地震　164
視神経障害, 外傷性　55
歯髄壊死　418
シスプラチン　268
自然気胸　207
死戦期帝王切開(PMCD)　92, 543
自然災害　42
　――後に増悪する慢性疾患　44
事前指示　108, 112
自然排石　284
持続勃起症　288
市中
　――MRSA　347
　――感染型メチシリン耐性黄色ブドウ
　　球菌(CA-MRSA)　186
市中肺炎(CAP)　182, 190, 321
　――患者の予後判定評価基準　182
　――の原因菌　185
　――の予後評価基準　183
　――, A-DROP　185
　――, CURB-65　184
膝蓋前滑液包炎　465
質改善プロジェクト　18
膝関節
　――穿刺　460
　――置換術　467
実効線量　63
失神　113, 152, 296
　――, けいれん性　117
　――, 前　113, 307

―― ,熱　501
　　―― の鑑別スコア,けいれんと　118
　　―― の心電図　113
失調症　312
失調歩行　312
児童虐待　520, 578
自動車事故　28, 533
自動体外式除細動器(AED)パッド　29
自動調節能　136
シートベルト痕　425
ジノプロスト　576
シバリング　97, 497 →戦慄もみよ
紫斑病,血栓性血小板減少性(TTP)　404
市販薬　481
しびれ　445
ジフェンヒドラミン中毒　483
ジフテリア・破傷風・百日咳(DTP)ワクチン　514
ジフテリア・破傷風(DT)ワクチン　340
シフト(勤務の)　20
死亡
　　―― 確認後のガイダンス　111
　　―― 診断,低体温患者への　499
脂肪乳剤　476
シミュレーション教育　12, 24, 589
市民マラソン
　　―― における熱中症対応　504
　　―― のための指針　504
シメチジン　173
ジメルカプロール　53, 72, 494
ジャージ指　431
斜偏倚　307
シャント　177
　　―― ,解剖学的　177
　　―― ,解剖学的右左　180
縦隔拡大　119
周期性発熱　173
宗教的無輸血：未成年者における輸血同意と拒否のフローチャート　399
重金属による内部被ばく　72
収縮期前方運動(SAM)　116
重症
　　―― 外傷患者　25, 29
　　―― 患者,小児　530
　　―― 急性呼吸器症候群(SARS)　186, 355
　　―― 急性膵炎　256

　　―― 急性胆管炎　252
　　―― 筋無力症　179
　　―― 呼吸不全　81
　　　　―― ,輸血後の　397
　　―― 大動脈弁狭窄症　152
　　―― 熱傷患者のトリアージ　46
　　―― 熱性血小板減少症候群(SFTS)　519
　　―― 熱中症　503
　　―― 肺炎診断基準,ATS/IDSA市中肺炎ガイドライン2007　184
　　―― 肺結核　322
　　―― 敗血症　283, 320, 321
修飾麻疹　355
重度めまい,急性　307
十二指腸潰瘍　244
終末期　590
　　―― 医療のコミュニケーション技術　591
　　―― における事前ケア計画　108
受傷機転
　　―― ,Load and Goの適用となる　25
　　―― ,脊椎・脊髄損傷を疑う　28
手掌の屈筋腱損傷　435
　　―― のZone分類　436
受信者動作特性(ROC)曲線　556
腫脹
　　―― ,AIDS指標疾患　338
　　―― ,下肢の　326
出血
　　―― ,異常性器　541, 539
　　―― ,胃静脈瘤からの　228
　　―― ,外傷性　413
　　―― ,下部消化管　225
　　―― ,眼窩　545
　　―― ,危機的　396
　　―― ,機能性性器　539
　　―― ,急性副腎　313
　　―― ,橋　298
　　―― ,くも膜下　303～305
　　―― ,憩室　236
　　―― ,口腔内　393
　　―― ,産科危機的　542
　　―― ,消化管　229, 246
　　―― ,硝子体　546
　　―― ,上部消化管　224, 227, 230, 567
　　―― ,食道静脈瘤からの　228

──, 大量　425
　　──, 遅発性動脈　508
　　──, 頭蓋内　400
　　──, 動脈性　425
　　──, 鼻　337, 546
　　──, 非妊娠女性の異常性器　539
　　──, 腹腔内　217
　　──, 不正性器　539
　　── 予防策, 食道静脈瘤に対する　229
　　──, ワルファリン内服患者の　413
出血性ショック　224, 227
　　── 分類　227
出生直後の新生児チェックポイント　98
受動的下肢挙上(PLR)　139
腫瘍
　　──, AIDS指標疾患　338
　　──, 悪性　234, 276, 541
　　──, 子宮内膜　541
　　──, 尿路悪性　259
純回旋性眼振　310
循環血液量減少　500
　　── 性ショック　136
循環動態異常, 弁機能不全による　154
循環動態指標, 心臓超音波図査による測定　141
循環不全徴候　102
順応性自動制御換気(ASV)　160
常温療法(IN)　96
消化管
　　── 異物　247, 249
　　── 潰瘍　246
　　── 感染症　345
　　── 出血　229, 246
　　　──, 下部　225
　　　──, 上部　224, 227, 230, 567
　　── の際の輸血　231
　　── 穿孔　246
　　　──, 下部　244
　　　──, 上部　244
　　── の治療原則　245
上顎骨骨折　419
上気道
　　── 感染　373
　　── 粘膜刺激症状　45
　　── 閉塞　520
上気道炎, 急性　326
衝撃波　46

常在菌叢　319
硝酸塩中毒　485
蒸散法　503
晶質液　594
踵骨骨端炎　469
硝子体出血　546
小腸異物　248
上腸間膜動脈(SMA)症候群　238
小児
　　── 院外心停止　111
　　── 院内心停止　106
　　── 虐待対応チーム　536
　　── 救急(医療)　529, 534
　　── 重症患者の発生率　530
　　── 心停止　104
　　　── における血管収縮薬　105
　　── 心肺停止(CPA)　104, 105
　　── における ECMO　106
　　── における ECPR　106
　　── の CPR　103
　　── の気道　537
　　── の急性股関節痛　460
　　── の急性小脳失調症　312
　　── の胸骨圧迫　102
　　── の喉頭蓋炎　171
　　── の股関節痛　455
　　── の食道内異物停留症　221
　　── の徐脈アルゴリズム　103
　　── の蘇生　102
　　── の鎮静　536
　　── の低血糖の補正法　380
　　── の低体温溺水　507
　　── の頭部外傷　565
　　── の熱傷　520
　　── の腹部鈍的外傷, 臨床予測ルール(CPR)　425
　　── 腹部外傷, CT適応基準　425
小脳失調症, 小児の急性　312
上部消化管
　　── 出血　225〜227, 230, 567
　　── 穿孔　244
静脈脂肪乳剤(ILE)療法　484
静脈瘤　326
　　──, 孤立性胃　228
　　──, 食道　224
静脈路確保, 特定行為　27
上腕骨顆上骨折, 小児の　431

食思不振症, 神経性 277
食中毒 341, 342
　――, 加熱不足喫食による 343
　――, 細菌性 345
　――, 毒素型 345
食道
　―― 狭窄性病変 221
　―― 穿孔 223
　―― 通過障害 221
　―― 内異物除去のタイミング, 内視鏡
　　による 222
　―― 内異物停留症, 小児の 221
　―― 裂孔ヘルニア 223
食道静脈瘤
　―― からの出血 224, 228
　――, 肝硬変患者の 223
　―― に対する出血予防策 229
除細動 132
　―― エネルギ, 小児蘇生の 104
　―― 使用の推奨順 104
　―― に使う鎮静薬 134
除染 48, 55
　―― の目的 66
ショック 135, 329
　――, アフター 588
　――, カテコラミン不応の敗血症性 329
　――, 血液循環量減少性 47
　――, 血液分布異常性 428
　――, 結核性敗血症性 322
　――, 出血性 224, 227
　――, 循環血液量減少性 136
　――, 神経原性 428
　――, 心原性 136
　――, スパイナル 428
　――, 脊髄 428
　―― の4分類 136
　―― の初期治療 135
　―― の分類と鑑別疾患 137
　――, 敗血症性 136, 141, 283, 321,
　　322, 328, 329
　――, 分布異常性 136
　―― 分類別の心臓超音波図査所見
　　137
　――, 閉塞性 136
ショック抵抗性
　―― 心室細動 (VF) 106
　―― 無脈性心室頻拍 (pVT) 106

徐脈アルゴリズム, 小児の 103
徐脈性不整脈 495
ショートバックボード 30
自律尊重原則 107
視力障害 304
シリンジ法, 顎関節脱臼整復の 420
ジルチアゼム 133, 367
シルデナフィル 512
耳漏, 鼓膜切開チューブからの 325
腎移植患者 290
　―― の発熱 291
心因性非てんかん性発作 (PNES) 298
腎盂腎炎 270, 280, 283
　――, 気腫性 282
腎炎, レンサ球菌感染後糸球体 169
心外膜炎 165, 329
新規経口抗凝固薬 (NOAC) 400
腎機能低下患者 528
心筋炎 163～165
　――, 劇症型 164
心筋虚血 113, 121, 122
心筋梗塞 (MI) 117, 120, 121, 127
　――, 冠動脈バイパス手術 (CABG) 関連
　　122
　――, 急性 121
　――, 経皮的冠動脈形成術 (PCI) 関連
　　122
　―― の診断 127
　―― の見逃し・治療の遅れ 127
　――, 非ST上昇型 (NSTEMI) 123
　――, ペースメーカー植え込み後のST上
　　昇型 128
　―― を疑ったときの初期治療 127
心筋症 163
　――, たこつぼ型 164
　――, 肥大型 113, 116
　――, 不整脈原性右室 113, 163
真菌症, AIDS指標疾患 337
心筋トロポニン 122
心筋バイオマーカー 122
神経筋疾患 179
神経原性ショック 428
神経根症 448
神経症 551
神経性食思不振症 277
神経囊虫症 359
深頸部膿瘍 535

神経麻痺
　——，腋窩　437
　——，後骨間　454
　——，前骨間　454
神経予後不良, ROSC 後の　108
腎血管性高血圧症　166
心血管リスク　190
心原性ショック　136
心原性肺水腫　384, 397
人工関節
　——　感染(PJI)　467
　——　脱臼　467
人工股関節置換術　467
人工呼吸管理基準, 喘息発作における気管
　挿管による　202
人工呼吸器
　——　関連肺炎(VAP)　181, 317
　——　関連肺障害(VALI)　182
　——　の設定　180
　　——，喘息患者の　203
進行性壊死　508
腎梗塞　270
人工弁
　——　感染性心内膜炎(PVE)　154
　——　逆流の原因　155
　——　狭窄の原因　155
深指屈筋腱断裂　431
心室期外収縮(PVC), 頻発する　134
心室細動(VF)　499
　——，小児の　104
　——，難治性　79
心室性不整脈　305, 495
　——，三環系抗うつ薬中毒　476
心室頻拍(VT)　133
　——，小児の　104
侵襲性
　——　アスペルギルス症　322
　——　カンジダ症　322
侵襲的人工呼吸管理開始による生理学的反
　応　202
腎症, 造影剤　266
腎性　269
新生児　103
　——　心肺蘇生法の初期処置　98
　——　蘇生(法)(NCPR)　97, 99
　　——，Apgar スコア　102
　　——　のアドレナリン投与　101

　　——　のアルゴリズム　97
　　——　の CPR　103
　　——　の胸骨圧迫　98
　　——　の最大母体心停止時間　95
　　——　のチェックポイント, 出生直後の
　　　98
　　——　の目標 SpO_2 値　100
新鮮凍結血漿(FFP)　395, 413
心臓再同期療法(CRT)　161
心臓死, 性交渉中の　130
心臓人工弁置換術後のトラブル　154
心臓超音波検査
　——，救急医の　129
　——　による循環動態指標測定　141
　——　による心拍出量・全身血管抵抗の
　　推定　142
　——，肺塞栓症と関連する　147
心臓由来脂肪酸結合蛋白(FABP)の迅速定
　性試験　127
迅速気管挿管(RSI)　81, 422
迅速発育非結核性抗酸菌　196
心停止
　——，院外　77
　——，院内　77
　——　患者, 低体温患者の　499
　——，小児の　104, 106, 111
　——，妊婦の　94
心的外傷後ストレス障害(PTSD), 心肺蘇生
　対応後の　588
腎摘出術　282
心電図
　——，失神の　113
　——　の自動解析　118
　——　変化, 高カリウム血症の　274
浸透圧ギャップ　271, 472
　　——　開大の原因薬毒物　472
浸透圧性脱髄症候群　279
浸透圧利尿薬　47
腎前性　269
腎動静脈の閉塞　292
人頭払い方式　16
腎動脈狭窄症　162
心毒性　475
腎毒性　266
心内膜炎　322
　——，亜急性　323
　——，感染性　153

和文索引

――,人工弁感染性　154
――,敗血症を伴わない　323
心肺蘇生(法)(CPR)　586
　　――,偶発性低体温患者の　79
　　―― 対応後の PTSD　588
　　―― 中止　108
　　――,溺水患者に対する　505
　　――,妊婦　94, 95
　　―― の初期処置,新生児　98
心肺停止(CPA)
　　――,院外　81
　　――,小児　104, 105, 111
　　―― 蘇生後の包括的治療　95
　　――,妊娠後期妊婦の　92
　　――,母体の　93
心拍出量減少,左室　147
深部静脈血栓症(DVT)　151
　　―― 診断のための Wells スコア　263
心不全　152, 158, 162, 163, 179, 387
　　――,急性　396
　　――,慢性　161
腎不全　265, 267
　　―― 患者の抗菌薬初回投与量　270
　　――,急性　483
深部体温　78
心房期外収縮(PAC),頻発する　133
心房細動の治療,救急外来での　132
心房性ナトリウム利尿ペプチド(ANP)　162
心膜心筋炎　165

●す

膵炎　256
　　――,ERCP 後　245
　　――,急性　256, 257
　　――,重症急性　256
　　――,胆石性　256
水銀中毒　494
垂直性眼振　309
水痘　60, 312
　　―― ウイルス　356
　　―― 患者帰宅時アドバイス　356
　　―― 帯状疱疹ウイルス(VZV)　328
　　―― と天然痘の鑑別　60
　　―― の皮疹　352
水頭症,正常圧　549
水分制限　161

水平半規管型 BPPV　309, 311
髄膜炎　312, 313, 327
　　――, Streptococcus pneumoniae 性　313
　　――,ウイルス性　314, 315
　　――,がん性　314
　　――,細菌性　313, 314
　　――,髄膜炎菌性　313
　　――,肺炎球菌性　313
　　――,非感染性　314
　　――,無菌性　315
　　――,薬剤関連　314
髄膜炎菌　313
　　―― 菌血症　313
　　―― 性髄膜炎　313
髄膜刺激徴候　312
睡眠
　　――,救急医にとっての　20
　　――,分割　20
　　――,夜勤後/中の　20
　　―― 薬　476
スクープストレッチャ　30
スタイレット　89
スタチン　266
スタンダードプリコーション　350
頭痛　301, 544
　　――,アイスクリーム　306
　　――,群発　302
　　――,警告　303
　　――,高地性　511
　　――,性行為関連　306
　　――,片　302, 303
　　　　――,片麻痺性　303
　　――,腰椎穿刺後の　316
　　――,雷鳴　305
ステロイド　201, 205, 246, 303, 313, 327, 367, 372, 376, 461, 547
　　―― カバー　329
ステント内血栓症　122
ストロンチウム　67
　　――,放射性　72
スパイナルショック　428
スポーツによる脳振盪評価ツール(SCAT3)　411
スマトリプタン　303
スライダーの構造　287
スルバクタム(SBT)　458

──・アンピシリン　576
スルホニル尿素(SU)剤　299, 379

●せ

性感染症(STD)　332, 540
正義原則　107
正期産児　97, 101
性器出血
　──, 異常　541
　──, 機能性　539
　──, 不正　539
整形外科的救急疾患　458
清潔手袋　442
性行為関連頭痛　306
性交渉中の心臓死　130
青酸中毒　490
脆弱骨折　450
正常圧水頭症　549
精神運動発作　298
精神的回復力　19
生前意思表示　108
精巣挙筋反射　284
精巣上体炎　290
精巣捻転　285, 288, 290
生体内利用率　573
成長痛の治療　467
生物毒　95
声門上デバイス　81, 84
　──　使用困難, RODS　85
生理学的異常/反応/変化
　──, Load and Go の適用となる　25
　──, 侵襲的人工呼吸管理開始による　202
　──, 体温低下に伴う　497
　──, 妊婦の　93
　──, ヘリコプター搬送中の患者の　33
生理食塩液　47, 267, 276, 278, 385, 504, 592
セカンドインパクト症候群
　──, 頭部外傷における　414
赤色唇　416
赤唇縁　441
脊髄
　──　ショック　428
　──　損傷　429, 550
　　──, 中心性　427
脊髄症　448

石灰沈着性
　──　頸長筋腱炎　446
　──　腱板炎　454
　──（肩峰下）滑液包炎　454
脊椎
　──　運動制限(SMR)　28
　──　骨折　429
　──　損傷　427
脊椎炎, 化膿性　323
脊椎症, 変形性　427
脊椎・脊髄損傷　28
セクタ型超音波プローブ　554
セシウム　67, 72
切開ドレナージ(I&D)　326, 350
赤血球濃厚液(RCC)　395
接遇　13
接触感染　59
接触性皮膚炎　326
セファランチン　518
セファレキシン(CEX)　457
セファロスポリン系抗菌薬, 第三世代　234
セフォゾプラン塩酸塩　526
セフトリアキソン(CTRX)　458, 575
セロトニン・ノルアドレナリン再取り込み阻害薬(SNRI)　477
腺炎　328
前下小脳動脈(AICA)症候群　308
潜血反応　260
穿孔
　──, 下部消化管　244
　──, 消化管　245, 246
　──, 上部消化管　244
善行原則　107
前骨間神経麻痺　454
仙骨硬膜外ブロック, 腰痛に対する　451
潜在性 Basedow 病　372
前失神　113, 307
全身性
　──　エリテマトーデス(SLE)　330
　──　炎症反応症候群(SIRS)　320
　──　ミオクローヌス　117
潜水中の圧外傷　513
喘息　163, 198
　──　患者の呼吸器の設定　202
　──　急性増悪に対する NPPV　202
　──　重責発作　179

―― 症状・発作強度の分類(成人) 199
―― と COPD の鑑別 206
―― 発作
　―― における気管挿管による人工呼吸管理基準 201
　―― の重症度分類 198
　―― の治療目標 200
選択的セロトニン再取り込み阻害薬(SSRI) 477
穿通性外傷
　――,胸部 438, 439
　――,頸部 421
　――,腹部 438
穿通性裂創,口唇の 416
先天性風疹症候群(CRS) 356
前負荷 139
喘鳴 163
　―― の Johnson 分類 198
せん妄 548, 549
戦慄 97, 497 →シバリングもみよ
前立腺炎 285
　――,急性細菌性 285
前立腺肥大 259, 327

● そ
爪囲炎 457, 458
　―― のドレナージ 459
造影 CT 270
　―― Grade, 重症急性膵炎の 256
造影剤
　―― 腎症 266
　――,ヨード 268
爪下血腫のドレナージ 429
挿管困難 83, 88
　―― の予測指標 82
　―― のリスク評価 82
挿管用ラリンジアルマスク(ILMA) 85
臓器移植ドナー 112
早期再分極症候群 113
臓器提供 112
双極性障害 550
総合感冒薬 326
総合ビタミン剤 575
早産児 100
　―― 蘇生における保温法 101
　―― における臍帯遅延結紮 101
　―― における臍帯ミルキング 101

創傷管理 440
創傷の感染リスク 442
創処置の局所麻酔 441
相対的瞳孔求心路障害(RAPD) 545
総胆管結石 254
僧帽弁逆流症, 急性 153, 154
足底腱膜炎 468, 469
側頭葉てんかん 298
続発性気胸 208
粟粒結核 322
鼠径ヘルニア 257
組織酸素代謝失調 135
組織プラスミノゲン活性化因子(t-PA) 149, 255, 293
　―― 実施前の禁忌事項チェックリスト 150
　―― の禁忌項目 293
蘇生 75
　――,小児の 102
　――,新生児の 97, 101
　――,成人の 108
　―― 措置拒否(DNAR)指示 108
　―― 中止, 偶発性低体温患者の 78
　―― 中止の判断 110
　――,低体温患者の 96
　―― と低体温 95
　――,妊婦 93
　―― のアルゴリズム, 新生児 97
　―― の市民教育 586
　―― 予後予測 562
側頭動脈炎 303
ゾルミトリプタン 303
ゾレドロン酸 268, 276

● た
第Ⅷ因子欠乏 392
第Ⅸ因子欠乏 392
体温
　―― 管理療法 95, 96
　――,高 101
　――,深部 78
　――,中心部 503
　―― 低下に伴う生理学的変化 497
体外循環式心肺蘇生(ECPR)の適応 79
　――,小児における 106
体外循環式復温 498

体外膜型肺(ECMO)　498
　──,小児における　106
　──,による冷却　503
大規模災害　36
対光反射消失　109
胎児超音波　571
体質性黄疸　250
胎児被曝線量,検査別の　527
代謝性アシドーシス　234, 272, 273, 361, 381, 385, 482
　──,アニオンギャップ開大性　362, 471
代謝性アルカローシス　234
帯状疱疹　351
体性感覚誘発電位(SSEP)　109
大腿ヘルニア　257
大腸炎,潰瘍性　330
大腸菌,腸管出血性(EHEC)　342
大動脈解離　119
　── Stanford A型　120, 153
　── Stanford B型　120
　──,急性　166
　── の初期治療　120
大動脈痛　119
大動脈内バルーンパンピング　153
大動脈弁　157
　── 逆流症,急性　153
　── 狭窄症,重症　152
　── 閉鎖不全　120
大動脈隆起　119
体内隠匿　249
ダイビング　513
タイプ＆スクリーン(T&S)　390
胎便吸引症候群(MAS)　99
代理意思決定人　108
大量飲酒　361
大量喀血　174, 175
大量殺傷型テロリズム　53
大量出血,骨盤X線写真と　425
大量輸液　475, 504
大量輸血プロトコール(MTP)　395
他科コンサルト　581
多結節性甲状腺腫,非中毒性　372
たこつぼ型心筋症　164
タスクスイッチ　6, 7
多巣性けいれん　117
タダラナフィル　512

脱臼
　──,DIP関節　431
　──,肩関節　433
　──,肩関節下方　436
　──,緊急　209
　──,人工関節　467
　──,直立　436
脱髄症候群,浸透圧性　279
ダニ咬傷　518
多囊胞性卵巣症候群　541
タバコ窩の圧痛　431
タバコ熱傷　521
多発外傷　413
ダビガトラン　268, 400
たらい回し　26
ダルナビル　327
タール便　225
段階的トレーニングプログラム　415
単核球症様症候群,伝染性　354
胆管炎
　──,急性　254
　──,重症急性　252
担がん患者　299
胆管ドレナージ　254
胆管閉塞,急性　257
炭酸水素ナトリウム　47, 267, 275, 364, 474, 476, 483, 574
炭酸リチウム　367, 473
短時間型インスリン　485
短時間作用型
　── β₂刺激薬(SABA)　200, 205
　── 抗コリン薬(SAMA)　205
胆汁漏　258
単純性
　── 気管支炎,急性　326
　── 股関節炎　455
　── 虫垂炎　241
　── 膀胱炎　280
　── 膀胱炎と尿検査　281
単純ヘルペスウイルス(HSV)　328
　── 感染症　335
男性尿路感染症　285
胆石症　223, 253
胆石性膵炎　256
炭疽菌　187
胆道
　── 感染　257

―― 気腫　254
―― ドレナージ　252
丹毒　347
ダントロレンナトリウム　526
胆嚢
　―― 摘出術　251
　―― ドレナージ　251
胆嚢炎, 急性　251
タンポナーデ, 膀胱　260

● ち

チアマゾール　367
チアミン　363
　―― 塩酸塩　574
地域流行型真菌性肺炎　186
遅延性肝障害　481
チオ硫酸ナトリウム　53
チクングニヤ熱　357
遅速発育非結核性抗酸菌　196
腟炎　260, 333
千鳥足　312
遅発性
　―― 眼内炎　545
　―― 呼吸障害　493
　―― 動脈出血　508
　―― 脳症　488
　―― 溶血反応　397
チーム医療　18
　――, 救急医にとっての　5
中耳炎　170, 325
注視眼振　308
注視方向性眼振　310
中心加温　498
中心静脈
　―― 穿刺と凝固障害　394
　―― 路確保, 超音波ガイド下での　560
中心静脈カテーテル
　―― 挿入　75, 76
　―― の感染率　75
中心性脊髄損傷　427
中心部体温　503
虫垂炎　215, 240, 345, 439
　――, 急性　240
　――, 単純性　241
　――, 膿瘍形成性　346
　―― の経時的変化（PATEL）　241
中枢神経系有鉤嚢虫症　359

中枢性
　―― 感染症　315
　―― 呼吸抑制　179
　―― めまい　307
　―― の眼振　309
中性子被ばく　70
肘頭滑液包炎　465
中東呼吸器症候群（MERS）　355
中毒
　――, β遮断薬　484
　――, Ca拮抗薬　484
　――, CO　522, 523
　――, アスピリン　474, 475, 482
　――, アセトアミノフェン　481
　――, アモキサピン　477
　――, 一酸化炭素　301, 487, 488, 522
　――, エチレングリコール　489, 490, 475, 489
　――, オピオイド　298
　――, 覚醒剤　486
　――, カルバマゼピン　475, 481
　――, キニーネ　475
　――, 局所麻酔薬　476
　――, グリホサート　493
　――, グルホシネート　493
　――, 細菌性食　345
　――, サリチル酸塩　475
　――, 三環系抗うつ薬　305, 476
　――, ジアフェニルスルホン　475
　――, シアン　50
　――, シアン化水素　522
　――, シガテラ　342
　――, ジギタリス　483
　――, 刺激性ガス　489
　――, ジフェンヒドラミン　483
　――, 硝酸塩　485
　――, 食　341, 342
　――, 除草剤　493
　――, 水銀　494
　――, 青酸　490
　――, テオフィリン　475
　――, 毒キノコ　495
　――, 毒素型食　344
　――, トリカブト　495
　――, 鉛　494
　――, パラコート　492
　――, バルビツレート　477

――, ヒスタミン　342
――, ヒ素　494
――, フェニトイン　475
――, フェノバルビタール　475, 477
――, フグ　496
――, 麻薬　485
――, メタノール　475, 489, 490
――, 有機リン　298, 492, 493
――, リチウム　475, 480
――, 硫化水素　488
中毒性滑膜炎　460, 462
超音波
　――, 胎児　571
　―― 内視鏡　492
超音波ガイド下
　―― 股関節穿刺　462
　―― 穿刺法, 中心静脈カテーテル挿入　75
　―― 肘関節穿刺　465
　―― での中心静脈路確保　560
　―― での橈骨動脈確保　560
　―― での末梢静脈路確保　561
超音波検査　571
　――, 眼球　545, 562
　――, 救急外来での　553
　――, 肺　558
　――, 鼻骨骨折と　570
超音波プローブ　553
　―― の種類　554
腸管
　―― 壊死　240, 254
　―― 虚血　218, 240
　―― 出血性大腸菌(EHEC)　342
　―― 閉塞　219
長時間作用型インスリン　383
腸切除の見逃し　240
腸蠕動音　219
腸チフス　329
腸閉塞　237
腸腰筋
　―― 徴候　215
　―― 膿瘍　215
直接 Coombs 試験(DAT)　389
直接経口抗凝固薬(DOAC)　400
直腸温　534
直腸診　242
直立脱臼　436

直流電流　508
治療
　―― の差し控え　110, 590
　―― の撤退　110
　―― の中止　591
チロシンキナーゼ阻害薬　373
鎮静, 小児の　536
鎮静薬, 除細動に使う　134
鎮痛薬　219

●つ
椎骨動脈解離　301
追腸造影　240
墜落事故　533
　――, 高所からの　28
通電経路　507
痛風　461
つぎ足歩行　312

●て
手足口病の皮疹　353
低アルブミン(Alb)血症　262
帝王切開
　――, 緊急　92
　――, 死戦期　543
低温熱傷　522
定額払い方式(DRG)　16
低活動型せん妄　549
低カリウム血症　277, 383
　―― の治療　279
低血圧, 偽性　120
低血糖　299, 377
　――, 昏睡　306
　――, 性脳症　306, 379
　――, 糖尿病患者における　379
　―― による意識障害　306
　―― の自律神経症状　378
　―― の中枢神経症状　378
　―― の補正法　380
低血糖性昏睡　306
低血糖性脳症　379
低酸素血症　147, 175, 387
　―― の原因分類　177, 178
低酸素の増悪　34
低体温　497
　―― 患者
　　――, 偶発性　78

―― の心停止　499
―― の蘇生　79, 96
―― の蘇生中止　78
―― への死亡診断　499
――,高度　498
――,蘇生と　95
―― 溺水,小児の　507
―― における復温法　498
―― の復温　499
―― 療法　96
低体温症　305, 497
低電圧,電撃傷　507
低ナトリウム血症　278
――,希釈性　279
低分子ヘパリン　255
低マグネシウム血症　277, 280
低リン血症　277, 386
テオフィリン中毒　475
デキサメタゾン　314, 327〜329, 376, 511
滴状心　205
溺水　505, 506
―― 患者に対する心肺蘇生　505
―― 患者の Grade 分類　505
――,乾性　505
――,小児の低体温　507
デキストロメトルファン　326
出来高払い　16
テトロドトキシン　496
手の感染症　457
デフェロキサミン（DFOA）　72
デブリードマン　500, 508
デブリーフィング　589
テロリズム
――,化学　54, 56
――,大量殺傷型　53
電解質異常　274
てんかん
―― 重積発作（SE）　297
――,側頭葉　298
てんかん性けいれん発作　298
デング出血熱（DHF）　354
デング熱（DF）　322, 357
―― の warning sign　354
電撃傷　507
――,口唇の　508
電子カルテ,ERでの　9

伝染性単核球症
――,EBV 陰性　354
―― のウイルス　354
―― 様症候群　354
伝達麻酔,耳介の裂創縫合時の　417
電池,ボタン　534
天然痘　60
―― と水痘の鑑別　60
―― ワクチン　61
電流　508

●と
頭位変換性めまい,反復性　307
頭蓋内出血　400
等価線量　63
動悸　131
―― 診断の関連疾患,問診や身体所見と　132
統合失調症　552
――,偽神経症性　552
橈骨動脈確保
――,触知法での　560
――,超音波ガイド下での　560
凍傷　500
透析　275
―― 患者　43
―― 患者の死亡原因　269
――,緊急　265
疼痛管理　439
糖尿病　43, 378, 383
―― 患者における低血糖　379
糖尿病性ケトアシドーシス（DKA）　381, 383
頭部 CT　315
頭部インパルス検査（HIT）　307
頭部外傷　414, 569
――,軽症　530
――,小児の　565
動物咬傷　358, 514
―― での抗菌薬予防投与　459
動脈ガス塞栓症　513
動脈出血,遅発性　508
動脈性
―― 高血圧　117
―― 出血　425
動脈瘤　217
―― 形成　507

東洋紡績検知紙　56
ドキシサイクリン　333
トキシックショック症候群（TSS）　322,
　　336, 546
毒
　　——, 生物　95
　　——, パリトキシン様　342
　　——, フグ　342
特異度　554
毒キノコ中毒　495
毒素型食中毒　345
ドクターカー
　　——型プレホスピタルケア　29
　　——で必要な物品　33
　　——の出動の適応　31
　　——の種類　32
　　——の役割と効果　31
ドクターヘリ（ヘリコプター）
　　——内で行える医療行為　31
　　——の医療範囲　31
　　——の運用可能な時間帯　32
　　——の出動の適応　31
　　——の費用　34
　　——の役割と効果　31
　　——搬送中の患者　33
特定行為, 救急救命士　27
特発性頸髄硬膜外血腫　445
吐血　174, 224, 567
　　——患者　231
渡航歴と感染症　357
突然死　161
ドパミン　76, 158
ドブタミン（塩酸塩）　141, 158, 575
トラネキサム酸　393, 413
　　——, 喀血に対する　175
トリアージ　3
　　——, 院内　509
　　——, 救急外来/ERにおける　509
　　——, 救急搬送　26
　　——, 災害時に行われる　509
　　——, 重症熱傷患者の　46
　　——, 除染前後の　49
　　——タッグ　38
鳥インフルエンザ　186
トリカブト中毒　495
トリコモナス　333
トリプタン（系薬）　302, 303

ドリペネム　575
ドレナージ
　　——, 経皮経肝　254
　　——, 切開　350
　　——, 爪下血腫の　429
　　——, 爪囲炎の　459
　　——, 胆管　254
　　——, 胆道　252
　　——, 胆嚢　251
　　——, 内視鏡的　254
　　——, 瘭疽の　459
　　——, 複雑性尿路感染症の　282
トロップTテスト®　127
トロポニン　125, 126
　　——上昇の原因　126
　　——測定　165
　　——の迅速定性試験　127
トロンボモジュリン　410
鈍的胸部外傷　423

● な
内視鏡的
　　——逆行性胆道膵管造影法（ERCP）後膵
　　　炎　245
　　——経鼻胆道ドレナージ（ENBD）　254
　　——結石摘出術　254
　　——硬化療法（EIS）　228
　　——静脈瘤結紮術（EVL）　228
　　——胆管ステンティング（EBS）　254
　　——ドレナージ　254
　　——乳頭括約筋切開術（EST）　245
　　——乳頭切開術（EST）　254
　　——乳頭バルーン拡張術（EPBD）　254
内視鏡による食道内異物除去のタイミング
　　222
内耳性めまい　547
内服抗菌薬　323
内部被ばく　63, 67, 72
　　——患者のキレート療法　72
　　——, 重金属による　72
内分泌救急疾患　371
内膜症, 胸腔内異所性　176
ナットクラッカー症候群　261
ナテグリニド　268
ナトリウム依存性グルコース輸送体
　　（SGLT）阻害薬　383
鉛中毒　494

涙のしずくサイン　454
ナラトリプタン　303
ナロキソン（塩酸塩）　485, 486
難治性心室細動　79
軟部組織感染症　346
　　──, 壊死性（NSTI）　347
　　──, 海水・淡水曝露による　349

● に
握り拳受傷　440
肉眼的血尿　259
二酸化硫黄　489
二酸化窒素　489
二次救命処置（ALS）　77
二次性副腎不全　373
二次爆発装置　47
二重結果の原理　592
二相性反応　523
ニトログリセリン　121
ニトロプルシド　120
ニフェジピン　167, 512
日本紅斑熱　516
日本蘇生協議会（JRC）　77, 78
乳酸アシドーシス　261, 272, 364
乳歯の脱臼　419
ニューキノロン系　268, 285
ニューモシスチス肺炎（PCP）　322, 328
尿
　　── 検査, 単純性膀胱炎と　281
　　── 定性試験紙法　382
　　── のアルカリ化　474, 479, 483
　　──, 膿　285
　　── 閉　261, 315
　　──, ヘモグロビン　260
　　──, ミオグロビン　260
　　──, 無症候性細菌　281, 325
尿管の閉塞　292
尿酸値　461
尿潜血　284
尿道炎　332
尿道カテーテル　546
尿毒症　269
　　── 症候群, 溶血性（HUS）　404
尿路悪性腫瘍　259
尿路感染（症）　259, 280, 283
　　──, 男性の　285
　　──, 複雑性　282

尿路結石　259, 282
妊娠　200, 538
　　──, 異所性　539, 542
　　── 可能年齢女性　327
　　　── の画像検査　527
　　　── の腹痛　539
　　── 高血圧症候群　167
　　── 子宮内外同時　542
　　── 中毒症　167
　　── 反応検査　539
認知症　549
　　──, 治療可能な　549
妊婦　281
　　──, 胸骨圧迫　95
　　── 心肺蘇生, 静脈路確保　94
　　── 蘇生　92
　　──, 体位　92
　　── の高血圧　167
　　── の心（肺）停止の原因　94
　　── の心肺停止の胎児への影響　95
　　── の心肺停止の発生率　95
　　── の生理学的変化　93
　　── の風疹患者曝露　356

● ぬ・ね
布担架　30

ネコ咬傷　459, 514
ネーザルハイフロー（NHF）　160
ネックカラー　28
熱失神　501
熱射病　501, 503
熱傷　520
　　──, 化学　522
　　──, 気道　45, 520
　　──, 小児の　520
　　── 専門施設への搬送基準　521
　　──, タバコ　521
　　──, 低温　522
　　── 面積（TBSA）　520
熱性けいれん　501, 529
熱中症　501, 503
　　──, 重症　503
　　── 対応, 市民マラソンにおける　504
　　── における冷却法　503
　　── の重症度分類　501
　　── の発症リスク　501

――の予後リスク　501
――分類, 日本救急医学会　502
熱疲労　501
粘液水腫性クリーゼ　370, 371
粘液水腫性昏睡の診断基準　369
粘血便　226
捻転, 精巣　288, 290

● の
脳血管造影　305
脳血管れん縮症候群, 可逆性　305
脳血流量　136
脳梗塞　294
　　―― 急性期の DWI　294
脳死の診断基準　591
脳静脈洞血栓症（CVT）　304
脳症
　　――, 間欠型　488
　　――, 機能性　548
　　――, 遅発性　488
　　――, 低血糖　306, 379
脳震盪評価スケール　411
膿性痰　204
脳性ナトリウム利尿ペプチド（BNP）　162
脳脊髄炎, 急性散在性　315
脳卒中　293
脳低温療法
　　―― の合併症　96
　　―― の至適温度, 時間　97
　　―― の適応　96
脳動脈解離　301
膿尿　285
脳波検査　297
脳浮腫　384
　　――, 高地　511
農薬　492
膿瘍
　　――, 咽後　171
　　―― 形成　236
　　―― 形成性虫垂炎　346
　　――, 深頸部　535
　　――, 腸腰筋　215
　　――, 皮下　326, 350
　　――, 扁桃周囲　170, 171
　　――, 卵管卵巣　333
ノーベルバール　574
ノルアドレナリン　76, 141, 158, 575

ノロウイルス　344, 345

● は
肺
　　―― 損傷　210
　　―― の圧外傷　513
　　―― の過膨張　205
　　―― の透過性亢進　205
　　――, 爆傷　46
肺うっ血　158
肺炎　182, 191, 322, 328
　　――, 医療介護関連（NHCAP）　182
　　――, 医療ケア関連（HCAP）　182
　　――, 院内（HAP）　182
　　――, インフルエンザ　327
　　――, 嚥下性　191, 192
　　――, 誤嚥性　191
　　――, 市中（CAP）　182～184, 190, 321
　　――, 人工呼吸器関連（VAP）　182, 317
　　―― 診断基準　188
　　――, 重症　184
　　――, 地域流行型真菌性　186
　　―― に対する抗菌薬投与　189
　　――, ニューモシスチス（PCP）　322, 328
　　―― の原因菌　185
　　――, リポイド　192
肺炎球菌　186, 204, 327
　　―― 結合型ワクチン（PCV）　315
肺炎球菌性髄膜炎　313
バイオテロリズム（バイオテロ）　57
　　―― の病原体に関する CDC のカテゴリー　60
配偶者からの暴力　578
肺結核　194
　　――, 重症　322
敗血症　329, 397
　　――, 重症　283, 320, 321
　　―― の定義　320
　　―― を伴わない心内膜炎　323
敗血症性ショック　136, 141, 283, 321, 322, 328
　　――, カテコラミン不応の　329
　　――, 結核性　322
配合変化　573, 574
　　――, pH 依存性　575
肺障害

──, 急性　397
──, 輸血関連急性　397
肺水腫　45, 262
──, 急性　160
──, 高地　511, 512
──, 再膨張性　211
──, 心原性　384, 397
──, 非心原性　397, 512
肺臓炎　191
──, 嚥下性　192
肺塞栓症（PE）　142, 179
── の心臓超音波検図査所見　147
肺超音波検査　558
梅毒　335
排尿時痛　332
肺非結核性抗酸菌症　197
── の診断基準　197
排便習慣　233
肺胞低換気　177, 179
肺保護戦略　181, 506
排卵機能不全　539
バキュームスプリント　30
爆傷肺　46
白色便　250
白内障手術　545
爆発外傷　46
爆発物　45
播種性血管内凝固（DIC）　282, 407
破傷風　340, 514
── 菌　339
── トキソイド　340
── ワクチン　514
── の治療　340
── 免疫グロブリン　340
── 予防, 創傷処置における　515
パーソナリティ障害　551
──, 境界性　550
ハチ　516
発赤, 下肢の　326
バッグ換気　14
──, EC 法　14
──, 2 人法　15
──, ダブル EC 法　15
──, 母指球圧迫法　15
バッグバルブマスク（BVM）　82
白血病　401
──, 急性　401, 403

──, 急性骨髄性（AML）　401
──, 急性リンパ球性（ALL）　401
発熱　258, 534
──, AIDS 患者の　339
──, 周期性　173
──, 周産期の母の　534
──, 腎移植患者の　291
──, 生後 3 か月未満の乳児の　534
──, 日齢 28 日以下の新生児の　534
発熱性好中球減少症
── の原因菌　330
── のリスク評価　331
──, CISNE スコア　331
──, MASCC スコア　331
発熱性非溶血輸血性輸血副作用（FNHTR）　397
バナナ型, スタイレット　89
歯の外傷分類　417
ハブ　518
ハブクラゲ　517
パミドロン酸　276
パラコート中毒　492
パラメディック型, プレホスピタルケア　29
針刺し（事故）　563
──, HIV 陽性患者検体採取時の　339
パリトキシン様毒　342
バルビツレート
── 中毒　479
── 離脱症候群　479
バルプロ酸　373, 481
バルーン閉塞下逆行性経静脈的塞栓術（B-RTO）　228
バンコマイシン（塩酸塩）　268, 337, 575
ハンタウイルス属　186
反跳痛　245
パンデミック　59
汎不安　552
反復性頭位変換性めまい　307
反復性めまい発作　307
板状硬　217

● ひ

非 ST 上昇型心筋梗塞（NSTEMI）　123
ヒアリ　519
鼻炎　200
非外傷性顎関節脱臼の整復法　420

皮下気腫　210
皮下膿瘍　326, 350
非感染性髄膜炎　314
非けいれん性てんかん重積（NCSE）　297
非結核性抗酸菌　196
　──　症　196
　──, 迅速発育　196
　──, 遅速発育　196
　──　の分類　197
　──, 肺　197
鼻骨骨折　419
　──　と超音波検査　570
非心原性肺水腫　397, 512
脾腫　389
鼻出血　337, 546
　──　止血困難　546
微小腫瘍塞栓　151
非侵襲的陽圧換気（NIPPV）　82, 84, 160, 201
皮疹
　──, 水痘患者の　352
　──, 手足口病の　353
ヒスタミン
　── H₁受容体拮抗薬　524
　── H₂受容体拮抗薬　268, 525
　──　中毒　342
ヒステリ　548
非ステロイド性抗炎症薬（NSAIDs）　446
ビスホスホネート　276
脾臓摘出後患者　330
ヒ素中毒　494
ビソプロロール　133
肥大型心筋症（HCM）　113, 116
ビタミン K　413
鼻中隔血腫　419, 440
非注視眼振　308
非中毒性多結節性甲状腺腫　372
非定型抗酸菌　186
非てんかん性発作, 心因性（PNES）　298
ヒト咬傷　515
ヒト脳性ナトリウム利尿ペプチド前駆体 N 端フラグメント（NT–proBNP）　162, 558
ヒト免疫不全ウイルス（HIV）　186
ヒトライノウイルス　186
ヒドララジン　167
ヒドロキソコバラミン　53, 490

ヒドロコルチゾン　277, 327, 329, 367, 376
避難所運営　43
泌尿器疾患, 男性の　284
非妊娠女性の異常性器出血　539
被曝（ばく）　63
　──　医療　66
　──, 外部　63
　──　患者の観血的手術　71
　──　管理, 救護者の　70
　──　線量, 放射線の　526
　──, 中性子　70
　──, 内部　63, 67, 71, 72
皮膚
　──　移植　500
　──　のケロイド, 抜糸後の　441
皮膚炎
　──, うっ滞性　326
　──, 接触性　326
ヒポクラテス　8
　──　法, 肩関節脱臼整復　433
飛沫感染　59
肥満　200
　──　患者　162
　──, 高度　81
　──　低換気症候群　179
百日咳　324
病院前救護
　──, 海外と日本の　29
　──　体制　27
病院前診療体制　31
標準 CPR　105
標準予防策　350
瘭疽　457, 458
　──　のドレナージ　459
　──, ヘルペス　457
病的骨折　443
　──　の原因疾患　443
表面加温　498
非溶血性黄疸, 家族性　250
日和見感染　291
ビリルビン尿　250
疲労骨折　444
ピロリン酸カルシウム（CPP）　462
貧血　396
　──, 急性　389
　──, 溶血性　387, 389

――, 自己免疫性　389
頻尿　332
頻脈　231

● ふ
ファイバー挿管, 経鼻的　90
ファスナー
　　―― 外傷　286
　　―― の構造　286
フィブラート系薬　268
フィロウイルス　62
風疹患者曝露, 妊婦の　356
フェニトイン　266, 373, 574
　　―― 中毒　475
　　―― ナトリウム　576
フェニレフリン　76
フェノバルビタール　297, 373, 479, 574
　　―― 中毒　475, 477
フェンタニル　132, 439, 573
フォン・ヴィレブランド因子(vWF)　401
復温　96
　　――, 体外循環式　498
　　――, 低体温の　499
　　―― 法, 低体温における　498
腹腔外感染症　346
腹腔鏡下
　　―― 結腸切除術　236
　　―― 胆嚢摘出術　252
　　―― 癒着剥離術　240
腹腔内出血, 高齢者の　217
腹腔内損傷　425
複雑性尿路感染症のドレナージ　282
複雑部分発作　298
副腎クリーゼ　373, 376
副腎出血, 急性　313
副腎不全　373
　　――, 医原性　377
　　――, 下垂体性(二次性)　373, 375
　　――, 原発性　373, 375, 376
　　――, 視床下部性(三次性)　373
　　―― の特徴・原因　374
腹水　262
フグ中毒　496
腹痛　215
　　――, 妊娠可能年齢女性の　539
　　―― の OPQRST　215
フグ毒　342

副鼻腔炎　200, 324, 325
腹部外傷　424
　　――, 小児　425
腹部刺創の診断・治療のアルゴリズム　438
腹部穿通性外傷の手術適応　438
腹部鈍的外傷, 小児の　425
腹膜炎　216, 336
　　――, 急性骨盤　253
腹膜刺激症状／徴候　217, 244, 258
不顕性誤嚥　192
富士登山　512
浮腫　262
　　――, 血管性　264
　　――, 脳　384
　　――, 片側性　262
　　――, 薬剤性　264
　　――, リンパ　263
不正性器出血　539
不整脈
　　――, 徐脈性　495
　　――, 心室性　305, 495
不整脈原性右室異形成(ARVD)　163
不整脈原性右室心筋症(ARVC)　113, 163
ブドウ糖　363, 368, 376, 380
ブドウ糖-インスリン療法　47
不明熱(FUO)　323
プラリドキシム　492
　　―― ヨウ化物(PAM)　52
ふるえ　497
プルトニウム　72
フルマゼニル　478
フレカイニド　495
プレドニゾロン(PSL)　205, 277, 327, 328, 462, 524
プレホスピタル　29
　　―― ケア　25, 29
　　―― でのアドレナリン　81
　　―― での気管挿管　81
フレンツェル眼鏡　308
プロスタグランジン E1　500
フロセミド　158, 266, 276, 526
ブロック, 陰茎　289
プロトロンビン
　　―― 時間国際標準化比(PT-INR)　413
　　―― 複合体製剤(PCC)　394, 413
プロピルチオウラシル　367

プロフェッショナリズム, 救急医に必要な　11
プロプラノロール（塩酸塩）　120, 306, 575
プロポフォール　134, 341, 477
ブロムヘキシン塩酸塩　575
分割睡眠　20
分節性動脈中膜融解　217
分布異常性ショック　136

● へ

ヘアの二層理論　585
平滑筋細胞　157
平均動脈圧　136
米国海軍治療表6　513
米国疾病対策センター（CDC）ガイドライン　75
米国心臓協会（AHA）　77, 78
閉鎖孔ヘルニア　238, 239
閉鎖筋徴候　215
閉塞性黄疸　250
閉塞性ショック　136
壁運動異常　121
ペーシング, 経皮　76
ペスト菌　187
ペースメーカー植え込み後のST上昇型心筋梗塞　128
ペナンブラ　296
ペニシラミン　72, 268
ペニシリンG　341
ヘパリン　132, 255, 500
　──, 低分子　255
ヘビ咬傷　518
ヘモグロビン尿　260, 389
　──, 発作性夜間　389
ベラパミル　133
ヘリコプター搬送中の患者の生理的変化　33
ペルジピン　120
ヘルニア
　──, 食道裂孔　223
　──, 鼠径　257
　──, 大腿　257
　──, 閉鎖孔　238, 239
ヘルペス瘭疽　457
ベルリン定義, ARDSの　180
ヘロイン　486

ベロックタンポン　546
弁機能不全による循環動態異常　154
変形性脊椎症　427
片頭痛　302
　── で生じる神経症状　303
　── の急性期治療　302
　──, 片麻痺性　303
片側性浮腫　262
ベンゾジアゼピン　341, 478, 550
ペンタジン　573
ペンタゾシン　120
扁桃周囲膿瘍　170, 171
扁桃摘出術　173
便秘　233
弁膜症　152
片麻痺性片頭痛　303

● ほ

蜂窩織炎　321, 347, 457, 500
　──, 壊死性　348
包括医療費支払い制度（DPC）　16
包茎, 嵌頓　288, 289
膀胱炎　260
　──, 単純性　280
方向交代性上向性眼振　310
方向固定性水平性眼振　310
膀胱タンポナーデ　260
防災診断　38
放射性ストロンチウム　72
放射性物質　49
　── 汚染　63, 68
　── 患者の救命処置　69
放射性ヨウ素　72
放射線　63
　── 障害　71, 526
　── の確率的影響　67
　── の種類　66
　── の非確率的影響　67
　── の被曝線量　526
　── 防護　63
放射能　63
　── 兵器（RDD）　71
暴力
　──, 家庭内　578
　──, 配偶者からの　578
　── ・暴言患者　579
保温　498

保温法, 早産児蘇生の 101
ポカリスエット® 530
母指球圧迫法, バッグ換気 15
母指・人差し指法 98
ホスゲン 45, 489
ホスゲンオキシム 45
ホストイン 574
ホスフェニトイン 297
ホーソン効果 18
母体の心肺停止, PMCD 93
ボタン電池 534
ホッケーのスティック型, スタイレット 89
発作性夜間ヘモグロビン尿症(PNH) 389
ホメピゾール 490
ポリスチレンスルホン酸ナトリウム 275
ポリープ, 子宮頸部 540
ポリメラーゼ連鎖反応(PCR) 196, 516

●ま
マイクロサイコーシス 551
マイトマイシンC 268
マキシマムプリコーション 75
マキシマルバリアプリコーション 350
マグネシウム 167, 203
マクロライド系抗菌薬 190
麻疹 355
　──,修飾 355
マスギャザリング 73
マスタードガス 45
マダニ 516, 519
末梢静脈路確保, 超音波ガイド下での 561
末梢性めまい 310
麻痺 427
　──, Bell 328
　──, Todd 298
　──, 腋窩神経 437
　──, 後骨間神経 454
　──, 前骨間神経 454
マムシ咬傷 496
　── のGrade分類 518
麻薬中毒 485
マラリア 322, 359
マルチタスク 6
　── のコツ 7
マールブルグウイルス 62

慢性
　── 甲状腺炎 371
　── 硬膜下血腫 549
　── 腎臓病(CKD) 267, 299
　── 心不全 161
　── 閉塞性肺疾患(COPD) 329
　── リチウム中毒 480
マンニトール® 47

●み
ミオクローヌス 109
　──, 全身性 117
ミオグロビン尿 260, 503
未クロス輸血 395
ミダゾラム 477, 575
ミツバチ 516
ミトコンドリア機能不全 135
ミノサイクリン(塩酸塩) 575
耳異物 547
ミルウォーキー・プロトコール, 狂犬病の 358
ミルリノン 141

●む
無益な治療 110
無顆粒球症 368
無危害原則 107
無菌性髄膜炎 315
虫刺症 516
無症候性
　── 顕微鏡的血尿 259
　── 高血圧 165
　── 細菌尿 281, 325
無脈性心室頻拍 104
　──, ショック抵抗性 106
ムンプス 290
　── ウイルス 328

●め
酩酊患者 411, 415, 550
メイロン® 47, 547
メカニカルインデックス(MI) 571
眼鏡
　──, Frenzel 308
メチシリン耐性黄色ブドウ球菌(MRSA) 190
メタ認知 586

メタノール中毒　475, 489, 490
メタンフェタミン　486
メチルドパ　167
メチルプレドニゾロン (mPSL)　205, 327, 328, 524
メディカルコントロール　27
メトクロプラミド　302, 575
メトトレキサート　266, 268
メトプロロール　133
メトヘモグロビン血症　485, 489
メトホルミン　268
メトロニダゾール　341
めまい　307
　——, 急性重度　307
　——, 中枢性　307
　——, 内耳性　547
　—— の診療プロセス　307
　—— 発作, 反復性　307
　——, 反復性頭位変換性　307
　——, 末梢性　310
メロペネム　575
免疫グロブリン, 破傷風　340
免疫不全　330
免疫抑制剤　258

● も

網膜剝離　546
モルヒネ　127, 439, 486, 573
問題患者への対応　22
問題志向型思考　584
門脈ガス　254
門脈血栓症　255

● や

薬剤関連髄膜炎　314
薬剤性甲状腺機能異常　373
薬剤性浮腫　264
薬剤耐性 (AMR)　319
　—— 菌　319
野兎病菌　187
屋根瓦式教育　589

● ゆ

有機リン中毒　298, 492, 493
有鉤条虫　359
有鉤条虫症　360
有鉤囊虫症　328, 359

　——, 中枢神経系　360
尤度比　556
　—— ノモグラム　556
輸液　367
　——, 過剰　140
　—— 製剤の組成　593
　——, 大量　475, 504
　—— 反応性　138
　　——, Frank Starling 曲線と　139
　—— 負荷試験　140
輸血　395
　——, ABO 不適合型　397
　——, Rh 陰性患者の　398
　——, Rh 不適合　397
　—— 拒否　398
　——, 血小板　394
　—— 後の重症呼吸不全　397
　——, 宗教的無　399
　——, 消化管出血の際の　231
　—— 前検査　390
　——, 大量　395
　—— プロトコール, 大量　395
　——, 未クロス　395
輸血関連急性肺障害 (TRALI)　397
輸血関連循環負荷 (TACO)　397
ユニバーサルプリコーション　350
指離れ徴候　448

● よ

陽圧換気　208
ヨウ化カリウム　367
腰下肢痛に対する治療戦略　450
溶血
　——, 血管外　397
　—— 反応
　　——, 急性　397
　　——, 遅発性　397
　—— 副作用　395
溶血性尿毒症症候群 (HUS)　232, 404
溶血性貧血　387, 389
　——, 自己免疫性 (AIHA)　389
用手胸骨圧迫　80
用手的圧排, 子宮の　92
羊水混濁　99
陽性的中率　554
陽性尤度比　555
腰椎

―― 圧迫骨折　450
―― 穿刺　305, 314
―― 穿刺後頭痛　316
―― 穿刺と凝固障害　394
腰痛　449
―― 患者, 迅速な画像検査が推奨される　450
―― に対する仙骨硬膜外ブロック　451
―― の red flag　449
溶連菌咽頭炎
―― , 抗菌薬処方のデメリット　170
―― , 抗菌薬処方のメリット　170
溶連菌感染症　169, 170
善きサマリア人の法　587
預託実効線量　67
預託線量　67
ヨード　367
―― 造影剤　268, 528
予防接種, 細菌性髄膜炎の　315
予防的抗菌薬投与　535
―― , 胸腔ドレーン留置時　422
―― , 胸腔ドレーン留置中の　210
予防的防護措置を準備する区域(PAZ)　72
ヨーロッパ蘇生協議会(ERC)　77, 78

●ら
らい菌　196
ライノウイルス　185
ライム病　328
雷鳴頭痛　305
ラジアントウォーマー　101
螺旋骨折　436
ラピチェック®　127
ラベタロール　120, 167
ラリンジアルマスク(LMA)　86
卵管卵巣膿瘍　333
ランジオロール　367
卵巣腫瘍茎捻転　541
卵巣症候群, 多嚢胞性　541
ランソプラゾール　574, 576
ランタノイド　72
ランドマーク法
―― , 下肘関節穿刺　465
―― , 股関節穿刺　462
―― , 中心静脈カテーテル挿入　75

●リ
リウマチ熱　170
リケッチア症　516
リザトリプタン　303
リザーバーマス, 10 L　29
リセドロン酸ナトリウム水和物　268
リーダーシップ　584
―― , インクルーシブ　584
―― , サーバント　584
―― , 支配型　584
リチウム　268, 372
―― 中毒　475, 480
―― , 急性　480
―― の薬物動態　480
―― , 慢性　480
リドカイン　79, 106, 477
リニア型超音波プローブ　553
利尿ペプチド
―― , 心房性ナトリウム(ANP)　162
―― , 脳性ナトリウム(BNP)　162
利尿薬
―― , サイアザイド系　266, 278
―― , 浸透圧　47
―― , ループ　275
リパーゼ　257
リバーロキサバン　268, 400
リファンピシン　327
リポイド肺炎　192
硫化水素
―― 自殺　489
―― 中毒　488
流行性耳下腺炎　290
硫酸マグネシウム　341, 574
流出創　507
流入創　507
両室ペーシング機能付き植え込み型除細動器(CRT-D)　129
良性発作性頭位めまい症(BPPV)　307, 309, 310
緑内障発作　544
―― , 急性　302
緑膿菌　186, 190, 468
臨界事故　68, 70
淋菌　332, 333
リンゲル液　592
リンゴジュース　529, 530
輪状甲状靭帯切開, rapid four step　90

輪状軟骨圧迫法　91
臨床倫理四分割表, Jonsen の　107
リン製剤　277
リンパ球性白血病, 急性（ALL）　401
リンパ節炎, 頸部　173
リンパ浮腫　263

● る
ルイサイト　45, 53
涙小管損傷　416
ルゴール液　367
ループ利尿薬　275

● れ
冷却
　――, ECMO による　503
　―― の目標　503
　―― 法, 熱中症における　503
レイプ被害者　580
レギュラーインスリン　383
レジオネラ症　322
レジリエンス　19
レプトスピラ症　322
レベチラセタム　297
レボチロキシン　372
レボドパ　575
レンサ球菌　337
　―― 感染後糸球体腎炎　170

● ろ
瘻孔形成　236
肋間神経の損傷　210
肋間動静脈の損傷　210
ロブシング徴候　216
ロングバックボード　30

● わ
ワークステーション方式, ドクターカー　32
ワクチン
　――, diphtheria, tetanus（DT）　340
　――, diphtheria–tetanus–pertussis（DTP）　514
　――, *Haemophilus influenzae* type b（Hib）　171, 315
　――, インフルエンザ菌 b 型（Hib）　171, 315
　――, 結合型 13 価肺炎球菌　315
　――, 三種混合　514
　――, ジフテリア・破傷風（DT）　340
　――, ジフテリア・破傷風・百日咳（DTP）　514
　――, 天然痘　61
　――, 肺炎球菌結合型（PCV）　315
　――, 破傷風トキソイド　514
ワルファリン　255, 261, 399, 413
　―― 内服患者の出血　413
　―― リバース　413

数字・ギリシャ文字

0.1％アドレナリン　203
0.5％次亜塩素酸水溶液　55
1回拍出量呼吸性変動　140
1％メチレンブルー溶液　485
2％キシロカイン　547
2型呼吸不全　179
2本指圧迫法　98
2人法, バッグ換気　15
3-lead electrocardiogram(ECG)　99
3-3-2の法則　83
3％生理食塩液　278
5 step approach, 終末期患者家族とのコミュニケーション手法　591
8.5％グルコン酸カルシウム溶液　485
10Lリザーバーマスク　29
10％ブドウ糖　380
50％グルコース溶液　485
50％ブドウ糖　380
100％酸素投与, 蘇生処置中の　100

α線　65, 68
β刺激薬　275
β_2刺激薬, 短時間作用型　201, 205
β遮断薬　167, 367, 525
　　── 中毒　484
β線　65, 68
βヒドロキシ酪酸　362
βラクタマーゼ
　　── 産生菌　440
　　── 産生の嫌気性グラム陰性桿菌　514, 515
γ線　65, 68, 70

欧文索引

● A

A群(β)溶血レンサ球菌〔A群(β)溶連菌〕　336, 347
　　── 感染症　169
　　── 性咽頭炎　324
ABCプランニング, 気管挿管準備の　87
ABCD3-I スコア　294, 295
ABO不適合型輸血　397
*Acinetobacter*属　186
acquired immunodeficiency syndrome（AIDS）
　　── 患者の発熱　339
　　── 指標疾患　337
ACTION-J　579
activated prothrombin complex concentrate（APCC）　414
active
　　── external rewarming　498
　　── internal rewarming　498
acute
　　── chest syndrome　391
　　── coronary syndrome（ACS）　120, 121
　　── disseminates encephalomyelopathy（ADEM）　315
　　── hemolytic transfusion reaction（AHTR）　389, 397
　　── kidney injury（AKI）　268, 593
　　── lymphocytic leukemia（ALL）　401
　　── myeloid leukemia（AML）　401
　　── radiation syndrome（ARS）の病期　69
　　── respiratory distress syndrome（ARDS）　328, 397, 506, 558
　　　　── の治療方針　181
　　　　── のベルリン定義　180
　　　　── の American-European Consensus Conference（AECC）定義　181
　　── retro viral infection　339
　　── severe dizziness　307
　　── vestibular syndrome（AVS）　307, 308
ADAMTS13　405
adaptive support ventilation（ASV）　160
Addison病　376

adrenal crisis　373
A–DROP, 市中肺炎の予後評価基準　185
advance
　── care planning　108
　── directive　108, 112
advanced life support(ALS)時の抗不整脈薬　79
Aeromonas属　349
after drop現象　498
AIDET(acknowledge, introduce, duration, explanation, Thank you)　13
air–Q®　86
AIUEO
　──, 緊急透析の適応　265
　── TIPS, 意識障害の鑑別　300
alcoholic ketoacidosis(AKA)　361
all–hazards preparedness　35
Alvarado score　243, 345
American Heart Association(AHA)　77, 78
American Thoracic Society(ATS) / Infectious Diseases Society of America(IDSA)市中肺炎ガイドライン2007 重症肺炎診断基準　184
amiodarone–induced
　── hypothyroidism(AIH)　372
　── thyrotoxicosis(AIT)　372
amoxicillin(AMPC)　459
ampicillin(ABPC)　458
anatomical shunt　177
angio edema　264
angiotensin
　── converting enzyme(ACE)阻害薬　167, 266, 299
　── Ⅱ receptor blocker(ARB)　167
　── Ⅱ type 1 receptor blocker(ARB)　266
anterior
　── branch type　239
　── inferior cerebellar artery(AICA)症候群　308
antibiotic　319
anti–D human immunoglobulin(RhIG)　398
antimicrobial resistance(AMR)　319
aortic knob　119

Apgarスコア, 新生児蘇生　102
apneic oxygenation　88
apparent diffusion coefficient(ADC)　295
area under the curve(AUC)　556
arrhythmogenic right ventricular
　── cardiomyopathy(ARVC)　163
　── dysplasia(ARVD)　163
Aspergillus　186
aspiration　191
　── pneumonia　191
　──, sirent　192
assessment of blood consumption(ABC)スコア　395
asymptomatic
　── hypertension　165
　── markedly elevated blood pressure　165
atherosclerosis　157
atherosclerotic change　157
atlantoaxial rotatory fixation(AARF)　449
atrial natriuretic peptide(ANP)　162
autoimmune hemolytic anemia(AIHA)　389
automated external defibrillator(AED)　104
　── パッド　29

● B
Bacillus anthracis　187
backward, upward, rightward, pressure(BURP)法, 挿管介助　91
bag valve mask(BVM)　82
Baker囊胞破裂　264
balloon–occluded retrograde transvenous obliteration(B–RTO)　228
Basedow病, 潜在性　372
basic life support(BLS)
　──, 成人の　76
　── の胸骨圧迫　587
Baxterの公式　520
BBQ(barbeque) Roll法　310
BEAU–CHOPS, 妊婦心停止の原因　94
beer potomania　279
Bell麻痺　328, 547
benign paroxysmal positional vertigo

（BPPV） 307, 309
───, 後半規管型 309, 310
───, 水平半規管型 309, 311
─── に対する理学療法 310
Bernoulliの定理 156
bioavailability 573
board like abdomen 217
body packer / packing 249
Boerhaave症候群 222
Bordetella pertussis 187
brain natriuretic peptide（BNP） 162
Brugada症候群 113
BurchとWartofskyによる診断基準 364
Burkholderia
    ─── *cepacia* 187
    ─── *pseudomallei* 186
burst-suppression 109
business continuity plan（BCP） 40
bystander CPR 587

● C
Ca拮抗薬中毒 484
Ca-ethylenediaminetetraacetic acid
    （EDTA） 72
calcium pyrophosphate（CPP） 462
Campylobacter 343
Canadian C-Spine Rules（CCR） 28, 427, 559
Canadian head CT rule（CCHR）, 頭部外傷に対する 569
capillary shunt 177
capitation 16
carbon monoxide（CO）中毒 522
carboxyhemoglobin（COHb）血中濃度 522
cardiac resynchronization therapy（CRT） 161
    ─── defibrillator（CRT-D） 129
cardiogenic shock 136
cardiomyopathy
    ───, arrhythmogenic right ventricular 163
    ───, hypertrophic 116
cardiopulmonary arrest（CPA）, 小児 104
cardiopulmonary resuscitation（CPR）
    ───, 開胸 80
    ───, 機械による 80

───, 胸骨圧迫のみの 105
───, 小児の 103
───, 人工呼吸を行う標準 105
───, 新生児の 98, 103
───, bystander 587
───, continuous 78
Carnett徴候 216
CATCH（Canadian Assessment of Tomography for Childhood Head Injury）ルール 533
catheter related blood stream infection（CRBSI） 350
cefalexin（CEX） 457
ceftriaxone（CTRX） 458
Centers for Disease Control and Prevention（CDC）ガイドライン 75
Centor基準 169
central paroxysmal positional vertigo（CPPV） 310
cerebral venous thrombosis（CVT） 304
cervical motion tenderness 333
CHALICE（Children's Head Injury Algorithm for the Prediction of Important Clinical Events）ルール 533
Charcot三徴 252
chickenpox 60
Chlamydia 332
Chlamydophila
    ─── *pneumoniae* 185
    ─── *psittaci* 186
chronic kidney disease（CKD） 267
chronic obstructive pulmonary disease（COPD） 328
    ─── 急性増悪 179
    ─── 急性増悪に対する抗菌薬 204
    ─── 増悪におけるNPPVの適応基準 207
    ─── 増悪の定義 205
    ─── と喘息の鑑別 206
    ─── に特徴的X線所見 205
CISNEスコア, 発熱性好中球減少症のリスク評価 331
clavulanic acid（CVA） 459
clenched fist injury 440, 516
clinical prediction rule（CPR）/ clinical decision rule 558, 564
    ───, 失神 115

──, 小児の腹部鈍的外傷　425
── の使い方　559
Clostridium difficile　234
── 感染症　322
CO中毒における高圧酸素療法　523
CO_2ナルコーシス　204
Coccidioides属　186
collateral damage　319
commensals　319
communication　586
community-acquired
── methicillin-resistant Staphylococcus aureus（CA-MRSA）　186
── pneumonia（CAP）　182
computed tomography（CT）
── 検査, 肺炎患者の　188
──, 造影　270
──, 頭部　315
congenital rubella syndrome（CRS）　356
continuous
── CPR　78
── EEG monitoring　297
controlled donation　112
convulsive syncope　117
coronary artery bypass grafting（CABG）関連心筋梗塞　122
cortical rim sign　270
Coxiella burnetti　186
creeping thyroiditis　373
Crohn's disease（CD）　226
cross-cover test　308
crowned dens syndrome（CDS）　462
crush injury cocktail　47
Cryptococcus　186
Cunningham法, 肩関節脱臼整復　433
CURB-65, 市中肺炎の予後評価基準　183
cytomegalovirus（CMV）　354
── 感染　291
cytopathic hypoxia　135

● D

Dダイマー　119
decontamination triage　49
deep vein thrombosis（DVT）診断のための Wells スコア　263
deferoxamine（DFOA）　72
delayed

── hemolytic transfusion reaction　397
── sequence intubation（DSI）　82
dengue
── fever（DF）　354
── hemorrhagic fever（DHF）　354
de Quervain病　454
derivation study　564
dewdrop on rose peta　352
diabetic ketoacidosis（DKA）　381
── の違い, HHSと　386
Diagnosis Procedure Combination（DPC）　16
diagnosis related group（DRG）　16
diethylentriamene pentaacetate（DTPA）　72
diffusion-perfusion mismatch　296
diffusion weighted imaging（DWI）　294, 311
──, 脳梗塞急性期の　294
diphtheria
── tetanus（DT）ワクチン　340
── -tetanus-pertussis（DTP）ワクチン　514
direct
── antiglobulin test（DAT）　389
── oral anticoagulant（DOAC）　142, 400
dirty bomb　71
dirty mass sign　246
Disaster Medical Assistance Team（DMAT）　36
disaster related death　42
disphagia　191
disposition　4, 582
disseminated intravascular coagulation（DIC）　282, 407
── 診断基準　407, 408
──, 急性期　409, 411
── の原因　411
── の病態　407
distal interphalangeal joint（DIP）脱臼　431
distracting painful injury　28, 428
distributive shock　136, 428
diving reflex　507
Dix-Hallpike試験　309

dizziness　307
do not attempt resuscitation(DNAR)指示　108
domestic violence(DV)　578
double wall sign　211
drop finger　455
drowning　505
D–shape　148
Dubin–Johnson症候群　250
dysoxia　135

● E

EAST(Eastern Association for the Surgery of Trauma)ガイドライン　424
Ebola virus disease(EVD)　62
EC法
　——, ダブル　15
　——, バッグ換気　14
edema
　——, angio　264
　——, flush pulmonary　162
　——, nonpitting　263
　——, pitting　263
Eichhoff test　454
Eikenella　515
elimination　355
Ellis分類　417
Emergency Action Level(EAL)　72
Emergency Medical Information System(EMIS)　37
emergency room(ER)　2
　—— 型救急体制　2
　—— での緊急開胸術　424
　—— での電子カルテ　9
　—— におけるトリアージ　509
　—— physicianの役割　581
Emergency Severity Index(ESI)トリアージアルゴリズム　511
endoscopic
　—— biliary stenting(EBS)　254
　—— injection sclerotherapy(EIS)　228
　—— nasobiliary drainage(ENBD)　254
　—— papillary balloon dilatation(EPBD)　254
　—— retrograde cholangiopancreatography(ERCP)後膵炎　245
　—— sphincterotomy(EST)　245

　—— variceal ligation(EVL)　228
enteric infection　345
enterohemorrhagic *Escherichia coli*(EHEC)　343
enzyme–linked immunosorbent assay(ELISA)　119, 332
Epley法　310
Epstein–Barr virus(EBV)　354
　—— 陰性伝染性単核球症　354
ethylenediaminetetraacetic acid(EDTA)　72
　—— カルシウム二ナトリウム　494
euglycemic diabetic ketoacidosis　383
European Resuscitation Council(ERC)　77, 78
evaluate 3–3–2　83
EvidenceAlert　14
external
　—— laryngeal manipulation(ELM)法　91
　—— rotation lag tes　452
　—— rotation resistance test　452
　—— validity　564
extracorporeal cardiopulmonary resuscitation(ECPR)の適応　79
　——, 小児における　106
extracorporeal membrane oxygenetation(ECMO)　498
　——, 小児における　106
　—— による冷却　503
extraglottic device　84

● F

Faget徴候, 黄熱病の　357
Fares法, 肩関節脱臼整復　433
fatty acid–binding protein(FABP)の迅速定性試験　127
febrile non–hemolytic transfusion reaction(FNHTR)　397
felon　458
femoroacetabular impingement(FAI)　468
fever of unknown origin(FUO)　323
fight bite　440
finger escape sign　448
Finkelstein test　454
Fitz–Hugh–Curtis syndrome　253, 336

flush pulmonary edema　162
focused assessment sonography for trauma(FAST)　32, 424, 538
FOOSH(Fall On Out-Stretched Hand) injury　430
Forrester 分類　160
fragment antigen binding(Fab)抗体　484
Francisella tularensis　186
Frank サイン　130
Frank Starling 曲線と輸液反応性　139
Frenzel 眼鏡　308
fresh frozen plasma(FFP)　395, 413
frozen shoulder　454
futile care　110

● G
Galeazzi 骨折　432
Gilbert 症候群　250
Glasgow-Blatchford score　230
GlideScope®　89
glucose-6-phosphate dehydrogenase (G6PD)欠損症　389
gray-white-matter ratio(GWR)　109
growing pains　467
Guillain-Barré 症候群(GBS)　179, 316
Gustilo 分類　429

● H
H_1 受容体拮抗薬　524
H_2 受容体拮抗薬　268, 524
Haemophilus influenzae　185
　── type b(Hib)ワクチン　171, 315
Hagen-Poiseuille の式　537
Hantavirus　186
Hare の二層理論　585
Hazard Vulnerability Analysis(HVA)　38
head impulse test(HIT)　307
Head Injury Clinical Prediction Rules　559
healthcare-associated pneumonia(HCAP)　182
heat
　── cramp　501
　── exhaustion　501
　── stroke　501
　── syncope　501
hemolytic uremic syndrome(HUS)　232, 404
hepatic portal venous gas　254
hereditary spherocytosis(HS)　389
herpes simplex virus(HSV)　328
heterotopic pregnancy(HP)　542
HFpEF(heart failure with preserved ejection fraction)　158
HFrEF(heart failure with reduced ejection fraction)　158
Hinchey 分類　235, 236
HINTS, AVS 患者　307
HINTS plus, AVS 患者　308
Histoplasma　186
　── *capsulatem*　186
Homans 徴候　263
HOP, 挿管困難の病態　83
hospital-acquired pneumonia(HAP)　182
housemaid's knee　465
Howship-Romberg サイン　239
Huang と Tseng の分類　282
human immunodeficiency virus(HIV)　186, 328, 337
　── 感染　354
　── 陽性患者検体採取時の針刺し　339
human rhinovirus　186
Hutchinson 徴候　351
hyperosmolar hyperglycemic syndrome (HHS)　381, 384, 385
　── と DKA の違い　386
hypertensive
　── crisis　166
　── emergency　166
　── urgency　165
hypertrophic cardiomyopathy(HCM)　116
hypothyroidism, amiodarone-induced (AIH)　372
hypovolemic shock　136

● I
icterus　251
I-gel®　86
immersion　505
implantable cardioverter defibrillator(ICD)　161
Incident Command System(ICS)　41
incision and drainage(I&D)　326

induced normothermia(IN) 96
infection
　——, active retro viral 339
　——, catheter related blood stream 350
　——, ecrotizing soft tissue(NSTI) 347
　——, enteric 344
　——, prosthetic joint(PJI) 467
infective gastroenteritis 345
inflammatory bowel disease(IBD) 226
informed consent 583
infarction
　——, myocardia 121
　——, non–ST elevation myocardia 123
　——, thrombolysis in myocardial 123
injury
　——, active kidney 268, 593
　——, clenched fist 440, 516
　——, distracting painfu 28, 428
　——, FOOSH(Fall On Out–Stretched Hand) 430
　——, transfusion–related acute lung 397
　——, ventilator–associated lung(VALI) 182
intermembranous type 239
International Liaison Committee On Resuscitation(ILCOR) 78
intravenous lipid emulsion(ILE)療法 484, 485
intubating laryngeal mask(ILMA) 85

● J・K・L
Jackson test 448
Japan Prehospital Trauma Evaluation and Care(JPTEC) 29
Japan Resuscitation Council(JRC)蘇生ガイドライン 77, 78
jaundice 251
jersey finger 431
Johnson分類, 喘鳴の 198
jolt accentuation 312
Jonsenの臨床倫理四分割表 107

Kanavel徴候 458
Kendrick Extrication Device(KED) 30
Klebsiella pneumoniae 186

Kocherクライテリア 460
Kocher法, 肩関節脱臼整復 433

laparoscopic adhesiolysis 240
laryngeal mask(LMA) 86
laryngeal tube(LT) 84
LCD3.3 ポータブル危険ガス検知器 56
Le Fort分類 419
Legionella 属 186, 190
Lemmel症候群 253
LEMON, 挿管困難のリスク評価 82
Lempert法 310
little old lady's hernia 239
living will 108
Load and Go 25, 29
local wound exploration 438
longitudinal thumb compression test 431
LRINEC(Laboratory Risk Indicator for Necrotizing Fasciitis) score 346
luxatio erecta 436

● M
M1 336
M8
　—— 検知紙 56
　—— chemical agent detector paper 56
M9
　—— 検知テープ 56
　—— chemical agent detector tape 56
M256
　—— キット 56
　—— chemical agent detector kit 56
Macklerの三徴 222
magnetic resonance cholangio-pancreatography(MRCP) 258
Maisonneuve骨折 437
Mallampati分類 83
Mallet finger 431
Mallory–Weiss syndrome 224
Manchester胸痛ルール 130
MASCCスコア, 発熱性好中球減少症のリスク評価 331
mass gathering 73
massive transfusion protocol(MTP) 395
McConnel sign 148

McIssacスコア　169
mechanical index(MI)　571
Meckel憩室　236
meconium aspiration syndrome(MAS)　99
men who have sex with men(MSM)　335
Mendelson症候群　192
Ménière病　307
meningitis retention syndrome(MRS)　315
menometrorrhagia　539
menorrhagia　539
Merit-based Incentive Payment System (MIPS)　16
methenamine　280
methicillin-resistant *Staphylococcus aureus*(MRSA)　190
──, 市中　347
methylprednisolone(mPSL)　205
metrorrhagia　539
Middle East respiratory syndrome(MERS)　355
── coronavirus(MERS-CoV)　355
Milch法, 肩関節下方脱臼整復　437
Milwaukee protocol, 狂犬病の　358
Mirizzi症候群　252
missed enterotomy　240
MOANS, 挿管困難の予測指標　82
modified
── Brooke法　520
── Sgarbossa基準　128
Monteggia骨折　432
Moraxella cararrhalis　186, 204
mortality & morbidity(M & M)カンファレンス　11, 17
MOVES, 気管挿管の適応　84
multifocal jerks　117
multi layered education　589
Mycobacteria
──, *nontuberculosis*　197
── rapidly growing nontuberculous　197
──, slowly growing nontuberculous　197
Mycobacterium
── *avium* complex(MAC)　196
── *kansasii*　186, 196
── *leplae*　196
── *tuberculosis*　186
── *tuberculosis* complex　196
Mycoplasma　333
── *pneumoniae*　185, 190
myelodysplastic syndromes(MDS)　402
myocardial infarction(MI)　121

● N
N-アセチルシステイン　482
N-アセチル-L-システイン(NAC)　267
N-acetyl-L-cysteine(NAC)　267
$NaHCO_3$　267
nasal high flow(NHF)　160
nasogastric(NG)tube　193
National Emergency X-Radiography Utilization Study Low-Risk Criteria (NEXUS)　28
── Chest Rule　423, 427
NBC(nuclear, biological, chemical)災害　53
near-drowning　505
necrotizing
── cellulitis　348
── fasciitis(NF)　348
── myositis　348
── soft tissue infection(NSTI)　348
──, 海水・淡水曝露よる　349
Neisseria
── *gonorrhoeae*　332
── *meningitidis*　313
nematode　341
neonatal cardiopulmonary resuscitation (NCPR)　99
new oral anticoagulant(NOAC)　400
New Orleans criteria(NOC), 頭部外傷に対する　569
Nohria-Stevenson分類　160
no man's land, 手掌の　435
non-convulsive status epilepticus(NCSE)　297
non-invasive positive pressure ventilation (NIPPV)　82, 84, 160, 201
──, 喘息急性増悪に対する　202
── の適応基準, COPD増悪における　207

nonpersistent chemicals　52
nonpitting edema　263
nonseptic shock　136
non-ST elevation myocardial infarction（NSTEMI）　123
nonsteroidal anti-infl ammatory drugs（NSAIDs）　266, 268, 302, 326, 368, 399, 446, 461, 465
────の分類　348
nontuberculosis mycobacteria　196
normal flora　319
N-terminal pro-brain natriuretic peptide（NT-proBNP）　162, 558
nursing and healthcare associated pneumonia（NHCAP）　182

● O

obstructive shock　136
obturator徴候　215
olecranon bursitis　465
Operational Intervention Level（OIL）　72
OS-1®　530
Osborn波　305
Osservatorio Epidemiologico sulla Sincope nel Lazio（OESIL）リスクスコア　115
Ottawa Ankle Rule　559
overshoot現象　498
oxygen delivery（DO_2）　135

● P

PA連携　25
painful arc test　452
pamidronate　268
Parkland法　520
paronychia　458
paroxysmal nocturnal hemoglobinuria（PNH）　389
passive
────external rewarming　498
────leg raising（PLR）　139
Pasteurella multocida　514
pathogens　319
PECARN（Pediatric Emergency Care Applied Research Network rule）CT検査のアルゴリズム　532
PECO（patient, exposure, comparison, outcome）疑問解決形式　14

Pellegrini-Stieda lesion　456
pelvic inflammatory disease（PID）　260, 333, 540
penetrating trauma　438
penetration　191
PERC（Pulmonary Embolism Rule-out Criteria）rule　145
percutaneous
────cardiopulmonary support（PCPS）　164, 476, 480
────coronary intervention（PCI）関連心筋梗塞　122
────endoscopic gastrostomy（PEG）　193
percutaneous transhepatic
────biliary drainage（PTBD）　254
────cholangial drainage（PTCD）　254
perfusion weighted image（PWI）　296
perimorterm cesarean delivery（PMCD）　92
────の方法　93
────, 母体の心肺停止　93
permissive hypercapnia　181
persistent chemicals　52
Personal Privacy Kit（PPK）　49
personal protective equipment（PPE）　50, 351
────着脱　55
PFAPA（periodic fever with aphthous stomatitis, pharyngitis and adenitis）syndrome　173
pH依存性配合変化　575
phenazopyridine　280
Physician Orders for Life Sustaining Treatment（POLST）　108
pitting edema　263
plicamycin　277
pneumobilia　254
pneumococcal conjugate vaccine（PCV）　315
Pneumocystis
────*jirovecii*　186
────pneumonia（PCP）　328
Pneumonia Severity Index（PSI）　182
pneumonia　191
────, aspiration　192
────, community-acquired　182

――, healthcare-associated　182
――, hospital-acquired　182
――, nursing and healthcare associated　182
――, ventilator-associated (VAP)　182
pneumonitis　191
point-of-care ultrasonography　553
polymerase chain reaction (PCR)　196, 516
positive end-expiratory pressure (PEEP)　180
post cardiac arrest syndrome (PCAS)　95
postDECON triage　49
posterior branch type　239
post traumatic stress disord (PTSD), 心肺蘇生対応後の　588
pralidoxime methiodide (PAM)　52
Precautionary Action Zone (PAZ)　72
PreDECON triage　49
prednisolone (PSL)　205, 462
prednisone　328, 377
premature
―― atrial contraction (PAC)　133
―― ventricular contraction (PVC)　134
prepatellar bursitis　465
press through package (PTP)　248
pre-syncope　113
preventable disaster death　42
primary device　47
principle of double effect　592
problem-oriented system　584
progressive visualization　91
prosthetic joint infection (PJI)　467
prosthetic valve endocarditis (PVE)　154, 155
protective ratio　53
prothrombin
―― complex concentrate (PCC)　394, 413
―― time international normalized ratio (PT-INR)　413
pseudo
―― ventricular tachycardia (VT)　133
―――― の心電図　134
―― vestibular neuritis　310
pseudogestational sac　542

Pseudomonas aeruginosa　186
psoas徴候　215
psychogenic non-epileptic seizure (PNES)　298
Pull型学習法　14
pulmonary embolism (PE)　142, 146
―― severity index (PESI) score　143
――, simplified　143
Pulmonary Embolism Rule-out Criteria (PERC) rule　145
pulmonary tumor thrombotic Microangiopathy (PTTM)　151
pulseless ventricular tachycardia (pVT), ショック抵抗性　106
Push型学習法　14

● Q・R
QRS時間の延長, 三環系抗うつ薬中毒　476
QT延長症候群　113
quick Sequential Organ Failure Assessment (qSOFA)　320

Rabies virus　358
radiological dispersion device (RDD)　71
Raja Isteri Pengiran Anak Saleha Appendicitis (RIPASA) スコア　243
Ramsay Hunt症候群　547
Ransonスコア　256
rapid / Rapid
―― four step, 輪状甲状靱帯切開における　90
―― sequence intubation (RSI)　81, 422
―― Ultrasound in SHock (RUSH) プロトコール　138
rapidly growing nontuberculous *mycobacteria*　196
receiver operating characteristic (ROC) 曲線　556
recombinant tissue plasminogen activator (rt-PA)　296
recurrent
―― attacks of dizziness　307
―― positional dizziness　307
red cells concentrates (RCC)　395
red imported fire ants (RIFA)　519

refeeding症候群　277
relative afferent pupillary defect（RAPD）
　　545
return of spontaneous circulation（ROSC）
　　101
　── 後の神経予後不良，成人蘇生の
　　108
rewarming　498
　── shock　500
Rh
　── 陰性患者の輸血　398
　── 不適合輸血　397
rheumatoid arthritis（RA）　330
Rickettsia
　── 感染症　322
　── *japonica*　516
RIPASA スコア　243
Rockall risk
　── score　233
　── scoring system　231
RODS，声門上デバイス使用困難　86
Rotor症候群　250
roundworm　341
rovsing sign　216

● S

safety data sheet（SDS）　51
Saintの三徴　223
Salmonella　343
SAMPLE〔signs and symptoms（What
　　hurts?），allergies, medications, past
　　illnesses, last meal, events preceding
　　the injury（What happned?）〕　50
scleral icterus　251
sclerotic change　157
second device　47
segmental arterial mediolysis（SAM）　217
selective serotonin reuptake inhibitor
　　（SSRI）　477
Sellick法　91
Sengstaken-Blakemore（SB）チューブ
　　224
sepsis　320
　──，severe　320，321
septic shock　136，321
serotonin-norepinephrine reuptake
　　inhibitor（SNRI）　477

Sever病　469
severe
　── acute respiratory syndrome（SARS）
　　186，355
　　── coronavirus（SARS-CoV）　355
　── fever with thrombocytopenia
　　syndrome（SFTS）　519
　── hypertension　166
　── sepsis　320，321
sexually transmitted disease（STD）　332，
　　540
　── 診療の5P　334
　── 予防策　335
SFTSウイルス　519
Sgarbossa基準　128
shock
　──，cardiogenic　136
　──，distributive　136，428
　──，hypovolemic　136
　──，nonseptic　136
　──，obstructive　136
　──，rewarming　500
　──，septic　136，321
　──，spinal　428
　──，warm　428
short-acting β_2 agonist（SABA）　200，
　　205
short-acting muscarinic antagonist
　　（SAMA）　205
shunt
　──，anatomical　177
　──，capillary　177
　──，transjugular intrahepatic
　　portosystemic（TIPS）　255
sickle cell disease（SCD）　391
simplified PESI（pulmonary embolism
　　severity index）score　143
sirent aspiration　192
skew deviation　307
slowly growing nontuberculous
　　mycobacteria　196
smallpox　60
SOAPMD，気管挿管準備のための　86
sodium-glucose contransporter（SGLT）阻
　　害薬　383
Solenopsis invicta　519
somatosensory evoked potential（SSEP）

109
spinal motion restriction(SMR) 28
 ── の適応 28
spinal shock 428
Sport Concussion Assessment Tool version3(SCAT3) 415
Spurling test 448
ST上昇型心筋梗塞, ペースメーカー植え込み後の 128
staging care unit(SCU) 42
Stanford
 ── A型, 大動脈解離 120, 153
 ── B型, 大動脈解離 120
Staphylococcus aureus 186, 336
status epilepticus(SE) 297
Stieda骨折 456
Streptococcus
 ── *pneumoniae* 185
 ── 性髄膜炎 313
 ── *pyogenes* 347
string of pearls sign 239
student's elbow 465
subarachnoid hemorrhage(SAH) 304
submersion 505
sulbactum(SBT) 458
sulfonylurea(SU)剤 299, 379
superior mesenteric artery(SMA)症候群 238
supraspinatus muscle test 452
surge capability 35
surge capacity 35
surrogate decision maker 108
swinging flashlight test 545
systemic
 ── inflammatory response syndrome (SIRS) 320
 ── lupus erythematosus(SLE) 330
systolic anterior motion(SAM) 116

● T

Taenia solium 359
tandem gait 312
target temperature management(TTM) 96
Team Strategies and Tools to Enhance Performance and Patient Safety(Team STEPPS) 5
teardrop sign 454
termination-of-resuscitation(TOR) 110
therapeutic hypothermia(TH) 96
thermal index(TI) 571
thrombolysis in myocardial infarction (TIMI)リスクスコア 123
thrombotic
 ── microangiopathy(TMA) 389, 404
 ── thrombocytopenic purpura(TTP) 404
  ── の古典的五徴 405
  ── の診断基準 406
  ── の治療法 406
  ── の予後リスク 407
thumb and index finger(TIF)法 98
thyrotoxicosis, amiodarone-induced(AIT) 372
tissue plasminogen activator(t-PA) 149, 255, 293
 ── 実施前の禁忌事項チェックリスト 150
 ── の禁忌項目 293
Todd麻痺 298
Toddler's fracture 436
tongue blade sign 419
total body surface area(TBSA) 520
Toxic Industrial Chemicals Guide 51
toxic shock syndrome(TSS) 336, 546
 ── の抗菌薬選択 337
 ── のリスク 337
 ── toxin-1(TSST-1) 336
Toxocara 343
Traction-Countertraction法, 肩関節下方脱臼整復 437
transfusion
 ── -associated circulatory overload (TACO) 397
 ── -related acute lung injury(TRALI) 397
transient ischemic attack(TIA) 294, 296, 307
 ── の画像検査 294
transjugular intrahepatic portosystemic shunt(TIPS) 255
traumatic optic neuropathy(TON) 545
Triage DOA® 472

Trichomonas 333
tricuspid
　── annular plane systolic excursion（TAPSE）149
　── valve regurgitation（TR）149
tripod position 172
Trousseau症候群 300
tubo ovarian abscess 333
Type and Screen（T&S）390

● U・V・W
ulcerative colitis（UC）226
uncontrolled donation 112
Urgent Protection Action Planning Zone（UPZ）72
US navy "Table 6" 513

$\dot{V}/\dot{Q}$ ミスマッチ 177, 204
VALUE, 終末期患者家族とのコミュニケーション手法 591
value based approach 16
varicella–zoster virus（VZV）328
ventilator–associated lung injury（VALI）182
ventilator–associated pneumonia（VAP）181, 317
ventricular fibrillation（VF）499
　──, 小児の 104
　──, ショック抵抗性 106
ventricular tachycardia（VT）133
vermilion dorder 441
Vibrio vulnificus 349
VIP approach, ショックの初期治療 135
voluntary guarding 217
von Willebrand factor（vWF）401
　── 重合体 405
VX 52

walk–in bacteremia 323
warm shock 428
warning sign, デング熱の 354
Waterhouse–Friderichsen syndrome 313
Wells
　── 基準 145
　── スコア, DVT診断のための 263
Wet Bulb Globe Temperature（WBGT）501

wheeze 163
whirl sign 237
Wilkie's syndrome 238
withdraw / withdrawal 110, 112, 591
withhold 110, 590
Wolff–Parkinson–White（WPW）症候群 113

● X・Y・Z
X線非透過性異物 221

Yersinia pestis 187

Zn–Ca–diethylentriamene pentaacetate（DTPA）72

- 装丁・本文デザイン：岩崎邦好デザイン事務所
- 表紙イラスト：絵屋ジョナ
- 表紙イラストコーディネーション：有限会社キュービック

ER・救急999の謎　　　　　　定価：本体5,500円＋税
2017年10月20日発行　第1版第1刷 ©

監修者　志賀　隆（しが　たかし）

編　者　山上　浩（やまがみ　ひろし）
　　　　佐藤　信宏（さとう　のぶひろ）
　　　　舩越　拓（ふなこし　ひらく）

発行者　株式会社 メディカル・サイエンス・インターナショナル
　　　　代表取締役　金子　浩平
　　　　東京都文京区本郷1-28-36
　　　　郵便番号 113-0033　電話(03)5804-6050
　　　　　　　　　　　　　　　印刷：日本制作センター

ISBN 978-4-89592-902-8　C 3047

本書の複製権・翻訳権・上映権・譲渡権・貸与権・公衆送信権（送信可能化権を含む）は(株)メディカル・サイエンス・インターナショナルが保有します。本書を無断で複製する行為（複写，スキャン，デジタルデータ化など）は，「私的使用のための複製」など著作権法上の限られた例外を除き禁じられています。大学，病院，診療所，企業などにおいて，業務上使用する目的（診療，研究活動を含む）で上記の行為を行うことは，その使用範囲が内部的であっても，私的使用には該当せず，違法です。また私的使用に該当する場合であっても，代行業者等の第三者に依頼して上記の行為を行うことは違法となります。

JCOPY　〈(社)出版者著作権管理機構 委託出版物〉
本書の無断複写は著作権法上での例外を除き禁じられています。複写される場合は，そのつど事前に，(社)出版者著作権管理機構（電話 03-3513-6969，FAX 03-3513-6979，info@jcopy.or.jp）の許諾を得てください。

999の謎シリーズ

「内容は重厚だが，文章はこなれていて読むのにそれほど困難はない。ところどころに，むふふ，にやりの遊びもちりばめられている」* 999の謎シリーズ。
　A，B，Cの3つにランク分けされた本書の謎を，ガッツリ堪能してください。基本知識を身に着けたい人はA，少し自信がついてさらに理解を深めたい人はB，研修医や看護師さんをへぇ〜といわせられるようなトリビア的な知識を身に着けたい人はCまで読む，という使い方をすることが可能です。

● 感染症 999の謎
編集　岩田健太郎
定価：本体 5,000 円＋税
590頁　2010年

● 集中治療 999の謎
編集　田中竜馬
定価：本体 5,500 円＋税
644頁　2015年

● 総合内科 999の謎
編集　清田雅智・八重樫牧人
定価：本体 5,500 円＋税
654頁　2015年

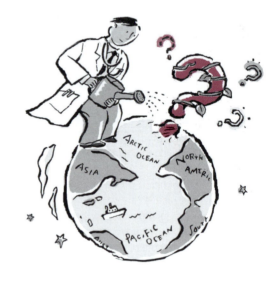

* 『感染症 999の謎』序文より。